U0264879

# 新编临床辅助检查
# 指　南

## （第三版）

主编　吴蠡荪　黄　洪

中国医药科技出版社

# 内 容 提 要

本书介绍了目前国内临床上应用的辅助检查项目1400余项。全书共18章，每章前均有概述，重点叙述该类辅助检查的概况、基本原理、临床价值及发展趋势。实验室检查部分采用项目名称、检侧方法、参考区间、临床意义、备注等顺序叙述；特殊检查部分则按项目名称、适应证、禁忌证、检查方法、临床意义、注意事项等顺序编写。既有常用的项目，又介绍最新的进展。全书内容简明扼要，重点突出，便于查阅。

本书是各级医护人员的工具书，可供检验、核医学、影像、功能检查等医技科室专业人员参考；亦可作为医学、预防医学、药学、护理学院校师生的参考书。

## 图书在版编目（CIP）数据

新编临床辅助检查指南/吴蠡荪，黄洪主编．—3版．—北京：中国医药科技出版社，2017. 12

ISBN 978 - 7 - 5067 - 8827 - 4

Ⅰ．①新…　Ⅱ．①吴…②黄…　Ⅲ．①实验室诊断 - 指南　Ⅳ．①R446 - 62

中国版本图书馆 CIP 数据核字（2016）第 259253 号

**美术编辑**　陈君杞
**版式设计**　张　璐

出版　中国医药科技出版社
地址　北京市海淀区文慧园北路甲 22 号
邮编　100082
电话　发行：010 - 62227427　邮购：010 - 62236938
网址　www. cmstp. com
规格　880 × 1230mm $^1/_{32}$
印张　32 $^3/_4$
字数　1023 千字
初版　1999 年 6 月第 1 版
版次　2017 年 12 月第 3 版
印次　2017 年 12 月第 1 次印刷
印刷　三河市万龙印装有限公司
经销　全国各地新华书店
书号　ISBN 978 - 7 - 5067 - 8827 - 4
定价　**99. 00 元**

# 编 委 会

主　编　吴蠡荪　黄　洪
副主编　李　强　徐立平　储　辉　徐雪元
编　者　(以姓氏笔画为序)

于文龙　王俊峰　王家欢　邓　云
任　丁　任传路　仟利军　朱克军
李　强　吴　江　吴震南　吴蠡荪
杨　晴　肖惠军　邹静娟　金晓凤
周　莉　周才生　俞　航　徐立平
徐雪元　徐斌先　黄　洪　盖晓馨
蒋复高　程瑞斌　储　辉　解　潮

# 第三版前言

《新编临床辅助检查指南》自 1999 年 6 月出版以来，因其具有实用性强、检查项目较为全面、内容较为齐全、便于携带等特点，而倍受广大读者的青睐。因新的知识不断涌现，检验技术发展较快，检查项目日益增多，一些检查项目有所淘汰，2009 年 3 月推出修订版，修订版保留第 1 版框架，检查项目从原有的 800 余项增至 1200 余项，每章均有增减、修正错误之处。发行以来，得到读者的诸多好评。

目前，一些检查项目已不适合当前临床的需要，如原本书第 7 章临床核医学，作为一种检验方法可分散到各章中去，而脏器显像计 14 项，被 B 超及 CT 等检查所替代，临床上已不再应用，所以这一章删除；又如 A 超已弃之不用，保留已无必要……因本书变动较大，时隔 6 年后，重新组建写作班子，邀请目前正在临床一线工作的多位医师，共同完成本版图书的写作工作。

此次有幸邀请中国人民解放军第 100 医院的临床医师和辅助科室的医师，通过分工合作，历时近 2 年，对收集的大量资料，反复讨论、研究，特别是征询了多家教学医院的意见，翻阅了大量的有关辅助检查方面进展的资料，力求为读者呈献最新、最前沿的相关知识。

本书共 18 章，前 7 章基本上属于实验室检查的范围，后 9 章属于特殊检查的范畴；第 17 章属于展望；第 18 章介绍诊断的技术，以利广大医务人员了解现在应用的实验技术。附录有 9 项，旨在为医、药、护院校师生或临床工作者提供一些与辅助检查相关的有用知识。每章节前的概述，扼要介绍该类实验室检查或特殊检查的概况、基本原理、临床价值和发展趋势等。对概念性较强、内容较新的项目着墨多些；对某些众所周知的项目，则简述或省略。

因第三版以全新的面貌出现，已无必要一一叙述增补修改之处。

编写本书的目的是力求理论联系实际，给工作繁忙的临床医师，特别是基层单位和刚毕业或正在实习中的医学院校学生在诊断疾病的过程中助一臂之力，但检查项目繁多，且新项目不断涌现，各地的医疗条件亦不尽相同或有天壤之别，实难做到面面俱全，谬误之处亦在所难免，恳请读者多提意见与批评，再版时定藏珠其中。

此次修订"大动干戈"，有新加盟的编委参与，才得以如期完成，欣慰！感谢中国人民解放军第 100 医院的黄洪医师为本书的编写所做的努力。

吴蠡荪
2017 年 1 月于苏州五乐轩

# 前　言

　　《新编临床辅助检查指南》是临床医学的辅助检查和辅助诊断类书籍。目前，与此同类书籍检查项目较本书甚少。随着科学技术的发展，各种新的辅助检查项目层出不穷，如放射免疫分析（RIA）、聚合酶链式反应（PCR）、电子计算机体层扫描（CT）、磁共振成像术（MRI）、热扫描成像系统（所谓热 CT）等已经在临床上普遍使用。鉴于上述情况，编写一本内容比较齐全、新颖、实用的辅助检查及辅助诊断类的工具书已成为广大临床工作者的迫切愿望。

　　本书共分 16 章，前 8 章基本上隶属实验室检查的范围，一般按项目名称、检测方法、正常参考值、临床意义、备注等顺序叙述；后8 章基本上属于特殊检查的范畴，大致按项目名称、适应证、禁忌证、检查方法、临床意义、注意事项等顺序书写。附录共有 16 项，旨在为医、药、护院校师生或临床工作者提供一些与辅助检查相关的有用知识。

　　本书在每章节前均写有概述，扼要介绍该类实验室检查或特殊检查的概况、基本原理、临床价值和发展趋势等。在概述的篇幅方面，对某些概念性较强、内容较新的项目适当多写些，对某些众所周知的项目，就简述或省略之。

　　值得说明的是：本书有些项目在不同章节中有重复出现的现象，其原因大致有两种情况，一是编者为求某章节内容的完整性之故，如在生化检验中已有血气分析，在呼吸功能测定中仍将血气分析予以保留，但其内容从呼吸功能角度着墨多些；染色体检查与细胞遗传学检查，前者着重技术，后者则服务于临床。二是由于所采用的检验技术不同之故，如在免疫学检验中已叙述过的某些项目，在诊断核医学中又重新出现，有些功能试验在诊断核医学中亦能找到，其检验技术则可采用放免技术，亦可应用免疫学技术等。

本书主要供各级医护工作者在临床实践中查阅之用；并可给检验、核医学、影像、功能检查等医技科室的专业人员参考；亦可作为医学、药学、预防医学、护理学院校师生的参考书。

虽然编者尽力使本书能成为一本编排合理、项目众多、内容简洁、富有新意的书籍，但是，由于新理论、新仪器、新技术、新学科的不断涌现，人体临床辅助检查的项目日新月异，实难做到面面俱全。此外，鉴于编者水平所限，谬误之处亦在所难免，诚望同道提出宝贵意见，以便在再版时改进。

**吴蠡荪　王育才**
**1999 年 3 月 26 日于苏州五乐轩**

# 目录

# 1 临床血液学检验

　　血液是人体体液的一个重要组成部分，它流动于血管内，循环于全身各脏器、组织之间。人的血量约占体重的 7%～8%。血液的细胞成分包括红细胞、白细胞和血小板，这些细胞的形态识别通常用染色法进行区分。细胞成分约占男性全血量容积的 47%，约占女性的 42%。血液的非细胞成分是指血清或血浆。如果血液不加抗凝剂，凝固后析出纤维蛋白，血块收缩，挤出的淡黄色液体即为血清。血清内不含纤维蛋白原，且许多凝血因子被消耗或转化。如果在血液中加抗凝剂，离心后的上清液为血浆。血浆含量占总血量的53%～58%，主要成分有白蛋白、球蛋白、纤维蛋白原、非蛋白氮、胆红素、维生素、酶、脂质、糖、激素、凝血因子、补体、氧、二氧化碳、无机盐等。无机盐主要有钾、钠、氯、钙、磷、镁、铁等。

　　血液为人体体液的一个重要组成部分，在神经、体液调节下，担负着全身物质的运输和交换，调节体温及机体的防御等重要功能。

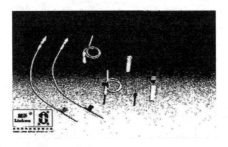

图 1 - 1　一次性静脉采血针

　　血液标本采集是血液、生化、免疫、功能测定、血液流变学等检验重要的先期工作，目前，大多数静脉采血是采用双向多重采血针（图 1 - 1），能通过负压的方式将血液分配到盖子颜色不同的采血管中，此类针一针可采多管血样，方便、正确，无交叉感染及污染等隐患，临床运用此类针的真空采血法已逐渐替代注射针采血法。

# 1.1 一般血液学检验

## 1.1.1 血红蛋白（hemoglobin，Hb）测定

[检测方法]

氰化高铁血红蛋白（HiCN）法；十二烷基硫酸钠血红蛋白（SLS–Hb）法；碱羟高铁血红素（AHD–575）法。

[参考区间]

成人：男 131 ～ 172g/L（13.1 ～ 17.2g/dl）；女 113 ～ 151g/L（11.3 ～ 15.1g/dl）。新生儿 180 ～ 190g/L（18 ～ 19g/dl）；婴儿 110 ～ 120g/L（11 ～ 12g/dl）；儿童 120 ～ 140g/L（12 ～ 14g/dl）。

[临床意义]

血红蛋白增减的临床意义，基本与红细胞相同。但在某些贫血，其血红蛋白减少的程度与红细胞减少的程度不一定呈平行关系。在小细胞性贫血时，血红蛋白减少的程度常较红细胞严重；在大细胞性贫血时，红细胞减少的程度常较血红蛋白严重。

生理性增多见于新生儿、高原地区的居民。

病理性增多见于真性红细胞增多症，代偿性红细胞增多症（如严重脱水，严重烧伤，先天性心脏病，慢性肺脏疾病等）。

减少见于各种贫血、白血病、产后、手术后、大量失血等。

## 1.1.2 红细胞（red blood cell，RBC）计数

[检测方法]

计数板法；血细胞自动分析仪法。

[参考区间]

成人：男，$(4.09 ～ 5.74) \times 10^{12}/L$；女，$(3.68 ～ 5.13) \times 10^{12}/L$。儿童：$(4.0 ～ 5.0) \times 10^{12}/L$。新生儿：$(5.2 ～ 6.4) \times 10^{12}/L$。

[临床意义]

增多见于真性红细胞增多症、严重脱水、严重烧伤及休克；肺源性心脏病、先天性心脏病，慢性肺部疾患所致的肺功能不全；慢性一氧化碳中毒；原发性肝癌等。此外，久居高原地区者，因空气稀薄缺氧可引起生理性红细胞增多。

减少者可诊断各种贫血。①红细胞大小正常者见于：急性失血性贫血、出血性疾病（如紫癜、血友病、坏血病等），急性溶血性贫血、溶血性输血

反应、再生障碍性贫血、血吸虫病、妊娠性贫血、急性及慢性肾炎、急性及慢性白血病等。②根据红细胞大小和染色深浅可分为：小细胞低色素性贫血（缺铁性贫血、慢性失血性贫血、地中海贫血等）；正常色素型贫血（失血性贫血）；巨幼细胞正常色素型贫血（恶性贫血、营养性贫血、急性及慢性肝脏病所致贫血）。

### 1.1.3　白细胞（white blood cell，WBC）计数

[检测方法]

计数板法；血细胞自动分析仪法。

[参考区间]

成人：$(4 \sim 10) \times 10^9/L$；婴儿：$(11 \sim 12) \times 10^9/L$；儿童：$(8 \sim 10) \times 10^9/L$；新生儿：$20 \times 10^9/L$。

[临床意义]

增多：①生理性见于新生儿、剧烈运动后、情绪激动、饭后、冷水浴后、饮酒、妊娠末期、分娩期、经期、疼痛等。②病理性见于大部分化脓性细菌所引起的炎症、败血症、严重烧伤、肺炎、脓胸、痈疖、百日咳等；急性和慢性白血病，传染性单核细胞增多症、传染性淋巴细胞增多症；急性出血、急性溶血、大手术后、心肌梗死；急性风湿热；尿毒症、酸中毒等。

减少：见于某些细菌、病毒或寄生虫感染而引起的疾病，如伤寒、副伤寒、黑热病、疟疾、流行性感冒、麻疹、风疹、病毒性肝炎等；再生障碍性贫血、粒细胞缺乏症、恶性网状细胞增多症、非白血病性白血病；脾功能亢进；极度严重感染、药物反应（如抗癌药），X线及镭等放射线照射、某些抗生素、化学制剂（如苯）对骨髓造血功能的抑制等。

[备注]

鉴于白细胞的参考范围幅度较大，因此，临床上在分析结果时应与白细胞分类和原来的白细胞计数结合起来进行，否则易延误诊断。如果患者周围血液中含有大量有核红细胞，因其不能被酸溶解，故白细胞计数结果易偏高。校正方法：在作白细胞分类计数时，先算出有核红细胞占整个有核细胞的比例，再推算出每微升（μl）的有核红细胞数，最后在白细胞总数中减去有核红细胞数即可。

### 1.1.4　白细胞分类（diffential count，DC）计数

[检测方法]

血片法；血细胞自动分析仪法。

[参考区间]

| 细胞类别 | 成人 | |
|---|---|---|
| | 百分数（%） | 绝对数（×10⁹/L） |
| 中性粒细胞 | | |
| 　杆状核 | 1～36 | 0.04～0.6 |
| 　分叶核 | 50～70 | 2～7 |
| 嗜酸粒细胞 | 0.5～5 | 0.02～0.5 |
| 嗜碱粒细胞 | 0～1 | 0～1 |
| 淋巴细胞 | 20～40 | 0.80～4 |
| 单核细胞 | 3～10 | 0.12～1 |

[临床意义]

（1）中性粒细胞增多往往与白细胞总数增多同时出现，常见于急性化脓性感染、粒细胞白血病、急性出血、溶血、手术后、尿毒症、酸中毒、急性汞、铅中毒等。

中性粒细胞减少见于某些细菌性感染，如伤寒、副伤寒、结核病等；病毒性感染，如病毒性肝炎、病毒性流行性感冒、麻疹等；原虫感染，如疟疾、黑热病等。还见于再生障碍性贫血、系统性红斑狼疮、脾功能亢进、化学药物中毒、放射线照射、抗癌药物化疗、极度严重感染、粒细胞缺乏症等。应注意，在严重感染时如果中性粒细胞突然减少，提示感染严重或患者抵抗力甚差。

（2）嗜酸粒细胞增多见于变态反应性疾病，如支气管哮喘、荨麻疹、食物过敏、过敏性肺炎、血管神经性水肿等；寄生虫病，如肠寄生虫病、血吸虫病、丝虫病、旋毛虫病；某些皮肤病，如银屑病、湿疹、皮炎；某些血液病，如慢性粒细胞白血病、淋巴网状细胞肉瘤、嗜酸粒细胞白血病；肾移植后、手术后、烧伤等。

（3）嗜碱粒细胞在正常血液中所占比率甚低，在一般白细胞分类时偶见。增多见于慢性粒细胞白血病，霍奇金淋巴瘤、癌转移、铅或铋中毒、慢性溶血性贫血，支气管哮喘、脾切除术后等。减少无临床意义。

（4）淋巴细胞增多见于百日咳、传染性单核细胞增多症、急性传染性淋巴细胞增多症、流行性腮腺炎、结核病、麻疹、水痘、病毒性肝炎、再生障碍性贫血及巨球蛋白血症等。此外，凡中性粒细胞减少的患者，淋巴细胞可相对增多。

（5）单核细胞增多见于结核病、伤寒、斑疹伤寒、亚急性细菌性心内膜炎、疟疾、黑热病、淋巴网状细胞肉瘤、单核细胞白血病、急性传染病恢复期等。减少没有临床意义。

[备注]

粒细胞分叶计数对急性传染病和血液病的诊断及预后有一定意义。正常时，杆状核与分叶核细胞比值约为1:13。核左移是指杆状核粒细胞增多，常见于感染、类白血病反应或白血病；核右移是指分叶核粒细胞核分叶多，数量亦多，这是造血功能衰退或造血物质缺乏的表现，常见于巨幼细胞性贫血、应用抗代谢药物后，病情预后不良等。

中性粒细胞中出现毒性颗粒、空泡、蓝斑状杜尔（Döhle）体和核棘突，均为细胞受损的表现，常见于严重感染、恶性肿瘤、各种重金属或药物中毒和大面积烧伤等。

嗜酸粒细胞减少见于大手术后、伤寒与副伤寒感染的早期以及应用肾上腺皮质激素等。

淋巴细胞减少见于传染病急性期，放射线照射后、细胞免疫缺陷症、应用肾上腺皮质激素等。在白细胞分类中，淋巴细胞减少大多是相对性的，凡中性粒细胞增多的疾病，淋巴细胞均相对减少。

### 1.1.5 嗜酸粒细胞（eosinophil，Eo）直接计数

[检测方法]

计数板法（滕格改良法）；全自动血细胞分析仪（五分类）法。

[参考区间]

$(0.05 \sim 0.3) \times 10^9/L$。

[临床意义]

用嗜酸粒细胞稀释液，将血液稀释一定倍数，使红细胞和大部分其他白细胞破坏，并使嗜酸粒细胞着色，滴入计数板计数。

直接计数主要用于观察传染病预后，手术和烧伤患者的预后以及观察肾上腺皮质功能。其临床意义与白细胞分类计数中嗜酸粒细胞的增减相同。

### 1.1.6 血细胞比容（hematocrit，HCT）测定

［检测方法］

温氏试管法；毛细管法；血细胞自动分析仪的数学拟合法。

［参考区间］

成人：男（0.380~0.508）L/L（38%~50.8%）；女（0.335~0.450）L/L（33.5%~45%）。

［临床意义］

增多见于各种原因所致的血液浓缩、真性红细胞增多症及继发性红细胞增多症（如新生儿、高原地区居住者及慢性心肺疾患等）、大面积烧伤、体外循环脱水等。

减少见于各类贫血。

［备注］

临床上习惯将血细胞比容测定称为血细胞比容测定；亦即红细胞比积测定。

### 1.1.7 三种红细胞参数平均值（erythrocyte mean constants）测定

包括：平均红细胞体积（mean corpuscular volume，MCV）；平均红细胞血红蛋白含量（mean corpuscular hemoglobin，MCH）；平均红细胞血红蛋白浓度（mean corpuscular hemoglobin concentration，MCHC）。

［检测方法］

全自动血细胞计数仪可自动计算出结果；先测出血细胞比容、血红蛋白量及红细胞数，再按以下公式计算：

$$MCV（fl）= \frac{红细胞比容（L/L）\times 10^{15}}{红细胞数（个/L）}$$

$$MCH（pg）= \frac{血红蛋白浓度（g/L）\times 10^{12}}{红细胞数（个/L）}$$

$$MCHC（g/L）= \frac{血红蛋白浓度（g/L）}{红细胞比容（L/L）}$$

注：$1L = 10^{15}fl$；$1g = 10^{12}pg$

［临床意义］

正常人和各型贫血时，红细胞平均常数参考值见表1-1。

表 1 - 1　正常成人静脉血红细胞参数的参考区间及临床意义

| 贫血类型 | MCHC（g/L） | MCV（fl） | MCH（pg） | 常见原因及疾病 |
|---|---|---|---|---|
| | 男（83.9~99.1） | 男（27.8~33.8） | 男（320~355） | |
| | 女（82.6~99.1） | 女（26.9~33.3） | 女（322~362） | |
| 正常细胞性贫血 | 正常 | 正常 | 正常 | 急性失血、急性溶血、再生障碍性贫血、白血病等 |
| 大细胞性贫血 | ＞正常 | ＞正常 | 正常 | 叶酸、维生素 $B_{12}$ 缺乏或吸收障碍 |
| 单纯小细胞性贫血 | ＜正常 | ＜正常 | 正常 | 慢性炎症、尿毒症 |
| 小细胞低色素性贫血 | ＜正常 | ＜正常 | ＜正常 | 铁缺乏、维生素 $B_6$ 缺乏、珠蛋白肽链合成障碍、慢性失血等 |

［备注］

红细胞计数、血红蛋白测定必须用同一抗凝血标本测定加上红细胞比容，三者测定数据要准确，否则误差很大。此外，还应结合红细胞形态学进行贫血类型分析。

### 1.1.8　红细胞沉降率（erythrocyte sedimentation rate，ESR）测定

［检测方法］

魏氏法；自动血沉仪法。

［参考区间］

＜50 岁：男性＜15mm/60min，女性＜20mm/60min；＞50 岁：男性＜20mm/60min，女性＜30mm/60min；＞85 岁：男性＜30mm/60min，女性＜42mm/60min；儿童＜15mm/60min。

［临床意义］

血沉增快的原因一般认为与血浆中纤维蛋白原、$\alpha_2$ 球蛋白和丙种球蛋白增高有关。

生理性增快见于年幼小儿、经期、妊娠 3 个月至产后 1 个月。

病理性增快见于急性或慢性炎症，恶性肿瘤、白血病、结核病活动期、

风湿性疾病、组织严重破坏、严重贫血、甲状腺功能亢进、肾炎，重金属中毒、类风湿性关节炎、皮肌炎、硬皮病、系统性红斑狼疮、心内膜炎等。

减慢见于红细胞增多症、低纤维蛋白原血症、球形红细胞增多症、心脏代偿功能障碍等。

[送检要求]

严格掌握抗凝剂与血液的比例。血液切勿凝固，如发生凝固，则结果不可靠，应重新采血检验。取得血液后应在 3h 内做完毕，时间过长会使血沉减慢。室内温度最好在 22℃ 左右，温度过高，血沉加快；温度过低，血沉减慢。

### 1.1.9 网织红细胞（reticulocyte，Ret）计数

[检测方法]

1% 煌焦油蓝染色法（试管法）；Miller 窥盘计数法（ICSH 推荐）。

[参考区间]

成人：$0.005 \sim 0.015(0.5\% \sim 1.5\%)$，绝对值 $(24 \sim 84) \times 10^9/L$；新生儿：$0.02 \sim 0.06(2\% \sim 6\%)$；儿童：$0.005 \sim 0.015(0.5\% \sim 1.5\%)$。

[临床意义]

网织红细胞计数可反应骨髓造血功能，用作抗贫血药物的疗效观察与某些疾病的鉴别诊断。

增多表示骨髓红细胞系统的增生旺盛，多见于各种增生性贫血（特别是溶血性贫血）、急性失血、铅或汞中毒。恶性贫血和缺铁性贫血经治疗后，如网织红细胞显著增多则表示治疗有效。

减少见于再生障碍性贫血、某些溶血性贫血有再生障碍危象时，以及化学药物等引起造血功能减低等。

### 1.1.10 嗜碱性点彩红细胞计数

[检测方法]

染色法。

[参考区间]

$<0.03\%$。

[临床意义]

增高见于铅、汞、银、铋等金属中毒及硝基苯、苯胺等中毒；溶血性贫血、巨幼细胞性贫血、恶性贫血、白血病、恶性肿瘤等。

### 1.1.11 异常红细胞检查

各型贫血，红细胞的形态和着色可有不同程度的改变，观察外周血红细胞的形态和着色，有助于贫血的诊断和鉴别诊断。外周血无核红细胞变化有以下几种类型。

#### 1.1.11.1 大小异常

正常红细胞大小较为一致，直径 $6 \sim 9 \mu m$。凡直径 $<6 \mu m$ 者称小红细胞；$>10 \mu m$ 者称大红细胞；$>15 \mu m$ 者称巨红细胞。在缺铁性贫血时，小红细胞多见；在急性溶血性贫血时，大红细胞常见，同时也可出现巨红细胞。在缺乏维生素 $B_{12}$ 和叶酸所致的巨幼细胞性贫血和肝脏疾病时，常见巨红细胞。

#### 1.1.11.2 形态异常

（1）球形红细胞：细胞中心区血红蛋白比正常细胞多，通常直径 $<6 \mu m$，厚度 $>2.6 \mu m$。红细胞直径短呈小球形状，常见于遗传性球形红细胞增多症、自身免疫性溶血性贫血、异常血红蛋白病（Hbs 及 Hbc）等。

（2）椭圆形红细胞：红细胞呈椭圆形，长径增大，横径缩短，甚至呈长柱状，两端钝圆，这是由于红细胞膜蛋白有某种缺陷所致。正常人血液中也可见到椭圆形红细胞，但最多不超过15%。椭圆形红细胞增多见于遗传性椭圆形红细胞增多症，一般要超过25% ~ 50%才有诊断价值；大红细胞性贫血可达25%；其他各种贫血均可有不同程度的增多。

（3）靶形红细胞：大小正常或稍大，比正常红细胞扁薄，中心部着色较深，外周为乏色素性苍白区，在近细胞边缘处着色又较深，形如射击的靶。常见于地中海贫血、严重缺铁性贫血，某些血红蛋白病（血红蛋白 C、D、E、S 病），阻塞性黄疸、肝病、脾切除后等。

（4）镰状红细胞：细胞两端尖锐，狭长似镰刀，亦可呈麦粒状或冬青叶样，主要见于遗传性镰状红细胞增多症及 Hbs 病（Hbs 病主要见于黑色人种）。

（5）口形红细胞：红细胞淡染区呈裂口状狭孔犹如鱼口，正常人 $<4\%$，增多见于遗传性口形红细胞增多症、急性乙醇中毒、弥散性血管内凝血（DIC）等。

（6）棘状红细胞：是一种带刺状的红细胞，刺呈针刺状或尖刺状。见于棘状红细胞增多（家属性高脂血症Ⅲ型），可高达70% ~ 80%。严重肝病及制片不当时，正常红细胞也会成为棘状红细胞。

（7）皱缩红细胞：红细胞表面有圆形棘刺样突起，可见于干燥太慢的血片，亦见于急性铅中毒，尿毒症等患者的血片。

（8）锯齿细胞：也称锯刺样细胞，主要见于尿毒症，微血管病性溶血性贫血，丙酮酸激酶缺乏症，阵发性睡眠性血红蛋白尿症（paroxysmal nocturnal hemoglobinuria，PNH）等。

（9）裂红细胞：指红细胞碎片，包括盔形红细胞等，多见于DIC，微血管病性溶血性贫血和心源性溶血性贫血等红细胞破碎综合征；亦见于化学中毒、肾功能不全、血栓性血小板减少性紫癜、癌转移等。

### 1.1.11.3　染色异常

（1）着色过浅：红细胞中心淡染区扩大，多见于缺铁性贫血，地中海贫血及其他血红蛋白病。

（2）着色过深：中心淡染区不见，着色较深，多见于先天性溶血性贫血及大细胞性贫血。

（3）铁粒细胞：血涂片用铁染色后可发现有些红细胞中有多少不等的蓝色小颗粒。正常情况下，这种细胞很少（＜1％），但在溶血、中毒、恶性贫血、重度烧伤、脾切除和新生儿增多。

（4）嗜多色性红细胞：这是一种尚未成熟的红细胞，故胞体较大，整个细胞或部分呈灰蓝色、灰红色、淡灰色。染成灰蓝色的嗜碱性物质为胞浆中的核糖体及核糖核酸，随着细胞的成熟而消失。目前认为，这种细胞是经煌焦油蓝染色后的网织样红细胞，常见于各种增生性贫血，尤其是急性溶血性贫血。

### 1.1.11.4　结构异常

（1）嗜碱性点彩红细胞：用亚甲蓝染色后，成熟红细胞胞浆内有散在大小不等、多少不一的深蓝色嗜碱性颗粒，此种红细胞即为嗜碱性点彩红细胞。临床意义见1.1.10。

（2）卡波环（Cabot ring）：成熟红细胞胞浆内有染成紫红色的细线状环，呈圆形或"8"字形，常存于嗜多色性或嗜碱性点彩红细胞胞浆中，现在认为可能是红细胞胞浆中脂蛋白变性、核膜被损害所致，见于溶血性贫血、巨幼细胞性贫血，铅中毒及恶性贫血等。

（3）染色质小体，又称豪-周小体（Howell-Jolly bodies）

成熟或幼红细胞的胞浆中，含有紫红色圆形小体，大小不等，数量不一，可能是残留的染色质微粒，见于溶血性贫血，巨幼细胞性贫血、新生儿、恶性贫血、脾切除后等。

（4）有核红细胞：正常人外周血中见不到有核红细胞，如出现有核红细胞，提示红细胞系统增生活跃，常见于溶血性贫血、巨幼细胞性贫血、急慢性白血病、红白血病。

（5）红细胞分布宽度（red blood cell volume distribution width，RDW）

[检测方法]

血细胞自动分析仪。

[参考区间]

RDW - CV：10% ~ 16%；RDW - SD：39 ~ 46fl。

[临床意义]

RDW 是由仪器测量获得的反映红细胞体积异质性的参数，是反映红细胞大小不等的客观指标。多数仪器用红细胞体积分布宽度异质性参数 RDW - CV（CV 指红细胞体积大小不等的变异系数）来报告；也有的仪器采用 RDW - SD（SD 指红细胞体积大小不等的标准差；亦即变异范围）来表达。

RDW 增高见于增生性贫血时。在轻型 β - 珠蛋白生成障碍性贫血（RDW 正常）与缺铁性贫血（RDW 异常）的鉴别；RDW 可用于缺铁性贫血的早期诊断和疗效观察；RDW/MCV 结合还用于贫血的形态学分类等。

### 1. 1. 12 红斑狼疮细胞（lupus erythematosus cell，LEC）检查

[检测方法]

血块法；去纤维法。

[临床意义]

全身性（系统性）红斑狼疮是一种自身免疫性疾病。患者血液内的红斑狼疮因子为一种抗核蛋白的 IgG 抗体，该抗体可作用于细胞膜并使之受损，导致细胞核胀大，染色质结构改变，形成一种均匀无结构的圆形、烟雾状物质，称均匀体。成熟的中性多核白细胞吞噬均匀体后即成为红斑狼疮细胞（LEC）。形成 LEC 需要三个条件：一是患者特有的抗核抗体（属 IgG），它能使细胞核的 DNA 解聚，变成可被嗜中性细胞吞噬的均匀体；二是供抗核抗体作用的退化的细胞核；三是活的吞噬细胞，主要是嗜中性粒细胞。

系统性红斑狼疮患者，LEC 阳性率在活动期较缓解期高，一般为 70% ~ 90%，对本病的诊断具有一定意义。在缓解期或使用激素后即不易找到。在病情严重者，血液、骨髓或胸腹水直接涂片亦可找到 LEC。另外，结缔组织疾病如风湿热、类风湿性关节炎、结节性动脉炎、硬皮病及皮肌炎等有时亦可找到此种细胞。由于形成 LEC 的影响因素较多，故对未找到 LEC 者，亦不能否定红斑狼疮的诊断，应进一步做其他有关的免疫学检查。

# 1.2 出血和血栓性疾病检验

## 1.2.1 筛选试验检验

### 1.2.1.1 凝血酶原时间（prothrombin time，PT）测定

［检测方法］

凝固法（Quicks 一期法）：临床上有手工法、半自动血凝仪法、全自动血凝仪法之分。

［参考区间］

PT 值：男性，11～13.7s；女性，11～14.3s。受检者的测定值较正常对照值延长超过 3s 才有临床病理意义。

凝血酶原时间比值（PTR）：0.82～1.15（1.00±0.05）。

国际正常化比值（INR）：依 ISI 不同而异。

［临床意义］

于受检血浆中加入过量的组织凝血活酶和 $Ca^{2+}$，使凝血酶原转变为凝血酶，后者使纤维蛋白原转变为纤维蛋白并使受检血浆凝固，血浆凝固所需的时间即为凝血酶原时间。

PT 延长见于先天性凝血因子 Ⅱ、Ⅴ、Ⅶ、Ⅹ 缺乏症和低（无）纤维蛋白原血症；获得性见于弥散性血管内凝血（DIC）、维生素 K 缺乏病、肝脏疾病；血液循环中有抗凝物质，如肝素、FDP 以及循环中存在凝血因子 Ⅱ、Ⅴ、Ⅶ、Ⅹ 抑制物等。

PT 缩短多见于因子 Ⅴ 增多症、口服避孕药、高凝状态和血栓栓塞性疾病等。

［备注］

PT 测定时，由于不同来源、不同制备方法的组织凝血活酶对结果影响很大，造成结果的可比性差，特别影响判断口服抗凝剂的治疗效果。世界卫生组织（WHO）提出以人脑凝血活酶 67/40 批号作为标准，并以国际敏感度指数（international sensitivity index，ISI）表示各种制剂与 67/40 之间相互关系。67/40 为原始参考品，定 ISI 为 1.0。因此，各种制剂必须标以 ISI 值。

凝血活酶时间现在采用国际正常化比值（international normalized ratio，INR）统一判断治疗效果。为此必须通过该组织凝血活酶的 ISI，经下列公式计算：

$$受检者\ INR = PTR^{ISI}$$

$$凝血酶原时间比值（PTR）= \frac{受检者血浆的凝血酶原时间（s）}{正常对照血浆的凝血酶原时间（s）}$$

### 1.2.1.2 活化部分凝血活酶时间（activate partial thromboplastin time，APTT）测定

[检测方法]

凝固法。

[参考区间]

男：（37±3.3）s（31.5～43.5s）；女：（37.5±2.8）s（32～43s）。待测者的测定值较正常对照值延长超过10s以上有临床意义。

[临床意义]

在37℃条件下，以白陶土、硅化土或鞣花酸为激活剂，活化凝血因子Ⅺ和Ⅻ，以脑磷脂（部分凝血活酶）代替血小板提供凝血的催化表面，在钙离子的参与下，观察乏血小板血浆凝固所需的时间。本试验为内源性凝血系统的过筛试验，但缺乏特异性，对本试验延长的病例，应进一步作其他检查，以鉴别凝血障碍的类型。APTT较正常对照延长10s以上有意义。

延长见于因子Ⅷ、Ⅸ、Ⅺ和Ⅻ缺乏症，严重的因子Ⅴ、Ⅹ，凝血酶原和纤维蛋白原缺乏。血循环中有抗凝物质时，本试验也延长。

缩短见于因子Ⅷ和Ⅴ活性增高，DIC高凝期、血栓性疾病、婴幼儿、血小板增多症、静脉穿刺时混有组织液等。

[送检要求]

标本应及时送检，并在2h内检验。

### 1.2.1.3 凝血酶时间（thrombin time，TT）测定

[检测方法]

凝固法。

[参考区间]

为16～18s，超过正常对照3s以上有意义；若正常对照超过20s，则TT需延长5s或5s以上才有诊断价值。

[临床意义]

在凝血酶作用下，纤维蛋白原转变为纤维蛋白。在血浆中加入标准化的凝血酶溶液后，血浆凝固所需的时间为凝血酶时间，如果血浆中抗凝物质增多，则TT延长。

TT延长见于血浆中FDP增多、肝素或类肝素物质存在及抗凝血酶Ⅲ活性增强；亦见于低（无）纤维蛋白原血症、异常纤维蛋白原血症、血小板Ⅱ

因子缺乏、DIC 等。

TT 缩短见于有钙离子存在时及 pH 呈酸性等。

[送检要求]

（1）EDTA 盐和肝素抗凝血不宜做本试验。

（2）应在采血后 4h 内完成检测，否则可使 TT 假性延长。

**1.2.1.4 D－二聚体（D－dimer，D－D）测定**

[检测方法]

定性：乳胶凝集法。

定量：ELISA，微粒凝集（散射/透射比浊）检测法。

[结果判断]

纤维蛋白原等量单位（FEU）；D－二聚体单位（DDU）：用 FEU 表达的 D－二聚体的量相当于用 DDU 表达的 1.7 倍。通常应该直接采用制造商提供的单位，不宜进行不同报告方式的转换。

[参考区间]

定性：阴性。

定量：0～0.25mg/L。

cut－off 值：用于排除静脉血栓栓塞症（VTE）（如深静脉血栓形成 DVT 或肺血栓栓塞症 PTE）时，cut－off 值为 0.5mg/L FEU。

[临床意义]

D－二聚体是交联纤维蛋白（Fb）在纤溶酶的作用下水解产生的特异性降解产物，其水平的升高反映高凝状态和继发纤溶亢进。

D－二聚体升高多见于深静脉血栓形成、弥散性血管内凝血、心肌梗死、恶性肿瘤、外科手术、创伤、妊娠、肝脏疾病和肺栓塞等；陈旧性血栓患者 D－二聚体并不升高。

**1.2.1.5 纤维蛋白（原）降解产物（fibrinogen degradation product，FDP）测定**

[检测方法]

乳胶凝聚法。

[参考区间]

<5mg/L。

[临床意义]

FDP 是反映原发性和继发性纤溶的重要指标。用抗纤维蛋白（原）降解产物抗体包被的乳胶颗粒与待检血浆混合，阳性者出现肉眼可见的凝聚物。

FDP 增高见于原发性纤溶亢进时，也可见于高凝状态、弥散性血管内凝血、肺栓塞、妊娠期高血压疾病、恶性肿瘤、心、肝、肾疾病及静脉血栓、溶栓治疗等所致的继发性纤溶亢进。

#### 1.2.1.6　出血时间（bleeding time，BT）测定

[检测方法]

模板式刀片法。

[参考区间]

$(6.9 \pm 2.1)$ min。

[临床意义]

BT 延长见于血小板数量异常，如血小板减少症；血小板质量缺陷，如先天性和获得性血小板病和血小板无力症等，见于某些凝血因子缺乏，如血管性血友病和弥散性血管内凝血（DIC）等；还可见于血管疾病，如遗传性出血性毛细血管扩张症等。

BT 缩短见于某些严重的血栓病。

#### 1.2.1.7　血小板（platelet，PLT）计数

[检测方法]

直接计数法（许汝和法）；血细胞自动分析仪法。

[参考区间]

成人：男 $(85 \sim 303) \times 10^9$/L，女 $(101 \sim 320) \times 10^9$/L；新生儿：$(100 \sim 300) \times 10^9$/L，儿童：$(100 \sim 300) \times 10^9$/L。

[临床意义]

血小板是由骨髓中成熟巨核细胞胞浆解离而成，具有保护毛细血管完整性和参与凝血过程的功能。因此，血小板在止血生理过程中有重要作用。

减少：血小板破坏增加，如原发性或继发性血小板减少性紫癜、X 线照射后、脾功能亢进、系统性红斑狼疮等；造血功能障碍，如再生障碍性贫血、急性白血病等；血小板消耗增加，如 DIC、血栓性血小板减少性紫癜等；某些感染和传染病，如败血症，传染性单核细胞增多症、伤寒、黑热病等；某些药物作用，如奎宁及抗肿瘤药物等；体外循环手术后。

增多：生理性见于高原地区居住者及剧烈运动后。病理性见于急性大出血、急性溶血、真性红细胞增多症、原发性血小板增多症、慢性粒细胞性白血病、严重化脓性感染、急性风湿性关节炎、组织损伤后、脾脏切除术后、急性传染病的恢复期、注射肾上腺素和组胺后。

**1. 血小板形态（platelet morphology）观察**

[临床意义]

利用血涂片经瑞氏染色后，观察血小板。正常直径为 $2 \sim 3 \mu m$，为红细胞直径的 $1/5 \sim 1/2$。胞浆呈天蓝色，无核，胞浆中含有数量不等的染成紫红色的嗜天青颗粒。由于血小板离开血管后易聚集、破坏，在涂片上往往三五成群分布。形态多数呈圆形或椭圆形，亦可呈菱形、杆状、逗点状、蝌蚪状等。

临床上血小板计数低于 $60 \times 10^9 /L$ 时，应观察血小板在血片中的分布情况，如果血小板呈三五成群分布，则血小板数不会减少。病理情况下，可见畸形、巨大或无颗粒的血小板，单个、散在不聚集的血小板见于血小板无力症。血片中血小板少见，则提示为血小板减少症。

**2. 大血小板比率（platelet – large cell ratio，P – LCR）**

[检测方法]

血细胞自动分析仪。

[参考区间]

13.0% ~ 43.0%。

[临床意义]

P – LCR 指一定容量血液中大血小板（ > 12fl，统称大血小板）数量与总体血小板数的比率，以百分比表示。

P – LCR 增高表明大血小板数量多，反映新生血小板较多、活性亦较强；亦反映骨髓造血功能较强。

P – LCR 降低表明大血小板数量减少，血小板质量及功能亦有下降趋势。另外，P – LCR 下降用于判断抗凝血是否存在小凝血块的现象，以鉴别血小板减少是否存在人为因素。

**3. 血小板分布宽度（platelet volume distribution width，PDW）**

[检测方法]

血细胞自动分析仪。

[参考区间]

(15.5 ~ 18.1)fl（15.5% ~ 18.1%）。

[临床意义]

PDW 指血细胞分析仪测量一定数量的血小板体积后，获得反映外周血小板体积大小异质性参数，常用变异系数以 CV% 表达。

PDW 主要反映外周血小板体积大小不等的程度，结合其他血小板测量的参数来判断血小板的质量及功能变异的情况。

### 4. 平均血小板体积（mean platelet volume，MPV）

[检测方法]

血细胞自动分析仪。

[参考区间]

（8.0～12.0）fl。

[临床意义]

MPV 指血液中血小板体积的平均值。仪器根据测得的一定数量的血小板体积后，自动计算而得。

MPV 与血小板数量往往呈非线性负相关。分析 MPV 时，必须结合血小板数量的变化。临床上常用于鉴别血小板减少的原因；当 MPV 增大时反映新生血小板较多、活性较强，亦可作为血小板减少时患者骨髓造血功能恢复较早期的指征，而且 MPV 增大常先于血小板升高。

### 5. 血小板比容（platelet hematocrit，PCT）

[检测方法]

血细胞自动分析仪。

[参考区间]

0.10%～0.15%。

[临床意义]

PCT 亦称为血小板压积，与血小板数量及大小呈正相关。

### 1.2.2 血管内皮细胞检验

#### 1.2.2.1 血管性血友病因子抗原（von willebrand factor antigen，vWF：Ag）测定

[检测方法]

酶联免疫吸附法（enzyme - linked immunosorbent assay，ELISA）。

[参考区间]

（107.5±29.6）%。

[临床意义]

vWF：Ag 浓度降低主要见于遗传性血友病（vWD）及其临床亚型。

vWF：Ag 浓度增高见于周围血管病变、心肌梗死、心绞痛、脑血管病变、糖尿病、肾小球疾病、尿毒症、肺部疾病、肝脏疾病、妊娠期高血压疾病、大手术后和剧烈运动等。

**1.2.2.2　血管性血友病因子瑞斯托霉素辅助因子（von willebrand factor:ristocetin cofactor，vWF:Rcof）测定**

［检测方法］

比浊法。

［参考区间］

50%~150%。

［临床意义］

大部分 vWD 患者本试验结果降低，表明 vWF 功能减低；若 vWF:Rcof 与 vWF:Ag 同时测定，对 vWD 的诊断更有价值。

**1.2.2.3　一氧化氮（NO）检测**

［检测方法］

硝酸盐还原酶法。

［参考区间］

$(34.86 \pm 14.24)\mu mol/L$（血清）（$n = 35$）；正常孕妇为 $(35.02 \pm 6.77)$ $\mu mol/L$（$n = 25$）。

［生物学意义］

一氧化氮广泛分布于生物体内各组织中，特别是神经组织中，它是一种新型生物信息传递体，也是一种反应极强、极不稳定的自由基，它兼有第二信使和神经递质作用，介导和调节多种病理生理过程，包括血小板黏附与抑制、基础血压的维持、肺泡血液灌流和通气的匹配、长期突触抑制、阴茎海绵体舒张、肾和骨髓的微循环、杀灭病原菌和攻击肿瘤细胞等细胞毒性效应及免疫调节等。一氧化氮分子小，常温下为气体，微溶于水，具有脂溶性，可快速透过生物膜扩散，生物半衰期只有 3~5s，其生成依赖于一氧化氮合成酶（nitric oxide synthase，NOS），并在心、脑血管调节、神经、免疫调节等方面有着十分重要的生物学作用。

（1）在心血管系统中，NO 在维持血管张力的恒定和调节血压的稳定性中起着重要作用。在生理状态下，当血管受到血流冲击、灌注压突然升高时，NO 作为平衡使者维持其器官血流量相对稳定，使血管具有自身调节作用。能够降低全身平均动脉压，控制全身各种血管床的静息张力，增加局部血流，是血压的主要调节因子。

NO 在心血管系统中发挥作用的机制是通过提高细胞中鸟苷酸环化酶（GC）的活性，促进磷酸鸟苷环化产生环磷酸鸟苷（cGMP），使细胞内 cGMP 水平增高，继而激活依赖 cGMP 的蛋白激酶，加强对心肌肌钙蛋白 I 的磷酸化作用，肌钙蛋白 C 对 $Ca^{2+}$ 的亲合性下降，肌细胞膜上 $K^+$ 通道活性也下降，从而导致血管舒张，血压正常。老年（$71.4 \pm 6.5$）岁冠心病患者，其 NO 为（$44.36 \pm 17.51$）$\mu mol/L$。

NO 是血管内皮细胞合成和分泌的最重要的物质之一。微循环血流调节因子，由血管内皮细胞产生内皮舒张因子（EDRF）和内皮收缩因子（ED-HF），直接调节血流动态。这两者其本质就是一氧化氮（NO）。

NO 在凝血酶的刺激下得以释放，反过来又抑制凝血酶引起的血小板凝集反应。NO 在对微静脉内皮细胞发生的粒细胞黏附反应亦有抑制作用。

（2）在免疫系统中 NO 可以产生于人体内多种细胞。如当体内内毒素或 T 细胞激活巨噬细胞和多形核白细胞时，能产生大量的诱导型 NOS（一氧化氮合酶）和超氧化物阴离子自由基，从而合成大量的 NO 和 $H_2O_2$，这在杀伤入侵的细菌、真菌等微生物和肿瘤细胞、有机异物及在炎症损伤方面有十分重要的作用。经激活的巨噬细胞释放的 NO 可以通过抑制靶细胞线粒体中三羧酸循环、电子传递和细胞 DNA 合成等途径，发挥杀伤靶细胞的效应。

（3）在神经系统中有关 L – Arg→NO 途径在中枢神经系统（CNS）方面的研究认为，NO 通过扩散，作用于相邻的周围神经元，如突触前神经末梢和星状胶质细胞，再激活 GC，从而提高 cGMP 水平而产生生理效应。如 NO 可诱导与学习、记忆有关的长时程增强效应（Long – term potentiation，LTP），并在其 LTP 中起传递信使作用。连续刺激小脑的上行纤维和平行纤维可引起平行纤维细胞的神经传导产生长时程抑制（Long – term depression，LTD），被认为是小脑运动学习体系中的一种机制，NO 参与了该机制。在外周神经系统也存在 L – Arg→NO 途径。NO 被认为是非胆碱能、非肾上腺素能神经的递质或介质，参与痛觉传入与感觉传递过程。NO 在胃肠神经介导胃肠平滑肌松弛中起着重要的中介作用，在胃肠间神经丛中，NOS 和血管活性肠肽共存并能引起非肾上腺素能非胆碱能（nonadrenergic – noncholinerrgic，NANC）的舒张，但血管活性肠肽的抗体只能部分消除 NANC 的舒张，其余的舒张反应则能被 N – 甲基精氨酸消除。NO 作为 NANC 神经元递质，在泌尿生殖系统中成为排尿节制等生理功能的调节物质，这为药物治疗泌尿生殖系统疾病提供了理论依据。现已证明，在人体内广泛存在着以 NO 为递质的神经系统，它与肾上腺素能、胆碱能神经和肽类神经一样重要。若其功能异常会引起一系列疾病。

（4）NO 在常温下为气体，具有脂溶性是使它在人体内成为信使分子的可能因素之一。它不需要任何中介机制就可快速扩散通过生物膜，将一个细胞产生的信息传递到它周围的细胞中，主要影响因素是它的生物半衰期。具有多种生物功能的特点在于它是自由基，极易参与传递电子反应，加入机体的氧化还原过程中。分子的配位性又使它与血红素铁和非血红素铁具有很高的亲和力，以取代 $O_2$ 和 $CO_2$ 的位置。根据研究报道，血红蛋白 - NO 可以失去它附近的碱基而变成自由的原血红素 - NO，这就使自由的碱基可以自由地参与催化反应，自由的蛋白质可以自由地改变构象，自由的血红素可以自由地从蛋白中扩散出去，这三种变化中的任何一个或它们的组合，将在鸟苷酸环化酶的活化过程中起重要作用。

（5）NO 与癌症：癌细胞中的 NO 会刺激肿瘤快速扩张、转移，NO 数量越多，代表肿瘤的恶性程度越大，但白细胞中的 NO 却会促进巨噬细胞快速到达应发挥作用的部位，并与超氧自由基作用，产生羟自由基，进而破坏癌细胞，达到抗癌效果。其意义：只要测量出癌症患者血液及肿瘤中的 NO 数量，就可评估癌细胞的恶性程度，以及治疗的预后是否乐观，作为诊断及治疗肿瘤的指标。NO 还有许多潜在功能，如它可与肿瘤坏死因子（TNF）、白介素、干扰素等协同，使抗癌作用倍增，亦可参与一些化学治疗药物的抗癌机制，并可改善放射治疗的效果。因此，国外研究人员戏称 "No news is good news"（没有消息就是好消息）中的 "NO"，其实就是一氧化氮，代表一氧化氮的研究成果对人类确实是个好消息。

（6）其他：NO 与糖尿病、肝病、肾病、休克、缺氧、感染、肿瘤、心血管疾病、消化道溃疡、器官移植排斥反应、免疫系统疾病等有关。

休克时 NO 的来源主要是诱导型一氧化氮合酶（iNOS）诱导激活的结果，这与内毒素、TNF、白细胞介素产生增加有明显关系。NO 产生过多可引起心肌抑制。

NO 的生物学作用及其作用机制的研究方兴未艾，它的发现提示着无机分子在医学领域中研究的前景。笔者相信还会有更多的无机分子在人体内被发现、被研究、被应用于促进人类健康的研究领域中。

### 1.2.2.4 诱导型一氧化氮合酶（iNOS）检测

[检测方法]

酶联免疫吸附法（ELISA）。

[参考区间]

（2.55±0.16）U/ml（血清）（n=35）；正常孕妇为（11.57±3.39）U/ml（n=25）。

[临床意义]

诱导型一氧化氮合酶（iNOS）在正常生理情况下不表达，主要在巨噬细胞、中性粒细胞和免疫细胞等受到细胞因子（如 IFN-γ、TNF-α、IL-2、IL-1 等），或细菌脂多糖（LPS）作用时被激活而产生，先表达 iNOS 的 mRNA，再生成 iNOS，从而诱导产生持续时间长且大量的 NO，高水平的 NO 对细胞主要发挥细胞毒作用。

临床应用吸入 NO，被誉为急性呼吸窘迫综合征（ARDS）治疗的重要进展，但内源性的 NO 在 ARDS 肺损伤发病机制中亦起重要作用。Schutte 等报道，LPS 所致急性肺损伤时，肺组织内皮型一氧化氮合酶（cNOS）mRNA 表达水平降低，说明由于 cNOS 下调，导致血管张力增加，对白细胞黏附的抑制作用减弱，加重了肺损伤；同时 iNOS mRNA 表达增强，认为 iNOS mRNA 的转录过程是突然启动的，继而呈持续性的过程。

其大量生成的 NO 可与氧自由基一起生成过氧化亚硝基阴离子（$ONOO^-$），从而对肺组织有损伤作用。

作为研究内皮细胞功能的指标，NO、iNOS 与内皮素-1（ET-1）常作为临床研究的手段。

**1.2.2.5 瑞斯托霉素诱导的血小板凝集（ristocetin induced platelet aggregation，RIPA）试验**

[检测方法]

比浊法。

[参考区间]

1.2mg/L（59.33% ±20.37%）。

[临床意义]

RIPA 降低主要见于血管性血友病患者。

**1.2.2.6 凝血酶调节蛋白（thrombomodulin，TM）测定**

[检测方法]

抗原（TM:Ag）测定：放射免疫法。

活性（TM:A）测定：发色底物法。

[参考区间]

抗原（TM:Ag）：20~35μg/ml。

活性（TM:A）：97% ±35%。

[临床意义]

TM 增高多见于糖尿病、系统性红斑狼疮、DIC、血栓性血小板减少性紫癥。此外，急性心肌梗死、脑血栓、肺栓塞和闭塞性脉管炎患者也可增高。

### 1.2.2.7　血管内皮细胞生长因子（VEGF）测定

［检测方法］

生物素标记的酶联免疫吸附法（ELISA 法）。

［参考区间］

＜351.7ng/L。

［临床意义］

血管内皮细胞生长因子（vascular endothelial growth factor，VEGF）是研究最广泛、最彻底的促血管生成因子，它是一种有效的血管形成和通透性诱导因子，又称血管通透因子（vascular permeability factor，VPF）。VEGF 属于糖基化分泌性多肽因子，由两个分子量相同的多肽链通过二硫键构成的同源二聚体糖蛋白［与血小板来源的生长因子（PDGF）的基因具有同源性，作用于成纤维细胞和平滑肌，与肝素的亲和力低］。它是血管内皮细胞特异性与肝素结合的生长因子，与肝素有高度的亲和力，特异地作用于血管内皮细胞，引起细胞增殖，在体内诱导血管新生。VEGF 基因定位于第六对染色体 P21.3，全长为 14kb，其基因组由 8 个外显子和 7 个内含子构成。由于 VEGF mRNA 剪接的不同方式产生出 VEGF121、VEGF145、VEGF165、VEGF185、VEGF206 等至少 5 种蛋白形式，其中 VEGF121、VEGF145、VEGF165 是分泌型可溶性蛋白，可直接作用于血管内皮细胞，使其增殖。VEGF 与血管内皮细胞受体结合，使细胞内钙离子浓度升高，激活细胞内基因使细胞表达水解酶、蛋白酶和相应的组织因子等，从而使血管内皮细胞增殖、分化，形成新的血管；其还可以通过增加细胞外基质促进血管形成。

血管对于肿瘤的生长起巨大的作用，新生的血管形成或增殖可使肿瘤（如骨肉瘤）迅速生长及向远处转移。因此肿瘤血管的生长无疑是肿瘤发生侵袭和转移的重要因素。而许多 VEGF 在肿瘤中均有表达，介导血管新生。Schoeffner 等研究表明，VEGF 主要通过自分泌和旁分泌的方式使肿瘤的血管化丰富，促进肿瘤细胞的增殖而抑制肿瘤细胞的凋亡，从而促进肿瘤的生长，同时也是肿瘤发生血循环转移的决定性因素之一，是影响肿瘤细胞进入血循环、发生远处转移的物质基础。因此，用肿瘤组织标本做免疫组化分析，可检出 VEGF。如 Kaya 等在研究 VEGF 与骨肉瘤关系时利用免疫组化法发现 27 例原发恶性骨肿瘤之中 17 例阳性（62.9%），明显高于 VEGF 染色阴性的标本组织切片。

而从另一角度来看，不少从事心血管疾病的研究人员发现，组织器官在缺血、缺氧刺激下，会发生血管增殖，其间有许多血管生长因子参与，而VEGF是高特异性促血管内皮细胞有丝分裂的因子。尽管某些情况下离体和在体组织细胞 VEGF mRNA 表达会迅速增加，但是这种内生性的 VEGF 表达增加常常不足以尽快建立侧支循环，或恢复内皮细胞的完整性，当给予外源性 VEGF 后，则发现新生血管明显增加，侧支血流供应改善，内皮细胞依赖性功能和结构恢复。因此，VEGF 在治疗缺血性疾病方面有三大好处：①促进侧支血管生长，发挥"自身搭桥"作用；②促进内皮细胞再生和减轻内膜增厚，防止再狭窄，恢复内皮依赖性功能；③减轻心肌缺血再灌注损伤及防止血栓形成等。另外，VEGF 基因治疗对创伤性脑损伤组织的血流动力学改变和微循环障碍有一定的保护作用。

在 2002 年也有学者应用 ELISA 法检测血清中 VEGF 的浓度，比较了 27 例恶性肿瘤（术前）患者的血清 VEGF 与 129 例健康对照组血清 VEGF，结果无统计学差异，由此得出结论，血清 VEGF 不适合用作恶性骨肿瘤的检测。可见检测 VEGF 对恶性肿瘤（尤其是骨肉瘤等）的诊断、预后、转移等还存在争议，有待进一步研究。

### 1.2.2.8　内皮素（ET）测定

[检测方法]

ELISA 法。

[参考区间]

$(50.8 \pm 7.58)$ ng/L（放射免疫法）。

[临床意义]

内皮素（endothelin，ET）不仅存在于血管内皮，也广泛存在于各种组织和细胞中，是调节心血管功能的重要因子，对维持基础血管张力与心血管系统稳态起重要作用。它是由 21 个氨基酸组成的多肽，分子量为 2400D，N 端是两个二硫键将 1 - 15，3 - 11 位置的半胱氨酸连接起来，C 端是一些疏水性氨基酸的残基。N 端结构决定其与受体的亲和力，C 端结构决定其与受体的结合位置。ET - 1 另有两个同分异构体家族即 ET - 2，ET - 3，其差别在于个别氨基酸的残基，对于心血管起主要作用的是 ET - 1。内皮细胞受到刺激合成并释放 ET - 1，其调控主要在基因转录水平，刺激 ET - 1 合成的因素包括：肾上腺素、血栓素、血管升压素、血管紧张素、胰岛素、细胞因子以及血管壁剪切力与压力的变化及缺氧等物理化因素，刺激 ET - 1 合成的过程需要有 $Ca^{2+}$ 及依赖型蛋白激酶 C（PKC）的参与。抑制 ET - 1 合成的因素有：NO、

PGI$_2$、心房利钠肽及肝素等。ET－1在血浆中的半衰期很短（＜5min），很快与组织上的受体结合，其清除部位主要在肺与肾脏，ET降解酶很快将其分解。

内皮素（endothelin，ET）是日本学者Yanagisawa等从培养的猪主动脉内皮细胞中分离纯化出一种由21个氨基酸残基组成的活性多肽，内皮素是迄今所知最强的缩血管物质，其作用时间持久，不为α受体、H$_1$受体及5－HT受体阻断剂拮抗，可被异丙肾上腺素、心钠素及降钙素基因相关肽等激素抑制。因而，内皮素是一种内源性长效血管收缩调节因子。内皮素还有强大的正性肌力作用，并且缩血管升血压效应还可反射性引起心率抑制，造成心肌供血不足，而且还可诱发心肌细胞糖超载、心律失常以及心肌能量代谢障碍。目前大量研究表明，严重心绞痛、AMI、心肌损伤、经皮腔内成形术的机体ET合成和释放明显增加，或血管对ET反应性亢进，都可能促进上述病理过程的发生发展。而应用ET抗体或ET阻断剂则可防治缺血性心脏病。

内皮素的发现使人们对内皮细胞的认识进一步深化，认为内皮不仅是半透膜维持血流与物质交换，亦是一种特化的调节组织，起着信号接收、加工、再输出的作用，对于维持循环稳态起着重要调节作用。研究表明，组织缺氧，氧化代谢增强及儿茶酚胺水平增高均可刺激前内皮素原的转录。血管紧张素可促进内皮素的释放。在心脏和血管上有丰富的内皮素受体，内皮素与组织中相应受体结合，激活第二信息cGMP，激发三磷酸肌醇水平增高，诱导细胞内钙离子增高，而发挥其生物学效应。

升高：见于原发性高血压、急性心肌梗死、心绞痛发作期、感染性休克、肾脏疾病、尿毒症、脑出血、脑梗死、原发性肝癌、肝硬化、十二指肠溃疡等。降低尚未见报道。

需要检查人群：出现休克等症状的患者。

### 1.2.3　血小板检验

#### 1.2.3.1　血小板黏附试验（platelet adhesiveness test，PAdT）

[检测方法]

玻珠柱法；玻璃滤器法。

[参考区间]

玻珠柱法：（62.5±8.6）%；玻璃滤器法：（31.9±10.9）%。

[临床意义]

血小板具有黏附于伤口或异物表面及互相黏附的生理功能，称为血小板黏附性。在体外，一定量的血液与一定表面积的异物接触一定时间后，即有一定数目的血小板黏附于异物表面上，测定接触前后血小板数之差，即为黏附于异物表面的血小板数，由此可求出占血小板总数的百分数。血小板黏着在受伤血管的内皮下是受损伤血管最早的止血反应，参与此反应的基本成分是胶原、微纤维、冯维勒布兰德因子（von willebrand factor，vWF，第Ⅷ因子）及血小板膜糖蛋白Ⅰ。vWF为血小板黏着在胶原的桥梁。

黏附性增高见于心肌梗死、动脉粥样硬化、静脉血栓、糖尿病、缺血性脑血管疾病、家属性高脂血症Ⅲ型、多发性硬化、高血压病、肾炎和肾病综合征及手术后、创伤后及烧伤后等。

黏附性减低见于血小板无力症、血管性假血友病、尿毒症、严重的肝脏疾病、低纤维蛋白原血症、巨大血小板综合征、急性白血病、DIC、多发性骨髓瘤、骨髓纤维化、维生素C缺乏病（坏血病）长时间应用阿司匹林等。

[送检要求]

玻珠柱法不能用枸橼酸盐抗凝血。采血过程应顺利，血液中不能有凝块和气泡。接触时间及异物面积的大小对实验有不同程度的影响。

### 1.2.3.2 血小板聚集仪检验（platelet aggregation test，PAgT）

[检测方法]

比浊测定法；全血阻抗法。

[参考区间]

各实验室应根据所用仪器及型号建立自己的参考范围。

一些新的血小板聚集仪不仅能测血小板的聚集，还能同时检测血小板的其他功能，如血小板内$Ca^{2+}$含量、ATP释放、GPⅡb/Ⅲa受体阻断等。

若参考值以最大聚集率（MAR%）表示，通常在加入诱导剂后10~15s以内，出现肉眼可见的、粗大的聚集颗粒。中国医学科学院血液学研究所的参考区间如下：

（1）11.2μmol/L ADP为（70±17）%。

（2）5.4μmol/L肾上腺素为（65±20）%。

（3）20mg/L胶原为（60±13）%。

（4）1.5g/L瑞斯托霉素为（67±9）%。

（5）20mg/L花生四烯酸为（69±13）%。

[临床意义]

血小板之间互相聚集的特性称血小板聚集功能。当血管壁受损后，血小板应立即黏附于受损血管壁的创面处，继之血小板发生聚集反应，形成白色血栓，以利止血。在体外，将二磷酸腺苷（ADP）、肾上腺素、凝血酶、胶原等血小板聚集诱导剂加入富含血小板的血浆内，通过肉眼观察，显微镜或血小板聚集仪观察血小板聚集反应，称为血小板聚集试验。

血小板聚集性增高见于动脉硬化、冠心病、急性心肌梗死、糖尿病、血栓性疾病、肾炎、肾病综合征、家属性高脂血症Ⅲ型、脑血管病、外科大手术（如门静脉高压行脾切除术）后等。

血小板聚集性降低见于血小板无力症、巨球蛋白血症、骨髓增生异常综合征、先天性低纤维蛋白原血症、肝硬化、肿瘤、坏血病、尿毒症、真性红细胞增多症、维生素 $B_{12}$ 缺乏症、细菌性心内膜炎、使用影响血小板聚集性的药物〔如阿司匹林、双嘧达莫（Dipyridamole）、右旋糖酐、保泰松（Phenylbutozone）、磺吡酮（Sulfinpyrazone）〕等。

［送检要求］

（1）采血要顺利，防止组织液或气泡混入。

（2）试验前1周内禁服抑制血小板聚集的药物。

（3）溶血、高脂血症等可影响结果，采血当天禁止饮牛奶、豆浆等富含脂肪类食物。

（4）盛标本的试管需加盖。

**1.2.3.3 血浆 P - 选择素（又名血小板颗粒膜蛋白 - 140，GMP - 140）测定**

［检测方法］

放射免疫法。

［参考区间］

血小板表面 GMP - 140：（780 ± 490）分子数/血小板。

血浆 GMP - 140：（1.61 ± 0.72）× $10^{10}$ 分子数/ml。

［临床意义］

GMP - 140 测定是反映患者血小板活化的有效指标。用核素标记的抗 GMP - 140 单克隆抗体与血小板 GMP - 140 特异性结合，结合量通过放射性强度（每分钟脉冲数，cpm）测定而获得。

P - 选择素增高多见于血栓性疾病，如急性心肌梗死、脑梗死。

**1.2.3.4 血块收缩试验（clot retraction test，CRT）测定**

［检测方法］

定量法；试管法。

[参考区间]

定量法：1h 开始收缩，24h 内收缩完全，血块收缩率为 48% ~ 64%，平均为 65.79% ± 11.04%。

试管法：30 ~ 60min 开始收缩，24h 完全收缩（结果判断分为完全收缩，部分收缩、收缩不良、不收缩）。

[临床意义]

血液完全凝固后，由于血小板收缩蛋白的作用，使纤维蛋白网收缩，将网隙中的血清挤出，出现血块收缩现象，其收缩的程度取决于血小板的量和质、纤维蛋白原的浓度、ⅩⅢ的水平、血细胞比积及试验时的温度。观察血清量占原有全血量的百分比例，反映血块收缩的程度。①血块收缩不佳或完全不收缩见于血小板减少性紫癜、血小板无力症、血小板增多症、严重凝血因子缺乏、纤维蛋白原明显减少及凝血酶原减少、红细胞增多症等。②血块收缩加快常见于贫血。

[送检要求]

（1）所用试管必须清洁，否则血块易黏附于试管壁上。

（2）严重贫血及温度过高或过低均可影响结果。

### 1.2.3.5　血栓素（烷）$B_2$（thromboxane $B_2$，$TXB_2$）测定

[检测方法]

放射免疫法。

[参考区间]

男性：（132 ± 55）ng/L；女性：（132 ± 55）ng/L。

[临床意义]

人血小板膜的磷脂有多种，它们参与了血小板花生四烯酸的代谢，产生前列腺素环内过氧化物（$PGG_2$、$PGH_2$），再在血小板内的血栓烷（TX）合成酶的作用下形成血栓烷 $A_2$（$TXA_2$），$TXA_2$ 极不稳定（半衰期 30s），自发转变成终产物血栓烷 $B_2$（$TXB_2$）。$TXA_2$ 能降低 cAMP 的水平，从而促进血小板的聚集和血管收缩。因此，临床上可检测 $TXB_2$ 来反映 $TXA_2$ 的水平或血小板的活化状态。①增高见于糖尿病、动脉粥样硬化、急性心肌梗死等疾病。②减少见于服用阿司匹林等非甾体抗炎药物或先天性血小板环氧化酶缺陷患者。

### 1.2.3.6　血小板第 3 因子有效性测定（platelet factor 3 availability test）

[检测方法]

复钙时间法。

**［参考区间］**

第 1 组比第 2 组的结果延长 5s 以上，表示患者 PF3 有效性有缺陷，PF3aT 减低。第 3 组与第 4 组作为对照，但如果第 3 组凝固时间延长，则提示可能有因子Ⅷ、Ⅸ缺乏，在血友病时第 3 组会延长。

**［临床意义］**

血小板参与凝血过程，主要是提供催化表面和释放出具有凝血活性的第 3 因子（PF3），PF3 参与内源性凝血活酶的形成。白陶土具有刺激血小板聚集释放 PF3 的能力，并吸附在白陶土表面上。将被检者含血小板血浆，用正常人无血小板新鲜血浆补充其血浆内的凝血因子，以白陶土为活化剂，加入钙再作血浆凝固时间测定，与正常人对照，可得知 PF3 的有效活性。

PF3 活性降低见于先天性或获得性血小板病、血小板无力症、尿毒症、肝脏疾病、异常血红蛋白血症、骨髓增生综合征、血小板减少性紫癜、再生障碍性贫血、急性白血病、系统性红斑狼疮以及某些药物的影响等。

**［送检要求］**

（1）抗凝剂不能用 EDTA。

（2）抗凝的血液标本应立即送检，放置时间越长，血小板越少。

### 1.2.3.7　血小板膜糖蛋白（platelet membrane glycoprotein，GP）测定

**［检测方法］**

放射免疫定量检测法；流式细胞术法。

**［参考区间］**

放射免疫法：GP Ib（$1.54 \pm 0.49$）$\times 10^4$；GPⅡb/Ⅲa（$5.45 \pm 1.19$）$\times 10^4$。

流式细胞术法：CD61 阳性细胞数 $>90\%$；CD62P 阳性细胞数 $<5\%$。

**［临床意义］**

血小板膜糖蛋白（GP）测定对血小板膜蛋白缺陷所致的血小板功能障碍（如血小板无力症等）患者的诊断具有重要意义。

### 1.2.3.8　血小板抗体（platelet antibody Ig，PA Ig）测定

**［检测方法］**

ELISA 法。

**［参考区间］**

血小板表面相关 IgG（PA IgG）$<78.8 ng/10^7$ 血小板。

血小板表面相关 IgM（PA IgM）$<7 ng/10^7$ 血小板。

血小板表面相关 IgA（PA IgA）$<2 ng/10^7$ 血小板。

血小板表面相关 $C_3$（PA $C_3$）$<129ng/10^7$ 血小板。

**[临床意义]**

先将过量的特异性纯化抗体包被在聚苯乙烯（固相）反应板内，加入待检标本，如标本内的血小板表面有 IgG 等抗原，则会和包被内的抗体形成抗原 - 抗体复合物，再加入酶标抗体，使其再与固相抗原结合，最后在底物还原下显色。其颜色的深浅与血小板表面相关 IgG 等的含量成正比。用同样方法处理的已知标准血清作对比，求出血小板表面相关 IgG 等的含量，以 $ng/10^7$ Plt 表示。

增多见于急、慢性型原发性血小板减少性紫癜（ITP），如 PA IgM 显著增多，则预后不良。非免疫性血小板减少性紫癜仅有 PA IgG 及 PA $C_3$ 增多，而免疫性血小板减少性紫癜通常四项指标均升高，据此，有助于诊断和病因探讨。此外，系统性红斑狼疮、淋巴组织恶性增生性疾病、慢性活动性肝炎、急性白血病、再生障碍性贫血、多次输血者、良性单株高球蛋白血症等也可出现 PA IgG 量增高。

### 1.2.4 凝血因子检验

#### 1.2.4.1 凝血因子Ⅷ、Ⅸ、Ⅺ、Ⅻ活性（Ⅷ：C、Ⅸ：C、Ⅺ：C、Ⅻ：C）测定

**[检测方法]**

一期法。

**[参考区间]**

Ⅷ：C 为 102.96% ± 25.7%；Ⅸ：C 为 98.08% ± 30.37%；Ⅺ：C 为 100.0% ±18.4%；Ⅻ：C 为 92.4% ±20.7%。

**[临床意义]**

稀释的正常或受检者血浆与缺乏因子Ⅷ、Ⅸ、Ⅺ、Ⅻ的基质血浆混合，作 APTT 测定将受检者血浆的测定结果同正常血浆作比较，计算受检者血浆中所含因子Ⅷ：C、Ⅸ：C、Ⅺ：C、Ⅻ：C 相当于正常人的百分率。

因子Ⅷ：C 水平降低主要见于血友病 A，按其减低程度可将血友病分为重型（<2%）、中型（>2% ~5%），轻型（>5% ~25%）及亚临床型（>25% ~45%）；其次见于血管性假血友病和 DIC。

因子Ⅸ：C 水平降低见于血友病 B，其临床分型与血友病 A 相同；其次见于肝脏疾病、维生素 K 缺乏病、DIC 和口服抗凝剂等。

因子Ⅺ：C 水平降低见于因子Ⅺ缺乏症、肝脏疾病和 DIC 等。

因子Ⅻ:C 水平降低见于先天性因子Ⅻ缺乏症、肝脏疾病和 DIC 等。

因子Ⅷ:C、Ⅸ:C 及Ⅺ:C 水平增高主要见于高凝状态和血栓病，尤其是静脉血栓形成、肾病综合征、妊娠期高血压疾病、恶性肿瘤等。肝病时因子Ⅷ:C 增高。

[送检要求]

（1）标本采集后应立即送检。

（2）检验应在 2h 内完成。

**1.2.4.2 凝血因子Ⅱ、Ⅴ、Ⅶ、Ⅹ活性（Ⅱ:C、Ⅴ:C、Ⅶ:C、Ⅹ:C）测定**

[检测方法]

一期法。

[参考区间]

Ⅱ:C 为 97.7% ± 16.7%；Ⅴ:C 为 102.4% ± 30.9%；Ⅶ:C 为 103% ± 17.3%；Ⅹ:C 为 103% ± 19.0%。

[临床意义]

受检血浆分别与乏因子Ⅱ:C、Ⅴ:C、Ⅶ:C、Ⅹ:C、的基质血浆混合，作凝血酶原时间测定。将受检者血浆的测定结果与正常血浆作比较，分别计算受检者血浆中所含因子Ⅱ:C、Ⅴ:C、Ⅶ:C、Ⅹ:C 相当于正常人的百分率。

因子Ⅱ:C、Ⅴ:C、Ⅶ:C、Ⅹ:C 测定是外源性凝血系统疾病诊断的主要依据。

因子Ⅱ:C、Ⅴ:C、Ⅶ:C、Ⅹ:C 的水平增高，其意义同Ⅷ:C、Ⅸ:C、Ⅺ:C、Ⅻ:C 测定，但肝胆疾病除外。

因子Ⅱ:C、Ⅴ:C、Ⅶ:C、Ⅹ:C 活性下降，见于先天性Ⅱ、Ⅴ、Ⅶ、Ⅹ缺乏症；获得性减低者见于维生素 K 缺乏症、肝脏疾病、DIC 和口服避孕药等。

**1.2.4.3 纤维蛋白原（fibrinogen，Fbg）测定**

[检测方法]

双缩脲比色法；血凝仪 Clauss（凝血酶）法。

[参考区间]

2 ~ 4g/L。

[临床意义]

血浆纤维蛋白原增高见于糖尿病和糖尿病酮症酸中毒、动脉血栓栓塞（急性心肌梗死急性期）、急性传染病、结缔组织病、放射治疗后、灼伤、骨髓病、休克、败血症、肺炎、胆囊炎、肺结核、癌症、风湿热、肾病综合征、外科大手术后、妊娠期高血压疾病、妊娠晚期及月经期等。

血浆纤维蛋白原降低见于生成不足，如重型肝炎、肝硬化、晚期恶性肿瘤等；消耗过多，如弥散性血管内凝血、过敏性紫癜、血栓性血小板减少性紫癜等；过度溶解，如原发性纤维蛋白溶解症（心、肺、前列腺、子宫及胰腺等器官的晚期恶性肿瘤或广泛手术易发生此症）；其他，如先天性纤维蛋白原缺乏症、恶性贫血、大量出血、伤寒等；亦见于降纤药治疗（如降纤酶）和溶血栓治疗（UK，t－PA），故 Fbg 是其监测指标之一。

### 1.2.4.4　组织因子（tissue factor，TF）测定

[检测方法]

组织因子抗原（TF:Ag），ELISA 法；组织因子活性（TF:A），凝固法。

[参考区间]

TF:Ag，（149±72）ng/L（血浆）；TF:A，（30.4±25.1）$\Delta$S（测定管减对照管，全血复钙时间的差值）。

[临床意义]

血液循环中的组织因子水平在血栓前状态和血栓病的发生和发展中起至关重要的作用。

血栓前状态和血栓病患者 TF 水平明显增高。此外，在系统性应激反应综合征（如内毒素血症、严重创伤、休克等）及 DIC 等 TF 水平也增高。

### 1.2.4.5　纤维蛋白原片段$_{1+2}$（$F_{1+2}$）测定

[检测方法]

ELISA 法。

[参考区间]

0.4～1.1nmol/L。

[临床意义]

血浆 $F_{1+2}$ 升高见于深静脉血栓形成、肺栓塞、DIC 及遗传性蛋白 C 缺陷症等。

血浆 $F_{1+2}$ 减低见于口服抗凝剂患者，因此本标本检测也可作为口服抗凝剂的监测指标。

### 1.2.4.6　可溶性纤维蛋白单体复合物（soluble fibrin monomer complex，SFMC）测定

[检测方法]

ELISA 法；放射免疫法。

[参考区间]

ELISA 法：（48.5±15.6）mg/L；放射免疫法：（50.5±26.1）mg/L。

[临床意义]

临床各种诱发高凝状态的疾病都有可能出现 SFMC 阳性结果，如败血症、休克、组织损伤、急性白血病、肿瘤、急性胰腺炎及妊娠期高血压疾病等。DIC 患者为强阳性反应。

### 1.2.4.7 凝血因子XIII测定

[检测方法]

尿素或单氯（碘）醋酸法。

[参考区间]

定性：24h 内纤维蛋白凝块在37℃水浴中不溶解。

活性：100%。

[临床意义]

凝血因子XIII测定是诊断先天性或获得性因子XIII缺陷的主要依据。若纤维蛋白凝块在 24h 内（尤其是在 2h 内）完全溶解，提示因子XIII先天性或获得性缺陷。

因子XIII获得性缺陷者见于系统性红斑狼疮、类风湿性关节炎、肝病、恶性贫血、淋巴瘤、弥散性血管内凝血原发性纤溶等。

## 1.2.5 天然抗凝蛋白检测

### 1.2.5.1 抗凝血酶（antithrombin，AT）测定

[检测方法]

AT 抗原：ELISA 法；AT 活性：发色底物法。

[参考区间]

AT：Ag（或 AT－Ⅲ：Ag），（0.29±0.03）g/L；AT：A（AT－Ⅲ：A），108.5%±5.3%。

[临床意义]

抗凝血酶（又常称抗凝血酶Ⅲ，AT－Ⅲ）作为丝氨酸蛋白酶抑制剂，是机体抗凝系统的重要组成部分，在调节止血方面起着至关重要的作用。

AT－Ⅲ：Ag 降低见于妊娠中后期、肝脏病、败血症、血栓形成性疾病、糖尿病、动脉粥样硬化、肾病、DIC 早期、口服避孕药等。

AT－Ⅲ增高见于血友病及再生障碍性贫血患者出血时。某些肿瘤、DIC 低凝血期、尿毒症、心瓣膜病、肾脏移植后以及口服抗凝药等亦可见增高。

**1.2.5.2 蛋白C（protein C，PC）测定**

[检测方法]

抗原检测：免疫火箭电泳法；活性检测：发色底物法。

[参考区间]

PC:Ag，96.1%±28.3%；PC:A，64%~147%。

[临床意义]

（1）蛋白C是维生素K依赖性糖蛋白，由2条多肽链组成。PC必须转变成具有丝氨酸蛋白酶活性的形式，才能发挥其抗凝作用。

（2）临床上先天性PC缺陷Ⅰ型者PC:Ag与活性均降低，Ⅱ型者PC:Ag正常而活性降低。

（3）获得性PC减少可见于DIC、肝功能不全、手术后和口服抗凝剂等。

**1.2.5.3 蛋白S（protein S，PS）测定**

[检测方法]

抗原检测：免疫电泳法；活性检测：血浆凝固法。

[参考区间]

总PS（TPS）：96.6%±9.8%；游离PS（FPS）100.9%±11.6%；PS:A，55%~160%。

[临床意义]

PS作为PC的辅因子，对因子Ⅴa和Ⅷa有加速灭活的作用，先天性PS缺陷者常伴发严重的深静脉血栓。获得性PS缺陷者多见于肝功能障碍、口服双香豆类抗凝剂等。PS活性降低多见于血栓栓塞性疾病。

**1.2.6 病理性抗凝物质检验**

**1.2.6.1 活化部分凝血活酶（APTT）纠正试验**

[检测方法]

APTT测定法。

[参考区间]

若延长的APTT能被纠正者提示受检血浆中缺乏某（些）凝血因子。

若延长的APTT未能被纠正者提示受检血浆中缺乏某种病理性抗凝物质。

[临床意义]

本试验可区分APTT延长的原因，是血液循环中有无病理性抗凝物质的一项筛选试验。

#### 1.2.6.2 凝血因子Ⅷ/Ⅸ抑制物测定

[检测方法]

Bethesda 法。

[参考区间]

正常人血浆中无抑制物。

[临床意义]

Bethesda 法将受检血浆和正常人混合血浆混合，37℃温育一定时间后，检测剩余的因子Ⅷ/Ⅸ活性，以 Bethesda 单位来计算抑制物的含量，1 个 Bethesda单位相当于灭活50%因子Ⅷ/Ⅸ的量。

本试验是血友病 A 和血友病 B 患者循环中有无抑制物的主要筛选试验，是患者使用凝血因子后观察有无抑制物的主要手段，对患者的治疗和血液制品的有效利用具有重要意义。此外，也可见于自身免疫性因子Ⅷ/Ⅸ升高者（获得性血友病）。

#### 1.2.6.3 狼疮抗凝物质（lupus anticoagulant，LAC）测定

[检测方法]

蝰蛇毒法。

[参考区间]

$$\frac{受检者血浆凝固时间（s）}{正常人血浆凝固时间（s）} < 1.2$$

建议各实验室建立各自的参考区间。

[临床意义]

LAC 最初被发现于 SLE 患者血浆中而得名。LAC 是抗磷脂抗体之一，有 IgG、IgM、IgA 3 种类型。

蝰蛇毒是一种强烈的因子X激活剂，在磷脂和 $Ca^{2+}$ 存在的条件下，可直接激活因子X（绕过接触因子和内源性凝血系统的凝血因子），最终形成纤维蛋白，使血液凝固。

LAC 检测阳性提示患者血浆中存在狼疮样抗凝物质或凝血因子Ⅱ、Ⅴ或 X缺乏。

Lupo 试验和 Lucro 试验属于同类 LAC 检测试验（改良的 Russell 蝰蛇毒试验）。

#### 1.2.6.4 抗心磷脂抗体（anticardiolipin antibody，ACA）测定

[检测方法]

ELISA 法。

［参考区间］

ACA IgG（0 ~ 22）GPL U/ml；ACA IgA（0 ~ 22）APL U/ml；ACA IgM（0 ~ 16）MPL U/ml。

［临床意义］

ACA 增高主要见于动静脉血栓形成、免疫性血小板减少症、反复自发性流产及类风湿关节炎、系统性红斑狼疮等自身免疫性疾病。某些药物如氯丙嗪、吩噻嗪治疗时，血浆中抗心磷脂抗体浓度升高。少数正常老年人也能检出抗心磷脂抗体。

**1.2.6.5 抗 $\beta_2$ 糖蛋白I（anti $\beta_2$ glycoprotein I，anti $\beta_2$ – GPI）测定**

［检测方法］

ELISA 法。

［参考区间］

抗 $\beta_2$ – GP I IgG < 15U/L；抗 $\beta_2$ – GP I IgA < 15U/L；抗 $\beta_2$ – GP I IgM < 15U/L。

［临床意义］

抗 $\beta_2$ – GP I 增高多见于动脉粥样硬化、SLE、类风湿性关节炎、川崎病、习惯性流产和血栓性疾病等。

**1.2.6.6 血浆普通肝素（unfractionated heparin，uFH）和低分子肝素（low molecular weight heparin，LMWH）浓度测定**

［检测方法］

凝固法。

［参考区间］

正常人血浆中 uFH 和 LMWH 的含量为 0 ~ 0.8U/ml。

［临床意义］

本试验用于普通肝素和 LMWH 的临床用药监测。

**1.2.6.7 凝血酶 – 抗凝血酶复合物（thrombin – antithrombin，TAT）测定**

［检测方法］

ELISA 法。

［参考区间］

（1.0 ~ 4.1）μg/L。

［临床意义］

血浆 TAT 增高主要见于血栓前状态和血栓栓塞性疾病，如 DIC、深静脉血栓形成和急性心肌梗死等。

### 1.2.7 纤溶功能检验

#### 1.2.7.1 优球蛋白溶解时间（euglobulin lysis time，ELT）测定

［检测方法］

加钙法。

［参考区间］

加钙法：90～120min；＜90min 为异常；＜70min 为纤溶活性明显增强。

［临床意义］

血浆优球蛋白组分中含有纤维蛋白原、纤溶酶原及其活化素，而不含有抗纤溶酶。用蒸馏水稀释血浆，在酸性条件下，优球蛋白被沉淀，经离心除去上清液中的纤溶抑制物，并将此沉淀物溶解于缓冲液中，加入适量氯化钙或凝血酶后，使纤维蛋白原转变为纤维蛋白凝块，在37℃条件下，观察凝块溶解的时间即为ELT。ELT检测反映总的纤溶活性。

ELT缩短提示纤溶活性增强，见于原发性或继发性纤溶；肝、脾、肺、胰、前列腺等手术或创伤时；麻醉、休克、放射病、大量输血、变态反应等；前置胎盘、胎盘早期剥离、羊水栓塞、流产等；恶性肿瘤、高血压、肝硬化晚期等。

ELT延长提示纤溶活性降低，见于血栓前状态、血栓性疾病及使用抗纤溶药等。

#### 1.2.7.2 组织型纤溶酶原激活物（tissue – type plasminogen activator，t – PA）测定

［检测方法］

抗原检测：ELISA 法；活性检测：发色底物法。

［参考区间］

t – PA：Ag，（1～12）μg/L；t – PA：A，（0.3～0.6）U/ml。

［临床意义］

t – PA 是一种丝氨酸蛋白酶，由血管内皮细胞合成，t – PA 检测是了解患者纤溶状况的一项重要指标。

t – PA 升高提示纤溶亢进，见于原发性及继发性纤溶症，如 DIC；也可见于使用纤溶酶原激活物类药物后。

t – PA 降低提示纤溶减弱，见于高凝状态及血栓栓塞性疾病。

#### 1.2.7.3 尿激酶型纤溶酶原激活物（urokinase – type plasminogen

activator，u - PA）测定

［检测方法］

抗原检测：ELISA 法；活性检测：免疫空斑法。

［参考区间］

u - PA：Ag，（88 ±23）ng/L；u - PA：A，0U/ml。

［临床意义］

u - PA 检测临床主要用于尿激酶用药后疗效观察。在使用尿激酶治疗血栓性疾病时，血浆 u - PA 可升高。此外，某些肿瘤，如乳腺癌、胃癌等 u - PA 也可升高。

### 1.2.7.4 纤溶酶原（plasminogen，PLG）测定

［检测方法］

抗原检测：ELISA 法；活性检测：发色底物法。

［参考区间］

PLG：Ag，（0.22 ±0.03）g/L；PLG：A，88.55% ±27.83%。

［临床意义］

PLG 检测是了解患者纤溶状态的有效指标之一。

PLG 抗原降低或活性下降提示其激活物含量增加，多见于原发性纤溶、重型肝炎、肝硬化、肝叶切除术、门静脉高压、肝移植、大型手术、前置胎盘、胎盘早剥、肿瘤转移、严重感染及 DIC 等。

### 1.2.7.5 纤溶酶抗纤溶酶复合物（plasminogen - antiplasminogen，PAP）测定

［检测方法］

抗原检测：ELISA 法。

［参考区间］

PAP：（0 ~ 150）μg/L。

［临床意义］

PAP 检测用于高纤溶血症的诊所和溶栓治疗的临床监测。PAP 检测结果可反映纤溶酶血症的程度和出血的可能性。PAP 含量增加可提示纤维蛋白形成增加和高纤溶酶血症。

### 1.2.7.6 血浆硫酸鱼精蛋白副凝固（plasma protamine para - coagulation，3P）试验

［检测方法］

凝固法。

[参考区间]

正常人为阴性。

阴性：血浆透明、清晰，无不溶解物产生。

弱阳性：细颗粒沉淀。

阳性：粗颗粒沉淀。

强阳性：纤维丝条网形成。

[临床意义]

鱼精蛋白能分离纤维蛋白降解产物（FDP）与纤维蛋白单体（FM）结合的可溶性复合物，使 FM 游离出来，并形成纤维蛋白胶胨状物（纤维丝条），这种不经凝血酶而使血浆发生凝固的现象，称副凝固现象。

DIC 早期，因有 FDP 存在，本试验可呈阳性；DIC 晚期，因 FDP 均已被降解为低分子量的小碎片，本试验可呈阴性。原发性纤溶时，本试验呈阴性，若局部发生纤溶现象时，本试验也可呈假阳性。

[送检要求]

本试验不能用草酸盐、肝素和 EDTA 盐等作为抗凝剂。抽血应顺利，抗凝均匀，立即送检。

**1.2.7.7　血浆纤溶酶原激活抑制物－1（plasminogen activator inhibitor－1，PAI－1）测定**

[检测方法]

抗原检测：ELISA 法。

活性检测：发色底物法。

[参考区间]

PAI－1:Ag，（4~13）μg/L；PAI－1:A，（0.1~1）U/ml。

[临床意义]

PAI－1 检测是反映纤溶抑制物的指标。

PAI－1:Ag 增高见于深静脉血栓、心肌梗死和败血症等。在妊娠后期，PAI－1:Ag 可比正常高 3~6 倍。

PAI－1:Ag 降低多见于原发性或继发性纤溶。

PAI－1:A 检测意义与 PAI－1:Ag 相同。

**1.2.7.8　$\alpha_2$－纤溶酶抑制物（$\alpha_2$－plasminogen inhibitor，$\alpha_2$－PI）测定**

[检测方法]

抗原检测：ELISA 法；活性检测：发色底物法。

[参考区间]

$\alpha_2 - PI:Ag$, $(66.9 \pm 15.4)mg/L$; $\alpha_2 - PI:A$, $95.6\% \pm 12.8\%$。

[临床意义]

$\alpha_2 - PI$ 检测是反映纤溶抑制物的指标，用于 $\alpha_2 - PI$ 缺乏症的分型。当 $\alpha_2 - PI:Ag$（抗原）和 $\alpha_2 - PI:A$（活性）均下降时为 CRM－，而当 $\alpha_2 - PI:Ag$ 正常但 $\alpha_2 - PI:A$ 下降时为 CRM＋。

### 1.2.8 血液流变学（hemorheology）检查

流变学（rheongy）是研究不同物质在力作用下流动和变形规律的科学。血液流变学（hemorpheology）是研究血液及其组成成分流动性质和变形规律的学科。

人体血液的流动性和黏滞性是血液组成成分的物理性质的综合表现，它保证血液沿血管正常循环流动，保证组织器官的正常血液供应，以维持组织器官正常的生理功能和机体内环境的恒定，与机体免疫功能和体液调节功能密切相关。

当发生疾病时，血液的流动性和黏滞性即会发生改变，使血流缓慢、停滞或阻断，导致全身或局部血液循环和微循环障碍，造成组织或器官缺血、缺氧和代谢障碍，从而形成炎症、变性、水肿、坏死、坏疽、硬化及血栓形成等一系列病理变化。

测定血液的流动性和黏滞性，了解其生理意义和病理作用，对研究疾病的病因与诊断、预防和治疗提供了新途径。对探讨中医血瘀证的本质和研究活血化瘀药的作用机制均具有深远的意义。

血液流变学主要研究血液及其有（无）形成分的流动性与变形性规律及其在医学领域中的应用。血液流变学专门研究血液有形成分（主要是红细胞和血小板）的聚集性和变形性；无形成分（血浆和血清）的流动性和黏滞性；心血管之间的相互作用和影响。在人体内，血液作为一种流体；血管和心脏作为一种弹性体，是血液循环系统的主要构成部分，均具有流动或变形的特性，即流变性。在血液、血管、心脏这三因素中，血液的流变性是影响血液在血管内不断循环流动的主要因素。

人体内，心脏舒缩功能产生的压力，推动血液流动，血液流动遍布全身的大小血管。血流量的大小与心脏、血管和血液有关，其中与血液的黏滞性变化关系更加密切。

血液是一种复杂的流体。任何流体，由于分子作用力的影响，均有内摩擦力，即对抗液体流动的内在阻力，使液体在流动时发生层流。贴附管壁的流层流速较慢，中轴部分流速较快。液体只有克服了内摩擦力之后才能流动。克服内摩擦力的力称为切变应力，它与内摩擦力大小相等而方向相反。液体在切变应力作用下所产生的形变叫切变，液体形变的速率称为切变率（$s^{-1}$）。液体具有内摩擦力的这种性质，称为黏滞性（简称黏度，以 $\eta$ 表示），黏度（$\eta$）即为切变应力与切变率之比：$\eta$ = 切变应力/切变率，其单位是泊（P）或厘泊（cP），$1Pa \cdot s = 10^3 cP$，一个泊的黏度是指：切变应力为 $1dyn/cm^2$ 时，引起切变率为 $1s^{-1}$ 的黏度。有些液体，其切变应力和切变率成正比例关系，其黏度恒定，不受切变率变化的影响，具有这一特性的液体的黏度叫牛顿黏度，如水、汽油等。人体血液中的血浆黏度亦是牛顿黏度。而另一类液体，其切变应力和切变率不成比例关系，其黏度亦不恒定。并随切变率的变化而变化，此类液体的黏度则称为非牛顿黏度，如油脂的混悬液、人体血液（全血黏度）等。

为计算简便，临床上测定体液黏度，以20℃时的水黏度（1cP）作参照，在同等条件下与水比较的相对黏度，即为比黏度，而不是应用它的绝对值。

### 1.2.8.1 血细胞比容（HCT）测定

[检测方法]

温氏试管法；毛细管法；血细胞自动分析仪的数学拟合法。

[参考区间]

35% ~ 47%。

成人：男（0.38 ~ 0.508）L/L（38% ~ 50.8%）；女（0.335 ~ 0.45）L/L（33.5% ~ 45%）。

[临床意义]

血细胞比容（HCT）是红细胞在整个血液中所占的容积，反映红细胞的浓度。血液黏度依赖于血细胞比容，是血细胞比容的函数。血液黏度随血细胞比容的增高而增高。而血液黏度与血细胞比容的关系又随切变率的不同而有所不同。即切变率越低，血液黏度随着压积增高而增高。红细胞主要的功能是运输氧气和排出二氧化碳。因此，血细胞比容的变化不仅影响血液黏度和流量，而且亦影响氧气的运输量，在一定的血流速度下，血细胞比容增高导致红细胞的氧运输量的增加，则有利于组织和器官的供氧。但是，血细胞比容的增高同时又要引起血液黏度的增高，在灌注压不变的情况下，血液黏度的增高又要导致血流量的减少，而血流量的减少最终又导致氧的运输量减少。这两个因素的最适宜配合应该使得压积和黏度的比值为最大值，这时的血细胞比容实际上就是使氧气运输为最高的压积值,它一般低于正常压积值。例如,人的正常血细胞比容为 0.40L/L (40g),而氧气运输量的最适压积值则一般为 0.30L/L (30g)。临床上经常应用的血液稀释疗法就是根据血液流变学的这一原理。因此,测定血液黏度时必须同时测定血细胞比容。

传统的临床意义参见 1.1.6。

[血液流变性的关系]

(1) HCT 是影响全血黏度的决定因素之一,HCT 增高常导致全血黏度增高,影响心、脑血流量及微循环灌注。由于 HCT 增高而导致全血黏度增高,常表现为高黏滞综合征(即高浓稠血症和高黏血症),血液淤滞,出现微循环障碍时必须及时纠正,以免引发血栓严重后果,现有很多资料表明高压积与血管阻塞密切相关,高压积在心脑血管疾病的发病预测上有一定的意义。

(2) 缺血性脑血管疾病与 HCT 的关系 有人统计 HCT 在 0.36~0.48 时,脑梗死发病率为 18.3%;HCT 在 0.46~0.50 时,其发病率为 43.6%;而 HCT 在 0.51 以上者脑梗死的发生率增加到 63.6%,所以随着 HCT 的增高,脑梗死的发病率也随之升高。在患严重脑动脉硬化症又有 HCT 增高的患者其脑梗死的发病率明显高于轻微脑动脉硬化的患者,预防脑梗死的发生,尤其对老年人来说,确定最适的 HCT 并注意维持是十分重要的。通常认为,78 岁以下的老人,适宜 HCT 在 0.41~0.45,78 岁以上的老人,最适宜的 HCT 在 0.36~0.40,当老年人因年龄增加发生动脉硬化,使血管内径狭窄,弹性减低,血压下降时,可随迅速减少的血流量而引发脑缺血,因此,此类老年患者的 HCT 应保持在 0.30 左右,在血压波动较大时,尤其应警惕脑血管损伤的发生。

(3) HCT 与血流量的关系 HCT 增高可使血流量减少,血流速度减慢,导致组织器官供血不足,所以 HCT 的变化随脑血流量而有影响,即高 HCT 时,血液黏度增加,脑血流量降低。

(4) 影响血液触变性 在全血的测试中会发现其黏度值随着检测时间的延长而降低,这一特性称为血流触变性。因为血液在静止时红细胞易呈缗钱状聚集在一起,因此,测试一开始黏度值较高,以后在一定的时间内因红细胞由聚集状态逐渐变成分散状态,黏度也就逐渐减低,血细胞比容越高,黏度降低所需的时间也就越长。

### 1.2.8.2 红细胞沉降率(ESR)测定

[检测方法]

魏氏法;自动血沉仪法。

［参考区间］

<50 岁：男性 <15mm/60min，女性 <20mm/60min。

>50 岁：男性 <20mm/60min，女性 <30mm/60min。

>85 岁：男性 <30mm/60min，女性 <42mm/60min。

儿童 <15mm/60min。

［临床意义］

红细胞沉降率（ESR）俗称血沉。一般情况下，在血沉增快的疾病中，器质性疾病往往高于功能性疾病；恶性肿瘤高于良性肿瘤；所以在临床上，如能排除生理因素外，血沉增快应视为异常现象。它的诊断特异性虽然不高，但从血液流变学角度看，在一定程度上可以反映红细胞的聚集性，因而被临床血液流变学所采用。随着血液流变学的研究和发展，把传统的血沉试验被应用到临床血流变学方面来，作为血流变学的检测指标之一，这样即显示了以往的血沉检验的临床意义，又显示了其独特的血液流变学意义。

传统的临床意义参见 1.1.8。

［血液流变学意义］

血沉测定作为血液流变学诊断指标之一，主要用于观察红细胞的聚集性。红细胞聚集可使血液流动减慢，血流阻力增大，血液黏度增高，特别是低切变率黏度明显增高，其黏度增高的程度与红细胞的叠连速度及数量有直接关系。这种血液黏度的增高来源于红细胞的聚集能力增强，而红细胞聚集性增强时又表现为血沉增快。

**1.2.8.3　纤维蛋白原（Fbg）含量测定**

［检测方法］

双缩脲比色法；血凝仪 Clauss（凝血酶）法。

［参考区间］

$(2 \sim 4) g/L$。

［临床意义］

参见 1.2.4.3。

**1.2.8.4　血浆黏度测定**

［检测方法］

毛细管黏度计法。

［参考区间］

男：$(1.76 \pm 0.04) mPa \cdot s$；女：$(1.78 \pm 0.06) mPa \cdot s$。

[临床意义]

血液黏度主要由血细胞比容、红细胞聚集性、红细胞变形、红细胞表面电荷、血浆黏度、纤维蛋白原含量以及白细胞、血小板流动性等血液内在因素决定；还与测量条件如温度、pH 值、渗透压、标本存放时间、抗凝剂、检测方法和仪器等都影响测定结果。目前常用于全血黏度测定的仪器主要有两大类：旋转式黏度计和毛细管黏度计。血浆黏度的测定最好使用毛细管黏度计，因为血浆黏度是牛顿黏度，此法适用于牛顿流体的测定。

血浆中含有纤维蛋白原和其他血浆蛋白的含量、电解质分子等是影响血浆黏度的主要因素，其他如糖类、脂类以及球形链状高分子化合物等。它们的含量和分子结构与血浆黏度成正比关系，其中，蛋白质对血浆黏度影响最大，这主要取决于蛋白质分子的大小、形状和浓度。纤维蛋白原对血浆黏度的影响最大，球蛋白次之，白蛋白影响最小。因为纤维蛋白原分子量大，且不对称，极易在血浆中形成"网状结构"，影响血液的流动，从而使黏度升高。当纤维蛋白原浓度增加时，红细胞间聚集成串，形成缗钱状，此时血浆黏度增高可以引起全血黏度的升高，但不成正比。增高常见于多发性骨髓瘤、各种急性或慢性感染、糖尿病、高脂血症、巨球蛋白血症等。此外，影响血液黏度的因素还有红细胞的大小及形态；血管壁、血管半径及长度；地区的差异性（南北、高原、平川各异）；年龄、性别的差异性（男＞女；老年＞青少年）；季节、温度及气候；女性月经期、妊娠期；内环境中的 pH 值、$PO_2$ 等。

### 1.2.8.5 全血表观黏度测定

[检测方法]

旋转式黏度计法。

[参考区间]

高切 [180.00]　　3.40～4.60mPa·s

高切 [100.00]　　3.70～4.96mPa·s

中切 [30.00]　　4.83～6.51mPa·s

低切 [10.00]　　6.50～9.10mPa·s

低切 [3.00]　　9.50～14.30mPa·s

低切 [1.00]　　14.00～23.90mPa·s

[临床意义]

非牛顿流体（全血）在某一切变率时测得的黏度，在明确的流动条件下，由切变应力与切变率比值计算而来。全血的表观黏度随切变率升高而降低，高切变率下血液的表观黏度主要由红细胞的变形性决定。在相同血细胞比容、介质黏度和切变率时，表观黏度降低者红细胞的平均变形性越好。因此通过测量血液在高切变率下的表观黏度及相应的血浆黏度和血细胞比容值可间接估计红细胞的平均变形性。最好用有较宽切变率范围的旋转式黏度计，切变率选择在 100/s 以上。

当切变率在 200/s 时的全血黏度为高切黏度；当切变率在 30/s 时的全血黏度称中切黏度；当切变率在 3/s 时的全血黏度称低切黏度。血液学告诉我们，在低切变率的条件下，红细胞容易相互聚集（因为内摩擦力小）；而在高切变率条件下，红细胞容易变形（因为内摩擦力大）。所以，低切变率下测定出的全血表观黏度实际上反映了该患者红细胞的聚集性；而高切变率下测定的全血表观黏度实际上是反映了该患者的红细胞变形性。

在低切变率时，血液形成红细胞聚集体，红细胞聚集体越多，红细胞聚集越强，血液黏度越高，低切变率下的全血黏度值，可以反映红细胞的聚集程度。高切变率下可反映红细胞的变形程度，高切黏度高，红细胞变形性差；高切黏度低，红细胞变形性好。中切黏度值为低切到高切黏度变化的过渡点，其临床意义不十分明显。全血黏度测定对判别、诊断有一定意义。真性红细胞增多症、肺源性心脏病、充血性心力衰竭、先天性心脏病、高山病、烧伤、脱水均可使血细胞比容增加、使全血黏度升高。冠心病、缺血性中风、急性心肌梗死、血栓闭塞性脉管炎、糖尿病、创伤等使红细胞聚集性增加而使全血黏度升高。镰状红细胞病、球形红细胞病症、酸中毒、缺氧等使红细胞变形能力降低，也在某种程度上影响全血黏度升高。而各种贫血、尿毒症、肝硬化腹水、晚期肿瘤、急性白血病、妇女妊娠期则全血黏度降低。

### 1.2.8.6　全血还原黏度（RVIS）测定

**［检测方法］**

旋转式黏度计法（全血还原黏度 = 全血黏度/血细胞比容）。

**［参考区间］**

| | |
|---|---|
| 高切［180.00］ | 3.00 ~ 5.80mPa·s |
| 高切［100.00］ | 3.40 ~ 6.50mPa·s |
| 中切［30.00］ | 5.50 ~ 9.10mPa·s |
| 低切［10.00］ | 7.70 ~ 13.75mPa·s |
| 低切［3.00］ | 16.40 ~ 26.10mPa·s |
| 低切［1.00］ | 20.30 ~ 38.00mPa·s |

[临床意义]

在血液黏度检测中，除直接测定全血黏度、血浆黏度外又引入了全血还原黏度。因为血液黏度受血细胞比容的影响，红细胞是影响全血黏度最主要的因素，在各种剪切率下，全血黏度随 HCT 的增加而增大，在同一切变率下全血表观黏度随 HCT 的增高，呈指数增高，在同一压积时，其表观黏度随剪切率增大而降低。为了消除 HCT 的影响，便于比较不同血样的黏度，引入了全血还原黏度的概念。

全血还原黏度是指血细胞比容为 1 时的全血黏度值，也称单位压积黏度，或定义为单位血细胞比容对全血相对黏度的贡献。这样使血液黏度都校正到单位 HCT 的基础上进行比较，说明由于红细胞自身流变性质的变化（而不是由于红细胞数目的变化）对于血液黏度影响的大小。

其临床意义在于：①若全血黏度和全血还原黏度都增高，说明血液黏度大，而且与红细胞自身流变性质变化有关，有参考意义。②若全血黏度正常而全血还原黏度增高，说明细胞比容增高（血液稠）而引起血液黏度增大，但 RBC 自身流变性质并无异常。③若全血黏度正常而全血还原黏度高，说明血细胞比容低（血液稀）但 RBC 自身的流变性质异常（对黏度贡献过大），说明全血黏度还是高也有参考意义。④若全血黏度和全血还原黏度都正常，说明血液黏度正常。

### 1.2.8.7 红细胞刚性指数（IR）测定

[检测方法]

旋转式黏度计黏性检测法。

[参考区间]

$180s^{-1}$ 为 $<1.00$。

[临床意义]

红细胞刚性指数测定指标：

$$\eta r = (1 - TKC)^{-2.5}$$

$$TK = (> \eta r^{0.4-1}) \eta r^{0.4} C$$

式中，$\eta r$ 为相对黏度（是全血黏度与血浆黏度的比值）；T 为 Taylor 因子；K 为红细胞群集指数；C 为红细胞体积浓度（常以 HCT 代替）。

红细胞刚性指数（IR）$= (\eta b - \eta p)/\eta p \times 1/HCT$。式中，$\eta b$ 为全血黏度；$\eta p$ 为血浆黏度；HCT 为血细胞比容。

红细胞变形性是保证微循环有效灌注的重要因素，是影响全血在高切变率下黏度的关键因素，同时影响红细胞的流动和寿命。

利用 TK 值可间接估计红细胞的变形性，正常状态下 TK 值约为 0.9，TK 值愈大表明红细胞变形性愈差。红细胞刚性指数（IR）值愈大，表明红细胞变形性愈差。

红细胞膜的黏弹性是由红细胞表面结构及酶来维持的，一旦发生改变，导致红细胞膜变硬，变形性减低；红细胞形状改变，如其表面积与体积之比发生改变，也影响红细胞的变形性。当红细胞内血红蛋白发生沉淀或聚集时处于高渗介质中的红细胞内黏度升高，变形性降低；红细胞的变形性随切变率的增快而增加；红细胞浓度增加，细胞间隙变窄，切变率增加，变形性增大。血浆中各种介质的含量不仅影响血浆黏度，而且影响红细胞的变形性。

### 1.2.8.8　红细胞聚集指数（EAI）测定

[检测方法]

旋转式黏度计黏性检测法。

[参考区间]

9.50～18.30。

[临床意义]

EAI = 低切全血黏度/血浆黏度。在正常情况下，红细胞和血小板处于分散状态，血液黏度较低。在某些生理或病理条件下，它们可由分散状态转变为聚集状态，提示红细胞表面有黏性物质、表面电荷减少或消失、膜性质变化以及血浆中长链高分子如纤维蛋白原增多等，血液黏度则随之增高。EAI 增高常见疾病有多发性骨髓瘤、巨球蛋白血症、心肌梗死、休克、糖尿病、高血压等。

### 1.2.8.9　血沉方程 K 值

[检测方法]

红细胞沉降法（ESR）法。将 ESR 和 HCT 代入方程 ESR = K × R，这里 [R = HCT − (inH + 1)]，R 值可由 HCT 查表而得（R 值表略去），R 和 ESR 代入 K = ESR/R 即可求出 K 值。K 值越大，表示红细胞聚集性越高。

K 值增高提示红细胞表面有黏性物质、表面电荷减少或消失、膜性质变化以及血浆中长链分子如纤维蛋白原增多等，K 值正常而血沉增快反映血细胞比容减低；血沉增快伴 K 值增大，可以肯定血沉增快；血沉正常，而 K 值正常，可以肯定血沉正常；血沉正常，而 K 值增大，则可以肯定血沉加快。

[参考区间]

53 ±20。

**[临床意义]**

测定血液、血浆或血清的黏度，了解血液的流动性及其在生理和病理状态下的变化规律，对疾病的病因分析、诊断、鉴别诊断、预防、治疗以及肿瘤的发生和转移的判断等，均具有极其重要的意义。

血液黏度异常综合征是血液流变学应用于临床医学的一项成果，根据血液黏度高于或低于健康人，可分为高黏滞综合征和低黏滞综合征两种类型。

（1）高黏滞综合征：高黏滞综合征的特征是红细胞数量（比容）增多，红细胞或血小板聚集性增高，红细胞变形能力低下，血浆和血清黏度增高，常见疾病如下。

①高血压：其特点是血压高，血流动力学改变明显。血液流变学的变化是血液黏度增高，血浆黏度升高，血细胞比容增高，纤维蛋白原增多。随着病情的加重，有关指标亦随之改变。

②糖尿病：其特点是代谢异常，可引起血液的一系列变化，血液流速和流量的改变，会引起血液流变性的改变，血浆黏度亦随之变化。其血液黏度增高首先是红细胞聚集增高，其次是纤维蛋白原增多。其全血比黏度在高切变时男性为 3.90～5.60，女性为 3.69～4.89；低切变时男性为 5.79～9.51，女性为 5.26～7.42。红细胞电泳时间延长，为 21.59～25.17。纤维蛋白原增高，血浆黏度为 1.68～1.94。

③红细胞增多症：其特点是红细胞增多。原发性红细胞增多症或继发性红细胞增多症均为血液黏度明显增高，约比正常人高 4～8 倍，其中全血黏度在高切变时为 9～14，低切变时可达 100。血液黏度增高的主要因素是红细胞数量（比容）的增多，其次是血红蛋白有不同程度的增高，但血浆蛋白可在正常范围之内。

④癌症：普遍出现血细胞比容的降低和红细胞沉降率的升高。由于红细胞聚集增高，特别是血浆黏度异常升高，因此，血液黏度增高。这是癌症患者血液流变学的一个典型表现和特征之一。

⑤休克：休克可看作是一种血液流变学发生障碍的现象。休克时，血压低，血液流速慢，红细胞变形能力低，红细胞相互聚集，从而使血液黏度增高。同时，血管壁通透性增加，血液浓缩，纤维蛋白原浓度增加，血浆黏度亦升高。

此外，高黏滞综合征尚可见于心肌梗死、心绞痛、慢性白血病、多发性骨髓瘤、肺源性心脏病、高山病、脑栓塞、肺栓塞、视网膜动静脉栓塞、缺血性中风、先天性心脏病、冠心病、高脂血症、镰状细胞贫血、感染、烧伤、脱水症，遗传与免疫异常、情绪应激、食谱异常等。

（2）低黏滞综合征：低黏滞综合征血液黏度低于正常，与血细胞比容低下有关。可分为病理性和生理性两种。病理性主要见于出血性疾病，如出血性脑中风、上消化道出血、鼻出血、功能性子宫出血、各种贫血、尿毒症、肝硬化腹水、急性肝炎、急性白血病等。生理性主要见于妇女月经期和妊娠期等。

**1.2.8.10 红细胞电泳（EER）测定**

红细胞表面带负电荷，在电场中向正极移动，此即细胞电泳，其电泳率（EPM）计算如下：

$$EPM = \frac{V}{E} \quad （公式1）$$

式中，$E$ 为电场强度（V/cm）；$V$ 为电泳速度（μm/s）。因此细胞电泳迁移率的含意是指荷电颗粒在单位电场强度下，单位时间内泳动的距离（$\mu m \cdot s^{-1}/V \cdot cm^{-1}$）。

在溶液中带负电荷的细胞周围含有相反的电荷，两种电荷相互吸引，从而在细胞周围形成双电层，当细胞在电场中泳动时，双电层间出现一种电位（称 Zata 电位）。Zata 电位与 EPM 有如下关系：

$$\xi = EPM \times 4\pi\eta/\varepsilon \quad （公式2）$$

式中，$\eta$ 为液体的黏度；$\varepsilon$ 为液体介电常数。表面电荷密度与 Zata 电位有如下关系：

$$\sigma = 2\sqrt{\frac{NDKT}{2\chi \times 10^3}} \times \sqrt{c} \times \sinh\left(\frac{zc\xi}{KT}\right) \quad （公式3）$$

式中，$N$ 为阿伏加德罗常数，$D$ 为溶液的介电常数，$K$ 为玻尔兹曼常数，$T$ 为绝对温度，$Z$ 为离子价，$e$ 为电子荷电量，Sinh 为双曲函数符号，即等于 $\frac{1}{2}$（$c^x - c^{-x}$）。

（1）红细胞电泳时间（S）测定

**［检测方法］**

细胞电泳仪。

**［参考区间］**

15～17（15.02～17.32）s。

**［临床意义］**

红细胞电泳时间是反映红细胞聚集性的一个参数，红细胞表面带负电荷，电泳时在电场的作用下总是向正极移动，移动速度与其表面所带的负电荷密度成正比，当表面负电荷减少时，红细胞间静电排斥力减少，红细胞电泳时间增长，红细胞聚集性增强。反之，则红细胞电泳时间缩短，红细胞聚集性减弱，提示红细胞及血小板不易聚集，血液黏度降低。前者易形成血栓性疾病，如闭塞性脉管炎、心肌梗死、心绞痛、缺血性中风、高血压等。

①红细胞、血小板电泳时间缩短，提示红细胞、血小板带电荷强，血液黏度下降。见于血小板无力症、巨球蛋白血症、肿瘤、坏血病及服用阿司匹林、保泰松、右旋糖酐等。红细胞、血小板电泳时间延长，提示红细胞及血小板聚集性增强、血液黏度增高，易形成血栓性疾病，如缺血性脑卒中、心肌梗死、心绞痛、冠状动脉粥样硬化性心脏病（冠心病）、闭塞性血栓性脉管炎（脉管炎）、肺心病、高血压、慢性支气管炎、高血压等。

②影响血液黏稠度因素繁多，除血浆和血清中含有电解质、各种蛋白质、糖类、脂类以及球形链状高分子化合物外，还有红细胞的大小及形态，同时受地点、湿度、气候、季节、时差、环境因素的影响。

减慢说明红细胞表面电荷减少，见于纤维蛋白原和免疫球蛋白增加等情况，如急性心肌梗死、脑卒中、急慢性炎症、妊娠期高血压疾病、多发性骨髓瘤、恶性淋巴瘤、巨球蛋白血症、风湿性关节炎等。

（2）红细胞电泳指数测定

**[检测方法]**

红细胞电泳指数＝红细胞聚集指数/血细胞比容。

**[参考区间]**

3.08～5.97。

**[临床意义]**

当机体处于疾病状态时，血浆中的纤维蛋白原和球蛋白浓度增加，红细胞聚集性增强，血液流动性减弱，导致组织或器官缺血、缺氧。

红细胞电泳指数偏小，说明红细胞所带负电荷少，容易聚集。缺血性脑卒中、出血性卒中、冠心病、心肌梗死及系统性红斑狼疮等患者的红细胞电泳指数降低。

红细胞电泳指数偏高，说明红细胞的凝聚性可能降低。

# 1.3 贫血检验

## 1.3.1 筛选试验检验

### 1.3.1.1 血浆游离血红蛋白（plasma free hemoglobin）测定

［检测方法］

邻－甲联苯胺法。

［参考区间］

<40mg/L。

［临床意义］

血管内溶血时，血浆游离血红蛋白浓度增加，可达 60～650mg/L；PNH 可达 200～2500mg/L；血型不合输血可高达 150～5000mg/L。血红蛋白中亚铁血红素有类似过氧化物酶的作用，而使邻－甲联苯胺氧化显色，先为蓝色，pH 4.6，吸收峰在 630nm 处；后为黄色，pH 1.5，吸收峰在 435nm 处。

血浆游离血红蛋白升高是血管内溶血的指标。见于溶血反应、阵发性睡眠性血红蛋白尿症、阵发性寒冷性血红蛋白尿症、温抗体型自身免疫性溶血性贫血、冷凝集素综合征、运动性血红蛋白尿症、微血管病性溶血性贫血；人工心肺机及人工肾的应用；地中海贫血等。

### 1.3.1.2 血清结合珠蛋白（haptoglobin，Hp）测定

［检测方法］

（电泳）比色法；免疫透射比浊法；ELISA 法。

［参考区间］

比色法：0.2～1.9gHb/L（各实验室根据所用的试剂和检测仪器，建立自己的免疫透射比浊法或 ELISA 法参考区间）。

［临床意义］

血清结合珠蛋白（亦名触珠蛋白，Hp）能与血红蛋白（Hb）结合成一稳定的复合物 Hb－Hp，后者在 pH 4 的酸性条件下，具有过氧化物酶的活性，根据此酶活性的测定结果，就能间接地测定 Hp 的含量。血清 Hp 的含量以 Hb 的结合量来表示，即在 100ml 血清中所含的 Hp 全部被 Hb 结合时所需要的 Hb mg 数，代表该血清样品中 Hp 的含量值，即 mgHb% 并以国际单位 gHb/L 表示。

Hp 减低见于血管内溶血（如溶血性贫血、输血反应、疟疾等），由于与血红蛋白结合而被消耗，可使血清中 Hp 含量明显减低。严重肝细胞损伤性

疾病、传染性单核细胞增多症、先天性无结合珠蛋白症等亦可见血清 Hp 含量减少。

Hp 增高作为一种急性时相反应蛋白，Hp 在感染、组织损伤、肿瘤等恶性疾病时可见增高。肝外阻塞性黄疸也可增高。

### 1.3.1.3　血清高铁血红素白蛋白测定

[检测方法]

比色法。

[参考区间]

阴性。

[临床意义]

血管内溶血时，从红细胞游离出来的 Hb 立即与 Hp 结合，形成 Hb - Hp 复合物并迅速转运至肝脏降解清除。若出现严重血管内溶血时，产生的游离 Hb 的量超过 Hp 所能结合的量，此时 Hp 耗尽，游离的 Hb 分解成珠蛋白和血红素，或氧化成高铁血红素（部分 Hb 可从尿中排出，形成血红蛋白尿）。

通常，血红素（heme）与血液中的白蛋白和特异的血红素结合蛋白（hemopexin，Hx）相结合，但与 Hx 的亲和力远远高于与白蛋白的亲和力。所以，当 Hp 耗尽后，血红素与 Hx 结合成复合物，运往肝脏降解。只有当严重溶血时，Hp 与 Hx 均耗尽，（高铁）血红素与白蛋白结合成高铁血红素白蛋白（methemalbumin）。所以，血清中出现高铁血红素白蛋白，提示严重血管内溶血。

### 1.3.1.4　尿含铁血黄素试验

[检测方法]

罗斯（Rous）法。

[参考区间]

阴性。

[临床意义]

当血管内溶血产生过多的血红蛋白，血红蛋白通过肾脏滤过时，部分铁离子以含铁血黄素的形式沉积于上皮细胞，并随尿液排出。尿中有含铁血黄素是不稳定的铁蛋白聚合体，为含铁质的棕色色素，其中高铁离子（$Fe^{3+}$）与亚铁氰化物作用，在酸性环境中，产生蓝色的亚铁氰化铁沉淀，即普鲁士蓝反应。

普鲁士蓝反应阳性主要见于慢性血管内溶血，如阵发性睡眠性血红蛋白尿症，也可见于输血反应、机械性红细胞损伤、烧伤、氧化型药物性溶血、镰状细胞贫血、梭状芽孢杆菌外毒素血症等。

急性血管内溶血时，早期虽然有血红蛋白尿，但由于血红蛋白尚未被肾上皮细胞摄取，因而未形成可检出的含铁血黄素，所以普鲁士蓝反应可呈阴性，几天后，尿含铁血黄素试验才转为阳性。

### 1.3.2 红细胞膜缺陷检验

#### 1.3.2.1 红细胞渗透脆性试验（erythrocyte osmotic fragility test）

［检测方法］

半定量法（改良 Sanford 法）。

［参考区间］

开始溶血：0.42%～0.46% NaCl 溶液；完全溶血：0.28%～0.32% NaCl 溶液。

患者与正常对照，开始溶血的浓度相差 0.04% NaCl 溶液以上即为阳性，表示渗透脆性增大。

［临床意义］

本试验测定红细胞对各种浓度低渗溶液的抵抗力。在低渗盐水中，水分透过细胞膜，使红细胞逐渐胀大破坏。红细胞的渗透性主要取决于红细胞的表面积与体积之比。表面积大而体积小者对低渗盐溶液的抵抗力较大，反之则抵抗力较小（脆性增加）。球形红细胞表面积/体积比值减少，对低渗溶液特别敏感，脆性显著增加。

红细胞渗透脆性增加见于遗传性球形红细胞增多症、自身免疫性溶血性贫血和遗传性椭圆形红细胞增多症。

红细胞渗透脆性降低见于缺铁性贫血、珠蛋白生成障碍性贫血、胆汁淤积性黄疸，Hb-C、D、E 病，脾切除术后等。

［送检要求］

以非抗凝血为佳，如选用抗凝剂可用肝素，不能用枸橼酸盐、草酸盐和EDTA 盐抗凝，以免增加离子浓度，改变溶液渗透压。配制用的氯化钠必须干燥，称量必须精确。

#### 1.3.2.2 红细胞温育渗透脆性试验（erythrocyte incubated osmotic fragility test）

［检测方法］

比色法。

［参考区间］

37℃温育 24h 红细胞中间脆性为 0.465% ~0.59% NaCl。

［临床意义］

血液置于 37℃温育 24h，由于红细胞代谢，葡萄糖消耗，ATP 减少，导致需要能量的红细胞膜对阳离子的主动转运受阻，钠离子在细胞内聚集，细胞肿胀，温育渗透脆性增加。红细胞膜或某些酶缺陷的红细胞能源耗尽，温育渗透脆性明显增加。

红细胞温育渗透脆性试验被认为是诊断遗传性球形红细胞增多症的金标准。患者温育 37℃ 24h 后，开始溶血时 NaCl 浓度比正常对照高出 0.08% 则为阳性。①脆性增加见于遗传性球形红细胞增多症、遗传性椭圆形红细胞增多症、自身免疫性溶血性贫血。②脆性降低见于地中海贫血、缺铁性贫血、镰状细胞性贫血、脾切除术后等。

温育 24h 后红细胞脆性试验，多用于轻型遗传性球形红细胞增多症及遗传性非球形红细胞溶血性贫血的诊断和鉴别诊断。不稳定血红蛋白病脆性增加。

### 1.3.2.3 酸化甘油溶解试验

［检测方法］

$AGLT_{50}$ 法。

［参考区间］

$AGLT_{50} > 290s$。

［临床意义］

在 20 ~28℃时，正常红细胞加入酸化甘油后会缓慢溶血而出现光密度下降。当光密度下降为起始光密度一半时所需时间，即为酸化甘油溶解试验 $AGLT_{50}$。遗传性球形红细胞增多症患者红细胞膜脂质减少，表面积/体积的比值降低，细胞球形化和膜代谢异常，加入酸化甘油后，膜脂质更加减少，加速了表面积减少、细胞球形化和膜代谢异常的过程，因而溶血加速。

遗传性球形红细胞增多症 $AGLT_{50}$ 为 25 ~150s。

肾衰竭、慢性白血病、自身免疫性溶血性贫血或妊娠期妇女 $AGLT_{50}$ 亦出现减少。

### 1.3.2.4 自体溶血试验（auto hemolysis test）及其纠正试验

［检测方法］

试管法。

[参考区间]

正常人血液在无菌条件下 48h 孵育后，溶血率很低，一般 <4.0%；加葡萄糖后溶血率 <0.6%，加 ATP 后溶血率 <0.8%。

[临床意义]

正常人血液经 37℃温育 24~48h，会逐渐产生轻微溶血，但遗传性球形红细胞增多症和遗传性非球形红细胞溶血性贫血等，自身溶血可有明显增强。加入葡萄糖或 ATP 后，可获得不同程度的纠正。因此，常作为溶血性贫血有用的筛选试验。

遗传性球形红细胞增多症自身溶血增加 5~10 倍，加入葡萄糖后能纠正。遗传性非球形红细胞溶血性贫血，自身溶血增加，其中，Ⅰ型由于葡萄糖 - 6 - 磷酸葡萄糖脱氢酶活性减低、溶血轻度至中度增加，加入葡萄糖和 ATP 能纠正；Ⅱ型因缺乏丙酮酸激酶、溶血重度增加、加入葡萄糖不能纠正，但加入 ATP 能纠正。

自身免疫性溶血性贫血、药物性溶血、阵发性睡眠性血红蛋白尿症时溶血明显增加，加入葡萄糖均不能纠正，加入 ATP 可明显纠正。

[送检要求]

注意无菌，避免污染。采血时应防止凝血或溶血。

### 1.3.2.5 红细胞膜蛋白分析

[检测方法]

聚丙烯酰胺凝胶电泳（SDS - PAGE）法。

[参考区间]

各种膜蛋白组分百分率依据实验方法和凝胶类型以及不同地区、种族人群宜各自制定。

[临床意义]

红细胞膜蛋白的组成主要包括 15 种蛋白，分子质量为 15~250kD。其中有 3 种主要的蛋白，约占膜蛋白60%以上，主要包括血型糖蛋白 A（glycophorin A）、带 3 蛋白（band 3 protein）、血影蛋白。此外，还包括带 2.1 蛋白、带 4.1 蛋白、肌动蛋白等。

根据红细胞膜各种膜蛋白相对分子质量的大小，在电场中迁移率不同，可区分各种膜蛋白。红细胞膜蛋白异常常见于溶血性贫血：①遗传性球形红细胞增多症（HS）HS 患者中常见膜蛋白带 4.2 蛋白减少或缺失、Sp 轻至中度缺失、锚蛋白缺乏等。②遗传性椭圆形红细胞增多症（HE）HE 患者发生带 4.1 蛋白缺陷、血型糖蛋白 C 缺陷、带 3 蛋白或 β 收缩蛋白缺陷，造成锚蛋白结合受阻。收缩蛋白突变会削弱或破坏膜骨架的二维空间水平的完整性，水平方向的膜缺陷可导致膜不稳定，造成溶血性贫血和红细胞碎片的形成。③遗传性热异形红细胞增多症（HPP）Sp 蛋白缺乏是本病的基本病因。

#### 1.3.2.6　红细胞膜磷脂分析

[检测方法]

高效液相色谱法（HPLC）。

[参考区间]

磷脂乙醇胺：26.88% ±3.0%；磷脂丝氨酸：26.3% ±4.8%；鞘磷脂醇：15.11% ±0.26%；磷脂酰胆碱：31.96% ±0.55%。

[临床意义]

（1）膜脂是细胞膜的基本组成部分，构成膜的基本骨架，维持构象并为膜蛋白行使功能提供环境，主要包括磷脂、糖脂和胆固醇。磷脂约占整个膜脂的50%以上，磷脂由卵磷脂、磷脂酰乙醇胺、磷脂酰丝氨酸和鞘磷脂组成。

（2）遗传性球形红细胞增多症，红细胞膜磷脂质下降，但各成分比例不变。

（3）遗传性口形红细胞增多磷脂酰胆碱增高。

（4）棘状红细胞增多，胆固醇正常或偏高，磷脂正常或稍降低。

（5）珠蛋白生成障碍性贫血、遗传性非球形红细胞溶血性贫血和肝病患者磷脂酰乙醇胺含量减低，磷脂酰胆碱含量增加。

#### 1.3.2.7　红细胞 ATP 和 ATP 酶测定

[检测方法]

酶法。

[参考区间]

红细胞 ATP：（4230 ±290） nmol/g Hb。

$Na^+$，$K^+$ – ATP 酶活性：0.24 ~ 0.50 μmol/（mg Pr · h）。

$Ca^{2+}$，$Mg^{2+}$ – ATP 酶活性：0.4 ~ 2.5 μmol/（mg Pr · h）。

[临床意义]

三磷腺苷（ATP）是活体细胞内普遍存在的一种高能磷酸化合物。ATP 酶是一类能将三磷腺苷催化水解为二磷酸腺苷（ADP）和磷酸根离子的酶，部分 ATP 酶是内在膜蛋白（Pr），可以锚定在生物膜上，并可以在膜上移动，这些 ATP 酶被称为跨膜 ATP 酶。跨膜 ATP 酶可以为细胞输入许多新陈代谢所需的物质并输出毒素、代谢废物以及其他可能阻碍细胞进程的物质。例如，钠钾 ATP 酶能够调节细胞内钠/钾离子的浓度，从而保持细胞内的静息电位。

在过量葡萄糖存在时，通过测定葡萄糖－6－磷酸生成的酶偶联反应（ATP 为葡萄糖的磷酸化提供焦磷酸）中 NADPH 形成引起的在 340nm 波长下的吸光度变化，可以反映 ATP 的含量。

细胞膜上有三种 ATP 酶：$Na^+$，$K^+$－ATP 酶、$Ca^{2+}$，$Mg^{2+}$－ATP 酶和 $Mg^{2+}$－ATP 酶。在基质中加入 ATP、$Na^+$、$K^+$ 和 $Mg^{2+}$ 时，$Na^+$，$K^+$－ATP 酶和 $Mg^{2+}$－ATP 酶水解 ATP 产生无机磷，测定磷的含量即可知这两种酶的活性；如果加入 $Na^+$，$K^+$－ATP 酶抑制剂乌本苷后，则仅显示 $Mg^{2+}$－ATP 酶活性，两者活性之差即为 $Na^+$，$K^+$－ATP 酶活性。按此可测定 $Ca^{2+}$，$Mg^{2+}$－ATP 酶活性。

遗传性球形红细胞增多症可见 $Na^+$，$K^+$－ATP 酶活性增高，$Ca^{2+}$，$Mg^{2+}$－ATP 酶活性降低。

原发性高血压患者 $Na^+$，$K^+$－ATP 酶活性降低。

蚕豆病患者 $Ca^{2+}$－$Mg^{2+}$－ATP 酶活性降低。

### 1.3.2.8　红细胞膜病分子诊断试验

遗传性红细胞膜病，包括遗传性球形红细胞增多症（HS）、遗传性椭圆形红细胞增多症（HE）、遗传性热异红形红细胞增多症（HPP）、东南亚卵圆形红细胞增多症（SAO）和遗传性口形红细胞增多症（HSt）等。

[检测方法]

目前主要有：聚丙烯酰胺凝胶电泳（SDS－PAGE）、流式细胞术、单链构象多态性分析、实时荧光定量 PCR、核苷酸测序等方法。

[临床意义]

遗传性球形红细胞增多症（HS）：75% 的 HS 为常染色体显性遗传，大约 25% 的病例没有家族史。主要的分子缺陷在于红细胞膜，大多数 HS 病例的基因突变发生在 ANK1、SPTB、SLC4A1、EPB42 和 SPTA1，分别编码锚蛋白、β－收缩蛋白、带 3 蛋白、4.2 蛋白和 α－收缩蛋白。

遗传性椭圆形红细胞增多症（HE）：HE 是一种以外周血象中出现椭圆形、雪茄形红细胞为特征的红细胞膜病。HE 的主要缺陷在于 α－收缩蛋白、β－收缩蛋白或 4.1 蛋白。

东南亚卵圆形红细胞增多症（SAO）：SAO 是一种少见的显性 HE 变异，其特征是出现卵圆形红细胞，这类细胞中有很多包含 1 或 2 人横向的脊或一个纵向的裂缝。SAO 主要病因是带 3 蛋白胞质盒跨膜区连接处的 9 个氨基酸的 27bp 缺失导致框内缺失。

遗传性口形红细胞增多症（HSt）：口形红细胞是以宽的横向裂口或口状为特征的红细胞，可见于各种获得性和遗传性疾病。其中遗传性类型常伴有遗传性红细胞阳离子渗透性异常。这种异常与红细胞水化或膜脂质异常有关。研究显示，位于 16q23～24 基因往往和一些脱水的遗传性口形红细胞增多症有关。

### 1.3.3 红细胞酶缺陷（red cell enzyme dificiency）检验

#### 1.3.3.1 变性珠蛋白小体（Heinz body）试验（globin denturation test；heinz body staining）

[检测方法]

计数法。

[参考区间]

正常人无变性珠蛋白小体或偶见几个细小变性珠蛋白小体。有报道在 0%～28%，平均在 11.9%。

[临床意义]

葡萄糖－6－磷酸脱氢酶（G－6－PD）缺乏可致红细胞内还原型谷胱甘肽含量减少，随之出现高铁血红蛋白增高，最后形成变性珠蛋白小体，这是附在细胞膜上的一种变性血红蛋白颗粒，又称血红蛋白包涵体，能被某些碱性染料染成紫色或蓝黑色小点。

增高见于 G－6－PD 缺乏所致的蚕豆病，伯氨喹啉类药物所致的溶血性贫血，不稳定血红蛋白（Hb）病等，平均可达 67.8%（45%～92%）。

#### 1.3.3.2 高铁血红蛋白还原试验（methemoglobin reduction test）

[检测方法]

比色法。

[参考区间]

G－6－PD 正常者外周血高铁血红蛋白还原率≥75%（脐带血≥77%）。

[临床意义]

本试验是国内应用较多的方法，简便易行，但实验时间长（3～4h）。由于敏感性和特异性均不高，葡萄糖－6－磷酸葡萄糖脱氢酶（G－6－PD）缺乏必须达到 30%～40% 才能被检出。因此，仅作为 G－6－PD 缺乏的过筛试验。

正常红细胞的 G－6－PD 催化磷酸戊糖旁路使辅酶Ⅱ（NADP$^+$）转变为

NADPH，在递氢体亚甲蓝（美蓝）参与下，可使高铁血红蛋白（$Fe^{3+}$，褐色）还原为亚铁血红蛋白（$Fe^{2+}$，红色）。当 G－6－PD 缺乏时，高铁血红蛋白还原速度减慢甚至不还原，仍保持褐色。高铁血红蛋白在波长 635nm 处有吸收峰，可用分光光度计进行比色测定。因而本试验是通过测定高铁血红蛋白的还原率来间接反映 G－6－PD 是否缺乏。

降低见于蚕豆病和 8－氨基喹啉类药物所致的溶血性贫血，病人由于G－6－PD 缺陷（隐性遗传），高铁血红蛋白还原率明显下降，G－6－PD 纯合子或半合子严重缺乏者常 <30%（脐带血 <40%），杂合子则呈中间值，多在 31%~74%（脐带血 41%~76%）。

[送检要求]

标本不可有凝血或溶血，以免影响结果。

**1.3.3.3　葡萄糖－6－磷酸脱氢酶荧光斑点试验（fluorescence for G－6－PD deficiency）**

[检测方法]

荧光斑点法。

[参考区间]

G－6－PD 活性正常者第二斑点 10min 内出现荧光。

[临床意义]

G－6－PD 荧光斑点试验是国际血液学标准化委员会（ICSH）推荐用于筛查 G－6－PD 缺乏的方法，适用于农村偏远地区和大规模人群筛选。

G－6－PD 催化辅酶Ⅱ（$NADP^+$）转变为 NADPH，后者在长波紫外光（260~365nm）下可发出荧光，G－6－PD 活性越强，荧光越强。

G－6－PD 缺乏中间型者 10~30min 出现荧光，G－6－PD 严重缺乏者 30min 仍不出现荧光。

**1.3.3.4　葡萄糖－6－磷酸脱氢酶活性测定**

[检测方法]

比色法。

[参考区间]

$(12.1 \pm 2.09)$IU/g Hb（37℃）。

[临床意义]

本法是 G－6－PD 缺乏症的确诊试验。

G－6－PD 催化 6－磷酸葡萄糖脱氢，转化成 6－磷酸葡萄糖内酯（6－

PG)，并将氢传递给 $NADP^+$ 使之变为 NADPH。NADPH 在 340nm 波长处有一吸收峰，通过测定 $NADP^+$ 在单位时间内还原成 NADPH 的量，即可算出红细胞内 G－6－PD 的活性。

G－6－PD 酶活性减低主要见于 G－6－PD 缺乏症患者，纯合子缺乏患者残存的 G－6－PD 活性低于正常人的 20%，杂合子患者残存的酶活性大约是正常人的 20%～60%。蚕豆病或药物引发的急性溶血性贫血患者，其 G－6－PD 酶活性可见严重缺乏（<10% 正常活性）。

G－6－PD 酶活性增高都是由于急性溶血、新生儿等患者体内年轻红细胞增多所引起的。

#### 1.3.3.5 丙酮酸激酶荧光斑点试验

[检测方法]

荧光斑点法。

[参考区间]

正常人：25min 荧光消失。

[临床意义]

丙酮酸激酶（PK）是糖酵解过程中的一个限速酶。PK 缺乏症是常染色体隐性遗传性疾病，携带者（杂合子）一般无临床症状，纯合子和复合杂合子才出现慢性溶血性贫血。

本试验中 PK 正向催化磷酸烯醇式丙酮酸转化为丙酮酸，丙酮酸在乳酸脱氢酶催化下生成乳酸，同时将 NADH 氧化为 $NAD^+$，由于 NADH 在长波（365nm）紫外光下可见荧光，而 $NAD^+$ 无荧光，因此反应后荧光逐渐消失。通过观察荧光消失时间长短可了解 PK 缺乏程度。本法特异性较高，但属定性试验，只能作为 PK 缺乏的筛选。

PK 缺乏患者：25min 荧光不消失，杂合子荧光在 25～60min 内消失，如为严重缺乏（纯合子）60min 荧光仍不消失。

#### 1.3.3.6 丙酮酸激酶活性测定

[检测方法]

比色法。

[参考区间]

成人：（15.0±1.99）U/g Hb；低 PEP 浓度加 FDP 刺激后正常红细胞 PK 活性为正常范围的 43.5%±2.46%。

[临床意义]

丙酮酸激酶（PK）催化磷酸烯醇式丙酮酸（PEP）转化为丙酮酸，丙酮酸在乳酸脱氢酶催化下生成乳酸，同时将 NADH 氧化为 NAD$^+$，由于 NADH 在 340nm 波长处有一吸收峰，因此，可根据吸光度的变化换算出 PK 的活性。本试验是 PK 活性的定量测量，对 PK 缺乏症的诊断有较高的特异性和灵敏度，可作为确诊试验。

遗传性 PK 缺乏症：纯合子 PK 活性缺乏，PK 活性显著降低，仅为正常人的 5%～25%；杂合子则为正常人的 25%～50%。

获得性 PK 酶活性减低：见于再生障碍性贫血、骨髓增生异常综合征、急性白血病以及化疗后的患者。

### 1.3.3.7 磷酸葡萄糖异构酶测定

磷酸葡萄糖异构酶（GPI）是无氧糖酵解和糖异生代谢过程中起关键作用的酶。伴 GPI 缺乏的遗传性溶血性贫血首次报道于 1968 年，在红细胞酶病中排列第四。与 G-6-PG 缺乏患者相似，GPI 患者还原型谷胱甘肽也减少，磷酸戊糖旁路最大程度激活（即使缺乏氧化刺激），果糖-6-磷酸异构化作用紊乱，导致葡萄糖不能有效利用。

[检测方法]

定性：荧光斑点法。

定量：比色法。

[参考区间]

定性：GPI 活性正常者 30min 内出现荧光，GPI 活性缺乏者 30min 内不出现荧光。

定量：GPI 活性（60.8±11.0）IU/g Hb。

[临床意义]

GPI 活性减低：红细胞 GPI 活性减低见于遗传性 GPI 缺乏症，在纯合子和复合杂合子的患者中，常有中度至重度的慢性非球形红细胞性溶血性贫血。在急性上呼吸道感染时，可产生急性溶血危象。胎儿水肿比其他红细胞酶病更易出现。

GPI 活性增加：红细胞内 GPI 活性增高的情况未见报道。但血清中 GPI 活性增高见于肿瘤患者，包括胃肠道、肾脏、乳腺、肺癌等，且 GPI 活性与肿瘤的转移密切相关。因而 GPI 活性可作为一种肿瘤标志物。另外，类风湿性关节炎患者血清和关节液中 GPI 浓度明显增高。

### 1.3.3.8 嘧啶 5′-核苷酸酶（pyrimidine 5′-nucleotidase，P5′N）测定

嘧啶 5′-核苷酸酶专一作用于嘧啶与单核苷酸的磷酸酯键，维持细胞内

核糖体、RNA 及游离核苷酸的代谢平衡。人红细胞 P5′N 缺乏,可导致非球形红细胞溶血性贫血。P5′N 缺乏症的临床表现通常是伴随一生的慢性溶血性贫血,在感染或妊娠时加重。脾肿大和胆石症是较常见的临床特征。实验室指标中,外周血网织红细胞增高,血涂片上出现大量嗜碱性点彩红细胞。

[检测方法]

无机磷测定法;嘧啶核苷酸测定法(包括 $OD_{260}/OD_{280}$ 比值法,HPLC 法,毛细管电泳法等)。

[参考区间]

成人:$(12.15 \pm 2.52) \mu mol$;新生儿:$(19.18 \pm 3.62) \mu mol$。

[临床意义]

P5′N 活性减低主要见于遗传性 P5′N 酶缺乏。文献报道 P5′N 缺乏患者的残存 P5′N 酶活性为正常人的 $1\% \sim 64\%$ 不等。一些氧化剂及重金属中毒可导致 P5′N 的缺乏。

### 1.3.3.9 红细胞酶病 (red cell enzymopathy) 分子诊断试验

成熟红细胞没有细胞核,也没有线粒体和核糖体等细胞器,葡萄糖作为红细胞的主要能量来源,通过两种途径代谢:糖酵解途径(EMP)和磷酸戊糖旁路(HMP)。糖酵解途径和磷酸戊糖旁路需要多种酶参与,当红细胞代谢的某些酶由于基因缺陷导致酶活性或酶性质改变,引起以溶血性贫血为主要临床表现的一组遗传性疾病,称为红细胞酶病(red cell enzymopathy)或红细胞酶缺乏症(red cell enzyme dificiency)。

在所有 20 多种红细胞代谢酶中,引起红细胞酶病发病率最高的是葡萄糖 - 6 - 磷酸脱氢酶、丙酮酸激酶、磷酸葡萄糖异构酶、嘧啶 5′- 核苷酸酶。

[检测方法]

迄今,用于各种红细胞酶病的分子诊断技术主要有:等位基因特异性寡核苷酸(ASO)探针斑点杂交法、PCR - 反向斑点杂交(PCR - RDB)、限制性片段长度多态性分析(PCR - RFLP)、突变特异性扩增系统(ARMS)、单链构象多态性分析(SSCP)、变性梯度凝胶电泳(DGGE)、基因芯片技术、基因测序等。

[临床意义]

G - 6 - PD 缺乏症:研究发现,G - 6 - PD 缺乏症的分子基础是基因点突变导致生化表型的改变并产生临床症状。迄今为止,世界范围内发现的 G - 6 - PD 基因突变类型已超过 160 种,其中绝大多数是单个碱基置换,造成错义突变,引起单个氨基酸替代,导致蛋白质一级结构的改变,从而影响

G-6-PD 酶的生物学功能。极少数是小片段缺乏导致酶的结构缺陷，启动子区域突变和移码突变各发现 1 例，未发现大片段缺乏的病例报道。G-6-PD 的突变具有民族和种族特异性，中国人群中共发现 20 多种基因突变。大陆地区 8 种主要突变型是 G1376T、G1388A、A95G、C1024T、C592T、A493G、G487A 和 C1360T，分别位于外显子 2、6、9、11、12，其中最为常见的类型是 G1376T、G1388A 和 A95G。

PK 缺乏症：PK 是一分子量为 60kD、由完全相同或基本相同的亚单位组成的四聚体。在哺乳动物组织中有 4 种异构酶：L、R、ML 和 $M_2$。前两种异构酶由 PK-LR 基因编码，后两者由 PK-M 基因编码。在 PK-LR 基因中，已报道与非球形红细胞性溶血性贫血相关的基因突变有 180 多种，其中 65% 是错义突变，拼接错误和无义突变分别占 13% 和 5%，小片段缺乏、插入、移码突变等合计 12% 左右。在启动子区域仅发现两种突变，即 -A72G 和 -G83C。也有少数大片段缺失的报道。最常见的突变是 G1529A 和 C1456T，并有很强的种族和地域背景。亚洲地区最常见的突变是 C1468T。

GPI 缺乏症：GPI 蛋白为同型二聚体，单体分子量为 63kD。GPI 缺乏症为常染色体隐性遗传性疾病。GPI 基因变异主要是结构基因突变，少部分为基因缺失。迄今，全球已发现 29 种不同的基因变异，其中 24 种错义突变，3 种无义突变，2 种剪接位点变异。由于迄今为止总共才发现 50 多个病例，C1039T 突变出现的频率较高，有 5 例报道。也有 2 例 G1040A 突变的报道。

P5'N 缺乏症：红细胞内催化嘧啶核苷酸分解的 P5'N 酶有两种，即 P5'N-Ⅰ 和 P5'N-Ⅱ，它们由不同的基因编码。P5'N 缺乏症是常染色体隐性遗传性疾病。目前全世界已报道有 60 多例，有 20 种不同的基因变异类型。6 种错义突变：A260T、T392C、G496C、A536G、G688C、T740C。其他有移码突变、无义突变、缺失、插入、拼接点改变等。

### 1.3.4　血红蛋白病（hemoglobinopathy）检验

#### 1.3.4.1　血红蛋白电泳（hemoglobin electrophoresis）测定及血红蛋白 $A_2$ 定量检测

[检测方法]

醋酸纤维薄膜电泳法；琼脂糖凝胶电泳法；高效液相色谱（high performance liquid chromatography，HPLC）法。

[参考区间]

正常血红蛋白电泳显示四条区带：HbA、$HbA_2$ 和两条非 Hb 区带（红细胞内非血红蛋白的蛋白成分，用 $NHb_1$ 和 $NHb_2$ 表示）。

正常人 $HbA_2$：2.3% ~ 3.3%，1 岁以下幼儿低于 1%。

[临床意义]

血红蛋白电泳是分离鉴定 Hb 最常用且最为有效的方法。HbA 是成人血中的主要血红蛋白，占 95% 以上；$HbA_2$ 虽然其结构和组成与 HbA 有所不同，但两者的生理功能几乎一样，在正常成人中含量为 2.5% 左右。$HbA_2$ 含量的改变，在血红蛋白病的筛查和诊断中有重要意义。目前常用于分离鉴定 Hb 的检测方法有上述 3 种，且均可以用于 $HbA_2$ 定量测定。

血红蛋白电泳（通过与正常人 Hb 电泳图谱进行比较）可发现异常血红蛋白区带，如 Hb H、Hb E、Hb Bart、HbS、HbD 和 HbC 等异常血红蛋白。

$HbA_2$ 含量的升高，是 β-珠蛋白生成障碍性贫血基因携带者的特征性标志，故 $HbA_2$ 定量的准确与否，对临床上 β-珠蛋白生成障碍性贫血基因携带者的筛查至关重要。

$HbA_2$ 增高至 4% ~ 8%，是轻型 β-地中海贫血最重要的诊断依据。如伴有缺铁或缺叶酸性贫血，$HbA_2$ 可降至正常，经相应治疗后又可增高。若 $HbA_2$ 增高至 10% 以上提示为 HbE。其他一些疾病如肿瘤、疟疾、甲状腺功能亢进、HbS 病和 β 链异常的 Hb 携带者以及某些巨幼红细胞贫血患者 $HbA_2$ 也可轻度增高。缺铁性贫血患者的 $HbA_2$ 常降低，据此，可与轻型 β-地中海贫血鉴别。

重度缺铁性贫血和遗传性 HbF 持续存在综合征（HPFH）、α-珠蛋白生成障碍性贫血、δ-珠蛋白生成障碍性贫血患者的 $HbA_2$ 含量会降低。此外，还可见于如铅中毒、骨髓增生性疾病、铁幼粒细胞性贫血等其他疾病。

### 1.3.4.2 抗碱血红蛋白测定（alkali denaturation test；alkali resistant Hb test），又称碱变性试验

[检测方法]

比色法。

[参考区间]

正常成人低于 2.2%（1.0% ~ 3.1%）。新生儿可高达 55% ~ 85%，2 ~ 4 个月后逐渐下降，1 岁左右接近成人水平。

[临床意义]

抗碱血红蛋白（HbF）抗碱变性的能力比 HbA 强，在碱性溶液中，其他 Hb 在碱性溶液中可变性而被沉淀剂沉淀。而 HbF 不易变性沉淀，测定其滤液中 Hb 含量，即为 HbF 的含量。可用比色法测定其含量。

β－地中海贫血的 HbF 显著增高，重型患者可达 80% ~90%。遗传性胎儿血红蛋白持续存在症、恶性贫血、铁粒幼红细胞性贫血、再生障碍性贫血、红白血病、球形红细胞增多症及某些肿瘤等亦可增高。

### 1.3.4.3　血红蛋白 H 包涵体测定（HbH inclusion bodiess – taining）

［检测方法］

计数法。

［参考区间］

0% ~5%。

［临床意义］

红细胞内不稳定血红蛋白极易被氧化变性沉淀，形成变性珠蛋白小体，附着在红细腻胞膜上。血液中加入氧化还原染料煌焦油蓝，经 37℃ 孵育后，血红蛋白 H 因氧化变性而发生沉淀，呈颗粒状，被染成深蓝色，均匀而弥漫地分散在红细胞内。

HbH 病患者含有包涵体的红细胞可达 50% 以上。在轻型 α－珠蛋白生成障碍性贫血（地中海贫血）时，可偶见 HbH 包涵体。

### 1.3.4.4　异丙醇试验（isopropanol test）

［检测方法］

试管法。

［参考区间］

阴性（即 40min 内不出现混浊或沉淀）。

［临床意义］

非极性溶剂会使 Hb 分子内部的氢键减弱，稳定性下降。因此，正常 Hb 加到 17% 异丙醇溶液中，40min 后开始沉淀，但在 40min 以内不会混浊。而不稳定 Hb，则在 5min 时便显混浊，20min 后会形成絮状沉淀。

异丙醇试验阳性见于不稳定血红蛋白病。此外，HbE、HbF、HbM 含量增高，α－珠蛋白生成障碍性贫血杂合子，红细胞 G－6－PD 缺陷者均可出现阳性。

### 1.3.4.5　血红蛋白 F 酸洗脱试验（fetal hemoglobin staining；acidiu – stration technique）

［检测方法］

计数法。

［参考区间］

脐带血几乎所有红细胞均被染成鲜红色为阳性；新生儿为 55% ~85%；

出生 4~6 个月后偶见伊红阳性红细胞。正常成人的红细胞完全被洗脱，伊红阳性红细胞均 <1%。

[临床意义]

HbF 的抗碱性及抗酸性都较正常血红蛋白（HbA）为强，因此，血片经酸洗脱后，含 HbF 的红细胞因抗酸而不被脱色，能被伊红染成红色。含 HbA 或只含及少量 HbF 的红细胞则被酸洗脱，仅留下红细胞膜的空影。

重型 β - 地中海贫血的血片与新生儿相似；轻型 β - 地中海贫血仅有少数伊红阳性红细胞，且染色深浅不一。

遗传性 HbF 持续综合征患者的全部红细胞呈均匀淡红色阳性，但比胎儿脐带血着色浅。

某些血液病如再生障碍性贫血、铁粒幼红细胞性贫血、溶血性贫血及正常妊娠妇女等也可出现伊红阳性红细胞，但数量较少。

### 1.3.4.6 触珠蛋白（Hp）测定

[检测方法]

免疫散射比浊法。

[参考区间]

0.7~1.5g/L（70~150mg/dl）。

成人：男：（742±360）（2s）mg/L；女：（726±372）（2s）mg/L。

[临床意义]

触珠蛋白是一种糖蛋白，主要在肝脏合成，是一种急性时相反应蛋白。能与游离血红蛋白结合，生成 Hp - Hb 复合物，故又称结合珠蛋白。Hp 在血浆中与游离的血红蛋白结合，其主要功能是能与红细胞中释出的以自由形式存在的血红蛋白结合，可以防止血红蛋白从肾丢失而为机体有效地保留铁。

增高：感染、创伤（发病 12~24h 开始升高，72~96h 达高峰）。恶性肿瘤（霍奇金病、非霍奇金恶性淋巴瘤、肾癌、肺癌、喉癌、原发性肝癌、结肠癌、卵巢癌恶化、伴有转移的乳腺癌、伴有淀粉样变性的浆细胞瘤等）。系统性红斑狼疮、肝外阻塞性黄疸、结核病、风湿性关节炎、类风湿关节炎。组织损伤坏死（发病 12~24h 开始升高，72~96h 达高峰、心肌梗死［急性心肌梗死（AMI）在发病 12~24h 开始升高，72~96h 达高峰］、烧伤（发病 12~24h 开始升高，72~96h 达高峰）。胰岛素治疗的 1 型糖尿病、抑郁症、冠心病、肾病综合征、内分泌失调，由于烧伤、肾病综合征等引起大量白蛋白丢失时，血清 Hp 升高。其他因素：放射线接触（接触 2

周后升高，8个月后恢复正常）。妊娠前24周（24周后渐减）。长期吸烟者、老年人。

减低：各种溶血（血管内溶血如溶血性贫血、输血反应、疟疾）（①各种溶血时血清结合珠蛋白均有减低，血管内溶血减低最为显著。严重血管内溶血，血浆中游离血红蛋白超过1.3g/L时，甚至可测不出。②Hp可与游离血红蛋白结合，清除循环血中的游离血红蛋白，致Hp含量降低。若血管内溶血超出Hp的结合能力，即可出现血红蛋白尿）。肝脏疾病（肝内阻塞性黄疸、肝硬化、慢性丙型病毒性肝炎等），肝内阻塞性黄疸血清触珠蛋白显著减少或缺乏。传染性单核细胞增多症、先天性无结合珠蛋白血症、支气管哮喘（肺功能低下）、西蒙-席汉综合征、甲状腺功能亢进症、高血压、血吸虫病、疟疾、第Ⅷ因子缺乏的O型血友病、ABO血型不配合的骨髓移植、急性或慢性肾功能不全、溶血性输血反应、人工瓣膜置换术后、行军溶血综合征、外伤性血红蛋白尿症、溶血-高肝酶-低血小板综合征（HELLPS）、特发性血小板减少性紫癜（ITP）、克罗恩病、巨幼细胞贫血。其他因素：开胸手术自身血回输、马拉松长跑、新生儿（3~4个月龄后接近成人水平）。

药物对检验结果的影响：致Hp增高：口服避孕药、类固醇激素（雄激素、黄体激素、ACTH、糖皮质醇、前列腺素$E_2$等）。致Hp降低：美替拉酮、他莫西芬、血管紧张素转化酶制（ACEI）、免疫抑制剂、白细胞介素-4（IL-4）、免疫球蛋白（大量使用可使Hp降低）。

### 1.3.4.7　缺失型珠蛋白生成障碍性贫血基因Gap-PCR测定

[检测方法]

Gap-PCR法。

[参考区间]

阴性。

[临床意义]

Gap-PCR（又称裂口PCR，跨越断裂点PCR）是目前检测缺失型珠蛋白生成障碍性贫血最简便实用的方法。

通过于缺失序列的两端设计一对引物，在正常DNA序列中，上下游引物间相距很远，扩增片段很长或超出有效扩增范围而不能生成扩增产物；由于缺失的存在使断端连接而致两引物之间的距离靠近，因而可以扩增出特定长度的片段。目前，针对中国人α-珠蛋白生成障碍性贫血三种基因型

（$-^{SEA}/$、$-\alpha^{3.7}/$、$-\alpha^{4.2}/$）已建立了非常成熟的多重 Gap – PCR 技术。

α – 珠蛋白生成障碍性贫血主要（＞90%）是由于 α – 珠蛋白基因簇大片段缺失所引起。通过 Gap – PCR 基因检测结果，结合血液学和临床资料进行综合分析，临床意义如下：

（1）表型资料和基因诊断结果均正常的个体，一般可排除 α – 珠蛋白生成障碍性贫血基因缺失。

（2）基因型为（$-\alpha^{3.7}/\alpha\alpha$）或（$-\alpha^{4.2}/\alpha\alpha$）的个体，一般表型正常或红细胞参数处于正常低值范围，为静止型 α – 珠蛋白生成障碍性贫血基因携带者，临床无症状。

（3）基因型为（$-^{SEA}/\alpha\alpha$）、（$-\alpha^{3.7}/-\alpha^{3.7}$）、（$-\alpha^{3.7}/-\alpha^{4.2}$）或（$-\alpha^{4.2}/-\alpha^{4.2}$）的个体，有典型的小细胞低色素贫血表型，Hb $A_2$ 正常低值或降低，可诊断为 α – 珠蛋白生成障碍性贫血基因携带者，此类个体可无临床症状。

（4）基因型为（$-^{SEA}/-\alpha^{3.7}$）或（$-^{SEA}/-\alpha^{4.2}$）的个体，有中度贫血和小细胞低色素性贫血表型，这类患者的临床表型个体差异较大。

（5）基因型为（$-^{SEA}/-^{SEA}$）的个体，一般为进行产前诊断的胎儿或引产后复查样品，脐带血中有大量 Hb Bart 可诊断为 Hb Bart 胎儿水肿综合征，受累胎儿通常于妊娠 23 ~ 40 周，或出生后 1 ~ 2h 内死亡。

### 1.3.4.8　珠蛋白生成障碍性贫血点突变 PCR 结合反向点杂交试验

**［检测方法］**

PCR 结合反向点杂交法。

**［参考区间］**

阴性。

**［临床意义］**

中国人群中的 α – 珠蛋白生成障碍性贫血基因突变除常见的缺失类型外，还存在一些 α – 珠蛋白基因点突变（$\alpha^T\alpha$）类型，主要为 $\alpha^{QS}\alpha$、$\alpha^{CS}\alpha$ 和 $\alpha\alpha$ 3 种。而 β – 珠蛋白生成障碍性贫血主要是由于 β – 珠蛋白基因发生点突变或小的缺失或插入所致引起的。迄今为止，我国已发现至少 46 种 β – 珠蛋白生成障碍性贫血的基因突变类型，其中常见的有 17 种。

应用 PCR 结合反向点杂交技术（reverse dot blot, RDB），根据 α – 珠蛋白生成障碍性贫血 3 种常见点突变和 β – 珠蛋白生成障碍性贫血常见的 17 种点突变的突变位点及序列，分别设计突变和野生型（正常）探针，可以同时检测常见的 α – 珠蛋白生成障碍性贫血和 β – 珠蛋白生成障碍性贫血常见的点突变类型。

### 1.3.5 抗体、补体所致溶血病检验

#### 1.3.5.1 抗人球蛋白试验（Coombs test）

[检测方法]

凝集法。

[参考区间]

阴性。

[临床意义]

免疫性溶血性贫血是红细胞抗原与抗体结合和（或）补体介导，致使红细胞溶解或被吞噬而导致的贫血，以自身免疫性溶血性贫血（autoimmune hemolytic anemia，AIHA）与阵发性睡眠性血红蛋白尿症居多。

根据免疫溶血性贫血时免疫性抗体或补体的类型，通过（直接）加入抗人球蛋白试剂或（间接）用 Rh 阳性 O 型正常人红细胞吸附后加入抗人球蛋白试剂，观察红细胞的凝集反应，可以检测血清中完全性自身抗体或不完全抗体与补体。

阳性主要见于以下几种情况：

（1）自身免疫性贫血型引起的溶血性贫血时，本试验直接反应常呈强阳性，间接反应大多阴性，但亦可阳性。

（2）药物诱发的免疫性溶血性贫血：α-甲基多巴型，直接反应及间接反应均阳性；青霉素型，直接反应阳性，间接反应阴性；奎宁等药物抗体通常为 IgM，偶有 IgG 型者，直接反应阳性，间接反应阴性。

（3）冷凝集素综合征，直接反应阳性，间接反应阴性（试验需在37℃下进行）。

（4）新生儿同种免疫溶血病，因 Rh 血型不合所致溶血病，直接及间接反应均强阳性，持续数周，换血输血后数天内可变为阴性；由于"ABO"血型不合引起的溶血病，结果常为阴性或弱阳性。

（5）红细胞血型不合引起的输血反应：ABO 或 Rh 血型不合，供者的红细胞被受者的血型抗体致敏，在供者被致敏的红细胞完全破坏之前，直接反应阳性；Rh 阴性者如过去曾接受过 Rh 阳性者的血或曾妊娠胎儿为 Rh 阳性者，间接反应阳性；如无上述接触，第一次输血后（Rh 阳性的血），数天后间接反应也会变为阳性。

（6）其他：传染性单核细胞增多症、SLE、恶性淋巴瘤、慢性淋巴细胞

白血病、铅中毒、Evan 综合征等，患者直接反应亦可呈阳性；阵发性寒冷性血红蛋白尿症患者中，急性发作后用抗补体血清做试验直接反应常为阳性。

#### 1.3.5.2 酸溶血试验（Ham test）

[检测方法]

试管法。

[参考区间]

正常为阴性。试验管溶血、对照管不溶血为阳性。

[临床意义]

PNH 患者的红细胞由于本身有缺陷，对补体敏感性增高，在酸化的正常血清中（pH 6.6～6.8），经 37℃ 孵育，补体溶血效应更为敏感，产生破坏性溶血，此法比较敏感，假阳性出现少。

本试验阳性主要见于 PNH；某些自身免疫性溶血性贫血严重发作时，也可出现阳性。

[送检要求]

抗凝剂可影响血液 pH 值，均不宜使用，但可用脱纤维蛋白全血。

#### 1.3.5.3 蔗糖溶血试验（sucrose lysis test）

[检测方法]

试管法。

[参考区间]

正常人为阴性。

[临床意义]

本试验以补体敏感细胞为基础。由于阵发性睡眠性血红蛋白尿症患者红细胞膜结构异常，因 PNH 红细胞对补体 3（$C_3$）活化而始动的产物敏感，由于蔗糖水溶液的离子强度低，孵育后促进了 $C_3$ 前活化素系统至活补体后端成分与红细胞膜的结合，使红细胞膜受损而出现溶血。

正常人为阴性；PNH 患者为阳性。因此，本试验为 PNH 的简易过筛试验。巨幼细胞性贫血、再生障碍性贫血和免疫性溶血性贫血患者偶呈阳性。

#### 1.3.5.4 冷凝集素（cold agglutinin）试验

[检测方法]

试管法。

[参考区间]

<1:16。

［临床意义］

冷凝集素是冷反应型抗红细胞抗体，在 0 ~ 4℃时最易和红细胞膜抗原结合，是 IgM 型抗体。可使自身红细胞、O 型红细胞或与受检者同型红细胞发生凝集，凝集反应常用低于 30℃，最高滴度多在 4℃出现。凝集反应具有可逆性，若将已凝集的红细胞再放回 37℃时，凝集现象即消失。

冷静凝集素效价增高主要见于原发性冷凝集素综合征，其时效价可高达 1:1000 以上；轻度增高常见于非特异性炎症、间质性肺炎、自身免疫性疾病、多发性骨髓瘤、非霍奇金淋巴瘤等。

#### 1.3.5.5 双相溶血试验

［检测方法］

试管法。

［参考区间］

阴性（如仅 C 管溶血，A 管、B 管不溶血，结果为阳性）。

［临床意义］

阵发性冷性血红蛋白尿症（PCH）患者中存在一种特殊的冷抗体，在低于 20℃时吸附在红细胞膜上，当温度升高后立即与红细胞分离，称为冷热抗体，亦称 D－L 抗体。D－L 抗体在 37℃时不能与红细胞牢固结合，当温度降至 20℃以下（常为 0 ~ 4℃）时，D－L 抗体开始结合与红细胞表面，如果有补体存在可加强其结合。当温度再升至 37℃时，补体被激活并参与反应，致使红细胞膜破损发生溶血。

冷热溶血素试验阳性主要见于阵发性冷性血红蛋白尿症，是最有用的确诊试验。传染性单核细胞增多症、三期梅毒、麻疹和流行性腮腺炎等相关疾病的各种阶段及病理生理反应时，亦可见阳性结果。

#### 1.3.5.6 红细胞相关抗体分型试验

［检测方法］

改良的直接 Coombs 试验。

［参考区间］

阴性。

［临床意义］

利用单特异性免疫球蛋白抗血清可与体内已被不完全抗体或补体致敏红细胞产生凝集反应，可检查红细胞是否已被不完全抗体所致敏。根据单特异性免疫球蛋白抗血清（包括 IgG、IgM 和 IgA）及或补体 $C_3$ 的不同，对红细胞上结合的自身抗体进行分型，即为改良法的直接抗人球蛋白试验。

本试验主要用于自身免疫性溶血性贫血（AIHA）患者红细胞自身抗体类型的分型。AIHA 溶血的严重程度与红细胞上的抗体类别有关。大多数 AIHA 患者，红细胞上结合的自身抗体基本有三类：单纯 IgG 型、IgG + $C_3$ 型、单纯 $C_3$ 型。

单纯 IgG 型 AIHA 致敏的红细胞，其溶血场所主要在脾脏通过巨噬细胞与抗体结合后释放溶酶体酶，在细胞外溶解红细胞，造成血管外溶血。

IgG + $C_3$ 型 AIHA 致敏的红细胞分别与巨噬细胞的 $F_C$ 受体和 $C_{3b}$ 受体结合，两者协同作用，且不易受血浆中游离 IgG 的竞争性抑制，使红细胞的破坏大大加强，患者贫血常较重。溶血主要发生在肝脏和骨髓。

单纯 $C_3$ 型 AIHA 致敏的红细胞的破坏也是单核 – 巨噬细胞介导的，方式是通过溶酶体酶的释放在细胞外溶解，破坏的场所主要在肝脏，溶血并不明显。

#### 1.3.5.7　红细胞相关抗体定量测定

[检测方法]

免疫酶法。

[参考区间]

IgG < 0.54fg/RBC。

[临床意义]

将人血清免疫球蛋白 IgG 包被于酶标反应孔内，加入等量系列稀释的人标准血清 IgG（或待检红细胞悬液）和生物素化鼠抗人 IgG（b – MAHG），与固相上的人免疫球蛋白 IgG 竞争性结合。结合于固相的 b – MAHG 连接亲和素化辣根过氧化物酶复合物（ABC），后者作用于底物显色，其色泽的深浅与系列标准人 IgG 浓度呈反比。以标准人 IgG 各浓度与对应吸光度绘制标准曲线，待测样品吸光度值查标准曲线，即可得到红细胞相关 IgG 的含量。

红细胞相关 IgG 含量增高见于自身免疫性疾病，尤其是对于抗人球蛋白试验阴性的免疫溶血性贫血有诊断意义。

#### 1.3.5.8　血细胞膜 CD55 和 CD59 检测

[检测方法]

流式细胞术法。

[参考区间]

红细胞：CD55、CD59 阳性率 > 95%。

粒细胞：CD55、CD59 阳性率 > 95%。

[临床意义]

研究发现，阵发性睡眠性血红蛋白尿症患者造血干细胞磷脂酰肌醇聚糖基因突变，可使血细胞膜上多种糖化磷脂酰肌醇（glycosyl - phosphatidyl inositol，GPI）锚蛋白缺失，引起红细胞对补体敏感性增强而造成溶血。目前已发现 10 余种 GPI 锚蛋白缺失可能与 PNH 发病相关，其中以衰变加速因子（CD55）和膜反应溶解抑制物（CD59）最为重要。CD55 可以加速补体 $C_3$ 转化酶的衰变，从而抑制补体 $C_3$ 的激活，CD59 通过与补体 $C_8$、$C_9$ 结合，抑制膜攻击复合物的形成，两者缺乏均易引起 PNH 的异常红细胞对补体敏感性增高而引起溶血。

利用免疫荧光素标记针对 CD55、CD59 的单克隆抗体与红细胞和中性粒细胞膜上的 CD55、CD59 特异性结合，通过流式细胞仪检测细胞散射和激发的荧光，即可测定红细胞和中性粒细胞膜上 CD55、CD59 表达的数量。

PNH 患者 CD55、CD59 抗原在红细胞、粒细胞膜上减少较明显。同时检测红细胞和中性粒细胞膜上 CD55、CD59 表达情况有助于鉴别 PNH 和小细胞低色素性贫血。CD55、CD59 表达正常，提示患者异常细胞消失，处于临床恢复期，因而，也可作为追踪病情的手段。

### 1.3.5.9　PIG – A 基因突变检测

[检测方法]

聚合酶链反应（PCR）法。

[参考区间]

极少数正常人中可检测到 PIG – A 基因突变。

[临床意义]

PIG – A 基因位于 X 染色体（Xp22.1），由 6 个外显子组成，全长 17kb。迄今为止，在 PNH 患者已报道有 100 多种 PIG – A 基因的突变。应用 PCR 反应检测 PIG – A 基因突变，结合血细胞膜 CD55 和 CD59 检测，可以更好地确诊 PNH，并对 PNH 和其他骨髓增生性疾病的鉴别诊所有较高的价值。

### 1.3.6　造血原料检验

铁是人体正常生理过程中不可缺少的微量元素，主要存在于血红蛋白、肌红蛋白及许多酶的分子中。约 75% 的铁存在于红细胞的铁卟啉化合物中，其余 25% 的铁存在于其他非铁卟啉类含铁化合物中。健康人贮存铁为 0.5 ~ 2.0g，主要以铁蛋白的形式贮存在肝、脾和骨髓器官中。

叶酸缺乏可导致脱氧核糖核酸的合成障碍，是巨幼红细胞贫血的主要原因。

测定维生素 $B_{12}$ 是鉴别贫血病因极有价值的试验，对缺乏黏多糖蛋白（内因子 intrinsic factor，IF）引起的成人型和幼年型恶性贫血、胃切除术后贫血则更有意义（食物维生素 $B_{12}$ 的 80% 与 IF 结合）。

#### 1.3.6.1 血清铁测定

[检测方法]

亚铁嗪显色法。

[参考区间]

男性：$11 \sim 30 \mu mol/L$，女性：$9 \sim 27 \mu mol/L$（正常人静脉血清铁的含量男性 $10.7 \sim 26.9 \mu mol/L$；女性 $9.0 \sim 23.3 \mu mol/L$；儿童 $9.0 \sim 32.3 \mu mol/L$；老年 $7.2 \sim 14.4 \mu mol/L$）。

[临床意义]

血清铁（Fe）增高见于红细胞破坏增多和红细胞的再生或成熟发生障碍。①铁释放增多，如病毒性肝炎活动期、肝硬化等肝细胞损害（血清铁升高的程度与病程相平行）。②溶血性黄疸和肝细胞性黄疸，红细胞破坏过多，如溶血性贫血；反复多次地输血；血红蛋白及含铁血黄素沉着症。③铁的利用率降低，体内储存铁释放增多或铁的吸收量增加，如再生障碍性贫血、巨幼红细胞性贫血、恶性贫血、溶血性贫血、铅中毒、维生素 $B_6$ 缺乏性贫血等。血液病包括非缺铁性贫血、再生障碍性贫血及白血病。④铁吸收增加，如铁剂治疗。阿胶是我国传统的补血配方，乳酸亚铁是很好的二价补铁制剂，市场上很多补血产品将它们单独作为配方来用等。

血清铁降低主要为缺铁性贫血常见于：①铁摄入不足或吸收不良，如饮食长期缺铁、失血性贫血、缺铁性贫血、感染性贫血、胃酸缺乏、萎缩性胃炎、胃癌、胃切除术后、慢性腹泻等。②铁需要量增加，如泌尿道、生殖道、胃肠道的慢性长期失血；妊娠期、哺乳期、生长期等。③铁丢失增加，如钩虫病、溃疡病、痔疮、肾炎、月经过多、多次妊娠等。④铁运输障碍，如感染、肝硬化、原发性肝癌、恶性肿瘤；尿毒症、恶病质等疾病；体内储存于网状系统的铁释放减少等。

#### 1.3.6.2 血清总铁结合力测定

[检测方法]

亚铁嗪显色法。

[参考区间]

男性：$50 \sim 77 \mu mol/L$，女性：$54 \sim 77 \mu mol/L$（总铁结合力为 $48.3 \sim$

68.0μmol/L）。

**［临床意义］**

生理性变化：新生儿降低，女青年和孕妇增高。

病理性变化：

（1）血清总铁结合力（TIBC）增高：①见于转铁蛋白合成增加，如各种缺铁性贫血和妊娠后期等。②转铁蛋白释放增加，如急性肝炎和肝细胞坏死等贮存铁蛋白从单核－巨噬细胞系统释放入血液增加。③铁吸收过量，如反复输血、长期注射铁剂等。

（2）血清总铁结合力降低：①见于转铁蛋白合成减少，如肝硬化、转铁蛋白丢失，如肾病综合征、肿瘤及非缺铁性贫血、遗传性运铁蛋白缺乏症；运铁蛋白合成不足；肾病、尿毒症运铁蛋白丢失；肝硬化、含铁血黄素沉着症贮存铁蛋白缺乏等。②铁蛋白减少，如肝硬化、溶血性贫血、血色素沉着病等。③其他，如感染、癌症、风湿性关节炎等。

附：直接测定法

建立一种灵敏度高、选择性好的铬天青B血清总铁结合力的直接测定法。方法：pH 4.5的条件下，结合铁从转铁蛋白释放，铬天青B与血清中的铁和过量的铁标准液发生显色反应，再加入碱性缓冲液，在pH 7.8的条件下，转铁蛋白从铁和铬天青B复合物中吸引铁与其结合，溶液的吸光度值下降与血清总铁结合力浓度呈正比。对反应条件和方法性能进行系统研究。结果显色络合物的最大吸收波长为630nm，线性可达130.0μmol/L，回收率为98.3%～99.2%，批内变异系数为2.7%，批间变异系数为3.8%，与碳酸镁作吸附剂的手工比色法比较有良好相关性，回归方程为 $Y = 0.994X + 0.40$，$r = 0.993$。70例健康成人血清总铁结合力含量为51.3～76.3μmol/L。结论：本法试剂稳定，具有操作快速、灵敏、简便和结果准确等优点，适宜于血清总铁结合力的手工测定和自动化分析。

### 1.3.6.3 血清铁饱和度测定

**［检测方法］**

亚铁嗪法。

**［参考区间］**

0.33～0.35（各个实验室应有自己的参考区间）。

**［临床意义］**

血清铁饱和度即血清铁与总铁结合力的百分比，可用于缺铁性贫血的鉴别诊断和治疗监测。

（1）降低：伴有运铁蛋白水平升高，见于缺铁性贫血。

（2）升高：伴有运铁蛋白正常或降低，见于再生障碍性贫血。

[注意事项]

（1）血清铁1天内早晨最高，下午逐渐下降。应留取早晨空腹时候的血标本。

（2）检查前慎用铁剂治疗或禁食含铁高的食物，如动物肝脏等；禁食能和铁络合的物质，如茶等。

### 1.3.6.4 血清铁蛋白测定

[检测方法]

放射免疫法；电化学发光法；免疫比浊法；荧光免疫法。

[参考区间]

$15 \sim 350 \mu g/L$。

[临床意义]

健康人和缺铁或铁负荷过度的患者血清中，铁蛋白（Fer）与可利用的贮存铁直接相关，因此无论是否贫血，血清 Fer 浓度 $< 15 \mu g/L$ 总是铁缺乏的证据。测量血清中的 Fer 可用来评估贮存铁，是诊断隐性缺铁性贫血最早、最可靠的方法。Fer 降低见于缺铁性贫血；增高见于恶性血液病、肝癌、急、慢性病毒性肝炎、肝硬化。急性感染、炎症时血清铁浓度下降，而 Fer 浓度升高。

### 1.3.6.5 血清转铁蛋白测定

转铁蛋白（transferrin，Tf 或 TRF）是血清中铁的转运蛋白，在体内，一部分 Tf 与血清铁结合；另一部分以脱铁的形式存在。总铁结合力（total iron binding capacity，TIBC）是指转铁蛋白所能结合的最大铁量，包括已经与 Tf 结合的铁和脱铁形式存在的 Tf 能够结合的铁量（即不饱和铁结合力，unsaturated ironbinding capacity，UIBC）。

[检测方法]

放射免疫法；ELISA 法；免疫比浊法；化学发光法。

[参考区间]

免疫比浊法：$28.6 \sim 51.9 \mu mol/L$。

[临床意义]

铁通常通过特异地结合 2 个 $Fe^{3+}$ 的转铁蛋白（TRF），在作为吸收部位的胃肠道，贮存部位的肝、脾和骨髓及其他的铁消耗器官之间运输。靶器官细胞通过细胞表面转铁蛋白受体表达，根据个体铁的需求来调节它们对铁的摄取。

通常 TRF 的量代表铁的特异运输能力，而且在诊断评价中，TRF 测定已大多取代了铁结合力的测定。而转铁蛋白饱和度（Tfs）的测定已认为是动用运输铁的最可靠参数。这在铁代谢疾病中，是高铁贮存还是高 Fer 水平的鉴别诊断特别重要。

### 1.3.6.6　转铁蛋白饱和度测定

[检测方法]

亚铁嗪法。

[参考区间]

0.33～0.45（33%～45%）。

[临床意义]

转铁蛋白饱和度（Tfs）是血清铁在总铁结合力中所占的百分比，以"%"表示。即 1.3.6.3 所述的血清铁饱和度。

TRF 与 Tfs 的关系：TRF 对组织功能提供所需的铁，来自贮存及从食物中的吸收，血清 Fer 浓度是受组织尤其是肝细胞中铁的含量调控，当其含量降低时，TRF 合成增强，反之则减弱。组织中的功能铁含量不仅调控 TRF 浓度，而且也调控 Tfs，如果贮存铁不充足，并出现组织中功能铁缺乏，TRF 合成则代偿性地增加以提高血浆铁的周转，其结果是 Tfs 减少，因而减少的 Tfs 是功能铁缺乏的一个指标。由于红细胞生成耗去 80% 的功能铁，功能铁缺乏从本质上影响到红细胞生成的活性。在慢性炎症或恶性肿瘤这类慢性病引起的功能铁缺乏中，不仅 TRF 合成调控低下，而且铁不能从贮存铁中释放出，而 Tfs 是正常的。在铁过度负荷中，贮存铁和功能铁是增加的，而血浆铁转换减低，则 Tfs 反而 >50%。

### 1.3.6.7　可溶性转铁蛋白受体测定

可溶性转铁蛋白受体（sTfR）是一种在所有细胞中都可发现的跨膜蛋白，把负载铁的转铁蛋白黏合在细胞表面，并将其传送入细胞。sTfR 的任务是向细胞供应铁。sTfR 是细胞转铁蛋白受体的被截片段。血浆中 sTfR 的浓度与转铁蛋白受体（TfR）的量约成正比例。后者与红细胞生成的质和铁的供应有关。而 sTfR 浓度的升高和红细胞生成时所需铁的量成正比。

[检测方法]

ELISA 法；速率散射比浊法。

[参考区间]

ELISA 法：1.3～3.3mg/L。

[临床意义]

sTfR 浓度的测定在临床上是非常重要的，在以下一些临床情况中，如红细胞过度增生、自身免疫性溶血性贫血、红细胞增多症和地中海性贫血；缺铁性贫血，特别是与慢性病贫血的区分是有关的，sTfR 是可用于评估贫血患者的辅助指标。这些患者的铁蛋白可能因为急性期的反应而升高。

缺铁性贫血时，sTfR 浓度的升高可早期指出铁供应的不足。慢性炎症如风湿性关节炎或恶性肿瘤中 sTfR 浓度不会升高，这些疾病的特征为可获得铁的不足，但体内所有铁是正常或上升的。然而在慢性病贫血致铁缺乏的情况下，sTfR 的浓度根据因可利用铁缺乏的程度而升高。维生素 $B_{12}$ 缺乏和巨幼红细胞性贫血 sTfR 浓度升高。红细胞增多症、溶血性贫血、遗传性球形红细胞症、镰状细胞贫血症时，红细胞过度增生，sTfR 最高可上升 10 倍。在自身免疫性溶血性贫血、遗传性球形红细胞症和地中海贫血、镰状细胞贫血症中可上升 5 ~ 6 倍。怀孕期间 sTfR 的浓度没有显著变化，如果功能性铁缺乏会出现浓度升高。

### 1.3.6.8 铁调素（hepcidin）测定

[检测方法]

竞争性酶联免疫法（C – ELISA）。

[参考区间]

男性：29 ~ 254μg/L；女性：17 ~ 286μg/L。

[临床意义]

铁调素是维持体内铁稳态的关键物质，是一种重要的铁调节激素，由肝脏合成，释放于循环血液中，经肾脏代谢后随尿液排出。血液中的铁调素水平可反映机体内铁的贮存和转运情况，也可作为铁代谢性疾病的诊断和临床治疗的依据。

生理性：男性较女性高。生理性增高可见于能引起血清铁浓度增高的情况，如摄入大量含铁量较高的食物，补铁制剂等。生理性降低见于红细胞增生时。

病理性：①铁调素增高可见于炎症性贫血（C – 反应蛋白浓度大于 100mg/L）、非铁依赖性缺铁性贫血、多发性骨髓瘤（IL – 6 生成过多）以及非炎症性慢性肾病等。②铁调素降低可见于因铁调素基因突变引起的伴铁耗竭的成人型遗传性血色素沉着病、HJV 基因突变引起的青年型血色素沉着病、β – 珠蛋白生成障碍性贫血铁负荷过多期以及其他铁负荷性贫血。

### 1.3.6.9 红细胞原卟啉（erythrocyte protoporphyrin，EP）测定

[检测方法]

荧光比色法。

[参考区间]

正常成人：FEP（398.4 ± 131.7）μg/L RBC；ZPP 0.6 ~ 1.0μmol/L。

[临床意义]

红细胞原卟啉为构成血红素的主要成分，并以两种形式存在于红细胞内，一种是与锌离子结合为锌卟啉（zinc protoporphyrin，ZPP），另一种是游离状态存在红细胞内游离原卟啉（free – Erythrocyte Protoporphyrin，FEP）。用加酸的乙酸乙酯或无水乙醇破坏红细胞并提取原卟啉，原卟啉在紫外线照射下发出荧光，用荧光比色计即可测定标本中的原卟啉含量；锌卟啉具有特征性的荧光光谱，在激发光波长420nm时，发射光波长为594nm，用荧光法测定其强度即可直接显示出锌卟啉的浓度。

铁缺乏时，血红蛋白合成减少，红细胞内 FEP 蓄积，所以 EP 的量可间接反映铁的缺乏。但是铅中毒、骨髓增生异常综合征、红细胞生成性卟啉病等 FEP 也可增高。

慢性铅中毒或缺铁性贫血时 ZPP 升高，一般用 ZPP > 3.5μg/g Hb 作为缺铁性贫血诊断指标之一。

### 1.3.6.10 叶酸测定

[检测方法]

微生物法；放射免疫法；ELISA 法；电化学发光法。

[参考区间]

放射免疫法。血清叶酸（FA）：成年男性，8.61 ~ 23.8nmol/L；成年女性，7.93 ~ 20.4nmol/L。

红细胞叶酸：成人，340 ~ 1020nmol/L。

[临床意义]

叶酸（FA）系水溶性维生素，存在于蔬菜、水果、蛋类、乳类、酵母菌等食物中，并可由肠道细菌合成，它是一碳基团转移酶的辅酶，在体内转变为四氢叶酸及其衍生物，而后才具有辅酶功能。在核酸和蛋白质的生物合成中有重要作用，参与人体几乎所有的生长代谢过程，促进红细胞的再生，与维生素 $B_{12}$ 统称为红细胞成熟因子。临床上与巨幼红细胞贫血密切相关。

由于许多食品存在叶酸，又有多种药物影响吸收，故血清叶酸测定不如

红细胞内叶酸测定的可信性高，所以评价叶酸缺乏应两者同时测定。血清中叶酸水平低下仅反映近期叶酸摄入量不足，或近期叶酸吸收不良，不能肯定组织内缺乏叶酸。只有红细胞内叶酸缺乏，才可确定组织内叶酸缺乏。红细胞与血清中的叶酸浓度相差几十倍，红细胞叶酸测定对判断叶酸缺乏尤有价值。

叶酸降低见于营养性巨幼红细胞性贫血、溶血性贫血、白血病；营养不良和长期腹泻会影响叶酸的吸收。维生素 $B_1$、维生素 $B_6$、维生素 $B_{12}$ 及维生素 C 缺乏病、妇女哺乳期、儿童生长期、肾性贫血及孕妇贫血（可导致早产或胎盘早期剥离）；患恶性肿瘤如肺癌、肠癌、乳腺癌时均对叶酸的需要量相对增加，常会引起叶酸缺乏。

叶酸增高见于骨髓增生异常综合征患者、素食者。

### 1.3.6.11　维生素 $B_{12}$ 测定

**［检测方法］**

微生物测定法；放射免疫法；HPLC 法；电化学发光法。

**［参考区间］**

放射免疫法：148～660pmol/L。

血浆：74～516pmol/L。

血清成人：103～516pmol/L。

<60 岁：81～590pmol/L。

**［临床意义］**

血清维生素 $B_{12}$（Vit $B_{12}$）又叫钴胺素，是惟一含金属元素的维生素，在甲基四氢叶酸转变成叶酸过程中，参与甲基的转移，促进叶酸的利用，增加叶酸的合成。食物是人体维生素 $B_{12}$ 主要来源，但在人体中不能直接吸收，需与胃黏膜分泌的内因子结合成复合物后才能被肠黏膜吸收。

（1）血清维生素 $B_{12}$ 减少见于：巨幼红细胞性贫血（应用本试验进行诊断与鉴别诊断）、胃黏膜内因子（IF）缺乏所致的恶性贫血、恶性肿瘤所致的继发性贫血、萎缩性胃炎、胃大部或全部切除后、慢性胰腺炎、肠吸收功能障碍、营养不良、妊娠等；遗传性腺苷钴胺素或甲基钴胺素合成障碍，所产生的甲基丙二酸尿或甲基丙二酸尿合并同型半胱氨酸尿症。

（2）血清维生素 $B_{12}$ 增高见于：骨髓增生异常综合征、慢性粒细胞白血病、肾性贫血、真性红细胞增多症、急性肝炎、重型肝炎等肝细胞急性损伤。

### 1.3.6.12  促红细胞生成素（erythropoietin，EPO）测定

[检测方法]

生物法；放射免疫法；免疫酶法；化学发光法。

[参考区间]

放射免疫法：5～20U/L。

化学法光法：2.19～18.50U/L。

[临床意义]

促红细胞生成素（EPO）是由193个氨基酸组成的糖蛋白，在胎儿时几乎均由肝脏产生，成人主要产生于肾脏近曲小管细胞和肾皮质、外髓质的小管周围毛细内皮细胞。EPO基本生理功能是促进红细胞的生成和释放。正常状态下肝脏分泌量占10%～15%。肾皮质区和外髓部产生的促红细胞生成素（erythropoietin）可改善慢性肾功能不全等疾病所致的贫血状态；红细胞产生的速度，受EPO的调节；EPO在肾脏、肝脏不能储存，当机体需要量增加时，只能依赖其合成的增加。

影响EPO生物合成的主要因素是机体的供氧情况；当过度输血或自发性红细胞生成增加等引起供氧增加时，血清EPO水平下降；而动脉血氧分压降低或RBC数量减少造成缺氧时，则可使EPO的合成迅速增多。

EPO生物学作用：增加原始、早幼、中幼阶段红细胞，降低骨髓转化时间，使发育的前期红细胞数目、网织红细胞数目增加，并使血小板增加，并刺激多能造血干细胞。研究表明：EPO与TPO（血小板生成素 thrombopoie-tin，TPO）有协同作用，共同维持机体的生理功能。

EPO升高见于贫血症、红细胞增多症、红细胞生成素瘤、急性白血病、嗜铬细胞瘤、肾移植排异反应、大出血后、低氧血症、妊娠。导致该异常结果可能疾病为：骨髓瘤、恶性肿瘤所致贫血、小儿肾性贫血。引起相关疾病：早产儿贫血。可能引起的相关病症：慢性贫血、红细胞畸形、急性贫血、重度贫血、贫血貌、红细胞增多、全身各脏器血流缓慢、嗜红细胞综合征、失血过多后贫血、慢性肾功能不全、微血管溶血性贫血、红细胞呈钱串状、红细胞增多、高黏滞度、肾前性肾功能不全、恶性贫血、红细胞体积增大、新生儿贫血、红细胞分布宽度偏低、红细胞分布宽度偏高、红细胞偏低、血细胞比容偏高、红细胞寿命缩短、难治性贫血、小儿生理性贫血。

肾衰竭时，EPO明显降低。

### 1.3.6.13 血小板生成素（thrombopoietin，TPO）测定

[检测方法]

放射免疫法。

[参考区间]

$60\sim120$ng/L；平均参考区间：$(85\pm10)$ng/L（血清）。

[临床意义]

TPO 产生部位主要为肾脏（亦有证据表明 TPO 产生部位主要为肝脏）糖蛋白组成。TPO 是一种激素调节因子，它的分泌受外周血小板数量的影响，与血小板计数呈负相关。其生物学作用：①生理调节造血祖细胞演化，成成熟巨核细胞增殖和分化。②与 EPO（促红细胞生成素）一起相互协调，共同刺激原核细胞和红细胞的生成；共同促进骨髓抑制疗法后血小板和红细胞的恢复。cTPO 作为 Mp1（膜蛋白 1）受体的配体，可防止血小板减少而不增加血栓闭塞并发症的危险。国外最新文献报道：急性白血病、骨髓增生异常综合征（MDS）、肝硬化、特发性血小板减少性紫癜患者 TPO 水平降低；再生障碍性贫血患者 TPO 水平明显升高。

### 1.3.6.14 粒细胞 - 巨噬细胞集落刺激因子（granulocyte - macr - ophage colony stimulating factor，GM - CSF）测定

[检测方法]

放射免疫法。

[参考区间]

$50.1\sim102.5$ng/L；均值：$(65.31\pm12.11)$ng/L（血清）。各实验室应建立自己的参考区间。

[临床意义]

GM - CSF 是一种能在造血干细胞、祖细胞和成熟细胞不同水平上促进其生成的造血因子和内源性调节因子，是属于酸性糖蛋白。其靶细胞为骨髓不同发育阶段的造血细胞、内皮细胞。

其生物学作用：对上述靶细胞有增殖作用，能增加人体造血功能和免疫功能，能诱导白介素、干扰素的产生及分泌。

初步临床观察：白血病患者血清 GM - CSF 浓度明显高于正常人血清；血小板减少性紫癜患者血清 GM - CSF 浓度是正常人的 5 倍以上；免疫功能低下的患者的 GM - CSF 浓度明显低于正常人。

# 1.4 粒－单核系造血祖细胞测定

## 1.4.1 血细胞的发生

循环中的血细胞都有一定的寿命，成熟红细胞的平均寿命为 120 天，白细胞为 6～12h，血小板为 5～10 天。体重 50kg 的健康人，每天约有 $2 \times 10^{11}$ 个红细胞新生。大量的细胞更新是由造血组织完成的。

根据形态与功能的特征，血细胞的发生可分为干细胞、造血祖细胞（简称祖细胞）及形态上可辨认的细胞等三个阶段。

（1）干细胞（stem cell）：干细胞是最原始的造血细胞，1961 年 Till 及 Mc Culloch 发现将正常小鼠的骨髓输注给受致死量照射的小鼠，经过 >7 天，受体小鼠脾脏上生长出结节，称为脾结节。脾结节由骨髓红系统、粒系统、巨核细胞系统的细胞或三者混合组成，而每个脾结节内的细胞均起源于一个细胞。

这种能生成脾结节的细胞称为脾结节形成细胞，即骨髓系干细胞或称多向造血干细胞（myeloid stem cell, multipotential haemopoietic stem cell, CFU－S）。最早的干细胞称骨髓－淋巴干细胞，既可分化为淋巴系干细胞（lymphoid stem cell），进而向淋巴细胞分化，又可分化为骨髓系干细胞，进而向骨髓造血祖细胞分化。

干细胞不仅具有多向分化的能力，而且具有充分的自我更新能力，产生与自身功能相同的细胞，以维持终生造血。

（2）造血祖细胞（haemopoietic progenitor cell）：这类细胞介于干细胞和形态上可辨认的细胞之间。它的自我更新能力很有限或者完全消失，只能向某一个（或某几个）血细胞系统方向分化，因而又称为定向干细胞（committed stem cell）。

祖细胞在分化的同时进行增殖，使细胞数量大为增加。现在可用体外培养方法测定红细胞系、巨核细胞系、粒－单核细胞系等各个系统的祖细胞，其中粒细胞－单核细胞系祖细胞（CFU－GM）在集落刺激因子（CSF）作用下可分化成为粒系统及单核－吞噬细胞系统。

（3）形态上可辨认的细胞：包括各个系统形态上可辨认的原始、幼稚和成熟细胞（图 1－2）。

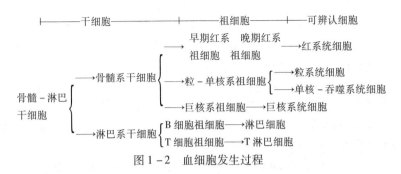

图1-2 血细胞发生过程

### 1.4.2 粒－单核系造血祖细胞测定方法

至今尚不能从形态学上确认干细胞和祖细胞，前面提到的脾结节生成技术，就是测定干细胞功能和数量的主要技术。对于祖细胞则采用骨髓细胞体外半固体培养和体内扩散盒培养技术。经过培养，祖细胞在培养体系内生长、分化、增殖，生成形态上可辨认的一团细胞称为集落（colony）。每个集落中的细胞都来自一个祖细胞，从集落生成的差异，就可测定祖细胞的功能和数量。

由于粒－单核系祖细胞的功能异常和数量改变在临床上有重要意义，因此，CFU－GM测定的应用亦较普遍。其测定法如下：

（1）人骨髓细胞体外琼脂培养（单层法）：培养生成的集落数与种入的骨髓有核细胞数之间呈线性关系，集落类型有三种：一是致密型集落，其中细胞聚集成紧密的细胞团块；二是疏散型集落，其中细胞分散；三是混合型集落，集落中心细胞紧密，周围细胞分散。人类的粒－单核系集落由40个以上的细胞组成。由3~40个细胞组成的细胞团块称为丛（Cluster），其中，20个细胞以下者称小丛，以上者称大丛。

（2）人骨髓细胞体外琼脂培养（双层法）：7~10天后取出培养皿，在倒置显微镜下或解剖显微镜下观察集落数量及形态。

（3）体内扩散盒培养：本培养是将装有小鼠骨髓细胞悬液的扩散盒埋入另一小鼠腹腔内，无须另外提供集落刺激因子（CSF），数日后扩散盒内有集落生长。在低倍显微镜下观察盒内集落生长情况及集落数量。

［参考区间］

正常人骨髓每 $10^5$ 个有核细胞中，有 CFU－GM 的漂浮密度多数 > $1.060 \text{g/cm}^3$。骨髓中丛形成细胞（GM－cluster forming cells）均为 CFU－GM 的 3~5 倍。

### 1.4.3 临床意义

**1. 干细胞疾病时 CFU – GM 的异常改变** 由于干细胞和祖细胞受累所致的一些疾病归于干细胞疾病。其中包括各种急性干细胞性白血病、慢性干细胞性白血病，骨髓造血紊乱综合征（白血病前期）、再生障碍性贫血、真性红细胞增多症、原发性骨髓纤维化、原发性血小板增多症等。

CFU – GM 的异常，有助于下述疾病的诊断、治疗和预后，有助于预先估计某些疾病向 CML 转变。

（1）慢性粒细胞白血病：骨髓中 CFU – GM 为正常人的 5～10 倍，血中 CFU – GM 为正常人的 50～100 倍，丛/集落的比值下降。集落中的细胞含有 ph1 染色体，其中 CFU – GM 的漂浮密度多低于正常。治疗后，骨髓中 CFU – GM 接近正常值，而血中 CFU – GM 可恢复正常。

若骨髓被细胞培养出现下列情况时，在 6 个月内可能出现急性变：CFU – GM 减少；丛/集落比值异常增加；CFU – GM 缺乏；在集落或丛内的细胞出现分化异常。

（2）急性干细胞性白血病：体外培养可出现四种结果，一是无集落、无丛生长，只有分散细胞；二是无集落生长，只有 3～20 个细胞的小丛生长；三是无集落生长，可见 3～40 个细胞丛生长；四是有集落及丛生长，其中部分患者的丛/集落的比值异常地增高。AML 期间细胞可出现核型异常、漂浮密度降低（< 1.060g/cm³）及分化异常。细胞常停滞在早、中幼粒细胞阶段。

病情完全缓解时，GM 集落形态、核型及细胞分化均正常，CFU – GM 的漂浮密度亦正常。说明此时患者骨髓内正常造血成分重新出现。若治疗期间，重新出现 CFU – GM 的骨髓，则是预后较好的标志。这些改变均先于形态学上缓解的表现。

此外，CFU – GM 的改变有预后意义。若患者白血病细胞培养形成小丛，用药治疗后其缓解率比不形成丛或形成大丛为高；若患者的细胞培养形成集落，而且其漂浮密度和（或）丛/集落的比值在正常范围内，其缓解率亦较高。

（3）白血病前期：在白血病前期阶段骨髓培养 CFU – GM 严重受抑制，细胞比重降低，同时尿中集落刺激因子增加。许多患者，10 个月内可转变成 AML。此外，骨髓培养时丛/集落比值增加或无集落生长，也提示向 AML 转变。当骨髓有增殖疾患时，经过白血病前期阶段向白血病转变时，细胞培养中异常的粒系统细胞株亦进行性增多。

（4）难治性贫血：当患者的中性粒细胞和血小板正常时，其 CFU－GM 和丛/集落的比值亦正常。若患者有中性粒细胞减少、血小板减少、全血细胞减少或粒细胞生成异常时，其 CFU－GM 亦降低，但丛/集落比值正常。若培养中只有丛生长或丛/集落比值异常地增高，则提示患者有可能在 6 个月内发展成 AML。

（5）再生障碍性贫血：再生障碍性贫血患者 CFU－GM 低于正常水平，约 1/3 的患者 CFU－GM 的漂浮密度降低。如果再生障碍性贫血患者血中 CFU－GM 少，而对集落刺激活性反应正常或增高，则提示有发展成 AML 的危险性。

（6）真性红细胞增多症：CFU－GM 数量正常；骨髓纤维化时，骨髓中 CFU－GM 减少，但周围血中 CFU－GM 增高，集落内细胞正常。

**2. 研究药物对 CFU－GM 的作用**　利用骨髓细胞扩散盒培养技术研究抗肿瘤药物，如羟基脲、环磷酰胺、白消安及长春新碱等对 CFU－GM 的作用时，已证实这些药物对 CFU－GM 有杀伤作用。

国内有人利用扩散盒法对山莨菪碱（654－2），普萘洛尔（心得安）及左旋咪唑的研究结果提示，这些药物可能有改善微环境、促进 CFU－GM 生长的作用。

有人利用体外琼脂培养、扩散盒培养及脾结节技术研究中药大菟丝子饮和十四味建中汤，说明这些中药有保护干细胞和祖细胞少受环磷酰胺抑杀的作用。

有作者建立了体外白血病－CFU 培养技术，并对长春新碱、阿糖胞苷、阿霉素、巯嘌呤和柔红霉素等进行药敏试验，研究人白血病细胞对化疗药物的反应。此研究有助于临床择优用药。

维生素 A 的衍生物——维生素 A 酸（维甲酸，retinoic acid，RA）对正常造血细胞和白血病细胞的作用研究证明，RA 具有对正常造血细胞集落生长的刺激作用及对白血病细胞诱导分化的作用，并有抑制白血病细胞集落生长的作用。临床应用 13－顺－维甲酸治疗早幼粒细胞白血病，已有完全缓解恢复正常的病例报道。

**3. 干细胞及 CFU－GM 培养在骨髓移植中的应用**　骨髓移植已成为白血病、再生障碍性贫血、免疫缺陷等疾病的治疗方法之一。

移植前观察供体骨髓中 CFU－GM 数量，移植后观察受体骨髓中 CFU－GM 生长情况，以估计移植的效果。

自身骨髓移植中，冷冻保存的效果可用骨髓细胞体外培养以及扩散盒培养等检查，国内资料证明骨髓干细胞（CFU-S）、CFU-GM存活率为80%～90%，且可采取措施使骨髓CFU-GM浓集17倍，并除去淋巴细胞。

采用胎肝细胞移植（或输注）治疗再生障碍性贫血，证实其体内有供体核型的细胞，在扩散盒培养下，胎肝细胞生成集落的产率高于成人骨髓生成集落的产率，胎肝的CFU-GM含量说明，它存在着产生粒细胞的巨大潜力。

总之，粒-单核系造血祖细胞测定在临床上的应用，对探索疾病的发病原理或提高诊断、治疗水平均有重要意义。

# 1.5 骨髓细胞和组织形态学检查（bone marrow test，BMT）

## 1.5.1 标本采集

### 1.5.1.1 骨髓穿刺和涂片标本制备

**1. 骨髓穿刺** 一般取髂后上棘、髂前上棘、胸骨、胫骨等部位。3岁以内小儿多采用胫骨穿刺，穿刺部位不同，骨髓象可能有明显差异，故必要时需进行多部位取材，以便获得病变髓液，有利于诊断。

骨髓穿刺注意事项：严格遵守无菌操作规程，抽吸骨髓液动作要缓慢，当注射器针头见血后即停止抽吸；需作骨髓培养者，应先抽取骨髓液0.2～0.3ml涂片，再抽骨髓液培养；穿刺时切勿将针芯反复抽出和推进；多部位骨髓穿刺结果均为"干抽"、血稀者，应做骨髓活检。

**2. 骨髓涂片** 抽取的骨髓液滴在脱脂或去铁玻片上，用推片一端蘸少许未抗凝骨髓液，以30°～45°并稍为拉锯使骨髓液往涂片两侧均匀散去后，力稳而均匀地推片。一般疾病涂片8张，初诊疑似急性白血病涂片12张。理想的涂片应有头、体、尾可分的区域，髓膜或血膜长宽范围以（2～2.5）cm×（3～4）cm为宜。因骨髓液容易凝固，故涂片过程不能缓慢，否则会影响检验质量。

EDTA-$K_2$抗凝剂对骨髓细胞和染色基本不产生影响，故可提倡用干燥EDTA-$K_2$抗凝管将骨髓液抗凝后再定量（5μl/张）推片，可同时进行有核细胞直接定量计数等检查。

骨髓涂片制成后，应自然干燥或风干。

### 1.5.1.2 骨髓活检标本获取和印片制备

**1. 骨髓活检** ①活检部位：髂后上棘，髂前上棘。②活检步骤：骨髓活检与常规部位的骨髓穿刺同步进行。

按操作中采集组织部位是否移动，分一步法和二步法。由于一步法可能会引起局部组织出血和一些人工假象，故一般采用下述二步法获取骨髓活组织。

二步法，即在完成髂后（或前）上棘骨髓穿刺后，在旁开抽吸骨髓液位点约1cm处插入骨髓活检针芯，稍为穿入骨膜面；抽出针芯，套上一节或二节套管后再插入，并以缓、稳地半钻刺式而入2~3cm时，作360°转动离断组织后，缓缓退出；去掉套管，插入针芯，推出获取的骨髓组织。

骨髓组织长度应达到0.8~1cm以上，若<0.4~0.5cm将严重影响异常成分的检出，应重新采集。

**2. 印片制备**

（1）印片制备：将获取的骨髓组织推至洁净的载玻片上，放正位置后较为快速地轻轻滚动，或用另一张载玻片放在其上，将组织块从玻片一端均匀地滚向另一端。若印在载玻片上的骨髓液量多，可用另一张载片轻轻接触制成两张。

（2）组织固定：印片制备后，立即将组织放入事先准备好的固定液中固定。

**1.5.1.3 血片采集**

骨髓穿刺和活检完成后，采集外周血血片2~4张。

**1.5.2 骨髓涂片、骨髓印片和血片染色**

选用瑞氏（Wright）和吉姆萨（Giemsa）混合染色。染色方法：各片干燥后，用蜡笔在片两端划线，必要时在血膜边缘较厚处用铅笔注明患者姓名及编号。将各片置于染色盒或染色架上，滴加染液3~5滴，并使其尽快盖满全片，静置1min左右，再滴加相当于染液1~1.5倍的磷酸盐缓冲液，并使两液混匀，10~15min后，用流水缓缓冲洗，待干后即可进行同步的细胞学镜检和分析评估。

**1.5.3 骨髓涂片细胞形态学检验**

**1.5.3.1 骨髓涂片细胞形态学检查步骤**

骨髓涂片细胞学检验主要包括油滴和小粒检验、低倍视野检查、有核细胞量检验、巨核细胞检验、有核细胞分类和粒红细胞比例计算、细胞形态学检验等。

**1. 油滴和小粒检验**

（1）检验方法：通常用肉眼观察与显微镜检相结合。油滴为有发亮感的小泡，骨髓小粒为鱼肉样至油脂样，大小不一。

（2）油滴结果判断：①"－"：涂片上几乎不见油滴；②"＋"：油滴稀少，涂片上呈细沙状分布，尾端无油滴；③"＋＋"：涂片上油滴多而大，尾端有油滴；④"＋＋＋"：涂片上油滴聚集成堆，或布满涂片；⑤显微镜下，油滴大多为大小不一的空泡结构。正常骨髓涂片油滴为"＋"～"＋＋"。

（3）小粒结果判断：①"－"：涂片上不见小粒，包括镜检；②"＋"：小粒稀少，眼观涂片尾端隐约可见；③"＋＋"：涂片上小粒较密集，尾端明显可见；④"＋＋＋"：涂片上小粒很多，涂片尾部彼此相连；⑤正常骨髓小粒为"＋"。习惯所称的骨髓小粒丰富为"＋＋"～"＋＋＋"者。

（4）小粒内的细胞成分：骨髓小粒即是一小块骨髓组织。

显微镜下，骨髓小粒由少量条索状纤维搭成网架，其间分布造血细胞和非造血细胞。少数骨髓小粒不见细胞网架。

正常情况下，小粒内造血细胞约占有核细胞的一半。当小粒内造血细胞占有核细胞 1/3 以下时，提示造血功能减低。

再生障碍性贫血（aplastic anemia，AA）时小粒内可以不见造血细胞，仅见较多的非造血细胞，此即为空巢小粒，是 AA 形态学特征之一。胶胨样骨髓小粒见于重度营养不良和恶病质患者的骨髓胶样变性。有时，小粒内也可现某一细胞为主，如浆细胞，见于浆细胞骨髓瘤（plasma cell myeloma，PCM）和反应性浆细胞增多症患者。小粒内出现单一的原始幼稚细胞充填时，则是急性白血病等肿瘤浸润的特征。

（5）临床意义：油滴的多少通常与造血活跃程度有关，造血越活跃造血细胞越多，油滴越少；反之，则相反。因此，AA 和造血减低的标本中常见油滴增加，而急性和慢性骨髓增殖性肿瘤，涂片中少见或不见油滴。

涂片上的骨髓小粒多少通常与造血的活跃程度有一定关系，小粒丰富被视为骨髓穿刺成功的指标，但也有例外。如 AML－M3 和急性淋巴细胞白血病（ALL）的较多涂片，白血病细胞显著增多，而骨髓小粒则少见或不见；在 AA 患者，造血细胞少见，但可有丰富的油脂性小粒；鱼肉样小粒为骨髓细胞异常增生的标记，多见于恶性造血系统疾病，尤其是粒单细胞白血病。

仔细观察骨髓液或涂片的色泽亦有助于血液系统等疾病的判断。如白血病骨髓液多为偏白色灰色的浅血色，稠性高，常有鱼肉样松散的小粒，推片时似有阻力和细腻沙状手感。巨幼细胞性贫血（megaloblastic anemia，MA）等造血亢进也可有这种骨髓液和推片感觉。带脓性灰样白色稠性骨髓液可能为骨髓坏死，豆渣样骨髓液可能为 PCM。带脓稠血色的不易推片的骨髓液，为红细胞过多的疾病，如真性红细胞增多症（polycythemia vera，PV）和继发性红细胞增多症。转移到骨髓的癌瘤，骨髓液可呈血水样。极重度营养不良性骨髓造血衰竭的骨髓液呈胶胨样。

**2. 低倍视野检查**

（1）检验或确认骨髓小粒和油滴的有无或多少。

（2）全（涂）片观察：取材、染色情况；巡视有核细胞的多少、有无明显的异常细胞、尾部有无骨髓的特征性细胞（如浆细胞、巨核细胞）和异常的大细胞等。

良好的涂片标本可见骨髓小粒；合格的涂片中细胞形态舒展、无变形。染色较好的涂片中，红细胞呈粉红色，白细胞的核染紫红色、胞质染色鲜艳，形态清晰可辨。

（3）判断骨髓是否稀释：骨髓稀释是穿刺针进入的骨髓腔明显偏离造血旺盛的主质区，穿刺过浅或过深或穿破了较大的静脉血窦所致。可通过下面的多因素综合分析来判断骨髓是否稀释。

①有核细胞量：明显减少，与疾病不相应或与血细胞分析不符，要考虑有骨髓稀释的可能；

②巨核细胞数：在外周血细胞正常的情况下，骨髓涂片中应有一定量的巨核细胞，若有明显不相应的少见且与有核细胞量减少同时出现时，应考虑有骨髓稀释的可能；

③骨髓小粒：涂片上少见或不见时，除特定的一些情况外，应考虑有骨髓稀释的可能；

④浆细胞和基质细胞：涂片中浆细胞和非造血细胞很少或不见时，应考虑有骨髓稀释的可能；

⑤幼稚细胞与成熟细胞的百分比：正常情况下骨髓涂中的幼稚细胞占一定比例，若成熟细胞过多同时有核细胞明显减少时，可以考虑有骨髓稀释的可能。

结合外周血细胞分析，若外周血细胞基本正常而骨髓有核细胞减少而晚幼阶段又相对增高时，应考虑有骨髓稀释的可能。若为幼年和青壮年患者，髂骨穿刺的涂片有核细胞量少时，骨髓稀释的可能性也很大。

**3. 有核细胞量检验**

（1）直接计数法：取 EDTA - K$_2$ 抗凝的骨髓液同白细胞计数法进行计数。参考区间：$36 \sim 124 \times 10^9$/L。

（2）骨髓细胞增生程度五级分类法：涂片标本的有核细胞量检验，我国多采用中国科学院血液学研究所五分类法（表 1 - 2），在涂片厚薄适宜、细胞分布均匀的部位，根据红细胞和有核细胞的大致比例确定骨髓有核细胞的量（增生程度）。

表 1 - 2    骨髓增生程度分级判断标准

| 增生程度 | 红细胞：有核细胞 | 临床意义 |
| --- | --- | --- |
| 增生极度活跃 | 1.8:1 | 多见于白血病 |
| 增生明显活跃 | (5~9):1 | 多见于白血病和增生性贫血 |
| 增生活跃 | 27:1 | 正常骨髓象及多种血液病 |
| 增生减低 | 90:1 | 再生障碍性贫血及多种血液病 |
| 增生重度减低 | 200:1 | 再生障碍性贫血及低增生的各种血液病 |

**4. 巨核细胞检验**

（1）检验方法

①计数巨核细胞总数：用低倍镜计数全片内巨核细胞数，用片为单位或换算成以 1.5cm×3cm 涂片面积为报告单位。

②正常参考区间：巨核细胞数量 10~120 个/片；或 7~35 个/（1.5cm×3cm）。

（2）巨核细胞分类：低倍镜下的巨核细胞转到油镜确认成熟阶段，分类巨核细胞 25 个。不足时，增加涂片的累积分类，计算百分比，小于 10 个时不需用百分比表示。最后观察涂片上散在和成簇的血小板是否容易检出。

（3）形态学观察：检查巨核细胞有无大小异常、核叶异常、胞质空泡和病态造血。

**5. 有核细胞分类和粒红细胞比值计数**

（1）检验方法

①有核细胞分类：用油镜逐一视野分类计数 200 个骨髓有核细胞（all nucleated bone marrow cells，ANC），必要时分类 500 个有核细胞。

②粒红细胞比值计算：粒红细胞比值（granulocyte/erythroid ratio，G：E）为粒细胞的百分比除以有核红细胞的百分比的值。ANC 分类后，以百分数为

基数，计算总的（不同阶段）粒细胞和有核红细胞，并求出粒红比值。

（2）临床意义：有核细胞分类和粒红比值计算是反映细胞数量的变化的指标，是造血系统疾病诊断的主要方法。

**6. 细胞形态学检验**

（1）检验内容

①细胞形态：观察形态变化，如毒性变化、大小变化、胞质成分改变、细胞病态造血性异常等。

②细胞数量：如幼稚细胞的增多或出现正常情况下不存在的幼稚细胞；原始细胞分化或成熟有无异常，是否有明显的增多。

（2）形态观察：选取涂片厚薄均匀、细胞展开良好的区域进行形态学观察。根据细胞形态异常的程度描述为某细胞明显异常、轻度异常，某一异常细胞显著增多或轻度增多。也可用多见、可见、少见，有或无，描述异常细胞。

①细胞毒性形态：主要有中性粒细胞的中毒性颗粒、Dohle 小体，各种细胞的空泡变性、细胞淡染的嗜酸性变性、细胞溶解和坏死等。

②细胞大小异常：各系细胞的不同阶段有无明显的大小异常。如严重感染时，中性粒细胞可出现伴有嗜酸性变性和中毒性颗粒的明显小型细胞；MA 时出现多种细胞的显著巨变；急性造血停滞时出现早期阶段的巨大型红系细胞和粒细胞；造血和淋巴组织肿瘤骨髓可出现大、小型的瘤细胞和病态造血细胞。

③胞核异常（核象）：观察胞核的大小、形状、染色，染色质的粗细、紧松、核叶的多少、核仁的大小和染色，核小体和核分裂等，这些都属于核象形态学的范畴。异常核象的发现，为造血系统肿瘤、少数重症感染和良性造血显著异常（造血紊乱）等提供辅助诊断。如髓系肿瘤常见瘤细胞双核、多核和不规则的核形，而 ALL 时则相对少见；ALL 原始淋巴细胞的核染色质常呈粗颗粒状和深染色，而 AML–M5 时原始单核细胞的核染色质以稀疏和浅染居多；MDS 时中性粒细胞核叶减少的假 Pelger–Huet 畸形等。

④胞质成分和染色异常：在显微镜下观察有无细胞器的增加、减少，及不正常性小体的出现。如 AML–M3 时异常早幼粒细胞的多颗粒和 Auer 小体，AML–M5 时白血病细胞吞噬血细胞、白血病细胞和类似包涵体，MA 和 HA 时红系细胞中的 Howell–Jolly 小体，感染时胞质中的吞噬体或微生物等。常见胞质染色异常的细胞有：低色素（浅染）的小红细胞、高色浓染的大红细胞和球形细胞、中性粒细胞胞质匀质性红染的病态细胞和核质发育不平衡

的异常幼粒细胞。原始巨核细胞有多形态性突起的特点，当急性白血病时，原始细胞胞质嗜碱性、多形态性和不见颗粒时，应疑似 AML – M7。

⑤细胞异质性形态：一般是指细胞整体的异质性，常伴有细胞大小不一的变异。如 IDA 时红细胞大小不一并伴有的异质性；骨髓纤维化时红细胞的泪滴形状和异型性；HA 时红细胞形状和胞质内成分的改变；MDS 和 AML 等可见的造血细胞的异质性变化等。

⑥类似组织结构性形态：骨髓涂片上细胞呈簇状（≥3 个细胞），包括原始细胞簇，可见于白血病和 MDS。此外，原始细胞簇也偶见于噬血细胞综合征、重症感染或某些特殊的感染；浆细胞簇见于浆细胞肿瘤和免疫反应亢进时；巨核细胞簇见于巨核细胞异常增殖时；有核红细胞岛见于红系造血旺盛时或偶见于正常骨髓象；幼稚粒细胞簇见于重症感染和噬血细胞综合征等；成骨细胞簇多见于骨髓穿刺时带入或造血减低而新生骨形成时。

⑦血液寄生虫：最常见的仍是疟疾感染时可见的各种红细胞形态。如间日疟时红细胞常胀大、恶性疟时红细胞一般胀大，感染的红细胞中常见薛夫讷疟色素点彩。但在红细胞内检出疟原虫、弓形虫、贝巴虫、锥虫，巨核细胞内检出组织胞质菌和单核 – 巨噬细胞中查见利杜小体等均是疾病明确诊断的依据。

⑧凋亡细胞：凋亡细胞形态学是包括与细胞变性和坏死现象无明显关系的细胞体变小、皱缩和染色质固缩，尤其是核膜周边浓染而中央部位淡染的核着边现象；细胞发泡样与胞质鼓突和胞质分离体，细胞核鼓突与核小体、核出芽、大小不一双核、多核及至核碎裂或染色质成块状的现象。易见凋亡细胞者是骨髓细胞高增殖高周转的特点，如 Burkitt 白血病细胞（ALL – L3）、巨幼细胞贫血（MA）和 AML – M3 等；衰老的中性粒细胞明显增多见于重症感染、慢性髓系肿瘤等。

### 1.5.3.2　骨髓涂片细胞形态学检查的分析与报告

在细胞学检验的同时，根据细胞学异常和临床要求有选择性地进行细胞化学和免疫化学染色检验（见 1.5.6）。

通过上述细胞学的检验与分析，对骨髓象已有一个全面的了解，可以写出细胞学变化的特征。但必须对有核细胞总量的变化，变化细胞系列、阶段和形态，尤其是有无病态造血、原始细胞的增加等加以符合逻辑的描述，对细胞学有改变而不能下结论的异常应重点描述。在细胞形态学检验基础上，结合细胞化学和免疫化学染色检验的结果，可发出骨髓细胞形态学（骨髓象）报告。

**1. 骨髓象报告的内容**

（1）骨髓取材、涂片、染色、骨髓小粒和油滴的情况。

（2）骨髓有核细胞增生程度。

（3）粒系细胞各阶段细胞形态描述及比例计算。

（4）红系细胞各阶段细胞形态描述及比例计算，红细胞形态特点。

（5）计算粒红比值。

（6）巨核细胞数及血小板：各类巨核细胞形态描述及比例计算（必要时），血小板形态特点及数量估计。

（7）淋巴及单核系细胞形态描述及比例计算。

（8）其他骨髓细胞形态描述及比例计算。

（9）有无异常细胞及寄生虫。

（10）血象形态学特点。

**2. 骨髓报告单基本资料的填写**　填写患者姓名、性别、年龄、科室、病区、床位、住院号、上次及本次髓片编号、骨髓穿刺部位、骨髓穿刺时间、临床诊断等。

填写骨髓片与血片分类结果。

**3. 骨髓象的分析与结论**　根据上述骨髓检查结果及血象所见，结合患者临床表现，提出形态学诊断意见或建议，诊断意见可分为以下几种。

（1）肯定性结论：若临床表现和血象特征均典型，细胞形态学所见有独特的价值者，可作出肯定性诊断，如找到典型的转移性肿瘤细胞（骨髓转移性肿瘤）、数量增多和异形的浆细胞（PCM）或原始细胞（急性白血病）、红细胞内找到典型的疟原虫（疟疾）等。其他如慢性白血病、巨幼细胞性贫血、戈谢病、尼曼-匹克病及海蓝组织细胞增生症等。

（2）符合性结论：若临床表现典型而形态学所见和其他实验室检查基本相符者，或形态学所见典型又与相关的临床信息和其他实验室结果相符者，可以作出符合性诊断。如再生障碍性贫血、缺铁性贫血、溶血性贫血、粒细胞减少症等。

（3）提示性结论：若临床表现典型而形态学所见和其他实验室检查尚有某些不足，或形态学所见较为典型而临床表现和其他实验室结果尚有某些不符合者。

（4）疑似性结论：若临床表现典型而形态学所见和其他实验室所见缺乏明确的特征性异常，或形态学和其他实验室所见有一定支持性证据而临床表现有较明显缺乏者。如难治性贫血等，应结合临床作进一步检查或动态观察。

（5）描述性结论：以形态学所见的结论提供临床参考。即当骨髓象、血象确有某些改变，但又不典型，不能提出诊断意见时，可详细描述其形态特点，并提出进一步检查的意见供临床参考。如骨髓中嗜酸粒细胞增多、浆细胞增多、单核细胞增多等，但又不能提出诊断意见时，可提示临床骨髓象显示某种细胞增多，请进一步检查确诊。

（6）正常骨髓象：对于一些原因不明的发热、轻度肝大或淋巴结肿大者，血象基本正常，骨髓细胞无数量和质量改变，可报告："骨髓大致正常"。

**4. 骨髓检查的附注**

（1）正常骨髓象应具备：①骨髓有核细胞增生活跃，M∶E 比值约为(2~4)∶1。②各系各阶段有核细胞所占百分比基本正常，粒系细胞约占有核细胞的 40%~60%，其中原粒细胞 <2%，早幼粒细胞 <5%，嗜酸粒细胞 <5%，嗜碱粒细胞 <1%；红系细胞约占 20%，其中原红细胞 <1%，早幼红细胞 <5%；巨核细胞：1.5cm×3cm 骨髓片膜上可见巨核细胞 7~35 个，多为产血小板型巨核细胞；淋巴细胞约占 20%，单核细胞 <4%；浆细胞 <2%。③各种血细胞形态无明显异常。④无其他异常细胞及寄生虫。

（2）骨髓取材、涂片、染色良好时，才能进行骨髓象检查，否则不能准确观察骨髓细胞形态。如遇有骨髓完全被外周血稀释、骨髓凝后涂片或骨髓穿刺出现"干抽"等，都可影响骨髓细胞形态学诊断。

（3）在识别某种细胞或划分阶段时，应综合分析。对难以确认的细胞可暂时计为分类不明细胞；对原始细胞，尤其是白血病性原始细胞不能鉴别其类型时，可借助其他方法，如细胞化学染色、细胞免疫表型分析等；对处于两个阶段之间的细胞，原则上计入下一阶段。

（4）有些疾病骨髓中的病理变化呈局灶性改变，一次骨髓穿刺不能反映骨髓全面状况，需多次穿刺才能作出正确诊断，如慢性再生障碍性贫血、恶性组织细胞病、骨髓瘤及骨髓转移癌等不典型的标本，可以建议换部位抽取再查或定期复查。

（5）某些疾病的诊断，除掌握骨髓细胞学特征外，还需了解骨髓组织结构的变化，如骨髓纤维化、骨髓增生异常综合征及再生障碍性贫血等。

（6）骨髓象检查需要一定的临床知识和实践经验，日常工作中，对难以明确诊断的标本，切忌轻率下结论，以免引起医患纠纷。

（7）对凝血因子缺陷病，如血友病等，应慎重做骨髓检查。

### 1.5.3.3 骨髓涂片细胞形态学检查的临床意义

（1）确定诊断造血系统疾病：骨髓是人体的造血器官，造血组织出现病变可导致骨髓细胞出现质和量的异常，骨髓象检查对有些血液病具有决定性诊断意义，如急性白血病、慢性白血病、巨幼细胞性贫血、再生障碍性贫血、恶性组织细胞病、多发性骨髓瘤等，而且还可以对其进行分类、分型，指导治疗方案选择、观察疗效、判断预后等。

（2）诊断某些类脂质沉积病：这类疾病都具有特征性细胞形态学改变，骨髓象检查也具有决定性诊断意义，如戈谢病、尼曼－匹克病、海蓝组织细胞增生症等，骨髓涂片中可见到吞噬细胞中蓄积类脂质而形成特殊形态的戈谢病、尼曼－匹克细胞或海蓝组织细胞等。

（3）诊断某些感染性疾病：骨髓中含有丰富的单核－吞噬细胞系统，能够捕捉侵入机体内的病原微生物。如骨髓涂片查找疟原虫、黑热病原虫、弓形虫及真菌等，既可提高阳性率又可明确临床诊断。

（4）诊断恶性肿瘤骨髓转移：骨髓是许多恶性肿瘤侵袭转移的好发部位，如肺癌、乳腺癌、胃癌、前列腺癌、恶性淋巴瘤、神经母细胞瘤、黑色素瘤等发生骨髓转移时，可在骨髓片中见到相应的肿瘤细胞。有时，某些肿瘤的发现可能是最早在骨髓找到了转移癌细胞。

（5）协助诊断某些血液及其相关疾病：这类疾病多数有骨髓细胞质和量的异常，但需要结合其他临床资料才能作出诊断，如缺铁性贫血、溶血性贫血、骨髓增生异常综合征、白细胞减少症、粒细胞缺乏症、骨髓增殖性疾病、血小板减少性紫癜、脾功能亢进等。

（6）协助鉴别诊断某些血液病及其相关疾病：临床上遇有发热、淋巴结、肝脾大或骨痛时，骨髓检查有助于鉴别是否由造血系统疾病引起。有些非血液系统疾病可有血液学改变，如白细胞显著增高的"类白血病反应"，可通过骨髓象检查与慢性粒细胞白血病鉴别等。

### 1.5.3.4 骨髓各阶段血细胞的形态学特征

**1. 红细胞系统**

（1）原红细胞：①胞体呈圆形或椭圆形，直径 $14 \sim 25\mu m$。②胞核呈圆形或椭圆形，居中或偏位，占细胞直径的 2/3，核膜较薄。染色质呈紫红色粗颗粒状，有聚集趋势。核仁 2 ~ 4 个，呈浅蓝色，不清晰。③胞浆量丰富深蓝色不透明，时有瘤状突起，无颗粒。

（2）早幼红细胞：①胞体呈圆形或椭圆形，直径 $12 \sim 19\mu m$。②胞核呈圆形或椭圆形，居中，占细胞直径的 3/5，边缘清晰。染色质呈紫红色，可聚集成小块状。核仁模糊或消失。③胞浆嗜碱性减弱，瘤状突起消失，细胞边缘常呈棉絮样。

（3）中幼红细胞：①胞体呈圆形，直径 10 ~ 15μm。②胞核呈圆形或椭圆形，一般大于细胞直径的 1/2。染色质呈块状，中间显示空白点。核仁消失。③胞浆量较早幼红细胞明显增多，呈蓝色或灰蓝色，近核处呈红色（血红蛋白）。

（4）晚幼红细胞：①胞体呈圆形，直径 9 ~ 12μm。②胞核呈圆形，一般小于细胞直径的 1/2。染色质呈紫黑色，紧缩成团块。③胞浆量多，呈浅蓝色或淡红色。

（5）巨幼红细胞：巨幼红细胞是原始红细胞发育不正常的结果，见于胚胎早期及巨幼红细胞性贫血等，系因造血因子的生成、吸收或利用发生严重障碍所致。巨幼红细胞亦分早、中、晚三期，与相应阶段的正常幼稚红细胞比较，其形态学特点为胞体较大，胞浆丰富，嗜酸性较强，核染色质较细致，排列较疏松，且有核晚熟现象，即核的成熟落后于胞浆。

**2. 粒细胞系统**

（1）原粒细胞：①胞体呈圆形或椭圆形，直径 14 ~ 22μm。②胞核呈圆形或椭圆形，居中或稍偏位，占细胞直径的 2/3，核膜不显著。染色质呈紫红色细颗粒状，分布均匀，形如薄纱。核仁 2 ~ 5 个。③胞浆量少，呈淡蓝色，围绕于核的周围，无颗粒。有时可见髓过氧化酶（myeloperoxidase，MPO）阳性的少许嗜天青颗粒（azurophilic granules），简称 A 颗粒，又称原发性颗粒、嗜阿尼林蓝颗粒和嗜苯胺蓝颗粒。

（2）早幼粒细胞：①胞体呈圆形或椭圆形，常较原始细胞略大，直径 15 ~ 25μm。②胞核呈圆形或椭圆形，居中或偏位，占细胞直径的 3/5。染色质较原始粒细胞略粗，呈颗粒状，排列较紧密，核仁偶见，小而不清晰。③胞浆量较原始粒细胞多，呈淡蓝色，含有大小不等、形态多样、分布不均的呈紫红色的嗜天青颗粒。

（3）中幼粒细胞：①胞体呈圆形，直径 11 ~ 20μm。②胞核呈圆形、椭圆形或半圆形，多偏位，占细胞直径的 2/3 ~ 1/2。染色质较粗，呈致密网状。核仁消失。③胞浆量增多，但核浆比例仍大于 1/2，呈浅蓝色或淡红色，出现特异性颗粒。根据特异性颗粒染色不同而分为三种：中性颗粒：细小，密集，呈淡紫色；嗜酸性颗粒：较中性颗粒大，形如小珠，呈橘红色，有闪光；嗜碱性颗粒：大小不均，呈深紫红色，排列零乱，数量不多。

（4）晚幼粒细胞：①胞体呈圆形，直径 10 ~ 16μm。②胞核呈肾形，居中或偏位，核凹陷处横径不小于其最宽处横径的 1/2。染色质更粗糙，排列更紧密。无核仁。③胞浆量增多，呈淡红色，有多量特异性颗粒（中性、嗜酸性或嗜碱性）。

（5）杆状核粒细胞：①胞体呈回形，直径 10～15μm。②胞核呈带状弯曲。染色质粗糙，排列紧密呈细小块状，染色不均匀。③胞浆布满特异性颗粒（中性、嗜酸性或嗜碱性）。

（6）分叶核粒细胞：①胞体呈圆形，直径 10～13μm。②胞核呈分叶状，叶间由细丝相连或完全断开，或相互重叠。染色质呈细块状。③胞浆布满特异性颗粒（中性、嗜酸性或嗜碱性）。

**3. 淋巴细胞系统**

（1）原淋巴细胞：①胞体呈圆形或椭圆形，直径 10～20μm。②胞核呈圆形或椭圆形，较大，占细胞的大部分，居中或偏位。染色质呈淡紫红色，颗粒较原始粒细胞稍粗，在核的边缘部分排列较密，核膜清晰。核仁 0～3 个，呈淡蓝色。③胞浆量极少，呈淡蓝色或深蓝色。无颗粒，可见环核淡染带。

（2）幼淋巴细胞：①胞体呈圆形或椭圆形，直径 10～18μm。②胞核呈圆形或不规则形，偶见小凹陷。染色质粗糙，较为紧密，呈深紫红色。核仁模糊或消失。③胞浆量稍多，呈淡蓝色，可有少许嗜天青颗粒。

（3）淋巴细胞：一般分为大、小两型。①大淋巴细胞：胞体呈圆形或椭圆形，直径 10～15μm。胞核呈圆形或椭圆形，多偏位。染色质呈深紫色，排列紧密而均匀。部分细胞核内有一较淡的区域，称为"假核仁"。胞浆量较多，呈淡蓝色，有透明感，常可见 5～10 个大小不等的嗜天青颗粒。②小淋巴细胞：胞体呈圆形或椭圆形，直径 6～10μm。胞核呈圆形，偶见凹陷。染色质呈紫红色，粗糙、致密。有时可见"假核仁"。胞浆量极少，呈淡蓝色，有透明感，有时不见胞浆。

**4. 单核细胞系统**

（1）原单核细胞：①胞体呈圆形或不规则形，直径 12～25μm。②胞核呈圆形或椭圆形，略有凹陷，着色较其他原始细胞为浅。染色质纤细、疏松，呈细网状，核膜不明显。核仁 1～3 个，浅蓝色，不清晰。③胞浆量丰富，呈灰蓝色或淡蓝色，无颗粒。有时可见伪足。

（2）幼单核细胞：①胞体呈圆形、椭圆形或不规则形，直径 15～25μm。②胞核呈椭圆形、折叠状或分叶状、多偏位。染色质呈淡紫红色，疏松，稍粗糙，仍呈网状。核仁模糊或消失。③胞浆量较多，呈灰蓝色，细胞周边部染色较深，呈蓝色，可见多数细小的、均匀分布的嗜天青颗粒。

（3）单核细胞：①胞体呈圆形或不规则形，直径 12 ~ 20μm。②胞核呈马蹄形、肾形、笔架形，常扭曲、折叠。染色质呈淡紫红色，纤细或稍粗条纹状。核仁消失。③胞浆量多，呈淡灰色或灰红色，可见多量细小、形状不规则的嗜天青颗粒，近核处较多。

（4）巨噬细胞：①胞体大小不一，直径约为 15 ~ 40μm。②胞核不规则状，明显偏位。③胞质丰富，淡灰（蓝）色，细胞边缘不完整，胞质常有空泡形成和被吞噬的细胞碎屑、凋亡细胞等。

**5. 巨核细胞系统**

（1）原巨核细胞：①胞体呈圆形或椭圆形，边缘不规则，直径 10 ~ 35μm。②胞核呈圆形或肾形，常有凹陷和折叠，核膜较厚。染色质呈紫红色，较粗，呈网状排列。核仁 2 ~ 6 个，呈淡蓝色，不清晰。③胞浆量较多，呈深蓝色，近核处较浅，无颗粒。

（2）幼巨核细胞：①胞体呈圆形或不规则形，直径 25 ~ 50μm。②胞核呈肾形或不规则形。染色质较粗，部分排列成条纹状，核仁可有可无。③胞浆量多，呈深蓝色或灰蓝色，近核处多染成淡红色，可有伪足，近核处可见嗜天青颗粒。

（3）巨核细胞：①胞体呈不规则形，直径 40 ~ 70μm。②胞核呈不规则形或分叶状，染色质粗，排列紧密，呈淡紫色，无核仁。③胞浆量多，呈均匀的淡紫红或淡红色，内含极细的紫红色嗜天青颗粒排列紧密。周围部分胞浆断裂，形成血小板。

巨核细胞可分为：颗粒型巨核细胞（胞浆内布满颗粒，但尚未见血小板形成）、产板型巨核细胞（胞浆内可见血小板形成并有脱落）和裸核型巨核细胞（血小板完全脱落，无胞浆的巨核细胞残核）。

（4）血小板：胞体大小 2 ~ 4μm，圆形或椭圆形凸盘状、不规则或多突状，常成簇排列。

**6. 浆细胞系统**

（1）原浆细胞：①胞体呈圆形或椭圆形，直径 15 ~ 35μm。②胞核呈圆形，常偏位。染色质呈紫红色，较粗疏。核仁较大，2 ~ 5 个，呈淡蓝色，不清晰。③胞浆呈深蓝色，不透明，核周淡染，无颗粒，偶见泡沫样空泡。

（2）幼浆细胞：①胞体呈圆形或椭圆形，直径 15 ~ 35μm。②胞核呈圆形或椭圆形，常偏位，占细胞大部分。染色质呈深紫色，粗糙而致密，可浓集成块，状如车轮，偶见残存的核仁。③胞浆呈深蓝色，不透明，近核部分有淡染区，常含有空泡，偶见少数嗜天青颗粒。

（3）浆细胞：①胞体呈椭圆形或不规则形，直径12～20μm。②胞核较小，呈圆形或椭圆形，多偏位。染色质呈深紫色，粗糙而致密，浓集成浓淡相间、深浅不一的车轮状团块。核仁消失。③胞浆量多，呈紫蓝色或紫红色，有泡沫感，有明显的环核透明区，可见较大的红色颗粒（罗氏小体）。

### 7. 其他细胞系统

（1）网状细胞：①胞体大小不一，形态多样，边缘不规则，呈撕纸状。②胞核较大，呈圆形、椭圆形或不规则形。染色质呈粗网状，常见1～2个清晰的淡蓝色核仁。③胞浆量丰富，呈淡蓝或淡红色，可有少许细小的嗜天青颗粒，偶见空泡。

（2）内皮细胞：①胞体呈圆形、梭形或不规则形，直径8～22μm。②胞核呈圆形或椭圆形，居中或稍偏位。染色质为粗粒状，核仁模糊不清。③胞浆量较少，呈淡蓝色，常位于核的两侧，间有少许嗜天青颗粒。

（3）肥大细胞：肥大细胞又称组织嗜碱粒细胞。

①幼稚型：胞体呈圆形或椭圆形，直径13～16μm。胞核呈圆形，居中。染色质呈淡紫红色，纤细致密。核仁清晰。胞浆淡蓝色，含有少数大小较均匀的暗紫色圆形颗粒。

②成熟型：胞体呈圆形、梭形或不规则形，直径10～40μm。胞核呈圆形或椭圆形。染色质呈紫红色，粗网状。无核仁。胞浆淡红色或蓝色，充满大小较均匀的紫蓝色圆形嗜碱性颗粒，常覆盖于核表面。

（4）组织嗜酸细胞：①胞体呈不规则形，多有细长突起，直径15～30μm。②胞核呈圆形或椭圆形，染色质粗糙，常见核仁。③胞浆充满圆形、大小不一、染色深浅不等的嗜酸性颗粒。

（5）成骨细胞：胞体较大，长椭圆形或不规则形，单个或多个簇状出现，直径20～40μm。胞核圆形，偏于一侧，可见1～3个核仁。胞质丰富，暗蓝色或蓝色，不均匀，离核较远处常有一淡染区，被喻之为鱼肚白样胞质。

（6）破骨细胞：胞体大，直径20～100μm。胞核数个至数十个，圆形或椭圆形，多有核仁，染色质均匀细致。胞质丰富，含有粗大的暗红色或紫红色溶酶体颗粒。

**1.5.3.5 骨髓细胞正常值，见表1-3。**

表1-3 骨髓细胞正常值

| 细胞名称 | | | 髓片 | | | |
|---|---|---|---|---|---|---|
| | | | 最低值 | 最高值 | 平均值 | ±标准差 |
| 原红细胞 | | | 0.00 | 0.70 | 0.08 | 0.01 |
| 粒细胞系统 | | 原粒细胞 | 0.00 | 1.80 | 0.64 | 0.33 |
| | | 早幼粒细胞 | 0.40 | 3.90 | 1.57 | 0.60 |
| | 中性粒细胞 | 中幼 | 2.20 | 12.20 | 6.49 | 2.04 |
| | | 晚幼 | 3.50 | 13.20 | 7.90 | 1.97 |
| | | 带形核 | 16.40 | 32.10 | 23.72 | 3.50 |
| | | 分叶核 | 4.20 | 21.20 | 9.44 | 2.92 |
| | 嗜酸粒细胞 | 中幼 | 0.00 | 1.40 | 0.38 | 0.23 |
| | | 晚幼 | 0.00 | 1.80 | 0.49 | 0.32 |
| | | 带形核 | 0.20 | 3.90 | 1.25 | 0.61 |
| | | 分叶核 | 0.00 | 4.20 | 0.86 | 0.61 |
| | 嗜碱粒细胞 | 中幼 | 0.00 | 0.20 | 0.02 | 0.05 |
| | | 晚幼 | 0.00 | 0.30 | 0.06 | 0.07 |
| | | 带形核 | 0.00 | 0.40 | 0.10 | 0.09 |
| | | 分叶核 | 0.00 | 0.20 | 0.03 | 0.05 |
| 红细胞系统 | | 原红细胞 | 0.00 | 1.90 | 0.57 | 0.30 |
| | | 早幼红细胞 | 0.20 | 2.60 | 0.92 | 0.41 |
| | | 中幼红细胞 | 2.60 | 10.70 | 7.41 | 1.91 |
| | | 晚幼红细胞 | 5.20 | 17.50 | 10.75 | 2.36 |
| 淋巴细胞系统 | | 原淋巴细胞 | 0.00 | 0.40 | 0.05 | 0.09 |
| | | 幼淋巴细胞 | 0.00 | 2.10 | 0.47 | 0.84 |
| | | 淋巴细胞 | 10.70 | 43.10 | 22.78 | 7.04 |
| 单核细胞系统 | | 原单核细胞 | 0.00 | 0.30 | 0.01 | 0.04 |
| | | 幼单核细胞 | 0.00 | 0.60 | 0.14 | 0.19 |
| | | 单核细胞 | 1.00 | 6.20 | 3.00 | 0.88 |

| 细胞名称 | | 髓片 | | | |
|---|---|---|---|---|---|
| | | 最低值 | 最高值 | 平均值 | ±标准差 |
| 浆细胞系统 | 原浆细胞 | 0.00 | 0.10 | 0.004 | 0.02 |
| | 幼浆细胞 | 0.00 | 0.70 | 0.104 | 0.16 |
| | 浆细胞 | 1.00 | 2.10 | 0.71 | 0.42 |
| 其他细胞 | 网状细胞 | 0.00 | 1.00 | 0.16 | 0.21 |
| | 内皮细胞 | 0.00 | 0.40 | 0.05 | 0.09 |
| | 巨核细胞 | 0.00 | 0.30 | 0.03 | 0.06 |
| | 吞噬细胞 | 0.00 | 0.40 | 0.03 | 0.09 |
| | 组织嗜碱细胞 | 0.00 | 0.50 | 0.03 | 0.09 |
| | 组织嗜酸细胞 | 0.00 | 0.20 | 0.004 | 0.03 |
| | 脂肪细胞 | 0.00 | 0.10 | 0.003 | 0.02 |
| | 分类不明细胞 | 0.00 | 0.10 | 0.015 | 0.04 |
| 间接分裂 | 红细胞系统 | 0.00 | 17.00 | 4.90 | 3.10 |
| | 粒细胞系统 | 0.00 | 7.00 | 1.30 | 1.90 |
| 粒细胞系统：有核红细胞 | | 1.28 | 5.95 | 2.76 | 0.87 |

## 1.5.4 骨髓印片细胞形态学检验

骨髓印片是将骨髓组织直接在载玻片上印制，通过与骨髓涂片相同的染色和细胞形态分析，弥补了骨髓稀释所致涂片有核细胞假性减少等不足，还可提示某些组织的病理改变，有助于提高细胞形态学的诊断。

### 1.5.4.1 骨髓印片细胞形态学检查项目与临床意义

**1. 有核细胞量**

（1）检查方法：参照骨髓涂片有核细胞量的检查方法。

（2）主要特征：一般骨髓印片的有核细胞量高于骨髓涂片。

（3）检查意义：骨髓印片有核细胞量检查常可对 AA、脾功能亢进、ET、和 PV 等作出有利的诊断，避免了骨髓涂片由于对细胞量评估不足，造成的假阴性或假阳性结论。骨髓有核细胞量减少见于许多疾病，如 AA 的骨髓印片常有明显的脂肪成分，浆细胞等非造血易见；部分 PMF 骨髓印片造血细胞明显减少，但其脂肪组织少见，基质成分明显，不典型的（小）巨核细胞又易见。在 CLL、单克隆 B 细胞增多症（monoclonal B lymphocytosis，MBL）、小淋巴细胞淋巴瘤（small lymphocytic lymphoma，SLL）、LPL、滤泡淋巴瘤等常见的成熟淋巴细胞肿瘤中，骨髓涂片往往表现为有核细胞减少，淋巴细胞不增加或轻度增加，甚至血象也类似 AA 表现，而这时同步的骨髓印片检查，印片淋巴细胞的量明显增多，有助于诊断。有时，成熟淋巴细胞肿瘤患者骨髓涂片造血细胞丰富，淋巴细胞少见，但骨髓印片中淋巴细胞增多并出现集积现象，也有利于作出提示性或疑似性结论。

**2. 转移性肿瘤细胞**　骨髓印片检出肿瘤细胞的阳性率比骨髓涂片高。骨髓印片检验简便和快速，由于癌细胞成集出现，印片上的癌细胞在镜下更易发现和观察。

**3. 集积性原始细胞**　MDS 和急性白血病化疗缓解或复发时，常在骨髓中出现原始或早期细胞集积性增生。骨髓涂片由于细胞被推片分散而几乎不易观察，骨髓印片则易于观察。巨核细胞异常增生或增殖时，在骨髓印片上也可检出巨核细胞小簇。

**4. 组织形态概貌**　细胞分布和脂肪组织：骨髓造血有岛性或聚集性的特点。故在良好的印片上常见有核红细胞和粒细胞的这一造血结构。脂肪组织的存在和多少可观察造血的程度。

肿瘤细胞浸润的组织结构性：①印片上瘤细胞基本呈均一性分布，提示骨髓组织中瘤细胞高度增殖，造血重度受抑，如白血病常表现这一浸润性结构；②印片上瘤细胞片状分布或 3~5 个以上细胞围集在一起，可提示肿瘤细胞呈结节性浸润，如 PCM 以及淋巴瘤和癌症的早中期常有这一浸润模式；③印片上瘤细胞呈结节性浸润，同时有核细胞又减少时，则提示伴有骨髓纤维化；④印片上肿瘤细胞单个散在性分布于造血细胞间，可以评判或提示为间质性浸润，它常是造血和淋巴组织肿瘤早期浸润的特点。

**5. 肿瘤性凋亡细胞**　骨髓印片比骨髓涂片更易于检出凋亡细胞，尤其是肿瘤性凋亡细胞。

### 1.5.4.2　骨髓印片细胞形态学特征和分析报告

骨髓印片细胞学特征描述与分析报告与骨髓涂片大体相同，不过描述的内容比骨髓涂片更多的在于定性和大体的判断：如有核细胞量的多少，有无明显的病态造血细胞、原始细胞的增加、组织结构性所见，有核细胞量和异常细胞的基本阶段和数量、细胞分布组织上的大体结构形态等。

### 1.5.5　骨髓组织形态学检验

骨髓切片是检验有核细胞增生程度的金标准，也是许多造血和淋巴组织疾病检验诊断的金标准（略：属临床病理范畴）。

### 1.5.6 细胞（组织）化学染色

细胞（组织）化学染色是细胞（组织）学和化学相结合的一种技术，并以细胞（组织）形态学为基础，结合运用化学反应的原理，对血细胞（组织）内的各种化学物质（包括酶类、糖类、脂类、铁等）进行定性、定位、半定量分析的方法。以前又称为组织化学染色，简称组化。

#### 1.5.6.1 骨髓涂片细胞化学染色

（1）过氧化物酶（POX，MPO）染色

[检测方法]

ICSH 推荐法；氧化 WG – KI 法。

[结果判断]

ICSH 推荐法：阳性反应为棕黄色颗粒。粒细胞系除早期原粒细胞阴性外，分化好的原粒细胞以下阶段细胞随细胞成熟而阳性反应增强，衰老中性粒细胞反应程度减弱。嗜酸粒细胞呈强阳性反应。单核细胞系为弱阳性，淋巴细胞系为阴性。浆细胞及巨核细胞均为阴性。Auer 小体染棕黄色。

氧化 WG – KI 法：阳性反应为棕红色至蓝黑色颗粒状定位于细胞质内，阴性反应时质为蓝色，细胞核为浅蓝色或浅紫红色。粒细胞系随着细胞的分化及 MPO 含量的增多，阳性程度逐渐增强，至中幼粒细胞时阳性颗粒充满胞质，有的可覆盖细胞核。嗜酸粒细胞及 Auer 小体呈强阳性。

[临床意义]

急性白血病类型鉴别：通常阳性 > 3% 考虑为急性髓细胞白血病（AML），$M_3$ 白血病细胞强阳性反应，$M_2$ 和 $M_4$ 阳性，但 $M_0$、$M_7$ 阳性细胞为 < 3%，在 $M_{5a}$ 中也易见阴性病例。急性淋巴细胞白血病（ALL）阳性细胞 < 3%。

检查 POX 活性减低或缺乏：急性白血病和 MDS 等疾病时，成熟和较成熟的粒细胞和单核细胞可出现 POX 活性的降低或缺乏。

（2）酯酶染色

[检测方法]

氯乙酸 AS – D 萘酚酯酶（CAE）染色法（ICSH 推荐法）；α – 乙酸萘酚酯酶（α – NAE）染色法（偶氮偶联法）；酸性 α – 乙酸萘酚酯酶（ANAE）染色法（ICSH 推荐法）。

[结果判断]

CAE 法：阳性反应为鲜红色颗粒，定位于细胞质中。分化好的原粒细胞至成熟粒细胞均为阳性反应，嗜酸粒细胞阴性或弱阳性。淋巴细胞为阴性。

巨核细胞、血小板、幼红细胞阴性。单核细胞系阴性，偶见弱阳性反应。组织嗜碱细胞为阳性。Auer 小体也呈阳性。

α－NAE 法：细胞质内有灰黑色或棕黑色弥漫性或颗粒状沉淀为阳性。原、幼单核细胞及单核细胞均呈阳性反应，巨核细胞、血小板为阳性，其他细胞呈阴性或弱阳性反应。单核细胞阳性反应可被氟化钠抑制。

ANAE 法：细胞质内显示暗红色/棕色，单核细胞为中度至强阳性，对 NaF 敏感。正常粒细胞阴性反应。

[临床意义]

CAE 法：①急性白血病鉴别：急性粒细胞白血病时原粒细胞和幼稚粒细胞为阳性反应，急性淋巴白血病为阴性，急性单核细胞白血病一般为阴性反应，对于某些 POX 反应阳性的单核细胞白血病鉴别意义更大。②鉴别嗜碱粒细胞（阴性或弱阳性）与组织嗜碱细胞（阳性）。

α－NAE 法：①急性白血病鉴别：急性单核细胞白血病的幼稚细胞呈强阳性。急性粒细胞白血病幼稚细胞为弱阳性，但 AML－$M_3$早幼粒细胞呈强阳性。急性淋巴细胞白血病为阴性，偶见局灶性颗粒状阳性。②氟化钠抑制试验可使单核细胞明显抑制，有助于与急性白血病鉴别。

ANAE 法：①鉴别急性白血病类型同 α－NAE。②区分 T 淋巴细胞和 B 淋巴细胞 T 淋巴细胞 ANAE 染色为点状颗粒阳性，B 淋巴细胞为阴性。

（3）磷酸酶染色

[检测方法]

中性粒细胞碱性磷酸酶（NAP）染色法；酸性磷酸酶（ACP）染色法（偶氮偶联法）。

[结果判断]

NAP 法：阳性颗粒为鲜红色。一般以积分报告结果，根据 100 个中性粒细胞阳性颗粒进行（0~4 分）计分（表1-4）。

表 1-4　结果报告

| 细胞分值 | 染色特点 |
| :---: | :---: |
| 0 | 无颗粒（－） |
| 1 | 稍有颗粒（＋） |
| 2 | 中等程度颗粒（＋＋） |
| 3 | 多数颗粒（＋＋＋） |
| 4 | 充满颗粒（＋＋＋＋） |

积分 30~130 分为正常。

ACP 法：阳性颗粒为紫红色。各阶段粒细胞 ACP 染色呈弱至中度阳性。单核细胞为弱至强阳性。淋巴细胞为阴性或弱阳性。浆细胞、巨核细胞为中度阳性。红细胞系为阴性。若细胞内酸性磷酸酶被酒石酸抑制，不加酒石酸者呈阳性，而加酒石酸者呈阴性。

[临床意义]

NAP 法：①类白血病反应积分明显增高，而未经治疗的慢性粒细胞白血病积分明显减低。②急性细菌性感染积分增高，病毒性感染积分多正常或减低。③再生障碍性贫血积分常增高，阵发性睡眠性血红蛋白尿症和骨髓增生异常综合征（MDS）积分常减低。

ACP 法：①毛细胞白血病的毛细胞 ACP 染色呈强阳性或中度阳性，且不被 L（+）-酒石酸抑制，其他细胞酒石酸抑制后均为阴性或极弱阳性。②急性白血病幼单核细胞 ACP 染色为阳性，原淋巴细胞常弱阳性，原粒细胞对 ACP 反应不一。③有助于淋巴细胞类型鉴别 T 淋巴细胞 ACP 染色呈阳性反应，颗粒粗大、密集、局限性块状阳性；B 淋巴细胞阴性或颗粒细小的弱阳性。④戈谢细胞和尼曼 - 匹克细胞的鉴别戈谢细胞 ACP 染色呈强阳性；尼曼 - 匹克细胞呈阴性或弱阳性。

（4）糖染色

[检测方法]

过碘酸 - Schiff 反应（PAS）法；阿利新蓝（alcian blue）染色法（改良 Lison 法）；甲苯胺蓝（toluidine blue）染色法。

[结果判断]

PAS 法：细胞质出现红色颗粒、块状或弥漫状红色为阳性。阳性强度参考标准：

（-）：细胞质无色，无颗粒；

（+）：细胞质淡红色，或少量红色颗粒；

（++）：细胞质红色，或 10 个以上红色颗粒；

（+++）：细胞质染红色，或有粗大颗粒，可出现红色块状；

（++++）：细胞质紫红色，或有粗大块状。

一般原粒细胞呈阴性反应，早幼粒细胞以下随着细胞成熟而阳性增强，成熟中性粒细胞最强；嗜酸粒细胞颗粒不着色，细胞质为阳性；嗜碱粒细胞阳性。原淋巴细胞阳性程度低，随着细胞成熟阳性程度稍增加。单核细胞仅有少量细小颗粒。幼红细胞为阴性。巨核细胞和血小板为阳性。

改良 Lison 法：细胞质内酸性黏多糖染蓝绿色，核染为红色。原粒细胞为阴性，从早幼粒细胞至晚幼粒细胞为阳性，成熟粒细胞为弱阳性或阴性，嗜酸粒细胞阳性。单核细胞有的胞质边缘染蓝绿色。巨核细胞阳性。幼红细胞及淋巴细胞阴性。

甲苯胺蓝法：细胞内酸性黏多糖部位呈红色。

**[临床意义]**

PAS 法：①幼红细胞 PAS 染色强阳性除见于红血病及红白血病外，也可见于部分严重缺铁性贫血、重型地中海贫血及一些铁粒幼红细胞性贫血，若能排除 3 种贫血，有助于红血病、红白血病诊断。溶血性贫血有的为弱阳性，巨幼细胞性贫血和再生障碍性贫血一般为阴性，有助于巨幼细胞性贫血与红白血病的鉴别。②急性粒细胞白血病的原粒细胞 PAS 染色阴性或弥漫淡红色阳性；急性淋巴细胞白血病的原、幼单核细胞为红色颗粒状或块状阳性，少数为阴性反应；急性单核胞白血病的原、幼单核胞为红色细颗粒、胞质边缘及伪足处颗粒明显，分化差的原单核细胞为阴性；急性巨核细胞白血病的原巨核细胞为红色颗粒、块状阳性或强阳性。③戈谢细胞与尼曼－匹克细胞鉴别。前者强阳性，后者阴性或弱阳性。④淋巴肉瘤细胞与 Reed－Sternberg 细胞鉴别。前者阳性，后者为阴性或弱阳性。

改良 Lison 法：①协助急性早幼粒白血病诊断。急性早幼粒细胞白血病（AML－$M_{3a}$）的异常早幼粒细胞阿利新蓝染色为强阳性。但 $M_{3b}$ 的早幼粒细胞为弱阳性或阴性。②巨核细胞呈阳性反应。可用于 MDS 中小巨核细胞与其他细胞的鉴别。

（5）脂类染色

**[检测方法]**

苏丹黑 B（SBB）染色法（ICSH 推荐法）；油红 O（ORO）染色法。

**[结果判断]**

SBB 法：阳性结果为细胞质中出现棕黑或深黑色颗粒，各系细胞染色特点与 POX 染色所见的结果相似。

ORO 法：中性脂类染色为红色，磷脂染为粉红色，核为蓝色。

**[临床意义]**

SBB 法：①急性白血病类型鉴别。SBB 染色与 POX 染色临床意义相似，由于较早的原粒细胞 SBB 有时也能显示阳性反应，其灵敏度高于 POX。但 SBB$^{+}$ 的急性淋巴细胞白血病已有报道，故其特异性不如 POX。②神经磷脂和脑苷脂 SBB 均为阳性，有助于对类脂质沉积病的诊断。

ORO 法：①Jordan 异常症。又称白细胞空泡症或中性脂肪贮藏症，中性粒细胞油红 O 染色为阳性反应。②急性淋巴细胞白血病（L₃型）的原淋巴细胞质中可见红色颗粒，显示油红 O 染色阳性。③海蓝组织细胞质中的特殊颗粒油红 O 染色阳性。

（6）铁染色

[检测方法]

普鲁士蓝法。

[结果判断]

结果判断：幼红细胞核呈红色，铁粒呈蓝绿色。

细胞外铁分级

（-）：无蓝色铁粒；

（+）：有少量铁粒或偶见铁小珠；

（++）：有较多铁粒或小珠；

（+++）：有很多铁粒、小珠和少数小块状；

（++++）：有极多铁粒、小珠，并有许多小块。

细胞内铁。计数 100 个有核红细胞，记录细胞质中含有蓝色铁粒细胞（铁粒幼红细胞）的百分率。环形铁粒幼红细胞是指幼红细胞含铁粒 >6、绕核径 2/3 以上者。

[参考区间]

细胞外铁（+）~（++）。

铁粒红细胞 12% ~44%，不同实验室的参考值相差较大，应建立自己的参考区间。

[临床意义]

缺铁性贫血细胞外铁明显减少，甚至消失，细胞内铁阳性率低或阴性。铁剂治疗后细胞内、外铁可迅速增多。非缺铁性贫血细胞外铁可增高，细胞内铁正常或稍多。

铁粒幼红细胞贫血的幼红细胞含铁粒粗而多，并可发现环形铁粒幼红细胞，占幼红细胞的 15% 以上。

难治性贫血伴环形铁粒幼细胞增多（RARS）时铁粒幼细胞增多，环形铁粒幼细胞 >15%。

#### 1.5.6.2 骨髓切片组织化学染色

（1）Gomori 网状纤维染色

**[检测方法]**

Gomori 染色法。

**[结果判断]**

网状（硬质蛋白）纤维黑色；胶原纤维呈紫红色；胞核与胞质呈不同色调的灰色。

网状纤维积分标准：

（±）：偶见纤细或粗大的单一纤维丝，或在单一纤维丝散在分布的同时，可见血管周围的局限性纤维网络，或良性淋巴滤泡四周的局限纤维网络；

（＋）：轻度增多，可见贯穿于切片大部分区域的纤维网络，粗大纤维增多；

（＋＋）：为网状纤维增加，可见弥漫性纤维网络，伴有散在性分布的粗纤维增多现象；

（＋＋＋）：为弥散性网状纤维明显增加；

（＋＋＋＋）：为弥散性粗纤维网络，密集分布。

**[临床意义]**

网状纤维又名网硬蛋白，是胶原纤维的前身，由成纤维细胞产生，病理情况下网状纤维增多伴有胶原纤维增加，分布于造血细胞之间，可成片出现，呈粗的长条状和卷曲状。网状纤维染色是评判骨髓纤维组织增生的唯一检验，主要用于诊断原发的和继发的骨髓纤维化［网状纤维（＋＋）～（＋＋＋）］，造血和淋巴组织肿瘤（如 MDS 和 AML）伴有明显的纤维组织增生可提示预后很差。

正常骨髓组织切片为"－"和"±"。光镜下，网状纤维十分纤细，呈丫状、直线状、曲线状等形态，主要集中在血管周围。

（2）铁染色（普鲁士蓝染色法）

**[检测方法]**

普鲁士蓝染色法。

**[结果判断]**

含铁血黄素呈草蓝色，胞核呈红色。

骨髓切片含铁血黄素（巨噬细胞铁）阳性分级标准：

（－）：无阳性颗粒；

（＋）：间质少量散在蓝色颗粒和（或）巨噬细胞的胞质有蓝色颗粒；

（＋＋）：间质中和巨噬细胞胞质中有较多蓝色颗粒或小珠；

（＋＋＋）：间质中和巨噬细胞胞质中蓝色颗粒，小珠或小团状，广泛分布；

（＋＋＋＋）：除散在蓝色颗粒、小珠外，并可见小团块成堆分布。

［临床意义］

骨髓切片铁染色主要用于骨髓含铁血黄素（贮存铁）减低疾病（如IDA）的诊断和增加疾病（如SA、RA、MA、AA）的辅助诊断。IDA时骨髓贮存铁消失，幼红细胞铁粒不见或少见；MA、AA、T和MDS等，骨髓贮存铁增加，可达"（＋＋＋）～（＋＋＋＋）"，铁粒幼细胞多见，可见环形铁粒幼细胞。

正常骨髓组织切片含铁血黄素为"＋"。

### 1.5.7　细胞（组织）免疫化学染色

将免疫学的基本原理和技术应用到组织学领域，使组织和细胞作为抗原，与其相应的特异性抗体产生抗原－抗体反应，并借助荧光色素、酶胶体金、铁蛋白等显示系统，在被测的组织或细胞相应的位置显示出来。根据标记物性质的不同，可将免疫化学染色法分为：①免疫荧光技术；②免疫酶技术（包括酶标抗体法、桥法、PAP法、ABC法等）；③免疫金属技术（免疫铁蛋白法、免疫金染色法、蛋白A金染色法等）。

通过观察与分析，对疾病，尤其是对各种类型的肿瘤诊断、鉴别诊断提供了强有力的依据。临床上主要用于：①造血干/祖细胞的研究；②白血病的分型诊断；③T细胞亚群检验等。

#### 1.5.7.1　骨髓细胞免疫化学染色

（1）碱性磷酸酶－抗碱性磷酸酶（alkaline phosphatase anti－alkaline phosphatase，APAAP）法

［检测方法］

APAAP法。

［结果判断］

阳性：细胞被染成棕红色，红色沉淀物定位于胞质。

阴性：所有细胞不显红色沉淀物。

［临床意义］

本法是临床上血片和骨髓涂片细胞免疫化学染色识别小巨核细胞和测定淋巴细胞亚群较常用的方法。

实验中用小鼠杂交瘤单克隆抗体作为第一抗体，免抗－鼠免疫球蛋白为

第二抗体，抗碱性磷酸酶单克隆抗体与碱性磷酸酶结合形成的复合物为第三单抗，通过碱性磷酸酶底物显色，即可显示抗原存在部位。

（2）亲和素－生物素－过氧化物酶复合物（avidin－biotin－peroxidase complex，ABC）法

[检测方法]

ABC法。

[结果判断]

阳性：胞质染成褐黄色或棕黄色（用DAB显色剂），或红色（用AEC显色剂）。

阴性：所有细胞不显色。

[临床意义]

本法常用于造血和淋巴组织肿瘤类型的鉴定和鉴别诊断，如用抗MPO等染色鉴别原始粒细胞与原始淋巴细胞；或辅助鉴别瑞氏－吉姆萨染色不易识别的细胞类型，如无形态学特征的原始巨核细胞和微小巨核细胞、浆细胞与幼红细胞、吞噬性血小板与病原微生物等；CD41或CD42染色后观察血小板，血小板染为鲜红色，使特发性血小板减少性紫癜等病例的血小板观察更容易。

实验中用小鼠杂交瘤制备的抗人组织抗原作为第一抗体，生物素标记的兔抗鼠免疫球蛋白作为第二抗体，通过过氧化物酶标记的链霉素亲和素－生物素复合物的桥连，用3，3′－二氨基联苯胺（DAB）或3－氨基－9－乙基卡唑（AEC）底物显示特异性抗原。

### 1.5.7.2 骨髓切片组织免疫化学染色

（1）过氧化物酶－抗过氧化物酶（peroxidase anti－peroxidase，PAP）酶标染色法

[检测方法]

PAP法。

[结果判断]

阳性：待检抗原呈棕色，定位于胞质。

[临床意义]

骨髓切片组织免疫化学染色即骨髓活检组织免疫化学染色，临床意义见上述骨髓涂片细胞化学染色法。

（2）碱性磷酸酶－抗碱性磷酸酶（alkaline phosphatase anti－alkaline phosphatase，APAAP）酶标染色法

［检测方法］

APAAP 法。

［结果判断］

阳性：被检抗原呈玫瑰红色，定位于胞质，胞核呈紫蓝色。

阳性反应分级：

（－）：阴性，无色；

（±）：弱阳性，隐约可见粉红色；

（＋）：阳性，粉红色；

（＋＋）：强阳性，玫瑰红色；

（＋＋＋）：极强阳性，深红色。

［临床意义］

骨髓切片组织免疫化学染色即骨髓活检组织免疫化学染色，临床意义见上述骨髓涂片细胞化学染色法。

# 1.6 临床输血检验

## 1.6.1 血型检验

### 1.6.1.1 ABO 血型鉴定

（1）ABO 血型鉴定（含正定型、反定型）

［检测方法］

试管法；玻片法；微量板法；微柱凝胶血型卡法。

［结果判断］

ABO 血型正反定型结果见表 1－5。

表 1－5 ABO 血型正反定型结果

| 标准血清＋受检者红细胞 | | | 受检者血型 | 受检者血清＋试验细胞 | | |
|---|---|---|---|---|---|---|
| 抗 A | 抗 B | 抗 A＋B | | A 细胞 | B 细胞 | O 细胞 |
| ＋ | － | ＋ | A | － | ＋ | － |
| － | ＋ | ＋ | B | ＋ | － | － |
| － | － | － | O | ＋ | ＋ | － |
| ＋ | ＋ | ＋ | AB | － | － | － |

注：①不同的检测方法结果判定略有不同。

②试管法凝集强度判定如下。（＋）：凝集或溶血；（－）：不凝集。

［结果判断］

正常的 ABO 血型标本，试管法正定型阳性凝集强度应为（＋＋＋＋），反定型阳性凝集强度尚未统一［上海市血液中心参比室标准为（＋＋）以上］。反定型中待检血清与 O 型细胞应不发生凝集。

［临床意义］

根据人类红细胞所含的抗原不同，可以分成若干种血型系统，所有的血型系统都与输血关系密切，随着临床输血，组织器官移植及血液免疫学的进展，血型鉴定已广泛应用。

［送检要求］

全血或 2%～5% 红细胞盐水悬液，经严格核对无误后及时送检。

（2）A 亚型鉴定

［检测方法］

4℃增强（试管）法；弱 ABH 抗原或抗体检测法、吸收放散试验、唾液 ABH 物质检测法和 ABO 基因分型技术。

［结果判断］

见表 1-6。

（3）B 亚型鉴定

目前已检出的 B 亚型较 A 亚型少，B 亚型的命名一般和 A 亚型命名相互平行。比如血清学特点类似于 $A_3$ 的 B 亚型称为 $B_3$；类似 $A_x$ 的称为 $B_x$，类似 $A_m$ 的称为 $B_m$ 等。

［检测方法］

同"（2）A 型鉴定"。

［结果判断］

见表 1-6。

（4）O 亚型鉴定

［检测方法］

同"（2）A 型鉴定"。

［结果判断］

见表 1-6。

表1−6 中国人群常见 ABO 亚型的血清学特性表

| 血型 | 抗血清（人源多克隆） | | | | | 试剂红细胞 | | | | 唾液中血型物质 |
|---|---|---|---|---|---|---|---|---|---|---|
| | −A | −B | −AB | −A$_1$ | −H | A$_1$c | A$_2$c | Bc | Oc | |
| Aint | （+ + + +） | O | （+ + + +） | w | （+ + +） | O | O | （+ + + +） | O | A/H |
| A2 | （+ + + +） | O | （+ + + +） | O | （+ + +） | O/w | O | （+ + + +） | O | A/H |
| A3 | mf | O | mf | O/mf | （+ + +） | O/w | O | （+ + + +） | O | A/H |
| Ax | w/O | O | + ~ （+ + +） | O | （+ + + +） | w | O | （+ + + +） | O | （Ax）/H |
| Am | O/w | O | O/w | O | （+ + + +） | O | O | （+ + + +） | O | A/H |
| Aend | mf | O | mf | O | （+ + + +） | O/w | O | （+ + + +） | O | H |
| Ael | O <el> | O | O <el> | O | （+ + + +） | w | O | （+ + + +） | O | H |
| B3 | O | mf | mf | O | （+ + + +） | （+ + + +） | （+ + + +） | O/w | O | B/H |
| Bx | O | w/O | （+） ~ （+ + +） | O | （+ + + +） | （+ + + +） | （+ + + +） | w | O | （Bx）/H |
| Bm | O | w/O | w/O | O | （+ + + +） | （+ + + +） | （+ + + +） | O | O | B/H |
| Bend | O | mf | mf | O | （+ + + +） | （+ + + +） | （+ + + +） | O/w | O | H |
| Bel | O | O <el> | O <el> | O | （+ + + +） | （+ + + +） | （+ + + +） | w | O | H |
| $O_b^a$ −非分泌型（孟买型） | O | O | O | O | O | （+ + + +） | （+ + + +） | （+ + + +） | （+ + +） | – |
| $O_h^a$ −分泌型（类孟买型） | O | O | O | O | O | （+ + + +） | （+ + + +） | （+ + + +） | w | H |
| $O_h^A$ −分泌型（类孟买型） | w/O | O | w/O | | | w | / | （+ + + +） | w | A/H |

续表

| 血型 | 抗血清（人源多克隆） | | | | | 试剂红细胞 | | | | 唾液中血型物质 |
|---|---|---|---|---|---|---|---|---|---|---|
| | – A | – B | – AB | – $A_1$ | – H | $A_1$c | $A_2$c | Bc | Oc | |
| $O_h^H$ – 分泌型（类孟买型） | w/O | w/O | w/O | O | O | O | O | O | w | A/B/H |
| $O_I^H$ – 分泌型（类孟买型） | O | w/O | w/O | O | O | (＋＋＋＋) | (＋＋＋＋) | w | w | B |
| CisAB | (＋＋)～(＋＋＋＋) | (＋＋) | (＋＋＋＋) | O | (＋＋＋＋) | O/w | O | (＋)～(＋＋＋) | O | H/A/(B) |
| B（A） | (＋＋) | (＋＋＋＋) | (＋＋＋＋) | O | (＋＋＋＋) | (＋)～(＋＋＋) | w | O | O | / |

注："mf"：为混合视野，如果混合视野凝集中凝集的红细胞≥50%，通常判定为 $A_3$ 或 $B_3$ 型，<10%，则通常判定为 Aend 或 Bend；"w"为弱凝集，包括冷反应性抗体，通常≤2＋；"<el>"通过吸收放散试验可以检出相应抗原；"w/o"通常为弱凝集，偶尔为阴性；"o/w"通常为阴性，偶尔为弱凝集；"/"为不明确。

（5）4℃增强法

[检测方法]

试管法。

[结果判断]

见表1–5注②。

[临床意义]

当 ABO 定型中抗原 – 抗体反应在室温凝集反应较弱时，低温下孵育可增强 IgM 型抗体与抗原的结合，以检测弱 ABO 抗原和抗体。

（6）弱 ABH 抗原或抗体检测法

[检测方法]

试管法。

[结果判断]

用特殊的检测试剂（如人源抗 A、抗 B、抗 AB、抗 $A_1$ 植物凝集素、抗 H、$A_2$ 细胞等），通过检测 ABO 亚型红细胞上 ABH 抗原以及血清中对应抗体中质和量的变化，来鉴定 ABO 亚型。

抗 $A_1$ 不与 $A_2$ 细胞及其他 A 亚型细胞发生凝集反应。抗 H 与红细胞的凝集强度与 H 抗原在红细胞上的量成正比：$O > A/B$ 亚型 $> B > A_1 > A_1B$ 红细胞。

[临床意义]

主要用于检定 ABO 亚型。

（7）吸收试验

[检测方法]

试管法。

[结果判断]

一些 ABO 亚型红细胞上的 A 和 B 抗原太弱，以至于无法被试剂抗血清直接凝集，但可吸收人源抗 A 和（或）抗 B，据此可加以鉴别。

吸收后，抗 A 效价较未吸收抗 A 效价显著降低或消失者为 A 型；吸收后抗 B 效价较未吸收抗 B 效价显著降低或消失者为 B 型；如吸收后抗 A 及抗 B 效价都显著下降者为 AB 型；吸收后抗 A 及抗 B 效价都无明显差异者为 O 型。

[临床意义]

用以间接证明红细胞上的血型抗原及其强度，常用于 ABO 亚型的鉴定、全凝集或多凝集红细胞的定型以及某种原因引起红细胞血型抗原减弱时的定型等。如试验目的是鉴定 A 亚型，则按受检红细胞的吸收强度，$A_1 > A_2 > A_3 > A_x > A_m$ 规律来判定。B 亚型的鉴定与此相似。

（8）放散试验

[检测方法]

试管法。

[结果判断]

将吸收了人源抗 A 和（或）抗 B 的抗体的红细胞，使用 56℃ 热放散，将吸收的抗体从红细胞上放散下来，然后与相关的 A 或 B 细胞进行反应，观察凝集情况，进行结果判定。

如试验的目的是鉴定 A 亚型，则可用已知 A 亚型红细胞同时作放散试验，按放散液抗体的强度 $A_1 < A_2 < A_3 < A_x < A_m$ 判定受检红细胞亚型的型别。B 亚型的放散液鉴定方法相似。

[临床意义]

放散试验与吸收试验实验室常常作为互补的、相辅相成的试验。因此临

床意义同

（9）唾液 A、B、H、Le$^a$、Le$^b$ 血型物质检测

[检测方法]

试管法（血凝抑制试验）。

[结果判断]

将唾液中可溶性 ABH 和 Lewis 血型物质与相应多克隆抗 A、抗 B、抗 Lea 等抗体及抗 H 植物凝集素中和，然后与指示细胞进行血凝试验，根据血凝强弱进行判定。

阴性：出现与生理盐水对照管强度一致的凝集，表示管中没有相应的血型物质。

弱阳性：出现明显弱于盐水对照管的凝集，表示管中有相应的血型物质。

阳性：试验管不出现凝集，对照管凝集正常，表示管中有相应的血型物质。

ABH 血型物质结果判定见表 1 - 7。

表 1 - 7　ABH 血型物质结果判断

| 反应结果 | 抗 A 管 | 抗 B 管 | 抗 H 管 |
|---|---|---|---|
| 非分泌型 | （＋＋＋＋） | （＋＋＋＋） | （＋＋＋＋） |
| A 型分泌型 | （－） | （＋＋＋＋） | （＋）～（＋＋＋＋） |
| B 型分泌型 | （＋＋＋＋） | （－） | （＋）～（＋＋＋） |
| O 型分泌型 | （＋＋＋＋） | （＋＋＋＋） | （－） |
| AB 型分泌型 | （－） | （－） | （＋）～（＋＋＋） |

注：根据血凝抑制试验结果，故凡与盐水对照同等凝集强度者（＋＋＋＋）即为非分泌型，明显弱于盐水对照管的凝集强度者为弱分泌型，而不凝集者（－）则为分泌型，如 O 型分泌型，不含 A 物质、B 物质，只有 H 物质。

对于 Lewis 系统试验，具有 Le 基因的个体（LELE 或 LEle），分泌型为唾液中能检出 Le$^b$，而未检出 Le$^a$ 血型物质；弱分泌型为两种血型物质同时检出；非分泌型则可检出 Le$^a$，未检出 Le$^b$ 血型物质。缺乏 Le 基因的个体，红细胞表型为 Le（a-b-），无法通过检测 Lewis 血型物质来推测分泌状态。

[临床意义]

通过测定唾液中 ABH 和 Le$^a$、Le$^b$ 血型物质，可区分分泌型、弱分泌型与非分泌型。相对于其他人种，弱分泌型个体在亚洲人种较为常见。确定个体

的分泌型状态，对孟买血型与类孟买血型的鉴别诊断尤其重要。类孟买血型在中国人群中的比例为 1 : 8000，是一种 H 基因缺陷的分泌型或弱分泌型表型。孟买型血型在中国人群中极其罕见，是一种 H 基因缺陷的非分泌型表型。血型物质除存在于人红细胞上外，也存在于某些人的分泌液中。分泌液中含有血型物质者称为分泌型，中国人约占 80%；反之，称为非分泌型，约占 20%。A 型分泌型人唾液中含有 A 型物质，B 型分泌型人唾液中含有 B 型物质，O 型分泌型人唾液中含 H 物质，AB 型分泌型人唾液中含 A 及 B 型物质。H 型物质在 A、B、O 及 AB 4 型分泌型人唾液中均存在，但以 O 型人含量最多，并以 A、B、AB 型含量递减。对个体分泌物中 ABH 血型物质的检测，还有助于 ABO 亚型的分类及某些特殊情况下血型的鉴定。

（10）ABO 基因分型检测技术

[检测方法]

PCR – SSP 法。

[结果判断]

用 ABO – SSP 基因分型试剂盒，根据荧光染料或溴乙啶染料显色条带，试剂盒专用分析软件或通过反应格局来判读结果。

[临床意义]

PCR – 序列特异性引物（PCR – sequence specific primer，PCR – SSP）是目前红细胞血型基因分型最常用的技术之一。可辅助进行近期输血史患者、自身免疫性溶血性贫血患者的 ABO 定型以及某些特殊情况下（如部分亚型、痕量血量、干血点等）的 ABO 血型鉴定。在血清学方法对上述样本无法准确鉴定的情况下，基因分型可起到有益补充的作用。

### 1.6.1.2　Rh 血型鉴定

[检测方法]

试管法；玻片法；微量板法；微柱凝胶血型卡法。

[结果判断]

含 D 抗原的称为 Rh 阳性，不含 D 抗原的称为 Rh 阴性。

[临床意义]

临床上，因 D 抗原的抗原性最强，出现的频率高，临床意义又最大，故通常只做 D 抗原的血型检验。

Rh 血型系统的临床重要性在于抗 Rh 抗体引起的反应。抗 Rh 抗体主要通过输血或妊娠免疫而产生，较大量的 Rh 阳性细胞进入 Rh 阴性者体内后，2 ~ 5个月内血浆中可测到抗体。如受血者或孕妇血浆含有 Rh 抗体时，当遇到相应抗原，可导致严重溶血反应或新生儿溶血病。若误诊、误治，可导致患者残废或死亡。临床输血时，一般需作 Rh 血型鉴定。特别是妊娠妇女重复输血时，应做 Rh 血型鉴定和 Rh 抗体检查。以免 Rh 输血反应及其严重后果。

### 1.6.1.3　Rh 血型表型鉴定

[检测方法]

试管法；玻片法；微量板法；微柱凝胶血型卡法。

[结果判断]

理论上讲人类红细胞上的 Rh 抗原应有 C、c、D、d、E、e 6 种，但目前尚未发现抗 d。因此 Rh 血型主要有 5 种，其表型鉴定见表 1-8。

表 1-8　用 5 种抗 Rh 血清检查结果判定

| 与各抗血清的反应 | | | | | 受检者 Rh 表型 | Rh 阳性或阴性 | |
|---|---|---|---|---|---|---|---|
| 抗 C | 抗 c | 抗 D | 抗 E | 抗 e | | 临床上通称 | 血清学区分 |
| + | + | + | + | + | CcDEe | Rh 阳性 | Rh 阳性 |
| + | − | + | − | + | CCDee | Rh 阳性 | Rh 阳性 |
| + | + | + | − | + | CcDee | Rh 阳性 | Rh 阳性 |
| + | − | + | + | − | CCDEE | Rh 阳性 | Rh 阳性 |
| − | + | + | + | − | ccDEE | Rh 阳性 | Rh 阳性 |
| − | + | + | − | + | ccDee | Rh 阳性 | Rh 阳性 |
| − | + | + | + | + | ccDEe | Rh 阳性 | Rh 阳性 |
| + | − | + | + | + | CCDEe | Rh 阳性 | Rh 阳性 |
| + | + | + | + | − | CcDEE | Rh 阳性 | Rh 阳性 |
| + | − | − | − | + | CCdee | Rh 阴性 | Rh 阳性 |
| − | + | − | + | − | ccdEE | Rh 阴性 | Rh 阳性 |
| + | − | − | + | + | CcdEe | Rh 阴性 | Rh 阳性 |
| + | + | − | − | + | Ccdee | Rh 阴性 | Rh 阳性 |
| − | + | − | + | + | ccdEe | Rh 阴性 | Rh 阳性 |
| + | − | − | + | − | CCdEE | Rh 阴性 | Rh 阳性 |
| + | − | − | + | + | CCdEe | Rh 阴性 | Rh 阳性 |
| + | + | − | + | − | CcdEE | Rh 阴性 | Rh 阳性 |
| − | + | − | − | + | ccdee | Rh 阴性 | Rh 阴性 |

#### 1.6.1.4　弱 D（Weak D）型鉴定

[检测方法]

抗人球蛋白试验；微柱凝胶法。

[结果判断]

D 变异型（variants of D，D$^v$）红细胞上的抗原一般较弱，无法在盐水介质中通过 IgM 抗 D 直接检测。使用不完全抗 D 致敏红细胞，再加入抗球蛋白试剂，使抗球蛋白分子的 Fab 片段与包被在红细胞上的抗 D 抗体 Fc 段结合，从而通过间接抗球蛋白分子的搭桥造成红细胞的凝集，增加了检测的灵敏度。或使用微柱凝胶介质的凝集管进行抗人球蛋白试验，由于无须洗涤红细胞，大大减少了检测程序和时间，并进一步提升了检测灵敏度。

受检红细胞与各批抗 D 血清在盐水介质中都不凝集或只与其中 1 批或数批抗 D 血清凝集，但在间接抗人球蛋白试验中都凝集，都属弱 D 型细胞。

[临床意义]

在临床输血中，弱 D 型人经输注 D 阳性红细胞后可产生抗 D 抗体。所以受血者若为弱 D 型，应作 Rh 阴性论，应输注 Rh 阴性血液；供血者为弱 D 型者，应作 Rh 阳性论，不应当输血给 Rh 阴性的受血者。弱 D 型妇女与 Rh 阳性丈夫生育的婴儿可能发生新生儿溶血病。

#### 1.6.1.5　MN 血型鉴定

[检测方法]

试管法；玻片法。

[结果判断]

见表 1 - 9。

表 1 - 9　MN 血型结果判定

| 判定血型 | 抗 M | 抗 N |
|---|---|---|
| M 型 | + | - |
| N 型 | - | + |
| MN 型 | + | + |

[临床意义]

免疫性抗 M、抗 N 抗体能引起早产、死胎、新生儿溶血病及配血不合等。遇有异常，有条件时可考虑作此检查。

### 1.6.1.6　P血型鉴定

[检测方法]

试管法；玻片法。

[结果判断]

见表1-10。

表1-10　P血型系统的分型

| 抗$P_1$ | 表型 | 抗原 | 基因型 |
| --- | --- | --- | --- |
| + | $P_1$ | $P_1^+$ | $P_1P_1$，$P_1P_2$ |
| - | $P_2$ | $P_1^-$ | $P_2P_2$ |

[临床意义]

对P血型系统抗原的遗传学和生物化学研究表明，这些抗原至少受到$P_1$、$P_2$、$P^k$和P等几个位点的控制，分为$P_1$、$P_2$、$P_1^k$、$P_2^k$和P五种表型。临床上常只需用$P_1$血清将红细胞分为$P_1$和$P_2$两种。我国汉族人群$P_1$占39.67%，$P_2$占60.33%。抗$P_1$常属冷凝集素IgM，4℃为最适反应温度，偶尔可引起输血反应。

### 1.6.1.7　白细胞血型检测

白细胞血型检测即人类白细胞抗原（human leukocyte antigen，HLA）分型检测。

（1）HLA微量淋巴细胞毒试验

[检测方法]

血清学分型法。

[结果判断]

在倒置相差显微镜下，对72孔微量反应板中的细胞进行观察，被染色的细胞即死细胞，细胞肿胀，无折光能力，呈黑灰色；未被染色的细胞即活细胞，折光能力强，呈光亮状。以NIH方法为准，按照死细胞所占比例来判定每一孔的反应结果（表1-11）。根据试剂盒提供的反应格局表判读HLA血清学分型结果。

**表1-11　微量淋巴细胞毒试验结果判定**

| | 死细胞比例（%） | 评分 |
|---|---|---|
| 阴性 | 1~10 | 1 |
| 阴性可疑 | 11~20 | 2 |
| 阳性可疑 | 21~40 | 4 |
| 阳性反应 | 41~80 | 6 |
| 强阳性反应 | >81 | 8 |

［临床意义］

HLA-A、B、C、DQ 和 DR 可以用本法检出。

本检测法先通过密度梯度离心分离外周血淋巴细胞。淋巴细胞膜表面具有 HLA 抗原，特异性的 HLA 抗体与淋巴细胞膜上相应的 HLA 抗原结合，激活补体，从而改变了细胞膜的通透性，染料进入细胞并着色；如淋巴细胞不带有相应的抗原，则细胞膜完整，染料无法进入。在显微镜下估计着色细胞的百分比可判断抗原、抗体反应的强度。

准确的 HLA 分型对临床进行造血干细胞移植和器官移植患者的组织配型、骨髓库的建立与发展、免疫性疾病的研究等具有重要意义。另外、HLA 型别与疾病有一定关联，如 HLA-B27 与强直性脊柱炎相关。HLA 分型还用于法医鉴定等方面。

（2）HLA 基因分型技术

近年来，随着分子生物学的飞速发展，HLA-D、DP 的血清学分型方法基本上被基因分型技术所取代。

［检测方法］

PCR-SSP 法、基因测序法、多荧光微珠免疫分析（流式细胞仪）法。

［结果判断］

分别通过特异性引物，PCR 扩增 HLA 基因片段，凝胶电泳后分析产物的反应格局来确定相应的基因型；或用 4 种荧光染料标记的双脱氧核糖核苷酸直接对 HLA 基因的 DNA 片段进行序列分析；或用包含 HLA 位点的 PCR 产物与不同颜色微球（每种颜色代表一种 HLA 型别）上的 DNA 探针进行杂交，流式细胞仪通过测定微球的颜色，经分型软件可确定样品的 HLA 型别。

[临床意义]

见"1.6.1.7 中（1）HLA 微量淋巴细胞毒试验"。

**1.6.1.8　血小板血型检测**

（1）血小板特异性抗原基因分型检测

绝大部分血小板特异性抗原（human platelet antigens，HPA）中，是编码抗原等位基因的单核苷酸多态性（single nucleotide polymorphism，SNP）或碱基缺失（如 HPA – 14）导致的同种异型。聚合酶联反应 – 序列特异性引物（polymerase chain reaction – sequence – specific priming，PCR – SSP）方法是目前血小板血型分型最常用的技术之一。

[检测方法]

PCR – SSP 基因分型法。

[结果判断]

根据血小板糖蛋白基因和 HLA 基因核苷酸碱基序列的多态性和已知的 DNA 序列，设计一系列等位基因型特异性序列引物，通过 PCR 反应特异性扩增 HPA 和 HLA 基因片段。然后用凝胶电泳检测 PCR 产物片段的长度，根据 PCR 产物的反应格局来判定相应的基因型。

[临床意义]

对于血小板输注无效和输血后紫癜的患者，选择 HLA 配型和血小板血型配合者，能获得较好的输注效果。

（2）血小板特异性抗原血清学分型检测

[检测方法]

见 1.6.2.3 血小板抗体检测。

[临床意义]

见"1.6.1.8 中（1）血小板特异性抗原基因分型检测"。

但由于特异性的抗血清不易获取，因此血清学分型方法临床上开展较少。

**1.6.1.9　血清蛋白型检测**

血清蛋白型是指血清中蛋白质所具有的遗传多态性。临床输血中针对血清蛋白所产出的抗体并不多。在输注因子Ⅷ时，有时会遇到针对因子Ⅷ的抗体，但大多数针对Ⅷ的抗体是 $IgG_4$ 亚型，这类抗体不会结合补体，也不诱导产生输血反应。针对免疫球蛋白型研究较为深入，如不同个体之间 IgG 分子的蛋白多态性被称为 Gm（gamma marker）型，目前已发现 Gm 同种异型抗原约为 30 种。在输血中，供受者之间 Gm 不相容一般不会产生输血反应。但

IgA 同种异型输血可产出输血反应。

（1）酶联免疫吸附试验（enzyme linked immunosorbent assay，ELISA）

**[检测方法]**

ELISA 法。

**[参考区间]**

IgA：>50mg/L。

**[临床意义]**

当血清 IgA < 50mg/L 时，实验室诊断为相对 IgA 缺乏；当血清 IgA < 0.5mg/L 时，实验室诊断为绝对 IgA 缺乏（严重 IgA 缺乏）。IgA 缺乏（IgA 水平低于50mg/L）的患者中约有30% ~ 50% 的人血清中有抗 IgA 抗体。如果受血者血清中存在的是抗 A2m 抗体，而供血者血浆中存在相应的 IgA 抗原，则在临床上可发生输血反应，通常表现为过敏症状的出现。若在输血前对受血者进行 IgA 含量的测定，对于 IgA 缺乏的受血者，输注洗涤红细胞和 IgA 缺乏的血浆则可有效降低输血反应的发生。

（2）颗粒凝胶免疫法

**[检测方法]**

快速凝胶法。

**[结果判断]**

当血清 IgA：>0.5mg/L 时，发生凝集反应的有色颗粒在凝胶上部呈阳性反应，此判定为阴性。

**[临床意义]**

在有色的凝胶颗粒上包被人源多克隆抗 IgA 抗体，将待检血清与其混合，若血清中含有 IgA，则会引有这种有色颗粒的凝集反应。将反应混合物加到凝胶微管（卡）上并孵育离心，发生凝集反应的有色颗粒不能通过凝胶间隙而留在凝胶上层，呈阳性反应。未凝集的颗粒则通过凝胶间隙沉积在凝胶管的底部，呈阴性反应。

这是一种快速简易的定性方法，专门用于检测 IgA 严重缺乏者 <0.5mg/L，预防 IgA 输血过敏反应的发生。

**1.6.1.10 新生儿溶血病（HDN）的血型血清学检查**

总的检查程序详见图 1 - 3。

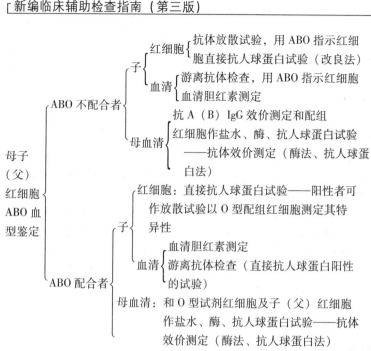

注：经巯基乙醇处理，破坏完全抗体后，再检查不完全抗体。

图 1-3　新生儿溶血病血清学检查程序

**1. ABO HDN 血型血清学检查**

（1）婴儿及其父母的 ABO 血型鉴定：婴儿及其父母 ABO 血型的鉴定是检查 HDN 的第一步。夫妇或母子间 ABO 血型配合与不配合的判定见表 1-12。

表 1-12　夫妇或母子间 ABO 血型关系

| 产妇 | | 丈夫血型 | | 婴儿血型 | |
| --- | --- | --- | --- | --- | --- |
| 血型 | 血清中抗体 | 配合 | 不配合 | 配合 | 不配合 |
| O | A，B | O | A，B，AB | O | A，B |
| A | B | A，O | B，AB | A，O | B，AB |
| B | A | B，O | A，AB | B，O | A，AB |
| AB | - | A，B，O，AB | - | A，B，AB | - |

（2）母亲血清中 IgG 抗 A（B）检查

[**检测方法**]

抗人球蛋白法和盐水滴定法。

[**结果判断**]

见表 1–13 和图 1–4。

表 1–13　盐水记分和抗球蛋白记分方法

| 血清稀释度 | 1:1△ | 1:2 | 1:4 | 1:8 | 1:16 | 1:32 | 1:64 | 1:128 | 1:256 | 1:512 | 总分 |
|---|---|---|---|---|---|---|---|---|---|---|---|
| 盐水滴度结果/记分 | （＋＋＋＋）/5 | （＋＋＋＋）/5 | （＋＋＋）/4 | （＋＋＋）/4 | （＋＋）/3 | （＋）/2 | （±）/1 | －/0 | －/0 | －/0 | 24 |
| 抗球蛋白滴度结果/记分 | ＊/5 | ＊/5 | ＊/5 | ＊/5 | ＊/5 | ＊/4 | （＋＋＋）/4 | （＋＋）/3 | （＋）/2 | －/0 | 38 |

注：①＊盐水介质中凝集，不必再做抗人球蛋白试验，而按经验记分：（＋＋＋＋），（＋＋＋），（＋＋＋），（＋＋），（＋＋），（＋），（＋），（±）；

②△受检者血清与 2–me 等量混合，所以实际上已 1:2 稀释。

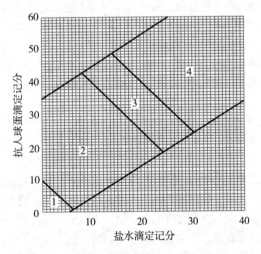

图 1–4　预报 ABO HDN 的直角坐标图

1、2 区：正常婴儿；3 区：ABO HDN 受害程度中等；

4 区：ABO HDN 受害严重

（3）患儿血样检查：诊断 ABO HDN 的最有力证据是证实患儿红细胞被来自母体的 IgG 抗 A（B）所致敏。因此须作以下 4 项试验：①患儿红细胞直接抗人球蛋白试验；②患儿红细胞抗体放散试验；③患儿血清中游离抗体测定；④患儿血清胆红素测定。

患儿血清学检查时间的选择：据报告，以脐血作上述 3 项试验，O 型母亲分娩出的 A 或 B 型小儿中有 1/5 阳性，这样就把许多不发病的新生儿统计在内，如果把采血时间放到产后 10 天以后，那么致敏红细胞大部分破坏，3 项试验可阴性，使真正的 ABO HDN 漏检，故 ABNO HDN 的患儿血清学检查最好在出生后 3～7 天进行。用三项试验检出的 ABO HDN 约为总新生儿的 1/140。

**2. Rh HDN 血型血清学检查**

（1）产妇血清学检查

[检测方法]

盐水介质法；间接酶法；抗人球蛋白法；Rh 抗体效价滴定。

[临床意义]

孕妇分娩前后血清学检查计划见表 1-14。当产妇血清中检出某种 Rh 抗体时，应选择适当的对象红细胞和适合的试验方法，进一步滴定其效价。如 Rh 抗体效价达到 ≥64，则其血型不合，胎儿的死胎率增高，效价 ≤16 者，其血型不合，胎儿的 HDN 一般较轻。

（2）婴儿血清学检查：Rh HDN 下列 3 项试验阳性，便可证实婴儿的红细胞被来自母亲的 IgG 抗体致敏：①直接抗人球蛋白试验；②放散试验；③游离抗体检查；④血清胆红素定量。

**3. 患儿换血的准备**　换血前的交叉配血试验，一般采用患儿母亲的血清作"主侧"交配试验；"次侧"不作配血禁忌考虑。只要"主侧"配血无凝集即可进行换血。

因为：患儿发生溶血的抗体来自母亲；患儿出生后，抗体含量总低于母亲血清中抗体的含量，这时患儿尚未产生血型抗体，所以供血者红细胞与母亲血清配合者也一定与患儿血清配合。如果当时只有患儿血样，则可用患儿红细胞的放散液或血清作"主侧"配血。因为进入患儿的抗体已大部分被患儿红细胞吸附，所以放散液要比患儿血清更有代表性。

表 1 – 14　孕妇分娩前后血清学检查计划

| 母亲为 D – 阳性 | ①正常产史——无不配合抗体 | 不进一步检查 |
| --- | --- | --- |
| | ②产史提示溶血病 | |
| | ③有不配合抗体存在不进一步检查 | 试验如④ |
| | | 试验如⑥ |
| 母亲为 D – 阴性 | ④正常产史——无不配合抗体 | 在妊娠 32 ～ 34 周分娩时，如果婴儿为 D 阳性，分娩后 10 天与 12 周作抗体检查 |
| | ⑤产史提示溶血病，但无抗体 | 从妊娠 25 周起每月一次，如果婴儿为 D 阳性，分娩后 10 天与 12 周作抗体检查 |
| | ⑥Rh 抗体存在 | 大约每月测 1 次抗体效价，包括产后第 10 天 |

## 1.6.2　血型抗体相关检验

### 1.6.2.1　红细胞游离抗体检测

（1）直接离心法检测 IgM 型抗体

[检测方法]

盐水法。

[结果判断]

用筛选细胞、谱细胞、脐血 O 细胞及成人 ABO 细胞与受检者血清进行血凝试验，根据直接离心出现的凝集反应阴阳性格局，判定 IgM 抗体存在与否或其特异性。并可根据凝集反应条件，观察凝集在 37℃ 是否散开而在 4℃ 明显增强，判断抗体是否为冷反应性自身抗体。

[临床意义]

本法是检测红细胞 IgM 型抗体的常用方法，可用于交叉配血、ABO 以外不规则 IgM 抗体筛查与鉴定。

临床上少数个体可能天然存在某些血型系统的抗体，如抗 M、抗 P1 等，通常这类 IgM 型抗体仅在较低温度（如 4℃）下凝集。

在室温下有凝集活性而在 37℃ 无活性的抗体通常没有临床意义。在室温以上温度出现凝集，作为献血者应废弃血浆，作为受血者，应选择配合型红细胞输注。

（2）间接抗球蛋白试验（indirect antiglobulin test，IAT）

[检测方法]

IAT 法。

[结果判断]

凝集为阳性，不凝集为阴性。

阴性试验管中加 1 滴 IgG 或 $C_3$ 致敏细胞验证阴性结果的有效性。

[临床意义]

抗球蛋白试验（antiglobulin test，AGT）又称 Coombs 试验（Coombs test），是检查 IgG 抗体或补体的一种经典试验。有直接和间接两种试验方法。

间接抗人球蛋白试验主要用于检测血清或血浆中游离的不完全抗体。常用于血型检定，输血、器官移植、妊娠所致免疫性血型抗体［如 ABO 新生儿溶血病母亲血清中 IgG 抗 A（B）的测定］以及自身免疫性血型抗体的检出和鉴定，也可交叉配血及其他特殊研究。

（3）聚凝胺（polybrene）试验

[检测方法]

试管法。

[结果判断]

待检血清（浆）管中的抗体与相应筛选红细胞或谱红细胞上相应抗原的特异性结合，在聚凝胺介质中形成不同强度的凝集（块），加入重悬液，这种抗体介导的特异性凝集不会散开，即可判定为阳性；若无特异性抗体，仅由聚凝胺引起的非特异性凝集因重悬液加入后电荷中和，红细胞凝块在 1min 内分散，则判定为阴性。

[临床意义]

本试验主要用以测定患者血清中具有临床意义的红细胞同种抗体，它具有敏感性高及快速等优点。1983 年 Fisher 报告，比较盐水试验、木瓜酶（或菠萝蛋白酶）试验、低离子盐水试验及凝聚胺（polybrene）试验等 4 种方法发现，凝聚胺试验测同种抗体的敏感度高出其他 3 种方法 2～250 倍，而且快速。凝聚胺试验现已应用于血型不完全抗体测定，抗体筛选、鉴定以及交叉配血试验。聚凝胺法可以检测 IgM 类抗体，但不能替代盐水法。本法对大部分 IgG 类不规则抗体的检测敏感度较高，特别是针对 Rh 系统抗体，检测能力明显高于 IAT 法；但对 Kell 系统的抗体检测相对不敏感。

（4）微柱凝胶法（microcolumn test）

[检测方法]

微柱凝胶法。

[结果判断]

见表 1 – 15。

表 1 – 15　微柱凝胶法凝集强度判读表

| 红细胞在凝胶柱内的反应情况 | 结果判读 |
| --- | --- |
| 全部位于胶表面 | （＋＋＋＋） |
| 大部分红细胞位于胶表面，少部分位于胶中上部 | （＋＋＋） |
| 大部分位于胶中部，少部分位于胶中上部 | （＋＋） |
| 位于胶中近底部 | （＋） |
| 绝大部分沉积于管尖底部，极少量位于胶中近底部 | （±） |
| 胶表面和管尖底部的红细胞同时存在 | Dcp |
| 红细胞复合物部分或完全消失，柱内液体为透明红色 | H |
| 全部沉积在管尖底部 | O |

注：Dcp：double cell population，混合视野；H：complete hemolysis，完全溶血；O：不凝集。

[临床意义]

本法是在微柱凝胶介质中进行的抗人球蛋白试验。使用的 Coomb 卡包括单抗 IgG 和多特异性抗 IgG/ – C₃ 卡。由于不需对红细胞进行洗涤，大大减少了程序和时间，适合大量样本的检测。且具有样本用量少、结果可长期保存等优点。目前已广泛应用于临床抗体筛选及鉴定、交叉配血等。

（5）酶法（enzyme test）

[检测方法]

木瓜酶法；菠萝蛋白酶法；胰蛋白酶法；无花果酶法等。

[结果判断]

将待检血清或血浆、蛋白酶水解酶及抗体筛选细胞混合，37℃ 孵育30min，离心观察结果，红细胞凝集为阳性，不凝集为阴性。

[临床意义]

酶法操作简单、成本低廉，可作为大规模抗体筛查的方法。由于蛋白水解酶可作用于红细胞表面的多糖链上，切断带有负电荷羧基基团的唾液酸，从而减少红细胞表面负电荷以及细胞间的排斥，使之容易产生凝集反应。因此，酶法可以增强 Rh 和 Kidd 等血型系统抗原 – 抗体反应的凝集强度。然而，蛋白水解酶也可使一些红细胞抗原的结构破坏或变性，削弱一些血型抗原与抗体的反应，因此为漏检部分常见的 IgM 类不规则抗体（如抗 M、抗 N）、Duffy 等血型系统抗体的检测。目前主要用于 IgG 类抗体的检测。

（6）自动化检测技术

[检测方法]

全自动血型分析系统。

[结果判断]

仪器通过计算机软件分析后，自动地获得不同分析项目的结果。

[临床意义]

全自动血型分析系统具有全自动、操作简便、安全可靠和高通量等特点。检测的项目主要 ABO 和 Rh（D）定型、Rh 分型、红细胞抗体筛选、红细胞抗体鉴定、红细胞交叉配血、DAT 等。

对于红细胞抗体筛查阳性的标本，进一步鉴定抗体的特异性，选择特定抗原阴性的献血者红细胞进行交叉配血。

（7）红细胞游离抗体效价测定

①IgM 效价测定

[检测方法]

半定量试管法。

[结果判断]

血清倍比稀释后与选定的红细胞进行反应，以肉眼可见的明显凝集管的最高血清稀释度数值的倒数来表示效价。

[参考区间]

冷自身抗体 $< 64$（$4^\circ C$）；不规则抗体（IgM 型）效价：0。

[临床意义]

冷自身抗体 $4^\circ C$ 效价 $> 64$ 提示效价增高，但除非 $4^\circ C$ 效价 $\geqslant 1000$，否则很少导致溶血性贫血。

②IgG 抗体效价测定

[检测方法]

DTT 或 2 - ME 去除 IgM 抗体后的 IAT 试验。

[结果判断]

用巯基试剂（如二硫苏糖醇 dithiothreitol，DTT 或 2 - 甲基巯基乙醇2 - mercaptoethanol，2 - ME）破坏 IgM 分子亚基间的二硫键，使 IgM 失去原有的活性，再用间接抗人球蛋白试验检测 IgG 抗体效价。

结果判读：以肉眼观察凝集为 ± 的最低稀释度为抗体效价。

[临床意义]

有些血型抗体（如抗 A、抗 B）在个体中可有两种存在形式，有 IgG 也有 IgM。因此，可通过巯基试剂消除 IgM 抗体活性后再测定 IgG 抗体效价。

③无 IgM 抗体干扰下 IgG 抗体效价测定

[检测方法]

IAT 法。

[结果判断]

对于不规则抗体，通常仅存在 IgG 形式而无 IgM 形式，可通过间接抗人球蛋白试验直接测定 IgG 抗体效价。

结果判读：以肉眼观察凝集为 ± 的最低稀释度为抗体效价。

### 1.6.2.2 红细胞结合抗体检测

（1）直接抗人球蛋白试验（direct antiglobulin test，DAT）

[结果判断]

如阳性对照管凝集、阴性对照管不凝集，则受检红细胞凝集者为直接抗人球蛋白试验阳性，不凝集者为阴性。

[临床意义]

DAT 用于检测患者体内已致敏的不完全抗体，主要是 IgG 和 $C_3$ 抗体。利用抗人球蛋白血清可与体内已被不完全抗体或补体致敏红细胞产生凝集反应，可检查红细胞是否已被不完全抗体所致敏。①诊断各种免疫性血液病，如新生儿溶血病（胎儿红细胞被母亲血型抗体致敏）、溶血性输血反应（输入不相合红细胞被受血者不完全抗体致敏）、自身免疫性溶血性贫血（患者红细胞被自身抗体致敏）以及药物诱导产生的自身抗体（由甲基多巴类药物、青霉素等所致）。②检测白细胞的自身抗体，如原发性及继发性自身免疫性粒细胞减少症。③检测血小板的自身抗体，如原发性及继发性血小板减少性紫癜。

（2）微柱凝胶直接抗人球蛋白试验

[结果判断]

即在微柱凝胶介质中进行的 DAT 试验，结果判定见"1.6.2.1 中（4）微柱凝胶法"。

[临床意义]

见"1.6.2.2 中（1）直接抗人球蛋白试验"。

（3）抗体放散试验

利用各种不同的物理和化学方法，将特异性结合于红细胞上的抗体放散到溶液中，以备用已知表型的红细胞检测放散液，判断抗体的特异性和效价。

[检测方法]

热放散法，乙醚放散法，氯喹放散法，冷酸放散法。

[临床意义]

（1）热放散法是将红细胞悬液提高到56℃，使抗体从红细胞膜上脱落，释放到溶液中。可以放散 IgG 类的抗体，也可获取无抗体附着的红细胞（针对冷抗体）。

（2）乙醚放散法是利用有机溶剂乙醚可萃取红细胞膜中的磷脂等成分，从而破坏红细胞获得抗体。本法用于得到红细胞上致敏的 IgG 抗体。

（3）氯喹放散法是在可控制条件下，二磷酸氯喹能够减少红细胞表面电荷，抑制抗原－抗体反应，解离红细胞上的 IgG 抗体，同时保持红细胞膜的完整性和抗原的活性。

（4）冷酸放散法是在低 pH 值、冷条件下，抗体能从红细胞上放散到溶液中，可能是基于破坏了静电结合力和改变了蛋白的三维结构。本法适合于获得温反应性同种和自身抗体。

以上各种方法获得的抗体主要用于 ABO 亚型的鉴定，新生儿溶血性疾病的诊断和自身免疫性溶血性贫血患者红细胞的抗体特异性鉴定，以及吸收后把抗体再放散下来进行鉴定，或制备单特异性抗体。致敏 IgG 抗体红细胞的血型检测。同种抗体和自身抗体的鉴别等。

### 1.6.2.3 血小板抗体检测

目前，血小板抗体的检测是基于测定血小板上结合的免疫球蛋白。其中有血小板免疫荧光试验（platelet immunofluorescence test，PIFT）、酶联免疫吸附分析（ELISA）、混合红细胞黏附分析（mixed red adherence assay，MR-CAA）（又称固相法技术）和单克隆抗体免疫固定血小板抗原方法等，下面介绍几种。

（1）简易致敏红细胞血小板血清学试验（simplified sensitized erythrocyte platelet serology assay，SEPSA）

[结果判断]

指示细胞（固定了抗人 IgG 的醛化羊红细胞）覆盖在（U 型微量板）固定的血小板单层上呈膜状，判定为阳性；指示细胞聚集在孔底中央，成为细胞扣，判定为阴性。

凝集强度判读见表 1－16。

表 1 – 16　SEPSA 法凝集强度判读

| RBC 分布情况 | 凝集强度 |
|---|---|
| RBC 成膜状 | （＋＋） |
| 可见 RBC 成环状 | （＋） |
| RBC 环状较小，周围可见分散 RBC | （±） |
| RBC 成纽扣状，集中在孔底中央 | 0 |

［参考区间］

阴性。

［临床意义］

人类血小板表面携带了多种血型抗原，它们包括 ABO、Ii、P、Lewis 血型抗原，HLA – Ⅰ类抗原及血小板特异性抗原（HPA）。这些抗原是引起新生儿同种免疫性血小板性紫癜（neonatal alloimmune thrombocytopenia，NAITP）和临床上血小板输注无效（platelet refractoriness，PTR）的重要原因。约有 4% ~ 10% 的多次输血患者会产生数种血小板抗体，其中大多数是针对血小板上 HLA – Ⅰ类抗原，但也有少数患者仅产生 HPA 抗体。血小板自身抗体阳性常见于特发性血小板减少性紫癜（idiopathic thrombocytopenic purpura，ITP）患者。

（2）单克隆抗体固相血小板抗体试验（monoclonal antibody solid phase platelet antibody test，MASPAT）

［检测方法］

MASPST 法。

［结果判断］

本法中，U 型微量板上包被单层单克隆的血小板特异性抗体，与受检清中血小板上的抗原反应，使血小板固相化在 U 板上。

指示细胞覆盖在固定的血小板单层上呈膜状，判定为阳性；指示细胞聚集在孔底中央，成为细胞扣，判定为阴性。

［参考区间］

阴性。

［临床意义］

见"1.6.2.3 中（1）简易致敏红细胞血小板血清学试验"。

（3）单克隆抗体免疫固定血小板抗原方法（monoclonal immobilization of

platelet antigen assay，MAIPA）

1987 年 Kiefel 等建立的 MAIPA 法，是检测血小板抗原、抗体的经典方法。试验中，将鼠抗人血小板糖蛋白单克隆抗体与结合有抗体的血小板共同孵育后的复合物裂解，裂解后的上清液加入到预先制备的羊抗鼠 IgG 包被的多孔板，再孵育、洗涤，最后加入酶标羊抗人抗体的和酶反应底物后显色，测定血小板抗体。

[检测方法]

MAIPA 法。

[结果判断]

根据受检样本的吸光度与阴阳性对照的吸光度值，判定样本的阴阳性。

[参考区间]

阴性。

[临床意义]

见"1.6.2.3 中（1）简易致敏红细胞血小板血清学试验"。

### 1.6.2.4　白细胞抗体检测

HLA 抗体检测方法通常有 3 种，分别是交叉配型、群体反应性抗体（panel reaction antibodies，PRA）检测和流式细胞仪抗体检测。交叉配型一般采用微量淋巴细胞毒交叉配合试验（lymphocytotoxicity cross matching testing，LCT）。PRA 是用一组包含大部分 HLA 抗原的细胞板或抗原板检测是否有对应的抗体存在，计算阳性的结果占总反应的比例。

（1）补体依赖性细胞毒试验（complement - dependent cytotoxicity test，CDC）

[检测方法]

CDC 法（即补体依赖的微量淋巴细胞毒试验）。

[结果判断]

用相差显微镜观察，被染色的死细胞呈黑色，无折光，细胞肿胀；活细胞具有很强的折光能力，呈明亮状。

临床上，将细胞毒低于 10% 作为阴性，大于 10% 作为移植禁忌（试验时必须设阴阳性对照，且阳性对照死亡细胞大于 90%，阴性对照死亡细胞数小于 10% 时，表明此试验结果可靠）。

[参考区间]

阴性。

[临床意义]

HLA 抗体的筛选在器官移植中具有重要意义。LCT 阳性的供体与受体不可进行器官移植。否则可能发生排斥反应。HLA 抗体阳性还与移植物功能延迟、急性排斥反应和移植物存活降低有关。

（2）莱姆德混合抗原板（Lambda antigen tray mix，LATM）法

[检测方法]

ELISA 法。

[结果判断]

将纯化的 HLA 抗原按照相应的分布包被于酶标反应板上（每例 4 孔，2 孔为Ⅰ类抗原，2 孔为Ⅱ类抗原），当样本中存在抗 HLA 抗体时，发生抗原-抗体特异性结合，加入酶标抗人 IgG 抗体及底物，即可通过酶显色反应，检出是否存在抗 HLA 抗体。

肉眼观察：蓝色为阳性，无色为阴性。

酶标仪检测：用 630 波长进行比色测定，由 LATM 软件系统自分析结果。

[参考区间]

阴性。

[临床意义]

其意义见"1.6.2.4 中（1）补体依赖性细胞毒试验"。

（3）莱姆德抗原板（Lambda antigen tray，LAT）法

[检测方法]

ELISA 法。

[结果判断]

LAT 法可同时检测混合的 HLA-Ⅰ类、Ⅱ类抗体，但只能定性不能定量。

LAT 法将包被抗原改为纯化的特异性 HLA 抗原，可同时检测特异性的 HLA-Ⅰ、Ⅱ类 IgG 抗体，还可定量和自动分析抗体的特异性。

肉眼观察：蓝色为阳性，无色为阴性。

酶标仪检测：用 630 波长进行比色测定，由专用 LAT 软件系统自分析结果计算群体反应性抗体（PRA）阳性率。PRA > 10% 为阳性。若阳性，还可自动分析抗体特异性。

[参考区间]

阴性。

［临床意义］

见"1.6.2.4（1）补体依赖性细胞毒试验"。

（4）流式细胞仪法

［检测方法］

流式细胞仪法。

［结果判断］

将 HLA－Ⅰ、Ⅱ类抗原分别包被在数十个免疫微磁珠上，当加入待检血清室温孵育时，包被不同的 HLA 抗原的磁珠即与相应的抗体特异性结合，再加入荧光素（如 FITC）交联的 Fab 段的羊抗人 IgG 二抗孵育，终止、固定，通过流式细胞仪检测和分析，即可检出标本中 HLA 抗体的强度和特异性。

［参考区间］

阴性。

［临床意义］

见"1.6.2.4（1）补体依赖性细胞毒试验"。

### 1.6.2.5　血清蛋白抗体检测

（1）抗 IgA 同种型抗体检测

［检测方法］

颗粒凝胶免疫法。

［结果判断］

将人源多克隆 IgA 包被于高密度合成的多聚体有色颗粒上，加入待检血清，若血清中含有抗 IgA 抗体，则会引起这种有色颗粒发生凝集反应。根据反应混合物在凝胶介质中的通过情况判定结果。

阳性反应：发生凝集的有色颗粒不能通过凝胶间隙而留在凝胶上层。

阴性反应：未凝集的颗粒则通过凝胶间隙而沉积在凝胶管的底部。

［参考区间］

阴性。

［临床意义］

临床输血前与 IgA 缺乏检测联用可快速检测严重 IgA 缺乏者是否有抗 IgA，从而预防 IgA 输血过敏反应的发生。

（2）免疫球蛋白同种异型的检测

［检测方法］

微量血凝抑制试验。

[结果判断]

被检血清在 96 孔 V 微型反应板上作倍比稀释，以（已知 Gm、Km 抗原的）抗 D IgG 致敏的 RhD 阳性红细胞作为指示系统。若有凝集反应，判定为阳性，显示有抗 IgG 同种异型抗体。反之，则判定为阴性。

[参考区间]

阴性。

[临床意义]

见 1.6.1.9。

### 1.6.3 交叉配血检验

#### 1.6.3.1 红细胞交叉配血检验

（1）盐水介质配血法：本法是目前最常用的配血方法，可以发现临床上最重要的 ABO 不配合性。当受血者和供血者血清及细胞经混合并离心后，如有 ABO 不配合问题，就会很快显示凝集的阳性结果，即刻告知不可输血。所以常称为立即离心（immediate spin）配血试验。

（2）酶技术配血法：国内以木瓜酶和菠萝酶为常用。本法敏感性高，对 Rh 血型抗体的检出尤为显著，操作简便，试剂容易购到，故一般实验室均应建立。

[结果判断]

如阳性对照管凝集，阴性对照管、盐水对照管不凝集，"主侧"（供血者细胞 + 患者血清）"次侧"（供血者血清 + 患者细胞）配血管都不凝集，表示无输血禁忌。若出现凝集应查明原因，原因不明，不可输血。

（3）抗人球蛋白配血法：本法是检查不完全抗体最可靠的方法。若出现凝集者为阳性，不可输血。

（4）LISS 配血法：降低介质的离子强度，降低红细胞的 Zeta 电位，可以增加抗原、抗体结合，使原来在盐水介质中不能凝集红细胞的抗体能够发生凝集。如用于间接抗人球蛋白试验，可加快反应的速度，缩短保温的时间。若出现凝集者为阳性，不可输血。

（5）凝聚胺配血法：本法在实际应用中已作改良，称改良聚凝胺法（见上海市血液中心检测手册）。聚凝胺（polybrene）是一种高价阳离子季铵盐多聚物，溶解后产生较多正电荷，可以中和红细胞膜表面的唾液酸带有的负电荷，使红细胞之间的距离缩短。若是未被抗体致敏的红细胞，则产生可逆的非特异性的凝集，加入重悬液后散开，为阴性反应；若是抗体致敏的红细胞，则凝集不可逆，加入重悬液后不会散开，为阳性反应。若出现凝集者为阳性，不可输血。

（6）微柱凝胶卡配血法：在微柱凝胶介质中，红细胞抗原与相应抗体结合，利用凝胶的空间位阻，经低速离心，凝集的红细胞悬浮在凝胶上层，而未和抗体结合的红细胞则沉于凝胶底部（管底尖部）。微柱凝胶试验（又名微柱凝胶血型卡法）比传统的玻片和试管液体介质中凝集试验更准确、更敏感、更简单，结果可较长期保存。

**［结果判断］**

见图 1-5。

（1）若对照管细胞沉淀在管底，检测管凝集块在胶上或胶中判读为阳性。

（2）若对照管和检测管的细胞沉淀均在管底判读为阴性。

（3）若对照管细胞在胶上和胶中说明试验失败，应重新试验。

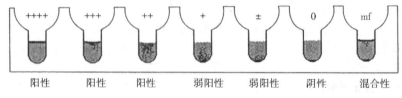

图 1-5　微柱凝胶卡结果分析

**［用途］**

微柱凝胶分中性胶、特异性胶和抗人球蛋白胶，分别用于不同的血型血清试验。在中性凝胶试验中，凝胶不含抗体，可用于检测 IgM 类抗体和红细胞抗原的反应，如 ABO 血型正反定型等；在特异性凝胶试验中，凝胶中含有特异性血型抗体，用于血型抗原检测；在抗人球蛋白凝胶试验中，凝胶中含有球蛋白抗体，可用于检测 IgG 类不完全抗体和相应红细胞抗原的反应，如交叉配血、不规则抗体检测和鉴定，以及用于人血清抗 D 血型筛查等。

交叉配血的结果提示，不凝集者为阴性，可以输血；凝集者为阳性，不可输血。

（7）交叉配血的临床意义：以同型血（包括 ABO 系统、Rh 系统等）输血为主，但必须交配相合，方可使用。如急救需要，而又缺乏同型血时，方可考虑用其他适合血型（仅限 ABO 系统）代替，如"O"型血可供 A 型、B

型者；其他血型可供 AB 型者；必须同时考虑输注量不可太大。

在同型输血中，对多次输血和多胎妊娠的妇女，输血前的交叉配血中，如发现存在红细胞免疫性抗体，要考虑 Rh 系统（或其他血型系统）的抗体，应查明原因，输注无此抗体所对应的红细胞抗原。如一个 A 型 Rh 阴性的人，必须输注 A、Rh（-）的同型血；一个 O 型 Rh 阴性的孕妇，胎儿 Rh（+），为防止出现新生儿溶血症，母亲则输注 O，Rh（-）血，新生儿换血也要输注 O，Rh（-）血。

**1.6.3.2　血小板特殊配血检验**

针对存在 HLA 抗体、HPA 抗体或血小板自身抗体的患者进行的血小板配血称为血小板特殊配血。

（1）SEPSA 法血小板特殊配血检验

［检测方法］

与"1.6.2.3 中（1）简易致敏红细胞血小板血清学试验"相同的 SEPSA 法。

［结果判断］

凝集强度判读见表 1-16。

［参考区间］

阴性。

［临床意义］

对于有指征的患者，在明确血小板抗体性质的基础上，可通过血小板特殊配血获得配合性血小板进行输注，以避免血小板输注无效和输血后紫癜。当患者被高度同种免疫，存在多种同种抗体时，一般难以获得相容性血小板，血小板特殊配血亦难以成功，此时可通过选择 HLA 匹配的血小板来得以解决。

（2）MASPAT 法血小板特殊配血检验

［检测方法］

与"1.6.2.3（2）单克隆抗体固相血小板抗体试验"相同的 MASPAT 法。

［结果判断］

U 型孔底指示细胞呈扣状为阴性，有扣状并外边有散在指示细胞则为弱阳性，如无扣状细胞且 U 型孔底模糊者为阳性结果。

阳性或弱阳性表明受检者血清中存在和献血者血小板反应的抗体，为血小板特配不相合；阴性表明受检者血清中示检出和献血者血小板反应的抗体，为血小板特配相合。

[**参考区间**]

阴性。

[**临床意义**]

见"1.6.3.2中（1）SEPSA法血小板特殊配血检验"。

# 2 临床体液检验

尿液是泌尿系统排出代谢废物、保持机体内环境相对稳定的终末产物，尿液的异常变化，可以是泌尿系统疾病所致，也可以是全身性疾病的部分表现。因此，尿液检查是泌尿系统疾病和全身性疾病常用的检验项目之一。妊娠试验则应用现今临床常用的金标抗体检测法和双抗体夹心酶联免疫吸附法。

粪便检查是了解消化道及消化系统有无病理变化的常用检验方法之一。粪便检查的目的旨在了解粪便中有无炎性产物、血液、寄生虫及致病菌，并进而判断胃肠、胰腺、肝胆的功能状态。

胃液是胃腺细胞分泌的、对消化食物起着重要作用的消化液。胃液检查的目的旨在了解胃的分泌与运动功能以及胃液中有无病理性成分，以辅助诊断胃病及有关疾病。

十二指肠引流液是胆汁、胰液、肠液和胃液的混合物。十二指肠引流液检查的目的旨在了解肝、胆、胰的分泌功能及胆道状态，从而为肝、胆、胰疾病的诊断提供依据。

正常前列腺液是一种黏稠的乳白色不透明液体，pH 7~8，内含钾、钠、钙、氯、碳酸盐、磷酸盐、蛋白质、淀粉及酸性磷酸酶等。前列腺液检查对诊断前列腺疾患具有重要意义。

精液是由睾丸所产生的精子和分泌物以及附睾、前列腺、精囊、尿道腺体的分泌物混合而成。精液检查的目的旨在寻找男性不育的原因或确定绝育手术的效果，也可作为法医判断案情的参考依据。

人体的胸腔、腹腔、关节腔等统称为浆膜腔。在正常情况下，浆膜腔内含有少量起润滑作用的液体。在病理情况下可发生积液，称为浆膜腔积液。根据积液的性质，可分为漏出液和渗出液。浆膜腔积液的检查旨在区分积液的性质，以明确是炎性积液，还是非炎性积液，从而为疾病诊断提供依据。

正常人的痰液来源于气管、支气管、肺泡的少量分泌物。当呼吸道黏膜受到刺激时，不仅痰量增多，而且痰的性状亦发生改变，甚至可出现某些病理成分，如致病菌、寄生虫、肿瘤细胞等。痰液检查主要对呼吸系统疾病有诊断意义。

白带是阴道分泌物的俗称。白带检查对于确定阴道清洁度、寻找病原体及诊断阴道炎均有意义。

脑脊液主要由两侧脑室脉络丛产生，经第三、第四脑室进入小脑延髓池，然后分布于蛛网膜下隙。当脑组织和脑膜有病变时，脑脊液可发生变化。因此，脑脊液检查对神经系统疾病的诊断、鉴别诊断、病情观察及预后判断等方面均有重要意义。但是，脑脊液检查结果正常，不能排除神经系统疾病的存在，需结合病史、体格检查及其他检查进行综合分析，才能作出正确的诊断。

滑膜液存在于关节面与滑膜围成的关节腔内，关节发生炎症等疾病时，常累及滑膜，使其化学成分和细胞成分发生改变。滑膜液的检验可应用于关节疾病的诊断与鉴别诊断。

# 2.1 尿液检验（examination of urine）

## 2.1.1 尿液理学检验

### 2.1.1.1 尿量（urine volume）

［参考区间］

健康成人为 1.0 ~ 2.0L/24h，即 1ml/（kg·h）；小儿按千克体重计算较成人多 3 ~ 4 倍。

［临床意义］

尿量随气候、饮水量、出汗量不同而异。每日尿量多于 2500ml 者，称为多尿；少于 400ml 者，称为少尿；少于 100ml 者，称为无尿。

尿量增多，生理性见于饮水过多，饮浓茶及酒精类，精神紧张等；病理性常见于糖尿病、尿崩症、慢性肾炎所致肾浓缩功能障碍及神经性多尿等。

尿量减少，生理性见于饮水少、多汗等；病理性常见于脱水、休克、严重烧伤，急、慢性肾炎，心功能不全、肝硬化腹水、流行性出血热少尿期、急慢性肾衰竭等。

### 2.1.1.2 尿液颜色（urine color）

［参考区间］

正常尿液因含尿色素而呈淡黄色，尿液浓缩时可呈深黄色，并可受某些药物及食物的影响。

[临床意义]

病理性尿色可呈无色、深黄色、红色、紫红色、棕黑色、绿蓝色、乳白色等均有意义。尿无色多见于尿崩症、糖尿病；尿色深红如浓茶样见于胆红素尿；红茶色见于血尿、血红蛋白尿；乳白色见于乳糜尿或脓尿；紫红色见于卟啉尿；棕黑色见于高铁血红蛋白尿、黑色素尿；绿蓝色见于胆绿素尿和尿蓝母。

### 2.1.1.3 尿液透明度（urine clarity）

[参考区间]

新鲜尿液清晰透明，放置后可因尿酸盐、磷酸盐等结晶析出而变混浊。

[临床意义]

新鲜尿液呈混浊者，可能因尿内含大量白细胞和细菌所致。混浊尿的鉴别步骤和顺序为：①加热，混浊消失，为尿酸盐结晶；②加入乙酸数滴，混浊消失且产生气泡，为碳酸盐结晶；混浊消失但无气泡，则为磷酸盐结晶；③加入2%盐酸数滴，混浊消失者为草酸盐结晶；④加入10%氢氧化钠数滴，混浊消失者为尿酸盐结晶；呈胶状者为脓尿；⑤在1份尿液中，加入乙醚1份和乙醇2份，振荡，混浊消失者为脂肪尿；⑥经上述处理后，尿液仍呈混浊者为菌尿。

### 2.1.1.4 尿液酸碱反应

[检测方法]

试带法；自动分析仪（干化学法）；指示剂法。

[参考区间]

正常尿液一般呈弱酸性（pH 6.0左右），但因饮食种类不同，pH值波动范围可为4.5~8.0。进食肉类食物的尿液多为酸性；素食可呈中性或弱碱性。

[临床意义]

测定尿液酸碱反应时，标本必须新鲜。强酸尿见于酸中毒、糖尿病、肾炎及服用氯化铵等；碱性尿见于久置腐败尿、泌尿道感染、脓血尿、严重呕吐、输血后及服用碳酸氢钠等；尿酸盐、草酸盐、胱氨酸结晶多见于酸性尿；磷酸盐、碳酸盐结晶见于碱性尿。

### 2.1.1.5 尿液比重（urine specific gravity）（比密）

[检测方法]

比重计法；折射计法；试带法。

[参考区间]

尿液比重受年龄、入水量和出汗量的影响，婴幼儿的尿比重偏低，成年人在普通饮食下，随机尿比重多波动在 1.003 ~ 1.030，晨尿 1.015 ~ 1.025，新生儿为 1.002 ~ 1.004。大量饮水时，尿比重可低至 1.003 以下。

[临床意义]

比重增高见于急性肾炎、心功能不全、高热、脱水和周围循环衰竭等。

比重降低见于慢性肾小球肾炎、肾功能不全、尿崩症等。

### 2.1.1.6　尿渗量（urine osmolality）测定

[检测方法]

冰点减低法。

[参考区间]

成人尿渗量：600 ~ 1000mOsm/（kg·$H_2O$）；成人尿渗量波动范围：40 ~ 1400mOsm/（kg·$H_2O$）；正常禁水 12h 后：>800mOsm/（kg·$H_2O$）。

[临床意义]

尿渗量测定主要用于肾脏浓缩和稀释功能的评价。

减低：多见于肾小球肾炎伴有肾小管和肾间质病变；尿渗量 <300mOsm/（kg·$H_2O$）时多见于肾脏浓缩功能不全。

显著减低：见于肾小管、间质结构和功能受损所致的肾脏浓缩功能障碍患者，慢性肾盂肾炎、多囊肾、阻塞性肾病等。

### 2.1.2　尿液化学检验

### 2.1.2.1　尿液蛋白质定性试验（urine protein qualitative test）

[检测方法]

加热乙酸法、磺基水杨酸法、试带法、尿液自动分析仪法（试带干化学法）。

[参考区间]

正常人亦能排出微量蛋白，但一般定性方法不能测出，故检测结果为阴性。

[临床意义]

（1）生理性蛋白尿：系指泌尿系统无器质性病变，出现一过性蛋白质，又称功能性蛋白尿，尿蛋白定性一般不超过（+）。见于剧烈活动、饱餐、发热、寒冷等。

（2）体位性蛋白尿：处于直立状态时出现，卧位时消失，也称直立蛋白尿。见于瘦高体型青少年，可能与直立时肾移位及前凸的脊柱压迫肾静脉导致肾淤血和淋巴液回流受阻有关。

（3）病理性蛋白尿：系指泌尿系统有器质性病变，尿内持续出现蛋白，见于各期肾炎、肾病综合征、药物中毒性肾炎、肾盂肾炎、肾结石、多囊肾及某些全身性疾病，如败血症、高热及系统性红斑狼疮等。

**2.1.2.2 尿液蛋白质定量（urine protein quantitation）试验**

［检测方法］

双缩脲比色法；丽春红 S 法。

［参考区间］

0～120mg/24h 尿（双缩脲比色法）；（46.5±18.1）mg/L（丽春红 S 法）。

［临床意义］

用常规定性方法检查为阳性或用定量方法检查超过 150mg/24h 为蛋白尿。生理性蛋白尿定量不超过 0.5g/24h；病理性蛋白尿多少不一，因病种、病情及病程不同而有较大差别，常见疾病参见 2.1.2.1 尿蛋白质定性检查。

**2.1.2.3 本周（Bence-Jones）蛋白定性试验**

［检测方法］

热沉淀-溶解法、对甲苯磺酸法、蛋白电泳、免疫（固定）电泳、免疫速率散射比浊法等。

［参考区间］

阴性。

［临床意义］

一般认为当浆细胞恶性增殖时，可能有过多的轻链产生或重链合成受抑制，致使过多的轻链从尿液排出，称本周蛋白。这种蛋白于加热 40～60℃时凝固，在 90℃以上可再溶解，故又称凝溶蛋白。本周蛋白尿见于约 50% 以上的多发性骨髓瘤和约 15% 的巨球蛋白血症患者；亦见于白血病、骨肉瘤、骨软化症及癌肿骨转移等；肾淀粉样变、慢性肾盂肾炎及恶性淋巴瘤患者等。

**2.1.2.4 尿肌红蛋白（Mb）定性试验**

［检测方法］

饱和硫酸铵溶解试验法；酶联免疫吸附法；放射免疫法。

［参考区间］

阴性。

［临床意义］

肌红蛋白尿症可见于遗传性肌红蛋白尿，可伴有肌营养不良、皮肌炎或多发性肌炎等；亦可见于散发性肌红蛋白尿，即在某些病理过程中当肌肉组织发生变性、炎症、广泛性损伤及代谢紊乱时，大量肌红蛋白自受损的肌肉组织中渗出，从肾小球滤出而成肌红蛋白尿。

### 2.1.2.5 尿血红蛋白（urine hemoglobin）定性试验

［检测方法］

邻联甲苯胺法；自动分析仪法（试带干化学法）。

［参考区间］

阴性。

［临床意义］

尿血红蛋白（urine hemoglobin）定性试验，又称尿隐血试验。尿液中含有游离血红蛋白称为血红蛋白尿，为透明的鲜红色（含氧血红蛋白）或暗红色（含高铁血红蛋白），严重者呈浓茶色或酱油色，离心后颜色也不改变。沉渣中无红细胞，隐血试验呈阳性。

正常人尿液中无游离血红蛋白。当体内大量溶血，尤其是血管内溶血，血液中游离血红蛋白可大量增加。当超过 $1.00 \sim 1.35 g/L$ 时，即出现血红蛋白尿。此种情况常见于血型不合输血、阵发性睡眠性血红蛋白尿症、寒冷性血红蛋白尿症、急性溶血性疾病等。还可见于各种病毒感染、链球菌败血症、恶性疟疾、大面积烧伤、体外循环、肾透析、手术后所致的红细胞大量破坏、蚕豆病及化学药物中毒等。

### 2.1.2.6 尿含铁血黄素（urine hemosiderin）定性试验

［检测方法］

普鲁士蓝铁染色法（prussian blue iron stain）。

［参考区间］

阴性。

［临床意义］

含铁血黄素尿对慢性血管内溶血有较重要的诊断价值，见于阵发性睡眠性血红蛋白尿症和其他血管内溶血。有时因尿中血红蛋白量少，隐血试验不能检出，需查尿含铁血黄素；但在溶血初期，由于血红蛋白尚未被肾上皮细胞摄取，含铁血黄素尚未形成，故本试验呈阴性反应。

### 2.1.2.7 尿葡萄糖（urine glucose）定性试验

［检测方法］

改良班氏定性法；试带法；自动分析仪法（葡萄糖氧化法）。

［参考区间］

本试验为阴性（含糖量 $0.11 \sim 1.11 mmol/L$）；当血糖 $> 8.88 mmol/L$（160mg/dl），即超过肾糖阈时，可出现尿糖。

［临床意义］

（1）血糖升高性糖尿：见于内分泌疾病如糖尿病、甲状腺功能亢进症、肢端肥大症、嗜铬细胞瘤、胰 α - 细胞瘤；亦见于慢性肝病、脑外伤、重症脑膜炎、酸中毒等。

（2）血糖正常性糖尿：又称肾性糖尿，常见于慢性肾小球肾炎、肾病综合征、肾间质性疾病、家族性糖尿病等。

（3）暂时性糖尿：非病理因素所致的一过性糖尿，如大量进食糖类或输入葡萄糖、应激性糖尿、新生儿糖尿、妊娠性糖尿及药物或激素引发的暂时性糖尿等。

**2. 1. 2. 8　尿葡萄糖（urine glucose）定量测定**

［检测方法］

邻甲苯胺法；己糖激酶法。

［参考区间］

< 2. 8mmol/24h 尿，浓度在 0. 1～0. 8mmol/L。

［临床意义］

参见 2. 1. 2. 7 尿葡萄糖定性试验。

**2. 1. 2. 9　尿酮体（urine acetone bodies）定性试验**

［检测方法］

郎格（Lange）法；改良罗瑟拉法（Rhothera Method），又称粉剂法或酮体粉法；试带法；自动分析仪法（试带干化学法）。

［参考区间］

阴性。

［临床意义］

阳性反应见于糖尿病酮症酸中毒、长期饥饿、消化吸收障碍、营养不良、妊娠剧烈呕吐、子痫、中毒性休克、急性高热等。

**2. 1. 2. 10　尿乳糜（urine chyle）定性试验**

［检测方法］

乙醚萃取 - 苏丹Ⅲ染色法；甘油三酯酶法。

［参考区间］

阴性。

［临床意义］

阳性反应多见于丝虫病以及其他引起淋巴管阻塞的疾病，乃因尿路淋巴管破裂而形成乳糜尿。丝虫病患者尿沉渣中常见红细胞和微丝蚴。

### 2.1.2.11　尿胆红素（urine bilirubin）定性试验

［检测方法］

哈里森（Harrison）法；试带法；自动分析仪法（试带干化学法）。

［参考区间］

阴性。

［临床意义］

在肝细胞性及阻塞性黄疸时，尿中均可出现胆红素。在溶血性黄疸，患者尿中一般不见胆红素。

### 2.1.2.12　尿胆原（urobilinogen）定性试验

［检测方法］

改良 Ehrlich 法；自动分析仪法（试带干化学法）。

［参考区间］

正常尿液中尿胆原含量极微，一般检验方法仅呈弱阳性（＋）反应，尿液稀释 20 倍后多为阴性。

［临床意义］

尿胆原增加常见于溶血性黄疸及肝实质性病变，如肝炎等；尿胆原阴性常见于完全阻塞性黄疸。

### 2.1.2.13　尿胆素（urobilin）定性试验

［检测方法］

改良 Schleisinger 法。

［参考区间］

阴性。

［临床意义］

同 2.1.2.12 尿胆原定性试验。

### 2.1.2.14　尿紫胆原（uroporphyrinogen，PBG）定性试验

［检测方法］

饱和乙酸钠法。

［参考区间］

阴性。

［临床意义］

阳性反应见于肝性血卟啉病。在急性间歇型肝性血卟啉病，因出现腹痛、胃肠道症状、精神症状等，易与急性阑尾炎、肠梗阻、神经精神疾病混淆，检查尿卟啉原可资鉴别。

### 2. 1. 2. 15　尿苯丙酮酸（urine phenylpyruvic acid）定性试验

[检测方法]

三氯化铁试验。

[参考区间]

阴性。

[临床意义]

阳性反应可见于苯丙酮酸尿症，常用于新生儿苯丙酮酸尿症的筛查，这种病可导致新生儿发生先天性痴呆。此外，还见于酪氨酸血症，苯丙氨酸代谢的其他缺陷如暂时性苯丙酮尿症、新生儿高苯丙氨酸血症等。

### 2. 1. 2. 16　尿亚硝酸盐定性试验

[检测方法]

Griess 试验；自动分析仪（试带干化学法）。

[参考区间]

阴性。

[临床意义]

尿路细菌感染，如大肠埃希菌属、克雷伯杆菌属、变形杆菌属和假单胞菌属感染者可呈阳性。

### 2. 1. 2. 17　尿白细胞酯酶定性试验

[检测方法]

自动分析仪法（试带干化学法）。

[参考区间]

阴性。

[临床意义]

阳性提示尿路炎症，如肾脏或下尿道炎症，包括肾盂肾炎、膀胱炎、尿道炎和前列腺炎，表明尿液中白细胞数量 >20 个/μl。

细胞质含嗜苯胺蓝颗粒的细胞，如中性粒细胞、嗜酸粒细胞、嗜碱粒细胞、单核细胞和巨嗜细胞均有白细胞酯酶，试带法呈阳性结果，而淋巴细胞呈阴性结果。

### 2. 1. 2. 18　尿维生素 C 定性试验

[检测方法]

自动分析仪法（试带干化学法）。

[参考区间]

Wallace 等研究表明，22.8% 的常规尿液标本中维生素 C 试验阳性，其浓度均值为 372mg/L（范围为 71~3395mg/L）。

[临床意义]

维生素 C 会干扰数项试带干化学法的检测结果（表 2-1）。所以常规检查中应检测尿维生素 C 浓度，或排除维生素 C 干扰。

检测尿维生素 C 用于提示尿液隐血、胆红素、亚硝酸盐和葡萄糖检测结果是否准确，防止出现上述项目的假阴性结果。

表 2-1　维生素 C 干扰试带法的项目

| 项目 | 产生干扰的维生素 C 浓度（mg/L） | 反应机制 |
| --- | --- | --- |
| 尿隐血试验 | ≥90 | 与试带上过氧化氢反应 |
| 尿胆红素试验 | ≥250 | 与试带上重氮盐反应 |
| 尿亚硝酸盐试验 | ≥250 | 先与上代上重氮盐产物反应 |
| 尿葡萄糖试验 | ≥500 | 先与过氧化氢产物反应 |

**2.1.2.19　尿胱氨酸定性试验**

[检测方法]

亚硝基铁氰化钠（硝普钠）法；乙酸铅法。

[参考区间]

阴性。

[临床意义]

定性试验是确认胱氨酸尿症的常规筛查方法，通常方法灵敏度为 >250 mg/L，而正常人尿液中胱氨基酸含量为 40~80mg/24h，胱氨酸尿症患者尿胱氨酸含量为 700~1500mg/24h。因此，尿胱氨酸定性试验可呈阳性反应。此外，阳性反应亦可见于胱氨酸性肾结石患者。

**2.1.2.20　尿酪氨酸定性试验**

[检测方法]

硝酸（亚）汞沉淀法。

[参考区间]

阴性。

[临床意义]

阳性反应可见于缺乏酪氨酸转移酶和对羟基苯丙酮酸氧化酶的酪氨酸代谢病，患者尿中酪氨酸和对羟基苯丙酮酸显著增加，出现酪氨酸尿症。

急性磷、三氯甲烷或四氯化碳中毒，急性重型肝炎或重症肝硬化、白血病、糖尿病性昏迷或伤寒等也可出现阳性反应。

此外，本试验也有助于癌症的早期筛查和诊断。

### 2.1.2.21 尿液化学检验的质量控制

尿液化学定性试验的质量控制是保证为临床提供准确检验结果的重要条件，建议从以下几方面着手。①积极推广采用推荐的方法，统一报告格式。②定期检查试带质量，经常用已知阴性或阳性对照进行测试，观察试剂是否失效。③严格操作规程，从采集标本、试剂配制、操作步骤、结果观察到发出报告，均应严格遵守规程，不得随意更改。④应用质控尿液，开展日常试剂和操作的质量控制。⑤化学定性测试以定量测试为基础，使定性报告结果有一定准绳。⑥尿液化学检验室内质控人工尿液的配制及期望值见表2-2和表2-3。由于人工尿的化学成分总是不如自然尿，有时带来误差较大，如条件许可，应制备以正常人尿为本底，加入各有关成分的尿质控物。适量分装（50ml），冰冻防腐，每天取出一瓶，使其达室温后再使用。⑦每天坚持使用商品或自制质控物进行质控，各实验室应制订相应质控规则。影响尿试带结果的因素见表2-4。

**表2-2 尿液化学检验室内质控人工尿液的配制**

| 成分 | 低浓度质控人工尿液 | | 高密度质控人工尿液 | |
|---|---|---|---|---|
| | 1L中含量 | 浓度 | 1L中含量 | 浓度 |
| 氯化钠（MW58.5） | 5.0g | 85.5mmol/L | 10.0g | 170.9mmol/L |
| 尿素（MW60.06） | 5.0g | 83.3mmol/L | 10.0g | 166.5mmol/L |
| 肌酐（MW113.1） | 0.5g | 2.21mmol/L | 1.0g | 4.4mmol/L |
| 葡萄糖（MW180.2） | 3.0g | 16.6mmol/L | 15.0g | 83.2mmol/L |
| 牛白蛋白（300g/L） | 5.0g | 1.5g/L | 35ml | 10.5g/L |
| 正常全血<br>（Hb：130～150g/L） | — | — | 3～5μl | 0.4～0.7mg/L |
| 丙酮（MW58.08） | — | — | 2ml | 27.5mmol/L |
| 三氯甲烷（MW119.38） | 5ml | 5ml/L | 5ml | 5ml/L |
| 蒸馏水 | 加至1L | | 加至1L | |

表2-3　人工尿液质控期望值

| 项目 | 低浓度质控人工尿液 | 高浓度质控人工尿液 |
|---|---|---|
| pH | 6 | 6 |
| 蛋白质定性 | （＋＋） | （＋＋＋＋） |
| 葡萄糖定性 | ＋ | （＋＋＋） |
| 酮体定性 | － | － |
| 比密 | 1.006 | 1.020 |
| 渗量〔mOsm/(kg·$H_2O$)〕 | 305 | 660 |
| 隐血试验 | － | （＋＋）～（＋＋＋） |

表2-4　影响尿试带结果的因素

| 项目 | 假阴性结果 | 假阳性结果 | 说明 |
|---|---|---|---|
| 葡萄糖 | 尿中维生素C浓度增高 | 留尿容器中有氧化剂 | 出现酮体时试验灵敏度降低；比密增高时试验灵敏度降低；新试剂使维生素C的假阴性减少 |
| 胆红素 | 尿中维生素C浓度增高 | 非那匹啶；依托度酸 | 出现维生素C时试验灵敏度降低；亚硝酸盐增多时试验灵敏度降低；硫酸吲哚酚对阴性和阳性结果都有干扰 |
| 酮体 | － | 色素尿（痕量）；尿中有大量左旋多巴代谢物；2-巯基乙醇磺酸 | 不与β-羟丁酸和丙酮反应；与苯丙酮酸或酞类化合物呈红色或橘红色反应，和酮体呈色不同 |
| 比密 | － | 明显糖尿；放射线造影剂 | 注意有些新指示剂已不受非离子颗粒和造影剂影响；碱性尿读数可降低；明显蛋白尿（＞1g/L）时结果增高 |
| 隐血 | 甲醛保存尿 | 留尿容器中有氧化剂；尿路感染时微生物产生过氧化物酶 | － |
| pH | － | － | 尿试带蛋白区溢出时pH值降低 |

续表

| 项目 | 假阴性结果 | 假阳性结果 | 说明 |
|------|-----------|-----------|------|
| 蛋白质 | 不能检出本周蛋白、球蛋白 | 高碱性尿；尿液为季铵类化合物污染（皮肤清洁剂、氯乙定）；非那匹啶；输注聚乙烯吡咯烷酮（血液代用品）；肉眼血尿 | – |
| 尿胆原 | 甲醛 | 对氨基水杨酸，磺胺药，对氨基苯磺酸；非那匹啶（用非 Ehrlich 试剂） | 尿胆原缺乏不能用本试验检出 |
| 亚硝酸盐 | 感染细菌无亚硝酸盐还原酶；膀胱通过时间短，限制硝酸盐还原为亚硝酸盐；维生素 C 浓度 $\geqslant 250mg/L$ | 药物使尿呈红色，或在酸性介质中尿呈红色 | – |
| 白细胞酯酶 | 尿中四环素浓度高 | – | 葡萄糖（ $>30g/L$ ）、比密和草酸浓度增高时灵敏度降低；受呋喃妥因、庆大霉素、头孢氨苄和高浓度白蛋白（ $>5g/L$ ）的干扰 |

注：本表所收集资料来自几种商品试带的情况。个别试带因所用试剂不同，出现假阴性和假阳性的情况也不同。应注意阅读产品说明书（摘自 Goldman L, Bennett JC. Cecil Textbook of Medicine. 21st Philadelphia：W. B. Saunders Company，2000：527）。

## 2.1.3 尿沉渣检验

### 2.1.3.1 规范化尿沉渣检查

[检测方法]

尿沉渣定量检查推荐法；离心沉淀检查法；染色尿沉渣检查法（Sternheimer Malbin 染色法；Sternheimer 染色法）。

（1）尿沉渣定量检查推荐法（计数板法）：应用尿沉渣计数板见图 2－1，再具备离心机、显微镜、自动化设备、计算机数据处理系统等即可对尿沉渣中的有形成分做定量分析。结果判断：①计数细胞或管型，按每微升个报告。②尿结晶、细菌、真菌、寄生虫等以（＋）～（＋＋＋）形式报告，报告方式见表 2－5。

表 2－5　显微镜观察尿结晶、细菌、真菌、寄生虫等的报告方式

| | － | ± | + | ++ | +++ |
|---|---|---|---|---|---|
| 结晶 | 0 | | 1~4 个/HP | 5~9 个/HP | 10 个/HP |
| 原虫、寄生虫卵 | 0 | | 1 个/全片至 4 个/HP | 5~9 个/HP | 10 个/HP |
| 细菌、真菌 | 0 | 数个视野散在可见 | 各个视野均可见 | 数量多或呈团状集聚 | 无数 |
| 盐类 | 无 | | 少量 | 中等量 | 多量 |

注：HP 为高倍视野。

（2）尿沉渣离心沉淀检查法：尿沉渣镜检观察，用 10×10 镜头，观察其中有形成分的全貌及管型。用 10×40 镜头观察鉴定细胞成分和计数，应观察 10 个视野所见最低和最高值，纪录结果。管型用高倍镜鉴定，但计数按低倍镜 20 个视野，算出一个视野的平均值，纪录结果（图 2－1）。

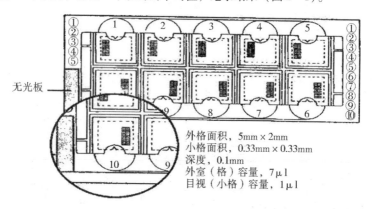

外格面积，5mm×2mm
小格面积，0.33mm×0.33mm
深度，0.1mm
外室（格）容量，7μl
目视（小格）容量，1μl

图 2－1　尿沉渣计数板示意图

（3）染色尿沉渣检查法

① Sternheimer Malbin 染色法：红细胞染成淡紫色，多形核白细胞的核染成橙红色，细胞质内可见颗粒，透明管型染成粉红色或淡紫色；细胞管型染成深紫色。

② Sternheimer 染色法：红细胞染成红色或无色，多形核白细胞染成深蓝、淡蓝或无色，鳞状上皮细胞染成淡粉红色或紫红色，移行上皮细胞、肾小管上皮细胞染成紫红色，细胞管型染成淡或深蓝色，颗粒管型染成粉红或深紫色。

**[参考区间]**

尿沉渣检查因各实验室的方法各异，参考区间应由各实验室自行制订。国内外有关文献报道的参考区间见表2-6。

**[临床意义]**

尿内白细胞增加：表示泌尿系统有感染性、非感染性炎症。嗜酸粒细胞出现对间质性肾炎诊断有价值。红细胞增加，常见于肾小球肾炎、泌尿系结石、结核或恶性肿瘤。

**表2-6 国内外尿有形成分检查的参考区间**

| 方法 | 红细胞 | 白细胞 | 管型 | 上皮细胞 | 细菌和真菌 |
|---|---|---|---|---|---|
| Jast 一次性专用尿有形成分计数板（个/μl） | 儿童：<br>男，0~4<br>女，0~6<br>成人：<br>男，0~4.5<br>女，0~7 | 儿童：<br>男，0~3<br>女，0~4<br>成人：<br>男，0~6<br>女，0~14 | — | 儿童：<br>男，0~2.5<br>女，0~3.8<br>成人：<br>男，0~3.25<br>女，0~28 | |
| UriSystem 尿沉渣计数板 | 0~3 个/HP | 0~8 个/HP | 透明管型<br>0~2 个/HP | 少见 | |
| DiaSys R/S2003尿沉渣计数系统（个/μl） | 成人：<br>男，0~4<br>女，0~6 | 成人：<br>男，0~5<br>女，0~10 | — | — | — |

注：参考区间文献来源：①丛玉隆，马骏龙，岳秀岭，等. 中国健康人尿液显微镜检测法有形成分结果调查 [J]. 临床检验杂志，2006，24（2）：81~84（注：儿童指1~13岁，成人指≥13岁）。②Brunzel NA Fundamentals of Urine & Body Fluid Analysis. 2nd. Philadelphia：Saunders，2004：187。③李小龙，郭仁勇，陈晓东. Diasys 尿沉渣测定方法的参考区间确定 [J]. 临床检验杂志，2003，21（1）：46~47。

透明管型：可偶见于正常人清晨浓缩尿中，当有轻度或暂时性肾或循环功能改变时，尿内可有少量透明管型，在肾实质性病变如肾小球肾炎时，可见较多的颗粒管型。

红细胞管型：常见于急性肾小球肾炎等。颗粒管型的出现，提示肾单位有瘀滞的现象。脂肪管型的出现，见于慢性肾炎肾病型及类脂性肾病。

在慢性肾功能不全时，尿内出现宽形管型（即肾衰型管型），提示预后不良。

蜡样管型的出现提示肾脏有长期而严重的病变，见于慢性肾小球肾炎的晚期和肾淀粉样变时。

### 2.1.3.2 自动化尿有形成分检查

[基本原理]

采用流式细胞术和电阻抗法原理。应用荧光染料菲啶和羰花青对尿中各类有形成分进行染色。菲啶（phenanthridine）对细胞核着色，羰花青对细胞膜着色。然后经激光照射每一有形成分发出荧光强度、散射光强度及电阻抗大小进行综合分析，得出红细胞、白细胞、上皮细胞、管型和细菌定量数据，各种有形成分的散射图和 RBC、WBC 直方图，尿中红细胞形态信息和病理性管型、小圆上皮细胞、结晶、酵母样菌、精子等信息。

有的采用影像分析术和自动粒子识别系统原理。仪器将自动吸取未离心尿液标本，先用 CCD 数字摄像机自动捕获 500 幅照片，然后进行数字化图像分析，与储存有 26 000 幅图像的自动粒子识别软件进行比较，最后定量报告尿中 12 种有形成分的数量，包括红细胞、白细胞、白细胞聚集、透明管型、未分类管型、鳞状上皮细胞、非鳞状上皮细胞、细菌、酵母样菌、结晶、黏液和精子等。

[参考区间]

下列参考范围仅供参考（表2-7）。各实验室应建立自身的参考区间。

表2-7 全自动尿沉渣分析仪 Sysmex UF 系列参考范围（Ito 2000 年）

| 项目 | <18 岁（2170 例） | | ≥18 岁（1952 例） | |
| --- | --- | --- | --- | --- |
| | 男性 | 女性 | 男性 | 女性 |
| 红细胞（个/μl） | 0~11.4 | 0~14.8 | 0~9.9 | 0~17.6 |
| 白细胞（个/μl） | 0~7.2 | 0~11.0 | 0~10.4 | 0~15.4 |
| 上皮细胞（个/μl） | 0~2.7 | 0~8.8 | 0~5.0 | 0~8.7 |
| 管型（个/μl） | 0~0.78 | 0~0.39 | 0~0.89 | 0~0.62 |
| 细菌（个/μl） | 0~2306 | 0~3395 | 0~1991 | 0~3324 |

[临床意义]

同 2.1.3.1。

### 2.1.3.3　1h 尿沉渣计数

原12h尿沉渣计数（Addis计数）因影响结果准确性的因素很多，故在临床上已很少应用。现多采用1h尿沉渣计数。

[检测方法]

计数板法。尿中有形成分分析，目前称之为颗粒分析（particle analysis），已实现自动化。但为了解决自动化仪器测量结果准确性问题，为仪器提供校准品靶值，2003年国际实验血液学学会（ISLH）提出了尿中颗粒计数的参考方法。使用Fuchs – Rosenthal计数盘（图2 – 2）对尿中红细胞、白细胞、透明管型和鳞状上皮细胞参考计数。

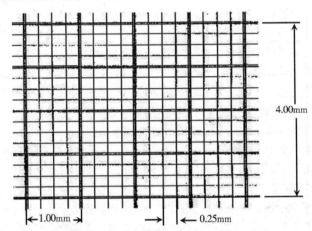

图 2 – 2　Fuchs – Rosenthal 血细胞计数盘

[参考区间]

红细胞：男性，$< 3 \times 10^4/h$；女性，$< 4 \times 10^4/h$。

白细胞：男性，$< 7 \times 10^4/h$；女性，$< 14 \times 10^4/h$。

管型：$< 3400$ 个/h。

[临床意义]

急性肾炎患者红细胞增加。肾盂肾炎患者白细胞可明显增加。

### 2.1.4　妊娠试验

### 2.1.4.1　金标抗体检测法

[检测方法]

胶体金法。

[结果判断]

阳性反应：在质控点（线）和测定点（线）均呈红色。

阴性反应：在质控点（线）呈红色。

[参考区间]

人绒毛膜促性腺激素（HCG）定性试验（妊娠试验）阴性。

[临床意义]

本试验又名尿绒毛膜促性腺激素试验或尿人绒毛膜促性腺激素定性试验，即妊娠试验。人绒毛膜促性腺激素是有胎盘绒毛膜滋养层细胞所合成，具有促进性腺发育的糖蛋白激素，其对促进性腺激素受体具有高度的亲和性。相对分子质量约为 37 000，由 237 个氨基酸残基和糖组成，有两个非共价键结合糖蛋白亚单位，称之为 α 和 β 亚单位。α 亚单位的氨基酸排列顺序和黄体生成素（LH）、促卵泡成熟激素（FSH）、促甲状腺成熟激素（TSH）的 α 亚单位大体相同，故相互之间可发生交叉反应。而 β 亚单位则不同，结构特异，不存在于其他糖蛋白激素中。根据这一特点制取的 β–HCG 单克隆抗体，可将上述激素间的交叉反应降低到最低值，提高了试验的特异性和灵敏度，能更准确的反应 HCG 在尿液中的浓度。

本试验主要用于妊娠的诊断。当妊娠 1~2.5 周时，血和尿中 HCG 水平可迅速升高，至妊娠 8~10 周时浓度到高峰，持续 1~2 周后降至中等水平并一直维持到妊娠末期。HCG 主要用于妊娠的诊断。用敏感的方法在受孕后 2~6 天即呈现阳性。亦可见于与妊娠相关疾病和肿瘤的诊断及鉴别诊断。过期流产或不完全流产，子宫内仍有活胎盘组织时，本试验呈阳性。人工流产后，如果仍呈阳性，提示宫内尚有残存胚胎组织。宫外孕时，仅有 60% 阳性。

### 2.1.4.2 双抗体夹心酶联免疫吸附法（双位点免疫酶分析法）

[结果判断]

阳性反应呈蓝色，蓝色的深浅与尿中 HCG 的浓度成正比。本法灵敏度约为 1.6~4.0ng/L，特异性好，与 LH、FSH 无交叉反应。

[临床意义]

同 2.1.4.1。

### 2.1.5 卵泡刺激素排卵预测试验

卵泡刺激素（FSH）是由垂体前叶分泌的糖蛋白激素，是垂体分泌的促性腺激素之一。在男性 FSH 有促进精子的发生功能，因此又叫精子生成素。

在女性，它有促进卵泡生成、成熟，使颗粒细胞增生并分泌卵泡液，与促黄体生成激素（LH）协同促进排卵的功能。

女性的 FSH 分泌具有明显的周期性，在月经周期 FSH 呈有规律的升高和降低，绝经期和绝经后 FSH 明显升高。男性 FSH 分泌无明显周期性，但在 50 岁以后略有升高。

[检测方法]

TrFIA 法；CLIA 法；ECLIA 法；RIA 法。

[参考区间]

正常妇女月经周期 FSH 参考区间如下。卵泡期：早（6.8±0.2）IU/L；晚（5.3±0.24）IU/L。排卵期：（14.7±1.7）IU/L。黄体期：早（4.8±0.3）IU/L；中（2.7±0.2）IU/L；晚（4.3±0.5）IU/L。绝经期：<（33.9±11.1）IU/L。

正常男性：10IU/L。

[临床意义]

（1）用于诊断原发性性腺功能低下，男性如先天性睾丸发育不全症或先天性两侧睾丸缺失，或染色体异常所致睾丸发育障碍，曲细精管生精上皮细胞发育不全，导致生精功能障碍。患者不仅缺乏生育能力，而且有性器官和副性征发育不全。后天性的睾丸功能障碍，如睾丸外伤、睾丸切除术、放射损伤和睾丸炎等。女性真性卵巢发育不全及卵巢功能早衰等均需做 FSH 测定。

（2）垂体性（继发性）性腺功能低下，如希恩综合征、垂体肿瘤或肿瘤被压迫、手术及放射损伤、脑血管病变等各种原因导致的垂体功能受损，均可导致垂体 FSH 分泌减少。患者可有阳痿、不育、闭经、毛发脱落、性欲减退等表现。此时检测患者血清 FSH、雄激素和雌激素多有明显降低。

（3）真性性早熟，男孩在 9~10 岁前，女孩在 8~8.5 岁前，有典型的第二性征出现，血液中 FSH 和 LH 可达成人水平或明显升高即可诊断。

（4）假性性早熟，病变发生在性腺或肾上腺，如卵巢肿瘤、肾上腺肿瘤及肾上腺皮质增生症等可引起雌激素分泌过多，患者出现典型的第二性征，但无促性腺激素的大量释放，也无排卵现象，因此血清中 FSH 和 LH 并不升高，故为假性性早熟。

（5）垂体性促性腺激素瘤患者血清中 FSH 升高而 LH 正常。

（6）绝经期综合征，绝经期、手术切除双侧卵巢或用放射治疗法使卵巢功能破坏、卵巢细胞衰竭和功能衰退时，雌激素分泌明显减少，促性腺激素分泌增加。

（7）男性更年期综合征：男性 50 岁以后睾丸间质细胞功能逐渐衰退，使得生精及分泌睾酮功能逐渐减退，垂体分泌的促性腺激素水平逐渐升高。

### 2.1.6 尿胰蛋白酶原Ⅱ测定

［检测方法］

免疫层析法。

［参考区间］

尿胰蛋白酶原Ⅱ测定：阴性。

［临床意义］

急性胰腺炎是常见的腹部疾病。常规测定血/尿淀粉酶是诊断急性胰腺炎的主要实验方法，但约 19% 的病例无高淀粉酶血症，敏感性差。而检测患者的尿胰蛋白酶Ⅱ，能特异地反映胰腺坏死程度，这对及时准确地诊断急性胰腺炎有重要的临床意义。

胰蛋白酶原是胰蛋白酶的不活跃前体，由胰腺腺泡细胞分泌入胰腺，有两种主要的同工酶，即Ⅰ型和Ⅱ型。正常情况下，血清中胰蛋白酶原Ⅰ浓度高于胰蛋白酶原Ⅱ浓度，当胰腺发生急性炎症时血清中胰蛋白酶原Ⅱ浓度显著升高，而胰蛋白酶原Ⅱ在肾小管重吸收率比胰蛋白酶原Ⅰ低，因而更多胰蛋白酶原Ⅱ被排泄到尿液中。因此，急性胰腺炎时尿中胰蛋白酶原Ⅱ排泄量显著增加，且与急性胰腺炎的严重程度相一致，还可见于胆道疾病（胆石症、胆囊炎）和胰腺疾病等。

### 2.1.7 远端肾单位功能试验

［检测方法］

莫氏（Mosenthal）浓缩稀释试验。

［临床意义］

正常人夜尿量一般不超过 750ml，比密在 1.018 以上，昼尿中最高一次比密应在 1.018 以上，其最高与最低比密差，不得少于 0.008 ~ 0.009。昼尿与夜尿总量比值应为（3 ~ 4）:1。夜尿量超过 750ml 提示肾浓缩功能不全。如昼尿最高一次比密不到 1.018，昼尿最高与最低比密之差降至 0.001 ~ 0.002，或比密恒定在 1.010 左右，均说明肾脏已丧失浓缩能力。昼尿每次尿比密固定在 1.018 以上，常见于急性肾炎、肾被动性充血及出汗过多等。

### 2.1.8 尿红细胞位相显微镜检查

尿红细胞位相检查是利用位相显微镜检查尿中红细胞形态的一种方法，

其临床意义在于根据尿红细胞形态鉴别血尿的来源。推测血尿是肾小球性或非肾小球性。

[检测方法]

用位相（相差）显微镜来区分尿中正常形态红细胞和异常形态，以区分血尿来源，是近十几年来临床应用较为广泛的方法。这是 20 世纪 80 年代国外首先发表，以后国内也发表不少相类似文章。

[参考区间]

一般认为，正常人尿中有红细胞者约 4%，其中红细胞数（0.5～5.0）$10^6$/L，多为畸形红细胞。如尿中发现畸形红细胞（其大小，形态呈多型性，血红蛋白含量异常）占 75% 以上，且红细胞数 ≥8000/ml，可诊断为肾小球性血尿。

[临床意义]

血尿分为肾小球性血尿及非肾小球性血尿两大类。肾小球性血尿指血尿来源于肾小球，常见于各种原发性肾小球疾病，如急性、慢性及迁延性肾小球肾炎、急进性肾炎、肾病综合征、IgA 肾病；继发性肾小球疾病，如系统性红斑狼疮、紫癜性肾炎、乙型病毒性肝炎相关性肾炎；遗传性肾小球疾病，如遗传性肾炎（Alport 综合征）、薄基膜肾病（家族性良性血尿）；剧烈运动后一过性血尿等。

非肾小球性血尿常来源于肾小球以下泌尿系统，如泌尿道急性或慢性感染；肾盂、输尿管、膀胱结石；结核；特发性高钙尿症；特发性肾出血（左肾静脉受压综合征）；先天性尿路畸形如肾囊肿、积水、膀胱憩室；先天性肾血管畸形如动静脉瘘、血管瘤；药物所致肾及膀胱损伤，如环磷酰胺、磺胺、庆大霉素；肿瘤、外伤及异物；肾静脉血栓以及全身性疾病引起的出血，如血小板减少性紫癜、血友病等。

正常人尿中出现的少量红细胞以及无肾小管间质损害的肾小球疾病患者尿中的红细胞都是畸形红细胞。这是由于正常肾小管内存在渗透梯度，尤其是髓襻外支粗段小管液低渗浓度使红细胞发生裂变变形。肾小球性血尿中红细胞的畸形还可能是在红细胞通过肾小球基膜时受到挤压，造成破损所致。

如果是肾盏、肾盂、输尿管、膀胱或尿道出血，即非肾小球性血尿，在等张或高张尿中，其红细胞的形态，大小绝大多数是正常的，仅小部分为畸形红细胞。某些肾小球疾病可出现混合性或均一性血尿，这是由于出现了肾小管间质病变，肾小管内不能形成正常的渗透梯度，由这部位肾单位来的红细胞就不会变形。当存在较为广泛的肾小管间质损害时，红细胞形态即可成为均一性的。

鉴于上述原因，应用红细胞位相检查来鉴别血尿来源时，必须同时考虑肾小球及肾小管间质病变情况。在无肾活检的条件下，可结合渗透分子清除率（CoSM）综合判断，因为 CoSM 反映了肾小管间质病变的程度。一般认为，正常人尿中有红细胞者约 4%，其中红细胞数（$0.5 \sim 5.0$）$10^6$/L，多为正常红细胞。如尿中发现畸形红细胞（其大小，形态呈多形性，血红蛋白含量异常）占 75% 以上，且红细胞数 $\geqslant 8000$/ml，可诊断为肾小球性血尿。

# 2.2　粪便检验（examination of stool）

## 2.2.1　粪便理学检验

### 2.2.1.1　颜色

[参考区间]

正常粪便因含粪胆素而呈棕黄色；婴儿粪便呈黄色或金黄色。粪便颜色可受药物及食物的影响，服用炭粉、铋剂或铁剂后，可呈炭样黑色；食用含叶绿素的蔬菜后，可呈菜绿色；食用西瓜、西红柿后，可呈浅红色。

[临床意义]

黄绿色稀便并含膜状物时应考虑假膜性肠炎；白色米汤样便见于霍乱、副霍乱；红色便见于痔疮、肛裂出血、结肠或直肠炎症及肿瘤；果酱色便见于出血性小肠炎及阿米巴痢疾；柏油样便见于上消化道出血；灰白色便见于钡餐后、阻塞性黄疸、服矽酸铝后等。

### 2.2.1.2　性状

[参考区间]

正常人粪便为成形、软柱状。

[临床意义]

水样便见于各种感染性和非感染性腹泻；黏液稀便见于肠壁受刺激或发炎时，如急性肠炎、痢疾、慢性结肠炎、急性血吸虫病等；胨状便见于过敏性结肠炎及慢性菌痢；黏液脓血便见于细菌性痢疾、阿米巴痢疾、溃疡性结肠炎、局限性肠炎、结肠或直肠癌；稀汁样便见于急性肠胃炎，大量时见于假膜性肠炎和孢子虫感染；米泔样便并有大量肠黏膜脱落见于霍乱、副霍乱等；细条或扁平状便可见于直肠狭窄如直肠良性或恶性肿瘤；球形或柱状硬便见于习惯性便秘；羊粪样便见于痉挛性便秘。

### 2.2.1.3　寄生虫虫体

［参考区间］

正常人粪便中无寄生虫虫体。

［临床意义］

蛔虫、蛲虫、绦虫等较大虫体，肉眼即可分辨。钩虫虫体常需将粪便冲洗、过筛后方可见到。服驱虫药后排便时应注意有无虫体。驱绦虫后应仔细寻找有无虫头。

## 2.2.2　粪便显微镜检查（stool microscopy）

### 2.2.2.1　直接涂片镜检

（1）白细胞

［参考区间］

正常人粪便中偶见少数白细胞。

［临床意义］

粪便中中性粒细胞增多，＜15个/HP，见于肠炎；＞15个/HP，甚至满布视野，应考虑细菌性痢疾；嗜酸粒细胞增多，多见于过敏性肠炎及肠道寄生虫病。

（2）红细胞

［参考区间］

正常粪便中无红细胞。

［临床意义］

粪便中出现红细胞见于肠道下段炎症或出血，如细菌性痢疾、阿米巴痢疾、溃疡性结肠炎、结肠癌、外伤及肠息肉出血等。

（3）巨噬细胞

［参考区间］

正常粪便中无巨噬细胞。

［临床意义］

巨噬细胞多见于急性细菌性痢疾，也可见于急性出血性肠炎或偶见于溃疡性结肠炎。

（4）肠黏膜上皮细胞

［参考区间］

正常粪便中偶见少数上皮细胞。

[临床意义]

大量上皮细胞常见于假膜性肠炎、慢性结肠炎、霍乱、副霍乱和坏死性肠炎等。

（5）肿瘤细胞

[参考区间]

正常粪便中无肿瘤细胞。

[临床意义]

将乙状结肠癌、直肠癌患者的血便，及时涂片染色，有时可找到成堆的肿瘤细胞，但形态多不典型，不足以为证。

（6）食物残渣

[参考区间]

正常粪便中可见少量植物细胞、肌肉纤维、结缔组织、淀粉颗粒和脂肪小滴等。

[临床意义]

粪便中淀粉颗粒增多见于慢性胰腺炎、胰腺功能不全；脂肪小滴增多见于慢性胰腺炎、胰腺癌、腹泻及消化吸收不良综合征；肌肉纤维增多见于肠蠕动亢进、腹泻、蛋白质消化不良、胰腺功能严重障碍等；结缔组织增多见于胃疾患而缺乏蛋白酶时；植物细胞和植物纤维增多见于肠蠕动亢进、腹泻等。

### 2.2.2.2 虫卵及原虫直接涂片检查

[检测方法]

直接涂片法；厚涂片透明法－加藤法（WHO推荐法）。

[临床意义]

直接涂片法适用于检查蠕虫卵、原虫的包囊和滋养体。气温越接近体温，滋养体的活动越明显。秋冬季查原虫滋养体应注意保温，15min内查完。近年已有不少资料表明，人芽囊原虫（人体酵母样菌、人体球囊菌）为人类肠道的致病性或机会致病性寄生原虫，如偶见应予报告，且注明镜下数量，以供临床积累资料。

### 2.2.2.3 虫卵及包囊浓缩检查

[检测方法]

沉淀法（自然沉淀法）；离心沉淀法；甲醛－乙酸乙酯沉淀法（WHO推荐法）；饱和盐水浮聚法；硫酸锌离心浮聚法。

[参考区间]

正常粪便中无致病性虫卵、原虫及其包囊。

**［临床意义］**

沉淀法适用于检查原虫包囊和蠕虫卵（钩虫卵、蛲虫卵除外），它们的比密大，可沉积于水底。对于含脂肪较多的粪便，本法效果优于硫酸锌浮聚法。但对布氏嗜碘阿米巴包囊、蓝氏贾第鞭毛虫包囊及微小膜壳绦虫卵等效果较差。

饱和盐水浮聚法检查钩虫卵效果最好，也可用于其他线虫卵和微小膜壳绦虫卵。不适于检查吸虫卵和原虫包囊；硫酸锌离心浮聚法适于检查原虫包囊、球虫卵囊、线虫卵和微小膜壳绦虫卵。

常见蠕虫卵和原虫包囊的比密见表2－8。

表2－8　蠕虫卵和原虫包囊的比密

| 虫卵或包囊 | 比密 |
| --- | --- |
| 未受精蛔虫卵 | 1.210～1.230 |
| 肝片形吸虫卵 | 1.200 |
| 日本血吸虫卵 | 1.200 |
| 姜片吸虫卵 | 1.190 |
| 迈氏唇鞭毛虫包囊 | 1.180 |
| 华支睾吸虫卵 | 1.170～1.190 |
| 鞭虫卵 | 1.150 |
| 带绦虫卵 | 1.140 |
| 毛圆线虫卵 | 1.115～1.130 |
| 受精蛔虫卵 | 1.110～1.130 |
| 蛲虫卵 | 1.105～1.115 |
| 结肠内阿米巴包囊 | 1.070 |
| 微小内蜒阿米巴包囊 | 1.065～1.070 |
| 溶组织内阿米巴包囊 | 1.060～1.070 |
| 钩虫卵 | 1.055～1.080 |
| 微小膜壳绦虫卵 | 1.050 |
| 蓝氏贾第鞭毛虫包囊 | 1.040～1.060 |

#### 2.2.2.4 肛门擦拭虫卵检查

[检测方法]

透明胶纸肛门拭子检查法；棉拭子肛门擦拭法。

[参考区间]

正常人无致病性的虫卵。

[临床意义]

可检查蛲虫卵、无钩和有钩绦虫卵、阔节裂头绦虫卵等。

#### 2.2.2.5 寄生虫幼虫孵育法

[检测方法]

常规孵化法；尼龙袋集卵孵化法。

[临床意义]

本法适用于血吸虫病的病原检查。后一种方法有费时短、虫卵丢失少、可避免在自然沉淀过程中孵出的毛蚴被倒掉等优点，但需专用尼龙袋。

#### 2.2.2.6 隐孢子虫卵囊染色检查法

[检测方法]

金胺－酚染色法；改良抗酸染色法。

[临床意义]

卵囊内子孢子均染为玫瑰红色，子孢子呈月牙形，共4个。其他非特异颗粒则染成蓝黑色，容易与卵囊区别。染色后不具备荧光镜的实验室亦可在光镜低－高倍下过筛检查。如发现小红点再用油镜观察，可确诊。

#### 2.2.2.7 粪便寄生虫形态学特点

消化道寄生虫感染或寄生虫病的病原检查，主要检查蠕虫的虫卵、幼虫、成虫或节片，原虫的滋养体、包囊、卵囊或孢子囊等，人体常见寄生虫的形态及鉴别见表2－9和表2－10。

表2－9 寄生人体常见蠕虫卵的鉴别

| 名称 | 大小（μm²） | 形态 | 颜色 | 卵壳 | 卵盖 | 内容物 |
|------|------------|------|------|------|------|--------|
| 蛔虫卵（受精） | (45~75)×(35~50) | 宽椭圆形 | 棕黄色 | 厚，外有一层凹凸不平的蛋白膜 | 无 | 1个卵细胞 |
| 蛔虫卵（未受精） | (89~94)×(39~44) | 长椭圆形 | 棕黄色 | 较厚，蛋白膜较薄 | 无 | 大小不等屈光颗粒 |

| 名称 | 大小（μm²） | 形态 | 颜色 | 卵壳 | 卵盖 | 内容物 |
|---|---|---|---|---|---|---|
| 钩虫卵 | (56~60)×(36~40) | 椭圆形 | 无色 | 很薄，卵壳与卵细胞同时有明显距离 | 无 | 分裂的卵细胞 |
| 蛲虫卵 | (50~60)×(20~30) | 椭圆形 | 无色 | 厚，一侧较平，一侧稍凸厚 | 无 | 幼虫 |
| 鞭虫卵 | (50~54)×(20~23) | 纺锤形 | 黄褐色 | | 两端有透明栓 | 卵细胞 |
| 肝吸虫卵 | (27~35)×(11~19) | 芝麻状 | 黄褐色 | 较厚，盖两侧有肩峰，后端有小突起 | 有 | 毛蚴 |
| 姜片虫卵 | (130~140)×(80~85) | 椭圆形 | 淡黄色 | 薄 | 有(小) | 卵细胞1个，卵黄细胞20~40个 |
| 卫氏并殖吸虫卵 | (80~118)×(48~60) | 椭圆形 | 金黄色 | 厚薄不均，近盖端略薄 | 有 | 卵细胞1个，卵黄细胞10多个 |
| 日本血吸虫卵 | (70~106)×(50~80) | 椭圆形 | 淡黄色 | 薄，卵壳一侧有小突起，壳外有附着物 | 无 | 毛蚴 |
| 猪带绦虫卵 | 31~43μm | 圆形 | 黄褐色 | 厚（胚膜有放射状条纹） | 无 | 六钩蚴 |
| 微小膜壳绦虫卵 | (48~60)×(36~48) | 圆形或椭圆形 | 无色 | 薄，胚膜两端有细丝4~8条 | 无 | 六钩蚴 |
| 缩小膜壳绦虫卵 | (60~79)×(72~86) | 椭圆形 | 淡黄色 | 较厚，胚膜两端无丝状物 | 无 | 六钩蚴 |

表 2-10　寄生人体常见阿米巴形态的鉴别

| | | 溶组织阿米巴 | 结肠内阿米巴 | 哈氏内阿米巴 | 布氏嗜碘阿米巴 |
|---|---|---|---|---|---|
| 滋养体 | 大小（直径 μm） | 大滋养体20～60，小滋养体12～30 | 20～50 | 3～12 | 6～20 |
| | 活动力 | 大滋养体活泼，伪足定向，形成快；小滋养体运动缓慢 | 迟缓，无定向 | 迟缓，定向 | 迟缓，无定向 |
| | 细胞质 | 内外浆分明 | 内外浆不分明 | 内外浆分明 | 内外浆不分明 |
| | 细胞核 | 一个，不易见到 | 一个，可见 | 一个，不易见到 | 一个，偶见 |
| | 吞噬物 | 大滋养体：红细胞；小滋养体：细菌 | 细菌，碎屑物 | 细菌 | 细菌 |
| 包囊（碘液染色） | 大小（直径 μm） | 10～20 | 10～35 | 5～10 | 5～15 |
| | 形状 | 圆形 | 圆形 | 类圆形 | 不规则或类圆形 |
| | 细胞核 | 1～4个，偶见8个 | 1～8个，偶见16个 | 1～4个 | 1个，大，被挤向一侧 |
| | 细胞质 | 棕黄色，未成熟包囊可见棕色糖原泡 | 同左 | 同左 | 棕黄色，有1～2个清晰的棕色糖原泡 |

## 2.2.3　粪便化学检验

**隐血试验（occult blood test，OBT）**

[检测方法]

免疫学检测法；邻联甲苯胺法；试带法。

［参考区间］

正常人隐血试验阴性。

［临床意义］

消化道出血时，如溃疡病、恶性肿瘤、肠结核、伤寒、钩虫病等，本试验可呈阳性。消化道恶性肿瘤时，粪便隐血可持续阳性；溃疡病时则呈间断阳性，可资鉴别。本试验可作为消化道恶性肿瘤普查的初筛试验。

# 2.3 胃液检验（examination of gastric juice）

## 2.3.1 一般性状检查

### 2.3.1.1 量

［参考区间］

正常空腹 8h 后胃液残余量为 50ml 左右。

［临床意义］

若 >100ml 为胃液增多，多见于十二指肠溃疡、卓 – 艾综合征、胃蠕动功能减退及幽门梗阻。若 <10ml 为胃液减少，见于胃蠕动功能亢进、萎缩性胃炎等。

### 2.3.1.2 外观

［参考区间］

正常空腹胃液为无色透明，无食物残渣。

［临床意义］

抽胃液时伤及胃黏膜可混有鲜红血丝。胃炎、溃疡、胃癌等呈深浅不同的棕褐色。咖啡残渣样，提示胃内有大量陈旧性出血，见于胃癌、幽门闭锁不全、十二指肠狭窄等。胃液混有新鲜胆汁呈黄色，放置后则呈绿色。

### 2.3.1.3 黏液

［参考区间］

正常胃液有少量分布均匀的黏液。

［临床意义］

黏液增多提示胃部可能有炎症。黏液呈弱碱性，大量存在时可影响胃液酸度的准确测定。

### 2.3.1.4 食物残渣

［参考区间］

12h 未进食的空腹胃液应无食物残渣及微粒。

[临床意义]

12h 未进食的空腹胃液中存在食物残渣，提示胃蠕动功能不足，见于胃下垂、幽门梗阻、胃扩张等。

**2.3.1.5 pH 值**

[参考区间]

正常胃液 pH 0.9~1.8。

[临床意义]

pH 3.5~7.0 为低酸，见于胃炎、胃癌、继发性缺铁性贫血等。pH >7.0 为无酸，见于十二指肠球部溃疡、幽门梗阻、十二指肠反流等。

**2.3.2 化学检验**

**2.3.2.1 胃酸分泌量测定（五肽胃泌素胃酸分泌试验）和基础酸排量（basal acid output，BAO）**

[参考区间]

生理状态下 BAO（3.9±2.0）mmol/h，很少超过 5mmol/h；最大胃酸分泌量（MAO）3~23mmol/h，女性略低；高峰胃酸分泌量（peak acid output，PAO）（20.6±8.4）mmol/h；BAO:MAO=0.2。

[临床意义]

五肽胃泌素胃酸分泌试验异常，表现为胃酸分泌增加或降低。

胃酸分泌增加见于：

（1）十二指肠溃疡，BAO 常 >5mmol/h 时，对十二指肠溃疡有诊断意义；PAO >40mmol/h 时，高度提示十二指肠溃疡合并出血、穿孔等并发症；十二指肠溃疡手术后，BAO 与 PAO 值均有所下降，若 BAO 仍 >5mmol/h，MAO >15mmol/h 时，应考虑溃疡复发的可能。

（2）卓-艾（Zollinger-Ellison）综合征或称胃泌素瘤，BAO 升高常 >15mmol/h，MAO >15mmol/h，BAO/MAO 比值 >0.6。五肽胃泌素胃酸分泌试验对诊断卓-艾综合征有重要价值。

胃酸分泌减少可见于胃溃疡、胃癌、胃炎及恶性贫血。

**2.3.2.2 隐血试验**

[参考区间]

正常胃液不含血液。

[临床意义]

当患急性胃炎、胃溃疡、胃癌时，可有不同程度的胃出血而使隐血试验呈阳性，连续多次检查为阳性者有意义。

### 2.3.2.3 胆汁测定

[参考区间]

正常胃液无胆汁。

[临床意义]

胃内出现胆汁使胃液呈黄色，如每份标本中均有大量胆汁则为病理现象，由十二指肠张力相对增高，幽门闭锁不全所致；十二指肠乳头以下梗阻时更为明显，通过测定胃液中有无胆红素来证实，如胆红素阳性，说明有胆汁反流。

### 2.3.2.4 乳酸测定

[参考区间]

正常胃液无乳酸。

[临床意义]

乳酸增高见于胃癌，其次为幽门梗阻、萎缩性胃炎、慢性胃炎、慢性胃扩张等，常有乳酸增加。乳酸含量达5g/L时，定性试验为阳性。

### 2.3.2.5 其他化学试验

[检测项目]

胃蛋白酶测定；乳酸脱氢酶测定（LD）；β-葡萄糖苷酶（β-GD）测定；尿素酶测定。

[临床意义]

（1）胃蛋白酶测定：可判断胃的分泌功能，十二指肠球部溃疡患者胃蛋白酶含量明显增高，恶性贫血及胃癌患者胃蛋白酶分泌下降。

（2）乳酸脱氢酶测定：胃液LD活性约为血清1/2，不受血清活性浓度影响，胃溃疡、胃炎、胃癌均有不同程度升高，胃癌可高达对照组6倍，阳性率可达90%。

（3）β-葡萄糖苷酶（β-GD）：胃液β-GD活性>700U者应疑为异常。胃癌患者β-GD升高的阳性率达64%~93.7%，其中以胃腺癌组最高，胃切除后的胃酸缺乏症，部分恶性贫血及少数胃及十二指肠溃疡，胃液β-GD活性也可升高。

（4）尿素酶测定：胃液尿素酶是细菌代谢产物，并非胃黏膜本身固有。幽门螺杆菌（helicobacter pylori, Hp）是人胃内唯一产生大量尿素酶的细菌，但此菌在胃液中很少查见。测定胃液中尿素酶浓度，可以判断是否感染Hp。

### 2.3.3 显微镜检查

#### 2.3.3.1 红细胞

［参考区间］

正常胃液中无红细胞。

［临床意义］

出现大量红细胞，提示胃部可能有糜烂、溃疡、恶性肿瘤。

#### 2.3.3.2 白细胞

［参考区间］

正常胃液可见少量白细胞，$100 \sim 1000$ 个/$\mu$l，以中性粒细胞为主。

［临床意义］

胃黏膜炎症等，其白细胞常 $>1000$ 个/$\mu$l。

#### 2.3.3.3 上皮细胞

［参考区间］

正常胃液中可见少量来自口腔、咽部及食管的鳞状上皮细胞，亦可见少量胃壁的柱状上皮细胞。

［临床意义］

胃黏膜炎症时可见柱状上皮细胞。

#### 2.3.3.4 癌细胞

［参考区间］

正常胃液中无肿瘤细胞。

［临床意义］

镜检时见有大小不均、形态不规、核大、多核的成堆细胞，染色质粗糙，应高度怀疑癌细胞，需做进一步检查。

## 2.4 十二指肠引流液及胆汁检验（examination of duodenal juice and bile）

### 2.4.1 十二指肠引流液一般性状检验

#### 2.4.1.1 颜色

［参考区间］

"甲"管胆汁从胆总管排出，呈橙黄色或金黄色；"乙"管胆汁从胆囊排出，呈深褐色；"丙"管胆汁从肝胆管排出，呈柠檬黄色；"丁"管液体来自十二指肠，呈灰白色或淡黄色。

［临床意义］

胆汁呈绿色或黑褐色，多见于胆道扩张伴感染或胆囊液淤积。

胆汁中混有陈旧性血块，应考虑胆囊、胆道、十二指肠、胃等部位的癌症。

**2.4.1.2 透明度**

［参考区间］

正常十二指肠液及胆液皆清晰透明。

［临床意义］

十二指肠液及胆汁如有胃酸混入，因有胆盐析出而显混浊，但加碱后仍可变清。如加碱后仍显混浊，则表明含有多量细菌、细胞及黏液，常见于十二指肠炎或胆道感染。

**2.4.1.3 黏稠度**

［参考区间］

正常十二指肠液因含黏蛋白而较黏稠；胆囊内胆汁因浓缩而黏稠度大；胆总管及肝胆管内胆汁略黏稠。

［结果判断］

低（＋）、中度（＋＋）、高（＋＋＋）。

［临床意义］

异常浓稠的胆汁常见于因胆石症所致的胆囊液淤积；稀薄的胆汁常见于因慢性胆囊炎所致的胆囊浓缩功能低下。

**2.4.1.4 pH 值**

每管分别记录，一般为中性或弱碱性。

**2.4.1.5 正常十二指肠引流液的性状**

见表 2 - 11。

表 2 - 11　十二指肠引流液一般性状

| 一般性状 | 丁（D）液 | 甲（A）胆汁 | 乙（B）胆汁 | 丙（C）胆汁 |
|---|---|---|---|---|
| 量 | 10 ~ 20ml | 10 ~ 20ml | 30 ~ 50ml | 随引流时间而定 |
| 颜色 | 无色或淡黄色 | 金黄色 | 黄棕或深褐色 | 柠檬黄色 |
| 性状 | 透明或微混黏稠 | 透明，略黏稠 | 透明，较黏稠 | 透明，略黏稠 |
| pH | 7.6 | 7.0 | 6.8 | 7.4 |
| 比密 | - | 1.009 ~ 1.013 | 1.026 ~ 1.032 | 1.007 ~ 1.010 |

### 2.4.2　十二指肠引流液显微镜检查

#### 2.4.2.1　细胞成分

（1）上皮细胞

[参考区间]

正常十二指肠引流液中偶见来自口腔、食管的鳞状上皮细胞及来自胃、十二指肠、胆管及胆囊的柱状上皮细胞。

[临床意义]

如见有大量染有胆汁颜色的柱状上皮细胞及其残骸（部分消化），则提示胆道炎症；如见有大量细胞厚度大、有折光性、分散或群集的变性上皮细胞，则提示十二指肠炎症。

（2）肿瘤细胞

[参考区间]

正常十二指肠引流液中无肿瘤细胞。

[临床意义]

晚期的胆道、胆囊、胰腺及十二指肠癌，偶有癌细胞脱落，取十二指肠引流液涂片染色后可找到癌细胞。

（3）白细胞

[参考区间]

正常十二指肠引流液可见少许白细胞，主要为中性粒细胞，一般为0～10个/HP；硫酸镁刺激后，可稍增多，但一般<20个/HP。

[临床意义]

十二指肠或胆道有炎症时，白细胞增多，并伴有吞噬细胞；急性胆道感染时，可见大量中性粒细胞，同时伴有大量絮状物排出；在慢性或病毒性肝胆疾患时，主要为淋巴细胞及浆细胞增多。

（4）红细胞

[参考区间]

正常十二指肠液中无红细胞。

[临床意义]

少量出血见于引流管擦伤；若量较多，见于十二指肠、肝、胆、胰等部位的出血性炎症、消化性溃疡、结石或肿瘤。

#### 2.4.2.2 结晶

[参考区间]

正常十二指肠引流液中有少量的胆固醇结晶，无胆红素结晶。

[临床意义]

胆汁中，尤其是"乙"管胆汁中见有大量无色透明，缺角长方形的胆固醇结晶，应考虑胆石症；胆汁中见有棕黄色或棕色的胆红素结晶及金黄色或橘红色大小不等的胆红素钙结晶，同时伴有红细胞时，胆道结石的可能性较大。

#### 2.4.2.3 寄生虫及虫卵

[参考区间]

正常十二指肠引流液中无寄生虫及虫卵。

[临床意义]

在"乙"管胆汁中找到蓝氏贾第鞭毛虫滋养体、中华分枝睾吸虫卵、钩虫卵、蛔虫卵、类圆线虫幼虫等，对确诊胆道寄生虫感染极有帮助；肝脓肿患者偶可在胆汁中找到阿米巴滋养体或包囊。

#### 2.4.2.4 细菌涂片

[参考区间]

正常十二指肠液中，可有非致病菌，如葡萄球菌、大肠埃希菌、非溶血性链球菌及枯草杆菌等；各部分胆汁中则无细菌存在。

[临床意义]

胆汁中，尤其是"乙"管胆汁中见有革兰阴性杆菌，如大肠埃希菌、铜绿假单胞菌、变形杆菌等，应考虑细菌性胆道感染；见有伤寒或副伤寒杆菌时，应考虑伤寒带菌者。

## 2.5 浆膜腔积液检验（examination of serosa fluid）

### 2.5.1 理学检验

#### 2.5.1.1 量

正常胸膜腔中可有少量液体，一般 <1ml，少数可达 1~20ml；正常心包液 <50ml，通常为 25~30ml；正常人腹腔内有少量游离液体，通常 ≤200ml。病理状态时，随病情和部位不同而异，可由数毫升至数升。

#### 2.5.1.2 颜色

漏出液多为淡黄色、黄色；渗出液为深黄色、红色、乳色等其他颜色。

#### 2.5.1.3 透明度

漏出液多为清亮的液体；渗出液常因含大量细胞、细菌、乳糜等而呈不同程度的混浊。

#### 2.5.1.4 凝固性

漏出液中含纤维蛋白原甚少，一般不凝固，放置后可有微量纤维蛋白析出；渗出液含纤维蛋白原较多，并有大量细胞和组织分解产物，故可自凝并有凝块出现。

#### 2.5.1.5 比密

漏出液比密多在 1.015 以下；渗出液比密多在 1.018 以上。有研究者提出计算浆膜腔积液比密与蛋白质关系的公式：

$$积液蛋白质含量（g/L） = （15℃时比密 - 1.007）\times 3430$$

#### 2.5.1.6 pH 值

漏出液的 pH 值为 7.46 ± 0.05，渗出液的 pH 值则较低，如脓胸穿刺液可低至（6.93 ~ 6.95）±（0.06 ~ 0.16），结核性胸腔积液的 pH 值一般 < 7.39。

### 2.5.2 化学检验

#### 2.5.2.1 浆膜黏蛋白定性试验（rivalta test）

[结果判断]

阴性：清晰不显雾状。

可疑（±）：渐呈白雾状。

阳性（+）：加后呈白雾状。

（++）：白薄云状。

（+++）：白浓云状。

[临床意义]

漏出液为阴性反应；渗出液为阳性反应。同渗出液中含较多浆膜黏蛋白，但如漏出液经长期吸收，蛋白浓缩后，也可呈阳性反应。有人主张用高血清 - 腹白蛋白梯度（SAAG：血清白蛋白浓度减去腹水白蛋白浓度）来鉴别漏出液与渗出液，漏出液是指高 SAAG ≥ 11g/L，渗出液是指低 SAAG < 11g/L。SAAG ≥ 11g/L 常会出现门静脉高压；梯度越大，门静脉压越高，SAAG < 11g/L，一般不出现门静脉高压。

### 2.5.2.2 蛋白定量测定

[检测方法]

同"血清总蛋白测定"自动生化分析仪法。

[临床意义]

漏出液蛋白总量多在 25g/L 以下；渗出液多在 30g/L 以上。如蛋白质在 25～30g/L，则难以判明性质，需进一步检验。炎症性疾患（化脓性、结核性等）蛋白含量多为 40g/L 以上；恶性肿瘤为 20～40g/L；肝静脉血栓形成综合征为 40～60g/L；充血性心力衰竭、肾病患者胸腹水中蛋白浓度最低，为 1～10g/L；肝硬化腹水多为 5～20g/L。

### 2.5.2.3 浆膜腔积液乳酸脱氢酶（LDH）测定

[检测方法]

用血清乳酸脱氢酶测定，速率法（上机测定）。

[临床意义]

浆膜腔穿刺液中乳酸脱氢酶测定，应与血清乳酸脱氢酶测定同时进行，并加以比较（详见 3.5.6）。

### 2.5.2.4 浆膜腔积液腺苷脱氨酶（ADA）测定

[检测方法]

同血清腺苷脱氨酶测定，自动生化分析仪法。

[临床意义]

ADA 能催化腺苷水解产生次黄嘌呤和氨，是重要的腺苷分解酶，以 T 淋巴细胞内含量最丰富，尤其与 T 淋巴细胞的数量、增殖和分化有关。结核性胸膜炎时显著增高，在 40U/L 以上，甚至超过 100U/L。肝炎、肝硬化、肝癌 <20U/L。在结核性胸膜炎的诊断上有很重要参考价值。

### 2.5.2.5 浆膜腔积液铁蛋白（ferritin，Fer）测定

[检测方法]

放射免疫分析法（RIA）。

[参考区间]

参见 1.3.6.4。

[临床意义]

铁蛋白是一种亚铁蛋白质。癌细胞具有较强合成铁蛋白的能力，因而铁蛋白可作为恶性肿瘤的非特异性标志物。如积液铁蛋白明显增高（1500μg/L），当积液 Fer 血清 Fer 比值 >1.0，而溶菌酶不高，则为癌性积液；如铁蛋白升高而溶菌酶极度升高，则为结核性积液。因此，联合检测铁蛋白与溶菌

酶对癌性积液和结核性积液鉴别诊断有一定帮助。

**2.5.2.6　浆膜腔积液癌胚抗原（CEA）测定**

[检测方法]

酶免（ELISA）法；电化学发光法；RIA 法等。

[参考区间]

参见 4.10.1。

[临床意义]

癌胚抗原（CEA）可作为浆膜腔积液中的肿瘤标记物，大部分良性瘤在 $5\mu g/L$ 以下，癌性在 $5\mu g/L$ 以上，结核性胸腹水在 $2\mu g/L$ 以下，对癌性胸腹膜炎诊断有重要意义。积液 CEA 与血清 CEA 比值 >1.0 时，高度怀疑为癌性积液。积液 CEA 与血清 CEA 比值 >4.3 是恶性变的一个指标，因为 CEA 绝大多数可由癌细胞直接分泌而来。同时 CEA 又可作为治疗指标的观察。

**2.5.2.7　浆膜腔积液溶菌酶测定**

[检测方法]

琼脂平板溶菌环法；ELISA 法。

[参考区间]

血清中溶菌酶含量：$3.0 \sim 9.0mg/L$；积液溶菌酶 $(0.5 \pm 3.4)mg/L$。尿液溶菌酶含量 $\leq 1.5mg/L$。各实验室应建立自己的参考区间。

[临床意义]

溶菌酶在炎症积液中含量升高，且积液溶菌酶与血清溶菌酶比值 >1.0。在恶性积液中铁蛋白往往升高，而溶菌酶则降低，两者呈分离关系。对积液良性与癌性的鉴别有参考价值（详见 4.6.6）。

**2.5.2.8　浆膜腔积液其他特殊检查（参见相关章节）**

（1）淀粉酶见 3.5.11；C - 反应蛋白见 3.1.7.1；免疫球蛋白见 4.3.1；糖类抗原 19 - 9 见 4.10.4；白介素 - 6 见 4.7.5，白介素 - 8 见 4.7.6，γ - 干扰素见 4.7.7。

（2）可溶性白介素 - 2 受体测定：可溶性白细胞介素 - 2 受体（soluble interleukin - 2 receptor，SIL - 2R）是一种复合性黏蛋白，同时具有与抗 Tac 单抗和白细胞介素 - 2 结合的信息，与白细胞介素 - 2 结合不需任何辅助因子，可溶性白细胞介素 - 2 受体是一种重要的免疫抑制剂，可中和活化 T 细胞周围的白细胞介素 - 2、减弱机体的内分泌效应，抑制已活化的 T 细胞的克隆化扩增。可溶性白细胞介素 - 2 受体能结合白细胞介素 - 2 并存在于血液中，可延长白细胞介素 - 2 在体内的半衰期，并又将白细胞介素 - 2 运送到远距离白细胞介素产生部位的组织。可溶性白细胞介素－2受体可释放白细胞介素－2使之与高亲和力可溶性白细胞介素－2受体结合，从而起到正反免疫调节作用。

[检测方法]

同双抗体夹心法；ELISA法。

[参考区间]

血清中 SIL－2R 应用同双抗体夹心法的参考区间为（296±90）IU/ml；应用 ELISA 法的参考区间为（147.5±76.2）IU/ml。

[临床意义]

正常人血清中可溶性白细胞介素－2受体含量较低，其异常变化主要表现为增高，通过检查可溶性白细胞介素－2受体量的变化可为某些疾病的诊断、病情鉴别及预后提供依据。

①可溶性白细胞介素－2受体与多发性硬化：多发性硬化患者的脑组织中发现有具白细胞介素－2受体的细胞。多发性硬化患者血清中可溶性白细胞介素－2受体的浓度明显增高。多发性硬化活动期患者血清中白细胞介素－2受体浓度高，而稳定期降低。但多发性硬化患者脑脊液中可溶性白细胞介素－2受体的水平高低与多发性硬化诊断、病情的严重，以及与多发性硬化病情的活动程度之间的关系尚不清楚。

②可溶性白细胞介素－2受体与白血病及淋巴系统恶性疾病：在上述疾病中血清可溶性白细胞介素－2受体明显升高，病情缓解时可溶性白细胞介素－2受体水平下降。

③可溶性白细胞介素－2受体与艾滋病（AIDS）及艾滋病相关综合征（ARC）：患此种病时，可溶性白细胞介素－2受体升高并且可溶性白细胞介素－2受体水平与 CD$_4$ 细胞数呈负相关。

④可溶性白细胞介素－2受体与器官移植排斥：此时血清可溶性白细胞介素－2受体水平可动态反应患者对移植物及其他一些自身免疫性疾病如活动期 SLE，血清可溶性白细胞介素－2受体明显升高。

⑤多发性硬化中可溶性白细胞介素－2受体与白细胞介素－2的关系：多发性硬化中抗原激活 T 细胞亚群的扩张需要白细胞介素－2的合成和分泌亲和力较高的可溶性白细胞介素－2受体的表达。激活的 B 细胞、自然杀伤细胞和单核细胞均有白细胞介素－2受体的表达，血清中可溶性白细胞介素－2受体和白细胞介素－2关系密切，在某种程度上可反映患者细胞免疫的活动程度，并不能反映患者临床病情的严重程度。

总之，SIL-2R 是恶性肿瘤活动的标志，对疗效随访有意义，是观察免疫功能的一项指标。

### 2.5.3  显微镜检验

#### 2.5.3.1  浆膜腔积液的细胞总数及有核细胞计数

漏出液的细胞数较少，常 $< 300 \times 10^6/L$；渗出液细胞较多，常 $> 1000 \times 10^6/L$；但两者无绝对界限。

#### 2.5.3.2  浆膜腔积液的细胞形态学检查及分类

[检测方法]

瑞氏染色法；瑞-吉姆萨复合染色法；苏木素-伊红（HE）染色法；巴氏染色法。

[临床意义]

穿刺液中以多形核细胞为主，提示化脓性炎症或早期结核性积液。在结核性渗出液的吸收期可见嗜酸粒细胞增多。

穿刺液以淋巴细胞增多为主，提示慢性炎症。可见于结核性渗出液、病毒感染、系统性红斑狼疮的多发性浆膜炎等。

穿刺液以间皮细胞及组织细胞增多为主，提示浆膜上皮脱落旺盛，可见于瘀血、恶性肿瘤等。

心包积液有核细胞数量超过 $1000 \times 10^6/L$，多提示为心包炎。

腹水有核细胞数量超过 $500 \times 10^6/L$，主要为中性粒细胞（$>50\%$），提示为细菌性腹膜炎。

积液中找到癌细胞是诊断恶性肿瘤的有力证据。

### 2.5.4  浆膜腔积液的细菌检验

漏出液中很少有细菌，无须作细菌涂片检查；渗出液中常见细菌有葡萄球菌、链球菌、肺炎球菌、大肠埃希菌及结核杆菌等，必要时可作细菌培养。

### 2.5.5  浆膜腔积液的染色体检查

染色体检查是诊断恶性肿瘤的有效检查方法之一，其阳性率可达75%左右。人体正常细胞染色体为二倍体（$2n = 46$）。癌性积液细胞染色体变化主要有染色体数量异常、染色体形态异常的标志染色体。检测方法详见商品试剂盒说明书。

### 2.5.6  渗出液与漏出液的鉴别

见表 2-12。

**表 2 − 12　渗出液与漏出液的鉴别**

| 鉴别法 | 漏出液 | 渗出液 |
| --- | --- | --- |
| 原因 | 非炎症所致 | 炎症、肿瘤或物理、化学刺激所致 |
| 外观 | 淡黄浆液性 | 不定，可黄色、脓性、血性、乳糜性 |
| 透明度 | 透明或微混 | 大多混浊 |
| 比密 | <1.015 | >1.015 |
| 凝固性 | 不自凝 | 能自凝 |
| 黏蛋白定性试验 | 阴性 | 阳性 |
| 蛋白总量 | <25g/L | >30g/L |
| 蛋白总量/血清总蛋白 | <0.5 | ≥0.5 |
| 积液 LD/血清 LD | <0.6 | ≥0.6 |
| 葡萄糖定量 | 与血糖相近 | 常低于血糖水平 |
| 有核细胞计数 | $<300 \times 10^6/L$（腹水） | $>500 \times 10^6/L$（腹水） |
|  | $<1000 \times 10^6/L$（胸腔积液） | $>1000 \times 10^6/L$（胸腔积液） |
| 有核细胞分类 | 以淋巴细胞、间皮细胞为主 | 依病因不同而异，可以中性粒细胞或淋巴细胞为主 |
| 细菌检查 | 无 | 可找到病原菌 |
| 白蛋白梯度 | 胸腔积液 >12g/L | 胸腔积液 <12g/L |
| （血清白蛋白−积液蛋白） | 腹水 >11g/L | 腹水 <11g/L |

注：①各项鉴别并非完全适用于各种不同积液的鉴别；②各项鉴别值各家仍有不同观点，仅供初筛参考。

## 2.5.7　非癌性与癌性积液的鉴别

见表 2 − 13。

**表 2 − 13　非癌性与癌性积液的鉴别**

| 检查项目 | 良性 | 癌性 |
| --- | --- | --- |
| 外观 | 血性少见 | 血性多见 |
| 总蛋白 | 炎症多 >40g/L | 20 ~ 40g/L |

续表

| 检查项目 | 良性 | 癌性 |
|---|---|---|
| 铁蛋白 | <500μg/L | >500μg/L |
| 积液癌胚抗原（CEA）/血清CEA的比值 | <1.0 | >1.0 |
| 腺苷脱氨酶（ADA） | >40U/L | <40U/L |
| 积液ADA/血浆ADA | >1.0 | <1.0 |
| 溶菌酶 | >27mg/L | <15mg/L |
| 细胞学检查 | 仅为炎性细胞 | 可找到癌细胞 |
| 染色体检查 | 绝大多数为二倍体细胞 | 超二倍体及多倍体多见，多为非整倍体并各种畸变 |

# 2.6 痰液检验（examination of sputum）

## 2.6.1 痰液一般性状检查

### 2.6.1.1 痰量

[参考区间]

正常人无痰或仅有少量泡沫痰。

[临床意义]

在呼吸系统疾病时，痰量可增多，超过 50～100ml。大量增加见于支气管扩张、肺结核、肺内有慢性炎症、肺空洞性病变。肺脓肿或脓胸的支气管溃破时，痰液呈脓性改变。

### 2.6.1.2 颜色

白色、黄色、铁锈色、绿色、黑色等。

### 2.6.1.3 性状

黏液性、黏液脓性、脓性、浆液性、血性痰、泡沫痰等。

### 2.6.1.4 血液

记录血丝、血块、血痰混合（注意颜色鲜红或暗红）。

### 2.6.1.5 有无异常物质

将痰置于培养皿内，衬以黑色背景，用两只竹签挑动，使其展开成薄层后，观察有无支气管管型、库什曼（Curschmann）螺旋体、栓子、肺结石、肺组织坏死的碎片或干酪块等。

#### 2.6.1.6 临床意义

通常呈无色或灰白色。化脓感染时，可呈黄绿色；明显绿色见于铜绿假单胞菌感染；大叶性肺炎时可呈铁锈色；阿米巴肺脓肿时呈咖啡色；呼吸系统有病变时痰呈黏液性、浆液性、脓性、黏液脓性、浆液脓性、血性等。

### 2.6.2 显微镜检验

[结果判断]

注意有无红细胞、白细胞、上皮细胞、弹力纤维、库什曼螺旋体、夏科－莱登结晶、胆红素结晶、硫黄样颗粒（放线菌块）、真菌孢子、心力衰竭细胞、载炭细胞、癌细胞等。

### 2.6.3 寄生虫检查

[检测方法]

直接涂片法；浓集法。

[参考区间]

正常人痰液中无寄生虫及虫卵。

[临床意义]

痰中可能查见卫氏并殖吸虫卵、溶组织阿米巴滋养体、棘球蚴的原头蚴、粪类圆线虫幼虫、蛔蚴、钩蚴、尘螨等；卡氏肺孢子虫的包囊也可出现于痰中，但检出率很低。

### 2.6.4 嗜酸粒细胞检查

[检测方法]

直接涂片瑞氏染色或伊红－亚甲蓝染色法。油镜下计数 100 个白细胞中嗜酸粒细胞百分数。

[参考区间]

正常人痰液中仅含极少量嗜酸粒细胞。

[临床意义]

痰液中嗜酸粒细胞增多，见于支气管哮喘、过敏性支气管炎、卫氏并殖吸虫病及热带性嗜酸粒细胞增多症。

### 2.6.5 细菌检查

[检测方法]

涂成薄片，干燥后行革兰染色或抗酸染色。

[参考区间]

正常人痰液中无致病菌存在。

[临床意义]

查找肺炎链球菌、螺旋体、梭形杆菌、真菌等；或找抗酸杆菌。通过细菌培养及药敏试验，可指导临床用药。

### 2.6.6 其他检查

项目有分泌型 IgA、乳酸脱氢酶（LD）、唾液酸等。检测方法详见本书有关章节。

正常人痰中分泌型 IgA：$(2.03 \pm 0.21)$ g/L。在慢性支气管炎急性发作时可降低，治疗后可回升。

慢性支气管炎患者痰中乳酸脱氢酶、唾液酸比正常人高 1.5 倍或更多，治疗后明显减少，因此可反映临床疗效。

# 2.7 前列腺液检验（examination of prostatic fluid）

## 2.7.1 前列腺液一般性状检验

### 2.7.1.1 颜色

[参考区间]

正常前列腺液呈乳白色。

[临床意义]

前列腺液呈鲜红色或暗红色，为出血所致，见于前列腺炎、精囊炎、前列腺结核和肿瘤等。

### 2.7.1.2 黏稠度

[参考区间]

正常前列腺液为稀薄液体。

[临床意义]

前列腺液呈脓性黏稠液体，常见于化脓菌所致的前列腺炎或精囊炎。

## 2.7.2 前列腺液显微镜检验

### 2.7.2.1 白细胞、红细胞

[参考区间]

正常前列腺液内白细胞 <10 个/HP，红细胞 <5 个/HP。

[临床意义]

前列腺液内如白细胞数 > 10 个/HP 或成堆出现，即可诊断慢性前列腺炎；红细胞大量出现，可见于精囊炎、前列腺化脓性炎症、前列腺癌等。如按摩时用力过重，也可出现大量红细胞。

### 2.7.2.2　前列腺颗粒细胞

[参考区间]

正常前列腺液内可见颗粒细胞，< 5 个/HP。

[临床意义]

前列腺液内颗粒细胞增多，伴大量脓细胞时，应考虑前列腺炎。

### 2.7.2.3　滴虫

[参考区间]

正常前列腺液内无滴虫。

[临床意义]

前列腺液内检出滴虫，见于滴虫性前列腺炎。

### 2.7.2.4　细菌

[参考区间]

正常前列腺液内无致病菌。

[临床意义]

前列腺液内见有细菌，如葡萄球菌、链球菌等，考虑前列腺炎；见有结核杆菌，考虑前列腺结核。若已确诊为生殖系统结核，则不宜进行按摩，以免引起扩散。

### 2.7.2.5　癌细胞

[参考区间]

正常前列腺液内无癌细胞。

[临床意义]

前列腺液内见有体积大而畸形的可疑细胞时，应做巴氏（Papanicolaou）或瑞氏（Wright）染色检验。前列腺癌可找到癌细胞。

### 2.7.2.6　卵磷脂小体

[参考区间]

正常前列腺液内的卵磷脂小体为满视野。

[临床意义]

卵磷脂小体减少或聚集成堆，见于前列腺炎。

### 2.7.2.7 淀粉样体

［参考区间］

正常前列腺液内可见淀粉样体，一般老年人多见。

［临床意义］

无临床意义。如淀粉样体和胆固醇结合则可形成前列腺结石。

### 2.7.2.8 精子

［参考区间］

按摩时压迫精囊，可在前列腺液内发现精子。

# 2.8 精液检验（examination of seminal fluid）

## 2.8.1 一般性状检验

### 2.8.1.1 量

［参考区间］

正常人平均一次排精约 $2 \sim 5ml$［精子数 $(1 \sim 1.5) \times 10^8$ 个/ml］。

［临床意义］

如数日未排精而精液量低于 1.5ml，可视为不正常，但不能据此作为不育症的原因。精液量减少至 $1 \sim 2$ 滴，甚至排不出时，称为无精液症，见于生殖系统结核和非特异性炎症。精液过多，如一次排精量超过 8ml，则精子可被稀释，亦不利于生育，这可能由于垂体促性腺激素过高，产生大量雄激素所致。

### 2.8.1.2 颜色

［参考区间］

正常精液为灰白色，久未排精时可呈淡黄色。

［临床意义］

黄色或脓性精液见于精囊炎和前列腺炎；鲜红色或暗红色精液见于生殖系统炎症、结核和肿瘤。

### 2.8.1.3 黏稠度

［参考区间］

新排出的精液为黏稠胶胨样液体，离体 0.5h 后可自行液化，呈流体状。

［临床意义］

如精液黏稠度降低，似米汤样，表示精子量减少，见于生殖系统炎症；精液离体后不能液化或液化时间延长，可抑制精子的活动力而妨碍生育，常见于前列腺炎。

### 2.8.1.4 pH 值

[参考区间]

正常精液为弱碱性，pH 值为 7.2~8.0（平均 7.8）。

[临床意义]

精子的活动力在碱性时增强，酸性时减弱。

### 2.8.2 显微镜检验

（1）精子的有无

[参考区间]

正常精液见有大量精子存在。

[临床意义]

精液离心沉淀后作涂片检查，如未发现精子，称为无精子症。病理性精子过少或无精子，见于睾丸结核、睾丸发育不良、隐睾症、睾丸退行性变、睾丸炎后遗症及脑垂体疾患等。男性绝育手术 6 周后，精液中亦不存在精子。

（2）精子存活率（motility）

用活精子比例来反映。

[检测方法]

伊红染色法；伊红 – 苯胺黑染色法；精子低渗膨胀试验（HOS）。

[参考区间]

在排精 30~60min 内，约有 70% 以上精子应为活动精子。精子低渗膨胀试验应有 60% 以上精子出现尾部膨胀。

（3）精子活力

[检测方法]

WHO 推荐一种无须复杂设备而能进行简单精子活力（activity）分级的方法。

[结果判断]

根据下述标准把精子活力分为 a、b、c、d 四级。

a 级：快速前向运动，37℃ 时速度 $\geqslant 25\mu m/s$，或 20℃ 速度 $\geqslant 20\mu m/s$（$25\mu m$ 大约相当于精子 5 个头部的长度，或半个尾部的长度）。

b 级：慢速或呆滞的前向运动。

c 级：非前向运动（$<5\mu m/s$）。

d 级：不动。

[参考区间]

正常精液采集后 60min 内，a 级 + b 级精子达 50% 以上。

（4）精子计数（sperma count）

[检测方法]

改良 Neubauer 计数板法。

[参考区间]

正常男性 $20 \times 10^6/ml$。

（5）精子形态观察

[结果判断]

评估精子正常形态时应采用严格标准，只有头、颈、中段和尾部正常的精子才正常。精子头的形态必须是椭圆形，巴氏染色精子头部长 4.0 ~ 5.0μm，宽 2.5 ~ 3.5μm，长宽之比应在 1.50 ~ 1.75，顶体的界限清晰，约占头部的 40% ~ 70%。中段细，宽度 <1μm，约为头部长度的 1.5 倍，且在轴线上紧贴头部，细胞质小滴应小于正常头部大小的一半。尾部应是直的、均一的，比中段细，非卷曲，其长约为 45μm。

所有形态学处于临界状态的精子均列为异常。异常精子有：①头部缺陷：大头、小头、锥形头、梨形头、圆头、无定形头、有空泡头、顶体过小头、双头等；②颈部和中段缺陷：颈部弯曲、中段非对称地接在头部、粗的或不规则中段、异常细的中段等；③尾部缺陷：短尾、多尾、发卡形尾、尾部断裂、尾部弯曲、尾部宽度不规则、尾部卷曲等。

[参考区间]

正常人精液中正常形态 ≥30%（异常精子应少于 20%，如超过 20% 为不正常）。

（6）精子凝集：精子凝集是活动精子以各种方式，如头对头，尾对尾或头对尾等彼此黏在一起。以分级方式报告，从 "－"（没有凝集）至 "＋＋＋"（所有可动精子凝集到一起）。凝集存在，提示可能为免疫因素引起不育。

（7）非精子细胞及其他成分：精液含有的非精子细胞成分，称为"圆细胞"，这些细胞包括泌尿生殖道上皮细胞，前列腺细胞、生精细胞和白细胞。正常人精液中：圆细胞 $<5 \times 10^6/ml$。

正常精液中白细胞主要是中性粒细胞，数量不应超过 $1 \times 10^6/ml$。过多提示感染，为白细胞精子症。

精液中可以有结晶体、卵磷脂小体、淀粉样体、脂滴、脱落上皮细胞等。

### 2.8.3 WHO 精液检查参考区间

见表 2 – 14。

**表 2 – 14  WHO 精液检查参考区间**

| 检查项目 | 1987 年 | 1992 年 | 1999 年 |
|---|---|---|---|
| 射精量（ml） | ≥2 | ≥2 | ≥2 |
| pH | 7.2 ~ 8.0 | 7.2 ~ 8.0 | ≥7.2 |
| 精子计数（$10^6$/ml） | ≥20 | ≥20 | ≥20 |
| 总精子数/射精（$10^6$/次） | ≥40 | ≥40 | ≥40 |
| 精子形态（% 正常） | ≥50 | ≥50 | ≥50 * |
| 精子存活率（%） | ≥75 | ≥75 | ≥50 |
| 精子活力（a、b、c、d 级） | | | |
| a 级（%） | ≥25 | ≥25 | ≥25 |
| a 级 + b 级（%） | ≥50 | ≥50 | ≥50 |

注：表中列举了 WHO 1987 ~ 1999 年的精液检查参考区间，其中主要差别为精子正常形态百分率，严格正常标准精子是 Kruger 等研究的成果，形态正常百分率仅为 WHO1992 年版标准的 1/2，但是，应用此参考区间涉及专业培训和实践，目前，与我国情况不一定相适应，各实验室应根据实际情况建立自身的参考区间。如果正常形态的精子数低于 15% 时，体外受精率降低。

*：严格正常范围。

### 2.8.4  临床意义

（1）正常精液呈灰白色，久未排精者可呈淡黄色；离体 30min 后完全液化。根据精液检查结果，临床上常用于诊断男子不育症及观察输精管结扎术后的效果。

（2）正常精子活力一般在 a 级 ≥25%。如活力 a 级 < 25%；a 级 + b 级 < 50% 可成为男性不育的原因。

（3）精索静脉曲张症患者精液中常出现形态不正常的精子。

（4）血液中有毒性代谢产物、接触铅等污染物、应用大剂量放射线及细胞毒药物等可使精子形态异常。

## 2.9 阴道分泌物检验（examination of vaginal excretion）

### 2.9.1 清洁度（vagina cleaning level）

［检测方法］

生理盐水涂片后高倍镜检查。

［参考区间］

Ⅰ度、Ⅱ度为正常。

［临床意义］

Ⅲ度、Ⅳ度为异常，多数为阴道炎，可发现阴道霉菌、阴道滴虫等。如果仅为清洁度增高而不见滴虫、霉菌者，常见于非特异性细菌性阴道炎。阴道涂片清洁度判定见表2–15。

表2–15　阴道涂片清洁度判定表

| 清洁度 | 杆菌 | 球菌 | 上皮细胞 | 脓细胞或白细胞 |
|---|---|---|---|---|
| Ⅰ | 多 | – | 满视野 | 0~5 个/HP |
| Ⅱ | 少 | 少 | 1/2 视野 | 5~15 个/HP |
| Ⅲ | 少 | 多 | 少 | 15~30 个/HP |
| Ⅳ | – | 大量 | – | >30 个/HP |

### 2.9.2 滴虫（trichomonas）检验

［检测方法］

同 2.9.1。

［参考区间］

正常阴道分泌物中无滴虫。

［临床意义］

涂片中见有滴虫，可诊断为滴虫性阴道炎。

### 2.9.3 真菌（fungus）检验

［检测方法］

同 2.9.1。

［参考区间］

正常阴道分泌物中无真菌。

[临床意义]

涂片中见有真菌孢子、假菌丝与出芽细胞相连接，成链状及分枝状。可诊断为霉菌性阴道炎。

### 2.9.4 线索细胞及胺试验

#### 2.9.4.1 线索细胞（clue cell）

线索细胞为阴道鳞状上皮细胞黏附大量加德纳菌及其他短小杆菌后形成。生理盐水涂片高倍镜下可见该细胞边缘呈锯齿状，细胞已有溶解，核模糊不清，其上覆盖有大量加德纳菌及厌氧菌，使其表面毛糙，出现斑点和大量的细小颗粒。涂片革兰染色后，显示黏附于脱落上皮细胞内的细菌为革兰阴性或染色不定的球杆菌，其中，柯氏动弯杆菌（M. curtisii）是一短小的（平均约 1.5μm）革兰染色不定菌，羞怯动弯杆菌（M. mulieris）是一长的（平均约 3.0μm）革兰阴性菌，阴道加德纳菌（Gardnerella vaginalis）是一种微需氧的、多形性的革兰染色不定杆菌。线索细胞是诊断细菌性阴道病的重要指标。

#### 2.9.4.2 pH 值

pH 值试纸法检查。细菌性阴道病 pH > 4.5。

#### 2.9.4.3 胺试验

阴道分泌物加 2.5mol/L KOH 溶液时出现鱼腥样气味。细菌性阴道病呈阳性。

# 2.10 脑脊液检验（examination of CSF）

### 2.10.1 理学检验

#### 2.10.1.1 压力

[参考区间]

脑脊液的压力应于卧位时测定，正常成人为 0.69 ~ 1.76kPa 或 40 ~ 60 滴/分，小儿压力为 0.49 ~ 0.98kPa。

[临床意义]

压力增高见于各种脑膜炎（包括结核性脑膜炎、化脓性脑膜炎、霉菌性脑膜炎、病毒性脑膜炎等）、脑炎、脑肿瘤、脑脓肿（未破裂者）、脑出血、蛛网膜下隙出血、硬膜外血肿等。

压力降低见于脊髓肿瘤或蛛网膜下隙粘连等。此外，虚脱、失水、恶病质等亦可降低。

### 2.10.1.2 颜色

[参考区间]

正常脑脊液为无色液体。

[临床意义]

（1）红色见于脑室或蛛网膜下隙的新鲜出血，有时为穿刺针损伤血管所致。前者脑脊液呈均匀淡红色，离心后上清液呈淡红色，后者仅最初几滴血性，随后流出者渐转清，离心后上清液呈无色透明。

（2）黄色见于脑实质和脑膜的陈旧性出血以及因脑脊髓肿瘤、脑膜炎、蛛网膜下隙梗阻所致的脑脊液滞留，呈黄色透明的胶胨状。黄疸患者的脑脊液亦可呈黄色。

（3）乳白色见于急性化脓性脑膜炎。

（4）灰色见于肺炎双球菌或甲型链球菌所致的脑膜炎。

（5）绿色见于铜绿假单胞菌性脑膜炎、肺炎链球菌、甲型链球菌、高胆红素血症和脓性脑脊液。

（6）棕色或黑色见于侵犯脑膜的中枢神经系统黑色素肉瘤。

### 2.10.1.3 透明度

[参考区间]

正常脑脊液清澈如水。

[临床意义]

脑脊液中如细胞增多或有细菌滋生时可发生混浊，见于脑炎、脑膜炎、脑肿瘤等。

### 2.10.1.4 凝固

[参考区间]

正常脑脊液静止24h，不产生凝固。

[临床意义]

脑脊液静止12~24h后，其表面有纤细的网膜形成，见于结核性脑膜炎；脑脊液静止1~2h后形成明显凝块，见于化脓性脑膜炎；脑脊液呈胶胨状，见于脊髓肿瘤或蛛网膜下隙梗阻所致的脑脊液浓缩。

### 2.10.1.5 pH值

[参考区间]

正常脑脊液pH值为7.31~7.34。

[临床意义]

pH值降低见于脑膜炎双球菌性脑膜炎、糖尿病昏迷、结核性脑膜炎；增高者少见。

**2. 10. 1. 6　比密**

[参考区间]

正常脑脊液比密为 1. 006 ~ 1. 008。

[临床意义]

比密增高见于脑膜炎、尿毒症、糖尿病；降低者少见。

## 2. 10. 2　化学检验

### 2. 10. 2. 1　蛋白质检查

（1）潘氏（Pandy）球蛋白定性试验

[结果判断]

阴性为清晰透明，不显雾状；

（±）极弱阳性为微呈白雾状，在黑色背景下才能看到；

（+）弱阳性为灰白色云雾状；

（++）阳性为白色浑浊；

（+++）强阳性为白色浓絮状沉淀；

（++++）最强阳性为白色凝块。

[参考区间]

正常时多为阴性。

[临床意义]

有脑组织和脑脊髓膜疾患时常呈阳性反应，如化脓性脑膜炎、结核性脑膜炎、神经梅毒、脊髓灰质炎、流行性脑炎、多发性硬化等；脑出血时多呈强阳性反应；如外伤性血液混入脑脊液中，亦可呈阳性反应。

（2）总蛋白定量测定

[检测方法]

磺基水杨酸－硫酸钠比浊法；双缩脲法；染料结合法。

[参考区间]

腰穿：0. 2 ~ 0. 4g/L；池穿：0. 1 ~ 0. 25g/L；侧脑室：0. 05 ~ 0. 15g/L。

[临床意义]

脑脊液总蛋白增高可见于下列情况。

（1）中枢神经系统炎症：脑部感染时，脑膜和脉络丛毛细血管通透性增加，蛋白质分子容易通过，首先是清蛋白增高，随后是球蛋白和纤维蛋白原增高。

（2）神经根病变：如梗阻性脑积水和 Guillain – Barre 综合征，多数病例有蛋白质增高，而细胞数正常或接近正常，即蛋白 – 细胞分离现象。

（3）椎管内梗阻：脊髓肿瘤、转移癌、粘连性蛛网膜炎等引起椎管内梗阻时，脑脊液蛋白含量显著升高，有时高达 30 ~ 50g/L。这时脑脊液变黄，可自行凝固。此外，早产儿脑脊液蛋白质含量可高达 2g/L，新生儿为 0.8 ~ 1.0g/L，出生 2 个月后逐渐降至正常水平。

### 2.10.2.2 蛋白电泳和免疫球蛋白定量测定

（1）脑脊液蛋白电泳（protein electrophoresis of CSF）

［检测方法］

电泳仪法。

［参考区间］

前白蛋白为 0.02 ~ 0.07，白蛋白为 0.56 ~ 0.76，$\alpha_1$ – 球蛋白为 0.02 ~ 0.07，$\alpha_2$ – 球蛋白为 0.04 ~ 0.12，β – 球蛋白为 0.08 ~ 0.18，γ – 球蛋白为 0.03 ~ 0.12。

［临床意义］

前白蛋白增加见于脑萎缩、脑肿瘤、脑积水及中枢神经变性疾患；白蛋白增加见于脑血管病变、椎管阻塞性脑积水、脑出血等；α 和 β – 球蛋白增加见于脑膜炎、脑肿瘤；β – 球蛋白增加见于动脉硬化，脑血栓等脂肪代谢障碍性疾病，若同时有 $\alpha_1$ – 球蛋白显著减少或消失，多系中枢神经退行性病变，如小脑萎缩或变性、脊髓变性等。

（2）免疫球蛋白定量测定

［检测方法］

自动分析仪法。

［参考区间］

IgG 为 10 ~ 40mg/L（1 ~ 4mg/dl）；IgA 为 0 ~ 2mg/L（0 ~ 0.2mg/dl）；IgM 为 0 ~ 0.6mg/L（0 ~ 0.06mg/dl）。

［临床意义］

IgG 增加见于系统性硬皮病、神经梅毒、脑膜炎、多发性硬化、西登哈姆（Sydenham）舞蹈病等；IgA 增加见于化脓性或结核性脑膜炎、神经梅毒、肿瘤等；IgM 增加见于感染性脑炎、脑肿瘤及系统性硬皮病等。

### 2.10.2.3 脑脊液葡萄糖（glucose of CSF）测定

［检测方法］

邻甲苯胺法；氧化酶法；己糖激酶法（临床首选）。

［参考区间］

儿童为 $2.8 \sim 4.5\text{mmol/L}$（$50 \sim 80\text{mg/dl}$）；成人为 $2.5 \sim 4.5\text{mmol/L}$（$45 \sim 80\text{mg/dl}$），其含量与血糖有密切关系，约为血糖的 $60\%$。

［临床意义］

脑脊液中葡萄糖的测定常用于细菌性脑膜炎和病毒性脑膜炎的鉴别诊断。细菌性脑膜炎时，葡萄糖被细菌分解而含量降低；病毒性脑膜炎时，脑脊髓葡萄糖含量正常。

此外，乙型脑炎、脊髓灰质炎及糖尿病时，脑脊液葡萄糖可增高。

**2.10.2.4 脑脊液氯化物（chloride of CSF）定量测定**

［检测方法］

滴定法，上机测定。

［参考区间］

脑脊液氯化物含量，成人为 $120 \sim 132\text{mmol/L}$，儿童为 $111 \sim 123\text{mmol/L}$。

［临床意义］

结核性脑膜炎时，脑脊液氯化物含量显著降低，常 $< 110\text{mmol/L}$；化脓性脑膜炎及霉菌性脑膜炎时亦可降低；病毒性脑膜炎、乙型脑炎、脊髓灰质炎时基本正常。

此外，因脑脊液是细胞外液的一部分，故低钠或低氯血症时，脑脊液氯化物含量亦降低。

**2.10.2.5 脑脊液乳酸脱氢酶（lactic dehydrogenase of CSF）测定**

［检测方法］

速率法，上机测定。

［参考区间］

脑脊液乳酸脱氢酶（LDH）约为 $7.5 \sim 45\text{U/L}$。LDH 同工酶的组成为 $LDH_1$，为 $33\% \sim 58\%$，$LDH_2$ 为 $26\% \sim 36\%$，$LDH_3$ 为 $12\% \sim 24\%$，$LDH_4$ 为 $1\% \sim 7\%$，$LDH_5$ 为 $0 \sim 5\%$。

［临床意义］

多数细菌性脑膜炎患者的脑脊液中 LDH 增加，同工酶以 $LDH_1$、$LDH_2$ 和 $LDH_3$ 为主；病毒性脑膜炎 LDH 增加者 $<10\%$，同工酶以 $LDH_4$、$LDH_5$ 为主。此外，蛛网膜下腔出血、脑膜白血病、脑肿瘤、先天性脑积水等 LDH 亦可增加。

**2.10.2.6 脑脊液髓鞘碱性蛋白（MBP）测定**

［检测方法］

RIA 法。

[参考区间]

0.55～1.83μg/L。阳性>2.46μg/L。

[临床意义]

（1）髓鞘碱性蛋白（myelin basic protein，MBP）是脊椎动物中枢神经系统少突细胞和周围神经系统施万（雪旺）细胞合成的一种强碱性膜蛋白，含有多种碱性氨基酸。MBP是中枢神经系统（CNS）髓鞘的主要蛋白质，位于髓鞘浆膜面，维持CNS髓鞘结构和功能的稳定，具有神经组织特异性。由于血-脑屏障（BBB）的作用，MBP较易释放到脑脊液，仅小量释放入血液。当CNS遭到损害时，BBB功能被破坏，其通透性发生改变，使血清MBP含量升高。测定血清MBP含量，标本较易收集，能及时反映MBP含量的变化。国内外学者报道MBP可作为判断CNS破坏程度的指标。

（2）中枢神经系统发生病变时（如感染、炎症、肿瘤、外伤、出血、水肿等），脑脊液中的化学成分都可能发生变化，可通过测定脑脊液中的某些化学成分的变化，作为临床诊断、治疗疾病和预后观察的依据。脑脊液蛋白成分变化就是其中之一。

（3）多发性硬化（MS）、病毒性脑膜炎（散发性脑炎）、急性颅脑损伤后，CSF中MBP明显高于正常人，故在发病早期检测MBP，CSF较血液更具有临床价值。

### 2.10.2.7 脑脊液 $\beta_2$-微球蛋白（$\beta_2$-MG）测定

[检测方法]

RIA法。

[参考区间]

脑脊液1.16～1.38mg/L。

[临床意义]

在中枢神经系统慢性炎症过程中，脑脊液 $\beta_2$-MG 的浓度可能反映小神经胶质细胞的活性。不足1%的脑脊液 $\beta_2$-MG 来源于血浆，99%以上来源于鞘内。

（1）儿童细菌性脑膜炎时明显增高，病毒性脑膜炎时轻度升高，癫痫时也可增高。

（2）成人急性脑梗死、脑膜炎、脑炎和多发性神经炎时 $\beta_2$-MG 含量增高。

（3）中枢神经系统感染、肿瘤和全身性自身免疫性疾患时升高。

（4）急性白血病伴颅内浸润，淋巴瘤脑转移等可增高。

**[注意事项]**

脑脊液标本采集后立即送检，放置过久将影响检验结果：如细胞变性、破坏，导致计数和分类不准；有些化学物质如葡萄糖等将分解含量减少；细菌发生自溶影响细菌的检出率。脑脊液抽取后一般分装 3 个无菌管，第 1 管作细菌培养，第 2 管作化学分析和免疫学检查，第 3 管作一般性状及显微镜检查，三管的顺序不宜颠倒。因标本采集较难，全部送检和检测过程应注意安全。

### 2.10.3 细胞的检验

#### 2.10.3.1 细胞计数

**[检测方法]**

计数板法；体液分析仪法。

**[参考区间]**

正常人脑脊液中无红细胞，仅有少量白细胞，且多为淋巴细胞及大单核细胞，两者之比约为 7:3。成人白细胞数为 $(0 \sim 8) \times 10^6/L$，儿童为 $(0 \sim 15) \times 10^6/L$，新生儿为 $(0 \sim 30) \times 10^6/L$。

**[临床意义]**

红细胞增多见于脑室或蛛网膜下隙出血、穿刺损伤等。

中性粒细胞增多见于化脓性脑膜炎、流行性脑脊髓膜炎及结核性脑膜炎的急性期。

淋巴细胞增多见于结核性、病毒性或霉菌性脑膜炎等。

嗜酸粒细胞增多见于脑囊虫病、脑型卫氏并殖吸虫病等。

#### 2.10.3.2 细胞分类

**[检测方法]**

直接分类法；染色分类法。

**[参考区间]**

脑脊液白细胞分类计数中，淋巴细胞成人 40% ~ 80%，新生儿 5% ~ 35%；单核细胞成人 15% ~ 45%，新生儿 50% ~ 90%；中性粒细胞成人 0 ~ 6%，新生儿 0 ~ 8%。

**[临床意义]**

中枢神经系统病变的脑脊液，细胞数可增多，其增多的程度及细胞的种类与病变的性质有关。

中枢神经系统病毒感染、结核性或霉菌性脑脊髓膜炎时，细胞数可中度增加，常以淋巴细胞为主。

细菌感染时（化脓性脑脊髓膜炎），细胞数显著增加，以中性粒细胞为主。

脑寄生虫病时，可见较多的嗜酸粒细胞。

脑室或蛛网膜下隙出血时，脑脊液内可见多数红细胞。

### 2.10.4　细菌直接涂片检查

[参考区间]

正常脑脊液无菌。

[临床意义]

在中性粒细胞增多的脑脊液中，查到脑膜炎双球菌，可确诊为流行性脑脊髓膜炎；查到葡萄球菌、链球菌、肺炎双球菌等，可确诊为化脓性脑膜炎。在淋巴细胞增多的脑脊液中，见到抗酸杆菌，可确诊为结核性脑膜炎。新型隐球菌检查阳性者考虑为隐球菌性脑膜炎。

### 2.10.5　特殊检查——脑脊液分光分析法

[检测方法]

分光分析法。

[参考区间]

正常脑脊液，仅可见 280nm 处的蛋白吸收峰，而无其他吸收峰出现。如在 415nm、460nm、540nm、575nm、630nm 有色素吸收峰则为阳性。

[临床意义]

当红细胞进入脑脊液后一定时间，红细胞破坏，释出血红蛋白，以氧合血红蛋白（$HbO_2$）、高铁血红蛋白（MHb）或胆色素等色素形式存在。这些色素对分光光谱的最大吸收峰值有差异，用分光分析法可资鉴别。

脑脊液中 $HbO_2$ 为主时，最大吸收峰在 415nm 处；在出现少量 MHb 后，最大吸收峰向 406nm 处移动，并在 630nm 处出现另一吸收峰；如以 MHb 为主时，最大吸收峰移至 406nm 处。

脑脊液中出现 $HbO_2$，可作为新鲜出血或再出血的标志，出现 MHb，是出血量增多或出血时间延长的标志；出现胆红素，是陈旧性出血的标志。

# 2.11 滑膜液检验（examination of synovial fluid）

## 2.11.1 一般性状检查

（1）颜色和透明度：正常滑膜液为淡黄色或无色，清澈透明。滑膜液的混浊度常与其细胞数量成正比。

（2）量：正常关节腔内存在0.1～2.0ml滑膜液，很难抽出。在炎症、外伤和化脓性感染时，滑膜液量会增多。

（3）黏稠度：正常滑膜液黏稠度高，拉丝长度可达3～6cm，炎症导致透明质酸盐失去聚合作用，使黏稠度降低。

（4）凝块形成：正常滑膜液不含纤维蛋白原和其他凝血因子，不凝固。炎症时血浆凝血因子渗出可形成凝块。

## 2.11.2 显微镜检查

（1）白细胞计数：正常滑膜液中白细胞低于（0.2～0.7）×10$^9$/L，增高见于各种关节炎，但无特异性；其他关节炎，如退行性、创伤性、类风湿性关节炎白细胞都有不同程度增高，其中以化脓性关节炎最为明显。

（2）细胞分类计数：滑膜液中的细胞经瑞氏染色后，正常的约含60%的单核吞噬细胞（单核细胞和组织细胞），15%～30%的淋巴细胞和10%～20%的中性粒细胞。细菌性关节炎、尿酸性关节炎和类风湿性关节炎时中性粒细胞>80%。淋巴细胞增高见于类风湿性关节炎。滑膜转移癌、急性风湿热、类风湿性关节炎及关节寄生虫病，嗜酸粒细胞常增高。

滑膜液中常见的细胞还有：①类风湿性细胞是中性粒细胞中含10～20个直径在0.5～1.5μm的黑色颗粒，主要分布在细胞边缘，由IgM、IgG和补体组成，简称"RA"细胞。多见于类风湿关节炎、痛风及化脓性关节炎。②LE（红斑狼疮）细胞，可于体内形成，除SLE（系统性红斑狼疮）疾病外，少数类风湿性关节炎的滑膜液也可找到LE细胞。

（3）红细胞：少见，<2×10$^9$/L。

（4）结晶：滑膜液检查中很重要的内容为结晶检查。临床滑膜液常见的结晶有尿酸盐、焦磷酸钙、磷灰石、脂类、草酸钙和胆固醇结晶，痛风患者多见。

## 2.11.3 其他项目

（1）葡萄糖：正常滑膜液中葡萄糖浓度比血清低约10%（3.33～

5.55mmol/L）。50%的细菌性关节炎和类风湿关节炎患者因白细胞有分解葡萄糖作用，滑膜液中葡萄糖降低。

（2）蛋白质定量：正常滑膜液的总蛋白为 10~30g/L，白蛋白:球蛋白为 4:1，无纤维蛋白原。炎症时由于滑膜渗出增加，总蛋白、白蛋白、球蛋白、纤维蛋白原等均增加。蛋白质增高的程度以感染性关节炎最明显，其次为类风湿性关节炎、创伤性关节炎。

（3）类风湿因子：类风湿性关节炎患者滑膜液中，类风湿因子阳性率为 65%，出现早于血清（详见4.4.1.1）。

（4）抗核抗体：约70%系统性红斑狼疮患者和20%的类风湿性关节炎患者的滑膜液中可检出。

（5）补体：正常滑膜液中的补体为血清补体的10%。关节炎时补体增高可至血清的40%~70%，与滑膜液中蛋白含量的增高或成正比，但在某些细菌性或结晶性关节炎时，补体可降低。

（6）微生物检查：可由微生物检查部门进行相关检查。败血性关节炎可由细菌、真菌及抗酸杆菌引起，直接革兰染色和抗酸染色在无培养条件的实验室也可取得重要信息。

### 2.11.4 临床意义

滑膜液存在于关节面与滑膜围成的关节腔内，来自血管、毛细淋巴管的过滤液及滑膜细胞的分泌。关节发生炎症等疾病时，常累及滑膜，使其正常化学成分和细胞成分发生改变。滑膜穿刺液可用于关节炎的诊断和鉴别诊断（表2-16）。

表2-16　滑膜液检查结果的相关疾病分类

| 检查项目 | 正常 | I群<br>（非炎性） | II群<br>（炎性） | III群<br>（败血性） | IV群<br>（出血性） |
|---|---|---|---|---|---|
| 量（ml） | <3.5 | >3.5 | >3.5 | >3.5 | >3.5 |
| 透明度 | 透明 | 透明 | 透明、混浊 | 混浊 | 混浊 |
| 颜色 | 淡黄色 | 黄色 | 黄色、白色，或血性红色 | 黄绿色、白色 | 绿褐色、黄色 |
| 黏稠性 | 高（强） | 高（强） | 低 | 低 | 中（减弱） |

| 检查项目 | 正常 | I群<br>（非炎性） | II群<br>（炎性） | III群<br>（败血性） | IV群<br>（出血性） |
|---|---|---|---|---|---|
| 白细胞数<br>（/μl） | <200 | <3000 | 3000～<br>50000 | <50000 | <10000 |
| 中性粒细胞 | <25% | <25% | >50% | >75% | >25% |
| 镜检晶体 | （-） | （-） | （-）/（+） | （-） | （-） |
| 血浆葡萄糖与积液葡萄糖差值 | <0.56mmol/L<br>（<10mg/dl） | <1.39mmol/L<br>（<25mg/dl） | >1.39nmol/L<br>（>25mg/dl） | >2.22mol/L<br>（>40mg/dl） | <1.39mmol/L<br>（<25mg/dl） |
| 细菌培养 | 阴性 | 阴性 | 阴性 | 阳性 | 阴性 |
| 相关疾病 | | 骨关节炎、骨软骨炎、骨软骨瘤病、外伤性关节炎、神经性关节病 | 滑膜炎（痛风、假性痛风），类风湿性关节炎，Reiler病，系统性红斑狼疮 | 细菌性、霉菌性、抗酸杆菌性感染 | 外伤，血液病（血友病、镰状细胞病）、肿瘤、人造关节 |

# 3 临床生物化学检验

　　人体是由蛋白质、糖类、脂类、水、无机盐、维生素、氨基酸、核苷酸及其衍生物按严格的规律和方式组织而成的。在临床上，通过测定体内某些物质的数量和质量变化，可为疾病诊断提供依据，这便是临床生物化学检验。

　　血浆蛋白质随分离方法不同有多种分类。用盐析法可分为白蛋白及球蛋白；用电泳法可分为白蛋白、$\alpha_1$-球蛋白、$\alpha_2$-球蛋白、$\beta$-球蛋白、$\gamma$-球蛋白等；用凝胶电泳结合免疫学方法及特异染色法，可将血浆蛋白质分离出 30 余种。正常人血浆蛋白质的浓度相对恒定，这是由于体内合成、分解和血管内外平衡分布三种过程综合的结果，其中，任何一个过程失常均可引起血浆蛋白质浓度的改变。

　　在正常情况下，由于人体组织细胞内糖的分解代谢和合成代谢保持动态平衡，因此，血糖浓度相对恒定。在糖代谢异常情况下，血糖的浓度将会发生相应的变化。因此，测定血糖浓度对于判断糖代谢的正常与否具有重要意义。

　　血脂包括以下四类：①三酯酰甘油及少量二酯酰甘油与一脂酰甘油；②磷脂；③胆固醇和胆固醇酯；④非脂化脂肪酸。血浆中脂类是以脂蛋白形式存在和运输的。血浆脂蛋白主要由载脂蛋白、甘油三酯、胆固醇、胆固醇酯、磷脂等组成。血脂分析对冠心病、动脉粥样硬化的诊断、治疗和预防有重要意义。

　　在体液的无机盐离子中，$Na^+$、$K^+$、$Ca^{2+}$、$Mg^{2+}$、$Cl^-$、$HCO_3^-$ 及 $HPO_4^{2-}$ 等属于主要无机盐，而 $Fe^{2+}$、$Fe^{3+}$、$Cu^{2+}$、$Mn^{2+}$、$Mn^{4+}$、$Co^{2+}$、$Cr^{3+}$、$Cr^{6+}$、$Cd^{2+}$、$Zn^{2+}$、$Br^-$ 及 $I^-$ 等因含量极微，故称为微量元素。

　　无机盐具有下列生理功能：①参与维持体内渗透压的平衡，保证体内环境有适宜的 pH 值；②参与生物氧化还原反应，并作为一些酶的辅基；③维持神经-肌肉的应激性；镁是许多酶的激活剂，钴参与组成维生素 $B_{12}$ 分子等。因此，如果体内发生无机盐代谢紊乱，将会出现各种病理现象。

在临床上，血清酶的变化具有下列诊断意义：①诊断先天性代谢病，例如缺乏酪氨酸羟化酶可引起白化病（albinism）；②辅助诊断导致组织损伤的某些疾病，如急性胰腺炎引起血清淀粉酶升高；③其他。如胆道阻塞时血清碱性磷酸酶升高，严重肝病时血清凝血酶原下降，有机磷中毒时血清胆碱酯酶下降等。

# 3.1 蛋白质测定

## 3.1.1 血清总蛋白（serum total proteins，TP）测定

[检测方法]

双缩脲法。

[参考区间]

健康成人走动后，血清总蛋白浓度为 64～83g/L；健康成人静卧时，血清总蛋白浓度为 60～78g/L。

[临床意义]

（1）血清总蛋白浓度增高：①血清中水分减少，使总蛋白浓度相对增高。凡体内水分的排出大于水分的摄入时，均可引起血浆浓缩，尤其是急性失水时（如呕吐、腹泻、高热等）变化更为显著，血清总蛋白浓度有时可高达 100～150g/L。又如休克时，由于毛细血管通透性的变化，血浆也可发生浓缩。慢性肾上腺皮质功能减退患者，由于钠的丢失而致继发性水分丢失，血浆也可出现浓缩现象。②血清蛋白质合成增加。大多发生在多发性骨髓瘤患者，此时主要是球蛋白的增加，其量可超过 50g/L，总蛋白则可超过 100g/L。

（2）血清总蛋白浓度降低：①血浆中水分增加，血浆被稀释。如因各种原因引起的水钠潴留。②营养不良和消耗增加。长期食物中蛋白质含量不足或慢性肠道疾病所引起的吸收不良，使体内缺乏合成蛋白质的原料，或因长期患消耗性疾病，如严重结核病、甲状腺功能亢进和恶性肿瘤等，均可造成血清总蛋白的浓度降低。③合成障碍，主要是肝功能障碍。肝脏功能严重损害时，蛋白质的合成减少，以白蛋白的下降最为显著。④蛋白质丢失。严重烫伤时，大量血浆渗出，或大出血时，大量血液的丢失；肾病综合征时，尿液中长期丢失蛋白质；溃疡性结肠炎可从粪便中长期丢失一定量的蛋白质，这些均可使血清总蛋白浓度降低。

### 3.1.2 血清白蛋白（serum albumin，ALB）测定

［检测方法］

溴甲酚绿法；溴甲酚紫法。

［参考区间］

4～14岁儿童，血清白蛋白浓度为38～54g/L；健康成人，血清白蛋白浓度为34～48g/L。

［临床意义］

血清白蛋白在肝脏合成。血清白蛋白浓度增高常由于严重失水，血浆浓缩所致，并非蛋白质绝对量增加。临床上尚未发现单纯白蛋白浓度增高的疾病。

白蛋白浓度降低的原因与总蛋白浓度降低的原因相同。但有时总蛋白的浓度接近正常，而白蛋白的浓度降低，同时伴有球蛋白浓度的增高。急性白蛋白浓度降低，主要由于急性大量出血或严重烫伤时血浆大量丢失。慢性白蛋白浓度降低主要由于肝脏合成白蛋白功能障碍，腹水形成时白蛋白的丢失和肾病时白蛋白从尿中的丢失。严重时，白蛋白浓度可低于10g/L。白蛋白浓度低于20g/L时，由于胶体渗透压的下降，常可见到水肿等现象。

妊娠时，尤其是妊娠晚期，由于体内对蛋白质的需求量增加，同时又伴有血浆容量增高，血清白蛋白可明显下降，但分娩后可迅速恢复正常。

文献报道，还有极少数先天性白蛋白缺乏症患者，由于白蛋白合成障碍，血清中几乎没有白蛋白，但患者不出现水肿。

### 3.1.3 血清球蛋白（serum globulin，GLB）测定

［检测方法］

血清总蛋白浓度减去白蛋白浓度，即得球蛋白浓度。

［参考区间］

20～30g/L。

［临床意义］

球蛋白浓度增高。临床上常以γ-球蛋白增高为主。球蛋白增高的原因，除水分丢失的间接原因外，主要有下列因素：①感染性疾病，如结核病、疟疾、血吸虫病、黑热病、麻风病等。②自身免疫性疾病，如系统性红斑狼疮、硬皮病、风湿热、类风湿性关节炎、肝硬化等。③多发性骨髓瘤，此时γ-球蛋白可增高至20～50g/L。

球蛋白浓度降低主要是合成减少。①正常婴儿出生后至3岁内，由于肝脏和免疫系统尚未发育完全，球蛋白浓度较低，属于生理性低球蛋白血症。②糖皮质激素和其他免疫制剂有抑制免疫功能的作用，会导致球蛋白的合成减少。

低γ-球蛋白血症或无γ-球蛋白血症，患者血清中γ-球蛋白极度下降或缺如。先天性者，仅见于男性婴儿。而后天获得性者，可见于男、女两性。此类患者缺乏体液免疫功能，极易发生难以控制的感染。

### 3.1.4 血清蛋白醋酸纤维素膜电泳（serum protein electrophoresis）

[检测方法]

醋酸纤维素薄膜法。

[参考区间]

参见表3-1、表3-2和表3-3。

**表3-1 丽春红S染色，直接扫描参考区间**

| 蛋白质组分 | 参考区间（g/L） | 占总蛋白（%） |
|---|---|---|
| 白蛋白 | 35~52 | 57~68 |
| $\alpha_1$-球蛋白 | 1.0~4.0 | 1~5.7 |
| $\alpha_2$-球蛋白 | 4.0~8.0 | 4.9~11.2 |
| β-球蛋白 | 5.0~10.0 | 7~13 |
| γ-球蛋白 | 6.0~13.0 | 9.8~18.2 |

**表3-2 氨基黑10B染色，直接扫描参考区间**

| 蛋白质组分 | 参考区间（g/L） | 占总蛋白百分比（%） |
|---|---|---|
| 白蛋白 | 48.8±5.1 | 66.6±6.6 |
| $\alpha_1$-球蛋白 | 1.5±1.1 | 2±1 |
| $\alpha_2$-球蛋白 | 3.9±1.4 | 5.3±2 |
| β-球蛋白 | 6.1±2.1 | 8.3±1.6 |
| γ-球蛋白 | 13.1±5.5 | 17.7±5.8 |

### 表3-3　氨基黑10B染色，洗脱比色法参考区间

| 蛋白质组分 | 占总蛋白百分比（%） |
|---|---|
| 白蛋白 | $66.2 \pm 7.6$ |
| $\alpha_1$ - 球蛋白 | $4.2 \pm 1.7$ |
| $\alpha_2$ - 球蛋白 | $6.6 \pm 2.1$ |
| $\beta$ - 球蛋白 | $10.2 \pm 3.1$ |
| $\gamma$ - 球蛋白 | $17.3 \pm 4.2$ |

[临床意义]

血清蛋白醋纤膜电泳，通常可分离出 Alb，$\alpha_1$、$\alpha_2$、$\beta$、$\gamma$ - 球蛋白5个组分。正常人血清中各种蛋白质浓度的差别较大，所以在许多疾病时仅表现出轻微变化，往往没有特异的临床诊断价值。下列几种疾病时电泳分析结果可有较显著的变化（表3-4）。

### 表3-4　几种疾病时血白蛋白电泳变化

| 疾病名称 | 白蛋白 | 球蛋白 | | | |
|---|---|---|---|---|---|
| | | $\alpha_1$ | $\alpha_2$ | $\beta$ | $\gamma$ |
| 肾病 | ↓↓ | ↑ | ↑↑ | ↑ | ↓ |
| 弥漫性肝损害 | ↓↓ | ↑ | ↓ | ↓ | ↑ |
| 肝硬化 | ↓↓ | ↓ | | ↓ | $\beta$-$\gamma$桥 |
| 原发性肝癌 | ↓↓ | AFP | | | ↑ |
| 多发性骨髓瘤* | | | | ↑ | ↑↑ |
| 慢性炎症 | ↓ | ↑ | ↑ | | ↑ |
| 妊娠 | ↓ | | | ↑ | ↓ |
| 无丙种球蛋白症 | | | | | ↓↓ |
| 双白蛋白血症** | 双峰 | | | | |

注：①＊异常球蛋白，可出现M区带；

②"↑"轻度增加；↑↑显著增加；↓轻度减少；↓↓显著减少；

③＊＊双白蛋白血症。Knedal（1957）报道一种家族性白蛋白异常的双白蛋白血症，与遗传有关，为常染色体显性遗传。在血白蛋白醋纤膜电泳图谱中，出现两个白蛋白区带，故称双白蛋白。目前对它们的定名尚未统一，多数趋向于按电泳速度而定名为快泳型、慢泳型与正常型。双白蛋白血症比较少见，发生率约为0.2%～0.9%。国内奚为乎等1980年首次报道了双白蛋白血症4例及家系调查研究，并提出了检查方法，此后亦有相继报道。另一种与遗传无关的一过性双白蛋白血症，在接受大剂量青霉素或头孢霉素治疗的患者血清中出现，停止治疗后双白蛋白逐渐消失。两者不可混淆。

### 3.1.5　脑脊液总蛋白测定

参见 2.10.2.1 中（2）脑脊液总蛋白定量测定。

脑脊液蛋白测定的临床意义见表 3 - 5。

**表 3 - 5　脑脊液蛋白测定的临床意义**

| 临床情况 | 脑脊液蛋白含量（mg/L） |
|---|---|
| 健康成年人 | 150 ~ 450 |
| 细菌性脑膜炎 | 1000 ~ 30000 |
| 结核性脑膜炎 | 500 ~ 3000，偶可达 10000 |
| 浆液性脑膜炎 | 300 ~ 1000 |
| 脑炎 | 500 ~ 3000 |
| 癫痫 | 500 ~ 3000 |
| 神经梅毒 | 500 ~ 1500 |
| 多发性硬化 | 250 ~ 800 |
| 脊髓肿瘤 | 1000 ~ 20000 |
| 脑瘤 | 150 ~ 2000 |
| 脑脓肿 | 300 ~ 3000 |
| 脑出血 | 300 ~ 1500 |

［检测方法］

邻苯三酚红钼络合显色法；比浊法；染料结合法。

［参考区间］

健康成人脑脊液蛋白 150 ~ 450mg/L。

［临床意义］

测定 CSF 总蛋白主要用于检查血 - 脑屏障对血浆蛋白的通透性增加或检查鞘内分泌免疫球蛋白增加。

血 - 脑屏障对血浆蛋白质通透性增加可由颅内压增高（由于脑肿瘤或脑内出血）引起，或由于炎症（细菌性或病毒性脑膜炎）、脑炎或脊髓灰质炎所引起。CSF 总蛋白显著升高见于细菌性脑膜炎。少量升高发生于其他炎性疾病及肿瘤或出血。当穿刺部位以上 CSF 循环机械梗阻时（由于脊髓肿瘤），此时血浆蛋白均衡越过脑膜毛细血管壁进入停滞的 CSF，腰 CSF 蛋白则增加。关于 CSF 蛋白测定的临床意义见表 3 - 5。

### 3.1.6 血清黏蛋白测定

[检测方法]

磷钨酸沉淀法。

[参考区间]

以蛋白计为 0.75~1.35g/L；以酪氨酸计为 31.5~56.7mg/L。

[临床意义]

（1）血清黏蛋白增高常见于肿瘤（尤其是女性生殖器肿瘤）、结核、肺炎、系统性红斑狼疮、风湿热、风湿性关节炎、各种急性和慢性炎症、坏死、增生及外伤等。

（2）血清黏蛋白含量降低，常见于肝细胞损伤及某些内分泌功能失调。如急性肝炎、门静脉性肝硬化、雌激素分泌过多、甲状腺功能亢进、肾上腺、胰岛 β - 细胞、垂体功能不足等。

（3）血清黏蛋白测定是一种非特异的辅助诊断指标，对于同一患者的病程转归（病变的扩大或缩小，肿瘤有无转移，肿瘤手术切除或其他治疗效果）的判断，连续测定有一定参考价值。

### 3.1.7 急性时相反应蛋白测定

#### 3.1.7.1 C - 反应蛋白（C - reactive protein，CRP）测定

[检测方法]

免疫比浊法；ELISA 法。

[参考区间]

新生儿：脐血为 ≤0.6mg/L；生后 1 周至 1 个月婴儿为 ≤1.6mg/L；孕妇为 ≤47mg/L；成人和儿童：0.068~8.2mg/L（中值 0.58mg/L）。

[临床意义]

CRP 是一种糖蛋白，由肝细胞合成，为急性时相反应蛋白，相对分子质量为 115~140kD，能结合肺炎球菌细胞壁 C - 多糖蛋白质，称为 C - 反应蛋白。CRP 具有激活补体和促进粒细胞及吞噬细胞的吞噬作用。在急性创伤和感染时，CRP 的血浓度会急剧升高，是目前临床上最常用的急性时相反应指标。①用于器质性疾病筛查。增高见于如细菌感染引起的急、慢性炎症；自身免疫病或免疫复合物病；组织损伤坏死和恶性肿瘤。②并发感染的鉴别。CRP > 100mg/L 为细菌感染，病毒感染 ≤50mg/L，革兰阴性菌感染可高达 500mg/L。③评价疾病活动性和疗效监控。CRP 10~50mg/L 表示轻度炎症（膀胱炎、支气管炎、脓肿）、手术、创伤、心肌梗死、深静脉血栓、非活动

性风湿热、恶性肿瘤、病毒感染；CRP≥100mg/L 提示为较严重的细菌感染，治疗需静脉注射抗生素；治疗过程中 CRP 仍维持高水平提示治疗无效。④用于器官移植排异反应的检测。排异反应时血清 CRP 水平持续升高。⑤CRP 在病后 12～36h 即见增高，病变好转时可迅速降至正常。

### 3.1.7.2 超敏 C–反应蛋白（hypersensitive C–reactive protein，hs–CRP）测定

[检测方法]

散射（透射）免疫比浊法；荧光免疫法；ELISA 法。

[参考区间]

0～5mg/L。

[临床意义]

超敏 C–反应蛋白又称高敏 C–反应蛋白，因其测定方法敏感而得名。采用常规方法（如免疫比浊法）测定 CRP 时，检测的线性范围一般在 3～200mg/L，因缺乏足够的检测灵敏度，无法对低水平 CRP 进行准确的定量。早期主要用 ELISA 法检测 hs–CRP，近年来相继采用乳胶增强的免疫散射（透射）比浊法、免疫发光法等技术使检测的灵敏度得到很大的提高，检测低限延伸为 0.005～0.10mg/L，使得低浓度（如 0.15～10mg/L）的测定更加准确。由此可见，hs–CRP 和 CRP 实际上测定的都是 C–反应蛋白，只是测定方法、灵敏度、精密度以及可测定的线性范围不同。

近年来随着研究的深入，发现 CRP 与 hs–CRP 的临床意义不完全相同，CRP 在感染性疾病和结缔组织病中有较高的应用价值，而 hs–CRP 在心血管疾病、糖尿病中越来越受到关注。

有研究显示，在急性脑梗死老年患者中，CRP 升高者预后不佳；hs–CRP 含量与梗死面积、神经功能缺损程度相关，是脑梗死患者病变程度的指标之一；而且 CRP 也参与了血栓形成和动脉硬化的病理过程，是脑卒中的危险因素之一。

动脉粥样硬化斑块的炎症反应是斑块破裂和不稳定的重要原因，在动脉粥样硬化斑块的形成过程中，CRP、补体复合物和泡沫细胞等沉积在动脉壁内，CRP 可与脂蛋白结合，激活补体系统，产生大量炎症介质，释放氧自由基，造成血管内膜损伤、血管痉挛及不稳定斑块脱落，加重动脉粥样硬化所致的管腔狭窄以及 ACI 的发生。越来越多的证据表明，低水平 CRP 与心血管疾病的其他危险因素密切相关，如高血压、高脂血症；同时，CRP 升高可增加高血压患者心脏病、脑卒中的发病率；因此，CRP 是与动脉粥样硬化发

生、演变和发展都有关的促炎因子。流行病学调查也显示，hs – CRP 水平升高者发生急性脑卒中的概率是正常健康人的 2 倍，发生心肌梗死的概率是正常者的 3 倍。2003 年欧洲高血压防治指南（ESH/ESC）正式推荐，高血压患者需检测 hs – CRP 水平。

超敏 C – 反应蛋白的临床指导作用主要表现在对心血管疾病，新生儿细菌感染，肾移植等方面。

### 3.1.7.3 $\alpha_1$ – 酸性糖蛋白（$\alpha_1$ – acid glycoprotein，$\alpha_1$ – AG）测定

［检测方法］

散射（透射）免疫比浊法；化学发光免疫法；ELISA 法；放射免疫法。

［参考区间］

7.5 ~ 10.0mg/L。

［临床意义］

$\alpha_1$ – 酸性糖蛋白是主要的急性时相反应蛋白之一。$\alpha_1$ – 酸性糖蛋白也是监测患者是否伴随失水及血容量变化的指标。在单纯的手术创伤后，可见 C – 反应蛋白在 6 ~ 8h 内即上升，随后在 12h 内 $\alpha_1$ – 酸性糖蛋白上升。

增高主要见于急性炎症反应、心肌梗死、组织损伤、类风湿性关节炎等；此外，恶性肿瘤（如肝癌、骨髓瘤等）和妊娠亦可升高。

降低可见于营养不良、重型肝炎、肝硬化、肾病综合征等疾病。

### 3.1.7.4 $\alpha_1$ – 抗胰蛋白酶（$\alpha_1$ – AT）测定

［检测方法］

免疫透射比浊法；免疫散射比浊法。

［参考区间］

21.0 ~ 50.0mg/L。

［临床意义］

$\alpha_1$ – AT 是一种糖蛋白，主要由肝脏合成，广泛分布于正常人血清和体液中，是血清中最主要的蛋白酶抑制剂，也是一种急性时相反应蛋白。

浓度增高见于下列情况：①急、慢性感染性疾病。②恶性肿瘤。③其他疾病：脑外伤、系统性红斑狼疮、甲状腺炎等。④外科手术后、妊娠、妇女长期服用避孕药。

浓度降低见于下列情况：①丢失过多，如肾病综合征、蛋白丢失性胃肠病。②肝脏疾病导致的合成减少。③分解代谢增强，如急性呼吸窘迫综合征、急性胰腺炎、肺气肿、甲状腺功能亢进等。④遗传性 $\alpha_1$ – AT 缺乏症。

### 3.1.7.5  铜蓝蛋白（ceruloplasmin，Cp/CER）测定

[检测方法]

免疫扩散法；免疫散射（透射）比浊法；放射免疫法；ELISA 法；邻联大茴香胺比色法等。

[参考区间]

**免疫扩散法：**

血浆：新生儿，10 ~ 300mg/L；

　　　6 个月 ~ 1 岁，150 ~ 500mg/L；

　　　1 ~ 12 岁，300 ~ 650mg/L；

　　　>12 岁，150 ~ 600mg/L。

尿液：6 ~ 40μg/24h。

**邻联大茴香胺比色法：**62 ~ 140U/L。

[临床意义]

铜蓝蛋白又称铜氧化酶，其功能为调节铜在机体各个部位的分布，合成含铜的酶蛋白，有抗氧化剂的作用，并具有氧化酶活性，对多酚及多胺类底物有催化其氧化的能力。在血液循环中 Cp 的抗氧化活力可以防止组织中脂质过氧化物和自由基的生成，特别是在炎症时具有重要作用。

铜蓝蛋白也属于一种急性时相反应蛋白，在细菌感染时的 Cp 浓度可升高至参考区间上限的 3 倍；此外，在创伤和肿瘤（如恶性葡萄胎、绒毛膜上皮细胞癌等）、硅沉着病等疾病时亦可见增高。

铜蓝蛋白的特殊作用在于协助 Wilson 病（肝豆状核变性）的诊断，即患者血浆中 Cp 含量明显下降，而伴有血浆中可透析的铜含量增加。这是由于可运载铜的 Cp 下降，铜积聚于组织中，如果细胞浆中的铜累积到一定的阈值，铜重新分配到溶酶体中，由于大量的铜释放到血浆中引起了血管内溶血，可导致肝炎、肝衰竭和肝细胞坏死。

### 3.1.7.6  结合珠蛋白（haptoglobin，Hp）测定

结合珠蛋白又称触珠蛋白，也是一种急性时相反应蛋白。具体可参见 1.3.1.2。

### 3.1.7.7  血清淀粉样蛋白 A 测定

[检测方法]

免疫散射（透射）比浊法；ELISA 法。

[参考区间]

<10mg/L，由测定方法决定。

[临床意义]

血清淀粉样蛋白 A（SAA）是一种急性时相反应蛋白，属于载脂蛋白家族中异质类蛋白质，功能亦与高密度脂蛋白中第三成分（HDL3）相关。在急性期反应中，经白细胞介素－6（IL－6）和肿瘤坏死因子（TNF）的刺激，SAA 在肝脏中由激活的巨噬细胞和成纤维细胞合成。

血清中的 SAA 浓度是反映早期炎症的敏感指标，与 CRP 相仿，用以评价急性相反应进程。它在炎性反应大约 8h 后开始升高，且超过参考范围上限时间早于 CRP，然而 CRP 在正常人中的中位数值与参考范围上限的差距，大约为 10 倍。在 SAA 中仅有 5 倍。轻微感染，例如许多病毒感染，SAA 升高要比 CRP 更为常见。在感染性疾病中，SAA 的绝对上升要高于 CRP，因此 SAA 测定，尤其对"正常"与微小急性相反应可提供更好的鉴别。通常约 2/3 感冒患者 SAA 升高，但少于 1/2 的患者相同表现 CRP 升高。在病毒感染中，SAA 和 CRP 浓度升高见于腺病毒感染者。红斑狼疮和溃疡性结肠炎 SAA 并不升高。

SAA 和 CRP 的反应形式在急性感染的恢复阶段是平行的，这同时适用于细菌和病毒感染。

恶性肿瘤转移阶段 SAA 升高通常比肿瘤局限于器官阶段显示较高的数值。

对于移植排异，SAA 检测是一个相当灵敏的指标。在对一项肾移植受者的研究中，97% 的发生排异的检查是依据 SAA 的升高。在不可逆转的移植排异检测中，其平均浓度达（690 ± 29）mg/L，而可逆排异发作病例的相关水平为（271 ± 31）mg/L。

类风湿性关节炎、结核病或麻风病患者 SAA 浓度的慢性升高，是合成 AA－淀粉纤维的先决条件，这也被用来诊断继发性淀粉样变性病变。

### 3.1.7.8　血清前白蛋白（prealbumin，PA）测定

[检测方法]

免疫单扩散法；散射比浊法；透射比浊法；特定蛋白分析仪法。

[参考区间]

健康成人血清 PA 浓度为 250～400mg/L，儿童水平约为成人水平的一半，青春期则急剧增加达成人水平。散射比浊法结果稍低，为 160～350mg/L。各实验室应建立自己的参考区间。

[临床意义]

血清 PA 浓度降低：①血清 PA 是一种负急性时相反应蛋白，在炎症和恶

性疾病时其血清水平下降。据报告,手术创伤后 24h 即可见血清 PA 水平下降,2~3 天时达高峰,其下降可持续 1 周。②PA 在肝脏合成,各类肝炎、肝硬化致肝功能损害时,由于合成减少,血清 PA 水平降低,是肝功能障碍的一个敏感指标,对肝病的早期诊断有一定的价值。③前白蛋白和视黄醇结合蛋白可作为蛋白质营养状况的指征。由于它们的半衰期短,对蛋白摄入的改变是敏感的,一旦患者营养不良,PA 即迅速下降。其他营养素的状况也影响 PA 浓度,缺锌时 PA 降低,短期补锌后,其值即升高。④蛋白消耗性疾病或肾病时,PA 浓度下降。⑤妊娠或高雌激素血症时,PA 浓度也下降。

血清 PA 浓度增高,可见于 Hodgkin(霍奇金)淋巴瘤。

### 3.1.8 炎症相关的细胞因子测定

#### 3.1.8.1 白细胞介素 -6 测定

参见 4.7.5。

#### 3.1.8.2 白细胞介素 -8 测定

参见 4.7.6。

#### 3.1.8.3 肿瘤坏死因子测定

参见 4.7.8。

#### 3.1.8.4 可溶性白介素 -2 受体测定

参见 2.5.2.8(2)。

### 3.1.9 血清(浆)降钙素原(procalcitonin,PCT)测定

[检测方法]

目前,检测 PCT 的实验室方法有很多,不仅可以定性,亦可以定量。常用的方法有如下几种:①放射免疫学分析法。②双抗夹心免疫化学发光法。③胶体金比色法。④透射免疫浊度法。

[参考区间]

正常人血清 PCT <0.5μg/L,如果 >10μg/L,则提示病情非常危险。

胶体金免疫层析技术,当血标本中的 PCT 浓度超过 0.5μg/L 时,反应带就会显示红色,红色的深浅与 PCT 的浓度成正比。将反应结果与标准比色卡比较后即可得出 PCT 的浓度范围,结果分为四级:正常 <0.5μg/L;轻度升高 >0.5μg/L;明显升高 >2μg/L;显著升高 >10μg/L。本法具有快速简便、易观察的特点,敏感性为 90%~92%;特异性为 92%~98%。

[临床意义]

血清降钙素(calcitonin,CT)是最先从甲状腺肿瘤细胞培养液中提取的

一种多肽激素，因此成为该肿瘤血清学标志物。

降钙素原（PCT）是 CT 的前体物，PCT 来自定位于第 11 号染色体上（11p15，4）的单拷贝基因，该基因由 2800 个碱基对组成，含 6 个外显子和 5 个内含子。转录后在甲状腺滤泡旁细胞粗面内质网内翻译成降钙素原前体，包括 N 端 84 个氨基酸、活性降钙素和降钙蛋白三部分。降钙素原前体在内源多肽酶作用下剪掉 nPro - CT 端单一序列，生成 116 氨基酸的 PCT，分子量约为 13kD，PCT 和降钙素具有一个相同的 32 个氨基酸的序列（60 ~ 91 位）。PCT 是无激素活性的降钙素前肽物质。

PCT 在人体内的半衰期约为 20 ~ 24h，稳定性好；在正常人血清中含量极低，在除甲状腺创伤或肿瘤外，系统炎症反应综合征（SIRS）、败血症、急慢性肺炎、急性胰腺炎、活动性肝炎、创伤等患者血清中显著升高，尤其对 SIRS、败血症，PCT（与 WBC、IL - 6、TNF - 2、CRP、可溶性选择素等比较）是一种非常敏感特异的血清学标志。而在病毒感染、肿瘤手术创伤时则保持低水平，PCT 在严重细菌感染（2 ~ 3h 后）早期即可升高，因此具有早期诊断价值；在局部感染、病毒感染、慢性非特异性炎症、癌症发热、移植物宿主排斥反应或自身免疫性等疾病时 PCT 浓度不增加或轻微增加，而只在严重的全身系统性感染时才明显增加，这就决定了 PCT 的高度特异性，因此也可用于各种临床情况的鉴别诊断；PCT 浓度和炎症严重程度成正相关，并随着炎症的控制和病情的缓解而降低至正常水平，因而 PCT 又可作为判断病情与预后以及疗效观察的可靠指标。

PCT 在临床上具有广泛而又重要的应用价值，PCT 可广泛用于 ICU 病房、血液科、肿瘤科、儿科、早产儿及新生儿监护室、外科、内科、器官移植科、急诊科和治疗实验室等，并且对 ICU 患者的死亡率及住院时间提供标准。

**血液肿瘤科：** 对因接受化疗或骨髓移植而引起的免疫抑制和中性粒细胞减少的患者来说，严重的感染是致命的并发症，化疗期间有多种原因引起发热。发热通常是细菌、病毒或真菌感染的症状，但有时是治疗过程中对药物的反应。肿瘤细胞溶解引起的发热较常见，大多数病例的发热源仍不清楚。PCT 有助于对细菌和真菌引起的系统性感染做出明确的诊断。即使是化疗患者，PCT 对是否有败血症感染也能作出可靠的检测和评估。

中性粒细胞减少症患者常常缺乏炎症的特异性症状。PCT 在免疫抑制和中性粒细胞减少患者中的表现与无免疫抑制患者中观察的结果相似。其诊断价值已明显优于 CRP 和细胞因子。

　　骨髓移植患者或造血干细胞移植患者很长一段时间内不论从数量上还是质量上，均存在体液和细胞免疫缺陷这将掩盖因细菌、真菌、病毒及原虫引起的严重的系统性感染。PCT 浓度的升高对细菌性全身感染有很高的诊断率。如果同种异体移植后出现败血症休克，血浆 PCT 浓度极度升高，表明预后不良。

　　**麻醉科：**术后败血症感染和多器官功能衰竭仍然是现在重症监护病房中最常见的死亡原因。中小手术血浆 PCT 浓度通常在正常范围内，大手术如大的腹部手术或胸部手术，术后 1 ~ 2 天内 PCT 浓度常有升高，通常为 $0.5 \sim 2.0 \mu g/L$，偶尔超过 $5 \mu g/L$，这种情况常以 24h 的半衰期速度几天内降至正常水平。因此术后因感染造成的 PCT 高浓度或持续高水平很容易给予鉴别。

　　复合创伤后 12 ~ 24h，PCT 中度升高，可达 $2.0 \mu g/L$，严重的肺或胸部创伤，PCT 可达 $5 \mu g/L$，如没有感染并发症一般以半衰期速度降至正常范围。

　　**内科：**内科重症监护医疗中的问题常围绕着感染的诊断及是否与感染有关的鉴别诊断而进行。对炎症严重程度及其治疗结果的评价是否有效，是有效治疗方案的必要前提。

　　PCT 选择性地对系统性细菌感染、相似菌感染及原虫感染有反应，而对无菌性炎症和病毒感染无反应或仅有轻度反应。因此，PCT 能很方便地运用于内科医疗中常见的疾病和综合征的鉴别诊断，如成人呼吸窘迫症感染性和非感染性病因学的鉴别诊断；胰腺炎感染坏死和无菌性坏死的鉴别诊断；鉴定感染时发热，如接受化疗的肿瘤和血液病患者；在接受免疫抑制剂的患者中，鉴别诊断慢性自身免疫性疾病的急性恶化与风湿性疾病伴系统性细菌感染；鉴别诊断细菌性脑膜炎与病毒性脑膜炎；对接受化疗的中性粒细胞低下症患者，明确是否存在有生命危险的细菌和真菌感染；对接受免疫抑制疗法的器官移植患者，明确是否存在有严重的细菌和真菌感染，同时用于感染和移植排斥反应的鉴别诊断。

　　**移植外科：**成功的器官移植常受到像严重感染这样的并发症的挑战。31% 的患者器官移植后第一年内发生感染，感染症状可被急、慢性排斥所掩盖，因此对排斥反应期出现的感染不能做出早期和可靠的诊断。器官移植患者使用 PCT 检测，可早期引入治疗从而提高生存率以及缩短住院时间。

　　PCT 用于器官移植患者感染的诊断，免疫抑制疗法严重削弱了器官移植患者的抗感染能力。PCT 可早在感染发生仅 2h 即可提示有系统性感染的存在。感染早期 PCT > $0.1 \mu g/L$，其灵敏度 77%，特异性 100%，逐月的 PCT 浓度监测可对抗微生物疗法的疗效做出可靠的评价。

PCT应用于器官排斥反应，器官移植后监测的主要任务之一就是能明确区分感染与器官排斥。因为PCT的释放不是由急性或慢性器官排斥反应刺激引起的，所以高浓度的PCT即可认为有感染存在。如果PCT浓度超过$10\mu g/L$，98%的可能是感染而非器官排斥。

**新生儿科：**许多疾病在早产儿和新生儿中无特异性表现。血液学检查和传统的实验室指标和急性期蛋白对新生儿败血症均不能做出可靠的诊断。微生物检查的结果需要几天的时间，而且阴性结果并不能排除临床感染的存在以及与此相关的高死亡率。与其他炎症诊断指标相比，PCT是一种改进的实验室指标，它对新生儿出生后败血症的诊断具有高度的灵敏度和特异性。PCT也可用于对治疗结果的评价。

早产儿和新生儿PCT年龄依赖性正常值：PCT于出生后$24\sim30h$达其生理性高峰$21\mu g/L$，但平均值仅为$2\mu g/L$。出生后第三天起，PCT正常参考值同成人。

PCT是新生儿败血症高度特异性的指标：早产儿和新生儿败血症感染，PCT可作出较传统方法更早更具特异性的诊断，它对新生儿诊断的灵敏度和特异性可达100%。

**儿科：**小儿高热用临床手段常常难以区分不同的感染源，这一问题尤其会影响到因患血液、肿瘤疾病而给予免疫抑制疗法的患者的准确诊断。而且许多疾病伴有继发性免疫病理改变，如风湿性发热等，因此对患儿很难将其与原发性细菌感染相区别。

PCT对细菌和病毒感染的鉴别诊断有很高的灵敏度和特异性。由于细菌感染和病毒感染治疗上存在本质性的差别，因此PCT对具有非特异性感染症状的患者的治疗可提供有价值的信息。

检测脑脊液中的蛋白和细胞无助于鉴别小儿细菌性脑膜炎和病毒性脑膜炎，而且许多具有特异性的检测指标之间存在明显的交叉现象。高浓度的PCT只出现于细菌性脑膜炎；而病毒性脑膜炎PCT仍保持在正常范围内（脑脊液中检测不到PCT）。每天按时间对PCT浓度进行监测，可对治疗结果作出可靠的评价。

**外科：**败血症感染和多器官功能衰竭是术后致命的并发症，尽管现代医学有了长足的进步，但对此仍无良策。术后能对并非由原有疾病或手术创伤本身引起的败血症感染做出早期和准确的诊断是成功治疗的关键。

PCT浓度不受业已存在的疾病如癌症、变态反应或自身免疫性疾病的影响，PCT明显优于其他炎症因子如CRP和细胞因子，有其独特的诊断优势，甚至优于那些带有侵入性，风险性和造价均高的诊断方法，如细针穿刺病理检查法。

术后 PCT 的应用：PCT 与严重细菌和败血症感染的发生及其过程有密切的关系，能准确反应引起病变（如腹膜炎）的感染源是否得到根除。每天对 PCT 浓度的监测可对治疗结果做出可靠的评价。PCT 可用于手术创伤或复合创伤的监测。PCT 用于心脏手术患者，心脏手术使用心肺机，即使患者有白细胞增多症，中性粒细胞增多症，嗜酸性细胞减少症或 CRP 升高不充分等疾病，PCT 浓度通常不升高或仅有轻微升高，故 PCT 很适合用于败血症的检测。

### 3.1.10　其他蛋白的检测

如免疫球蛋白（4.3.1）、甲胎蛋白（4.10.2）、癌胚抗原（4.10.1）、肌红蛋白（3.8.2.1）、肌钙蛋白（3.8.2.2）、尿微量白蛋白（3.7.3.1）等检测见相应各章。

## 3.2　糖代谢相关检验

胰腺中有小块成团的细胞，即为胰岛，是胰腺的内分泌组织。胰岛有 4 种内分泌细胞：B 细胞分泌胰岛素类（包括胰岛素、胰岛素原和 C 肽）；A 细胞分泌胰高血糖素；D 细胞分泌生长抑制素；F 细胞分泌胰多肽。胰岛素和胰高血糖素是调节糖代谢的重要激素。

关于糖尿病，目前分为：①1 型糖尿病，又称胰岛素依赖型糖尿病。无论空腹或餐后血浆胰岛素均明显低下，表明胰岛 B 细胞严重破坏，有发生酮症酸中毒倾向，必须依赖胰岛素治疗。空腹和餐后血浆胰岛素浓度对于诊断 1 型糖尿病和了解 1 型糖尿病患者残留 B 细胞的功能有较大意义。此型糖尿病好发于青壮年，与病毒易感性和自体免疫等遗传因素有关。②2 型糖尿病，又称非胰岛素依赖型糖尿病。胰岛的病理改变甚轻，B 细胞在相当长的病程中能保持一定的功能，空腹胰岛素值比正常人高，餐后峰值亦高于正常，但峰时延迟到 120min 或 180min，胰岛素呈相对性不足。部分 2 型糖尿病患者空腹血浆胰岛素值低于正常，餐后释放反应亦低，且峰时延迟，说明 B 细胞对葡萄糖刺激反应下降。这部分患者常需用胰岛素治疗，称为 2 型糖尿病甲型（前者为 2 型糖尿病乙型）。2 型糖尿病好发于 40 岁以上的肥胖者，基本病因为糖尿病遗传因素（>90%）。

### 3.2.1 血清（浆）葡萄糖（serum glucose，GLU）测定

[检测方法]

己糖激酶（HK）法；葡萄糖氧化酶（GOD）法；葡萄糖脱氢酶法（GDH）。

[参考区间]

健康成年人，空腹血清葡萄糖为 3.9~6.1mmol/L（70~110mg/dl）。

[临床意义]

血糖浓度受神经系统和激素的调节而保持相对稳定，当这些调节失去原有的相对平衡时，则出现高血糖或低血糖。

（1）生理性血糖增高：餐后 1~2h；摄入高糖食物；紧张训练、剧烈运动和情绪紧张，肾上腺分泌增加。

（2）病理性血糖增高：①原发性糖尿病（diabetes mellitus）。②内分泌疾病。嗜铬细胞瘤、甲状腺毒症、肢端肥大症、巨人症、库欣（Cushing）综合征、高血糖素细胞瘤（glucagonoma）。③胰腺疾病。急性或慢性胰腺炎、流行性腮腺炎引起的胰腺炎、胰腺囊性纤维化、血色病（血红蛋白沉着症）、胰腺肿瘤。④抗胰岛素受体抗体与有关疾病。棘皮病、Wernicke（韦尼克）脑病（老年性痴呆综合征之一）。

（3）生理性低血糖：饥饿或剧烈运动后。

（4）病理性低血糖：①胰岛细胞瘤，高血糖素缺乏。②对抗胰岛素的激素分泌不足，如垂体前叶功能减退、肾上腺皮质功能减退和甲状腺功能减退而使生长激素、糖皮质激素和甲状腺素分泌减少。③严重肝病患者，肝细胞糖原储存不足及糖原异生功能低下，肝脏不能有效地调节血糖。

### 3.2.2 口服葡萄糖耐量测验（oral glucose tolerance test，OGTT）

[检测方法]

试验前 3 天正常饮食，停用胰岛素治疗。试验前 1 天晚餐后禁食。

试验日清晨抽静脉血 2ml，抗凝，同时采集尿液标本，测定血糖与尿糖。

将 75g 无水葡萄糖溶于 200~300ml 温开水中，5min 饮完（或儿童以每公斤体重口服葡萄糖 1.75g，以每克溶于 2.5ml 水中），嘱受检者一次服下，于服后 0.5h、1h、2h 和 3h 各抽血一次，同时采集尿液标本，测定血糖与尿糖。

将各次测得的血糖与尿糖以数字或曲线形式报告。

[参考区间]

健康成年人：空腹血浆血糖（FPG）≤6.1mmol/L；

2h血浆血糖（2h PG）≤7.8mmol/L。

[临床判断]

（1）正常耐糖量：FPG≤6.1mmol/L，并且2h PG<7.8mmol/L。

（2）空腹血糖受损（impaired fasting glucose，IFG）：FPG≥6.1mmol/L，但<7.0mmol/L，2h PG<7.8mmol/L。

（3）糖耐量受损（impaired glucose tolerance，IGT）：FPG<7.0mmol/L和2h PG≥7.8mmol/L，<11.1mmol/L。

（4）糖尿病（diabetes）：FPG≥7.0mmol/L，2h PG≥11.1mmol/L。

临床上首先推荐空腹血糖测定，因为大多数糖尿病患者会出现空腹血糖水平增加。如空腹血糖<5.6mmol/L或随机血糖<7.8mmol/L，是可以排除糖尿病的诊断的。虽然OGTT比空腹血糖测定更灵敏，但是有很多因素可影响OGTT的准确性。除非第一次OGTT结果明显异常，一般建议在做第一次OGTT检测后，间隔一定时间再做OGTT检测，判断OGTT是否异常。

中华医学会糖尿病分会指出，糖调节受损（impaired glucose regulation，IGR）是任何一种类型糖尿病发病过程中的中间阶段。根据空腹血糖值和负荷后血糖值，IGR可分为两种高血糖状态，即空腹血糖受损（IFG）和糖耐量受损（IGT）。同时，提出有关IFG下限诊断切点建议：①降低IFG的诊断切点，即从6.1mmol/L降至5.6mmol/L。②IFG上限的诊断切点不变，仍为<7.0mmol/L。③IGR可分为单纯性IFG，单纯IGT和两者兼有等三种状态，单纯IFG：IFG≥5.6mmol/L，但（OGTT）2h PG≤7.8mmol/L，单纯IGT：FPG<5.6mmol/L，但（OGTT）2h PG在7.8~11.1mmol/L。④要求所有空腹血糖≥5.6mmol/L的个体均接受OGTT检测，可以大大提高糖尿病或糖尿病前期的检出效率以减少漏诊。对于单纯IFG个体，应积极提倡生活方式干预，以预防和延缓糖尿病的发生。

[临床意义]

（1）糖尿病患者空腹时血糖值往往超过正常，服糖后血糖更高，而且维持高血糖时间很长，每次尿液标本中均检出糖。

（2）肾性糖尿。由于肾小管重吸收功能减低，肾糖阈下降，以致肾小球滤液中正常浓度的葡萄糖也不能完全重吸收，此时出现的糖尿，称为肾性糖尿。

（3）其他内分泌疾病。如垂体前叶功能亢进时，生长激素或促肾上腺皮质激素分泌过多或患肾上腺皮质、肾上腺髓质肿瘤时，糖皮质激素或肾上腺髓质激素分泌过多等，都会导致高血糖和糖尿。艾迪生病患者，因肾上腺皮质功能减退，血糖浓度较正常人低，进食大量葡萄糖后，血糖浓度升高不明显，短时间内即可恢复原值。

（4）急性肝炎患者服用葡萄糖后在 0.5～1.5h 血糖急剧增高，可超过正常。

### 3.2.3　餐后 2h 血糖（blood sugar 2 hours after dinner）测定

[检测方法]

测定空腹血糖后嘱受检查者正常进食，餐后 2h 抽静脉血测定血糖，并收集尿液作尿糖测定。

[参考区间]

正常餐后 2h 血糖 <6.7mmol/L（120mg/dl）；尿糖阴性。

[临床意义]

若空腹血糖正常，但餐后 2h 血糖 >8.8mmol/L（160mg/dl），尿糖阳性，则有助于糖尿病的诊断。

### 3.2.4　糖化血红蛋白（glycosylated hemoglobin，GHb）测定

[检测方法]

离子交换树脂层析法；$HbA_1c$ 免疫法；亲和层析法。

[参考区间]

离子交换树脂层析法：健康成人 $HbA_1$（%）：均值 6.5%；范围 5.0%～8.0%。

$HbA_1c$ 免疫法：IFCC 计算方案，参考范围为 2.8%～3.8%。DCCT/NGSP 计算方案，参考范围为 4.8%～6.0%。各实验室应建立自己的参考区间。

亲和层析法：健康成人 $HbA_1$ 平均为 6.5%；范围 5.0%～8.0%。

[临床意义]

（1）此试验用于评定糖尿病的控制程度。当糖尿病控制不佳时，糖化血红蛋白浓度可高至正常 2 倍以上。因为糖化血红蛋白是血红蛋白与糖类经非酶促结合而成的，它的合成过程缓慢且相对不可逆的。持续存在于红细胞 120 天的生命期中，其合成速率与红细胞所处环境中糖的浓度成正比。因此，糖化血红蛋白所占比率能反映测定前 1～2 个月内的平均血糖水平。本试验已成为反映糖尿病较长时间血糖控制水平的良好指标。如果 $HbA_1$ 的浓度高于 10%，胰岛素的剂量就需要调整。在监护中的糖尿病患者，其 $HbA_1$ 的浓度改

变2%，就具有明显的临床意义。

（2）此试验不能用于诊断糖尿病或判断天 – 天间的葡萄糖控制，亦不能用于取代每天家庭检查尿或血液葡萄糖。

（3）HbA₁c 水平低于确定的参考范围，可能表明最近有低血糖发作，Hb变异体存在或红细胞寿命短。

（4）任何原因使红细胞生存期缩短，将减少红细胞暴露到葡萄糖中的期间，随之 HbA₁% 就会降低，即使这一时间平均血液葡萄糖水平可能是升高的。红细胞寿命缩短的原因，可能是溶血性贫血或其他溶血性疾病、镰状细胞特征、妊娠，最近显著的血液丧失或慢性血液丧失等等，当解释这些患者的 HbA₁c 结果时应当小心。

### 3.2.5 糖化血清蛋白（glycosylated serum protein，GSP）测定

[检测方法]

硝基四氮唑蓝还原比色法；HPLC 法；ELISA 法。

[参考区间]

（1.90 ± 0.25）mmol/L。

[临床意义]

糖化血清蛋白由葡萄糖与血清蛋白分子的氨基发生非酶促糖化反应而成。由于血清蛋白半寿期（$t_{1/2}$）较短，故测定糖化血清蛋白浓度可有效地反映近 1 ~ 2 周内的平均血糖水平。从而为临床诊断糖尿病和评价血糖控制情况提供了良好的指标。

### 3.2.6 血清（浆）胰岛素测定及释放试验

#### 3.2.6.1 胰岛素（insulin，Ins）测定

[检测方法]

CLIA 法；ECLIA 法；RIA 法。

[参考区间]

CLIA 法：空腹时为 4.0 ~ 15.6mU/L。各实验室应建立自己的参考区间。

ECLIA 法：空腹时为 17.8 ~ 173.0pmol/L。各实验室应建立自己的参考区间。

RIA 法：（9.8 ± 5.8）mU/L ［（9.8 ± 5.8）μU/ml］。

[临床意义]

Ins 的增高常见于非胰岛素依赖型糖尿病（2 型糖尿病），此类患者常较肥胖，其早期与中期均有高胰岛素血症；胰岛 B 细胞瘤、胰岛素自身免疫综

合征、垂体功能减退症、甲状腺功能减退征、Addison 病也有异常增高。此外，怀孕妇女、应激状态下如外伤、电击与烧伤等患者 Ins 的水平也较高。

Ins 的减低常见于胰岛素依赖型糖尿病（1 型糖尿病）及晚期非胰岛素依赖型糖尿病（2 型糖尿病）患者；胰腺炎、胰腺外伤、B 细胞功能遗传性缺陷症的患者及服用噻嗪类药、β 受体阻滞剂者亦常见血 Ins 的降低。

### 3.2.6.2 胰岛素释放试验

[检测方法]

患者空腹（禁食 12h）采静脉血 3ml 后，5min 内口服葡萄糖 75g（溶于 200～300ml 水中，若已诊断为糖尿病者，则进食 100g 面粉的馒头），于服糖（或进食馒头）后 30、60、120 及 180min 取静脉血，分别测定胰岛素水下和血糖含量。

[参考区间]

正常人：空腹胰岛素 4.0～15.6mU/L，服糖后 1h 上升为空腹的 5～10 倍，3h 后恢复至空腹水平。

[临床意义]

通过胰岛素释放试验了解胰岛 B 细胞的储备能力和功能状态，有助于糖尿病的早期诊断、分型和指导治疗。

1 型糖尿病患者胰岛素分泌严重缺乏，餐后胰岛素分泌值与空腹比无明显增加。

2 型糖尿病患者早期空腹胰岛素水平可略高或正常，晚期则往往减低，餐后胰岛素分泌高峰多延迟在 2～3h 出现。

[注意事项]

许多生理因素会影响胰岛素分泌，试验时应注意保持平卧位和休息状态，避免焦虑和兴奋、吸烟等，一些药物（如氨茶碱类、β 受体阻滞剂、糖皮质激素、性激素和口服避孕药等）影响胰岛素分泌，须停用 3 天后再作试验。

采集的样本应避免溶血，以免溶血引起的胰岛素测定值降低。

### 3.2.7 血清 C-肽测定及释放试验

### 3.2.7.1 C-肽（C-peptide，C-P）测定

[检测方法]

CLIA 法；ECLIA 法；RIA 法。

**［参考区间］**

0.3 ~ 0.6nmol/L（若测定结果以习用单位 ng/ml 或 μg/L 表示，则须乘以系数 0.333，获得以 nmol/L 表示的国际单位制值）。

**［临床意义］**

胰岛素前体物质胰岛素原，经酶切后转变为胰岛素与 C - 肽，两者以等分子数共存于分泌颗粒并同时释放至毛细血管循环中，且 C - 肽不被肝脏破坏，半衰期较胰岛素明显为长，故测定血循环中 C - 肽水平更能反映 B 细胞合成与释放胰岛素功能。

C - 肽测定用于糖尿病分型诊断、指导治疗和预后判断。

### 3.2.7.2 C - 肽释放试验

**［检测方法］**

以标准餐（75g 面粉的馒头餐）为刺激物进行试验，分别于餐前和餐后30、60、120 和 180min 采集静脉血测定 C - 肽和血糖浓度。或以胰高血糖素为刺激物进行试验，空腹时静脉注射胰高血糖素 1.0ng，于注射前和注射后5、10、20 和 30min 分别采集血液测定 C - 肽和血糖水平。

**［临床意义］**

C - 肽释放试验的结果判断与胰岛素释放试验相同。

### 3.2.8 血浆胰岛素原测定

**［检测方法］**

ELISA 法。

**［参考区间］**

< 3pmol/L。

**［临床意义］**

胰岛素原增高主要见于胰腺 B 细胞肿瘤。95% B 细胞肿瘤患者胰岛素原值升高，通常在 20 ~ 300pmol/L；也可见于罕见的家族性高胰岛素原血症。

### 3.2.9 血液乳酸测定

#### 3.2.9.1 血浆乳酸测定

**［检测方法］**

化学氧化法；酶催化法；电化学法；酶电极感应器法。

**［参考区间］**

安静状态下：健康成年人空腹静脉血，乳酸浓度一般 < 2mmol/L（0.6 ~ 2.2mmol/L）。

动脉血：为静脉血肿乳酸水平的1/2~2/3。

餐后：比基础空腹值高20%~50%。

新生儿毛细血管血：比成年人约高50%。

脑脊液CSF：与血液乳酸水平无关。

0~16岁儿童的CSF：乳酸水平为1.1~2.8mmol/L。

24h尿液乳酸排出量：健康成年人为5.5~22mmol/d。

[临床意义]

见3.2.10血液丙酮酸测定。

### 3.2.9.2 全血乳酸测定

[检测方法]

同血浆乳酸测定，见3.2.9.1。

[参考区间]

全血乳酸0.5~1.7mmol/L(5~15mg/dl)。血浆中乳酸含量约比全血中含量高7%。脑脊液乳酸含量与全血接近，但中枢神经系统疾病时可独立改变，24h尿排出乳酸量为5.5~22mmol/d。

[临床意义]

见3.2.10血液丙酮酸测定。

### 3.2.10 血液丙酮酸测定

### 3.2.10.1 血浆丙酮酸测定

[检测方法]

化学比色法；乳酸脱氢酶法；生物传感器法。

[参考区间]

空腹静脉血和动脉血丙酮酸浓度均小于0.1mmol/L。

### 3.2.10.2 全血丙酮酸测定

[检测方法]

化学比色法；乳酸脱氢酶法。

[参考区间]

空腹休息状态下，静脉血丙酮酸浓度为0.03~0.1mmol/L(0.3~0.9mg/dl)。

[临床意义]

组织严重缺氧可导致三羧酸循环中丙酮酸需氧氧化的障碍，丙酮酸还原成乳酸的酵解作用增强，血中乳酸与丙酮酸比值增高及乳酸增加，甚至高达

25mmol/L。这种极值的出现标志着细胞氧化过程的恶化，并与呼吸的显著增强、虚弱、疲劳、恍惚及最后昏迷相联系。即使酸中毒及低氧血症已得到处理，此种高乳酸血症常为不可逆的，见于休克的不可逆期、无酮中毒的糖尿病昏迷和各种疾病的终末期。

在休克、心失代偿、血液病和肺功能不全时，常见的低氧血症同时有高乳酸血症，在低氧血症原发条件处理后常是可逆的。在肝脏灌流量降低的病例，肝脏对乳酸的清除率显著降低，亦会出现乳酸性酸中毒。

血液丙酮酸测定主要用于维生素 $B_1$ 缺乏症的诊断。维生素 $B_1$ 的焦磷酸酯是丙酮酸在细胞内进一步氧化分解为乙酰辅酶 A 时的脱羧辅酶。维生素 $B_1$ 缺乏时，体内丙酮酸的氧化发生障碍，使丙酮酸的含量增加。

### 3.2.11　血清半乳糖测定

[检测方法]

氧化酶法。

[参考区间]

成人，0mmol/L；儿童，<1.1mmol/L。

[临床意义]

若血液中半乳糖代谢相关的酶异常或缺陷，本试验可出现异常结果。

### 3.2.12　尿液果糖测定

[检测方法]

Seliwanoff 定性试验。

[参考区间]

阴性。

[临床意义]

加热的盐酸将果糖转化为羟甲基糠醛，后者与间苯二酚结合产生红色的化合物。

若果糖代谢有异常，尿液中有果糖存在，本试验即可呈现红色的阳性反应。

### 3.2.13　血液 β-羟丁酸（β-HB）测定

[检测方法]

酸氧化比色法；气相色谱法；酶法；毛细管电泳法。

[参考区间]

健康成年人血清 β-羟丁酸为 0.03～0.3mmol/L。

[临床意义]

脂肪代谢形成少量的乙酰乙酸，随后在周围组织中被代谢。在碳水化合物丧失（即饥饿）或碳水化合物利用减低（即糖尿病）的情况下，乙酰乙酸的产生增加，其存在量可能超过周围组织对乙酰乙酸的代谢能力。因此，乙酰乙酸在血中积聚，通过自发的脱羧反应，有少部分转变成丙酮，而大部分在肝中转变成 β-羟丁酸（β-HB）。

乙酰乙酸，β-羟丁酸和丙酮这三种化学物质总称酮体，在血中的相对比例可能有变化，一般情况下 β-羟丁酸为78%，乙酰乙酸为20%和丙酮为2%。测定血清或尿中酮体的常用方法中，没有一个方法能和这三种酮体同时起反应。

糖尿病患者酮症酸中毒时，葡萄糖的氧化作用遭受损害，酮体的生成加速，而利用降低。β-羟丁酸的测定，对酮症酸中毒的鉴别诊断和监护很有帮助。β-HB 的检查的重要性在于酮症酸中毒使体内 NADH（还原型辅酶Ⅰ）生成增加，进而使乙酰乙酸形成 β-HB。在严重酸中毒患者，代谢中 β-HB 与乙酰乙酸的比值可从正常人的 2∶1 提高到 16∶1；监测糖尿病酮症酸中毒时，血清或尿中的乙酰乙酸浓度可能造成误解。在酮症酸中毒的早期阶段，β-HB/乙酰乙酸可达到它的最高点。而继续治疗，该比值将随着 β-HB 被氧化成乙酰乙酸而有所降低。当只监测乙酰乙酸时，医师常可发现在患者的病情改善时，乙酰乙酸反而增加。因此，只有通过跟踪 β-HB 才能得到酮症的比较真实的情况。应当指出，即使临床病情已经改善，也不应该放松监护。

### 3.2.14　糖缺失性转铁蛋白（CDT）测定

[检测方法]

ELISA 法。

[参考区间]

25.81~65.71mg/L。

[临床意义]

酗酒是危及公众健康的一个重要问题。可通过临床判断、询问、测试呼气中乙醇浓度等做出初步判断；还可做进一步的实验室检查，如：γ-谷氨酰转移酶（GGT）、门冬氨酸氨基转移酶（AST）或红细胞平均体积（MCV）。但这些试验缺乏敏感性和特异性，所以需寻求一种更特异的标志物。糖缺失性转铁蛋白（CDT）是比其他酗酒常规生化试验更为有效的一种检验。

CDT 作为慢性乙醇中毒的标志物，其资料来自 11 个不同实验室所采用的第一代测定方法，统计了约 2500 名患者 CDT 测定结果，其临床敏感性达 82%，特异性达 97%。

联合应用 CDT 和 GGT 试验是对戒酒者的一种监督手段。通常戒酒治疗在 1~3 周内即有效，CDT 和 GGT 的浓度相对稳定并分别降至基础水平。往往 GGT 比 CDT 回复至正常的时间更长些；CDT 和 GGT 的半衰期分别为 9.1 天和 21 天。在治疗期间的饮酒状况与 GGT 相比，CDT 似乎更为敏感，戒酒治疗不会干扰血清 CDT 水平。CDT 与 GGT 分别与重度酒精耗量有关，因此，两者联合应用可增加对酗酒检测的敏感性。

在非酒精性肝病时可能会出现 CDT 假阳性结果。在某些原发性胆汁性肝硬化，患者可较早地引起轻微升高。与不饮酒者相比，酒精性肝硬化 CDT 可增加 3.8 倍（平均增高 1.8 倍），病毒性肝硬化为 2 倍。在肝细胞性肝癌时 CDT 平均水平增加 2.5 倍，但可有近 50% 的患者为假阳性。因此在非酒精性肝硬化和肝细胞性肝癌时，CDT 试验的临床应用有其一定的局限性。

近来 CDT 试验已被建议用于鉴别慢性乙醇中毒，预防与酒精相关的并发症。

### 3.2.15　胰高血糖素（glucagon）测定

[检测方法]

ELISA 法。

[参考区间]

$(38 \pm 6) \text{ng/L}$　$[(38 \pm 6) \text{pg/ml}]$。

[临床意义]

增高见于禁食后，剧烈活动后；急性低血糖及糖尿病；胰高血糖素瘤可高达 700~7000ng/L；静脉注射精氨酸；高脂血症Ⅲ型和Ⅳ型、急性胰腺炎、肝硬化、肾功能不全、库欣综合征、肢端肥大症、甲状腺功能低下、神经性厌食、外伤、感染及灼伤等。

降低见于慢性胰腺炎、胰腺切除术后、胰腺癌、胰腺囊肿纤维化、静脉注射葡萄糖后。

[备注]

用抑肽酶 1000KIU 和 0.5M 的 EDTANa$_2$ 10μl，加上静脉血 2ml，必须用玻璃试管，样品立即低温分离血浆，冷冻（-20℃）保存送检。或赴实验室采血。

# 3.3 脂质代谢相关检验

## 3.3.1 血清总胆固醇（serum total cholesterol，TC）测定

[检测方法]

酶法（COD - PAP 法）；正己烷抽取 L - B 反应显色法（CDC 参考方法）。

[参考区间]

人群血脂水平主要取决于生活因素，特别是饮食和营养，所以各地区调查所得参考值高低不一，以致各地区有各自的高 TC 划分标准。现在国际上以显著增加冠心病危险的 TC 水平（医学决定水平）作为划分界限。在方法学标准化的基础上，采用共同的划分标准，有助于避免混乱。

我国《血脂异常防治建议》提出的标准（1997 年 6 月）为：①理想范围，< 5.2mmol/L（200mg/dl）；②边缘升高，5.23 ~ 5.69mmol/L（201 ~ 219mg/dl）；③升高，≥5.72mmol/L（≥220mg/dl）。

美国胆固醇教育计划（NCEP），成人治疗组（ATP）1994 年提出的医学决定水平：①理想范围，< 5.1mmol/L（< 200mg/dl）；②边缘升高，5.2 ~ 6.2mmol/L（200 ~ 239mg/dl）；③升高，≥6.21mmol/L（≥240mg/dl）。

[临床意义]

影响 TC 水平的因素如下。①年龄与性别：TC 水平往往随年龄上升，但到 70 岁后有所下降。中青年期女性低于男性，50 岁以后女性高于男性。②长期的高胆固醇、高饱和脂肪和高热量饮食，可使 TC 增高。③遗传因素。④其他，如缺少运动、脑力劳动、精神紧张等可能使 TC 升高。

高 TC 血症是冠心病的主要危险因素之一。病理状态下，高 TC 有原发和继发两类。原发的如家族性高胆固醇血症（低密度脂蛋白受体缺陷）、家族性 apo B 缺陷症，多源性（polygenic）高 TC、混合性高脂血症。继发的见于肾病综合征、甲状腺功能减退、糖尿病、妊娠等。

低 TC 血症也有原发的与继发的。前者如家族性的无或低 β 脂蛋白血症；后者如甲状腺功能亢进、营养不良、慢性消耗性疾病等。低 TC 者容易发生脑出血，也可能易患癌症（未证实）。

肝脏是胆固醇及胆固醇卵磷脂酰基转移酶（LCAT）合成的器官。严重肝病患者，血清 TC 不一定很低，但由于血清 LCAT 活力低下，血清胆固醇占

TC 的比例可低达 50% 以下。

### 3.3.2　血清甘油三酯（serum triglyceride，TG）测定 [三脂酰甘油（triacylglycerol，TAG）测定]

[**检测方法**]

酶法（GPO - PAP 法）；去游离甘油（二步酶）法；变色酸显色法（CDC 参考方法）。

[**参考区间**]

正常人 TG 水平高低手生活条件的影响，我国人低于欧美人，成年后随年龄上升。TG 水平的个体差异比 TC 大，人群调查的数据比较分散，呈明显正偏态分布。

我国《血脂异常防治建议》提出的判断标准：①理想范围，< 1.7mmol/L（< 150mg/dl）；②升高，> 1.7mmol/L（> 150mg/dl）。

NCEP 成人治疗组第三次报告（ATPⅢ）提出的医学决定水平：①理想范围，< 1.7mmol/L（< 150mg/dl）；②边缘增高，1.7 ~ 2.25mmol/L（150 ~ 199mg/dl）；③增高，2.26 ~ 5.64mmol/L（200 ~ 499mg/dl）；④很高，≥ 5.65mmol/L（≥500mg/dl）。

[**临床意义**]

高 TG 血症有原发性与继发性两类，前者多有遗传因素，其中包括家族性高 TG 血症与家族性混合型高脂（蛋白）血症等。继发的见于糖尿病、糖原累积病、甲状腺功能衰退、肾病综合征、妊娠、口服避孕药、酗酒等，但往往不易分辨原发或继发。高血压、脑血管病、冠心病、糖尿病、肥胖与高脂血症等往往有家族性集聚现象。例如，糖尿病患者胰岛素与糖代谢异常，可继发 TG（或同时有 TC）升高，但也可能同时有糖尿病与高 TG 两种遗传因素。冠心病患者 TG 偏高者比一般人群多见，但这种患者 LDL - C（低密度脂蛋白胆固醇）偏高与 HDL - C（高密度脂蛋白胆固醇）偏低也多见。一般认为单独有高 TG 不是冠心病的独立危险因素，只有伴以高 TC、高 LDL - C、低 HDL - C 等情况时才有意义。

通常将高脂血症分为Ⅰ、Ⅱa、Ⅱb、Ⅲ、Ⅳ、Ⅴ等 6 型。除Ⅱa 型外，都有高 TG：①Ⅰ型是极为罕见的高乳糜微粒血症，原因有二：一为家族性脂蛋白脂肪酶缺乏症；二为遗传性的 apo CⅡ 缺乏症。②最常见的是Ⅳ型，其次是Ⅱb 型，后者同时有 TC 和 TG 增高，即混合型高脂血症；Ⅳ型只有 TG 增高，反映 VLDL 增高。但是 VLDL 很高时也会有 TC 轻度升高，所以Ⅳ型与Ⅱ$_b$型有时难以区分，主要是根据 LDL - C 水平做出判断。家族性高 TG 血症属于Ⅳ型。③Ⅲ型又称为异常 β 型脂血症，TC 与 TG 都高，其比例近于 1:1（以 mg/dl 计），但无乳糜微粒血症。诊断还有赖于脂蛋白电泳显示宽 β 带；血清在密度 1.006g/ml 下超速离心后，其顶部（VLDL，极低密度脂蛋白）作电泳分析证明有漂浮的 β - 脂蛋白或电泳迁移在 β 位的 VLDL 存在，化学分析显示 VLDL - C（极低密度脂蛋白胆固醇）/血清 TG > 0.3 或 VLDL - C/VLDL - TG > 0.35；apo E 分型多为 E$_2$/E$_2$ 纯合子。④Ⅴ型为乳糜微粒和 VLDL 都增多，TG 有高达 10g/L 以上的。这种情况可以发生在原有的家族性高 TG 血症或混合型高脂血症的基础上，继发因素有糖尿病、妊娠、肾病综合征、巨球蛋白血症等，易于引发胰腺炎。

美国人在 ATPⅡ 中，将 TG 的分类和治疗标准订得如此高，是因为在当时 TG 的致动脉粥样硬化的作用尚未确认。通过大量前瞻性的研究证实，富含 TG 的脂蛋白确系 CHD（冠心病）独立的危险因素。TG 增高表明患者存在代谢综合征，需进行治疗，故在 ATPⅢ 中作了修改。ATPⅢ 中还增加的新指标："非 HDL - C"。美国人对高 TG 关注的同时，还认识到富含 TG 的脂蛋白（VLDL），特别是它们降解的残留颗粒，引起动脉硬化的作用极强。非 HDL - C，即 T - C 减 HDL - C，它反映了含 apo B 脂蛋白〔LDL，VLDL，还有 Lp（a）〕中的胆固醇含量。当一个个体治疗后，LDL - C 降到正常范围，但非 HDL - C 仍高，说明 VLDL 及其残基仍增高，需作针对性的治疗。ATPⅢ 将其列入治疗目标中（表 3 - 6）。

**表 3 - 6　LDL - C 和非 HDL - C 的治疗目标**

| | LDL - C<br>mg/dl（mmol/L） | 非 HDL - C<br>mg/dl（mmol/L） |
|---|---|---|
| CHD 和等同危险 | < 100（2.58） | < 130（3.36） |
| 多（≥2 个）危险因素 | < 160（4.13） | < 130（3.36） |
| 0 ~ 1 个危险因素 | < 160（4.13） | < 190（4.91） |

危险因素：吸烟、高血压（≥140/90mmHg），低 HDL - C〔< 40mg/dl（< 1.03mmol/L），过早 CHD（冠心病）（男 < 55 岁，女 < 65 岁，CHD 家族史，年龄（男≥45 岁，女≥55 岁）。

### 3.3.3 高密度脂蛋白胆固醇（high density lipoprotein cholesterol，HDL - C）测定

[检测方法]

磷钨酸 - 镁沉淀法；聚乙二醇（PEG）法；匀相测定法；选择性沉淀法（CDC 参考方法）；硫酸葡萄糖 - Mg 沉淀法（CDC 指定的比较方法）。

[参考区间]

我国成年男性 HDL - C 多在 1.16 ~ 1.42mmol/L（45 ~ 55mg/dl），女性较高，多在 1.29 ~ 1.55mmol/L（50 ~ 60mg/dl）。正常人 HDL - C 约占 TC 的 25% ~ 30%。

我国《血脂异常防治建议》提出的判断标准：① 理想范围，> 1.04mmol/L（> 40mg/dl）；② 降低，< 0.91mmol/L（35mg/dl）。

NCEP ATPⅢ提出的医学决定水平：① < 1.03mmol/L（40mg/dl）为降低，CHD 危险增高；② ≥1.55mmol/L（60mg/dl）为负危险因素。

ATPⅢ将 HDL - C 从原来的 < 35mg/dl（0.9mmol/L）提高到 < 40mg/dl（1.03mmol/L）是为了让更多的人得到预防性治疗（男性将从原来的 15% 提高到约 40%，女性从原来的 5% 提高到 15% 的人群被划归高危人群）。

[临床意义]

流行病学与临床研究证明 HDL - C 与冠心病成负相关，HDL - C 低于 0.9mmol/L（35mg/dl）是冠心病危险因素，HDL - C 增高，大于 1.55mmol/L（60mg/dl）被认为是冠心病的负危险因素。HDL - C 降低也多见于心、脑血管病，肝炎、肝硬化等患者。高 TG 血症往往伴低 HDL - C，肥胖者 HDL - C 也多偏低。吸烟可使 HDL - C 下降。饮酒及长期体力活动会使 HDL - C 升高。

### 3.3.4 高密度脂蛋白（HDL - C）亚组测定

[检测方法]

聚乙二醇（PEG）法。

[参考区间]

见表 3 - 7。

[临床意义]

HDL 按其密度大小可分为 3 种，即 $HDL_1$、$HDL_2$ 及 $HDL_3$。正常人血清中主要含 $HDL_2$ 及 $HDL_3$，$HDL_1$ 仅在进高胆固醇饮食时出现。血清中 $HDL_3$ 含量比较稳定，而 $HDL_2$ 变化较大。在动脉粥样硬化及糖尿病患者，$HDL_2$ 显著降低。

表 3 - 7　HDL - C 及 HDL$_2$ - C 参考区间

| 组别（岁） | HDL - C（mg/dl） | HDL$_2$ - C（mg/dl） |
|---|---|---|
| 男：20 ~ | 46.9 ± 7.8* | 20.24 ± 5.2* |
| 40 ~ | 50.54 ± 12* | 21.67 ± 7.67 |
| 55 ~ | 47.6 ± 10 | 20.00 ± 6.1 |
| 女：20 ~ | 53.8 ± 9.3 | 25.45 ± 6.3 |
| 40 ~ | 43.0 ± 5.9 | 19.25 ± 3.2 |
| 50 ~ | 46.1 ± 9.1 | 19.25 ± 5.9 |

注：*男女和年龄比较有显著差异。

### 3.3.5　低密度脂蛋白胆固醇（LDL - C）测定

[检测方法]

匀相测定法；β - 定量法（CDC 参考方法）；PVS 沉淀法。

[参考区间]

LDL - C 水平随年龄上升，中、老年人平均约 2.7 ~ 3.1mmol/L（105 ~ 120mg/dl）。

我国《血脂异常防治建议》提出的判断标准：①理想范围，< 3.12mmol/L（<120mg/dl）；②边缘升高，3.15 ~ 3.61mmol/L（121 ~ 139mg/dl）；③升高，>3.64mmol/L（>140mg/dl）。

NCEP ATPⅢ提出的医学决定水平：①理想范围，<2.58mmol/L（<100mg/dl）；②接近理想，2.58 ~ 3.33mmol/L（100 ~ 129mg/dl）；③边缘升高，3.64 ~ 4.11mmol/L（130 ~ 159mg/dl）；④升高，4.13 ~ 4.88mmol/L（160 ~ 189mg/dl）；⑤很高，≥4.91mmol/L（≥190mg/dl）。

[临床意义]

LDL 增高是动脉粥样硬化发生发展的主要脂类危险因素。ATP Ⅱ以总胆固醇（TC）作为高血液胆固醇的分类和治疗标准，是因为美国胆固醇教育计划（NCEP）成人治疗组专家 Framingham 建立的数据中，TC 与危险的相关性更强。ATPⅢ中提出以 LDL - C 作为分类和治疗的标准主要是疗效观察时以降低 LDL - C 为标准。

ATPⅢ中把高血液胆固醇分成 5 个等级，但 NCEP 非正式的意见是患者的治疗仍以三分类为基础。

### 3.3.6 血清载脂蛋白 A₁ 及 B（serum apoprotein A₁ and B, apo A₁ 及 apo B）测定

[检测方法]

免疫透射比浊法。

[参考区间]

apo A₁：平均值约 $1.40 \sim 1.45g/L$，女性略高于男性，年龄变化不明显，血脂正常者多在 $1.20 \sim 1.60g/L$ 范围内。

apo B：水平不论男女均随年龄上升，70 岁以后不再上升或开始下降。中青年人平均 $0.80 \sim 0.90g/L$，老年人平均 $0.95 \sim 1.05g/L$。

调查结果说明，我国人的 apo A₁ 水平与欧美白人和黑人的水平相似，但 apo B 水平显著较低。这与我国人的 HDL－C 水平与欧美人相仿，而 T－C 和 LDL－C 水平显著低于欧美人的情况相吻合。

[临床意义]

在 HDL 组成中蛋白质占 50%。蛋白质中，apo A₁ 约占 65% ~ 70%，其他脂蛋白中 apo A₁ 极少。所以血清 apo A₁ 可以代表 HDL 水平，并与 HDL－C 呈明显正相关。但 HDL 是一系列颗粒大小与组成不均一的脂蛋白。病理状态下 HDL 脂类与组成往往发生变化。apo A₁ 的升降不一定与 HDL－C 成比例。同时测定 apo A₁ 与 HDL－C 对病理生理状态的分析更有帮助。冠心病患者 apo A₁ 偏低，脑血管病患者 apo A₁ 也明显低下。家族性高 TC 血症患者 HDL－C 往往偏低，但 apo A₁ 不一定低，不增加冠心病危险。但家族性混合型高脂血症患者，apo A₁ 与 HDL－C 都会轻度下降，冠心病危险性高。apo A₁ 缺乏症（如 Tangier 病：是罕见的遗传性疾病）、家族性低 α－脂蛋白血症、鱼眼病等血清中，apo A₁ 与 HDL－C 极低。

正常情况下，每一个 LDL、IDL、VLDL 与 Lp（a）颗粒中均含有一分子 apo B100，因 LDL 颗粒居多，大约有 90% 的 apo B 分布在 LDL 中，故血清 apo B 主要代表 LDL 水平，它与 LDL－C 成显著正相关。但当高 TG 血症时（VLDL 极高），apo B 也会相应地增高。在流行病学与临床研究中已确认，高 apo B 是冠心病危险因素，但还很少有前瞻性研究表明 apo B 对冠心病风险的估计价值。多数临床研究指出，apoB 是各项血脂指标中较好的动脉粥样硬化标志物。在冠心病高 apo B 血症的药物干预实验中表明，降低 apo B 可以减少冠心病发病及促进粥样斑块的消退。

### 3.3.7　血清载脂蛋白 E 测定

[检测方法]

免疫透射比浊法。

[参考区间]

30～60mg/L。

[临床意义]

载脂蛋白 E（apolipoprotein E，apo E）是一种多态性蛋白，有三个亚型 apo E2、apo E3、apo E4，apo E 基因有三个等位基因：E2、E3、E4。apo E 主要在肝脏和脑组织合成，参与脂蛋白的转化与代谢过程，主要通过与 LDL 受体、VLDL 受体及 LDL 受体相关蛋白相互作用发挥其功能，是脂类代谢和心血管疾病的决定因子。人群中 apo E 多态性存在种族变异，不同人群中 apo E 基因型高度不同。apo E 多态性是人类多种疾病的决定因子，与个体血脂水平与动脉粥样硬化、冠心病、脑血管硬化、阿尔茨海默病等有关，不同亚型具有明显不同的生理作用。

apo E4 的升高增加了患动脉粥样硬化、阿尔茨海默病、心血管疾病等的风险，而 apo E2 则对冠状动脉硬化的发展和阿尔茨海默病有防护作用。

### 3.3.8　血清脂蛋白（a）[Lp（a）] 测定

[检测方法]

免疫透射比浊法。

[参考区间]

正常人 Lp（a）数据呈明显偏态分布。虽然个别人可高达 1000mg/L 以上。但 80% 正常人在 200mg/L 以下。文献中的平均数多在 120～180mg/L。中位数在 81～117mg/L。通常以 300mg/L 为分界。高于此水平者冠心病危险性明显增高。人群中大约有 14% 高于此水平。有的文献以 450mg/L 或 480mg/L 作为参考值高限。Lp（a）水平的性别与年龄差异不明显。

[临床意义]

美国胆固醇教育计划成人治疗专家组（ATP）发布的关于成人高血液胆固醇的检测、评价和治疗的第三次报告（ATP Ⅲ）中，Lp（a）测定没有推荐作为普通人群的 CHD（冠心病）危险指标，但适合那些有家族性 CHD 危险增高的患者。Lp（a）水平主要决定于遗传因素。家族性高 Lp（a）与冠心病发病倾向相关。男、女之间与不同年龄组间无明显差异。环境、饮食与药物对 Lp（a）水平的影响也不明显。降胆固醇药 Lovastatin（洛伐他汀）

不会使 Lp（a）下降。吸烟也无影响，但严重肝病可使它下降，急性时相反应（如急性心肌梗死、外科手术、急性风湿性关节炎）可使它上升。现在将高 Lp（a）水平看作动脉粥样硬化性疾病（心、脑血管病、周围动脉硬化）的独立危险因素，因为它与高血压、吸烟、高 VLDL－C（高 TC）、低 HDL－C 等因素无明显相关。但 LDL－C 较高时，高 Lp（a）的危险性就更高。在动脉粥样硬化病变形成中，Lp（a）与 apo B 起协同作用。冠状动脉搭桥手术者，高 Lp（a）易于引起血管再狭窄。因为 LP（a）与 PLG（纤维蛋白溶酶原）在结构上有同源性，LP（a）可能与 PLG 竞争细胞表面的 Pmg（Plasminogen，亦是纤维蛋白溶酶原的略语）受体，或直接抑制 PLG 的激活，从而抑制血凝块（纤维蛋白）的溶解，促进动脉粥样硬化的形成。

### 3.3.9　血清磷脂（serum phospholipid，SPL）测定

［检测方法］

三氯乙酸沉淀法；硫酸亚铁法。

［参考区间］

$1.68 \sim 3.0$ mmol/L（$130 \sim 250$ mg/L）。

［临床意义］

血清磷脂增高见于高脂血症、肾病综合征、阻塞性黄疸、甲状腺功能减退、糖尿病、肝硬化、胰腺炎、慢性失血性贫血、巨球蛋白血症、骨髓肿瘤等。

血清磷脂降低见于重症贫血、营养不良、甲状腺功能亢进、白血病、慢性消耗性疾病等。

### 3.3.10　血清脂蛋白电泳（serum lipoprotein eletrophoresis）

［检测方法］

电泳法，载体为琼脂糖或醋酸纤维膜。

［结果判断］

自阴极端起，原点为乳糜微粒，依次为 β－脂蛋白、前 β－脂蛋白及 α－脂蛋白，正常可出现两条或三条区带，即 β－脂蛋白，前 β－脂蛋白及 α－脂蛋白。

按直观区带着色深浅、宽、窄，用浅染、稍浅染、深染及消失等加以描述；用光密度计测定，可直接描出各峰及算出各区带百分比。

［参考区间］

α－脂蛋白为 $31.8\% \pm 5.3\%$；前 β－脂蛋白为 $15.1\% \pm 4.1\%$；β－脂蛋

白为 53.1% ±5.1%；乳糜微粒（-）。

[临床意义]

根据脂蛋白电泳可将高脂血症分为五型，即Ⅰ型（高乳糜微粒血症）、Ⅱ型（高 β 脂血症）、Ⅲ型（宽 β 型高脂血症）、Ⅳ型（高前 β 脂血症）、Ⅴ型（混合型高脂血症）。

### 3.3.11 血小板低密度脂蛋白受体（血小板 LDL 受体）测定

[参考区间]

成人：$B_{max}$（5089 ±1303）个/血小板。

[临床意义]

血小板上有 LDL 受体，由于 LDL 通过受体作用于血小板，故可增加血小板的反应性，提高其聚集性，并促进其释放功能。

增高见于高脂血症、动脉粥样硬化、血栓形成和冠心病。

[备注]

血小板悬液的制备采用 Sepharose 2B 凝胶过滤法。

## 3.4 无机离子测定

### 3.4.1 血清钾（serum kalium）测定

[检测方法]

火焰光度法；离子选择性电极（ISE）法；酶法；原子吸收分光光度法。

[参考区间]

血清钾：3.5~5.5mmol/L；尿钾排泄量：25~100mmol/24h。

[临床意义]

血清钾增高见于钾排泄障碍，如急性或慢性肾衰竭、肾上腺皮质功能减退、长期使用大量保钾利尿剂、长期限制钠摄入等；细胞内钾外移，如大量溶血、缺氧、酸中毒、休克、严重组织创伤、急性洋地黄中毒、家族性周期性麻痹（高钾血症型）等；细胞外液浓缩，如失水等；钾摄入过多，如口服或静脉注入含钾液过多（特别是肾功能不良时）等。

血清钾降低见于钾摄入不足，如长期禁食（或少食）而静脉补钾又不足时；钾丢失过多，如频繁呕吐、腹泻、胃肠减压、长期服泻药或灌肠、失钾性肾炎、长期使用利尿剂、醛固酮增多症、皮质醇增多症、长期使用糖皮质激素、大量出汗等；细胞外钾内移，如静脉注入大量葡萄糖（与胰岛素同时静脉滴注者尤其如此）、应用胰岛素纠正糖尿病酮症酸中毒、周期性瘫痪

（低钾血症型）、碱中毒等；其他，如钡盐与棉籽油中毒、大剂量注射青霉素钠盐、肾小管大量失钾等。

### 3.4.2 血清钠（serum natrium）测定

[检测方法]

火焰光度法；离子选择性电极法；酶法；原子吸收分光光度法。

[参考区间]

血清钠：135～145mmol/L；尿钠排泄量：130～260mmol/24h。

[临床意义]

血清钠增高见于浓缩性高钠血症，如摄水过少、失水过多等；潴留性高钠血症，如垂体前叶肿瘤、皮质醇增多症、原发性醛固酮增多症、脑外伤、脑血管意外、补钠过多等。此外，中枢性尿崩症时，抗利尿激素（ADH）分泌量减少，尿量大增，如供水不足，血钠即增高。

血清钠降低常见于：①缺钠性低钠血症，如呕吐、腹泻、胃肠减压、肠、胆、胰瘘等丧失消化液；应用利尿剂、慢性失盐性肾炎、急性肾衰竭多尿期、肾小管性酸中毒、肾盂肾炎伴慢性肾衰竭、肾上腺皮质功能减退、糖尿病酮症酸中毒等失钠多于失水；出汗过多、大面积烧伤、剥脱性皮炎、胸腔积液及腹水引流等。②稀释性低钠血症，如抗利尿激素分泌过多而未限制入水；尿崩症用抗利尿激素治疗过量；急性或慢性肾功能不全大量给水；顽固性充血性心力衰竭、肝硬化腹水期、肾病综合征等长期限制钠盐摄入（或使用利尿剂）而未限制入水；肾上腺皮质功能减退症等。③消耗病性低钠血症，如各种慢性消耗疾病如肺结核、肝硬化晚期、肺癌、营养不良等。

### 3.4.3 血清氯化物（serum chloride）测定

[检测方法]

硝酸汞滴定法；离子选择性电极法；电量分析法；硫氰酸汞比色法。

[参考区间]

血清（浆）氯化物为96～108mmol/L；脑脊液氯化物为120～132mmol/L；尿液氯化物为170～250mmol/L。

[临床意义]

血清（浆）氯化物增高：临床上高氯血症常见于高钠血症、失水大于失盐、氯化物相对浓度增高、高氯血症酸中毒、过量注射生理盐水等。

血清（浆）氯化物降低：临床上低氯血症较为常见。常见原因有氯化钠的异常丢失或摄入减少，如严重呕吐、腹泻、胃液、胰液或胆汁大量丢失，长期限制氯化钠的摄入，艾迪生病，抗利尿素分泌增多的稀释性低钠、低氯血症。

脑脊液低氯症：脑脊液为细胞外液的一部分，低钠血症均伴有脑脊液低氯症。重症结核性脑膜炎时，氯化物含量显著降低；化脓性脑膜炎时偶见减少；普通型脊髓灰白质与病毒性脑炎时基本正常。重型中枢神经系统感染时，抗利尿素分泌增多，因水潴留而发生稀释性低钠、低氯血症，脑脊液氯化物亦相应减低。

### 3.4.4　血清总钙（serum calcium）测定

[检测方法]

乙二胺四乙酸二钠（EDTA $Na_2$）滴定法；邻 – 甲酚酞络合铜（OCPC）直接比色法；甲基麝香草酚蓝比色法。

[参考区间]

EDTA $Na_2$ 滴定法：成人为 $2.25 \sim 2.75mmol/L(9 \sim 11mg/dl)$；婴儿为 $2.5 \sim 3.0mmol/L(10 \sim 12mg/dl)$；OCPC 直接比色法：成人为 $2.03 \sim 2.54mmol/L(8.11 \sim 10.15mg/dl)$，儿童为 $2.25 \sim 2.67mmol/L(8.98 \sim 10.78mg/dl)$；甲基麝香草酚蓝比色法：成人为 $2.08 \sim 2.60mmol/L(8.3 \sim 10.4mg/dl)$，儿童为 $2.23 \sim 2.80mmol/L(8.9 \sim 11.2mg/dl)$。

[临床意义]

血清钙增高见于原发性甲状旁腺功能亢进、假性甲状旁腺功能亢进、维生素 D 过多症、转移性骨癌、多发性骨髓瘤、变形性骨炎、分泌前列腺素 $E_2$ 肿瘤（肾癌、肺癌等）、分泌破骨细胞刺激因子肿瘤（淋巴瘤等）、肾上腺皮质功能减退、甲状腺功能亢进、肉样瘤病（结节病，Sarcoidosis）等。

血清钙降低见于甲状旁腺功能减退、假性甲状旁腺功能减退、维生素 D 缺乏症、慢性衰竭、急性胰腺炎、慢性腹泻、阻塞性黄疸、恶性肿瘤、大量输入柠檬酸盐抗凝血后等。

### 3.4.5　血清无机磷（serum phosphorus）测定

[检测方法]

硫酸亚铁磷钼蓝比色法；米吐尔直接显色法；紫外分光光度法。

[参考区间]

硫酸亚铁磷钼蓝比色法：成人为 $0.96 \sim 1.62mmol/L(3 \sim 5mg/dl)$，儿童为 $1.45 \sim 2.10mmol/L(4.5 \sim 6.5mg/dl)$；米吐尔直接显色法：成人为 $1.0 \sim 1.6mmol/L(3.2 \sim 5.0mg/dl)$，儿童为 $1.3 \sim 1.9mmol/L(4.0 \sim 6.0mg/dl)$；紫

外分光光度法：成人为 0.9 ~ 1.34mmol/L(2.76 ~ 4.16mg/dl)。

［临床意义］

血清无机磷增高见于甲状旁腺功能减退、慢性肾衰竭、维生素 D 过多症、肢端肥大症、多发性骨髓瘤、骨折愈合期、继发性骨癌等。

血清无机磷降低见于：①摄入和吸收减少，如饥饿、恶病质、呕吐、吸收不良综合征、服用氢氧化铝、维生素 D 缺乏等；②肾脏丢失，如范康尼（Fanconi）综合征、血液透析、肿瘤性磷酸盐尿、骨质软化症、低钾血症、低镁血症、急性痛风、肾小管性酸中毒、应用噻嗪类利尿剂、遗传性血磷过低症等；③离子转移，如静脉注射葡萄糖、甲状腺功能减退、肝病、败血症、急性心肌梗死、碱中毒、妊娠等；④其他，如甲状旁腺功能亢进、佝偻病、糖尿病酮症酸中毒、酒精中毒等。

### 3.4.6 血清镁（serum magnesium）测定

［检测方法］

甲基麝香草酚蓝比色法；Calmagite 染料比色法；原子吸收分光光度法。

［参考区间］

甲基麝香草酚蓝比色法：0.67 ~ 1.04mmol/L(1.64 ~ 2.52mg/dl)；Calmagite 染料比色法：0.7 ~ 1.10mmol/L。

［临床意义］

血清镁增高见于：①肾脏疾病，如急性或慢性肾衰竭；②内分泌疾病，如甲状腺功能减退、甲状旁腺功能减退、肾上腺皮质功能减退、糖尿病酮症酸中毒早期等；③其他，如多发性骨髓瘤、严重脱水、草酸中毒、肺部疾病、关节炎等。

血清镁降低见于：①摄入不足或消化道丢失过多，如长期禁食、厌食、呕吐、腹泻、胃肠减压等；②吸收不良，如吸收不良综合征、小肠上段切除、胃肠或胆道造瘘、急性胰腺炎等；③肾脏排泄过多，如长期服用利尿剂、肾小管性酸中毒、肾炎、肾盂肾炎、肾小动脉硬化症、肾盂积水、原发性醛固酮增多症、皮质醇增多症、长期使用皮质激素治疗、糖尿病昏迷治疗后、甲状旁腺功能亢进、转移性骨癌等；④透析失镁，如使用无镁透析液进行透析疗法时；⑤其他，如肝硬化晚期、肾病综合征、甲状腺功能亢进、长期酗酒、哺乳期、大量维生素 D 应用后、强心苷应用后、血卟啉病等。

### 3.4.7 血清铁（serum iron）及总铁结合力（total iron binding capacity，TIBC）测定

[检测方法]

亚铁嗪比色法；菲咯嗪比色法。

[参考区间]

血清铁：成年男性为 11~30μmol/L(60~170μg/dl)，成年女性为，9~27μmol/L(50~150μg/dl)。

血清总铁结合力：成年男性为 50~77μmol/L（280~430μg/dl），成年女性为 54~77μmol/L(300~430μg/dl)。

[临床意义]

血清铁增高见于：①红细胞破坏过多，如溶血性贫血；②铁利用减少，如再生障碍性贫血、巨幼红细胞性贫血、恶性贫血、溶血性贫血、铅中毒、维生素 $B_6$ 缺乏性贫血等；③铁释放增多，如病毒性肝炎活动期、肝硬化等；④铁吸收增加，如铁剂治疗等。

血清铁降低见于：①铁摄入不足或吸收不良，如饮食长期缺铁、失血性贫血、缺铁性贫血、感染性贫血、胃酸缺乏、萎缩性胃炎、胃癌、胃切除术后、慢性腹泻等；②铁需要量增加，如妊娠期、哺乳期、生长期等；③铁丢失增加，如钩虫病、溃疡病、痔疮、肾炎、月经过多、多次妊娠等；④铁运输障碍，如感染、肝硬化、原发性肝癌、恶性肿瘤等。

血清总铁结合力增高：①见于运铁蛋白合成增加，如缺铁性贫血等；②铁蛋白释放增加，如各种原因引起的肝细胞坏死；③铁吸收过量，如反复输血、长期注射铁剂等。

血清总铁结合力降低：①见于运铁蛋白丢失或合成减少，如肾病、遗传性运铁蛋白缺乏症等；②铁蛋白减少，如肝硬化、溶血性贫血、血色素沉着病等；③其他，如感染、各种癌症、风湿性关节炎等。

### 3.4.8 血清铜（serum copper）测定

[检测方法]

原子吸收分光光度法；比色法。

[参考区间]

成年男性为 10.99~21.98μmol/L(70~140μg/dl)，成年女性为 12.56~23.55μmol/L(8~150μg/dl)；儿童为 12.6~29.9μmol/L(80~190μg/dl)。

[临床意义]

铜是人体必需元素，是一组重要酶的组成部分，包括铜蓝蛋白（亚铁氧化酶）、超氧化物歧化酶、细胞色素氧化酶、赖氨酸氧化酶、多巴胺 β - 羟化酶以酪氨酸酶。血浆中的铜以两种形式存在，约90%是牢固的键在铜蓝蛋白上，它与血浆中铁与转铁蛋白的结合以及铁的利用有关。10%左右与白蛋白的疏松结合，白蛋白可作为血浆铜的载体。

血清铜增高见于：口服避孕药、雌激素治疗、霍奇金病、白血病及其他许多恶性病变、巨幼红细胞贫血、再生障碍性贫血、色素沉着病、风湿热、重型及轻型地中海贫血、创伤及结缔组织病。

血清铜降低见于：威尔逊病（肝豆状核变性）、Menkes 卷发综合征（门克斯卷发综合征）、烧伤患者，某些缺铁性贫血、蛋白质营养不良以及慢性局部缺血性心脏病病人等。

### 3.4.9 血清锌（serum zinc）测定

[检测方法]

原子吸收分光光度法；吡啶偶氮间苯二酚（PAR）比色法；单扫描示波极谱法。

[参考区间]

原子吸收分光光度法：$12.24 \sim 18.36 \mu mol/L$（$80 \sim 120 \mu g/dl$）；PAR 比色法：$9.0 \sim 20.7 \mu mol/L$（$59 \sim 135 \mu g/dl$）。

[临床意义]

血清锌增高见于：①内分泌疾病，如甲状腺功能亢进；②血液病，如溶血性贫血、嗜酸粒细胞增多症、真性红细胞增多症等；③其他，如急性锌中毒、X线照射后、低心排血量综合征等。

血清锌降低见于：①肝胆疾患，如酒精中毒性肝硬化、急性与慢性肝炎、阻塞性黄疸等；②血液病，如各种贫血、白血病、多发性骨髓瘤等；③恶性肿瘤，如各种癌症、肉瘤、淋巴瘤等；④内分泌疾病，如肾上腺皮质功能减退、垂体前叶功能减退、甲状腺功能减退等；⑤肾脏病，如肾病综合征、慢性肾功能不全等；⑥胃肠病，如胃溃疡、炎症性肠病、短肠综合征等；⑦其他，如心肌梗死、心内膜炎、重症肌无力、多发性神经炎、急、慢性感染、口服避孕药。

### 3.4.10　血清硼（boron，B）测定

[检测方法]

原子吸收光谱法。

[参考区间]

0.03～0.09g/L。

[临床意义]

硼对大多数植物生长是必需的；硼在人体内含量极微，硼缺乏可影响到机体钙与镁的代谢，且为人体细胞的膜功能所必需。硼缺乏的表现与维生素D缺乏有关。

硼缺乏亦是骨质疏松的病因之一，它与软骨代谢关系密切，饮食补硼可以降低骨质疏松的发生，改善骨质疏松患者的骨质和骨量。

### 3.4.11　铝（aluminum，Al）测定

[检测方法]

原子吸收光谱法。

[参考区间]

血铝：2.1～4.3μg/L(77.8～159.4nmol/L)；

尿铝：18～21μg/L(667～778nmol/L)。

[临床意义]

铝在脑组织中蓄积能引起神经元的衰老，铝与老年期痴呆有密切关系，很可能是病因之一。饮水中铝浓度过高，可以引起血清和脑脊液中含铝量的升高，近年来发现铝与透析后脑病所产生的痴呆有明显关系。

铝浓度过高是导致骨密度下降的重要原因之一。这就提示人们预防铝（包装、煮水、煮饭、土壤等）过多进入机体，是预防痴呆和骨折的有效措施之一。

### 3.4.12　镉（cadmium，Cd）测定

[检测方法]

原子吸收光谱法。

[参考区间]

血镉：0.32～2.72μg/L(2.85～24.2nmol/L)；

尿镉：0.12～2.58μg/L(1.07～22.95nmol/L)。

[临床意义]

镉可致全身骨痛，所谓骨痛病，最后致使人的寿命缩短。间充质细胞是

分化成为前成骨细胞、成骨细胞和骨细胞的，其机制是镉损害间充质细胞的分化过程。

镉中毒时，尿钙排泄增加，肠钙吸收减少，引起钙缺乏，导致骨质疏松或佝偻病，且不受甲状旁腺素（PTH）、降钙素（CT）、1，25－二羟维生素$D_3$的调解。

镉干扰正常钙化所必需的正常胶原结构，干扰胶原的代谢。

### 3.4.13 全血铅测定

[检测方法]

石墨炉原子吸收光谱法；微分电位溶出法；无焰原子吸收光谱法。

[参考区间]

全血铅测定：成人，$< 0.97 \mu mol/L$（$< 200 \mu g/L$）；

儿童，$< 0.48 \mu mol/L$（$< 100 \mu g/L$）。

[临床意义]

铅是对人体有毒性作用的重金属，广泛存在于人的生活环境和食物链中，铅可以以铅烟、铅尘和各种氧化物形式被人体经呼吸道和消化道摄入体内，引起以神经、消化、造血系统障碍为主的全身性疾病。在同一环境中，婴幼儿由于生理因素决定，其受危害的程度相对大于成人。

铅进入人体后，以各种络合物形式经血液输送至各组织器官，主要储存于软组织和骨骼中。血液中95%的铅在红细胞中，其浓度与机体铅吸收、排出、分布处于平衡状态。当生活环境不变，铅暴露基本稳定的情况下，血铅不仅反映了近期的铅接触水平，也一定程度上反映体内的铅负荷和铅的健康危害。研究表明，血铅是当前最可行、最能灵敏反映铅对人体健康危害的指标。

（1）国家标准中对血铅的规定指标

职业性慢性铅中毒诊断标准（GBZ 37－2002）：①观察对象，血铅≥$1.9 \mu mol/L$（0.4ml/L 或 $400 \mu g/L$）；②轻度中毒，血铅≥$2.9 \mu mol/L$（0.6ml/L 或 $600 \mu g/L$）。

文件规定：非职业性慢性铅中毒的诊断和处理亦可参照使用。

职业接触铅及其化合物的生物限值（WS/T 112－1999）：生物监测指标：血铅。生物限值：$2.0 \mu mol/L$（$400 \mu g/L$）。

（2）儿童血铅的相关规定《儿童高铅血症和铅中毒分级和处理原则（试行）》中"诊断与分级"规定如下。

儿童高铅血症和铅中毒要根据儿童静脉血铅水平进行诊断。

高铅血症：连续 2 次静脉血铅水平为 100～199μg/L。

铅中毒：连续 2 次静脉血铅水平等于或高于 200μg/L；并依据血铅水平为轻、中、重度铅中毒。

轻度铅中毒：血铅水平为 200～249μg/L。

中度铅中毒：血铅水平为 250～449μg/L。

重度铅中毒：血铅水平等于或高于 450μg/L。

儿童铅中毒可伴有某些非特异性的临床症状，如腹隐痛、便秘、贫血、多动、易冲动等；血铅等于或高于 700μg/L 时，可伴有昏迷、惊厥等铅中毒脑病表现。

### 3.4.14　微量元素检测技术

自然界存在 90 多种元素，人体可检出 60 多种。人体重量的 99.9% 以上是由氢（H）、碳（C）、氮（N）、氧（O）、磷（P）、硫（S）、钙（Ca）、钾（K）、镁（Mg）、钠（Na）和氯（Cl）等 11 种元素组成，称为人体必需的宏量元素。不足体重 0.1% 的微量元素（又称痕量元素），有 50 多种。微量元素中具有特殊生理功能的，称为人体必需微量元素。目前已知的人体必需微量元素有 14 种：氟（F）、铬（Cr）、锰（Mn）、铁（Fe）、钴（Co）、铜（Cu）、锌（Zn）、硒（Se）、钼（Mo）、碘（I）、硅（Si）、钒（V）、镍（Ni）、锡（Sn）。

微量元素的研究已成为生物地球化学、无机生物化学、分子生物化学、生命起源等前沿科学的重要基础之一，并与临床医学各科密切相关。我国发现大骨节病和克山病是体内缺硒所致，可通过补硒进行防治，这一突破性成果，引起了国际医学界的广泛重视。

［标本采集与处理］

（1）头发：头发可作为人体微量元素的次要排泄器官，能反映人体微量元素在相当长时间内的摄入与代谢情况，故称为"人体的记录丝"。头发易采集，便于运送、贮存，但头发中微量元素的含量依年龄、性别、种族和地理环境的不同而差异甚大。应采集距头皮 1～2cm 近期生长的发样，取样部位应相对一致，如枕部、颜部，以利于个体间相互比较，一般取 0.5～1.0g，但经染发剂或发蜡等美容处理过的头发不宜采用。发样清洗：用不锈钢剪刀将发样剪成数毫米长的发段，浸泡于 1% 海鸥洗涤剂中搅拌 0.5h，依次用蒸馏水、去离子水冲 7～8 次，滤去水分后置于滤纸上，放入烘箱，在 60～

80℃下烘干。消化：可选用硝酸–高氯酸湿化消化法（样品:硝酸:高氯酸 = 1:15:1）、低温等离子灰化法或干法高温灰化法。

（2）血液：无论用血清、血浆或全血进行微量元素检测，其注射器、试管均必须充分洗涤，以减少外源性污染。采血时皮肤消毒用酒精消毒（不用碘酒）2 次，抽血2ml，及时分离出血清，另外放置，以免溶血。消化通常用硝酸–高氯酸湿化消化、干法灰化及稀硝酸稀释、草酸胺稀释、表面活性剂稀释等。

[检测方法]

原子吸收分光光度分析法；发射光谱分析法；中子活化分析法；X 线荧光分析法。

[参考区间]

人体中微量元素的含量，受测试方法、地域差异、食物中含量、微量元素吸收量、贮存量、排泄量、季节、性别等因素影响。此外，疾病也会影响微量元素含量。人体微量元素正常参考值及测定值参见表 3 – 8、表 3 – 9。

表3-8 国外人体血、尿、发、指甲中必需微量元素正常值

| 元素 | 全血<br>（mg/L） | 血浆<br>（mg/L） | 血清<br>（mg/L） | 尿<br>（μg/L） | 头发<br>（μg/g） | 指甲<br>（μg/g） |
|------|------|------|------|------|------|------|
| 氟<br>（F） | 0.009~1.16 | | 0.019~0.635 | 430~3800 | | |
| 铬<br>（Cr） | 0.0065~0.1070 | 0.026~0.164 | 0.002~0.02 | 0.7~12.0 | 0.13~3.65 | 6.2 |
| 锰<br>（Mn） | 0.0016~0.075 | 0.00059~0.063 | 0.00054~0.061 | 3.0~300 | 0.25~5.7 | 0.04~2.1 |
| 铁<br>（Fe） | 301~530（447） | 0.71~1.27（1.10） | 0.87~1.87（1.09） | 180 | 5~44.7 | 27~347 |
| 钴<br>（Co） | 0.003~0.09 | 0.0007~0.012 | 0.00022~0.0125 | 98 | 0.2~1.05 | <0.2 |
| 铜<br>（Cu） | 0.64~1.23 | 0.61~1.41（1.12） | 0.97~1.64（1.19） | 17~300 | 11~34 | 11.2~53.0 |
| 锌<br>（Zn） | 4.8~9.3（7.0） | 0.79~1.70（1.14） | 0.67~1.83（1.15） | 193~2040 | 99~450 | 75~304 |
| 硒<br>（Se） | 0.057~0.320 | <0.03~0.59 | 0.098~0.327 | 4.8~46 | 0.64~2.53 | 1.14~8 |
| 钼<br>（Mo） | 0.0095~0.075 | 0.013 | 0.006~0.027 | 16.3~100 | 0.64~2.83 | <0.15~5.0 |

续表

| 元素 | 全血<br>(mg/L) | 血浆<br>(mg/L) | 血清<br>(mg/L) | 尿<br>(μg/L) | 头发<br>(μg/g) | 指甲<br>(μg/g) |
|---|---|---|---|---|---|---|
| 碘<br>(I) | 0.015~0.072 | 0.058~0.085 | 0.045~0.100 | 66~388 | 0.085~15.1 | |
| 硅<br>(Si) | 1.2~8.9(3.9) | 0.43 | 2.5~30(6.9) | 4700~5170 | 20~1050 | 310~550 |
| 钒<br>(V) | 0.0079~0.058 | <0.01~0.056 | 0.0046~0.01 | 2.2~22 | 0.0045~0.53 | <0.15 |
| 镍<br>(Ni) | 0.0048~0.106 | 0.010~0.066 | 0.0078~0.0580 | 2.3~85 | 0.6~6.5 | 0.033~11.9 |
| 锡<br>(Sn) | 0.0085~0.29 | <0.004~0.105 | 0.03 | 13 | 1 | 12 |

本表引自顾祖维编译《冶金劳动卫生》。

表3-9 国内健康人全血、头发微量元素测定值
（镁不属微量元素，此表数据供参考）

| 样品地区 | | 锌 例数 | 锌 均数±S | 铜 例数 | 铜 均数±S | 镁 例数 | 镁 均数±S | 锰 例数 | 锰 均数±S | 铁 例数 | 铁 均数±S |
|---|---|---|---|---|---|---|---|---|---|---|---|
| 全血 | 湖南 | 男215 | 7.15±1.18 | 212 | 0.94±0.20 | 215 | 522.74±60.18 | 155 | 0.064±0.029 | 215 | 42.09±5.07 |
| | | 女212 | 6.78±1.16 | 210 | 1.01±0.21 | 212 | 499.31±51.92 | 161 | 0.065±0.23 | 212 | 38.81±4.71 |
| | 上海 | 男85 | 4.47±1.13 | 85 | 0.77±0.33 | 87 | 459.3±53.4 | 86 | 0.06±0.04 | 87 | 26.6±4.8 |
| | | 女75 | 4.08±0.70 | 75 | 0.75±0.20 | 75 | 371.9±66.3 | 75 | 0.05±0.02 | 75 | 21.3±3.1 |
| | 南京 | 男20 | 6.76±0.27 | 20 | 0.89±0.06 | 20 | 471.79±23.41 | 118 | 0.02 | 20 | 37.65±1.65 |
| | | 女23 | 4.44±0.30 | 23 | 0.91±0.08 | 23 | 314.66±25.61 | 27 | 0.02 | 23 | 29.30±1.60 |
| | 贵阳 | 男53 | 6.83±0.95 | 53 | 0.76±0.12 | 46 | 392.16±66.04 | 49 | 0.04±0.01 | 46 | 34.26±5.86 |
| | | 女54 | 6.31±0.86 | 54 | 0.83±0.15 | 53 | 351.78±57.74 | 54 | 0.04±0.01 | 53 | 33.06±3.89 |
| 头发 | 北京 | 103 | 155.03±33.23 | 103 | 7.64±1.32 | 103 | 11.60±3.89 | 103 | 0.61±0.48 | 103 | 30.75±13.49 |
| | 合肥 | 117 | 166.7±33.80 | 116 | 13.04±2.96 | 114 | 17.6±8.76 | 117 | 1.06±0.64 | 117 | 100.4±105.4 |
| | 山东 | 157 | 98.00 | 157 | 10.20 | 157 | 50.00 | 157 | 14.00 | | |
| | 云南 | 141 | 112.00 | 141 | 13.40 | 141 | 110.00 | 141 | 15.50 | | |

新编临床辅助检查指南（第三版）

| 248 |

[临床意义]

微量元素的生理功能：①运输功能：如 Fe 是血红蛋白的一个重要成分，可帮助血红蛋白把氧带到每个细胞。②酶的组成成分：大多数酶的分子中含有一个或多个微量金属元素的原子。有的微量元素是酶反应中不可缺少的活化剂或抑制剂。③参与激素的合成：如锌是维持胰岛素结构和功能的重要物质；碘是合成甲状腺素的原料之一。④影响核酸代谢：核酸含有钒、铬、锰、钴、铜、锌、镍等，这些元素能影响核酸代谢。

必需微量元素与临床：①微量元素铁、铜、锌、锰、钴、碘等有促进生长发育的作用，缺乏其中任何一种均可导致发育障碍。②必需微量元素的正常含量，能维持下丘脑 - 脑干 - 垂体 - 靶组织的内分泌生理功能。③微量元素是一切生物所必需的营养要素。它可影响人体的生长发育，亦可影响微生物的生长繁殖。

微量元素与疾病的关系：①锌是创伤组织愈合的必需物质之一；缺锌可引起人体的免疫缺陷，增加对感染的易感性。②铁、铜、碘、锰缺乏以及硒过多可导致畸形。③砷、铍、镍等可诱发和助长肿瘤的生长，而某些微量元素则可明显地抑制肿瘤的发展，如砷可治疗白血病。④铬、硒、锌、锰、氟、钒、铜及宏量元素钙、镁对心血管的构造和功能有益。⑤体内含镉和钴过多，则可产生有害影响（表 3 - 10）。

表 3 - 10　其些金属元素与疾病的关系

| 疾病名称 | 减少 | 增加 |
| --- | --- | --- |
| 无痛性溃疡 | Zn | |
| 糖尿病 | Cr | |
| 妊娠期高血压疾病 | Zn | Cd |
| 肾脏病 | Zn | |
| 肝硬化 | Zn、Fe | Cu、Mn、Br |
| 肝豆状核变性 | | Cu、Ag |
| 低蛋白血症 | Cu | |
| 小儿营养不良 | Cr、Mn、Zn、Mo | |
| 智力发育迟缓症 | Zn、Cu | Pb、Cd |
| 血色素沉着病 | | Fe、Pb |

| 疾病名称 | 减少 | 增加 |
|---|---|---|
| 缺铁性贫血 | Fe | |
| 活动性肺结核 | Zn | |
| 红斑狼疮 | Mn | |
| 类风湿性关节炎 | | Cu |
| 老年性骨质疏松 | Sr | |
| 龋齿 | F、Sr、Mo | |
| 肾结石 | Mo | |
| 克山病 | Se | Mo |
| 青光眼 | Co | |
| 尿毒症 | Br、Rb | Sr、Mn |
| 神经衰弱症 | | Pb |
| 精神病 | Mn | |
| 外伤性治愈迟缓 | Zn | |

引自：王携. 微量元素与人体疾病的关系. 江苏医药，1980，3：34。

## 3.5　血清酶测定

在生物体内，存在着一类能推动新陈代谢，促使一切与生命有关的化学反应顺利进行的物质，这类物质就是酶。酶是具有特殊催化能力的蛋白质，是促进生物化学反应的高效能物质，也是生物体进行新陈代谢时必不可少的生物催化剂。

酶种类繁多，目前已知的有2000多种，而人体内就有700多种。酶在体内的重要作用有三个方面：①摄入的食物通过酶的一系列催化作用，才能转变成可被吸收的营养素。如在唾液淀粉酶的作用下，将食用淀粉变为糊精和麦芽糖，再水解成葡萄糖；在胃蛋白酶的作用下，将食用蛋白质水解成蛋白胨和氨基酸；在脂肪酶的作用下，将食用脂肪水解成甘油和脂肪酸。②体内各种有机物质所含的能量，需经过一系列氧化还原反应，才能逐步释放出来，从而维持正常的生命活动。这一过程必须由各种酶的参与才能完成。③代谢废物需经过一系列化学变化，才能转化成适当的形式排出体外。这一过程亦需由各种酶的参与才能完成。因此，离开了各种酶，新陈代谢就无法进行，生命也就不可能存在。

酶与机体的生理功能和病理状态是紧密相关的。如唾液中的"溶菌酶"具有杀菌作用，其中的过氧化物酶和过氧化氢酶能消除致癌物质的毒性。又如当体内缺乏抗氧化酶类时，细胞膜的脂质易产生过氧化作用使细胞膜遭到破坏，从而诱发贫血、溶血、血栓、动脉硬化、糖尿病等多种疾病；此外，脂质的过氧化与恶性肿瘤、皮肤色斑、智力退化和精神衰退均有密切的联系。因此，酶对机体的生命活动具有十分重要的作用。

### 3.5.1 血清丙氨酸氨基转移酶（ALT）测定

[检测方法]

赖氏比色法；速率法［单试剂法、双试剂法，均由 IFCC（国际临床化学分会）推荐］。

[参考区间]

赖氏法：5~25 卡门单位；速率法：反应温度37℃，试剂中不含 P-5'-P（磷酸吡哆醛）成分时，成人男性为 5~40U/L，女性为 5~35U/L。IFCC 反应温度37℃，试剂中含 P-5'-P 时，国外成人男性为 13~40U/L，女性为 10~28U/L。

[临床意义]

血清丙氨酸氨基转移酶（ALT）广泛存在于人体组织细胞内，如肝、肾、心、骨骼肌及脑等。其中，以肝细胞含量最高。当这些组织细胞受损时，它就从细胞内释放出来，进入血液。

ALT升高见于：①肝脏实质性病变，如急性病毒性肝炎、慢性肝炎、中毒性肝炎、肝硬化、原发性肝癌、脂肪肝、酒精性肝病等；②胆道疾患，如胆囊炎、胆管炎、胆石症等；③心血管疾病，如心肌梗死、心肌炎、心力衰竭时的肝脏瘀血、脑出血等；④某些传染病，如疟疾、流行性出血热、传染性单核细胞增多症、伤寒、钩端螺旋体病、肺炎等；⑤骨骼肌疾病或损伤，如多发性肌炎、肌营养不良、手术后等；⑥消化系疾病，如急性和慢性胃炎、胃溃疡、慢性肠炎、急性胰腺炎等；⑦药物和毒物作用，如氯丙嗪、异烟肼、奎宁、抗生素（四环素与红霉素）、磺胺类药物、水杨酸制剂及酒精、铅、汞、四氯化碳、有机磷等均可引起 ALT 升高。

ALT降低见于磷酸吡哆醛缺乏症。

### 3.5.2 血清门冬氨酸氨基转移酶（AST）测定

[检测方法]

赖氏比色法；速率法（单试剂法、双试剂法，IFCC 推荐）。

[参考区间]

赖氏法：8～28卡门单位；速率法：反应温度37℃，试剂中不加P–5′–P时，成人为8～40U/L。IFCC反应温度37℃，试剂中含P–5′–P时，国外成人男性为13～40U/L，女性为10～28U/L。

[临床意义]

门冬氨酸氨基转移酶（AST）广泛存在于心、肝、肾、脑等组织内。其中，以心肌含量最多，其次为肝。

AST升高见于：①心肌梗死。急性心肌梗死在发病后6～12h显著升高，在48h达到高峰，约在3～5日恢复正常；②肝脏疾病，如急性与慢性病毒性肝炎AST可达1200单位，肝硬化、原发性肝癌、中毒性肝炎AST可更高；③胆道疾病，如胆囊炎、胆石症、胆管炎等；④肌内疾患，如皮肌炎、进行性肌营养不良等；⑤其他，如组织损伤、大手术后、肾坏死、脑坏死、某些药物和毒物中毒等。

### 3.5.3　血清碱性磷酸酶（ALP、AKP）测定

[检测方法]

比色法；速率法。

[参考区间]

比色法：成年人为3～13金氏单位，儿童为5～28金氏单位。

速率法：反应温度37℃，健康成人，女性为1～12岁<500U/L，15岁以上为40～150U/L；男性为1～12岁<500U/L，12～15岁<750U/L，25岁以上为40～150U/L。

[临床意义]

碱性磷酸酶（ALP）主要贮存在骨骼、肝脏、肾脏、小肠和胎盘等组织中，其中40%～75%是由成骨细胞所制造，约10%在肝内合成，ALP经胆道排入小肠。

ALP升高见于：①肝胆疾病，如阻塞性黄疸（含肝内阻塞与肝外阻塞）、急性或慢性病毒性肝炎、肝硬化、肝脓肿、肝癌等；②骨骼疾病，如骨折修复愈合期、纤维性骨炎、成骨不全症、成骨细胞瘤、骨转移瘤、佝偻病等；③妊娠妇女，因胎盘产生ALP，所以较同龄妇女高，儿童因骨骼发育，ALP亦比正常成人高。

### 3.5.4　血清碱性磷酸酶同工酶（ALP or AKP isoenzyme）测定

[检测方法]

乙酸纤维素电泳法。

[参考区间]

一般分为 6 种同工酶，从电泳阳性端顺序命名为 $ALP_{1\sim6}$。正常成人血清 $ALP_2$ 约占 90%，其次为 $ALP_3$；健康儿童 $ALP_3$ 占 60% 以上，其次为 $ALP_2$；正常成人不出现 $ALP_4$ 及 $ALP_6$，但孕妇可出现 $ALP_4$。

[临床意义]

$ALP_1$ 升高见于阻塞性黄疸、转移性肝癌、肝脓肿等。

$ALP_2$ 升高见于肝炎、肝硬化和肝癌。

$ALP_3$ 升高见于骨肉瘤、畸形性骨炎、甲状旁腺功能亢进、甲状腺功能亢进等。

$ALP_4$ 升高见于恶性肿瘤、妊娠末期等。

$ALP_5$ 升高见于肝硬化等。

$ALP_6$ 仅在溃疡性结肠炎患者血清中出现。

### 3.5.5 血清酸性磷酸酶（ACP）测定

[检测方法]

磷酸麝香草酚酞比色法；磷酸 α – 萘酚连续监测（速率）法。

[参考区间]

酸性磷酸酶（ACP）≤4.7U/L 前列腺酸性磷酸酶（PAP）0.5～1.9U/L（血清中前列腺 ACP，正常成人酶活性为 0.5～1.9U/L）。

[临床意义]

酸性磷酸酶（ACP）是指 pH 7.0 以下、酶活性最大的磷酸酶。所有的 ACP 在血清中可测定，它由几种不同的酶混合而成，它的主要来源是血小板、红细胞和骨、网状内皮系统的细胞和前列腺。衍生于前列腺的同工酶，在诊断前列腺癌时起重要作用，前列腺 ACP 可作为肿瘤标志物。来自于前列腺和血小板的 ACP 活性可以被酒石酸盐抑制。因此被酒石酸盐抑制的那部分 ACP，可称作为前列腺酸性磷酸酶（PAP）。

总 ACP 升高可作为前列腺癌、骨疾病或单核 – 巨噬细胞系统疾病的指标。血清中前列腺酸性磷酸酶（PAP）升高主要见于前列腺癌，特别当癌转移时，PAP 可明显升高。前列腺癌患者 PAP 阳性率为 95%；前列腺癌术后，PAP 可降至正常水平，故 PAP 可用于术后监测；前列腺增生患者，对于可疑的前列腺癌及其治疗的评价，前列腺特异性抗原（PSA）的免疫化学测定比检测总 ACP 活性或经酒石酸抑制的 ACP 活性更常用。伴恶性肿瘤和 ALP 水平升高的患者，ACP 的升高是累及骨骼的信号。

此外，溶血性疾病、变形性骨炎、急性尿潴留及近期作过直肠检查者，ACP 可轻度升高。

### 3.5.6　血清乳酸脱氢酶（LDH）测定

[检测方法]

乳酸为底物的速率法（LDH–L 法）；丙酮酸为底物的速率法（LDH–P 法）。

[参考区间]

速率法（乳酸→丙酮酸）：37℃，109～245U/L；速率法（丙酮酸→乳酸）：37℃，200～380U/L。

[临床意义]

乳酸脱氢酶广泛存在于人体组织中，属于氢转移酶类，催化乳酸氧化成丙酮酸，NAD（辅酶Ⅰ）为氢的受体，组织中此酶活力约比血清高1000倍，只要人体组织中有少量组织坏死，所释放的酶就能使血液中乳酸脱氢酶活力升高。

乳酸脱氢酶显著升高见于广泛癌转移、恶性贫血、霍奇金病、淋巴瘤、白血病等；中度升高见于心肌梗死、肺栓塞、传染性单核细胞增多症及进行性肌营养不良；轻度升高见于肝炎、肝硬化、阻塞性黄疸、肾炎肾变期等。

### 3.5.7　血清乳酸脱氢酶同工酶（LDH isoenzyme）测定

[检测方法]

琼脂糖电泳法；醋酸纤维膜电泳法。

[参考区间]

健康人 LDH 同工酶琼脂糖电泳结果各实验室报告不同，应根据各室条件自行测定。

由阳极至阴极，其区带依次为 $LDH_1$、$LDH_2$、$LDH_3$、$LDH_4$ 及 $LDH_5$。

[临床意义]

按 LDH 同工酶的分布可将组织分为三类：①以 $LDH_1$ 为主者，以心肌为代表，其 $LDH_1$ 活力占该组织酶活力 50%以上；肾、胰、膈肌与红细胞次之。②以 $LDH_5$ 为主者，以肝脏为代表，其 $LDH_5$ 占该组织总活力的 50%以上；皮肤、骨髓、关节滑液、白细胞、血小板和胆汁次之。③以 $LDH_3$ 为主，以肺、脾为代表，脑、肠、淋巴液与内分泌腺等次之。

急性心肌梗死后早期血清中 $LDH_1$ 和 $LDH_2$ 活性均增高，但 $LDH_1$ 增高更早、更明显，可导致 $LDH_1/LDH_2$ 比值升高；溶血性疾病、巨幼红细胞贫血、肾坏死及假性肥大性肌营养不良血清 $LDH_1$ 及 $LDH_2$ 的活性亦可增高；肝炎、急性肝细胞损伤及骨骼损伤 $LDH_5$ 增高；恶性肿瘤 $LDH_3$ 常增高；急性肺损伤、白血病、结缔组织病、心包炎和病毒感染 $LDH_2$ 及 $LDH_3$ 增高；心肌梗死并发充血性心力衰竭时，$LDH_5$ 亦增高。

### 3.5.8 血清 L-γ-谷氨酰基转移酶（GGT）测定

[检测方法]

比色法；速率法。

[参考区间]

比色法：成年男性为 3~17U/L；成年女性为 2~13U/L。

速率法：以 L-γ-谷氨酰-3-羧基-对硝基苯胺为底物，酶测温度 37℃，男性为 11~50U/L，女性为 7~32U/L。

[临床意义]

人体各器官中 GGT 含量按下列顺序排列：肾、前列腺、胰、肝、盲肠和脑。在肾脏、胰腺和肝脏中，此酶含量之比约为 100:8:4。肾脏中 GGT 含量最高，但肾脏疾病时，血液中该酶活性增高却不明显，有人认为，肾单位病变时，GGT 经尿排出，测定尿中酶活力可能有助于诊断肾脏疾患。

GGT 主要用于诊断肝胆疾病。原发性肝癌、胰腺癌和乏特壶腹癌时，血清 GGT 活力显著升高，特别在诊断恶性肿瘤患者有无肝转移和肝癌术后有无复发时，阳性率可达 90%。

嗜酒或长期接受某些药物如苯巴比妥、苯妥英钠、安替比林者，血清 GGT 活性常常升高。口服避孕药会使 GGT 值增高 20%。

但是，GGT 作为肝癌标志物的特异性较差，急性肝炎、慢性肝炎活动期、阻塞性黄疸、胆道感染、胆石症、急性胰腺炎时都可以升高。

### 3.5.9 血清肌酸激酶（CK）测定

[检测方法]

肌酸显色法；酶偶联连续监测法。

[参考区间]

肌酸显色法：0.5~3.6 单位，或 8~60U/L；酶偶联连续监测法：酶测温度 37℃，男性为 38~174U/L，女性为 26~140U/L。

[临床意义]

血清 CK 是一种器官特异性的酶，主要分布在骨骼肌、心肌和脑组织中。

CK 升高见于急性心肌梗死，在发病 2~4h 即升高，上升的最高点可达正常人的 10~12 倍，目前国内外均推荐将 CK 活力升高作为早期诊断心肌梗死的依据；CK 升高还见于病毒性心肌炎、多发性肌炎、皮肌炎、进行性肌营养不良发作期、肌肉损伤、酒精中毒、脑血管疾病等。此外，剧烈运动、各种插管及手术、肌内注射氯丙嗪和抗生素亦会引起 CK 增加。

### 3.5.10　血清肌酸激酶同工酶（CK isoenzyme）测定

[检测方法]

免疫抑制法；小柱层析法，放射免疫法；单克隆抗体免疫法；琼脂糖电泳法；化学发光、酶标法。

[参考区间]

免疫抑制法：MB 为 <15U/L；小柱层析法：MB 为（2.33±1.15）U/L；化学发光、酶标记免疫量度检测：血清为 0.9ng/ml（3.5~5.3ng/ml）。

[临床意义]

CK 分子是由肌型亚单位（M）及脑型亚单位（B）组成的二聚体，有三种同工酶组成，即 CK－BB（CK－1）、CK－MB（CK－2）和 CK－MM（CK－3）。

正常血清中绝大部分为 CK－MM 的活力，主要来自骨骼肌及心肌；C′K－MB 不超过总活力的 5%，主要来自心肌；CK－BB 含量极微，主要来自脑、前列腺、肠、肺、膀胱、子宫、胎盘及甲状腺。

GK－MB 升高对急性心肌梗死、病毒性心肌炎的早期诊断有重要价值：在急性心肌梗死胸痛发作后 2~4h，CK－MB 可明显增高。其他肌肉疾病如肌萎缩、肌肉损伤亦可升高，故对特异性有一定影响。肌肉创伤及肌肉注射时只检出 CK－MM；肌营养不良中半数可检出 CK－MB；缺氧性神经系统疾病，缺氧后 48~72h 内脑脊液 CK－BB 升高。

### 3.5.11　血清淀粉酶（AMS）测定

[检测方法]

亚乙基-4-NP-麦芽庚糖苷法（EPS 法）；碘-淀粉比色法。

[参考区间]

EPS 法：健康成人，血清 AMS（37℃）≤220U/L，尿 AMS（37℃）≤1200U/L。

碘-淀粉比色法：健康成人，血清 AMS 为 80~180U/dl，尿 AMS 为 100~1200U/dl（这里的单位定义：100ml 血清中的淀粉酶在 37℃、15min 水解 5mg 淀粉为 1 个单位）。

［临床意义］

（1）正常人血清淀粉酶主要由肝脏产生，由胰腺和腮腺分泌。

（2）AMS升高见于急性胰腺炎、胰腺癌、流行性腮腺炎、胰腺外伤、胆囊炎、腹膜炎、肠梗阻、溃疡病穿孔以及注射吗啡后等。

（3）AMS减低见于肝炎、肝硬化、肝癌、肾功能障碍等。

（4）临床血、尿AMS测定主要应用于诊断胰腺炎，急性胰腺炎发病后8~12h，血清AMS开始升高，12~24h达高峰，2~5日降至正常；尿液AMS起病后12~24h升高，稍迟于血清AMS，下降亦较慢，一般可持续1周左右。

### 3.5.12 血清脂肪酶（LPS）测定

［检测方法］

偶联法；色原底物法；比浊法。

［参考区间］

经100名健康成年人血清脂肪酶活性测定，偶联法为1~54U/L；色原底物法为13~63U/L；比浊法的LPS呈正偏态分布，单侧95%上限为7.9U/L。

［临床意义］

胰腺是人体LPS最主要来源。血清LPS增高常见于急性胰腺炎及胰腺癌，偶见于慢性胰腺炎。急性胰腺炎时，血清淀粉酶增加的时间较短，而LPS活性上升可持续10~15日。腮腺炎未累及胰腺时，LPS通常在正常范围。此外，胆总管结石或癌、肠梗阻、十二指肠穿孔等有时LPS亦可增高。

血清LPS对急性胰腺炎的诊断有很大帮助。临床研究证实，其灵敏度为80%~100%，特异性为84%~96%。而淀粉酶的灵敏度为73%~79%，特异性为82%~84%，灵敏度和特异性均优于淀粉酶测定。

### 3.5.13 血清胆碱酯酶（serum cholinesterase，ChE）测定

［检测方法］

比色法；速率法。

［参考区间］

比色法为130~310单位；速率法：健康成人（UU表型）为5000~12000U/L（37℃）。

［临床意义］

人和动物的ChE有两类，一类是乙酰胆碱酯酶（AChE），分布在红细胞及脑灰质等中，另一类是拟胆碱酯酶（PChE），分布于肝、脑白质及血清等

中。与其他酶活力增高反映病理改变的情况相反，血清 ChE 活力测定的临床意义在于：降低常见于有机磷中毒。有机磷毒剂是 AChE 及 PChE 的强烈抑制剂，中毒症状尚不明显时，血液的 ChE 活力已明显降低此外，重型肝炎、慢性肝炎、肝硬化失代偿期 PChE 活力亦明显下降。

### 3.5.14　葡萄糖－6－磷酸脱氢酶（G－6－PD）测定

[检测方法]

分光光度法；高铁血红蛋白还原法。

[参考区间]

分光光度法：G－6－PD 活力为（8.34±1.59）U/gHb（37℃）；高铁血红蛋白还原法：还原百分率＞75%。

[临床意义]

红细胞 G－6－PD 催化反应生成的 NADPH（还原型辅酶Ⅱ），是谷胱甘肽还原酶的辅酶，还原型谷胱甘肽（GSH）是保持血红蛋白稳定性及红细胞完整性的必要条件。

临床上检查红细胞 G－6－PD 主要用于诊断 G－6－PD 缺陷所致的溶血性贫血，如 8－氨基喹啉类药物溶血性贫血、蚕豆病等。

### 3.5.15　血清单胺氧化酶（MAO）测定

[检测方法]

比色法；速率法。

[参考区间]

健康人血清 MAO＜36U/L。

[临床意义]

MAO 广泛存在于肝、肾、胃、小肠和脑组织中的酶，在细胞内定位于线粒体膜外。血清 MAO 活性测定是检查肝纤维化病变的重要指标。纤维化发生在汇管区之间或汇管中心区之间时，MAO 活性明显增高，阳性率80%以上；在假小叶周围有广泛纤维化形成时，则几乎全部增高，且升高幅度最大。纤维化病变侵入肝实质内时，升高率仅为30%。

血清中 MAO－Ⅰ活性升高主要见于肝硬化和肢端肥大症，而 MAO－Ⅱ活性升高主要见于大块肝坏死。器官纤维化患者血清 MAO 活性升高与结缔组织代谢亢进有关；暴发性肝炎患者血清 MAO 活性升高与 MAO 从坏死的肝细胞线粒体上脱落有关。因此，暴发性肝炎、重型肝炎肝细胞坏死时，线粒体的 MAO 释放, 血液中酶活性增高, 阳性率可达 73% 以上。所以临床上测定血清 MAO 主要用于诊断肝硬化。

### 3.5.16 血清 5′-核苷酸酶 (5′-NT) 测定

[检测方法]

比色法; 速率法。

[参考区间]

比色法: 健康成年人 5′-NT 活性为 2~17U/L; 儿童稍低, 60 岁以上老年人的均值约为青壮年人的 2 倍。

[临床意义]

血清 5′-NT 升高见于肝胆系统疾病, 如阻塞性黄疸、原发性及继发性肝癌等, 其活力变化与 ALP 平行。但在妊娠或骨骼系统的疾患, 如肿瘤转移、畸形性骨炎、甲状旁腺功能亢进、佝偻病等, ALP 活力增高, 而 5′-NT 正常。因此, 测定 5′-NT 对于判断 ALP 升高的原因是肝胆系统疾病还是骨骼系统疾病颇有帮助。

### 3.5.17 血清腺苷脱氨酶 (ADA) 测定

[检测方法]

比色法; 速率法。

[参考区间]

比色法按 ADA 习用单位计算, 健康成年人为 0~25 单位; 按国际单位计算, 血清 ADA 健康成年人为 ≤30U/L。速率法: 健康成年人 ADA 活性为 19.6U/L。

[临床意义]

血清 ADA 活性升高, 常见于肝炎、肝硬化、血色素沉着病 (hemochromatosis)、肿瘤引起的阻塞性黄疸、前列腺和膀胱癌、溶血性贫血、风湿热、伤寒、痛风、重症地中海贫血、骨髓性白血病、结核、自身免疫性疾病、传染性单核细胞增多症和心力衰竭等。ADA 在良恶性难辨的渗出液鉴别诊断上有重要价值。国内外研究表明, ADA 对诊断结核性渗出液的特异性和敏感性明显优于活检和细菌学检查。结核性胸腹水 ADA 活性显著增高; 癌性胸腹水不增高, 而血清 ADA 活性两者无显著差别。此外, 脑脊液 ADA 检测可作为中枢神经系统疾病诊断和鉴别诊断的重要指标。结核性脑膜炎显著增高; 病毒性脑膜炎不增高; 颅内肿瘤及中枢神经系统白血病稍增高。

### 3.5.18　血清 α-羟丁酸脱氢酶（α-HBD）测定

[检测方法]

速率法。

[参考区间]

健康成年人 α-HBD 活性为 72~182U/L。

[临床意义]

α-HBD 与 LD（乳酸脱氢酶）、AST（门冬氨酸氨基转移酶）、CK（肌酸激酶）及 CK-MB（心肌型肌酸激酶同工酶）一起组成心肌酶谱，对诊断心肌梗死有重要意义。健康人血清 LD/HBD 比值为 1.2~1.6。心肌梗死患者，血清 HBD 活性增高，LD/HBD 比值下降，为 0.8~1.2。而肝脏实质细胞病变时，可升高到 1.6~2.5。但这些比值与各实验室的测定方法或测定条件有关，必须确立本实验室的比值。此外，活动性风湿性心肌炎、急性病毒性心肌炎、溶血性贫血等因 $LD_1$ 活性增高，故 HBD 活性亦增高。

### 3.5.19　血清 β-N-乙酰氨基葡萄糖苷酶（NAG）活性测定

[检测方法]

CNP-NAG 速率法；荧光光度法；对硝基酚比色法。

[参考区间]

速率法：血清 NAG 活性为（21±6）U/L。男女之间无显著差异。尿液 NAG 活性 <16U/g 肌酐。

荧光光度法：因测定条件不完全相同，结果会有差别，各实验室应建立自己的参考区间。Kaback 报道，健康成人血清 NAG 为 7~20U/L；于嘉屏报道成人血清 NAG 为（9.94±2.07）U/L；魏有仁等报道，成人尿液 NAG 为（6.39±3.19）U/（g·Cr）。

比色法同速率法。

[临床意义]

尿 NAG 活性增高是肾小管损害的较灵敏指标。增高见于急、慢性肾炎、休克引起的肾衰竭（NAG 特高）、肾病综合征、流行性出血热、中毒性肾病。肾病恢复期或肾实质病变不重时，增高不明显。下泌尿系统感染和尿路结石时，NAG 可正常。

肾移植患者尿 NAG 测定可早期发现排斥反应。一般在临床上出现多种指征前 1~3 天即有尿 NAG 活性增高。

肝硬化和慢性活动性肝炎晚期，肝组织有纤维化倾向者，血清 NAG 活性升高；中晚期妊娠，血清 NAG 活性亦见升高。

### 3.5.20 血清 α-L-岩藻糖苷酶（AFU）活性测定

[检测方法]

速率法；终点法。

[参考区间]

速率法：健康成年人血清 AFU 活性为（27.1±12.8）U/L。不同年龄和性别间无显著差异。终点法：健康成年人血清 AFU 水平呈正态分布，男女间无显著差异。酶活性为（6.9±3.4）U/L（2s），n=128。

[临床意义]

原发性肝癌（PHC）患者血清中 AFU 活性不仅显著高于正常对照组，而且也显著高于转移性肝癌、胆管细胞癌、恶性间皮瘤、恶性血管内皮细胞瘤、肝硬化、先天性肝囊肿和其他良性肝占位性病变。一般认为：AFU 的敏感性高于甲胎蛋白（AFP），特异性差于 AFP。AFU 与 AFP 无明显相关，两者联合监测可提高肝癌的检出率，特别是对 AFP 阴性和小细胞肝癌的诊断价值更大。

慢性肝炎和肝硬化患者血清 AFU 亦增加，但一般仅轻度升高，且随疾病的治愈和好转而下降；PHC 患者的血清 AFU 持续升高，幅度较大。有助于鉴别诊断。

血清 AFU 活性与转移性肝癌患者原病灶是否在消化道、PHC 患者肿瘤转移与否及分化程度无关。血清 AFU 还可作为 PHC 术后监测，追踪观察的较理想指标，其变化与病情严重程度相平行，且早于临床表现 1~2 个月，故可作为 PHC 疗效和预后判断的指标。

血清 AFU 随妊娠周数的增加而增加，在自然分娩后或人工终止妊娠后，迅速下降，5 天后降至正常水平。

有人认为 AFU 与 CA125 对于卵巢上皮癌的灵敏度和特异性基本一致，尚待更多研究证实。

### 3.5.21 同工酶测定的原理及临床意义

为进一步阐明同工酶的概念及研究进展，着重从同工酶产生的机制及临床意义作一叙述。

同工酶（isoenzyme）是指具有不同酶蛋白分子结构而催化同种反应的一

组酶。它们多为两个或两个以上多肽链聚合而成。这类酶存在于生物的同一种属或同一个体的不同组织，甚至在同一组织、同一细胞的不同细胞器中。由于他们具有多种分子形式，虽催化活性相同，但理化性质和生物学特性如分子量、电泳及免疫学性质各异。如乳酸脱氢酶（LDH）有5种不同的同工酶（$LDH_1$、$LDH_2$、$LDH_3$、$LDH_4$和$LDH_5$）并均已被分离，它们都能催化同一个总反应。人们还发现，临床测定某酶同工酶的活力，比仅测该酶总活力的特异性和灵敏性更强，更有助于对疾病的诊断和定位。如急性心肌梗死患者血清中肌酸激酶（CK）有3种同工酶，其中CK-2（CK-MB）活力增高早于CK总活力增高。

同工酶的种类很多，现已能测出的达百种以上，应用于临床的有乳酸脱氢酶、门冬氨酸氨基转移酶、肌酸激酶、丙酮酸激酶、α-淀粉酶、碱性磷酸酶、酸性磷酸酶、胆碱酯酶、醛缩酶、γ-谷氨酰基转移酶、葡萄糖-6-磷酸脱氢酶、α-抗胰蛋白酶及5′-核苷酸磷酸二酯酶同工酶等。

[检测方法]

物理学方法：电泳法、层析法。

免疫化学法：对流免疫电泳、琼脂糖扩散电泳、火箭电泳及定量免疫滴定法等。

动力学分析法：米氏常数（Km）分析法、抑制剂分析法、热灭活分析法。

[临床意义]

（1）乳酸脱氢酶（LDH）及其同工酶：LDH在人体组织中分布十分广泛，心肌、肝、肾、脑脊液等都有LDH存在。电泳法分离成5种同工酶（$LDH_1 \sim LDH_5$）。精液和睾丸组织中还发现一种电泳位置在$LDH_3$和$LDH_4$之间的$LDH_x$。

组织细胞不同，LDH同工酶的分布亦不同，如心肌、红细胞及肾脏以$LDH_1$和$LDH_2$为主；甲状腺、胰、脾和淋巴结组织则以$LDH_3$为主，青春期前睾丸组织中不含$LDH_x$，说明$LDH_x$可能与精子的生成和代谢有关。

组织中LDH的活力比血清高1000倍以上，因此，当组织损伤时，即少量组织细胞坏死，由于组织中酶的释放入血，使血中LDH大幅度增高。LDH增高见于心肌梗死、肝炎、肝硬化、肾脏疾病、肌疾患及肝癌等，但特异性较差。

LDH 同工酶对诊断的特异性有较高的价值。如心肌梗死时，$LDH_1$ 和 $LDH_2$ 显著增高，并早于 LDH 总活力的增高；且 $LDH_1/LDH_2 > 1$；$LDH_1$ 增高的延续时间也长于 LDH 总活力。急性肝炎、中毒性肝炎及传染性单核细胞增多症等，主要以 $LDH_5$ 和 $LDH_4$ 增高为主，且 $LDH_5$ 增高最显著。肝细胞性黄疸的血清 $LDH_5$ 增高，而溶血性黄疸则是 $LDH_1$ 和 $LDH_2$ 增高，可以资鉴别。

恶性肿瘤的 LDH 同工酶改变有一定规律。原发性肝癌的 $LDH_5 > LDH_4$，转移性肝癌的 $LDH_4 > LDH_5$，有鉴别价值。胃癌、结肠癌及胰腺癌的 LDH 5 种同工酶均增高，但以 $LDH_3$ 增高为主。

绝大多数白血病则以 $LDH_1$、$LDH_2$、$LDH_3$ 和 $LDH_4$ 增高为主。

肾脏疾病，如慢性肾小球肾炎、慢性肾盂肾炎、尿路感染和急性肾小管坏死等，血清 $LDH_5$ 增高；肾移植后排斥反应时 $LDH_5$ 亦增高，可作为受体发生排斥反应时血清酶学的早期指标。

假性肥大型进行性肌萎缩、肌营养不良、皮肌炎、急性骨骼肌损伤时，LDH 总活力和 $LDH_4$、$LDH_5$ 均增高。

血清中若出现另一条带 $LDH_6$，常提示预后不良，死亡率高，且与特定疾病无关，常见于动脉硬化性心血管疾病伴有急性肝瘀血及氮质血症的患者，亦可见于脑震荡的患者，常伴有 CK – BB 增高。Kato（1984）认为 $LDH_6$ 就是醇脱氢酶。

（2）门冬氨酸氨基转移酶（AST 或 GOT）及其同工酶：人体组织中，如心、肝、肾、骨骼肌等都含有丰富的 AST，电泳可将 AST 分离为胞浆 AST（s – AST）和线粒体 AST（m – AST）2 种同工酶。

AST 增高常见于心肌梗死、急性和慢性肝炎、中毒性肝炎、肾炎和肝癌等。

有些心肌梗死患者血清 AST 总活性正常，而 m – AST 增高，故 m – AST 可作为诊断心肌梗死的敏感指标。急性和慢性肝炎、活动性肝硬化患者的血清 m – AST 增高。急性肝炎恢复期 m – AST 下降和消失较 s – AST 快，故可用 AST 同工酶评价急性肝炎的预后。肌营养不良患者的血清 AST 总活力和 m – AST 均显著增高。

恶性肿瘤患者的血清 AST 同工酶改变无明显规律，s – AST 和 m – AST 既可单独增高，亦可同时增高。

（3）肌酸激酶（CK）及其同工酶：CK 在组织中分布广泛，心、脑、骨骼肌、肾和肠等均含有丰富的 CK。CK 同工酶有 CK – MM、CK – MB 和 CK – BB 3 种。CK – MM 主要存在于骨骼肌；CK – MB 主要分布在心肌；CK – BB

主要存在于脑、肺、平滑肌和前列腺中。

CK 增高见于心肌梗死、病毒性心肌炎、各种类型的进行性肌萎缩、皮肌炎及脑膜炎等。CK、LDH 和 AST 活力增高为诊断心肌梗死的重要指标，其中 CK 优于 LDH 和 AST，为急性心肌梗死早期诊断的首选指标。因 CK 半衰期较短，故急性心肌梗死后期其测定意义不大。

CK - MB 几乎全部存在于心肌，急性心肌梗死时，CK - MB 增高较 CK 总活力早；但 CK - BB 比 CK - MB 增高更早，7~20h 即达高峰，因此，有人建议用 CK - BB 作为心肌梗死早期诊断的指标。此外，CK - MB 下降后再度增高，则提示有新的心肌梗死发生；如 CK - MB 持续增高，则提示预后不良。对急性心肌梗死的诊断，CK - MB 灵敏度高、特异性强，仅次于心电图，且无假阴性。

神经 - 肌肉疾病，如肌营养不良等，CK 总活力和 CK - MM 均增高。肝豆状核变性、骨骼肌创伤、脑膜炎和外源性毒物中毒时，CK 和 CK - MM 增高。前列腺癌、急性脑损伤和白血病伴有并发症（肾衰竭、肺部感染）等，CK - BB 明显增高。前列腺癌 CK - BB 增高较 CK 总活力早。急性脑损伤时，如 CK - BB 增高，则死亡率往往较高，故有预后意义。

（4）碱性磷酸酶（ALP）及其同工酶：ALP 主要分布在肝、骨、胎盘、肠、心、肺、肾、胰和睾丸等组织中。ALP 增高常见于骨疾病，如佝偻病、骨质软化症、转移性骨肿瘤等；还见于肝脏疾患，如阻塞性黄疸、肝细胞性黄疸及肝癌等。ALP 活力降低见于甲状腺功能减退、重症慢性肾炎和贫血等。

ALP 同工酶用琼脂糖电泳可分为 7 条活性区带，即 $ALP_0 \sim ALP_6$，其中 $ALP_2$、$ALP_3$、$ALP_4$ 和 $ALP_5$ 分别来自肝、骨、胎盘和小肠；$ALP_1$ 和 $ALP_6$ 仅在病理情况下出现。$ALP_1$ 增高见于转移性肝癌、肝外阻塞性黄疸及胆总管结石等，有时尚伴有 $ALP_2$ 增高。$ALP_2$ 增高见于原发性肝癌、急性肝炎和肝内胆汁淤滞等，$ALP_1$ 大多不增高。胎盘型 ALP 在正常妊娠 1~2 个月即可检出，妊娠最后 3 个月，该同工酶活力达高峰值。"Regan 型" ALP 胎盘同工酶可在睾丸癌、卵巢癌及胰腺癌等患者的血清中检测到。"Nagao 型" ALP 胎盘同工酶见于转移性胆管腺癌及胰头癌等。胎儿肠型 ALP 同工酶（EI - 型 ALP）可在原发性肝癌血清中检出，且常伴有 $ALP_1$ 增高。血清 $ALP_3$ 增高见于癌骨转移、佝偻病、甲状腺功能亢进、变形性骨炎和骨软化症等。$ALP_2$ 增高见于尿毒症、肠梗阻、血清 $ALP_6$ 见于活动期溃疡性结肠炎，此时 $ALP_2$ 消失，治疗后症状减轻，$ALP_6$消失，$ALP_2$重新。

(5) β-己糖胺酶（β-Hex）及其同工酶：人体各脏器都含有丰富的β-Hex，此酶缺乏会引起家族黑蒙性白痴病的脑内神经节苷脂病（$GM_2$），又称脑黄斑变性症。生化特点是缺乏氨基己糖苷酶，故不能将$GM_2$神经节苷脂分子上的己糖分解掉，致使脑内$GM_2$蓄积。其病理特点是广泛的神经元脂质沉积。现已发现β-Hex有8种同工酶。

临床上应用β-Hex同工酶将$GM_2$神经节苷脂病分为3型：Ⅰ型（Taysachs病）是由于β-HexB缺乏所致；Ⅱ型（Sandhoff病）是β-HexA和B缺乏引起；Ⅲ型为β-HexA减少。泌尿系统疾病，如肾移植排斥反应的早期，患者β-Hex活力增高，$I_1$和$I_2$增高，而A/B比值下降。β-Hex改变早于尿纤维蛋白降解产物（FDP）的改变。肾肿瘤患者β-Hex同工酶改变，A/B比值明显下降。上尿路感染时β-HexB显著增高，下尿路感染时则不改变，具有鉴别意义。

结节性和非结节性肝硬化患者β-Hex均增高，但前者增高幅度大于后者。肝肾综合征时β-Hex增高，均早于肌酐清除率与$β_2$-微球蛋白的改变，故β-Hex可作为早期诊断肝肾综合征的指标。

(6) 酸性磷酸酶（ACP）及其同工酶：ACP广泛存在于肝、脾、前列腺、皮肤、乳汁中，可分三类：红细胞ACP；细胞分泌物中的ACP；存在于各种组织细胞溶酶体中的ACP。

如用聚丙烯酰胺凝胶电泳，还可将人白细胞ACP分为7条活性区带，即：$ACP_0$、$ACP_1$、$ACP_2$、$ACP_3$、$ACP_{3b}$、$ACP_4$和$ACP_5$。正常血浆中只含有$ACP_5$，血清中有$ACP_3$和$ACP_5$，因为$ACP_3$是在凝血过程中由血小板释放的。

前列腺癌时，血清ACP增高，主要表现为$ACP_2$的增高，有骨转移时则更为明显。白血病的ACP同工酶改变，慢性粒细胞白血病时$ACP_2$的增高；急性粒细胞白血病、慢性淋巴细胞白血病未经治疗时，ACP总活力下降；急性粒细胞白血病患者白细胞中出现$ACP_{3b}$；血小板增多症时，则$ACP_3$增高。

(7) α-淀粉酶（Am）及其同工酶：血清及尿中Am来源于胰腺和唾液，来自胰腺的淀粉酶称p-Am，唾液的淀粉酶称s-Am。聚丙烯酰胺凝胶电泳可将淀粉酶分离成7条活性带，其中$Am_1$、$Am_2$、$Am_4$和$Am_6$属p-Am，$Am_3$、$Am_5$和$Am_7$属s-Am。

诊断急性胰腺炎常测定血清和尿中淀粉酶，由于尿中Am在急性胰腺炎时，持续增高的时间较血清 Am 长，故实用价值较大。

急性胰腺炎时，$s-Am_3$ 和 $s-Am_5$ 消失，$p-Am_4$、$p-Am_6$ 出现，此现象在 Am 总活力恢复正常后仍然存在，这可能是急性胰腺炎特有的现象。反复发作的慢性胰腺炎 $Am_1$ 和 $Am_2$ 增高。腮腺炎时 $Am_3$、$Am_5$ 和 $Am_7$ 增高。某些恶性肿瘤，如胰腺癌、卵巢癌等，Am 增高，同工酶可出现一种与 $s-Am$ 相似的热稳定性同工酶（56℃，2h）。

重型肝炎、肝硬化、糖尿病等 Am 活力下降。

巨淀粉酶是 $s-Am$ 与 IgG 或 IgA 的复合物，其分子量大，不能透过肾小球，腹痛时如果血清 Am 活力持续增高，而尿 Am 正常，应考虑系巨淀粉酶所致。巨淀粉酶血症的特征是血清 Am 活力持续增高，而无胰腺、唾液腺及肾脏的病理损害。

# 3.6 肝胆功能相关检验

## 3.6.1 血清酶学检验

临床上肝胆疾病诊断酶广泛应用的主要有：丙氨酸氨基转移酶（ALT）参见 3.5.1；门冬氨酸氨基转移酶（AST）参见 3.5.2；L-γ-谷氨酰基转移酶（GGT）参见 3.5.8；碱性磷酸酶（ALP）参见 3.5.3；胆碱酯酶（ChE）参见 3.5.13 等。

参见 3.5 血清酶学测定。

## 3.6.2 血清蛋白检验

肝脏是机体蛋白质代谢的主要器官，白蛋白、前白蛋白、糖蛋白、脂蛋白以及与凝血有关的各种蛋白质均系肝细胞合成，肝脏还参与其他蛋白质如球蛋白的代谢。因此，测定总蛋白（TP）、白蛋白（Alb）、前白蛋白（PA）等项目对肝病的诊断和预后有重要意义。

蛋白质项目测定参见 3.1 蛋白质测定。

## 3.6.3 血清胆红素与胆汁酸检验

### 3.6.3.1 血清总胆红素（serum total bilirubin，TBIL）测定

[检测方法]

改良 J-G 法；胆红素氧化酶法；钒酸盐氧化法。

[参考区间]

成人：3. 4 ~ 17. 1μmol/L（0. 2 ~ 1. 0mg/dl）。

[临床意义]

胆红素是人体代谢中所产生的一种物质。它的主要来源是：①衰老的红细胞在巨噬细胞系统破坏后，由血红蛋白内所含的含铁血红素分解而成（约85%）；②在造血过程中未成熟的红细胞在骨髓中破坏而成（约15%）；③肌红蛋白等非血红蛋白性的含铁血红素分解而成。血清中胆红素的一部分与白蛋白结合，难溶于水，不能由肾脏排出，称间接胆红素（indirect bilirubin，IDBIL）。这种胆红素进入肝脏后，受肝内葡萄糖醛酸转移酶的作用与葡萄糖醛酸结合，形成葡萄糖醛酸酯，能溶于水，可由肾脏排出，称直接胆红素（direct bilirubin，DBIL），或结合胆红素。

血清中总胆红素升高见于：①溶血性黄疸，如自身免疫性溶血性贫血、异型输血、恶性疟疾、蚕豆病、阵发性睡眠性血红蛋白尿症等；②肝细胞性黄疸，如急性或慢性病毒性黄疸型肝炎、肝硬化、肝癌、中毒性肝炎、传染性单核细胞增多症、伤寒等；③阻塞性黄疸，如胆总管结石、胆总管或肝胆管癌、胰头癌、壶腹癌、急性或慢性胰腺炎、十二指肠球后溃疡、胆汁淤积性肝炎、妊娠特发性黄疸、原发性胆汁性肝硬化等；④先天性非溶血性黄疸，如 Dubin - Johnson 病、Rotor 综合征、Gilbert - Lereboullet综合征、Crigler - Najjar 综合征。

血清总胆红素降低主要见于再生障碍性贫血。

### 3.6.3.2　血清结合胆红素（conjugated bilirubin）测定

[检测方法]

改良 J - G 法；氧化酶法；钒酸盐氧化法。

[参考区间]

成人血清结合（直接）胆红素：0 ~ 3. 4μmol/L（0 ~ 0. 2mg/dl）；间接胆红素 = 总胆红素 - 结合胆红素。

[临床意义]

参见 3.6.3.1。血清结合（直接）胆红素升高见于阻塞性黄疸和肝细胞性黄疸。

### 3.6.3.3　血清总胆汁酸（serum total bile acid，TBA）测定

[检测方法]

酶比色法；酶循环法。

[**参考区间**]

酶比色法：60 名健康成年人的空腹血清 TBA 浓度为（4.9±2.38）μmol/L，浓度范围在 0.14～9.66μmol/L。餐后 2h TBA 为（8.22±2.91）μmol/L，浓度范围在 2.4～14.0μmol/L。

酶循环法：40 名健康成年人的空腹血清 TBA 浓度为（3.71±2.98）μmol/L，范围为 0～9.67μmol/L，＞10.00μmol/L 为增高。

[**临床意义**]

杨昌国等报告，34 例急性肝炎患者空腹 TBA（F－TBA）和餐后 TBA（P－TBA）测定的异常率为 100%，平均增高幅度分别是正常高限的 13 倍和 11 倍。证明 TBA 测定对急性肝炎早期诊断的价值与 ALT 和 AST 测定相同。这些病例的动态观察，说明 ALT 和 AST 随肝细胞损害的控制很快转为正常，F－TBA 测定则随肝功能的恢复逐渐转为正常，而 P－TBA 的恢复缓慢。TBA 持续较高水平的患者往往慢性归转。田中直见报告，20 例急性肝炎患者恢复期中，8 例 TBA 异常者，6 例转为慢性。国内魏有仁等对 21 例急性肝炎的随访观察，TBA 降至 10μmol/L 以下者 1 年后未发现慢性归转病例，TBA 增高（ALT 正常）的 5 例中有 4 例转为慢性。

7 例慢性活动性肝炎的 F－TBA 和 P－TBA 均增高，且幅度较大。21 例慢性迁延性肝炎的 F－TBA 除 4 例在 12～18μmol/L 外，其余 17 例均＜10μmol/L。慢性肝炎患者如 F－TBA＞20μmol/L，应考虑活动的存在。

20 例肝硬化患者的 F－TBA 和 P－TBA 均增高，平均水平分别是正常高限的 4.88 倍和 8.1 倍，其异常率高于所有其他肝功能试验。

211 例 HBsAg 携带者中，F－TBA 有 62 例（29%）超出正常高限。F－TBA 正常者中，选择 46 例做 P－TBA 测定，有 16 例（35%）超出正常高限。特别指出的 P－TBA 测定，对检出轻度肝脏病变的灵敏度，优于所有其他肝功能试验。另外，血清 TBA 测定对检测酒精或工业化学品引起的肝细胞损伤的灵敏度优于其他肝功能试验。

血清 TBA 测定对肝外胆管阻塞和肝内胆汁淤积的诊断，有较高的灵敏度。包括胆管阻塞、胆汁性肝硬化、新生儿胆汁淤积，妊娠性胆汁淤积，血清中 TBA 均可显著增高。

### 3.6.4 肝脏纤维化检测

#### 3.6.4.1 血清透明质酸（hyaluronic acid，HA）测定

[**检测方法**]

放射免疫法；ELISA 法。

[参考区间]

成人：<110μg/L。

[临床意义]

血清透明质酸由间质纤维细胞合成，为肝纤维化的指标。

HA 的轻度升高（100～200μg/L）见于急性病毒性肝炎；中度升高（200～500μg/L）见于慢性病毒性肝炎和系统性红斑狼疮；重度升高（HA＞500μg/L）见于肝硬化、肾功能不全、恶性肿瘤（尤其是肝癌）。慢性病毒性肝炎 HA＜165μg/L 为非活动性；HA＞165μg/L 则为活动性。

### 3.6.4.2　血清层黏蛋白（laminin，LN）测定

[检测方法]

放射免疫法；ELISA 法。

[参考区间]

成人：<130μg/L。

[临床意义]

层黏连蛋白是基底膜成分中的主要糖蛋白。肝硬化时血清 LN 明显升高。因 LN 是反映基底膜变化的一个指标，在恶性肿瘤和结缔组织病时也会明显升高。LN 与 HA、Ⅳ型胶原联合检测对判断肝纤维化程度具有重要的意义。

### 3.6.4.3　血清Ⅲ型前胶原氨基端肽（procollagen Ⅲ N－terminal peptide，PⅢNP）测定

[检测方法]

放射免疫法；ELISA 法；化学发光法。

[参考区间]

成人：<120μg/L。

[临床意义]

Ⅲ型前胶原（procollagen Ⅲ，PCⅢ）在转为Ⅲ型胶原时，在细胞外被肽酶切下氨基酸末端肽（PⅢNP）并释放入血。

肝纤维化早期以Ⅲ型胶原增加为主，故血清中 PⅢNP 水平升高代表Ⅲ型胶原合成代谢旺盛，对肝纤维化的早期诊断很有意义。血中 PⅢNP 除由肾脏排泄外，肝窦内皮细胞也摄取，因此当急性肝炎、慢性活动性肝炎、乙醇性肝硬化和肝功能损伤时，血清 PⅢNP 可升高。

### 3.6.4.4　血清Ⅳ型胶原测定

[检测方法]

放射免疫法；ELISA 法。

［参考区间］

成人：＜100μg/L。

［临床意义］

血清Ⅳ型胶原是构成基底膜的主要成分。肝纤维化时，肝内Ⅳ型胶原合成增多并大量沉积。血清Ⅳ型胶原水平可反映肝纤维化的程度和活动度。急性肝炎时，虽然有肝细胞严重受损，但无结缔组织增生，血清Ⅳ型胶原水平无明显增加。慢性肝炎、肝硬化等患者血清Ⅳ型胶原水平增高。

### 3.6.4.5 基质金属蛋白酶 – 2（matrix metalloproteinase – 2，MMP – 2）测定

［检测方法］

ELISA 法。

［参考区间］

血清：161~301μg/L；血浆（肝素抗凝）：155~323μg/L。

［临床意义］

肝纤维化是由于细胞外基质（ECM）的合成与降解平衡失调，导致细胞间质的过度沉积，进而导致肝组织结构改变的过程。这一过程中有众多细胞因子的参与，基质金属蛋白酶（matrix metalloproteinases，MMPs）是参与降解的因子中最重要的一种。MMPs 在肝内几乎能降解除多糖以外的所有 ECM 成分，主要由肝星状细胞（HSC）和 Kupffer 细胞表达分泌，因其需要 $Ca^{2+}$、$Zn^{2+}$ 等金属离子作为辅助因子而得名。

研究发现，MMP – 2 又称为明胶酶 A，与肝纤维化过程关系密切。

### 3.6.5 血氨（blood ammonia）测定

［检测方法］

纳氏试剂法；酚 – 次氯酸盐法；谷氨酸脱氢酶速率法；干化学法（仪器与试剂配套体系，显色指示剂如溴酚蓝等）。

［参考区间］

纳氏试剂法：5.9~35.2μmol/L；酚 – 次氯酸盐法：27.0~81.6μmol/L；谷氨酸脱氢酶速率法：13~57μmol/L；干化学法 9~30μmol/L（不同仪器的参考区间差异较大）。

［临床意义］

血氨来源：内源性氨主要由蛋白质代谢和肾脏本身形成；外源性氨是体内血氨的主要来源，经口摄入的含氮物质或上消化道出血后肠内积存的血

液，经微生物的氨基氧化酶作用而产生氨。氨在肝内经鸟氨酸循环代谢，形成尿素，经肾脏排出体外。在肝脏功能严重损害，尿素合成受到影响时，就可造成血氨浓度升高。氨对中枢神经系统有毒性作用，易引起大脑功能障碍，发生肝性昏迷。

血氨增高见于：①内源性升高，如重型肝炎、肝硬化失代偿期、原发性肝癌、肾前性或肾性氮质血症等。②外源性升高，如短时间内进食大量蛋白质，上消化道出血等。

[送检要求]

抽取静脉血 $2 \sim 3ml$，置于肝素抗凝管内，充分混匀后，立即置冰浴冷藏送验。

# 3.7 肾脏功能的相关检验

肾脏是人体主要的排泄器官，对调节体液内环境起重要作用，许多疾病如高血压、动脉粥样硬化均与肾脏有关。肾功能检查是诊断肾脏有关疾病的重要手段。肾脏能产生一系列生物活性物质，故亦可称肾脏是内分泌器官，如肾小球旁器官产生肾素，肾皮质区和外髓部产生红细胞生成素，肾髓质合成前列腺素 $E_2$。肾脏还是抗利尿激素的靶器官。

糖尿病肾脏病变是肾小球、肾小球动脉及感染性肾病变的总称。核医学所称尿 "三蛋白"，是指尿白蛋白（U－Alb）、$\beta_2$－微球蛋白（$\beta_2$－MG）和尿免疫球蛋白（U－Ig）。

1950 年 Tamm－Horsfall 用氯化钠盐析法从正常人尿中分离出一种高分子黏蛋白，称 TH 糖蛋白，它由肾亨利袢后升支和远曲小管细胞内高尔基小体产生，然后分布于细胞核膜周围和胞浆内，正常人 24h 的分泌量约为 50mg。

### 3.7.1 肾小球功能的实验室检测

#### 3.7.1.1 血清尿素（urea）测定

[检测方法]

二乙酰一肟显色法；脲酶－波氏比色法；酶偶联速率法。

[参考区间]

血清尿素：$1.8 \sim 7.1mmol/L$（$11 \sim 43mg/dl$）；

尿尿素：$250 \sim 570mmol/24h$（$15 \sim 34g/24h$）。

[临床意义]

尿素是蛋白质代谢的主要终末产物，氨基酸脱氨基产生 $NH_3$ 和 $CO_2$，两者在肝脏合成尿素，由肾脏排泄。尿素中氮含量（旧称尿素氮，BUN）为

28/60，几乎达一半。目前，临床检验中基本上是以尿素作为计量单位，若以BUN 表示，则参考区间也几乎降一半。因此，测定尿素（或以 BUN 表示）可了解肾小球的滤过功能。

BUN 升高见于：①生理性升高，如高蛋白饮食。②病理性升高：肾前性，如大而积烧伤、剧烈呕吐、幽门梗阻、肠梗阻、长期腹泻、上消化道出血等；肾性，如急性肾小球肾炎、肾病晚期、肾衰竭、慢性肾盂肾炎及中毒性肾炎等；肾后性，如前列腺肿大、尿路结石、尿路狭窄、膀胱肿瘤等。

BUN 降低见于：①生理性降低，如妊娠妇女等。②病理性降低，如急性重型肝炎、肝硬化、中毒性肝炎等。

### 3.7.1.2　血清肌酐（creatinine，Cr）测定

［检测方法］

肌氨酸氧化酶法；苦味酸速率法；去蛋白终点法（即碱性苦味酸法）。

［参考区间］

肌酐酶法：健康成年男性为 $59 \sim 104 \mu mol/L$，女性为 $45 \sim 84 \mu mol/L$。

苦味酸速率法：健康成年男性为 $62 \sim 115 \mu mol/L$，女性为 $53 \sim 97 \mu mol/L$。

苦味酸终点法：健康成年男性为 $44 \sim 133 \mu mol/L$，女性为 $70 \sim 106 \mu mol/L$。

尿肌酐（苦味酸法）：$8.84 \sim 13.26 mmol/24h$。

［临床意义］

血清中 Cr 由肌酸转变而来，主要经肾小球滤过，滤过后不被肾小管重吸收，而从尿液排出。当肾实质受到损害时，肾小球滤过率降低，血浆 Cr 浓度升高，故测定血中 Cr 浓度可作为肾小球滤过功能受损的重要指标。

血清 Cr 升高见于：①肾性，由于肾脏代偿能力很强，在肾小球受损程度较轻时，血清 Cr 浓度可正常。如血清中 Cr 含量明显升高至 $176 \sim 353 \mu mol/L$（$2 \sim 4 mg/dl$），常表示肾脏功能严重受损。若血清 Cr 超过 $442 \mu mol/L$，经治疗病情仍不能改善，则有发展成尿毒症的危险。②肾外因素：如进食大量蛋白质、肌肉损伤、心功能不全等。

血清 Cr 降低见于妊娠、肌肉萎缩、肝功能障碍等。

### 3.7.1.3　内生肌酐清除率（endogenous creatinine clearance，Ccr）测定

［检测方法］

同 3.7.1.2。

[计算方法]

通过测定血液和尿液中肌酐的含量来计算 24h 或每分钟血液中肌酐被肾脏清除的量（清除值），与正常人内生肌酐清除值相比较，求得内生肌酐清除率。

内生肌酐清除率（L/24h）＝尿液肌酐（μmol/L）/血清肌酐（μmol/L）× 24h 尿量（L）。

校正内生肌酐清除值（L/24h）＝内生肌酐清除值 × 1.73/体表面积（m²）。

注：以正常人 24h 内生肌酐清除值 128L（即 24h 内有 128L 血液中的肌酐通过肾脏被清除）作为 100%，则内生肌酐清除率（%）＝校正的内生肌酐清除值 × 100/128（或 0.78）。

[参考区间]

肌酐清除率随着年龄的增长而下降，见表 3 – 11。

表 3 – 11　不同年龄组的肌酐清除值 [ml/（min · 1.73m²）]

| 年龄（岁） | 男（均值） | 女（均值） |
| --- | --- | --- |
| 20 ~ 30 | 117 | 107 |
| 30 ~ 40 | 110 | 102 |
| 40 ~ 50 | 104 | 96 |
| 50 ~ 60 | 97 | 90 |
| 60 ~ 70 | 90 | 84 |
| 70 ~ 80 | 84 | 78 |

#### 3.7.1.4　血清胱抑素 C（cystatin C，Cys – C）测定

[检测方法]

免疫透射比浊法。

[参考区间]

健康成年人血清/血浆 Cys – C 浓度为 0.6 ~ 2.5mg/L。建议各实验室应建立自己的参考区间。

[临床意义]

Cys – C 是一种小分子蛋白质（13kD），是胱氨酸蛋白酶的一种抑制剂，是由机体所有有核细胞产生，产生率恒定。循环血液中胱抑素 C 几乎仅经肾小球过滤而被清除，是反映肾小球滤过率变化的理想的内源性标志物。作为肾小

球滤过率（GFR）的标志物，Cys-C 的敏感性和特异性均优于血清肌酐。

### 3.7.1.5 血清尿酸（uric acid，UA）测定

［检测方法］

磷钨酸还原法；尿酸酶-过氧化物酶偶联法。

［参考区间］

磷钨酸还原法：男性为 246～452μmol/L（4.4～7.6mg/dl），女性为 137～393μmol/L（2.3～6.6mg/dl）；尿酸酶-过氧化物酶偶联法：成人男性为 208～428μmol/L，女性为 155～357μmol/L。

［临床意义］

UA 是人体内嘌呤类化合物分解代谢的最终产物，其含量与体内核酸分解代谢速度、肾脏排泄功能和食物中的核酸含量有关。

血清 UA 升高见于：①痛风，当血液中 UA 含量超过 416.5μmol/L 时，UA 就会以钠盐形式沉积于人体内各个关节、软组织和软骨等处，而形成"痛风结石"。②肾功能减退，由于血中 UA 增高程度与肾功能损害的程度并不成正比，因此，UA 测定不能作为判断肾功能损害程度的指标。③核酸代谢增强，如白血病、多发性骨髓瘤、真性红细胞增多症、恶性肿瘤、溶血性贫血等。④其他，如三氯甲烷中毒、四氯化碳中毒、铅中毒、子痫、妊娠反应及食用富含核酸的食物等。

### 3.7.1.6 血浆中分子物质（middle molecular substances，MMS）测定

［检测方法］

高效液相色谱法（HPLC）。

［临床意义］

血浆中分子物质（MMS）是指相对分子量在 200～3000D 的物质，为引起尿毒症患者诸多并发症的主要毒素，包括甲基胍、胍基乙酸、酚、羟基酚酸、芳香烃、吲哚类物质、胺和多胺类等。

通过高效液相色谱法测定尿毒症患者血浆 MMS 总量，对估计肾疾病的严重程度及血液透析治疗的效果有一定价值。同时，对 HPLC 洗脱峰（尿毒症患者可检出 11 个峰）进行扫描分析，有助于临床科研。

## 3.7.2 肾小管功能的实验室检测

### 3.7.2.1 尿 $\alpha_1$-微球蛋白（$\alpha_1$-microglobulin，$\alpha_1$-MG）测定

［检测方法］

免疫散射（透射）比浊法；酶免疫法（EIA）。

[参考区间]

成人尿 $\alpha_1$ – MG：< 15mg/24h 尿；或 < 10mg/g · Cr；或（5.86 ± 4.50）mg/L；参考区间一般控制在 20mg/L 以内。

[临床意义]

1975 年 Ekstrom 和 Berggard 从镉中毒患者的尿中成功地分离出 $\alpha_1$ – MG。$\alpha_1$ – MG 的主要合成部位在肝脏，除少数肝脏疾病引起血液中 $\alpha_1$ – MG 改变外，其他疾病和类风湿、肿瘤、急性胰腺炎等疾病不引起 $\alpha_1$ – MG 的改变，血液中的 $\alpha_1$ – MG 浓度基本稳定。

$\alpha_1$ – MG 在 pH 4.0 ~ 10.0 范围内比 $\beta_2$ – MG 稳定，对肾功能的诊断，尤其作为肾小管功能测定指标更为可靠、灵敏，能正确地反映肾小管损伤的情况。

增高见于糖尿病肾脏病变、肾功能不全、痛风肾、重金属镉、汞中毒等。

判断肾移植成活情况，若 $\alpha_1$ – MG 由高值逐步降低直至正常，提示预后良好；逐步升高则预后不良。

### 3.7.2.2 尿 $\beta_2$ – 微球蛋白（$\beta_2$ – microglobulin，$\beta_2$ – MG）测定

[检测方法]

免疫散射（透射）比浊法；酶免疫法（EIA）。

[参考区间]

尿 $\beta_2$ – MG < 0.3mg/L。

RIA 法：血清为 0.8 ~ 3.5μg/ml 或 67.80 ~ 296.61nmol/L（1nmol/L = 11.8ng/ml）。

夹心法化学发光免疫量度检测：血清中位值为 1509ng/ml 和 95% 范围为 2164ng/ml（n = 794）；尿上限为 300ng/ml。1 岁以下幼儿与 60 岁以上老人血清 $\beta_2$ – MG 参考区间偏高。

[临床意义]

$\beta_2$ – MG 进入血液循环由肾小球滤过，99% 以上的 $\beta_2$ – MG 被近曲小管重吸收并分解，因此，血清 $\beta_2$ – MG 浓度升高则表明肾小球滤过率降低或体内合成增多；尿中浓度升高则表明肾小管再吸收功能降低。若 $\beta_2$ – MG 产生过多就可能是肾小球及肾小管功能损伤，亦可能是某些恶性肿瘤的原因。

血清和尿 $\beta_2$ – MG 是检测肾小球滤过率和肾近曲小管受损较灵敏和特异的指标。在早期肾功能不全，当肾小球滤过率（GFR）下降 > 50% 时，尿素氮（BUN）才逐渐上升，而血 $\beta_2$ – MG 已升高 1 倍；当肾近曲小管受损，使

其回吸收率下降1%时，尿 $\beta_2$ – MG 排出量已增加30%。血 $\beta_2$ – MG 增高见于氮质血症（达 $38\mu g/ml$），狼疮性肾炎、急性肾炎、原发性肾病综合征及慢性肾炎。尿 $\beta_2$ – MG 增高见于急性肾盂肾炎、下尿路感染。血 $\beta_2$ – MG 正常和尿 $\beta_2$ – MG 升高见于单纯性肾小管重吸收功能受损，如胱氨酸尿症和肝豆状核变性等。

评价移植肾的肾功能状态，血、尿 $\beta_2$ – MG 与血 BUN、血清肌酐（Cr）含量成正相关，有助于早期发现排异反应和早期发现潜在性肾损害。

血 $\beta_2$ – MG 增高有助于早期发现糖尿病肾脏病变及妊娠期高血压疾病；血 $\beta_2$ – MG 增高亦见于慢性淋巴细胞白血病、淋巴瘤、多发性骨髓瘤、滋养叶恶性肿瘤（如绒毛膜上皮癌）及部分实体瘤，如肝、肺、胃肠道、胰腺、卵巢、乳腺、鼻咽和甲状腺癌等。

急性和慢性病毒性肝炎、肝硬化、肝内炎症均增高，是一种无创伤性的疗效观察方法之一。

脑脊液中 $\beta_2$ – MG 含量为血液的 1/2，增高见于脑膜炎、脑出血、脑外伤、脑血栓、椎间盘脱出症和感染性疾病。

［备注］

检测尿 $\beta_2$ – MG，尿液标本按下法留取：晨尿弃去，喝 500ml 水，1h 后排尿，记尿总量。用 0.1M NaOH 调至 pH 6 ~ 7.5，取 2ml 送检，或根据临床需要送随意尿或 24h 尿。

### 3.7.2.3　尿渗量测定

参见 2.1.1.6。

### 3.7.2.4　尿自由水清除率（free water clearance，$C_{H_2O}$）测定

［检测方法］

尿液及血浆尿渗量测定方法同 2.1.1.6 的检测方法。

［参考区间］

（ – 0.4 ） ~ （ – 1.7 ） ml/min。

［临床意义］

自由水清除率指单位时间内使尿液达到等渗时需从尿液中减去或加入的纯水量，亦即单位时间内所排出尿量与等渗尿量的差。计算公式如下：

$$C_{H_2O} = V - \frac{\text{尿渗量} \times V}{\text{血浆渗量}}$$

式中，$V$ 为每分钟尿量。

通常，由于原尿与血浆的渗量浓度相等，故 $C_{H_2O}$ 反映肾小管中产生或重

吸收的水量。排稀释尿时 $C_{H_2O}$ 为正值，表示单位时间内排出的纯水量；排浓缩尿时 $C_{H_2O}$，表示单位时间内被重吸收的纯水量。因此，测定 $C_{H_2O}$ 可判断肾小管的重吸收功能。

### 3.7.3 肾损伤早期标志物检测

#### 3.7.3.1 尿微量白蛋白（urinary microalbumin，mAlb）测定

[检测方法]

散射（透射）比浊法；染料（溴酚蓝或 albumin blue580）结合法；ELISA 法；放射免疫法。

[参考区间]

透射比浊法：健康成年人尿液白蛋白：24h 尿，＜30mg/24h；定时尿，＜20μg/min；随意尿，＜30μg/mg 肌酐。

染料结合法：健康成年人尿液白蛋白，（39.9±20.30）mg/L 尿液（$\bar{x}±s$）或（22.4±9.90）mg/g 肌酐（$\bar{x}±s$）。

放射免疫法：晨尿，（3.96±2.35）mg/L（0.82~8.68mg/L）；随意尿（7.00±3.72）mg/L（3.03~16.81mg/L）；24h 尿，（7.17±3.70）mg/L（1.20~17.8mg/L）。

[临床意义]

白蛋白是重要的血浆蛋白质之一，白蛋白（albumin）是血浆的主要蛋白，由肝脏产生。尿中白蛋白排出量的多少，可反映肾小球损伤的程度，是诊断肾小球肾病的灵敏指标。尿白蛋白测定用于肾脏病的早期诊断，也是目前检查糖尿病以及高血压患者肾脏早期损伤的灵敏指标之一。尿白蛋白与 $β_2$-微球蛋白联合测定，可鉴别肾脏损伤的部位。尿白蛋白测定在肾脏移植及肾小球药物损伤的监测等方面有一定价值；亦可用于人体液中白蛋白含量的测定。在正常情况下，白蛋白的分子大，不能越过肾小球基底膜。因此，在健康人尿液中仅含有很低浓度的白蛋白。疾病时，肾小球基底膜受到损害致使通透性改变，此时白蛋白可进入尿液中，尿液白蛋白浓度持续升高，出现微量白蛋白尿。

（1）临床上界定微量白蛋白尿：24h 尿，30~299mg/24h；定时尿，20~199μg/min；随意尿，30~299μg/mg 肌酐。

（2）临床白蛋白尿：24h 尿，300mg/24h；定时尿，200μg/min；随意尿，300μg/mg 肌酐。

临床化学领域中，最近对尿液微量白蛋白测定日渐增多，许多研究者认

为尿液白蛋白测定对早期发现肾脏功能改变及随后的治疗监控，其特异性和敏感度均比总蛋白高。高血压、糖尿病及系统性红斑狼疮等常伴有缓慢的肾脏进行性恶化病变，尿液白蛋白测定可较早发现这些异常。在糖尿病时，尿液白蛋白排泄量增加常伴随有肾小球滤过率增加，它发生于肾病的早期阶段，在肾组织学或结构改变之前即可检出，对预防糖尿病肾脏并发症的发生有着重要意义。

尿液中白蛋白排泄量变动很大，CV（变异系数）为 45% ~ 100%。文献报道的参考范围各不相同，尤其随机尿白蛋白的参考范围彼此相差更甚。Shihab 指出未定时的尿液标本（随机尿）一次白蛋白排泄量增高，可能并无意义；如连续 2 ~ 3 次增高均超过参考范围方有诊断价值。某些进展缓慢的疾病，观察一段时期内尿液白蛋白排泄的改变，比一次测定结果更为重要。

（3）增高见于各种肾病致肾小球受损时；糖尿病肾脏病变者 U - Alb 增高与视网膜病变密切相关；妊娠期高血压疾病首先见到 U - Alb 增高，然后尿三蛋白增高。

（4）体外震波碎石术（ESWL）术后尿三蛋白增高，提示对肾组织有一定损伤作用。

（5）庆大霉素等氨基糖苷类药物及某些重金属（如汞、镉）对肾脏有毒性作用，以 U - Alb 增高程度来判断肾脏受损程度。

［备注］

用甲苯 10ml（儿童 5ml）防腐，收集 24h 尿，记录总量，取 2 ~ 3ml 混合尿送检，或根据临床需要送随意尿。

### 3.7.3.2　尿转铁蛋白（transferrin，Tf）测定

［检测方法］

散射（透射）比浊法；ELISA 法；放射免疫法。

［参考区间］

< 2.0mg/L。

［临床意义］

转铁蛋白是由 679 个氨基酸构成的糖蛋白，分子量 76.5kD，与白蛋白接近，直径大小也相似。在生理状态下，TF 和 Alb 都很难通过肾小球滤膜，但由于 Tf 的负电荷相对比 Alb 少，当小球的电荷屏障发生早期损害时，Tf 比 Alb 更容易漏出。因此，尿转铁蛋白检测是反映肾小球滤膜损伤的灵敏指标。

### 3.7.3.3　尿视黄醇结合蛋白（retinol binding protein，RBP）测定

[检测方法]

散射（透射）比浊法；ELISA法；放射免疫法。

[参考区间]

成人尿：（0.11±0.07）mg/L。

[临床意义]

视黄醇结合蛋白是一种低分子量蛋白（21kD）。RBP可经肾小球滤过，但在近曲小管几乎全部被重吸收。因此，正常人尿中RBP含量极少，尿RBP浓度与肾小管间质损害程度明显相关，可作为监测病程、指导治疗和判断预后的一项灵敏指标。

### 3.7.3.4　尿β-N-乙酰氨基葡萄糖苷酶（N-acetyl-β-D-glucosaminidase，NAG）活性测定

[检测方法]

CNP-NAG速率法；PNP（终点）比色法。

[参考区间]

<2.37U/mmol Cr（21U/g Cr）。

[临床意义]

β-N-乙酰氨基葡萄糖苷酶是溶酶体酶之一，分子量140kD，在肾皮质含量最高，髓质次之，在肾单位近曲小管细胞内含量最丰富。溶酶体是各种攻击因子容易侵犯的靶位，受到攻击时会迅速诱导溶酶体酶释放，故尿中NAG活性可灵和反映肾小管活动性损伤。

增高见于急、慢性肾炎、休克引起的肾衰竭（NAG特别高）、肾病综合征、流行性出血热、中毒性肾病。肾病恢复期或肾实质病变不重时，NAG增高不明显。下泌尿系感染和尿路结石时，NAG可正常。肾移植患者尿NAG测定可早期发现排斥反应，一般在临床出现多种指征前1~3天即有尿NAG活性增高。

### 3.7.3.5　尿溶菌酶（urine lysozyme）测定

[检测方法]

琼脂平板法；比浊法。

[参考区间]

<1mg/L。

[临床意义]

溶菌酶是一种小分子物质，分子量14~15kD，可经肾小球滤出，但90%

以上被肾小管重吸收，所以正常人尿液中很少或无溶菌酶。

尿中溶菌酶增高多见于肾小管损伤或功能障碍、肾小球肾炎、肾移植术后的排异反应等。肾小管疾病如炎症、中毒时，肾小管损害重吸收减少，尿溶菌酶升高。可作为肾小管与肾小球病变的鉴别指标。

急性肾小管坏死时，尿溶菌酶升高，逐渐升高并持续不下降，预后差。经过治疗后逐渐下降预后好。慢性肾炎肾衰竭时，尿溶菌酶升高，预后差。

肾外疾病，如急性单核细胞白血病时，血清溶菌酶含量增加，超过肾小管重吸收的能力，尿液内溶菌酶可升高；而急性淋巴细胞白血病时，血清及尿溶菌酶可正常。

### 3.7.3.6　尿 $\alpha_2$ - 巨球蛋白（$\alpha_2$ - macroglobulin，$\alpha_2$ - MG）测定

[检测方法]

放射免疫法；ELISA 法。

[参考区间]

$0 \sim 9.4 \text{mg/L}$。

[临床意义]

$\alpha_2$ - 巨球蛋白是血浆中分子量最大的蛋白质，分子量 $652 \sim 800 \text{kD}$，由肝细胞与单核 - 吞噬细胞系统合成。具有酶抑制剂的作用，能调节细胞外蛋白水解，还可刺激淋巴细胞和粒细胞发育。

通常情况下，$\alpha_2$ - 巨球蛋白等大分子蛋白质是难以滤过肾小球基底膜而出现于尿液中，只有当肾小球滤过屏障损伤而出现非选择性蛋白尿时，尿蛋白中可出现大、小分子量的蛋白质。此外，肾后性的出血，如损伤、肿瘤、尿结石、肾性感染、结核、良性前列腺增生、月经血、尿路感染等患者的尿液中可见尿 $\alpha_2$ - MG 等大分子蛋白的升高。因此，尿 $\alpha_2$ - MG 测定可用来区分肾性血尿和肾后性蛋白尿，$\alpha_2$ - MG/mAlb > 0.02 为肾后性蛋白尿。

### 3.7.3.7　游离轻链（serum free light chains，sFLC）测定

[检测方法]

自动免疫分析法。

[参考区间]

血清轻链 $\kappa$ 型 $3 \sim 19 \text{mg/L}$；轻链 $\lambda$ 型 $6 \sim 26 \text{mg/L}$；$\kappa/\lambda$ 比值为 $0.26 \sim 1.65$。

尿轻链 $\kappa$ 型 $0 \sim 7.91 \text{mg/L}$；轻链 $\lambda$ 型 $0 \sim 4.10 \text{mg/L}$。

需要注意的是目游离轻链目前尚无国际参考品，检验方法不统一，所以不同厂家试剂盒的检测结果无可比性。

[临床意义]

免疫球蛋白轻链分为 κ（Kappa）、λ（Lambda）两个型别。每个 Ig 分子上只有一个型别的轻链，人类 κ/λ 为 6/4。轻链为能自由通过肾小球基底膜的小分子蛋白，在肾小管被重吸收回到血循环中。

正常人尿中只有少量轻链存在。当代谢失调和多发性骨髓瘤（MM）时，血中出现大量游离轻链，即异常 M 蛋白，并由尿中排出，即 Bence - Jones（本周）蛋白体（BJP）。由于是单克隆恶性增生，所以只为单一型轻链增多，即 κ 增多或 λ 增多，故测定血或尿中的轻链对 MM 的诊断、分型及病情监测有重要意义。如患者血或尿中出现单一型轻链异常增多，而另一型往往减少，破坏了 κ/λ 为 6/4 的比值，则应高度怀疑 MM 的可能。此外，自身免疫性疾病、感染、肿瘤、急慢性肝炎、肝硬化等血中轻链也可增多，但一般均表现为 κ、λ 同时增多；肾病、自身免疫病、糖尿病等患者尿中也可出现 κ、λ 同时增多。

对单克隆性 γ - 球蛋白增多症（monoclonal gammopathies，MGP）的敏感性为 88% ~ 98%；对非分泌性骨髓瘤（nonsecretory myeloma，NSM）的敏感性为 65% ~ 70%，有助于单克隆轻链病、AL - 淀粉样变的早期诊断，也可用于化疗或自身外周血干细胞移植后是否复发的监测。

（1）FLC 测定的临床应用：血清 FLC 测定对于 B 细胞和浆细胞疾病具有巨大临床应用价值。已有的研究资料是关于 LCMM（轻链型多发性骨髓瘤）、NSM（非分泌性骨髓瘤）、部分 MM 以及 Waldenstrom 巨球蛋白血症。也有关于 AL 和轻链沉积病（LCDD）的报道。其他疾病如冒烟性骨髓瘤、浆细胞瘤、MGUS、B 细胞白血病、淋巴瘤等正在研究之中。

（2）轻链型骨髓瘤：LCMM 占所有 MM 的 15%。由于接近低水平的 FLC 无法为血清的 PE 所检出，因此用于疾病诊断和监测的常用实验室手段是对尿标本浓缩 100 倍后进行 PE 或 IFE。

在近期的一项研究中，进入 UK MRC 骨髓瘤试验的 224 名 LCMM 患者的血清 FLC 结果进行了测定。所有 120κ 型和 104 名 λ 型患者除尿中 FLC 浓度升高外，血中 FLC 浓度也很高。但是在经放射免疫扩散时，血和尿的浓度的并无相关性。在一项独立试验中，所有 28 名 LCMM 患者具有相似的检测结果。因此，我们认为血清 FLC 测定可取代 24h 尿 FLC 测定。

LCMM 患者经化疗后，其血和尿的 FLC 浓度平行下降。尿中 FLC 浓度无法检测时，仍可发现血中浓度持续上升。故血清监测患者疾病进展时似乎更为灵敏。①采用 IFE 几乎检测不到血和尿 FLC 浓度，因此无法获得电泳的定量资料。相反，经免疫测定发现其血清FLC浓度很高，故可明确用于疾病监测。②在复发期间，骨髓活检仅显示出其浆细胞比例为5%，而X-线和MRI扫描结果正常，然而FLC浓度升高是肿瘤复发的可靠证据，并由此开始了新的化疗。③在复发期间κ/λ比值的升高表明了肿瘤复制的时间约为34天，这提供了预后信息。④非瘤轻链的浓度变化反映了正常浆细胞对化疗的反应和（或）肾功能的变化。这一信息有助于评估化疗对骨髓功能的毒性反应和（或）肾功能的变化。⑤血清FLC的测定或许还有其他用途：对一些产生免疫球蛋白和FLC单克隆蛋白的患者，FLC的半衰期短（2~4h），较IgG（半衰期21~25天）更适用于肿瘤化疗的监测。这或许也可能对评估个体对化疗各疗程的疗效反应。LCMM患者的血清FLC的浓度可由正常时的20~30mg/L升高到100 000mg/L。这一巨大测定范围玉、单克隆免疫球蛋白的较小变化范围相比，更适用于评估肿瘤负荷的变化。

（3）非分泌型骨髓瘤：NSM据定义是指采用常规电泳技术在血和尿中均无法检测到单克隆蛋白，占所有MM患者的1%~4%。对28名此类患者的血清FLC测定发现有20名患者的浓度高于正常，许多患者的κ/λ比值显著异常。对四例血清的进一步检测发现，一例FLC受抑，两例κ/λ比值异常。采用IFE对28例患者进行仔细的重复试验发现有6例患者血清中检出单克隆FLC，但单克隆带很弱且弥散。奇怪的是，其中9名患者即使在免疫测定时FLC浓度超过200mg/L，这一浓度已经足够为IFE所检出，但经IFE检测并未发现其单克隆带，随机抽取的两例患者FLC浓度很高（分别为980MG/L和1700MG/L），其中包含了FLC的多聚合物（40~200kD）。IFE检测的许多NSM患者样本出现弥散带或无可见免疫沉淀区，这一现象或许是由于FLC形成了多种聚合物所致。与FLC单聚体相比，如此大分子量的多聚物经肾的清除率定要小得多，这可部分解释了许多NSM患者尿FLC检测阴性，而患者肾功能仍然相对完好。在κ型NSM患者中经IFE检出弥散带的现象较λ型NSM更常见，这表明聚合物更多见于κ型NSM。这也符合了文献报道的NSMκ/λ两型比例为4:1的现象。临床对28例中的6例患者进行了血清FLC测定随访，发现在测定当时浓度的升高，在平台期浓度下降，而在复发期间浓度复又上升。这表明血清FLC测定可用于许多NSM患者的临床管理，并可减少因需要对患者当时肿瘤负荷评估而进行的骨髓活检的次数。

（4）多发性骨髓瘤，冒烟性骨髓瘤，华氏巨球蛋白血症以及意义未明的单克隆免疫球蛋白血症（MGUS）：已有一些资料报道了这些疾病的FLC浓度，并且还报道了大多数产生完整免疫球蛋白的MM患者血清中具有同种类型过剩的单克隆轻链蛋白。FLC 半衰期短极其巨大临床范围提示他比免疫球蛋白更适用于疾病的监测。有研究已经表明，尿 FLC 水平的下降是化疗反应有效的征兆，但血清 FLC 定量或许更为精确。血清 FLC 浓度也能够为 MM 诊断和分期提供更为精炼的标准。MGUS 尿单克隆 FLC 提示肿瘤的发生，但患者疾病状态可稳定多年。或许血清 FLC 测定能够反映疾病的变化，并为 MGUS 向 MM 进展提供指引。

（5）原发性淀粉样变性患者的诊断和监测：近 10%～15% 的 AL 患者采用常规 PE 和 IFE 检测血和尿的标本并不能发现单克隆免疫球蛋白带，50%～70% 的患者血清中可检出单克隆免疫球蛋白，但极少能够对淀粉样变性的轻链进行定量。比较而言，183 名确定患有原发性系统性淀粉样变的患者中，有 180 名患者定量检出其淀粉样变性的 FLC 过量，选择性对 18 名 AL 患者样本碱性检测发现 65% 的样本血清 FLC 浓度异常，而先前经血和尿的电泳检测这些标本浓度均正常。对 24 名 AL 患者的 FLC 浓度进行了连续监测，这当中有 22 名患者已接受了化疗，6 名患者化疗前接受了实体器官移植。2/3 的患者的血和（或）尿标本以前可经 PE 或 IFE 定量检出低浓度单克隆免疫球蛋白或 FLC。11 名经化疗后淀粉样变性减退的患者血清 FLC 连续免疫测定显示淀粉样变源性轻链浓度下降达 47%～99.5%。7 名患者淀粉样物质沉积疾病进展，其中四名随着化疗其 FLC 浓度仍升高，和疾病难治相一致。其他 3 名 FLC 下降达 25%～36% 的患者似乎并不能够阻止淀粉样物质沉积的进展。6 名患者 FLC 浓度无意义的变化。对 LCDD 患者分别经免疫测定和血和尿的 IFE 测定的研究发现，15 名 κ 型患者检出 12 名和 8 名患者的 FLC 浓度升高，而 3 名 λ 型患者经两种方法均发现有升高。这在一次表明了免疫测定比电泳检测灵敏。因此，血清 FLC 测定对于识别和监测 AL 以及 LCDD 患者极其有益，尤其当 FLC 浓度变化时可提供病情变化的信息。FLC 连续定量测定能够评估个体对化疗的反应，并可对个体化疗方案进行精细调节。

（6）FLC 测定在其他临床疾病中的应用：由于 FLC 每日均是通过肾脏清除，故任何肾小球过功能的减退均会出现血中 κ 和 λ 链浓度的升高，但是 κ/λ 比值则保持在一个相对较小的范围内变化。他们的肾功能损害均非 FLC 沉积所致。可观察到有单克隆 FLC 疾病的患者的肾功能随着可替代轻链的变化而变化。许多 LCMM 患者的可替代轻链浓度可明显升高。κ 和 λ 浓度的升高也与多克隆 B 细胞活化所致的多克隆高丙球蛋白血症相关。这些也可见于自身免疫性疾病的患者，如 SLE 和结节病、结核等慢性炎性性疾病。FLC 的升高同样也见于多发性硬化患者的尿和脑脊液中。由于血清 FLC 免疫测定比电泳测定敏感性更高，故而极有可能在其他疾病中发现多克隆 FLC 浓度升高。

（7）FLC 测定的局限性：FLC 免疫测定通过检测 κ/λ 比值评估浆细胞的克隆性。这和电泳检测到的肉眼可见的迁移区带明显不同。由于前种方法采用的是数据评估而后者采用的是肉眼半定量检测，因此前者方法毫无疑义更可取。由于 NSM 患者电泳检测不到肉眼可见的单克隆沉淀区带，其 κ/λ 比值异常，故在一些情况下，κ/λ 比值极其重要。然而浆细胞的克隆增生是客观可见的，因此有可能与新的说明步骤产生矛盾。FLC 定量测定的另一个问题是准确度。由于每个单克隆蛋白具有结构特异性，检测结果将取决于抗体识别个体分子形态变化和聚合物结构差异的能力。这和比浊法定量单克隆免疫球蛋白相矛盾，但不能因此否认其在临床的广泛用途。

另一个易造成单克隆 FLC 测定的差错来源于多克隆 FLC 的存在。当存在多克隆 FLC 时，将会造成对单克隆 FLC 量的过高估计。这一过程在有肾功能损害的 LCMM 患者尤为明显，并且能够观察到可替代 FLC 浓度的升高。在这些和其他的情况下，浆细胞的克隆增生需要通过电泳来确定。尽管如此，从临床研究我们可以明确的得到如下结论，FLC 免疫测定的理论特异性和准确度的缺乏克通过提高检测的灵敏度来弥补。

总之，先前的血清 FLC 免疫测定或是由于检测技术过于复杂，或是由于抗体缺乏特异性，因此临床应用范围很小。最近自动免疫测定能简便的评估 FLC 浓度。临床研究已经表明，许多 MM 和 AL 患者，血清 FLC 测定对临床诊断和疾病管理有极大益处。骨髓瘤患者 FLC 测定目前已用于多种其他临床情况如微小残留病、早期化疗反应以及 MGUS 患者病情的评估。①游离轻链浓度随年龄增加而增高；κ/λ 比值与年龄没有相关性；健康人与患者游离轻链的可信区间没有交叉重叠，此方法敏感性、特异性和准确性高。②在 MM 诊断标准中 κ/λ 比值异常是一个有价值的指标，同样在判断疗效时 κ/λ 比值正常又是一个重要指标。③在 IFE 检验法基础上联合应用 FLC 检测法，会进一步提高 B 细胞增殖性疾病诊断的阳性率和治疗后疾病监测的正确率。应作为多发性骨髓瘤诊治的常规检查项目。

### 3.7.3.8 κ 型游离轻链测定

[检测方法]

散射（透射）免疫比浊法；ELISA 法；放射免疫法。

[参考区间]

尿液：0~7.91mg/L。

[临床意义]

免疫球蛋白 κ、λ 轻链是分子量 18～24kD 的小分子蛋白，能自由透过肾小球基底膜，然后大部分被肾小管重吸收。正常人尿液中仅有极少量的游离 κ、λ 轻链存在。

尿 κ、λ 型游离轻链与尿 $\alpha_1$ - MG 微球蛋白一样可作为肾小管损伤的早期标志物。增高可见于糖尿病肾病、肾病综合征、肾炎、尿毒症等。此外，对多发性骨髓瘤、淀粉样变性等多种 B 细胞恶性增生性疾病的诊断亦有较大意义。

### 3.7.3.9 λ型游离轻链测定

[检测方法]

散射（透射）免疫比浊法；ELISA 法；放射免疫法。

[参考区间]

尿液：0～4.10mg/L。

[临床意义]

参见 3.7.3.8。

### 3.7.3.10 尿免疫球蛋白 G（U‑IgG）测定

[检测方法]

放射免疫法；ELISA 法。

[参考区间]

尿液：$(3.71 \pm 1.9)\mu g/ml$。

[临床意义]

增高见于糖尿病肾脏病变（先有尿 Alb 增多，随后才出现 U‑IgG）；Ⅱ和Ⅲ型高血压（肾脏受损的灵敏指标）；各种肾病（急慢性肾炎、肾盂肾炎等）。

妊娠期高血压疾病 U‑IgG 增高的阳性率达 83%。

妊娠中、晚期 U‑IgG 亦增高。

### 3.7.3.11 分泌型免疫球蛋白 A（sIgA）测定

[检测方法]

放射免疫法；ELISA 法。

[参考区间]

血：82～126μg/L；

尿：$(2.15 \pm 2.78)mg/L$；

唾液：成人为 314mg/L（314mg/L），新生儿无 sIgA，7～9 岁达成人

含量；

泪液：新生儿 31 天可测得，1～3 岁达 30～800mg/L（30～800μg/ml）；

母乳：初乳为 5060mg/L（5060mg/L），1 个月后下降；

粪便：1312mg/L；

其他：胃液、胆汁、汗液、阴道分泌物等均含一定量的 sIgA。

[临床意义]

反复发作性尿路感染在急性感染阶段尿中 sIgA 含量明显增高；在非感染阶段，尿 sIgA 含量则低于正常。

检测肾病患者尿中 sIgA，有助于判断疾病的活动性，并可作为观察疗效的一种手段，尿中 sIgA 降低，可能是尿路反复感染的易感因素之一。

增高还见于流感（痰）、化脓性脑膜炎和结核性脑膜炎（脑脊液）、脑肿瘤（脑脊液）、神经系统病毒感染（脑脊液）、细菌性痢疾（粪）、口腔溃疡（唾液）、慢性肾炎和狼疮性肾小球性肾炎（尿）、胃癌（胃液）、肺癌（支气管冲洗液）等。

降低见于患选择性 IgA 缺乏症的儿童（易患肺部感染和慢性腹泻）。

### 3.7.3.12 尿糖蛋白（U–THP）测定

[检测方法]

放射免疫法；ELISA 法。

[参考区间]

尿：ELISA 法为（36.86±7.08）mg/24h 尿。

RIA 法为（25.77±9.19）mg/24h 尿。

实测范围为 12.4～61.6mg/24h。

[临床意义]

（1）排量降低见于肾小球肾炎，反流性肾病，多囊肾和肾衰竭，原因为肾脏病变使远曲小管细胞减少。

（2）排量增多见于肾病综合征、蛋白尿、酸中毒、脱水、肾小管损伤、尿路结石、糖尿病。

（3）了解肾移植后的肾脏功能。

### 3.7.4 碳酸酐酶（carbonic anhydrase，CA）测定

[检测方法]

放射免疫法；ELISA 法。

［参考区间］

男：（325.4±87.6）μg/L；女：（241.98±63.3）μg/L。

［临床意义］

增高见于肾功能损害、神经－肌肉疾病。

### 3.7.5 尿钠素（urodilatin，URO）测定

［检测方法］

放射免疫法；ELISA 法。

［参考区间］

待定，各实验室应建立自己的参考区间［收集 12h 尿液。记录总量，留取 3～4ml（必要时分成 1ml/管）放 －20℃冰箱备用］。

［临床意义］

URO 是 Forssmanm 等人 1988 年从人尿中分离出的一种生物多肽。URO 是一重要的促尿钠排泄生物活性肽，在机体正常生理或病理状态时发挥重要的作用，与临床某些疾病的发生、发展关系密切，尤其是在处理心脏、肝脏移植后抗急性肾衰竭方面有重要意义，但其作用机制尚不完全清楚，因此深入开展这方面的研究，对基础研究和临床医学具有非常现实的意义。

### 3.7.6 血清循环免疫复合物（circulating immune complex，CIC）测定

［检测方法］

聚乙二醇（PEG）沉淀比浊法；C1q 结合试验；胶固素结合法；抗球蛋白测定法；特异性 CIC 测定法。

［参考区间］

目前尚无公认参考区间，各实验室宜建立各自方法的参考区间。

［临床意义］

抗原与抗体结合形成的免疫复合物，是机体清除病原微生物和被修饰的自身抗原的一种生理机制。正常情况下这些 CIC 被活化的补体系统和单核－吞噬细胞系统清除，对于机体组织器官不造成损害。当 CIC 大量的持续存大并沉积于血管壁、肾小球基底膜与血管外组织时，可通过活化补体及与载有 Fc 受体和补体受体的血小板、粒细胞、肥大细胞、巨噬细胞、淋巴细胞等细胞结合，诱导血管活性胺、溶酶体酶的释放以及干扰各种淋巴细胞的功能，导致血管炎、肾小球肾炎、关节炎、皮炎及其他多种组织的复杂的免疫病理生损伤。

因此，CIC 测定可作为肾小球基底膜损伤的早期标志物之一。

# 3.8　心血管疾病检验

## 3.8.1　心肌损伤的酶学标志物测定

### 3.8.1.1　心肌酶谱测定

临床上以天门冬氨酸氨基转移酶（AST）、乳酸脱氢酶（LDH）、α-羟丁酸脱氢酶（HBDH）、肌酸磷酸激酶（CK）及其同工酶（CK-MB）活性组成的传统心肌酶谱测定对急性心肌梗死等疾病的诊断曾发挥过重要的作用。但酶活性检测的敏感性和特异性都较差，特别是在心电图（ECG）表现为小的无 Q 波的心肌梗死（AMI）、不稳定型心绞痛、心肌炎或中毒性心肌损伤以及伴有肾衰竭、多器官功能不全或伴骨骼肌损伤等疾病时难以准确诊断。近年来，随着基础研究的不断深入，一批蛋白类的心肌损伤标志物（如肌钙蛋白）逐步取代了心肌酶谱测定。

心肌酶谱测定对急性心肌梗死（AMI）的诊断、判断梗死发生的时间、面积、梗死的扩展及有无心肌再灌注均具有一定的价值。近年来酶学检查虽逐渐被心肌蛋白测定所取代，但由于酶学检查方法简便，不需特殊仪器设备，目前仍为广大医院所应用。

（1）肌酸激酶（CK）测定

[检测方法]

胶乳增强散射（透射）比浊法；ELISA 法；（电）化学发光法；胶体金法；POCT 免疫荧光法。

[参考区间]

肌酸激酶：男，38～174U/L；女，26～140U/L。

[临床意义]

血清肌酸激酶（CK）在组织中分布广泛，心、脑、骨骼肌、肾和肠等均含有丰富的 CK。

CK 分子是由肌型亚单位（M）及脑型亚单位（B）组成的二聚体，CK 同工酶有 CK-MM、CK-MB 和 CK-BB 3 种。CK-MM 主要存在于骨骼肌；CK-MB 主要分布在心肌；CK-BB 主要存在于脑、肺、平滑肌和前列腺中。正常血清中绝大部分为 CK-MM，CK-MB 不超过总活力的 5%，CK-BB 含量极微。

CK 增高见于心肌梗死、病毒性心肌炎、各种类型的进行性肌萎缩、皮肌炎及脑膜炎等。

CK、LDH 和 AST 活力增高为诊断心肌梗死的重要指标，其中 CK 优于 LDH 和 AST，为急性心肌梗死早期诊断的首选指标。因 CK 半衰期较短，故急性心肌梗死后期其测定意义不大。

参见 3.5.9。

（2）肌酸激酶同工酶 MB（CK－MB）测定

[检测方法]

胶乳增强散射（透射）比浊法；ELISA 法；（电）化学发光法；胶体金法；POCT 免疫荧光法。

[参考区间]

＜10U/L。

[临床意义]

肌酸激酶同工酶 MB（CK－MB）几乎全部存在于心肌，急性心肌梗死时，CK－MB 增高较 CK 总活力为早，对急性心肌梗死的诊断，CK－MB 灵敏度高、特异性强，仅次于心电图，且无假阴性。血清中 CK 和 CK－MB 的酶活性在心肌梗死发生后 4～10h 升高，未接受溶栓治疗的患者大约在 24h 达到高峰，比梗死冠脉得到早期再灌注的患者早 10h 达到高峰。大约在胸痛 36～72h 后 CK－MB 可回复到参考值内。由于生物半衰期短而回复快，因此 CK－MB 不适于晚期诊断。此外，CK－MB 下降后再度增高，则提示有新的心肌梗死发生；如 CK－MB 持续增高，则提示预后不良。CK－MB 不仅在心肌损伤时释放，在某些疾病时也会增高或在剧烈运动后由骨骼肌释放。这使得其在诊断心肌损伤时的特异性有限。计算 CK－MB/CK 的比率可以提高在伴有骨骼肌损伤时急性心肌损伤的 CK－MB 诊断特异性，但在微小心肌坏死时敏感性减低可能被遗漏。

参见 3.5.10。

（3）CK 与 CK 同工酶的关系

[检测方法]

CK－MB/总 CK。

[参考区间]

＜5%。

[临床意义]

CK 升高还见于病毒性心肌炎、多发性肌炎、皮肌炎、进行性肌营养不良发作期、肌肉损伤、酒精中毒、脑血管疾病等。此外，剧烈运动、各种插管及手术、肌内注射氯丙嗪和抗生素亦会引起 CK 增加。

神经 - 肌肉疾病，如肌营养不良等，CK 总活力和 CK - MM 均增高。肝豆状核变性、骨骼肌创伤、脑膜炎和外源性毒物中毒时，CK 和 CK - MM 增高。

前列腺癌、急性脑损伤和白血病伴有并发症（肾衰、肺部感染）等，CK - BB 明显增高。前列腺癌 CK - BB 增高较 CK 总活力为早。

急性脑损伤时，如 CK - BB 增高，则死亡率往往较高，故有预后意义。缺氧性神经系统疾病，缺氧后 48 ~ 72h 内脑脊液 CK - BB 升高。

参见 3.5.10。

（4）肌酸激酶 MB 质量测定

［检测方法］

酶免疫分析技术。

［参考区间］

$< 5 \mu g / L$。

［临床意义］

利用酶免疫分析技术检测肌酸激酶 MB 质量（CKMB mass）提高了 CK - MB 在 AMI 早期诊断和微小心肌梗死患者中的诊断敏感性。CKMB mass 检测适用于：①诊断无骨骼肌损伤的心肌梗死，亦适于早期诊断。②监测溶栓治疗。③估计不稳定型心绞痛患者的预后。

对于心肌梗死患者，在胸痛发作的最初 6h 内 CKMB mass 的敏感性明显优于 CKMB 活性检测。在胸痛发作的最初 6 ~ 7h 内 CKMB mass 的诊断敏感性同肌红蛋白相似。CKMB mass 的临床特异性高于肌红蛋白。在不同的时间重复此项检测有助于确诊 AMI。溶栓治疗 90min 和治疗前相比，若 CKMB mass 增加 $> 24 \mu g /（L \cdot h）$ 或测定值增加 $> 4$ 倍，提示梗阻的血管再灌注成功。

对于心绞痛患者，由于 CKMB mass 检测的高敏感性，其对微小心肌梗死（如可能为严重的不稳定型心绞痛）的诊断价值明显优于传统的酶活性测定。伴有 CKMB mass 增加的不稳定型心绞痛患者数月后心肌梗死的发生和死亡都明显高于 CKMB mass 正常的不稳定型心绞痛患者。

对于肌损伤患者，由于 CKMB mass 在骨骼肌损伤时也会增加，因此询问病史和观察症状时要加以注意。CKMB mass 同 CK 活性比率的决定水平取决于检测方法。骨骼肌损伤时 37℃ 测 CK 活性的比率为 $< 0.025$（2.5%）。

（5）门冬氨酸氨基转移酶（AST）测定

[检测方法]

速率法（单试剂法、双试剂法，IFCC 推荐）。

[参考区间]

成人 8~40U/L。

国外，成人男性为 13~40U/L，女性为 10~28U/L。

[临床意义]

门冬氨酸氨基转移酶（AST，也称谷草转氨酶）及其同工酶广泛存在于心、肝、肾、脑等组织内。电泳可将 AST 分离为胞浆 AST（s-AST）和线粒体 AST（m-AST）两种同工酶。

AST 增高常见于心肌梗死，AST 在发病后 6~12h 显著升高，48h 达到高峰，约 3~5 天恢复正常。有些心肌梗死患者血清 AST 总活性正常，而 m-AST 增高，故 m-AST 可作为诊断心肌梗死的敏感指标。此外，AST 增高详见 3.5.2。

(6) 乳酸脱氢酶（LDH）测定

[检测方法]

速率法（乳酸→丙酮酸）：37℃，109~245U/L；速率法（丙酮酸→乳酸）：37℃，200~380U/L。

[参考区间]

109~245U/L。

[临床意义]

乳酸脱氢酶（LDH）广泛存在于人体组织中，属于氢转移酶类，催化乳酸氧化成丙酮酸，组织中此酶活力约比血清高 1000 倍，只要人体组织中有少量组织坏死，所释放的酶就能使血液中乳酸脱氢酶活力升高。乳酸脱氢酶同工酶通过琼脂糖电泳按区带依次分为 $LDH_1$、$LDH_2$、$LDH_3$、$LDH_4$ 及 $LDH_5$。按 LDH 同工酶的分布可将组织分为 3 类：① $LDH_1$ 为主者，以心肌为代表，其 $LDH_1$ 活力占该组织酶活力 50% 以上，肾、胰、膈肌与红细胞次之。② $LDH_5$ 为主者，以肝脏为代表，其 $LDH_5$ 占该组织总活力的 50% 以上，皮肤、骨髓、关节滑液、白细胞、血小板和胆汁次之。③ $LDH_3$ 为主者，以肺、脾为代表，脑、肠、淋巴液与内分泌腺等次之。LDH 显著升高见于广泛癌转移、恶性贫血、霍奇金病、淋巴肉瘤、白血病等；中度升高见于心肌梗死、肺栓塞、传染性单核细胞增多症及进行性肌营养不良；轻度升高见于肝炎、肝硬化、阻塞性黄疸、肾炎肾变期等。

急性心肌梗死后早期血清中 $LDH_1$ 和 $LDH_2$ 活性均增高，但 $LDH_1$ 增高更早、更明显，可导致 $LDH_1/LDH_2$ 比值升高；溶血性疾病、巨幼红细胞贫血、肾坏死及假性肥大性肌营养不良血清 $LDH_1$ 及 $LDH_2$ 的活性亦可增高；肝炎、急性肝细胞损伤及骨骼损伤 $LDH_5$ 增高；恶性肿瘤 $LDH_3$ 常增高；急性肺损伤、白血病、结缔组织病、心包炎和病毒感染 $LDH_2$ 及 $LDH_3$ 增高；心肌梗死并发充血性心力衰竭时，$LDH_5$ 亦增高。

参见 3.5.6。

（7）血清乳酸脱氢酶同工酶（LDH isoenzyme）测定

[检测方法]

琼脂糖电泳法；醋酸纤维膜电泳法。

[参考区间]

健康人 LDH 同工酶琼脂糖电泳结果各实验室报告不同，应根据各室条件自行测定。

由阳极至阴极，其区带依次为 $LDH_1$、$LDH_2$、$LDH_3$、$LDH_4$ 及 $LDH_5$。

$LDH_1$：$(28.4 \pm 3.0)\%$；

$LDH_2$：$(41.0 \pm 5.0)\%$；

$LDH_3$：$(19.0 \pm 4.0)\%$；

$LDH_4$：$(6.6 \pm 3.5)\%$；

$LDH_5$：$(4.6 \pm 3.0)\%$。

[临床意义]

参见 3.5.7。

（8）$\alpha$ - 羟丁酸脱氢酶（HBDH）测定

[检测方法]

速率法。

[参考区间]

$72 \sim 182U/L$。

[临床意义]

参见 3.5.18。

### 3.8.1.2　糖原磷酸化酶（glycogen phosphorylase，GP）测定

[检测方法]

活性测定：比色法。

同工酶（GP - BB）测定：ELISA 法。

［参考区间］

活性：各实验室应建立自己的参考区间。

GP－BB：<7.0μg/ml。

［临床意义］

糖原磷酸化酶有3种同工酶，分别是糖原磷酸化酶脑型（GP－BB）、糖原磷酸化酶糖肌型（GP－MM）和磷酸化酶肝型（GP－LL）。GP－BB也存在于心肌，且对缺氧比较敏感，在心肌缺血损伤早期（2～3h）即可释放入血。因此，GP－BB可作为心肌损伤的早期标志物。

### 3.8.1.3　人脂蛋白相关磷脂酶 $A_2$（human lipoprotein－associated phospholipase $A_2$，Lp－PL－$A_2$）测定

［检测方法］

ELISA法。

［参考区间］

≤175ng/ml。

各实验室应建立自己的参考区间。

［临床意义］

人脂蛋白相关磷脂酶 $A_2$，又称血小板活化因子乙酰水解酶（PAF－AU），分子量为45kD，由成熟的巨噬细胞和淋巴细胞合成和分泌，并受炎症介质的调节。通过水解 ox－LDL－C 上的磷脂，生成促炎物质 lyso－PC 和 ox－FA，因此具有促炎症和促动脉粥样硬化的作用，是血管内皮炎症的独立危险因子，也是检测血管内皮炎症的新指标，对心脑血管栓塞性疾病的预测、治疗和预后的判断均具有重要意义。

## 3.8.2　心肌损伤的蛋白标志物测定

### 3.8.2.1　肌红蛋白（myoglobin，Mb）测定

［检测方法］

胶乳增强散射（透射）比浊法；分光光度法；放射免疫法；化学发光法。

［参考区间］

胶乳增强散射（透射）比浊法、分光光度法：成年人 <70μg/L。

放射免疫法：（29.85±16.04）μg/L ［（29.85±16.04）μg/L］。

化学发光法：中位值为25μg/L，97.5%上限为70μg/L（n=258）。

各实验室应建立自己的参考区间。

[临床意义]

Mb 是检测急性心肌梗死（AMI）的早期指标，在 AMI 后 1~2h，在患者血清中的浓度即迅速增加，诊断 AMI 的界值为 75μg/L，6~9h 达到高峰，比 CK - MB（心肌型肌酸激酶同工酶）的释放早 2~5h。它是诊断早期 AMI 的重要指标，24h 内测定灵敏度达 95% 以上，可对梗死的程度、范围及预后作出判断。一旦患者诊断为 AMI 且已进行相应治疗，主要的是进一步评价患者在住院期间是否有并发症及再梗死。此时用肌钙蛋白可能是不适宜的，因为疾病发作后肌钙蛋白的长期释放模式可能掩饰，发生额外新的损伤。而 Mb 在发作后第一天内即返回到基线浓度，当有再梗死时，则又迅速上升，形成"多峰"现象，可以反映局部缺血心肌、周期性自发的冠脉再梗死和再灌注。

由于 Mb 也存在于骨骼肌中，而且仅从肾脏清除，所以急性肌损伤、急性或慢性肾衰竭、严重的充血性心力衰竭、长时间休克及各种原因引起的肌病患者、肌肉注射、剧烈的锻炼、某种毒素和药物摄入后，Mb 都会升高。因此，采用血清 Mb 水平作为诊断 AMI 的早期指标，仅限于那些没有上述有关疾病的患者。最近，提出了 AMI 的新诊断策略，包括：①联合测定 Mb 和一种骨骼肌特异的标志物（碳酸酐酶Ⅲ，简称 CAⅢ），并计算 Mb/CAⅢ 比率，在骨骼肌损伤的患者中，血清中的比率是恒定的，因为 2 种蛋白质均释放；AMI 患者这种比率则增加，可较大地提高诊断准确度。②联合检测血清 Mb 和一种心肌特异的标志物（肌钙蛋白 I，cTnI），可达到最高的诊断效率。③连续测定血清 Mb，计算 Mb 释放的起始速率，界值为每小时 20μg/L，是 AMI 的良好指征，在急诊科足以鉴别 AMI 患者。在有急性症状的患者中，4h 内 Mb 水平不升高，AMI 的可能性是极低的。另外，在神经 - 肌肉疾病如肌营养不良、肌萎缩和多肌炎时血清 Mb 水平亦升高。

心脏外科手术患者血清 Mb 升高，可以作为判断心肌损伤程度及愈合情况的一项客观指标。

### 3.8.2.2　血清肌钙蛋白（cardiac troponin，cTn）测定

[检测方法]

胶乳增强散射（透射）比浊法；ELISA 法；（电）化学发光法；胶体金法；POCT 免疫荧光法。

[参考区间]

cTnT：0~0.03μg/L；>0.1μg/L 作为诊断阈值。

cTnI：0~0.3μg/L；>0.5μg/L 作为诊断阈值。

不同的方法和不同仪器与试剂组成的检测系统之间的参考区间略有不

同，各实验室应建立自己的参考区间。

[临床意义]

肌钙蛋白（Tn）是肌肉组织收缩的调节蛋白，主要存在于骨骼肌和心肌等横纹肌中，平滑肌中无肌钙蛋白。肌钙蛋白是心肌的结构蛋白，由三个亚单位组成，即 cTnI、cTnT 及 cTnC。cTnI 和 cTnT，在临床广泛应用于监测心肌损伤。

血清 cTnT 是从坏死的心肌组织中释放的特异性心肌结构蛋白，心肌梗死后第三天、第四天的 cTnT 测定值可估计梗死面积。血清 cTnT 可用于监测溶栓治疗，溶栓治疗后第一天测定值的大小取决于再灌注的成功和再灌注前的缺血时间。早期成功的再灌注会使 cTnT 值急剧增加，计算溶栓治疗后 90min cTnT 值的增加率 [ > 0.2μg/（L·h）或 cTnT 值增加 6.8 倍] 提示治疗有效。溶栓成功者血清 cTnT 呈双峰改变，首峰多出现在 AMI 发病后 24h 内，并很快降至平台期，第二个峰低于首峰，常出现在 AMI 后第四天左右。

cTnI 是心肌损伤的特异指标。心肌梗死发生后 4~8h 血清中 cTnI 水平即可升高，12~14h 达到峰值，升高持续时间较长，可达 6~10 天。cTnI 的诊断特异性优于 Mb 和 CK - MB，可用于评价不稳定心绞痛，cTnI 水平升高预示有较高的短期死亡危险性，连续监测 cTnI 有助于判断血栓溶解和心肌再灌注。

在 AMI 时，所有生化标志物的敏感度都与时间有关。对于胸痛发作 4h 以内的患者首先测定 Mb 水平；3h 后得到的血液标本，应同时评价 Mb 和 cTnI。所有阳性结果，都可确认为 AMI；所有阴性结果都可排除心肌损伤。当结果不一致时，需进一步联合检查至胸痛发作后 9h，此时所有的生化标志物都达到最大的敏感度。

### 3.8.2.3 肌酸磷酸激酶同工酶质量测定

[检测方法]

胶乳增强散射（透射）比浊法；ELISA 法；（电）化学发光法；胶体金法；POCT 免疫荧光法。

[参考区间]

<5μg/L。

[临床意义]

由于肌酸磷酸激酶同工酶质量测定克服了：①酶活性降低；②巨 CK 干扰；③CK - BB 干扰；④溶血干扰等对酶活性测定的影响，使测定结果更灵敏和特异性更强，与 cTn、Mb 等指标联合检测可提高心肌肌损伤性疾病的临床诊断的准确性。

**3.8.2.4 脂肪酸结合蛋白（fatty acid binding protein，FABP）测定**

［检测方法］

ELISA法；时间分辨荧光免疫分析法；胶体金（定性）法。

［参考区间］

ELISA法：1997年，Wodzig报道为0.3～5μg/L。

胶体金法：阴性。

由于不同方法和试剂参考区间略有不同，各实验室应建立自己的参考区间。

［临床意义］

人心型的脂肪酸结合蛋白是心脏中富含的和新型小胞质蛋白，它具有高度心脏特异性。心肌缺血性损伤出现后，FABP可以早在胸痛发作后1～3h在血液中被发现，6～8h达到峰值而且血浆水平在24～30h内恢复正常。因此，FABP可作为心肌损伤的早期标志物之一。

**3.8.2.5 缺血修饰白蛋白（ischemia modification albumin，IMA）测定**

［检测方法］

比色法；ELISA法。

［参考区间］

＜85U/ml。各实验室应建立自己的参考区间。

［临床意义］

缺血修饰白蛋白是急性冠脉综合征和心肌缺血理想的早期诊断指标。ACS患者中，其白蛋白结合外源性钴（$Co^{2+}$）的能力降低，这种白蛋白与心肌缺血密切相关，这种因心肌局部缺血而改变的白蛋白，称之为缺血修饰白蛋白（IMA）。

IMA测定作为早期心肌缺血的标志物，用于对ACS低危患者的辅助诊断。IMA≥85U/ml时考虑为心肌缺血阳性，对急性缺血性胸痛诊断灵敏度为82%，特异性为69%。

**3.8.3 心力衰竭标志物测定**

**3.8.3.1 B型尿钠肽（brain natriuretic peptide，BNP）测定**

［检测方法］

ELISA法；放射免疫法；（电）化学发光法；POCT免疫荧光法。

［参考区间］

血浆 BNP 的参考区间（微粒子酶免分析法）为 0～38ng/L。

［临床意义］

B 型尿钠肽（BNP）是一种含有 32 个氨基酸的多肽，主要从心室分泌，反映心室过劳。分泌时，BNP 的贮存型前 BNP（proBNP）分解为无活性的 B 型尿钠肽前体 N 端肽（NT－proBNP）和有内分泌活性的 BNP，它促进钠从尿排泄、利尿和血管扩张。心室是 BNP 最主要的储存和释放部位，然而心室储存 BNP 的能力非常有限，心力衰竭时心室和心房肌细胞中的 BNP 浓度会明显升高。

血浆 BNP 浓度冠心病组、心肌梗死组、心力衰竭组的临床诊断截断点分别为 4670、7195 和 11569ng/L。各截断点对于相关疾病诊断的敏感性和特异性各不相同。不同心血管疾病组与正常组 BNP 浓度差异均有非常显著性。

研究表明，BNP 和 NT－proBNP 两者应用价值基本相同，都是较好的心力衰竭时的心脏标志物。临床上常用 BNP 和 NT－proBNP 来鉴别充血性心力衰竭和肺功能不全，如这两项指标不升高，那么表明患者可能不是心源性呼吸困难。AMI 时 BNP 水平可快速升高，可达正常水平的 60 倍以上，一般在梗死后 20h 达到高峰。由于 AMI 后血中 BNP 水平升高较早，故可作为早期 AMI 和心肌缺血的一项指标。AMI 后测定 BNP 不仅可识别有无左心室收缩功能不全，而且在识别进行性左心室扩张、心力衰竭和死亡方面可能优于心脏超声检查。BNP 可作为心力衰竭患者预后的标志物。

### 3.8.3.2　B 型尿钠肽前体 N 端肽（N－terminal proBNP，NT－proB-NP）测定

［检测方法］

ELISA 法；放射免疫法；（电）化学发光法；POCT 免疫荧光法。

［参考区间］

0～450ng/L。

［临床意义］

参见 3.8.3.1。

### 3.8.4　超敏 C－反应蛋白（high sensitive C－reaction protein，hs－CRP）测定

［检测方法］

胶乳增强散射（透射）免疫比浊法。

[参考区间]

0~3.0mg/L。

[临床意义]

超敏C-反应蛋白（hs-CRP）又称高灵敏度C-反应蛋白测定，是随着近年来胶乳增强颗粒免疫比浊法等一批高灵敏度免疫分析方法出现而建立起来的分析方法。检测方法的开发与应用研究表明，原先认为正常的血清CRP水平（如<3mg/L）的高低与未来心血管病的发生密切相关。我国健康人群hs-CRP水平的中位数范围为0.58~1.13mg/L。多数研究认为hs-CRP在3mg/L以下，冠状动脉事件发生的危险较低。

美国心脏病协会和美国疾病控制和预防中心定义了hs-CRP三级分类来预测远期心血管危险事件，具体分类为：低危组，<1mg/L；中危组，1~3mg/L；高危组，3~10mg/L。hs-CRP>10mg/L时为因素不确定的升高，可能与感染、炎症等因素有关，不能作为评价心血管危险事件的危险因素。

血清hs-CRP水下与冠心病的发生、发展及预后有直接关系。高水平的hs-CRP使心肌梗死的危险性增加3倍；hs-CRP是急性冠脉综合征的重要危险因子，其水平对患者的生存有独立预测价值。hs-CRP可能成为心血管疾病危险性评价中极有价值的指标。炎症反应促使动脉粥样硬化的发生和发展，血清hs-CRP是反映动脉粥样硬件化患者临床病情的一个敏感指标。其作为反映血管炎症状况的非特异性指标在评估脑血管疾病患者危险性预后方面有一定价值，与急性脑卒中患病显著相关。

### 3.8.5 同型半胱氨酸（homocysteine，Hcy）测定

[检测方法]

HPLC（发光）；（荧光偏振）免疫法。

[参考区间]

血浆：10~15μmol/L。有报道建议：血浆<16μmol/L定为正常；16~31μmol/L为中度升高；>100μmol/L为重度增加。

[临床意义]

同型半胱氨酸（Hcy）是蛋氨酸（methionine，Met）和半胱氨酸（cysteine，CySH）代谢过程中一个重要的中间产物。目前认为同型半胱氨酸血症与动脉粥样硬化性心脑血管疾病密切相关。叶酸及维生素$B_6$、维生素$B_{12}$等营养素可以通过参与蛋氨酸和半胱氨酸代谢调节血中同型半胱氨酸的浓度。

高同型半胱氨酸血症是一种少见的隐匿型疾病，其患者的血浆中，Hcy

的水平可比参考区间定的正常值高出 20~30 倍。因 Hcy 对血管内皮细胞有直接毒性作用，并可促进血栓形成及低密度脂蛋白（LDL）的氧化。故 Hcy 的增高可使血管疾病加速或提前形成。

同型半胱氨酸增高见于：①高同型半胱氨酸血症。血中 Hcy 浓度升高和高血压、高血脂、高血糖、吸烟、酗酒等一样被认为是心脑血管的危险因素之一。②心脑血管疾病。Hcy 目前被认为和心脑血管疾病密切相关，Hcy 增加常伴有同型半胱氨酸尿症。随着年龄增长，Hcy 有增加的趋势。③肾衰竭。

### 3.8.6 肾素－血管紧张素－醛固酮系统的检验

#### 3.8.6.1 血浆肾素（PRA）测定

[检测方法]

放射免疫法；ELISA 法。

[参考区间]

放射免疫法（普通饮食）：卧位，0.5~0.79μg/（L·h）；立位，1.5~3.90μg/（L·h）。

建议各实验室建立自己的参考区间。

[临床意义]

由于肾素可特异性水解底物——血管紧张素原并产生血管紧张素 I（angiotensin, Ang I）。因此，测定血浆肾素活性（plasma renin activity, PRA）实际上是测 Ang I 的产生速率。

PRA 活性增高见于运动、低钠摄入、直立位、血容量减少、肾血流量减少、失钠、低血钾及使用利尿剂、转化酶抑制剂、口服避孕药等。降低见于高钠饮食、卧位、高龄、血容量增加、羟化酶缺乏及使用 β 受体阻滞剂、甘草等。

PRA 活性病理性增高见于原发性高血压病（80%）、继发性醛固酮增多症、Bartter 综合征（肾小球旁细胞增生症）、血容量减少、肾血管瘤、单侧肾动脉狭窄、慢性肾功能不全、肾小球旁细胞肿瘤等，Desmit 综合征、口服避孕药（部分人升高）、其他疾病如肝硬化、肾炎、充血性心力衰竭，甲状腺功能亢进症、特发书生气十足水肿、嗜铬细胞瘤。PRA 活性降低见于原发性高血压病（20%）、继发性高血压病（20%）。

#### 3.8.6.2 血管紧张素转化酶（angiotensin converting enzyme, ACE）测定

[检测方法]

三硝基苯磺酸钠（INBS）显色法；酶偶联法。

**[参考区间]**

INBS 显色法：26.1～56.7kU/L。

酶偶联法：（289±83）U/L。

**[临床意义]**

ACE 可催化血管紧张素 I（十肽）水解成八肽的血管紧张素 II，使血管进一步收缩，血压升高。也可作用于肾上腺皮质，促进醛固酮的分泌。因此，ACE 是肾素－血管紧张素－醛固酮的重要成分。ACE 还催化具有降压作用的缓激肽水解而失去活性。ACE 广泛分布于人体各组织，以附睾、睾丸及肺的含量较丰富，其中肺毛细血管内皮细胞 ACE 活性最高。血管紧张素转化酶（ACE）也称激肽酶 II，它的主要活性是肽基二肽水解酶。这个酶主要位于血管内皮细胞腔内的表面，同时也存在单核－巨噬系统的细胞。作为血管紧张肽原酶——血管紧张素系统的关键酶，ACE 能使血管紧张素 I 转变成有效能的、有血管升压素作用的血管紧张素 II，同时从血管紧张素 I 的羧基末端释放二肽组氨酰－亮氨酸。血浆 ACE 水平的评价可见于许多疾病，特别是肉样瘤病等疾病。

（1）肺部疾病：绝大多数结节病患者血清 ACE 活力升高，其阳性率及幅度与病情活动与否和病变累及的范围有关。肺结核也可升高，而哮喘发作、急性心源性肺水肿、慢性阻塞性肺疾患、自发性气胸、肺纤维化、成人呼吸窘迫综合征等血清 ACE 均有不同程度下降。

（2）肝脏疾病：多数肝脏病患者 ACE 活性升高，升高幅度依次为肝硬化、急性肝炎、慢性肝炎。脂肪肝则正常。

（3）甲状腺疾病：甲亢患者 ACE 活性明显高于其他甲状腺疾病，且酶活力高低与 $T_3$、$T_4$ 含量呈正相关。

（4）其他：糖尿病、虹膜炎、免疫母细胞肉瘤等，血清 ACE 升高；高血压、结肠炎等则降低。

（5）肉样瘤（sarcoidosis）是一种不明原因的多系统疾病。受累器官可见类上皮细胞，无干酪样的肉芽肿。肉样瘤病亦称类肉瘤病或结节病和其他的疾病时 ACE 活性增高。血清 ACE 可作为下列情况有价值的参数：①肉样瘤病的确定诊断。②估计疾病的活动期和散布性。③疾病病程的评价。④糖皮质激素治疗反应的评价。ACE 升高 25% 以上见于以下疾病：戈谢病、甲状腺功能亢进症、视网膜病变的糖尿病、肝硬化、硅沉着病、石棉沉着病、淋巴管肉瘤、铍中毒以及慢性疲劳综合征。对于肉样瘤病，血清 ACE 活性增高的阳性预示值在 75% ~ 90%。ACE 活性升高的临床灵敏度如果结合 67Ga（镓）扫描的射线照片Ⅱ型或Ⅲ型，则确诊可达到 100%。ACE 活性阴性，结合镓元素扫描也阴性可高度排除肺肉样瘤病。正常的 ACE 水平不能排除肉样瘤病，如急性肉样瘤病伴结节性红斑，一般 ACE 在正常水平或略高。

（6）ACE 总活性增高，有时不考虑局部器官的受损，而应考虑散布于全身其他部位的肉样瘤病，如孤立的神经或心脏的肉样瘤病 ACE 活性不升高；ACE 值的升高并没有很高的临床特异性，亦可见于其他肉芽肿疾病，如粟粒性肺结核、肺外肉芽肿。而 ACE 升高的可能性在于血管形成不良，如大的纵隔淋巴瘤。在疾病初期低 ACE 活性说明预后较好，如果增高 2 ~ 3 倍，提示预后不良。随着疾病的进展而 ACE 活性升高。在糖皮质激素治疗初期，ACE 的水平一般并不作为疗效判断标准，如酶活性远远高于参考值上限，这种征兆提示必须治疗并预示有良好的反应，起始的 ACE 水平愈高，需使用糖皮质激素治疗的持续时间愈长，直至使 ACE 水平达到正常及改善临床症状。肺肉样瘤病 ACE 的下降先于放射学方面的改善。ACE 不下降表明剂量不足，或患者缺乏配合或检测 ACE 时发生分析前或分析中的误差。当治疗结束和 ACE 水平正常以后，ACE 活性再次增高，提示是复发的最早预兆，它先于临床症状的出现。

（7）ACE 活性下降，与血管内皮功能障碍有关，如中毒性肺损害或甲状腺功能减退症。对于血清 ACE 活性下降的临床意义还缺乏足够的调查，有待进一步研究。

### 3.8.6.3　血浆血管紧张素Ⅱ（angiotensin Ⅱ，Ang Ⅱ）测定

［检测方法］

放射免疫法；ELISA 法。

［参考区间］

放射免疫法（普通饮食）：卧位，28.2 ~ 52.2ng/L；立位，55.3 ~ 115.3ng/L。

建议各实验室建立自己的参考区间。

［临床意义］

增高见于运动、低钠摄入、直立位、血容量减少、肾血流量减少、失钠、低血钾及使用利尿剂、转化酶抑制剂、口服避孕药等。

降低见于高钠饮食、卧位、高龄、血容量增加，羟化酶缺乏及使用 β 受体阻断剂、甘草等。

病理性增高见于原发性高血压（80%），继发性醛固酮增多症、Bartter 综合征（肾小球旁细胞增生症）、血容量减少、肾血管瘤、单侧肾动脉狭窄、慢性肾功能不全、肾小球旁细胞肿瘤，产生肾素的异位肿瘤如肺癌等，Desmit 综合征、口服避孕药（部分人升高）及其他疾病如肝硬化、肾炎、充血性心力衰竭；甲状腺功能亢进、特发性水肿、嗜铬细胞瘤。降低见于原发性高血压（20%）、继发性高血压（20%）。

[备注]

必需停用利舍平 3 周，不可停药者改服胍乙啶（Guanethidine）。停用血管扩张药、利尿剂、β 受体阻断剂、甾体激素、甘草 2 周。静脉采血 5ml 加入 0.3M EDTA－$Na_2$ 0.05ml，0.3M 8－羟基喹 0.05ml，0.32M 二巯基丙醇 0.025ml，低温离心分离血浆，－20℃保存送检。或赴实验室采血。并注明普食或低盐饮食（检前 3 天）。

### 3.8.6.4 血浆醛固酮（aldosterone，Ald）测定

[检测方法]

放射免疫法；ELISA 法。

[参考区间]

放射免疫法（普通饮食）：卧位，59.5～173.9ng/L；立位，65.2～295.7ng/L。建议各实验室建立自己的参考区间。

[临床意义]

醛固酮分泌增加主要见于：①原发性醛固酮增多症，以醛固酮腺瘤、罕见的肾上腺皮质恶性肿瘤、双侧肾上腺增生（先天性醛固酮增多症）等较为显著。②伴有高血压的继发性醛固酮增多症，如恶性高血压、肾素瘤、肾血管性高血压、水肿如合并心力衰竭、肝硬化、肾病综合征等。③不伴高血压的继发性醛固酮增多症，如肾脏疾病中钠丢失、肾小管性酸中毒、巴特综合征、血容量或钠排出引起的生理性醛固酮过多，如使用利尿剂和轻泻药、出汗、呕吐或腹泻等。④假性醛固酮增多症，见于明显的肾上腺皮质激素过多症状、库欣综合征等。

醛固酮分泌减少见于原发性则由 18－羟化酶缺乏引起的血内肾素过多引起的醛固酮减少症；继发性则为血内肾素减少引起的醛固酮过少症。

# 3.9 内分泌功能的相关检验

## 3.9.1 垂体激素测定

### 3.9.1.1 黄体生成素（luteinizing hormone，LH）测定

[检测方法]

时间分辨免疫荧光分析法（time – resolved fluoroimmunoassay，TrFIA）；化学发光免疫分析法（chemiluminescent immunoassay，CLIA）；电化学发光免疫分析法（electro – chemiluminscence immunoassay，ECLIA）；放射免疫法（radioimmunoassay，RIA）。

[参考区间]

见表 3 – 12。

表 3 – 12　LH 4 种测定方法的参考区间　　　单位：（U/L）

| 方法 | 女性 | | | | 男性 |
| --- | --- | --- | --- | --- | --- |
| | 卵泡期 | 排卵期 | 黄体期 | 绝经期 | 成人 |
| TrFIA | 1.6 ~9.3 | 13.8 ~71.8 | 0.5 ~12.8 | 15 ~640 | 1.8 ~8.4 |
| CLIA | 2 ~30 | 40 ~200 | 0 ~20 | 40 ~200 | 5 ~20 |
| ECLIA | 2.4 ~30 | 14.0 ~95.6 | 1.0 ~11.4 | 7.7 ~58.5 | 1.7 ~8.6 |
| RIA | 2 ~30 | 40 ~200 | 0 ~20 | 40 ~210 | 5 ~28 |

[临床意义]

LH 与 FSH 的联合测定是判断下丘脑 – 垂体 – 性腺轴功能的常规检查方法，有关临床意义参见卵泡刺激素测定的相关部分。

### 3.9.1.2 卵泡刺激素（follicle stimulating hormone，FSH）测定

[检测方法]

TrFIA 法；CLIA 法；ECLIA 法；RIA 法。

[参考区间]

见表 3 – 13。

[临床意义]

FSH 一般 LH 联合测定，两者的测定是判断下丘脑 – 垂体 – 性腺轴功能的常规检查方法。血清中两者增高的疾病有：垂体促性腺激素细胞腺瘤、卵巢功能早衰、性腺发育不全、细精管发育障碍、真性卵巢发育不全、完全性

（真性）性早熟症儿童等。血清中两者水平降低的疾病一般因下丘脑－垂体病变而引起，包括垂体性闭经、下丘脑性闭经、不完全性（假性）性早熟症儿童（性腺或肾上腺皮质病变所致）等。

表 3 - 13　FSH 四种测定方法的参考区间　　　单位：（U/L）

| 方法 | 女性 | | | | | 男性 | |
|------|------|------|------|------|------|------|------|
| | 青春期前 | 卵泡期 | 排卵期 | 黄体期 | 绝经期 | 成人 | 青春期前 |
| TrFIA | < 2.5 | 2.4 ~ 9.3 | 3.9 ~ 13.3 | 0.6 ~ 8.0 | 31 ~ 134 | 1 ~ 10.5 | < 2.0 |
| CLIA | < 2.5 | 5 ~ 20 | 12 ~ 30 | 6 ~ 15 | 20 ~ 320 | 5 ~ 20 | < 2.0 |
| ECLIA | < 2.5 | 3.5 ~ 12.5 | 4.7 ~ 21.5 | 1.7 ~ 7.7 | 25.8 ~ 134.8 | 1.5 ~ 12.4 | < 2.0 |
| RIA | < 2.5 | 5 ~ 21 | 12 ~ 30 | 6 ~ 15 | 23 ~ 333 | 3 ~ 30 | < 2.0 |

通过静脉或肌肉注射促黄体释放激素（LHRH）50 ~ 100μg 后，观察 LH、FSH 的浓度变化，可以动态地测定垂体分泌 LH 的储备功能。正常人注射后浓度可提高 3 倍以上。反应减弱或无反应的疾病有：垂体病变、未经甲状腺激素治疗的原发性甲状腺功能减退伴继发性闭经等。反应正常或延迟的疾病有下丘脑功能紊乱等。反应增高的疾病有原发性性功能低下及性早熟症等。

月经中期，LH 快速升高刺激排卵，此时快速增加的 LH 峰称为"LH峰"。绝大多数妇女排卵发生在此后的 14 ~ 18h 后，这段时间妇女最易受孕。因此可通过检测"LH峰"，明确排卵功能是否正常以提高受孕率。

### 3.9.1.3　泌乳素（prolactin，PRL）测定

[检测方法]

TrFIA 法；CLIA 法；ECLIA 法；RIA 法。

[参考区间]

TrFIA 法：女性，2.5 ~ 14.6μg/L；男性 2.3 ~ 11.5μg/L。

CLIA 法：正常情况下，PRL 浓度 < 400mIU/L。各实验室应建立自己的参考区间。

ECLIA 法：女性，72.0 ~ 511.0mIU/L；男性，86.0 ~ 390.0mIU/L。各实验室应建立自己的参考区间。

RIA 法：女性为 6 ~ 25μg/L；青春期为 3 ~ 19μg/L；绝经期为 7 ~ 22μg/L。

[临床意义]

下丘脑病变如颅咽管瘤，异位松果体瘤与转移性肿瘤等使下丘脑泌乳素抑制激素生成下降，会使 PRL 的分泌增多。垂体泌乳素瘤由于泌乳素细胞自主性分泌 PRL 增多，使血中 PRL 浓度升高。垂体生长激素瘤如库欣综合征、空蝶鞍等使 PRL 的释放增多。原发性甲状腺功能减退、肾上腺功能减退等疾病对于下丘脑的反馈作用减弱亦使 PRL 的分泌增加。肝、肾疾病使 PRL 的代谢清除减少也会使血中 PRL 的浓度升高。此外药物也对测定结果产生一定的影响，如口服避孕药、西咪替丁等，多囊卵巢综合征、原发性性功能减退、男性乳房发育也有 PRL 的增高。PRL 升高的女性常伴有闭经泌乳、性功能下降、月经不调等症状。患 PRL 瘤的男性中，91% 性功能低下。因此对于无生育能力的妇女、闭经泌乳的妇女和男性性功能低下的患者都应测 PRL。近来发现，糖尿病患者其空腹 PRL 可高达正常值的 2~3 倍，这可能是高血糖抑制中枢神经多巴胺递质的活性所致。

垂体前叶功能减退如席汉综合征、垂体嫌色细胞瘤等 PRL 的分泌减少，并常伴有其他垂体激素减少。部分药物如溴隐亭、降钙素、左旋多巴、去甲肾上腺素等可间接或直接抑制 PRL 的分泌与释放，使血中 PRL 浓度下降。

### 3.9.2 人绒毛膜促性腺激素（human chorionic gonadotrophin，HCG）测定

[检测方法]

TrFIA 法；CLIA 法；ECLIA 法；RIA 法。

[参考区间]

（1）TrFIA 法：年龄 <50 岁女性为 0~3.27U/L；年龄 ≥50 岁女性为 0~5.36U/L。

（2）CLIA 法：正常情况下血清 HCG 浓度为 <50U/L。

孕 0.2~1 周为 5~50U/L；1~2 孕周为 50~500U/L；2~3 孕周为 100~5 000U/L；3~4 孕周为 500~10 000U/L；4~5 孕周为 1 000~500 000U/L；5~6 孕周为 10 000~100 000U/L；6~8 孕周为 15 000~200 000U/L；8~12 孕周为 10 000~100 000U/L。

各实验室应建立自己的参考区间。

（3）ECLIA 法：正常情况下血清 HCG 浓度为 <6U/L。

4 孕周为 0.04~4.48U/L；5 孕周为 0.27~28.7U/L；6 孕周为 3.70~

84.9U/L；7 孕周为 9.7 ~ 120.0U/L；8 孕周为 31.1 ~ 184.0U/L；9 孕周为 61.2 ~ 152.0U/L；10 孕周为 22.0 ~ 143.0U/L；14 孕周为 14.3 ~ 75.8U/L；15 孕周为 12.3 ~ 60.3U/L；16 孕周为 8.8 ~ 54.5U/L；17 孕周为 8.1 ~ 51.3U/L；18 孕周为 3.9 ~ 49.4U/L；19 孕周为 3.6 ~ 56.5U/L。

各实验室应建立自己的参考区间。

（4）RIA 法：< 10μg/L（1U/L = 100μg/L）。

**[临床意义]**

HCG 在月经延期 3 天左右即可测出，孕期 9 ~ 12 周血中浓度达高峰，可高达 150 000U/L（CLIA 法）以上；此后逐渐下降，18 周时降至最低水平约为 12 000 ~ 28 000U/L（CLIA 法），直至分娩后 4 天达正常水平。因此可用以诊断早孕及宫外孕，进行先兆流产的动态观察及判断预后，还可作为孕期的监护观察指标。此外，也可用于绒癌、恶性葡萄胎等作为辅助诊断及治疗后随访的观察指标。因为血中 HCG 变化较快，能及时反映出绒毛的分泌活动。男性非精原细胞的睾丸肿瘤患者血中 HCG 值也很高。

### 3.9.3 甲状腺功能测定

#### 3.9.3.1 三碘甲状腺原氨酸（$3,5,3'$ – triiodothyronine，$T_3$）测定

**[检测方法]**

TrFIA 法；CLIA 法；ECLIA 法；RIA 法。

**[参考区间]**

TrFIA 法：1.3 ~ 2.5nmol/L。

CLIA 法：1.34 ~ 2.73nmol/L。各实验室应建立自己的参考区间。

ECLIA 法：1.3 ~ 3.10nmol/L。各实验室应建立自己的参考区间。

RIA 法：1.67 ~ 2.3nmol/L。

**[临床意义]**

甲状腺功能亢进，包括弥漫性毒性甲状腺肿、毒性结节性甲状腺肿时，血清中 $T_3$ 显著升高，且早于 $T_4$；而 $T_3$ 型甲亢，如功能亢进性甲状腺腺瘤、缺碘所致的地方性甲状腺肿与 $T_3$ 毒血征等血清中 $T_3$ 值也较 $T_4$ 升高明显；亚急性甲状腺炎、使用甲状腺制剂治疗过量，甲状腺结合球蛋白结合力增高征等血清中 $T_3$ 值也明显升高。

轻型甲状腺功能低下时，血清中 $T_3$ 值下降不如 $T_4$ 明显；黏液性水肿、呆小症、慢性甲状腺炎、甲状腺结合球蛋白结合力下降、非甲状腺疾病的 $T_3$ 综合征等患者血清中 $T_3$ 值均明显降低。

在妊娠时，血清中 $T_3$ 值升高；当应用皮质激素、含碘药物等时血清中 $T_3$ 值下降。

### 3.9.3.2 甲状腺激素（thyroxine，$T_4$）测定

[检测方法]

TrFIA 法；CLIA 法；ECLIA 法；RIA 法。

[参考区间]

TrFIA 法：69.0 ~ 141.0nmol/L。

CLIA 法：78.4 ~ 157.4nmol/L。各实验室应建立自己的参考区间。

ECLIA 法：66.0 ~ 181.0nmol/L。各实验室应建立自己的参考区间。

RIA 法：65 ~ 156nmol/L。

[临床意义]

甲状腺功能亢进、$T_3$ 毒血症、大量服用甲状腺素、慢性甲状腺炎急性恶化期、甲状腺结合球蛋白结合力增高征等患者血清 $T_4$ 值显著升高。

原发或继发性甲状腺功能减退，如黏液性水肿、呆小症以及服用抗甲状腺药物、甲状腺结合球蛋白结合力降低、肾病综合征、重型肝病患者及服用某些药物（如苯妥英钠，柳酸制剂等）时血清中 $T_4$ 值显著降低。

### 3.9.3.3 游离三碘甲状腺原氨酸（free – triiodothyronine，$FT_3$）测定

[检测方法]

TrFIA 法；CLIA 法；ECLIA 法；RIA 法。

[参考区间]

TrFIA 法：4.7 ~ 7.8pmol/L。

CLIA 法：3.67 ~ 10.43pmol/L。各实验室应建立自己的参考区间。

ECLIA 法：2.8 ~ 7.1pmol/L。各实验室应建立自己的参考区间。

RIA 法：3.19 ~ 9.15pmol/L。

[临床意义]

甲状腺功能亢进包括甲状腺危象时，$FT_3$ 明显升高；缺碘也会引起 $FT_3$ 浓度的代偿性升高。此外 $T_3$ 甲亢、弥漫性毒性甲状腺肿（Graves 病）、初期慢性淋巴细胞性甲状腺炎（桥本甲状腺炎）等 $FT_3$ 也明显升高。而甲状腺功能减退、低 $T_3$ 综合征、黏液性水肿、晚期桥本甲状腺炎等 $FT_3$ 则明显降低。应用糖皮质激素、苯妥英钠、多巴胺等药物治疗时可出现 $FT_3$ 降低。

### 3.9.3.4 游离甲状腺素（free – thyroxine，$FT_4$）测定

[检测方法]

TrFIA 法；CLIA 法；ECLIA 法；RIA 法。

[参考区间]

TrFIA 法：8. 7 ~ 17. 3pmol/L。

CLIA 法：11. 2 ~ 20. 1pmol/L。各实验室应建立自己的参考区间。

ECLIA 法：12. 0 ~ 22. 0pmol/L。各实验室应建立自己的参考区间。

RIA 法：9. 11 ~ 25. 4pmol/L。

[临床意义]

甲状腺功能亢进包括甲状腺危象、多结节性甲状腺肿、弥漫性毒性甲状腺肿、初期桥本甲状腺炎等 $FT_4$ 均有明显升高；部分无痛性甲状腺炎、重症感染发热、重危患者、应用某些药物如肝素、胺碘酮等，亦会引起 $FT_4$ 的升高。

甲状腺功能减退、黏液性水肿、晚期桥本甲状腺炎、应用抗甲状腺药物等 $FT_4$ 的降低较 $FT_3$ 更为明显；服用苯妥英钠、糖皮质激素以及部分肾病综合征患者，其 $FT_4$ 亦有下降。

### 3.9.3.5 促甲状腺激素（thyroid stimulating hormone，TSH）测定

[检测方法]

TrFIA 法；CLIA 法；ECLIA 法；RIA 法。

[参考区间]

TrFIA 法：0. 63 ~ 4. 19mU/L。

CLIA 法：0. 2 ~ 7. 0mIU/L。各实验室应建立自己的参考区间。

ECLIA 法：0. 27 ~ 4. 20mIU/L。各实验室应建立自己的参考区间。

RIA 法：成人为 1. 5 ~ 20mU/L，大多 < 10mU/L；出生时为 13 ~ 140mU/L，2 天后下降。

[临床意义]

对原发性甲状腺功能减退患者，TSH 的测定是其最灵敏的指标，因甲状腺激素分泌减少，对垂体的反馈抑制减弱，TSH 分泌增多；轻度慢性淋巴细胞性甲状腺炎、甲状腺功能亢进接受 [131]I 治疗后和某些严重缺碘或地方性甲状腺肿流行地区的居民中，亦可伴有 TSH 的升高。异位或异源促甲状腺激素综合征与极个别垂体肿瘤患者也会分泌 TSH 过多，引起甲状腺功能亢进。

继发性甲状腺功能减退患者、甲状腺功能亢进患者 TSH 值正常或减低。在原发性甲状腺功能减退患者用甲状腺制剂替代治疗期间，可测定 TSH 作为调节药量的参考。

### 3.9.4 性激素测定

性激素测定主要包括睾酮、雌二醇、雌三醇、孕酮、黄体生成素、卵泡

刺激素测定。其中黄体生成素参见 3.9.1.1、卵泡刺激素测定参见 3.9.1.2。

### 3.9.4.1 睾酮（testosterone，T）测定

[检测方法]

TrFIA 法；CLIA 法；ECLIA 法；RIA 法。

[参考区间]

TrFIA 法：男性为 8.7～33nmol/L；女性为 0～3.0nmol/L。

CLIA 法：男性为 9.4～37.0nmol/L；女性为 0.18～1.78nmol/L。各实验室应建立自己的参考区间。

ECLIA 法：男性为 9.9～27.8nmol/L；女性为 0.22～2.9nmol/L；儿童为 0.42～38.5nmol/L。各实验室应建立自己的参考区间。

RIA 法：男性青春期为 0～1.56nmol/L；成年人为 0.2～45.80nmol/L；女性青春期为 0～1.04nmol/L；成年人为 0.14～1nmol/L。

[临床意义]

病理情况下，T 分泌过多见于睾丸良性间质细胞瘤，此时 T 可比正常高 100 倍；先天性肾上腺皮质增生、女性皮质醇增多症、女性男性化肿瘤，女性特发性多毛、多囊卵巢综合征、睾丸女性化综合征、中晚期孕妇等血中 T 均增加，肥胖者也可稍增加。

T 分泌不足见于垂体病变时，因促性腺激素减少使间质细胞发育不良所致。手术、感染、病理损伤等因素造成睾丸功能低下，T 分泌也减少。此外，男性性功能低下、原发性睾丸发育不全性幼稚、阳痿、甲状腺功能减退、高泌乳素血症、部分男性乳腺发育、肝硬化、慢性肾功能不全等患者血中 T 均减低。

### 3.9.4.2 雌二醇（estradiol，$E_2$）测定

[检测方法]

TrFIA 法；CLIA 法；ECLIA 法；RIA 法。

[参考区间]

(1) TrFIA 法：女性，卵泡期为 0.08～2.1nmol/L；排卵期为 0.7～2.1nmol/L；黄体期为 0.08～0.85nmol/L；绝经期为 0～0.09nmol/L。男性，0～0.13nmol/L。

(2) CLIA 法：女性，卵泡期为 0.18～0.27nmol/L；排卵期为 0.34～1.55nmol/L；黄体期为 0.15～1.08nmol/L；绝经期为 0.01～0.14nmol/L。成年男性为 0.19～0.24nmol/L。各实验室应建立自己的参考区间。

(3) ECLIA 法：女性，卵泡期为 0.09～0.72nmol/L；排卵期为 0.24～

1.51nmol/L；黄体期为0.15～0.96nmol/L；绝经期为0.04～0.15nmol/L。成年男性0.05～0.15nmol/L。各实验室应建立自己的参考区间。

（4）RIA法：女性，青春期为0～33.63pmol/L；卵泡期为91.75～222.2pmol/L；排卵期为917.5～1137.7pmol/L；黄体期为165.15～550.5pmol/L；绝经期为0～113.77pmol/L；妊娠期为11 010pmol/L。男性，青春期为0～40.37pmol/L；成年人为0～256.9pmol/L。

**[临床意义]**

血清$E_2$测定是检查丘脑下部－垂体－生殖腺轴功能的指标之一，主要用于青春期前内分泌疾病的鉴别诊断和闭经或月经异常时对卵巢功能的评价，也是男性睾丸或肝脏肿瘤的诊断指标。

肾上腺皮质增生或肿瘤时，血中$E_2$水平异常增高。卵巢肿瘤、原发性或继发性性早熟、无排卵功能性子宫出血、男性女性化、多胎妊娠、肝硬化、系统性红斑狼疮和冠心病等患者血清$E_2$水平也明显升高。肥胖男子血中$E_2$水平较高，男性吸烟者$E_2$水平也明显高于非吸烟者。

下丘脑病变、垂体前叶功能减退、原发性或继发性卵巢功能不足（如垂体卵巢性不孕或闭经、卵巢囊肿等）、绝经期、皮质醇增多症等患者血中$E_2$水平降低；葡萄胎、无脑儿、妊娠期吸烟妇女等血中$E_2$水平也显著降低；重症妊娠期高血压疾病患者血中$E_2$水平往往较低。若血中$E_2$水平特别低，则提示有胎儿宫内死亡的可能。

### 3.9.4.3　雌三醇（estriol，$E_3$）测定

**[检测方法]**

TrFIA法；CLIA法；RIA法。

**[参考区间]**

（1）TrFIA法：孕15～20周为2.5～7.6nmol/L；孕21～25周为3.4～37.8nmol/L；孕26～30周为17.2～51.5nmol/L；孕31～35周为19.7～78.2nmol/L；孕36～40周为20.1～85.2nmol/L。

（2）CLIA法：孕26～28周为4.1～7.3μg/L；孕28～32周为7.4～8.5μg/L；孕32～36周为9.3～13.7μg/L；孕36～38周为16.7～23.7μg/L；孕38～40周为17.7～25.4μg/L；孕>40周为19.3～30.0μg/L。各实验室应建立自己的参考区间。

（3）RIA法：非妊娠期，男女均为<5nmol/L。孕28～31周为83.28～121.45nmol/L；孕32～36周为124.92～190.85nmol/L；孕37～40周为225.55～433.75nmol/L。

[临床意义]

孕妇产前应连续测定 $E_3$ 以观察胎儿－胎盘功能的动态变化，而不限定于一个数值作为临界线。因胎儿先天性肾上腺发育不全或胎儿畸形（如无脑儿）而影响肾上腺功能者，$E_3$ 值仅为正常量的 1/10；胎儿宫内生长迟缓或孕妇吸烟过多、营养不良而影响胎儿发育，$E_3$ 值下降；胎盘功能不良、死胎、妊娠期高血压疾病、糖尿病等患者 $E_3$ 值也显著下降；高龄妊娠者，如 $E_3$ 值逐步下降，提示妊娠过期；明显降低则为胎儿窘迫的表现。

### 3.9.4.4 孕酮（progesterone，P）测定

[检测方法]

TrFIA 法；CLIA 法；ECLIA 法；RIA 法。

[参考区间]

（1）TrFIA 法：行经期妇女，卵泡期为 1.3 ~ 3.4nmol/L；排卵期为 1.7 ~ 2.4nmol/L；黄体期为 11.6 ~ 68.9nmol/L；绝经期妇女 0 ~ 3.0nmol/L。成年男性为 0.7 ~ 3.0nmol/L。

（2）CLIA 法：女性，卵泡期为 0.2 ~ 1.2μg/L；排卵期为 0.6 ~ 2.6μg/L；黄体期为 5.8 ~ 22.1μg/L；绝经期为 0.2 ~ 0.9μg/L。男性，成人为 0.4 ~ 1.1μg/L。各实验室应建立自己的参考区间。

（3）ECLIA 法：女性，卵泡期为 0.6 ~ 4.7nmol/L；排卵期为 2.4 ~ 9.4nmol/L；黄体期为 5.3 ~ 86.0nmol/L；绝经期为 0.3 ~ 2.5nmol/L。男性，成人为 0.7 ~ 4.3nmol/L。各实验室应建立自己的参考区间。

（4）RIA 法：女性，青春期前为 0 ~ 2.26nmol/L；卵泡期为 0.35 ~ 5.25nmol/L；排卵期为 3.02 ~ 10.02nmol/L；黄体期为 7.54 ~ 98.29nmol/L；绝经期为 0.32 ~ 5.12nmol/L；孕期为 477 ~ 636nmol/L；口服避孕药为 0.1 ~ 0.3ng/ml。男性，0.15 ~ 0.6ng/ml。

[临床意义]

P 增高见于葡萄胎、轻度妊娠期高血压疾病、糖尿病孕妇、肾上腺癌、库欣综合征、多发性排卵、多胎妊娠、原发性高血压、先天性 17α－羟化酶缺乏症、先天性肾上腺皮质增生、卵巢颗粒层膜细胞瘤、卵巢脂肪样瘤等患者。

血中 P 降低见于排卵障碍、卵巢功能减退症、无排卵性月经、闭经、全垂体功能减退症、艾迪生（Addison）病、先兆流产、黄体功能不全、胎儿发育迟缓、死胎、严重的妊娠期高血压疾病等患者。

### 3.9.4.5　黄体生成素测定

参见3.9.1.1。

### 3.9.4.6　卵泡刺激素测定

参见3.9.1.2。

## 3.9.5　胰激素测定

参见3.2.8。

## 3.9.6　肾上腺激素测定

### 3.9.6.1　皮质醇（cortisol，F）测定

[检测方法]

CLIA法；ECLIA法；RIA法。

[参考区间]

CLIA法：8∶00为0.17~0.44μmol/L；16∶00为0.06~0.25μmol/L。各实验室应建立自己的参考区间。

ECLIA法：7∶00~10∶00为71.0~536.0nmol/L；16∶00~20∶00为64.0~340.0nmol/L。各实验室应建立自己的参考区间。

RIA法：血浆8∶00为126.96~596.16nmol/L；16∶00约为上午的50%，24∶00最低。

[临床意义]

F的升高或节律异常常见于皮质醇增多症、高皮质醇结合球蛋白血症、肾上腺癌、垂体促肾上腺皮质激素腺瘤、异位促肾上腺皮质激素综合征、休克或严重创伤所致的应激反应（如心肌梗死、休克或手术等）等。其他如肥胖、肝硬化、妊娠、异位肿瘤（如燕麦型肺癌、胰腺癌、甲状腺癌、甲状旁腺癌、卵巢癌、睾丸癌、大肠癌、胆囊癌和纵隔肿瘤等）等亦可有血中F水平的升高。

F的降低常见于肾上腺皮质功能减退症、Graves病[格雷夫斯病，同Basedow（巴塞道）综合征，为原发性甲状腺功能亢进症]、家族性皮质醇结合球蛋白缺陷症。服用苯妥英钠、水杨酸钠等可使F的水平降低；严重的肝病、肾病和低蛋白血症也可有F水平的降低。

鉴别诊断男性儿童性早熟、女性男性化及肥胖症。

### 3.9.6.2　促肾上腺皮质激素（adrenocorticotrophic hormone，ACTH）测定

[检测方法]

放射免疫法。

[参考区间]

新生儿:脐血 129 ~ 157ng/L(28.6 ~ 34.8pmol/L);

1 ~ 7 天:104 ~ 136ng/L(23.1 ~ 30.2pmol/L);

成人:0:00 ~ 8:00 为 25 ~ 100ng/L(5.5 ~ 22.2pmol/L);18:00 < 50ng/L(< 11.1pmol/L)。

[临床意义]

促肾上腺皮质激素主要促进肾上腺皮质合成分泌皮质醇,也促其分泌雄激素和雌激素。ACTH 测定主要用于:①鉴别诊断皮质醇增多症。②鉴别诊断肾上腺皮质功能减退症。③疑有异位 ACTH 分泌,如肿瘤患者伴低钾和代谢性碱中毒。

ACTH 增高见于:①原发性肾上腺皮质功能减退症。由于双侧肾上腺皮质萎缩、结核、肿瘤、手术切除或自身免疫有关因素等所致肾上腺皮质分泌皮质激素不足,对下丘脑 - 垂体的反馈抑制作用减弱,以致垂体分泌 ACTH 增加。②功能不全即艾迪生病、先天性肾上腺皮质增生。③垂体性皮质醇增多症(库欣综合征)。④异源性 ACTH 综合征。如肺癌、胸腺癌、胰腺癌、严重刺激如手术、创伤、电休克、低血糖等引起的异位 ACTH 分泌增高。⑤肾上腺切除。⑥遗传性肾上腺皮肤质对 ACTH 不反应综合征。

ACTH 降低见于:①肾上腺瘤及皮质的恶性肿瘤。②继发性肾上腺皮质功能减退症。如产生大出血引起的垂体坏死或萎缩的希恩综合征、垂体瘤或垂体旁肿瘤压迫、手术、放射损伤、脑外伤、感染、垂体梗死等引起的垂体前叶功能减退症、下丘脑肿瘤等均可使垂体分泌 ACTH 减少。③医源性 ACTH 减少。临床治疗使用大剂量的糖皮质激素,负反馈作用于下丘脑和垂体,使 ACTH 分泌减少。

### 3.9.6.3 尿游离皮质醇(urinary free cortisol,UFC)测定

[检测方法]

放射免疫法。

[参考区间]

成人:129.7 ~ 303.6nmol/24h 尿。

[临床意义]

参见 3.9.6.1。

由于 24h 尿 UFC 测定不受昼夜节律变化的影响,故能更好地反映肾上腺的分泌功能。

### 3.9.6.4 尿17-羟皮质类固醇（17-hydroxycorticosteroid，17-OHCS）测定

[检测方法]

Porter-silber反应比色法；微柱色谱法。

[参考区间]

比色法：成年男性，（27.88±6.6）μmol/24h [（10.1±2.40）mg/24h]；成年女性，（23.74±4.47）μmol/24h [（8.6±1.62）mg/24h]。

微柱色谱法：成年男性，3~10mg/24h（8.3~27.7μmol/24h）；成年女性，2~8mg/24h（5.22~22.2μmol/24h）。

建议各实验室建立自己的参考区间。

[临床意义]

增高见于肾上腺皮质功能亢进，如库欣综合征、肾上腺皮质瘤及双侧增生、肥胖症和甲状腺功能亢进等。尤以肾上腺皮质肿瘤增生最为显著。

减低见于肾上腺皮质功能不全，如艾迪生病。某些慢性病，如肝病、结核病等。当注射ACTH后，正常人和皮质腺癌、双侧增生患者，尿液中17-OHCS可显著增高；而肾上腺皮质功能减退症和肾上腺癌患者，则变动不明显。

[送检要求]

收集24h尿液，用5ml浓盐酸防腐，记录尿量。

### 3.9.6.5 尿液中17-酮类固醇（17-ketosteroids，17-KS）测定

[检测方法]

Zimmerman比色法；气相色谱法；微柱色谱法。

[参考区间]

比色法：成年男性，28.5~61.8μmol/24h（8.2~17.8mg/24h）；成年女性，20.8~51.2μmol/24h（6.0~15mg/24h）。

微柱色谱法：成年男性，10~25mg/24h（35~87μmol/24h）；成年女性，6~14mg/24h（21~49μmol/24h）。

建议各实验室建立自己的参考区间。

[临床意义]

17-KS是有肾上腺、睾丸分泌的前体的一种代谢物。尿液中17-KS的排泌，指示肾上腺和性腺皮质类固醇合成的速率。成年男性2/3的皮质类固醇全部来自肾上腺。主要的酮类固醇包括雄酮、脱氧表雄酮和还原性睾酮。酮类固醇的大部分是雄激素，它们刺激男性的第二性征。因此17-KS主要用

于测定雄激素的产生，尤其来自肾上腺的部分。该试验主要价值在于筛查肾上腺和卵巢功能的平衡失调。

尿液 17 - KS 减低：见于男性原发性性腺功能减退（克莱恩费尔特综合征——细精管发育不全、睾丸摘除）、继发性性腺功能减退（全垂体功能减退）以及妇女垂体性肾上腺功能减退。某些慢性病如结核、肝病和糖尿病等。给予糖皮质激素、雌激素、口服避孕药、吗啡、苯妥英钠、丙磺舒、吡嗪酰胺和地塞米松后发现尿液 17 - KS 水平也下降。

尿液 17 - KS 增高：见于睾丸肿瘤患者（间质细胞瘤）、肾上腺增生、肾上腺癌、Cushing 综合征以及多毛症的某些妇女。给予 ACTH 促性腺激素及甲吡丙酮也可出现酮类固醇升高。

[送检要求]

留取 24h 尿液，用 5ml 浓盐酸防腐，记录尿量。

### 3.9.6.6　尿、血液中儿茶酚胺（catecholamines，CAs）测定

[检测方法]

放射免疫法。

[参考区间]

尿液：肾上腺素，<20μg/24h（110nmol/24h）；去甲肾上腺素，<90μg/24h（535nmol/24h）；多巴胺，<600μg/24h（3900nmol/24h）；

血浆：肾上腺素，<100ng/L；去甲肾上腺素，<600ng/L；多巴胺，<100ng/L。

[临床意义]

由肾上腺髓质分泌的激素称为肾上腺髓质激素，主要包括肾上腺素去甲肾上腺素及微量的多巴胺。它们在化学结构中均含有儿茶酚，又称儿茶酚胺类激素。

嗜铬细胞瘤是发生于肾上腺髓质或肾上腺外神经节嗜铬细胞的肿瘤。嗜铬细胞瘤患者尿儿茶酚胺明显增高，高血压型嗜铬细胞瘤在发作期明显升高，在非发作期可正常或轻度升高。进行性肌营养不良症、重症肌无力和大面积烧伤患者或健康人剧烈运动之后亦可增高。

### 3.9.6.7　尿香草扁桃酸（vanillyl mandelic acid，VMA）测定

[检测方法]

分光光度法；重氮化对硝基苯胺显色法；微柱色谱法。

[参考区间]

分光光度法见表 3 - 14。

表 3 – 14　分光光度法参考区间表

| 年龄 | mg/24h | μmol/24h |
| --- | --- | --- |
| 0 ~ 10 天 | < 1.0 | < 5 |
| 10 天至 24 月 | < 2.0 | < 10 |
| 24 个月至 18 岁 | < 5.0 | < 25 |
| 成人 | 2 ~ 7 | 10 ~ 35 |

（或，1.5 ~ 7.0μg/mg 肌酐）

重氮化对硝基苯胺显色法：健康成人为 17.7 ~ 65.6μmol/24h（3.5 ~ 13mg/24h）。

微柱色谱法：健康成人为 < 13.6mg/24h（68.6μmol/24h）。

[临床意义]

VMA 是儿茶酚胺的主要代谢产物；体内肾上腺素和去甲肾上腺素代谢产物的 60% 是 VMA。

尿中 VMA 排泄增多主要见于嗜铬细胞瘤患者，但在非发作期间亦可正常或仅略高于正常。神经母细胞瘤和交感神经节细胞瘤患者，尿液 VMA 排泄亦增高。非常严重的疾病如呼吸功能不全，休克或恶性肿瘤也引起 VMA 排泄增加。应当注意：一些药物如 L – 多巴胺会使 VMA 的排泄增加。

尿中 VMA 排泄降低见于家族性自主神经功能障碍。这种障碍被认为是儿茶酚胺代谢异常所致。

**3.9.6.8　尿总 3 – 甲氧肾上腺素（total metanephrine，TMN）测定**

总 3 – 甲氧肾上腺素是体内儿茶酚胺（CAs）中肾上腺素（Ad）、去甲肾上腺素（NA）的重要代谢产物。

A 和 NA 经儿茶酚氧位甲基移换酶（COMT）的催化，其羟基进行氧化甲基化，分别转变成了 3 – 甲氧肾上腺素和 3 – 甲氧去甲肾上腺素，以游离的形式或与硫酸盐、葡萄糖醛酸苷结合的形式自尿中排出。

[参考区间]

成人尿中 TMN 含量为（0.69 ± 0.30）mg/24h 尿，小儿略高。

[临床意义]

诊断嗜铬细胞瘤：嗜铬细胞瘤持续性或间断性释放出肾上腺素和去甲肾上腺素，致使血液和尿液中 TMN 含量显著增加。湖南报道 5 例手术证实的嗜铬细胞瘤，术前 24h 尿 TMN 值分别为 7.80mg、8.55mg、10.11mg、3.00mg、

8.31mg，高于正常值 3～10 倍。

本法操作简单，测定值稳定可靠，如同时测定尿中 CAs、VMA，则可显著提高嗜铬细胞瘤的诊断阳性率。

作为外周交感神经功能状态的指标：大部分交感神经节后纤维，属于去甲肾上腺素能神经元。兴奋时，末梢释放去甲肾上腺素，而高血压、甲状腺功能亢进等患者的交感神经功能亢进，血、尿中去甲肾上腺素和 TMN 含量增高。

湖南报道，利用测定尿 TMN，探索中医肝阳上亢证候的交感神经功能状态，肝阳上亢证候包括眩晕、头痛、颈涨、烦躁、脉弦等，西医诊断为高血压病、嗜铬细胞瘤、肾动脉狭窄、甲状腺功能亢进、肾上腺囊肿，原发性醛固酮增多症等，实验结果显示肝阳上亢组（30 例），尿 TMN 为（3.00±2.41）mg/24h 尿，显著高于正常组（30 例）的尿 TMN 为（0.69±0.30）mg/24h 尿（$P < 0.001$）。

若测定尿 TMN 的同时，测定血或尿的 NA、A 含量，并计算其比值，更能反映外周交感神经功能状态的特征。

### 3.9.7　生长激素功能相关检验

#### 3.9.7.1　生长激素（growth hormone，GH）测定

[检测方法]

放射免疫法；ELISA 法；化学发光法；免疫荧光法。

[参考区间]

放射免疫法：男性，（0.34±0.30）μg/L；女性，（0.83±0.98）μg/L。

时间分辨免疫荧光法：成人基础值 <5.0μg/L。

[临床意义]

生长激素（GH）是由垂体前叶嗜酸性细胞合成，从细胞内贮存颗粒分泌的蛋白质，是一种肽类激素。正常情况下，GH 呈脉冲式分泌，受下丘脑产生的生长激素释放素和生长激素抑制激素（也称生长抑素 SS）的调节，还受性别、年龄和昼夜节律的影响，睡眠状态下分泌明显增加。

GH 升高主要见于：①垂体肿瘤：肢端肥大症、脑垂体性巨人症。②非垂体肿瘤：糖尿病、部分肝病、肾功能不全、胰腺癌等。

GH 降低见于：①垂体性侏儒症及其他原因所致的垂体前叶功能减退症。②非垂体疾病所 GH 降低：肝硬化、垂体附近的脑肿瘤。

**3.9.7.2　胰岛素样生长因子Ⅰ（insulin – like growth factorⅠ，IGF – Ⅰ）测定**

［检测方法］

色谱法；ELISA 法；层析法；放射免疫法。

［参考区间］

ELISA 法：0～5 岁，49～327μg/L；6～8 岁，52～345μg/L；9～11 岁，74～551μg/L；12～15 岁，143～996μg/L；16～20 岁，127～903μg/L；21～40 岁，109～358μg/L；41～45 岁，87～267μg/L；>55 岁，55～225μg/L。

建议各实验室建立自己的参考区间。

［临床意义］

胰岛素样生长因子Ⅰ（IGF－Ⅰ）又称生长调节素，是氨基酸序列与胰岛素相似的多肽，是由垂体分泌的 GH 作用于肝脏等外周组织和器官合成并分泌的。

IGF－Ⅰ在婴儿的生长和成人体内持续进行合成代谢作用上具有重要意义。

**3.9.7.3　胰岛素样生长因子结合蛋白 3（insulin – like growth factor binding protein 3，IGFBP 3）测定**

［检测方法］

ELISA 法。

［参考区间］

0～5 岁，700～5200μg/L；6～7 岁，1300～6100μg/L；8～12 岁，1600～8900μg/L；13～17 岁，3100～9500μg/L；成人，2200～7900μg/L。

［临床意义］

胰岛素样生长因子结合蛋白 3（IGFBP 3）为 IGF－Ⅰ的主要结合蛋白，并也呈 GH 依赖性合成分泌。

测定 IGFBP 3 能有效监测和生长激素相关的机体功能紊乱。IGFBP 3 是初步诊断 GH 所致儿童生长异常的重要参数。严重的生长迟缓既可因 GH 缺乏，也可因 GH 失敏感（GHI）综合征引起。GH 失敏感综合征可分为原发性和继发性紊乱。IGF－Ⅰ和 IGFBP 3 检测可用于青春期儿童 GH 缺乏的筛选。80% 的 GH 缺乏病例和 61% 的神经内分泌异常病例同时检测 IGF－Ⅰ和 IG-FBP 3，其水平下降。GHI 可以是先天性的，又称为 Laron 综合征，也可以是获得性的，例如糖尿病、尿毒症或营养不良。GHI 不存在 GH 缺乏或 GH 升高，但 IGF－Ⅰ和（或）IGFBP 3 仍会降低。

## 3.10 胃肠及胰功能的相关检验

1902 年，Bayliss 和 Starling 在动物十二指肠黏膜发现了胰泌素；1905 年，Edkins 发现了胃泌素；1964 年，Gregory 和 Tracy 明确了胃泌素的化学结构，并将其合成成功。这一切标志着现代胃肠内分泌学的开端。

目前已发现的胃肠激素有 40 余种，其中，已明确化学结构者有 20 余种。胃肠激素可分为 5 个族。①胃泌素族，包括胆囊收缩素（CCK）、胃泌素（GAS）等。②促胰液素族，包括促胰液素、胰高血糖素、肠高血糖素、抑胃肽（GIP）、血管活性肠肽（VIP）等。③胰多肽族，包括胰多肽（PP），YY 肽（PYY）、神经肽 Y（NPY）等。④类鸦片族，包括内啡胺、β-内啡肽等。⑤速激肽-铃蟾肽族，包括 P 物质、K 物质、胃泌素释放肽等。此外，尚有不属于任何族者，如生长抑素（SS）、神经降压素、胰抑素等。

胃肠激素通过 3 种方式作用于靶细胞：①被释放的激素通过血循环运送至靶细胞，作为循环着的激素起作用。②被释放的激素通过细胞外液间隙，弥散至邻近的靶细胞，或传递局部信息，称为旁分泌，以区别于传统的内分泌概念。③作为肽能神经递质而起作用。肽能神经是一个新概念，它既非胆碱能神经，也非肾上腺素能神经。肽能神经存在于消化道、心脏、肺、皮肤、泌尿道等，其末梢释放的递质是肽类物质，有胆囊收缩素（CCK）、血管活性肠肽（VIP）和生长抑素（SST）等，这种体液因素在神经细胞体内合成，沿轴突运送至末梢释放，称为神经分泌，亦可作为旁分泌和内分泌而起作用。

近年来发现的具有双重分布特点的脑肠肽，是生理学上的一个新的突破。有的胃肠激素可在脑和神经组织中被发现，如 GAS、CCK、P 物质等。而存在于脑中的激素（肽），如 TRH（促甲状腺激素释放激素）、SST 等，在胃肠道内也见有分泌，这些肽被称为"脑肠肽"。

1966 年 Pearse 观察到：产生肽类的神经元和有些产生肽类激素的细胞具有共同的细胞化学特性和超微结构特点，其最明显的生化特性是均具有摄取胺的前身（氨基酸），并脱去羧基而变成活性胺的能力，被称为 APUD（amine precursor uptake and decarboxylation）特性。近年来将分泌胺类活性物质的内分泌细胞，统称为 APUD 细胞。还具有下列特点：含有一定的酶；胞浆内含有具有特征性的分泌颗粒；能产生分子量小的肽类物质；均起源于神经嵴或神经外胚层。现已知属于 APUD 系统的细胞有 40 多种，共产生 35 种生物活性肽。APUD 系统概念揭示了那些表面看来并无关系，分布于不同器官的内分泌细胞之间的内在联系，亦为某些内分泌紊乱之间的关系提供了理论依据。

胃肠道激素的生理功能是：①激发和抑制各种消化液和消化酶的释放。②促进或抑制胃肠运动。③各胃肠道激素之间的激发或抑制分泌的调控。

### 3.10.1　胰腺外分泌功能实验室检验

#### 3.10.1.1　血清淀粉酶测定

参见 3.5.11。

#### 3.10.1.2　血清脂肪酶测定

参见 3.5.12。

#### 3.10.1.3　尿胰蛋白酶原-2（trypsinogen-Ⅱ，TSG-Ⅱ）测定

［检测方法］

免疫层析法（定性）；免疫荧光法（定量）。

［参考区间］

定性：阴性（<50μg/L）；

定量：0.3~11μg/L（急性胰腺炎患者多为 15~19000μg/L）。

［临床意义］

胰蛋白酶原分子量为 25kD，由胰腺细胞合成，是胰蛋白酶的前体，主要有胰蛋白酶原-Ⅰ（TSG-Ⅰ）和胰蛋白酶原-Ⅱ（TSG-Ⅱ）两种形式，胰腺中的浓度很高，仅有比例很小的一部分漏到体循环中。由于它们分子量相对较小，易于从肾小球滤出，而 TSG-Ⅱ的重吸收率比 TSG-Ⅰ低，因此尿液中 TSG-Ⅱ的浓度较高。

在急性胰腺炎时，尿中 TSG-Ⅱ的浓度明显升高。有研究报道急性胰腺炎时检测 TSG-Ⅱ的特异性为 95%，敏感性为 94%，其诊断效率优于血淀粉酶、尿淀粉酶和血脂肪酶测定。部分重症胰腺炎患者血清淀粉酶反而低于轻症者，而尿 TSG-Ⅱ则与病情有较好相关性，有利于病情评估。但胰腺广泛坏死者可出现假阴性，可能与患者尿中 TSG-Ⅱ含量过多而出现 Hook 现象有关，应稀释后重新检测；另一种可能是重症坏死性胰腺炎时，胰腺组织的快速大量坏死造成 TSG-Ⅱ合成降低。

#### 3.10.1.4　磷脂酶 $A_2$（phospholipase $A_2$，$PLA_2$）测定

［检测方法］

放射免疫法；比色法；游离脂肪酸测定法；ELISA 法。

［参考区间］

放射免疫法：4.53～10.25μg/L。

比色法：<5.6U/L。

游离脂肪酸测定法：2.0～7.9μg/L。

［临床意义］

磷脂酶 $A_2$（$PLA_2$）是一种能催化磷脂甘油分子上二位酰基的水解酶，亦是花生四烯酸（AA）、前列腺素及血小板活化因子（PAF）等生物活性物质生成的限速酶，所产生的脂质介质在炎症和组织损伤时膜通道的活化、信息传递、血流动力学及病理生理过程中以及在调节细胞内外代谢中起关键性作用。

血清 $PLA_2$ 增高见于重症酒精性胰腺炎、急性胰腺炎、脓毒休克、创伤、慢性肾能肥不全及多脏器功能衰竭等疾病。

### 3.10.2 胃肠功能的实验室检验

#### 3.10.2.1 基础胃酸分泌量（basic acid output，BAO）与最大胃酸分泌量（maximum acid output，MAO）测定

［检测方法］

中和滴定法（pH 值可用酸度计准确测量）。

［参考区间］

BAO：2～5mmol/h；MAO：15～20mmol/h（基础胃酸 pH 值为 0.8～1.8，3.5～7.0 为酸度过低，pH>7.0 为真性胃酸缺乏）。

［临床意义］

基础胃酸分泌量（BAO）结合五肽胃泌素分泌试验的最大胃酸分泌量（MAO）测定，可以真实反映胃酸分泌能力。

胃酸分泌增加可见于：①十二指肠溃疡，BAO>5mmol/h 时，对十二指肠诊断有意义。②卓－艾（Zollinger－Ellison）综合征或称胃泌素瘤，BAO 升高>15mmol/h，MAO>5mmol/h，BAO/MAO>0.6。

胃酸分泌减少可见于胃溃疡、胃癌、胃炎及恶性贫血。

胃液 pH 值测定为酸度过低时，见于胃炎、胃癌、继发性缺铁性贫血等；真性胃酸缺乏时，常见于十二指肠球部溃疡、幽门梗阻、十二指肠反流等。

#### 3.10.2.2 胃蛋白酶原 I（PG I）和胃蛋白酶原 II（PG II）及比值测定

利用血清胃蛋白酶原的测定，进行胃部疾病的诊断已在日本、芬兰、挪

威等国家实行。日本利用 PGⅠ、PGⅡ进行大面积的人群普查，使胃炎的诊断率大大提高，男性的胃癌死亡率自 20 世纪 70 年代以来几乎减少了 50%；芬兰对 50~69 岁中年吸烟者进行 PG 检测显示 PGⅠ低水平者占 9.8%，其中 4.7% 经镜检诊断患有胃癌或癌前病变。

[检测方法]

放射免疫测定法（RIA）；酶免疫测定法（EIA）；时间分辨荧光免疫分析法（TRFIA）；乳胶增强免疫比浊法。

[参考区间]

PGⅠ：67~200μg/L。

PGⅡ：0~15μg/L。

PGR（PGⅠ/PGⅡ）＞7.5。

[临床意义]

胃蛋白酶原（PG）是胃蛋白酶的前体，根据其生化性质和免疫源性将其分成 2 个亚群，1~5 组分的免疫源性相同，称为胃蛋白酶原Ⅰ，主要由胃底腺的主细胞和黏液颈细胞分泌；组分 6 和 7 被称为胃蛋白酶原Ⅱ，胃蛋白酶原Ⅱ除由胃底腺的主细胞和黏液颈细胞分泌外，贲门腺和胃窦的幽门腺的黏液颈细胞以及十二指肠上段也能产生胃蛋白酶原Ⅱ。通常情况下，进入血液循环的 PG 在血液中非常稳定。血清 PGⅠ和 PGⅡ反映胃黏膜腺体和细胞的数量，也间接反映胃黏膜不同部位的分泌功能。当胃黏膜发生病理变化时，血清 PG 含量也随之改变。因此，监测血清中 PG 的浓度可以作为监测胃黏膜状态的手段。血清 PG 水平反映了不同部位胃黏膜的形态和功能：PGⅠ是检测胃泌酸腺细胞功能的指针，胃酸分泌增多 PGⅠ升高，分泌减少或胃黏膜腺体萎缩 PGⅠ降低；PGⅡ与胃底黏膜病变的相关性较大（相对于胃窦黏膜），其值升高与胃底腺管萎缩、胃上皮化生或假幽门腺化生、异型增殖有关；PGⅠ/Ⅱ比值进行性降低与胃黏膜萎缩进展相关。

　　胃部病理状态时，萎缩性胃炎与胃癌有很强的相关性，普遍认为萎缩性胃炎为胃癌癌前病变，在胃癌的发病机制中起着相当重要的作用，在萎缩性胃炎的疾病进程中，胃蛋白酶原Ⅰ/Ⅱ的比值会不断降低，因此，检测胃蛋白酶原Ⅰ/Ⅱ的比值会早期发现高危人群，大大提高此病的检出率，对胃癌的早诊断早治疗有重要意义，PGⅠ/PGⅡ比值进行性降低与胃黏膜萎缩进展相关。因此，联合测定 PGⅠ和 PGⅡ比值可起到胃底腺黏膜"血清学活检"的作用。如萎缩性胃炎、胃黏膜肠上皮化生、胃息肉形成、胃黏膜异型增生、胃溃疡时，均有少量（约有 1%）胃蛋白酶原（PG）通过胃黏膜进入血液循环。可分为 PGⅠ、PGⅡ 2 种亚型，血清胃蛋白酶原可以较为准确地显示胃黏膜的状态和功能。

PG 技术应用于胃癌早期筛查；胃溃疡、萎缩性胃炎、Hp 感染的筛查；幽门螺杆菌治疗效果的评价；消化性溃疡复发、治愈的判断标准；胃癌切除术后复发的判定指标；个人胃黏膜功能的动态检测。

PG 阳性度检测是早期胃癌筛查的重要指标：①PGⅠ < 67μg/L：胃体、胃底黏膜萎缩或受损，可能与浅表性胃炎、萎缩性胃炎等疾病有关；PGⅠ > 200μg/L：可能与饮食、药物的刺激或幽门螺杆菌及胃溃疡、十二指肠有关。②PGⅡ > 15μg/L：幽门螺杆菌及胃溃疡、十二指肠溃疡及胃窦部的疾病有关。③PGR < 7.5 与浅表性胃炎、萎缩性胃炎、幽门螺杆菌、胃溃疡、十二指肠溃疡及胃窦部的疾病有关。

胃癌切除术后患者的 PGⅠ/Ⅱ 水平显著低于术前，胃癌复发 PGⅠ/Ⅱ 显著升高，未复发者无明显变化。胃溃疡初发者 PGⅠ 升高明显，胃溃疡复发者 PGⅡ 升高明显，十二指肠溃疡复发 PGⅠ/Ⅱ 显著升高。PGⅠ/PGⅡ 测定可用于：①胃癌的早期筛查；②胃溃疡、萎缩性胃炎、Hp 感染的筛查；③幽门螺杆菌治疗效果的评价；④消化性溃疡复发、治愈的判定指标；⑤胃癌切除后复发的判定指标；⑥个人胃黏膜功能的动态监测等。

### 3.10.2.3 血浆胃泌素（gastrin，GAS）测定

[检测方法]

放射免疫法。

[参考区间]

15 ~ 105ng/L。

[临床意义]

胃泌素（GAS）是由胃窦部和十二指肠近端黏膜中 G 细胞分泌的一种胃肠激素，主要刺激壁细胞分泌盐酸，还能刺激胰腺和胆汁的分泌，也有轻微地刺激主细胞分泌胃蛋白酶原等作用。且有促进胃液分泌，促进胃窦、胃体收缩，增加胃肠道的运动，同时促进幽门括约肌舒张，使胃排空减慢；促进胃及上部肠道黏膜细胞的分裂增殖；促进胰岛素和降钙素的释放等作用。胃泌素还能刺激胃泌酸腺区黏膜和十二指肠黏膜的 DNA、RNA 和蛋白质合成，从而有促进其生长及营养胃肠黏膜等生理功能。

正常人约为 15ng/L，最多不宜超过 100ng/L。十二指肠溃疡患者空腹血清胃泌素含量与正常人相似，但试餐后其血清胃泌素含量比正常人高。这可能与十二指肠溃疡患者的反馈机制发生障碍有关。另外，胃泌素瘤、无胃酸

的萎缩性胃炎和恶性贫血的患者，血清胃泌素也会很高，所以测定血清胃泌素有助于这些疾病的鉴别诊断。

高胃酸性高胃泌素血症见于胃泌素瘤（卓－艾综合征）、胃窦黏膜过度形成、慢性肾衰竭患者。肾功能恢复后，胃泌素水平大多恢复正常，如果不能恢复，常提示有萎缩性胃炎的可能。低胃酸性或无酸性高胃泌素血症见于胃溃疡、A型萎缩性胃炎、迷走神经切除术后、甲状腺功能亢进患者。低胃泌素血症见于B型萎缩性胃炎、胃食管反流、切除胃窦的患者。

萎缩性胃炎有A、B两型，A型系自身免疫性，损伤壁细胞，胃体腺被破坏而萎缩，泌酸功能降低乃至无酸，GAS明显增高；B型属非自身免疫性，病变在胃窦，发病与十二指肠反流及幽门螺杆菌有关，泌酸功能尚正常，故GAS可正常、减少或轻度升高。

胃泌素瘤主要发生在胰岛D细胞，少数在十二指肠G细胞，释放大量GAS（高GAS血症）可达3000ng/L以上，使胃酸分泌亢进，引起顽固的消化性溃疡和溃疡并发症。

GAS增高还可见于甲状旁腺功能亢进、胃窦残留综合征、肝功能障碍性疾病、贲门失弛缓症、十二指肠溃疡病。胃泌素反应性减弱还有见于皮肤硬化症。

胃癌时，GAS的变化与病变部位有关，胃体癌时血清GAS明显升高，而胃窦癌时，GAS分泌减少。

GAS反应性减弱还见于皮肤硬化症。

### 3.10.2.4　胃泌素蛋白餐试验

试餐试验是一种激发试验。适用于怀疑胃泌素瘤而空腹血清胃泌素轻度升高者。

[检测方法]

常以面包1片，牛奶200ml，煮鸡蛋1只，干酪50g（含脂肪20g、蛋白质30g、碳水化合物25g）为标准试餐作刺激剂。进餐后每隔15min分别测定血清胃泌素的浓度。胃泌素瘤患者于试餐后血清胃泌素无增加或极少增加，增加值<空腹血胃泌素的50%。而胃窦G细胞增生者血清胃泌素可增加2倍以上。十二指肠溃疡病患者呈中度增加。

[参考区间]

峰值：基础值为（1.5~4.0）∶1（高峰反应在30~60min）。

[临床意义]

胃窦G细胞释放GAS的主要刺激剂为食物中蛋白质消化产物多肽及氨基

酸，正常人服用 60 ~ 85g 蛋白餐，高峰反应在 30 ~ 60min，峰值：基础值为
(1.5 ~ 4.0)：1。

非 GAS 瘤的高 GAS 血症，主要是胃窦 G 细胞增生分泌过多，故 GAS 在
蛋白餐后更见升高；而胃泌素瘤餐后因蛋白质不刺激胰腺内 D 细胞，故 GAS
未见升高或轻度升高。

### 3.10.3 胃泌素释放肽前体（pro – gastrin – releasing peptide, ProGRP）测定

[检测方法]

ELISA 法。

[参考区间]

< 46ng/L。

[临床意义]

胃泌素释放肽前体（ProGRP）是胃泌素释放肽（GRP）的前体结构。
GRP 为哺乳动物的蛙皮类似物，存在于正常人脑、胃肠的神经纤维和胎儿的
神经内分泌组织中。

胃泌素释放肽前体（ProGRP）是小细胞肺癌（SCLC）的一个非常可靠
的指标，具有很好的灵敏度和特异性。胃泌素释放肽前体是一种新发现的小
细胞肺癌（SCLC）的特异性的肿瘤标志物，小细胞肺癌（SCLC）占肺癌的
20% ~ 25%，是一种未分化、恶性程度高、病因复杂的恶性肿瘤。由于在肺
良性疾病及其他肿瘤没有产生或产生很少量的 ProGRP，而 SCLC 是神经内分
泌肿瘤，分泌产生大量 ProGRP。因此 ProGRP 的检测不仅可用于 SCLC 的早
期诊断，还有助于判断治疗效果及早期发现肿瘤复发，ProGRP 对 SCLC 诊断
特异度为 93%，说明其误诊率仅为 7%，适用于对 SCLC 的诊断。但其敏感
度为 75%，假阴性率较高，不适用于筛查。SROC 下曲线面积为 0.93，表明
ProGRP 对 SCLC 有较高的诊断价值，且其较 NSE 有更高的灵敏度与特异度。
但由于本研究纳入文献大多数未采用盲法，且大多数文献中纳入病例收集无
连续性，因此纳入文献的质量较低，今后仍需要多大样本，多中心，双盲试
验，以便 ProGRP 更准确的评价诊断价值。

肺癌早期无症状和症状轻微，2/3 的患者在发现时已处于扩散阶段，5 年
存活率小于 5%，如能早期发现，通过手术治疗，5 年存活率高达 70% ~
80%，ProGRP 在小细胞肺癌早期就有可测浓度的分泌，所以该标志物毫无疑
问能用于高危患者的筛查。在日本，ProGRP 已被列为常规体检项目，以达到

针对小细胞肺癌的早诊早治的效果。

一般使用胸透或螺旋 CT 对小细胞肺癌进行诊断存在困难，因为病变区往往在肺门区，因此进行 ProGRP 血清检测对于小细胞肺癌的诊断至关重要。如果医生怀疑患者患有小细胞肺癌且 ProGRP 检测值很高，患者将无须等待影像结果直接送至肿瘤科。与 CEA、CYFRA211 和 NSE 等其他肺癌相关肿瘤生物标志物相比，ProGRP 的释放不仅更多见于小细胞肺癌的癌细胞，而且还发现其在肿瘤和器官的特异性方面优于其他生物标志物。ProGRP 具有强大的鉴别诊断能力是因为良性病变时 ProGRP 的产生量很少，其他癌症（非小细胞癌症和非神经内分泌癌症）中也没有 ProGRP 产生，或者产生量很少。NSE 对于筛查而言，缺少灵敏度和特异性。ProGRP 在预测复发及转移可能性方面的表现要优于 NSE，并能取代 NSE 对小细胞肺癌的治疗进行监测。

胃泌素释放肽前体检测结果大于 46ng/L 以上，表明有助于癌症的诊断，但是需要结合其他相关检查与症状进行全面综合考虑，才能确诊。ProGRP > 300ng/L（肾功能正常情况下），SCLC 诊断的可能性大。

# 3.11　血气分析及酸碱平衡测定

### 3.11.1　血液酸碱度（potential of hydrogen，pH）测定

［检测方法］

电极法。

［参考区间］

动脉血液 pH 值为 7.35～7.45；静脉血 pH 值较动脉血低 0.003 左右。

［临床意义］

健康人体内有完整的酸碱平衡调节机制，使血液 pH 值稳定在正常范围内。临床上把检查血液 pH 值作为观察酸碱平衡失调的指标。

pH > 7.45 为碱血症，见于：①代谢性碱中毒，主要因碱性药物过量或丢酸过多所致，如服用或注射碱性药物过多、消化道上段梗阻伴严重呕吐、长期胃肠减压等；②呼吸性碱中毒，由于呼出二氧化碳（$CO_2$）过多所致，如癔症、高热昏迷、颅脑损伤、药物中毒、肝硬化腹水等均可发生换气过度而导致本症。

pH < 7.35 为酸血症，见于：①呼吸性酸中毒，主要由于肺排出 $CO_2$ 障碍所致，如肺气肿、重症支气管哮喘、慢性支气管炎、重症肺炎、重症肺结核、吗啡等药物中毒、呼吸肌麻痹、各种原因引起的窒息等；②代谢性酸中

毒，主要由于体内非挥发性酸积贮或碱丢失所致。前者如休克、急性感染、全身麻醉、糖尿病、肾衰竭等；后者如严重腹泻、长期胆道引流或十二指肠引流、肠瘘等。

### 3.11.2 二氧化碳分压（partial pressure of carbon dioxide，$PCO_2$）测定

[检测方法]

电极法。

[参考区间]

动脉血 $PCO_2$ 均值为 5.32kPa（40mmHg），参考范围 4.65 ~ 5.98kPa（35 ~ 45mmHg）。

[临床意义]

$PCO_2$ 是指物理溶解于血浆中的 $CO_2$ 所产生的张力。$PCO_2$ 测定是呼吸性酸碱平衡失调的指标之一。

$PCO_2$ > 5.98kPa（45mmHg）为高碳酸血症，其极值为 17.29 kPa（130mmHg）。$PCO_2$ 升高见于各种原因引起的呼吸性酸中毒或代谢性碱中毒。

$PCO_2$ < 4.65kPa（35mmHg）为低碳酸血症，其极值为 < 1.33kPa（10mmHg）。$PCO_2$ 降低见于各种原因引起的呼吸性碱中毒或代谢性酸中毒。

### 3.11.3 氧分压（partial pressure of oxygen，$PO_2$）测定

[检测方法]

电极法。

[参考区间]

10.64 ~ 13.3kPa（80 ~ 100mmHg）。

[临床意义]

$PO_2$ 是指物理溶解于血浆中的氧所产生的张力，肺和组织中进行交换的每一个氧分子均必须通过这一物理溶解状态。$PO_2$ 测定是反映机体有无缺氧的指标。

$PO_2$ 低于 7.31kPa（55mmHg）即有呼吸衰竭；$PO_2$ 低于 4kPa（30mmHg）即有生命危险。$PO_2$ 降低见于：①呼吸道病变，如咽后壁脓肿、喉水肿、喉及气管内异物、急性喘息性支气管炎、支气管哮喘等；②肺组织病变，如肺炎、肺结核、肺纤维化、肺不张等；③胸膜病变，如胸腔积液、气胸、胸膜增厚等；④胸廓病变，如胸部外伤、手术、畸形等；⑤纵隔病变，如纵隔肿瘤、纵隔气肿等；⑥心血管病变，如心力衰竭、心包积液、休克等；⑦血液

系病变，如重症贫血、出血性疾病等；⑧神经系病变，如脑炎、脑外伤、脑血管意外、脑肿瘤、脊髓灰质炎等。

### 3.11.4 血氧饱和度（oxygen saturation，$O_2Sat$）和血氧含量（content oxygen，$O_2Cont$）测定

［检测方法］

计算公式。

［参考区间］

$O_2Sat$ 为 95% ~ 98%；$O_2Cont$ 为 6.7 ~ 9.8mmol/L（15 ~ 22ml/dl）

［临床意义］

$O_2Sat$ 与氧分压测定基本相同，亦是反映机体有无缺氧的客观指标，$O_2Sat$ 是指血液在一定的 $PO_2$ 下，$HbO_2$ 占全部 $Hb$ 的百分比值，$O_2Sat$ 受 $Hb$ 影响；而 $PO_2$ 不受 $Hb$ 的影响。

因每克 $Hb$ 达到饱和时可结合氧 1.39ml，故根据 $Hb$ 和 $O_2Sat$ 可算出血氧含量：$O_2Cont$（ml/dl）= 1.39 × $O_2Sat$ × Hb（g/dl）。

### 3.11.5 血红蛋白50%氧饱和度时氧分压（$P_{50}$）测定

［检测方法］

计算公式。

［参考区间］

动脉血 $P_{50}$ 为 3.32 ~ 3.86kPa（25 ~ 29mmHg）。

［临床意义］

$P_{50}$ 增高，氧离曲线右移，氧释放入组织；$P_{50}$ 减少，氧离曲线左移，不利于氧释放。因此 $P_{50}$ 测定，可反映血液运输氧的能力和血红蛋白对氧的亲和力。若 $P_{50}$ 太低，即使氧饱和度较高，也难免组织缺氧。

### 3.11.6 二氧化碳总量（total carbon dioxide content，$TCO_2$）测定

［检测方法］

公式计算；电极法；酶法；气压法。

［参考区间］

电极法：24 ~ 32mmol/L，均值为 28mmol/L。

［临床意义］

$TCO_2$ 是指血浆中以各种形式存在的 $CO_2$ 的总含量，其中大部分（95%）

是 $HCO_3^-$ 结合形式，少量是物理溶解的 $CO_2$（5%），还有极少量以碳酸、蛋白质氨基甲酸酯及 $CO_3^{2-}$ 等形式存在。血气分析中 $TCO_2$ 由计算得出。计算公式为：$TCO_2 = [HCO_3^-] + PCO_2 \times 0.03$ mmol/L。其临床意义同二氧化碳结合力及实际碳酸氢根基本相似。

### 3.11.7 血浆（清）碳酸氢根测定

[检测方法]

酶法；滴定法。

[参考区间]

酶法：$HCO_3^-$，成人为 23~29mmol/L；滴定法：成年人血浆 $HCO_3^-$ 浓度为 20~29mmol/L；儿童为 18~27mmol/L。各实验室应建立自己的参考区间。

[临床意义]

增高见于各种原因引起的代谢性碱中毒，如幽门梗阻、库欣综合征和服用碱性药物过多等。呼吸性酸中毒，如呼吸中枢抑制、呼吸肌麻痹、肺气肿、支气管扩张和气胸等。

降低见于各种原因引起的代谢性酸中毒，如严重腹泻、肾衰竭、糖尿病和服酸性药物过多等。呼吸性碱中毒，由于长时间呼吸增速，肺泡中 $PCO_2$ 减低，肾小管代偿性 $HCO_3^-$ 排出增多。

### 3.11.8 实际碳酸氢根（actual bicarbonate，AB）测定和标准碳酸氢根（standard bicarbonate，SB）测定

[检测方法]

计算公式。

[参考区间]

AB：21.4~27.3mmol/L，均值为 24mmol/L；SB：21.3~24.8mmol/L，均值为 23mmol/L。

[临床意义]

AB 是指未经气体平衡处理的人体血浆中 $HCO_3^-$ 的真实含量（血气报告中的 $HCO_3^-$ 即指 AB）。SB 是指体温 37℃时 $PCO_2$ 在 5.32kPa（40mmHg）、Hb 在 100% 氧饱和条件下所测出的 $HCO_3^-$ 的含量，也就是排除了呼吸因素对它的影响，故称标准碳酸氢根。SB 是判断代谢性酸碱平衡失调的定量指标；而 AB 则受呼吸和代谢两种因素影响。假如把 AB 和 SB 这两个指标结合起来分析，在酸碱平衡失调诊断上有一定的参考意义。

AB 与 SB 两者皆正常，为酸碱平衡正常；AB 与 SB 两者均低于正常，为

代谢性酸中毒（未代偿）；AB 与 SB 两者均高于正常，为代谢性碱中毒（未代偿）；AB > SB 为呼吸性酸中毒；AB < SB 为呼吸性碱中毒。

### 3.11.9 缓冲碱（buffer base，BB）测定

[检测方法]

计算公式。

[参考区间]

BBp（血浆缓冲碱）：41 ~ 42mmol/L；BBb（全血缓冲碱）：46 ~ 50mmol/L；BBecf（细胞外液缓冲碱）：43.8mmol/L；NBB（正常缓冲碱）：正常情况下与 BBp 相等。

[临床意义]

BB 是指血液中起缓冲作用的阴离子总和，包括碳酸氢盐、血红蛋白、磷酸盐和血浆蛋白，其中最主要的是血红蛋白和碳酸氢盐。BB 测定可较全面地了解体内固定酸的情况，但由于受血红蛋白、血浆蛋白、电解质及呼吸因素的明显影响，因此，目前认为，它不能确切地反映代谢性酸碱平衡的情况。

BB 升高见于代谢性碱中毒；代偿性呼吸性酸中毒（BBp > NBB）。

BB 降低见于代谢性酸中毒；代偿性呼吸性碱中毒（BBp < NBB）。

### 3.11.10 剩余碱（base excess，BE）测定

[检测方法]

计算公式。

[参考区间]

-3.0 ~ 3.0mmol/L，均值为 0mmol/L。

[临床意义]

BE 是指在标准条件下，将 1L 血浆或全血的 pH 值调整至 7.4 时所需要的酸或碱的量。目前认为，BE 比 BB 更能反映代谢性酸碱平衡失调的状况。正值时，在 BE 前加 "+"符号为碱超；负值时，在 BE 前加 "-"符号为碱缺（Base Deficit）。

BE > 3.0mmol/L，说明人体内碱过剩增加，固定酸缺乏，表示代谢性碱中毒。

BE < 3.0mmol/L，说明人体内碱过剩减少，固定酸过剩，表示代谢性酸中毒。

### 3.11.11 肺泡-动脉血氧分压差 (alveolar-arterial PO$_2$ difference, A-aDO$_2$) 测定

[检测方法]

计算公式。

[参考区间]

A-aDO$_2$：儿童为 0.66kPa (5mmHg)；正常年轻人平均为 1.06kPa (8mmHg)；60~80 岁可达 3.2kPa (24mmHg)，一般不超过 4.0kPa (30mmHg)。年龄计算公式：A-aDO$_2$ = 2.5 + (0.21×年龄) mmHg。

正常情况下，A-aDO$_2$：吸空气 < 2.66 kPa (20mmHg)；吸纯氧 < 6.65kPa (50mmHg)。

[临床意义]

肺泡气氧分压与动脉血氧分压之间存在一个差值，即 A-aDO$_2$，是判断肺换气功能正常与否的指标；在心肺复苏中，A-aDO$_2$ 是反映预后的一项重要指标。

A-aDO$_2$ 在病理状态时增加，主要有解剖分流、通气/灌注比例失调及"肺泡-毛细血管屏障"弥散障碍三个因素。

A-aDO$_2$ 显著增大表示肺的氧合功能障碍，同时动脉血氧分压 (PaO$_2$) 明显降低，这种低氧血症吸纯氧不能纠正。PaO$_2$ 常低于 7.98kPa (60mmHg)，一般由肺内短路所致，如肺不张、成人呼吸窘迫综合征。

A-aDO$_2$ 中度增加的低氧血症，一般吸入纯氧可望获得纠正，如慢性阻塞性肺部疾病。

由通气不足 (表现 PaCO$_2$ 增加) 造成的低氧血症，若 A-aDO$_2$ 正常，则可能为中枢神经系统或神经-肌肉病变引起的肺泡通气不足。

PaCO$_2$ 降低，而 PaCO$_2$ 与 A-aDO$_2$ 正常时，提示吸入氧浓度降低，如高原性低氧血症。

### 3.11.12 血浆阴离子隙 (anion gap, AG) 测定

[计算方法]

Na$^+$ 用电极法或火焰光度法测定。

Cl$^-$ 用 ISE 法 (电极法) 或硝酸汞滴定法测定。

HCO$_3^-$ 用酶法或电极法测定。

各自测得的结果，用下列公式计算：

$$AG \ (mmol/L) = Na^+ - (Cl^- + HCO_3^-)$$

例：测得血清 $Na^+$ 为 138mmol/L，$Cl^-$ 为 100mmol/L，$HCO_3^-$ 为 22mmol/L。代入上式：AG（mmol/L）= 138 −（100 + 22）= 16。

[参考区间]

健康成年人为 8 ~ 16mmol/L，平均 12mmol/L。

[临床意义]

AG 是指血清中所测定的阳离子总数与阴离子总数之差。其公式为 $AG = Na^+ −（Cl^- + HCO_3^-）$。阴离子隙是近年来评价体液酸碱状况的一个重要指标，它可鉴别不同类型的代谢性酸中毒，并对许多潜在性的致病性疾病的诊断提供重要线索。

临床上 AG 值增高常见于代谢性酸中毒，此时酮酸、乳酸、磷酸盐或硫酸盐滞留和碳酸氢盐减少。尿毒症时，由于磷酸盐与硫酸盐增高，阴离子隙可增至 24 ~ 29mmol/L。代谢性酸中毒时，如果碳酸氢盐下降的同时伴有氯化物增多（> 110mmol/L），阴离子隙可正常。大量使用羧苄西林与其他阴离子药物时，阴离子隙增高，但没有代谢性酸中毒。

AG 值减少如排除计算错误，可见于低白蛋白血症、代谢性碱中毒、多发性骨髓瘤、高镁血症、高钙血症和锂中毒等。

### 3.11.13 呼吸度（RI）计算

[检测方法]

血气分析法。

[参考区间]

0.8。

[临床意义]

呼吸度又称呼吸商或呼吸指。静息状态下，肺每分钟排出 $CO_2$ 约为 200ml，而摄取氧约为 250ml；呼吸商 R（I）= 200/250 = 0.8。不同的代谢物有不同的 R 值：糖类的呼吸商是 1；脂肪为 0.7；而蛋白质则为 0.8。一般人的饮食是混合性的，呼吸商平均为 0.8，因而计算肺泡 − 动脉血氧分压差（A − $aDO_2$）时，R 值取 0.8。

# 3.12 骨代谢的相关检验

骨代谢生化标志物（或称骨代谢标志物）就是骨组织本身的代谢（分解与合成）产物。包括合成原料，如钙、磷等，调节骨代谢的一些主要激素，如甲状旁腺激素、维生素 D 和降钙素等以及骨转换（骨形成和骨吸收）生化标志物。这些标志物在体液（血液和尿液）中水平的改变，代表了全身骨组织的动态变化，有效检测和科学评价这些标志物的变化，对骨骼的生长发育及有关代谢性骨病的诊断、治疗的评价及骨折危险性的预测将提供十分有用的信息。

### 3.12.1　钙、磷、镁测定

参见3.4无机离子测定。钙测定参见3.4.4，磷测定参见3.4.5，镁测定参见3.4.6。

### 3.12.2　骨代谢相关激素检测

#### 3.12.2.1　甲状旁腺激素（parathyroid hormone，PTH）测定

[检测方法]

放射免疫法；ELISA法；免疫化学发光法；免疫放射分析。

[参考区间]

放射免疫法：PTH – M：180 ~ 560ng/L；PTH – C：136 ~ 153.1ng/L。

免疫化学发光法：全段PTH：1.3 ~ 6.8pmol/L。

建议各实验室建立自己的参考区间。

[临床意义]

甲状旁腺激素是甲状旁腺主细胞分泌的碱性单链多肽类激素，由84个氨基酸组成。PTH通过胞释作用从细胞进入血循环后，迅速进行裂解，血中保持原来PTH形式者仅10%，其余转变成氨基端（PTH – N）、中间段（PTH – M）、羧基端（PTH – C）3种肽段。其中原来PTH（或称全段PTH）和PTH – N具有生物活性，而PTH – M和PTH – C仅有免疫活性而无生物活性。有活性的PTH其主要功能是调节体内钙和磷代谢，促使血钙水平升高，血磷水平下降。

临床上甲状旁腺激素的测定，早期以放射免疫法测定PTH – M和PTH – C（血中半衰期达20min）为多，由于PTH – N的半衰期短（几分钟），不易检测。近年来，随着IRMA和ICLA技术的建立和发展，测定全段PTH较为多见。

甲状旁腺激素增高主要见于原发性甲状旁腺功能亢进、异位性甲状旁腺功能亢进、继发于肾病的甲状旁腺功能亢进、假性甲状旁腺功能减退。骨质疏松、糖尿病、单纯性甲状腺肿、甲状旁腺癌等也可有PTH升高。老年人随年龄增加血中PTH逐渐升高，是引起骨质疏松的原因之一。

甲状旁腺激素减低见于甲状腺手术切除所致的甲状旁腺功能减退症、肾

衰竭和甲状腺功能亢进所致的非甲状旁腺性高钙血症。

**3.12.2.2 降钙素（calcitonin，CT）测定**

[检测方法]

放射免疫法（RIA）；免疫酶法（EIA）；免疫放射分析（IRMA）。

[参考区间]

放射免疫法：5~30pmol/L（pmol/L→ng/L 的换算系数为 3.432）。实验室应建立各自方法的参考区间。

[临床意义]

降钙素（CT）是一种含有 32 个氨基酸的直线型多肽类激素，由甲状腺的滤泡旁细胞（C 细胞）分泌产生。主要功能是降低血钙、血磷的水平。

降钙素（CT）增高见于：①甲状腺髓样癌、小细胞肺癌、支气管肺癌、胰腺癌、上颌窦癌、前列腺癌、子宫颈癌、膀胱癌及乳腺癌等。②急性肾功能不全、原发性甲状腺功能减退症、甲状旁腺功能亢进症时，CT 均有不同程度的升高。

降钙素（CT）降低见于先天性甲状腺萎缩或手术切除、甲状腺手术后造成的原发性甲状腺功能减退症及重度甲状腺功能亢进症。糖尿病性的骨质疏松患者 CT 含量也降低。一般认为，骨质疏松与 CT 的水平下降有关，特别是绝经后妇女的骨质疏松症。

**3.12.2.3 维生素 D 测定**

参见 3.13.1.8。

**3.12.2.4 甲状旁腺激素 – 相关蛋白（parathyroid hormone – related protein，PTH – rP）测定**

[检测方法]

放射免疫法；亲和色谱法；免疫酶法；免疫放射分析。

[参考区间]

放射免疫法：（80.81±36.18）pg/L。

[临床意义]

甲状旁腺激素 – 相关蛋白最初是从与高钙血症相关的恶性肿瘤组织中分离出的一种多肽类物质，PTH – rP 有活性的位置位于 1~34 的氨基酸肽段，而成熟有活性的分泌形式为 PTH – rP（1~36），PTH – rP 起作用的确形式有内分泌、旁分泌和自分泌 3 种，主要为旁分泌形式。PTH – rP 目前确定的主要功能有：肿瘤来源导致骨吸收导致高钙血症、促进正常乳腺泌乳、在胚胎时期维持胎盘钙代谢平衡。

PTH－rP 与甲状旁腺激素有着相似的结构，PTH－rP 与其受体广泛存在于体内多种正常组织器官，参与血管生成、骨形成、乳腺发育等多种生理过程。

临床上，测定血液中 PTH－rP 的浓度，对诊断由 PTH－rP 引起的高钙血症是一项很有价值的指标，同时对诊断恶性高钙血症、癌性高钙血症有重要意义，并有助于原发性甲状旁腺功能亢进症的诊断。

### 3.12.3 骨形成标志物检测

#### 3.12.3.1 骨钙素（osteocalcin，OC）测定

[检测方法]

放射免疫法；ELISA 法；免疫化学发光法；免疫荧光分析法。

[参考区间]

放射免疫法：血清 OC，$3.42 \sim 6.08 \mu g/L$。

ELISA 法：血清 OC（夹心法），$4.3 \sim 13.1 \mu g/L$；血清 OC（竞争法），$4.7 \sim 13.5 \mu g/L$。

[临床意义]

骨钙素（OC）又称 γ－羟基谷氨酸蛋白（BGP），是体内最丰富的非胶原蛋白，由骨和牙齿中成熟成骨细胞合成，其合成受 $1, 25 -(OH)_2D_3$ 调节。经羧基化后成熟的 OC 分泌出成骨细胞后，其大部分沉积于骨基质中，小部分进入血液循环。当骨基质降解时，其中的 OC 便进入循环中。因此，测定血中 OC 能反映成骨细胞的活性，但在更大程度上反映的是骨转换。

BGP 测定用于监测骨发育、骨代谢，水平高低与血中 Ca、ALP 和 PTH 呈正相关；与年龄呈负相关，儿童最高，随着年龄增长而逐渐降低。

血清骨钙素水平升高通常存在骨转移加快，如原发性甲状旁腺功能亢进症、佩吉特（Paget）病（即畸形性骨炎）及高转换型骨质疏松症。增高见于骨外伤、骨肿瘤、更年期综合征和卵巢功能早衰、甲状旁腺功能亢进症、肝肾功能受损的尿毒症和肝癌等。

血清骨钙素浓度降低见于甲状旁腺功能减退症、糖尿病。

#### 3.12.3.2 骨性碱性磷酸酶（bone alkaline phosphatase，B－ALP）测定

[检测方法]

热失活测定法；麦胚外源凝集素测定法；免疫捕获分析法。

[参考区间]

热失活测定法：健康成人，B-ALP 30%，L-ALP（肝ALP）60%；儿童和青春期，B-ALP 85%，L-ALP 5%。麦胚外源凝集素测定法：成年男性，B-ALP 25~60U/L；成年女性，B-ALP 23~50U/L；儿童，B-ALP 258~798U/L；老年，B-ALP 20~36.6U/L。

免疫捕获分析法：成年男性，B-ALP 15.0~41.5U/L；成年女性，B-ALP 11.6~30.6U/L。

[临床意义]

骨性碱性磷酸酶是ALP的同工酶之一，由成骨细胞分泌，其功能是促进骨基质钙化，它可直接反映成骨细胞的活性或功能状况，是近年来主要用于小儿佝偻病早期诊断和亚临床鉴别的特异性指标，也是目前用于评价人体骨矿化障碍的最佳指标。

骨性碱性磷酸酶升高见于佝偻病、软骨病、甲状腺功能亢进症、甲状旁腺功能亢进症、畸形性骨炎、氟骨症、骨质及高转换率的骨质疏松症患者。肝及胆管疾病时总碱性磷酸酶可以升高，但B-ALP正常。肿瘤骨转移，如前列腺癌的成骨细胞化和乳腺癌的溶骨化，可引起B-ALP升高。在转移性前列腺癌中B-ALP的升高大大超过具有同等转移性蔓延程度的乳腺癌。

**3.12.3.3 I型前胶原羧基端前肽（carboxy-terminal propeptide of type I procollagen，PICP）和氨基端前肽（amino-terminal propeptide of type I procollagen，PINP）测定**

[检测方法]

放射免疫法；ELISA法，电化学发光免疫分析法（ECLIA）。

[参考区间]

PICP放射免疫法：成年男性，20~76μg/L；成年女性，19~86μg/L。

PINP电化学发光免疫分析法：成年男性为17.8~55.8μg/L。

女性，绝经前：15.13~58.59μg/L；绝经后（全部女性），16.27~73.87μg/L；绝经后接受HRT治疗后，14.28~76μg/L；绝经后未接受HRT治疗，20.25~76.3μg/L。

实验室宜建立各自方法的参考区间。

[临床意义]

骨质中最丰富的蛋白是I型胶原，约占骨基质的90%。I型胶原在成骨细胞合成时，首先合成的是前胶原（procollagen），前胶原的N端和C端各有一延长肽，称为前肽（propeptide）。当合成的前胶原以整分子从成骨细胞分泌到胞外介质时，分子两端的前肽分别被 N 端蛋白酶和 C 端蛋白酶酶切移去后才能转变为有生物活性的 I 型胶原。被酶切下的前肽分别称为 I 型前胶原氨基端前肽（PINP）和 I 型前胶原羧基端前肽（PICP），其少量沉积在骨基质中，大部分进入血液循环。因此，成骨细胞的活性增强，前胶原合成增多，PICP 和 PINP 在血循环中的浓度增加，故可反映 I 型胶原的合成速率及骨转换情况。

PICP 和 PINP 在血中半衰期较短，PINP 是 1min，PICP 为 6~9min，均由肝脏代谢清除，但由于分子质量大，两者均不能由肾脏过滤清除。因此，肝脏疾病因影响 PINP 和 PICP 的血浓度，但不受肾功能影响。而尿中有些大的带有羟脯氨酸的肽段由 PINP 裂解而来，这也是作为骨吸收标志物的尿羟脯氨酸的检测特异性不高的原因之一。

PICP 和 PINP 除骨组织来源外，其他如皮肤、血管、肌腱等软组织也能合成 I 型胶原，但由于体内来源于骨组织的 I 型胶原量最多，且其转换率高于软组织来源的 I 型胶原，所以测定循环中的 PICP 和 PINP 的含量应反映骨的形成，对于影响胶原形成的代谢性骨病（如成骨不全症）更具直接意义。

理论上，由 I 型前胶原产生的 PINP 和 PICP 摩尔数相同，在体液中分布的摩尔浓度应相同，但实际不然。在健康成人血中，PICP：PINP 为（2~3）：1，且在不同生理和病理情况下，此比例会有所变化。如青春前期 PINP 较 PICP 浓度稍高，在活动性 Paget 病和乳腺癌骨转移时，PINP 可以高出 6 倍。上述浓度比例变化的一个重要原因是它们在循环中的清除率不同。

临床上，原发性甲状旁腺功能亢进、Paget 病、骨软化症、肾性骨营养不良症可见 PICP 和 PINP 升高。一种不明原因的遗传性高 PICP 者，血中 PICP 浓度比家族中正常者高 10 倍以上。Cushing 综合征时血 PICP 水平下降。

### 3.12.3.4 骨唾液酸蛋白（bone sialoprotein，BSP）测定

[检测方法]

放射免疫法；ELISA 法。

[参考区间]

（7.3±3.3）ng/L。实验室宜建立各自方法的参考区间。

[临床意义]

骨唾液酸蛋白（BSP）是细胞外基质中的一种酸性糖蛋白，大量存在于活性成骨细胞中，它是一种大糖基化和磷酸化的蛋白质。

血清骨唾液酸蛋白增高见于一些骨代谢性疾病，如多发性骨髓瘤（MM）、甲状旁腺功能亢进症、Paget 病及骨转移瘤患者。在原发性乳腺癌的

患者中，血清 BSP 增高提示早期骨转移。儿童时期血清 BSP 高于成年人，BSP 最高值在新生儿和青春期，绝经后女性高于绝经前女性。

### 3.12.3.5　骨桥蛋白（osteopontin，OPN）测定

［检测方法］

ELISA 法。

［参考区间］

男性：均值为 $92\mu g/L$（$58\sim123\mu g/L$）；女性：均值为 $47\mu g/L$。

［临床意义］

人骨桥蛋白（OPN）最早发现于骨基质和牙齿中，因其是细胞在骨基质中的产物，并能在细胞与基质中的矿物质形成一种桥连，人们将其命名为 OPN。后来一些学者在不同的组织细胞中发现了 OPN，因此 OPN 曾被称为 44kD 骨酸蛋白、PP69、骨延蛋白 1 等。在骨中在矿化前由活性成骨细胞分泌，由破骨细胞吸收。

人类的 OPN 增高表示脓毒血症或转移癌。基质来源的肿瘤通常与 OPN 表达增强有关，OPN 过分表达与人胃癌进展相关。OPN 通过刺激细胞信号转导促进肿瘤恶性发展并能加强转移性细胞的生存。OPN 作为带负电荷的非胶原性骨基质糖蛋白，在细胞黏附、细胞因子表达和信号转导和细胞免疫方面也发挥作用。

### 3.12.4　骨吸收标志物检测

#### 3.12.4.1　尿吡啶啉（pyridinoline，PYD）和脱氧吡啶啉（deoxypyridinoline，DPD）测定

［检测方法］

高效液相色谱法（HPLC）；化学发光法（CLIA）；ELISA 法。

［参考区间］

HPLC 法：绝经前女性，PYD $17\sim60\mu mol/mol$ 肌酐；DPD $1.8\sim90\mu mol/mol$ 肌酐。$2\sim15$ 岁健康儿童，PYD $35\sim380\mu mol/mol$ 肌酐；DPD $7.1\sim135\mu mol/mol$ 肌酐。

［临床意义］

吡啶啉和脱氧吡啶啉是 Ⅰ 型胶原分子之间构成胶原纤维交联的物质，起稳定胶原链的作用。当骨吸收时，胶原纤维降解，PYD 和 DPD 被释放入血液循环，由尿液排出。测定尿液中 PYD 和 DPD 可直接评价骨丢失率，是骨吸收的敏感的生化标志物。

PYD 存在于软骨中，是成熟胶原的主要成分。DPD 主要存在于骨质中，牙质中很少，是骨的特异性标志物。尿中 PYD 和 DPD 有 40% 以游离形式存在，60% 以肽结合形式存在，因此尿中 PYD 和 DPD 比尿羟脯氨酸（HOP）更特异和更灵敏地反映骨吸收和骨转移。

尿中 PYD 和 DPD 排泄量增多见于：儿童、绝经后骨质疏松症、甲状旁腺功能亢进症、甲状腺功能亢进症、畸形性骨炎、恶性高钙血症、转移性骨肿瘤等。老年性骨质疏松症患者增高并不明显。

### 3. 12. 4. 2  血浆抗酒石酸酸性磷酸酶（tartrate resistant acid phosphatase，TRAP）测定

[检测方法]

酶动力学法，电泳法；放射免疫法；ELISA 法。

[参考区间]

酶动力学法：$(7.2 \pm 1.9)$ U/L；

ELISA 法：男性，$61 \sim 301 \mu g/L$。女性，绝经前为 $41 \sim 288 \mu g/L$；绝经后为 $129 \sim 348 \mu g/L$。$7 \sim 15$ 岁儿童，$401 \sim 712 \mu g/L$。

实验室宜建立各自方法的参考区间。

[临床意义]

抗酒石酸酸性磷酸酶是 6 种酸性磷酸酶的同工酶之一，主要存在于巨噬细胞、破骨细胞、Gaucher 细胞、红细胞、血小板、用脾脏毛状细胞以及单核 - 巨噬细胞中，但在肺泡巨噬细胞和破骨细胞中含量最丰富，而单核细胞前体则不含 TRAP。在骨吸收时，破骨细胞产生并分泌 TRAP，TRAP 随后进入破骨细胞与骨表面之间的间隙，然后部分进入血浆，故 TRAP 反映破骨细胞的活性和骨吸收的状况。骨吸收增强时，血浆 TRAP 升高，但易受酶抑制剂的影响。在正常人血浆中，TRAP 以两种不同的糖基化形式存在，即 TRAP - 5a 和 TRAP - 5b，其中 TRAP - 5a 主要来源于炎性巨噬细胞，而 TRAP - 5b 则主要来源于破骨细胞。

TRAP 增高见于甲状旁腺功能亢进症、畸形性骨炎、恶性高钙血症、转移性骨肿瘤、肾小管性酸中毒和部分（20%）绝经后骨质疏松患者。甲状旁腺功能亢进症术后迅速（约 1 周）降至正常；高转化骨质疏松患者注射降钙素后也下降。

### 3. 12. 4. 3  尿羟脯氨酸（hydroxyproline，HOP 或 Hyp）测定

[检测方法]

（水解后）比色法；HPLC 法。

[参考区间]

比色法：1~5岁，150~496μmol/24h（20~65mg/24h）；6~10岁，270~755μmol/24h（35~99mg/24h）；11~17岁，480~1370μmol/24h（63~180mg/24h）；18~21岁，150~420μmol/24h（20~55mg/24h）；>21岁，114~330μmol/24h（15~43mg/24h）。

HPLC法：男性，0~42μmol/mol肌酐；女性，0~35μmol/mol肌酐。

实验室宜建立各自方法的参考区间。

[临床意义]

羟脯氨酸（HOP）是胶原蛋白的组成成分，占其氨基酸总量的13%，胶原蛋白是构成结缔组织的主要成分，也是人体内含量最多的蛋白质。在血浆中，HOP有3种形式存大，即游离态、结合肽和结合蛋白3种。在尿液中，HOP主要以结合肽形式排出，极少为游离氨基酸形成，且50%来自骨组织。因此，测定尿HOP排出量，特别是测定HOP与肌酐比值（HOP/Cr）可基本反映骨代谢的变化，特别是与骨吸收率有显著关系。

当体内结缔组织大量增生或破坏时，如严重骨折、烧伤、重症肺结核和肝硬化、霍奇金病、甲状腺功能亢进、羟脯氨酸血症均可造成血、尿中羟脯氨酸含量的增加。

尿HOP升高还可见于肢端肥大症、甲状旁腺功能亢进症、类风湿性关节炎、糖尿病（部分）、关节强硬性脊柱炎、银屑病、成骨不全、硬皮病和皮肌炎、浆细胞瘤等。

可能出现HOP降低的疾病有：甲状腺功能减退症、垂体缺陷引起的矮小症、甲状腺功能减退症、佝偻病、慢性消耗性疾病等。

HOP/Cr随着年龄的增长而升高，在绝经后骨质疏松症中HOP/Cr明显升高。在骨质疏松症好转过程中，HOP/Cr会逐渐下降。

### 3.12.4.4 羟赖氨酸糖苷（hyglycosidedroxylysine，HOLG）测定

[检测方法]

HPLC法；ELISA法。

[临床意义]

羟赖氨酸是唯一胶原才含有的氨基酸，与HOP类似，一旦从胶原中分解出来，就不能再被机体利用来合成胶原。羟赖氨酸在胶原组织中经赖氨基酸羟化酶催化形成羟赖氨酸残基，在内质网中经半乳糖糖基转移酶和葡萄糖糖基转移酶形成两种形式的糖苷，即羟赖氨酰半乳糖苷或葡萄糖-半乳糖苷。当骨组织溶解时，赖氨酸糖苷便从中排出，它可能是比HOP更敏感的骨吸收

指标。

虽然羟赖氨酸存在于所有胶原中，但半乳糖苷羟赖氨酸在骨 I 型胶原中的比在皮肤中多 5 ~ 7 倍，而葡萄糖 – 半乳糖苷羟赖氨酸主要存在于皮肤和补体 C1q 中。因此，测定半乳糖苷羟赖氨酸应较好地反映骨胶原吸收状况。同时，半乳糖苷羟赖氨酸在血循环中不被代谢而直接排泌入尿液，也不受饮食影响，故其作为反映骨吸收的指标特异性优于尿 HOP。

HOLG 升高见于高转化率骨质疏松症。

由于尿 HOLG 随着年龄变化有较明显的差异，目前尚无可靠的参考值区间。

### 3.12.4.5  I 型胶原氨基端末肽（amino – terminal telopeptides of type I collagen，NTX）测定

[检测方法]

ELISA 法；HPLC 法。

[参考区间]

ELISA（单克隆抗体）法：5 ~ 10 岁，（365 ± 65.4）pmol BCE/$\mu$mol Cr；11 ~ 20 岁，（133.2 ± 9.8）pmol BCE/$\mu$mol Cr；21 ~ 86 岁男性，（31.3 ± 4.0）pmol BCE/$\mu$mol Cr；21 ~ 50 岁女性，（30.9 ± 3.1）pmol BCE/$\mu$mol Cr；51 ~ 60 岁女性，（43.5 ± 2.9）pmol BCE/$\mu$mol Cr；61 ~ 70 岁女性，（50.3 ± 7.8）pmol BCE/$\mu$mol Cr；71 ~ 86 岁女性，（66.6 ± 18.2）pmol BCE/$\mu$mol Cr。

注：BCE 为骨胶当量。

[临床意义]

成熟的胶原分子在其氨基端（N 端）和羧基端（C 端）呈非螺旋的 3 条较短的肽链结构，称为端肽（telopeptide）。胶原分子形成胶原纤维时，在赖氨酰氧化酶作用下和分子重排过程中，毗邻的两个胶原分子的 N 末端肽或 C 末端肽其中的 1 条肽链上的羟赖氨酸残基与另一毗邻的胶原分子的螺旋部分上（930 位或 97 位）的羟赖氨酸残基或赖氨酸残基共价相连，形成二价交联物，该交联物再与另一毗邻胶原分子末端肽形成三价交联结构，称为胶原3 – 羟吡啶交联物（3 – hydroxy – pyridinumcross links of collagen）。该交联物视螺旋部位交联位点上的氨基酸是羟赖氨酸残基还是赖氨酸残基，若是前者就叫吡啶啉（PYD），而后者则称脱氧吡啶啉（DPD）。这种交联物的形成，增强了胶原纤维的稳定性。

I 型胶原氨基端末肽（NTX）通过 3 – 羟吡啶交联物将相邻 2 个胶原分子的各自 N 末端的 1 条肽链与毗邻的另一胶原分子螺旋处相连而成。I 型胶

原羧基端末肽（CTX）与 NTX 类似。NTX 与 CTX 的组成框架相似，其主要区别：NTX 的 2 条肽链分别为 α（1）和 α（2），而 CTX 的都是 α（1）。另外，NTX 的螺旋交联部位在分子 C 端 930 氨基酸处，而 CTX 的螺旋交联部位在分子 N 端 97 氨基酸处。

临床上，可用免疫法（ELISA）检测血和尿中的 NTX 和 CTX，根据使用单克隆抗体所识别抗原表位的不同而异。NTX 检测识别的是 α（2）的 N 端肽序列 QYDGKGVG（K 代表 3 价吡啶交联物），是破骨细胞降解 I 型胶原的直接产物，由于 α（2）链主要在骨胶原中，所以本法特异性较高。CTX 测定则有：识别末端肽的 6 肽直链序列、2 个 α（1）末端肽中的 8 肽序列、2 个 α（1）末端肽中富含苯丙氨酸的肽链及其连接的三价吡啶交联物等方法。而 CTX 的 α（1）肽链结构为所有组织中的 I 型胶原所共有，来自 I 型胶原的 CTX 称 CTX - 1，来自基质金属蛋白酶的 CTX（CTX - MMP）称 ICTP，作为骨吸收标志物，NTX 特异性似好于 CTX。体内 CTX 的 8 肽序列中天冬 - 甘氨酸残基肽链之间自然地由 α 位向 β 位转化的趋势，从而形成 β 位异构 8 肽（EKAH - β - DGGR），临床上已有 β - CTX 检测试剂盒的推出。

NTX 和 CTX 的增高可见于骨质疏松症、原发性甲状旁腺功能亢进、Paget 病、骨肿瘤等多种代谢性骨病。

NTX 作为反映骨转换骨吸收的特异指标，出生时尿中浓度最高，随着年龄增加而逐渐下降，生长终止时处于相对恒定状态。绝经后妇女显著高于绝经前，高转换型骨质疏松症患者明显升高。

### 3.12.4.6　I 型胶原羧基端末肽（carboxy - terminal telopeptides of type I collagen，CTX）测定

[检测方法]

ELISA 法。

[参考区间]

血 β - CTX：成年男性，38 ~ 202μg/L；成年女性，50 ~ 170μg/L。

尿 CTX：男性，37 ~ 281μg/mmol Cr；女性绝经前，88 ~ 300μg/mmol Cr；女性绝经后，203 ~ 523μg/mmol Cr。

[临床意义]

参见 3.12.4.5。

测定尿 CTX，最后的结果需以尿肌酐进行校正，以减少尿量和体型的影响。尿 CTX 的排出有明显的昼夜节律，一般夜间比白天高。有报道认为，夜间（23：00 ~ 7：00）和第一次空腹晨尿标本比 24h 尿更能反映骨吸收情况，

且收集方便，建议作为收集标本的标准。

# 3.13 维生素、氨基酸与血药浓度测定

## 3.13.1 维生素测定

### 3.13.1.1 血清维生素 A（Vit A）测定

维生素 A 有 2 种，一种为维生素 A 醇，另一种是 β - 胡萝卜素，在人体的小肠和肝脏中可以转变为具有活性的维生素 A。

[检测方法]

高效液相色谱法。

[参考区间]

0.5 ~ 2.1μmol/L。

[临床意义]

维生素 A 能促进生长发育，维持上皮组织的正常结构与功能，参与视觉作用，增强皮肤黏膜屏障作用，从而抵御表皮的角化等生理作用，以眼、消化道、呼吸道等上皮组织尤为明显。

增高见于婴儿自发性高钙血症、维生素 A 中毒症、慢性肾小球肾炎、肾病综合征、糖尿病、黏液性水肿等。

降低见于夜盲症、眼干燥症、肝炎、肝硬化、胰腺功能低下、吸收不良综合征等。

### 3.13.1.2 血清维生素 $B_1$（Vit $B_1$）测定

[检测方法]

速率法。

[参考区间]

94 ~ 271μmol/L。

[临床意义]

维生素 $B_1$ 在肝脏与焦磷酸反应生成硫酸焦磷酸酯（TPP），TPP 是 α - 酮酸氧化脱羧酶系的辅酶，参与 α - 酮酸氧化脱羧作用，对维持正常糖代谢和神经 - 肌肉功能具有重要意义。

维生素 $B_1$ 缺乏时糖代谢中间产物丙酮酸因氧化受阻而聚集，从而产生机体神经组织的能量来源障碍，发生脚气病，表现为肢端麻木、肌肉萎缩、下肢水肿等。此外，可发生胆碱酯酶的活性增高，影响神经传导，引起胃肠道蠕动减慢、消化液分泌降低，出现食欲不振、消化不良等症状。

维生素 $B_1$ 缺乏症患者主要发生在以主食为精米的地区。维生素 $B_1$ 降低常见于脚气病、多发性神经炎、心力衰竭、甲状腺功能亢进症、腹泻等。

### 3.13.1.3 血清维生素 $B_2$（Vit $B_2$）测定

[检测方法]

荧光法。

[参考区间]

$70 \sim 100 \mu mol/L$。

[临床意义]

维生素 $B_2$ 在体内的活性形式有两种，即黄素单核苷酸和黄素腺嘌呤二核苷酸。均为体内氧化 - 还原酶的辅酶，在生物氧化过程中起着递氢体的作用。能促进蛋白质、糖、脂肪的代谢，也能降低心脑血管的发病率，尚有利尿消肿，预防癌症的作用。

维生素 $B_2$ 降低常见于角膜血管化、脂溢性皮炎、阴囊炎、口角炎、舌炎、唇炎、口腔黏膜溃疡等。

### 3.13.1.4 血浆泛酸（Vit $B_3$）测定

[检测方法]

比色法。

[参考区间]

$1.74 \sim 2.49 \mu mol/L$。

[临床意义]

泛酸是构成辅酶 A 的成分，对体内糖、脂类、蛋白质代谢有非常重要的作用。它能维持人体细胞的正常发育，维持和控制肾上腺的正常功能。

泛酸降低见于贫血、皮炎、肾上腺皮质功能减退；还可引起血糖过低、持续疲倦、眩晕、紧张、头痛等症状；亦是引起过敏反应的主要原因。

### 3.13.1.5 血浆维生素 $B_6$（Vit $B_6$）测定

[检测方法]

高效液相色谱法。

[参考区间]

血浆：男性 $35nmol/L$；女性 $30nmol/L$。

[临床意义]

维生素 $B_6$ 包括吡哆醛、吡哆醇和吡哆胺，是氨基酸和蛋白质代谢酶系的辅酶，参与氨基酸转移酶和脱羧酶的活动。

维生素 $B_6$ 降低可引起贫血、惊厥、结膜炎、舌炎、脂溢性皮炎、神经炎、免疫力低下等症状。

妇女孕期缺乏维生素 $B_6$，常可引起婴儿体重不足、生长缓慢、智力发育迟缓、痉挛、贫血等现象。

长期服用异烟肼的患者，可引起维生素 $B_6$ 缺乏，表现为惊厥、中枢兴奋不安、失眠等症状。

### 3.13.1.6　血清维生素 $B_{12}$（Vit $B_{12}$）测定

[检测方法]

放射免疫法（RIA）；微生物法。

[参考区间]

RIA 法：200～900ng/L；微生物法：160～925ng/L。

[临床意义]

参见 1.3.6.11。

### 3.13.1.7　维生素 C（Vit C）测定

[检测方法]

比色法。

[参考区间]

30～110μmol/L。

[临床意义]

维生素 C 有助于骨骼钙质密实、牙齿的发育、口腔健康、维护正常视力、促进伤口愈合、预防心脑血管疾病、降低妊娠并发症的危险。

当维生素 C 缺乏时，胶原蛋白合成就发生障碍，导致微血管壁通透性和脆性增加，易破裂出血，主要表现为皮肤黏膜、皮下组织、肌肉及骨膜下组织发生出血现象，临床诊断为坏血酸病。

维生素 C 降低见于风湿热、结核、恶性肿瘤、胃肠道疾病的吸收障碍、肝脏疾病、肾脏疾病、服用阿司匹林或乙醚麻醉后排泄过多和磺胺类药物的应用等。

### 3.13.1.8　血浆维生素 D（Vit D）测定

[检测方法]

竞争蛋白结合法。

[参考区间]

10～150μmol/L。

[临床意义]

维生素 D 检测主要应用于婴幼儿佝偻病的辅助诊断；老年性骨质疏松和体内钙、磷代谢紊乱的鉴别诊断。

维生素 D 的主要生理功能是维持血钙和磷的动态平衡，具有促进成骨作用，并有抗佝偻病及防龋齿的作用。

维生素 D 增高见于长期服用过多的维生素 D 导致的中毒，早期中毒症状有异常的口干舌燥、眼睛疼痛、皮肤瘙痒、疲倦乏力、恶心呕吐、消化紊乱、尿频、肌肉和骨骼疼痛等。晚期中毒症状则有骨质疏松、体重下降、肌肉和软组织石灰化、肾衰竭等。

维生素降低见于婴幼儿发生的佝偻病，成人特别是孕妇和哺乳期妇女发生的骨质软化症，老年人骨质疏松症。

### 3.13.1.9 血清维生素 E（Vit E）测定

[检测方法]

荧光法。

[参考区间]

$11.6 \sim 46.4 \mu mol/L$。

[临床意义]

维生素 E 又称生育酚，具有抗氧化作用，能保护细胞的完整性，增强生殖功能，减少瘢痕形成，预防血凝，增强肝细胞的解毒功能，增强细胞免疫功能等。

维生素 E 的保健作用：防止脑血管疾病，预防肿瘤，调节免疫功能，防治糖尿病及其并发症，延缓衰老、阿尔茨海默病和中枢神经功能失调，美化皮肤等。

维生素 E 增高见于肾炎。

维生素 E 降低见于病毒性肝炎初期、溶血性贫血、肌肉老化等。早产儿维生素 E 缺乏综合征的表现为水肿、贫血、血小板溶解、红斑丘疹等。

### 3.13.1.10 血清维生素 K（Vit K）测定

[检测方法]

荧光法；高效液相色谱法。

[参考区间]

$1.1 \sim 4.4 \mu mol/L$。

[临床意义]

天然的维生素 K 包括最初从植物苜蓿中所得到的维生素 $K_1$（动物肝脏中亦富含），和腐败鱼粉中提出的及人肠道细菌合成的维生素 $K_2$。维生素 K 主要参与凝血作用，在肝内促进凝血因子 Ⅱ、Ⅶ、Ⅸ、Ⅹ 等的合成，并使凝血酶原转变为凝血酶。

维生素 K 缺乏主要表现为凝血时间延长，易发生皮下及胃肠道出血。

### 3.13.1.11 叶酸（FA）测定

[检测方法]

放射免疫法；高效液相色谱法。

[参考区间]

血清叶酸，$6 \sim 21 \mu g/L$ [$(14.76 \pm 4.31)nmol/L$]；红细胞叶酸，$100 \sim 600 \mu g/L$。

[临床意义]

叶酸可还原成二氢叶酸（DHF）或四氢叶酸（THF）。

叶酸系水溶性维生素，绿叶植物中富含叶酸，它是一碳基团转移酶的辅酶，在核酸和蛋白质的生物合成中有重要作用，参与人体几乎所有的生长代谢过程，促进红细胞的再生，与维生素 $B_{12}$ 统称为红细胞成熟因子。

叶酸检测在临床上主要应用于营养性贫血的诊断。

叶酸降低见于营养性巨幼细胞性贫血、溶血性贫血、白血病；营养不良和长期腹泻会影响叶酸的吸收；妇女哺乳期、儿童生长期、肾性贫血及孕妇贫血（可导致早产或胎盘早期剥离）；恶性肿瘤如肺癌、肠癌、乳腺癌时均对叶酸的需要量相对增加，常会引起叶酸缺乏。

叶酸增高见于骨髓增生异常综合征患者、素食者。

### 3.13.2 氨基酸测定

#### 3.13.2.1 苯丙氨酸（phenylalanine，Phe）测定

[检测方法]

荧光显色法；离子交换层析法。

[参考区间]

荧光显色法：成人为 $46 \sim 109 \mu mol/L$，新生儿为 $73 \sim 206 \mu mol/L$。

离子交换层析法：成人为 $37 \sim 88 \mu mol/L$，新生儿为 $42 \sim 110 \mu mol/L$。

[临床意义]

增高见于高苯丙氨酸血症、苯丙酮尿症、先天性氨基酸代谢障碍性疾

病、肝脏疾病、充血性心功能不全、外伤及严重感染，以及继发新生儿酪氨酸血症、四氢生物蝶啶缺乏症等。

### 3.13.2.2 缬氨酸（valine，Val）测定

［检测方法］

气相色谱结合质谱分析法。

［参考区间］

血浆为 20～30mg/L。

［临床意义］

血浆中缬氨酸浓度增高称为高缬氨酸血症。①婴幼儿高缬氨酸血症，血浆和尿中缬氨酸浓度升高，但无酮酸尿症，此病较罕见。②枫糖尿症为一种常见的支链氨基酸代谢病，同时可伴有血和尿中的亮氨酸和异亮氨酸浓度升高。

缬氨酸减低常见于蛋白质营养不良、类癌综合征、慢性肾衰竭、婴儿腹泻等。

### 3.13.2.3 亮氨酸（leucine，Leu）、异亮氨酸（isoleucine，Ileu）测定

［检测方法］

气相色谱结合质谱分析法。

［参考区间］

亮氨酸：15～30mg/L；异亮氨酸：8～15mg/L。

［临床意义］

血浆中亮氨酸、异亮氨酸增高常见于：①高亮氨酸－异亮氨酸血症，此为一种少见的氨基酸代谢病。②枫糖尿症时，血中和尿中均有亮氨酸、异亮氨酸以及缬氨酸浓度升高。

血浆中亮氨酸、异亮氨酸降低见于婴儿腹泻、慢性肾衰竭等。

### 3.13.2.4 甘氨酸（glycine，Gly）测定

［检测方法］

气相色谱结合质谱分析法。

［参考区间］

120～554μmol/L。

［临床意义］

血中甘氨酸增高见于特发性高甘氨酸血症、败血症、低血糖症、血氨增高等。

血中甘氨酸降低见于糖尿病、痛风等。

### 3.13.2.5　丝氨酸（serine，Ser）测定

[检测方法]

气相色谱结合质谱分析法。

[参考区间]

65～193μmol/L。

[临床意义]

血中丝氨酸浓度增高见于痛风、婴儿腹泻。

血中丝氨酸浓度减低见于糖尿病。

### 3.13.2.6　酪氨酸（tyrosine，Tyr）测定

[检测方法]

荧光法；酪氨氧化酶法。

[参考区间]

成人为0.44～0.72mmol/L；早产婴儿为3.9～13.3mmol/L；新生儿为0.88～2.04mmol/L。

[临床意义]

增高于参考区间的罕见于遗传性高酪氨酸血症患儿、常染色体隐性遗传的遗传性酪氨酸血症、Richner - Hanhart综合征及新生儿酪氨酸血症、肝脏疾病、充血性心功能不全、甲状腺功能亢进症。

低于参考区间的常见于苯丙酮尿症患者、多囊肾、低温、慢性肾衰竭、类癌综合征、重症甲状腺功能减退症等。

### 3.13.2.7　组氨酸（histidine，His）测定

[检测方法]

高效液相色谱发光或分光光度法。

[参考区间]

32～107μmol/L。

[临床意义]

增高见于组氨酸血症。

降低见于类风湿性关节炎。

### 3.13.2.8　脯氨酸（proline，Pro）测定

[检测方法]

高效液相色谱发光或分光光度法。

[参考区间]

102～336μmol/L。

［临床意义］

增高见于遗传性高脯氨酸血症。

### 3. 13. 2. 9　羟脯氨酸（hydroxyproline，Hyp）测定

［检测方法］

高效液相色谱发光或分光光度法。

［参考区间］

男：0～42μmol/L；女：0～35μmol/L。

［临床意义］

增高见于肢端肥大症、甲状腺功能亢进症、甲状旁腺功能亢进症、糖尿病、多发性骨折、软组织创伤等。

降低见于侏儒症、甲状腺功能减退症、单纯性肥胖等。

### 3. 13. 3　血药浓度测定

**1. 治疗药物监测**　治疗药物监测（therapeutic rug monitoring，TDM）是在药代动力学原理的指导下，应用现代的分析技术，测定血液中或其他体液中的药物浓度，用于指导和评价药物治疗，从而达到临床用药个体化，避免发生药物的不良反应，以达到满意的治疗效果。

可以为药物过量中毒的诊断和处理，提供有价值的实验室根据。血药浓度一般能反映作用部位的药物浓度，可以作为反映药效的一个客观指标，药物作用的强度往往与受体部位的药物浓度相关，但血药浓度监测并不能完全代替临床观察。因各人体质不同，若服用同一种药物，有人可能完全无效；而有人却已经中毒。现今，人们越来越希望个体化给药，血药浓度监测为实现此目的而提供了科学依据。

**2. 血药浓度监测的方法**　临床血药浓度监测技术众多，如紫外分光光度法、薄层色谱用于体质分析、HPLC（高效液相色谱仪）、气－质仪联用、放射免疫（RIA）分析法、酶多种免疫（EMIM）分析法、TDX（荧光偏振分析法）、毛细管电泳（HPCE）、液－质（HPLC/MS）仪等。

随着科学技术的发展，绝大多数的血药浓度已可进行技术监测，尤以TDX的发展，使血药浓度监测更简便、快速、准确，在TDM的常规工作中应用较多。但不少医院因仪器和试剂价格昂贵，而未配制TDM工作。

**3. 血药浓度监测的适应证**　不是所有药物均需进行血药浓度监测，如安全范围宽的药物、疗效显而易见的药物、血药浓度和疗效相关性不好的药

物。需要进行 TDM 的药物，应符合以下条件。

（1）药物毒性大，其治疗浓度与中毒浓度接近的氨基糖苷类抗生素，包括链霉素、庆大霉素、妥布霉素、阿米卡星、奈替米星、卡那霉素、万古霉素等。

（2）新生儿使用易发生严重毒性反应者，如氯霉素。

（3）肾功能减退时易发生毒性反应者，包括氟胞嘧啶、磺胺甲噁唑（SMZ）、甲氧苄啶（TMP）等。

（4）某些特殊部位的感染，确定感染部位是否已达到有效药物浓度，或浓度过高有可能发生毒性反应，如测定青霉素在脑脊液中的浓度。

**4. 血药浓度监测的临床意义**

（1）使给药方案个体化。

（2）利于药物过量中毒的诊断与处理。

（3）对临床药代动力和药效学进行研究，探讨新药的给药方案。

（4）缩短患者治疗时间，提高药物治疗的成功率。

（5）降低治疗费用。

（6）避免法律纠纷。

注：青霉素类、头孢菌素类、大环内酯类等抗生素，由于其毒性低，治疗浓度范围宽，在治疗剂量范围内，根据病情调整剂量，一般均可达到有效浓度水平，而不致发生毒性反应，因此，原则上对上述抗生素不需将 TDM 列为常规。

常用药物的治疗药物浓度及不良反应见表 3 – 15。

**表 3 – 15　治疗药物浓度及不良反应**

| 药名 | 治疗浓度 | 作用 | 不良反应 |
|------|----------|------|----------|
| 苯妥英钠 | 10 ~ 20mg/L | 抗癫痫 | 中枢神经系统 |
| 苯巴比妥 | 10 ~ 40mg/L | 抗癫痫 | 抑制中枢神经症状 |
| 卡马西平 | 4 ~ 10mg/L | 抗癫痫 | 中枢神经，中毒水平 >51μmol/L |
| 扑痫酮 | 5.0 ~ 12.0mg/L | 抗癫痫 | 眼球震颤、头晕及共济失调 |
| 乙琥胺 | 40 ~ 100mg/L | 抗癫痫 | 胃肠道反应，严重者引起再生障碍性贫血 |
| 丙戊酸钠 | 50 ~ 100mg/L | 抗癫痫 | 胃肠道反应、共济失调、肝损伤 |

续表

| 药名 | 治疗浓度 | 作用 | 不良反应 |
|------|---------|------|---------|
| 氯硝西泮 | $15\sim50\text{ng/ml}$<br>$7\sim30\text{ng/ml}$ | 镇静催眠 | 嗜睡、共济失调、白细胞减少 |
| 利多卡因 | $1.5\sim5.0\mu\text{g/L}$ | 抗心律失常 | 药物中枢神经毒性如嗜睡、欣快感，严重者有癫痫样抽搐甚至昏迷、呼吸停止或死亡 |
| 普鲁卡因胺 | $4\sim10\text{mg/L}$ | 抗心律失常 | 药物心脏中毒 |
| 丙吡胺 | $2.0\sim5.0\text{mg/L}$<br>（HPLC 法） | 抗心律失常 | 抑制心肌，心电图 QRS 波加宽和严重抗胆碱作用 |
| 奎尼丁 | $2.0\sim5.0\text{mg/L}$<br>（HPLC 法） | 抗心律失常 | 胃肠道、金鸡纳药物热及过敏反应 |
| 美西律 | $0.5\sim2.0\text{mg/L}$ | 新抗心律失常药 | 胃肠道及神经反应、心室传导紊乱 |
| 胺碘酮 | $0.5\sim1.5\text{mg/L}$ | 广谱抗心律失常药 | 胃肠道反应、角膜及皮肤色素沉着、心动过缓 Q-T 间期延长、甲状腺功能紊乱和严重肺损伤 |
| 普萘洛尔 | $40\sim80\text{ng/ml}$ | 抗心律失常 | 心律减慢、血压下降 |
| 地西泮 | $30\sim1500\text{ng/ml}$ | 镇静催眠 | 嗜睡、共济失调、白细胞减少 |
| 奥沙西泮 | $100\sim1500\text{ng/ml}$ | 镇静催眠 | 嗜睡、共济失调、白细胞减少 |
| 氯氮䓬 | $500\sim1600\text{ng/ml}$ | 镇静催眠 | 嗜睡、共济失调、白细胞减少 |
| 三唑仑 | $0.1\sim8.0\text{ng/ml}$ | 镇静催眠 | 嗜睡、共济失调、白细胞减少 |
| 地高辛 | $0.8\sim2.0\mu\text{g/L}$ | 强心剂 | 胃肠道、中枢神经系统反应和视觉障碍、白细胞减少 |
| 阿米替林 | $120\sim250\text{ng/ml}$ | 抗抑郁 | 心跳加快、口干、多汗、尿潴留等、心电图 QRS 波时限延长，$\geqslant0.15\text{s}$ |
| 去甲替林 | $50\sim150\text{ng/ml}$ | 抗焦虑 | |
| 丙米嗪 | $150\sim250\text{ng/ml}$ | 抗狂躁 | |
| 地昔帕明 | $110\sim250\text{ng/ml}$<br>（HPLC 法） | 镇静催眠 | |
| 多塞平 | $110\sim250\text{ng/ml}$ | 抗焦虑药 | |

| 药名 | 治疗浓度 | 作用 | 不良反应 |
|---|---|---|---|
| 锂 | 0.9~1.4mmol/L | 抗躁狂 | 中枢神经症状 |
| 阿米卡星 | 15~25mg/L | 广谱抗生素 | 损害听力和肾脏 |
| 庆大霉素 | 5~10ng/ml | 广谱抗生素 | 损害听力和肾脏 |
| 氯霉素 | 5~20μg/L | 广谱抗生素 | 血小板减少、再生障碍性贫血、白血病及灰婴综合征等 |
| 红霉素 | 0.5~5mg/L | 广谱抗生素 | 胃肠道反应及过敏反应 |
| 阿司匹林 | 25~50mg/L<br>150~300mg/L | 镇静解热消炎、抗风湿 | 胃肠道及神经反应、酸碱平衡失调 |
| 环孢素 | 100~450μg/L | 细胞免疫抑制 | 肝肾损伤、消化道功能紊乱 |
| 茶碱 | 成人10~20mg/L<br><br>新生儿5~10mg/L（HPLC法） | 平喘 | 心率加快、心动过速且伴心律不齐、期前收缩、幼儿消化道出血等 |
| 氟尿嘧啶 | 0.1~1.0mg/L | 抗肿瘤 | 胃肠道反应、白细胞及血小板减少 |
| 甲氨蝶呤 | <40μmol/L<br><0.5μmol/L<br><0.05μmol/L | 24h抗肿瘤<br>48h抗肿瘤<br>72h抗肿瘤 | 抑制骨髓、损伤肝肾 |
| 多柔比星 | | 抗癌谱广 | 骨髓抑制、心肝毒性 |
| 卡铂 | | 抗肿瘤 | 抑制骨髓、损伤肾和听力 |

# 3.14　自由基相关指标的检测

　　自由基（free radical）又称游离基。早在18世纪末，化学家就提出了"基"的概念，并企图分离它们。经过了2个世纪的探索，终于形成了一门新的学科——自由基化学。近代人们又注意到自由基在生物体系中的作用，正在形成又一门新的学科——自由基生物学。20世纪80年代以来，自由基与疾病的关系倍受重视。这门学科全面深入地发展对于人体的健康、疾病的预防、寿命的延长、青春的长驻等均是十分有益的。

自由基（free radical）又称游离基，就是在原子、离子、分子或其基团的外层轨道上，具有不配对的电子，这种原子、离子、分子及其基团都称为自由基。通常在某一符号边标记圆点（·）来表示，如氢自由基（H·）、羟自由基（OH·）、甲基自由基（CH3·）、脂质过氧化自由基（Loo·或Roo·，L及R均代表脂质）、超氧负离子自由基（$O_2^-$）等。

自由基虽有参与新陈代谢及贮能作用、防御解毒作用、转化排废作用及抗癌作用，但其危害性是多方面的。

（1）脂质过氧化作用破坏细胞膜的结构和功能，可导致细胞的坏死。

（2）ROO·可与细胞膜上的不饱和脂肪酸作用产生丙二醛（MDA），MDA的强交联作用，能与含游离氨基的磷脂酰乙醇胺、蛋白质或核酸等交联成Schiff碱，且在细胞内堆积起来，妨碍了细胞的功能活动，故而认为MDA是衰老的诱因，与脂褐质（LF）一起作为检测老化程度的指标。

（3）损害核酸作用OH·等使脂质过氧化产生的脂自由基（R·），易进入胞核或核糖体，通过与胸腺嘧啶或胞嘧啶5位、6位的双链氧化、交联及基因突变，形成另一类型的核酸自由基，若自由基不能及时清除灭活，这种反应可持续进行下去，导致遗传信息的改变，其后果是诱发癌变、子代畸形、影响酶的正常代谢功能、导致自身免疫性疾病的发生等。

（4）破坏蛋白质的作用非脂质自由基（如OH·）以及脂质自由基（如ROO·）可以抽取核酸与蛋白质上的H$^+$或引起加成反应，形成核酸自由基和蛋白质自由基；蛋白质自由基与另一蛋白质发生作用，形成二聚体、三聚体或多聚体蛋白质自由基，这种交联的多聚蛋白质大分子，溶解度降低，原有结构的破坏，造成蛋白质变性和酶蛋白失活，导致线粒体变形、微粒体膜受损、溶酶体膜受损，造成细胞功能损伤或死亡。结缔组织中的胶原蛋白交联成巨大的不溶性分子，从而使其坚韧性减低，羟脯氨酸含量降低，皮肤会出现皱纹，这就成为老化的指标。

（5）破坏糖类的作用OH·与核酸分子上的戊糖作用而形成核糖自由基，可导致DNA突变。使DNA或RNA交联或断链；还可使透明质酸降解，破坏了细胞间的黏合，从而使微血管通透性增加，细菌容易入侵，感染容易扩散。

（6）花生四烯酸（AA）是细胞膜磷脂的重要组成成分，在血管内皮细胞中，可代谢产生前列环素（PGI$_2$），而ROO·抑制前列环素合成酶，从而抑制PGI$_2$的合成。导致PGI$_2$对抗TXA$_2$（血栓素A$_2$，为血小板内AA的代谢产物）的比例失调。TXA$_2$ 使小动脉平滑肌收缩，血小板黏附、聚集及微循环障碍，甚至发生弥散性血管内凝血（DIC）。

经研究，目前与自由基相关的疾病有炎症、心脑血管疾病、衰老、肿瘤、缺血性疾病、中毒、放射性疾病等。有人提出现代医学新理论，认为人体诸多疾病的发病过程，主要是由人体内过剩的自由基所引起的，且往往是多器官受损。

自由基的特点：①化学活性强，极不稳定，是常见的化学反应的中间产物。②在生物体内浓度低，约为 $10^{-9} \sim 10^{-4}$ mol/L。③存在时间短，约为 $10^{-3}$ s。④具有磁场，可应用电子自旋共振或磁共振的方法测定。⑤具有连锁反应，只要加入少量引发剂（如 Fe、Mn），整个反应就可启动；只要加入少量清除剂，整个反应就可受到抑制。鉴于自由基的特点，直接检测目前只有应用于科学研究，如电子顺磁共振直接检测及超微量发光测定。

自由基相关指标检测的项目较多，大致分为两类，一类是检测项目值增高表示机体清除自由基的能力强大，低于参考值则表示清除自由基的能力较弱，如超氧化物歧化酶（SOD）、谷胱甘肽 - 过氧化物酶（GSH - Px）、过氧化氢酶（CAT）、Na$^+$，K$^+$ - ATP酶、羟脯氨酸（HYP）等；另一类指标增高表示机体内自由基较为活跃，机体清除自由基能力较弱，如脂质过氧化物、脂褐素、丙二醛、黄嘌呤氧化酶、单胺氧化酶等。此外，自由基能抑制前列环素（PGI$_2$）的合成，从而使血栓素 A$_2$ 相对增高，造成微循环障碍；6 - 酮 - 前列环素 F1$\alpha$ 与 TXB$_2$ 分别是 PGI$_2$ 与 TXA$_2$ 稳定的代谢产物，测定它们的值，可直接反映 PGI$_2$ 与 TXA$_2$ 的水平。

### 3.14.1 超氧化物歧化酶（SOD）测定

[检测方法]

邻苯三酚自氧化法；黄嘌呤氧化酶抑制法；比色法。

[参考区间]

邻苯三酚自氧化法：MnSOD（$17.0 \pm 3.6$）μg/g Hb；CuZnSOD（$35.4 \pm 7.9$）μg/g Hb；T - SOD（$52.4 \pm 8.9$）μg/g Hb。

黄嘌呤氧化酶抑制法：（$65.74 \pm 12.82$）U/ml。

比色法：$555 \sim 633$ μg/g Hb。

[临床意义]

超氧化物歧化酶（SOD）具有清除自由基的作用。主要作用是将超氧负离子自由基（O$_2^-$）歧化成 H$_2$O$_2$，测定 SOD 可以了解机体抗氧化、抗衰老、抗辐射的能力。

人体 SOD 因含金属离子不同，可分为 CuZn SOD 和 Mn SOD 两类，前者存在于所有组织的细胞液内；后者存在于除红细胞外的所有微粒体和细胞液内。检测时常规取抗凝静脉血 2ml，由于 CuZn SOD 在 1～2mmol/L NaCN 的存在下完全失活，而 Mn SOD 活力不变，因此，可测定出总 SOD（T-SOD）、Mn SOD、CuZn SOD。

SOD 降低见于：休克、DIC、严重感染、血栓病等导致氧自由基增加的各种病理状态。此外，老年或体弱多病者、恶性肿瘤、肝硬化、溶血性贫血、免疫复合性疾病、放射性辐射后等导致脂质过氧化的病理状态，亦可使 SOD 降低。

SOD 增高见于：生长发育期、高脂血症、高血压、冠心病。

### 3.14.2 谷胱甘肽-过氧化物酶（GSH-Px）测定

[检测方法]

愈创木酚比色法。

[参考区间]

$(26.6 \pm 3.83)$ U/mg Hb。

[临床意义]

谷胱甘肽-过氧化物酶（GSH-Px）是机体内广泛存在的一种含硒抗氧化酶。主要在胞浆及线粒体内，主要作用是使 $H_2O_2$ 还原为 $H_2O$，对清除自由基和抑制自由基反应，特别重要的是防止体内自由基引起膜系统脂质过氧化作用。

GSH-Px 分布于肝脏、胃肠、睾丸等组织中，肝脏中含量高，它能催化还原型谷胱甘肽（GSH）氧化与过氧化物（如 $H_2O_2$）还原反应。

### 3.14.3 过氧化氢酶（CAT）测定

[检测方法]

高锰酸钾滴定法；碘量法。

[参考区间]

6mg/L。

[临床意义]

过氧化氢酶（CAT）是机体内防御自由基攻击细胞的主要抗氧化酶之一。故测定血清中 CAT，就可知道机体抗氧化的能力。CAT 主要在过氧化物内，将 $H_2O_2$ 酶解为 $H_2O$，以防止 $H_2O_2$ 的破坏作用。

### 3.14.4　Na$^+$，K$^+$ – ATP 酶测定

[检测方法]

比色法。

[参考区间]

酶活力 30 ~ 40μmol Pi/(mgPr·h)。

[临床意义]

为生命活动提供能源物质，为机体的各种运动提供能源，主动运输、调节细胞内外离子浓度差——离子泵，为体内合成大分子物质提供能量。研究表明，体内某些脏器的 Na$^+$，K$^+$ – ATP 酶，随年龄增长而降低，故而研究补益气血的中药，对调节 Na$^+$，K$^+$ – ATP 酶活性，对延缓衰老有重要意义。

### 3.14.5　脂质过氧化物（LPO）测定

[检测方法]

比色法；荧光法。

[参考区间]

比色法：男，(4.14 ± 0.78)μmol/L；女，(3.97 ± 0.77)μmol/L。

荧光法：18 ~ 39 岁，(3.07 ± 0.94)μmol/L；40 ~ 59 岁，(3.69 ± 0.86)μmol/L；60 岁以上，(4.45 ± 1.14)μmol/L。

平均：男，(3.33 ± 0.49)μmol/L；女 (3.45 ± 0.53)μmol/L。

[临床意义]

脂质过氧化物（LPO）又称过氧化脂质是生物膜中脂类（以磷脂和胆固醇为主）所含的多元不饱和脂肪酸被自由基损伤氧化而形成的过氧化产物。它可引起膜损伤、酶抑制、溶酶体释放、蛋白质交联、DNA 和 RNA 结构破坏等生化毒性反应，造成机体衰老和多种疾病。LPO 含量随人的年龄增长呈正相关。

### 3.14.6　丙二醛（MDA）测定

[检测方法]

比色法（紫外可见分光光度计法）。

[参考区间]

PY 处理前：(0.474 ± 0.03)nmol/mg 蛋白；PY 处理后：(0.666 ± 0.05)nmol/mg 蛋白。

[临床意义]

丙二醛（MDA）为脂质过氧化的降解产物，应用微量荧光法可直接检出

其含量，因邻苯三酚（PY）在碱性条件下（pH 8.4）能自氧化产生$O_2^{\bar{\ }}$，用其处理分离红细胞膜，可使膜不饱和脂肪酸、花生四烯酸过氧化，其脂质过氧化的降解产物即为 MDA，MDA 可引起细胞膜结构和功能的严重损伤。

### 3.14.7　脂褐素（LF）测定

[检测方法]

比色法。

[参考区间]

各实验室应建立自己的参考区间。

[临床意义]

脂褐素（LF）是 MDA 与磷脂乙醇胺和蛋白质交联，生成无活性的大分子复合物称为脂褐素（脂褐质）。LF 的化学本质是膜脂质和蛋白质过氧化后的一种复合产物，即 Schiff 碱，测定 Schiff 碱的含量，即可知道细胞被自由基损伤的程度，即过氧化的程度，甚至由此可推断细胞衰老的程度。LF 集中沉积在皮肤、神经、心肌、肝、肾、睾丸等组织细胞内，造成细胞机械性损害，挤压细胞内的超微结构，扰乱营养物质进行细胞内的弥散通道，最终引起细胞功能衰竭和死亡。脂褐素沉积在皮肤细胞内，形成皮肤褐斑即老年斑。

### 3.14.8　黄嘌呤氧化酶（XOD）测定

[检测方法]

ELISA 法。

[参考区间]

2.8U/L。

[临床意义]

黄嘌呤氧化酶（XOD）主要存在于毛细血管内皮细胞和肠上皮细胞内，正常时只有 10% 呈氧化型。缺氧时，由于 ATP（三磷腺苷）减少，使还原型嘌呤酶变为氧化型嘌呤酶。缺氧时 ATP 不能产生机械能，而降解为 ADP（二磷酸腺苷）、AMP（腺苷酸）及次黄嘌呤。所以，在缺氧后再灌注前的组织中，聚集了大量的次黄嘌呤，一旦再灌注时，由于 XOD 的作用而产生黄嘌呤，再产生尿酸，与此同时，就产生大量的超氧负电子自由基。XOD 升高，临床上常见于创伤、休克、烧伤、酸中毒的抢救过程中，间接地说明机体组织产生较多的超氧负电子自由基。

### 3.14.9　6－酮－前列环素 $F_{1\alpha}$（6－keto－$PGF_{1\alpha}$）测定

［检测方法］

RIA 法。

［参考区间］

血浆（成人）：≤35 岁，107.2～123ng/L；36～49 岁，120.1～147.5ng/L；≥50 岁，94.5～126.7ng/L。

［临床意义］

6－酮－前列环素 $F_{1\alpha}$（6－keto－$PGF_{1\alpha}$）是前列环素的水解产物，测定 6－keto－PGF1α 可反映 $PGI_2$ 的水平，$PGI_2$ 是最强的血小板聚集抑制剂，主要由血管内皮细胞和中性粒细胞合成和释放。各实验室参考值有差别，从（0.62 ± 0.008）～1.849nmol/L［（23 ± 3）～690pg/ml］（pg/ml 乘以系数 0.00268 即为 nmol/L）。血浆（成人）（103.49 ± 6.22）ng/L；尿液（成人）234.6ng/L。①血浆 6－keto－$PGF_{1\alpha}$ 降低见于急性冠状动脉功能不全，急性心肌梗死、心绞痛、陈旧性心肌梗死；高血压病、系统性红斑狼疮合并血栓形成者；白塞（Behcet）综合征；糖尿病高凝状态。②尿中 6－keto－$PGF_{1\alpha}$ 含量增高见于巴特（Bartter）综合征。③急性心肌梗死、心绞痛时血浆血栓素 $B_2$（$TXB_2$）升高，6－keto－$PGF_{1\alpha}$ 降低，两者比值增大，经治疗后比值缩小，可作为观察疗效的指标之一。④可作为血栓病防治研究和发病机制探讨的观察指标。

### 3.14.10　血栓素 $B_2$（$TXB_2$）测定

［检测方法］

ELISA 法。

［参考区间］

血浆：男性，（132 ± 55）ng/L；女性，（116 ± 30）ng/L。

$TXB_2$/6－keto－$PGF_{1\alpha}$ 为 1.0～1.2。

［临床意义］

血栓素（thromboxane，$TXA_2$）是前列腺素中的一种，由血小板产生，具有血小板凝聚及血管收缩作用，与前列腺素作用相反，两者动态平衡以维持血管收缩功能及血小板聚集作用。$TXA_2$ 生物半衰期仅 30s，迅速转化为无活性的血栓素 $B_2$（$TXB_2$）。

血浆 $TXB_2$ 增高见于动脉粥样硬化、缺血性心脏病、脉管炎；急性脑血管疾病时，脑组织、脑脊液、血浆及尿中 $TXB_2$ 均升高；糖尿病伴血管病变，有微血栓形成时，血浆、尿中 $TXB_2$ 均升高；肝硬化、炎症细胞浸润、肝细胞广泛损伤坏死，$TXB_2$ 升高。动脉粥样硬化、心绞痛、冠心病、糖尿病、高脂血症等增高，$TXA_2/PGI_2$ 比值升高易于导致血小板聚集、血栓形成，促使动脉粥样硬化和冠心病。出血、损伤和内毒素休克动物血浆中 $TXB_2$ 显著增加，这与休克时肺循环阻力升高有关。

慢性肾衰竭患者尿中 $TXB_2$ 和 $6-酮-PGF_{1\alpha}$ 下降；肝肾综合征患者尿中 $TXB_2$ 排出增多；慢性肾衰竭则明显减少；尿毒症时极度降低。肾血管性高血压、肾病综合征和 BATTER 综合征患者尿中 PG 亦有显著性变化。

恶性肿瘤患者动脉组织中 $TXA_2$ 有所改变，$PGI_2$、$TXA_2$ 正常时，能阻止肿瘤细胞侵袭血小板进而黏附在血管表面。抑制血小板 $TXA_2$ 生成和增加血管内皮细胞 $PGI_2$ 生成的因素有抗肿瘤转移作用。

# 3.15　环核苷酸检测

第一信使的激素、神经递质把某种调节信息由分泌细胞带到靶细胞，如蛋白质、肽类、胺类激素，它们本身并不进入细胞内部，而是作用于靶细胞上的特殊受体。

1965 年，Sutherland 提出了第二信使学说，当激素与受体结合反应，激活细胞内层的腺苷酸环化酶，从而使细胞膜内部表面上的 ATP 大量转变为 cAMP（环磷酸腺苷），cAMP 的直接作用是使细胞不活动状态的蛋白激酶转变为激活状态，发挥其催化作用，以调节酶的活性、基因表达、细胞分裂分化等生理效应。同样，三磷酸胞嘧（CTP）会大量转化为环磷酸鸟苷（cGMP）。在组织细胞中 cGMP 的含量约为 cAMP 的 $1/50 \sim 1/100$；但在小脑、胸腺、肺和精液中的含量与 cAMP 的浓度一致。

cAMP 与 cGMP 是一对拮抗物，在细胞与体液中的浓度保持较为恒定的比例。它们共同调节和控制着细胞的生长、分化和繁殖，是调控机体生理、生化和物质代谢功能的重要因子。

环磷酸腺苷（cAMP）与环磷酸鸟苷（cGMP）对疾病的重要意义：它们对活体细胞的生理效应是能调节其生化代谢；它们在体内的相对浓度与适当比例是维持机体动态平衡的重要因素。

### 3.15.1　环磷酸腺苷（cAMP）测定

[检测方法]

放射免疫法；$^3H-$标记法。

[参考区间]

放射免疫法：血浆 cAMP，$(23.3 \pm 0.58)$nmol/L。

$^3$H-标记法：$^3$H-cAMP，血浆 $(23.5 \pm 5.8)$nmol/L；脑脊液，8.7nmol/L；尿液，$(3.85 \pm 0.67)$μmol/；$^{125}$I-cAMP：血浆，$(23.1 \pm 7.7)$nmol/L。

[临床意义]

环磷酸腺苷（cyclic adenosine monophosphate，cAMP）是具有传递含氮激素作用的重要物质。当含氮激素从某一细胞分泌后随体液运行到靶细胞，作用于细胞膜上的特异受体时，激活细胞膜内的腺苷环化酶，此酶在 $Mg^{2+}$ 或 $Ca^{2+}$ 存在的条件下，使细胞中的三磷腺苷（ATP）转化为 cAMP，再由 cAMP 激活蛋白质激酶，由蛋白质激酶再激活多种酶系而起强大的生理效应。故称含氮激素为第一信使，cAMP 为第二信使。cAMP 和 cGMP（环磷酸鸟苷）广泛存在于各种细胞中，对细胞的功能和代谢起着重要的调节作用。

（1）生命中的两大"信使"：①生命第一信使：20 世纪初，科学家就已确认，细胞外小分子信息物质由腺细胞等各种细胞合成和释放，依靠血液、淋巴液等各种体液运送，进行体液调节及生命信息的传递，是人体信息传递的生命"第一信使"。由于生命"第一信使"在生命活动调节中所起到的重要作用，在这一领域做出卓越研究的科学家们就曾先后 12 次获得诺贝尔生理学/医学奖。由信息细胞释放生命"第一信使"，经细胞外液影响和作用于其他信息接收细胞，在细胞间进行信息传递。然而，科学家们后来惊奇地发现，原来生命"第一信使"并不直接参与细胞的物质和能量代谢，而是将信息传递给"第二信使"，进而调节细胞的生理活动和新陈代谢。②生命第二信使：细胞内的信号转导过程是由复杂的网络系统完成，这一网络系统的结构基础是一些关键的蛋白质分子和小分子活性物质。很多小分子的化学物质可以作为外源信息在细胞内的信使，对相应靶分子的活性进行调节。它们在上游信号分子的作用下可以发生浓度的迅速上升或下降，进而使相应靶分子（下游信号转导分子）的活性升高或降低，继而使信息向下游传递。因此细胞内小分子信使，亦被称为生命"第二信使"。

（2）生理作用：cAMP 产生后，主要通过蛋白脂磷酸化作用继续传递信息，这是由细胞内一种专一酶（依赖 cAMP 的蛋白激酶 A[PKA]），将代谢途径中的一些靶蛋白中的丝氨酸或苏氨酸残基磷酸化，将其激活或钝化。这些被共价修饰的靶蛋白往往是一些关键调节酶或重要功能蛋白，因而可以介导胞外信号，调节细胞反应。当 cAMP 信号终止后，靶蛋白的活性则在蛋白质脱磷酸化作用下恢复原状。

（3）环磷酸腺苷的药用：用于心绞痛、心肌梗死、心肌炎及心源性休克。对改善风湿性心脏病的心悸、气急、胸闷等症状有一定的作用。对急性白血病结合化疗可提高疗效，亦可用于急性白血病的诱导缓解。此外，对老年慢性支气管炎、各型肝炎和银屑病也有一定疗效。

（4）cAMP 浓度增高见于急性心肌梗死，其机制可能与儿茶酚胺的释放和腺苷环化酶被激活有关。cAMP 增高程度与病情呈平行状态，随着病情好转其数值下降，一般 7 天后大都恢复正常。所以 cAMP 值可作为心肌梗死观察治疗及预后的指标。急性心肌梗死患者血浆 cAMP 的升高可比 cAMP 更明显而持久，其机制可能与心肌缺血有关。

cAMP 与 cGMP 对某些疾病发生发展的影响有待进一步研究，如 cAMP 浓度增加还见于慢性肾炎尿毒症、甲状腺功能亢进症、肺结核等疾病，cAMP 浓度减低见于甲状腺功能减退症。

（5）环磷酸腺苷增强机体免疫力：现代免疫学认为，免疫力是人体识别和排除"异己"的生理反应。如果人体免疫系统不能正常发挥保护作用，就极易出现细菌、病毒、真菌等引发的感染，免疫力低下最直接的表现就是容易生病，因经常患病加重了机体的消耗，所以一般会有体质虚弱、营养不良、精神萎靡、疲乏无力、食欲降低、睡眠障碍等表现。人体的免疫力大多取决于遗传基因，但是环境因素的影响也很大，如饮食、睡眠、运动、压力等。其中饮食对免疫力具有决定性的影响力，因为有些食物的成分能够协助刺激免疫系统，增强免疫能力，如果缺乏这些重要营养素成分，会严重影响身体的免疫系统功能。

免疫功能亢进对于进入机体的药物或有益微生物产生变态反应。如花粉引起的过敏现象。表现在疾病方面有：过敏性皮炎、麻疹、哮喘、顽固性头痛、牙痛、红眼病、青春痘、便秘及高血压、高血脂、心脏病、脑卒中等心血管类疾病。环磷酸腺苷对机体的免疫反应具有选择性抑制作用，能抑制与免疫反应有关细胞（T 细胞、B 细胞等巨噬细胞）的增殖和功能，能降低抗体免疫反应。通过选择性抑制机体免疫细胞改善过敏性皮炎、麻疹、哮喘等免疫功能亢进类疾病。

（6）环磷酸腺苷可以预防癌症发生：人体内所有器官都是由细胞组成，细胞增殖和分化可满足身体需要，这种有序的过程可保持人们身体健康。然而，如果细胞继续分裂，这些额外的大量细胞就形成肿瘤，恶性肿瘤就是人们所说的癌症。

研究发现环磷酸腺苷对瘤细胞有着直接或者间接的杀伤作用。直接作用包括影响肿瘤细胞膜的生化特性、影响细胞内信号传递途径、诱导细胞凋亡、抑制细胞代谢、直接抑制细胞增殖等途径；间接作用为增强吞噬细胞的功能等。

(7) 环磷酸腺苷可增强机体造血功能：临床试验发现，环腺苷对造血干细胞具有促进代谢的作用，通过补充环磷酸腺苷能刺激骨髓干细胞的造血功能进而使再生障碍性贫血得到有效的改善和治疗。部分再生障碍性贫血患者存在造血干细胞体液和细胞调节机制的异常，包括抑制性 T 细胞增多而辅助性 T 细胞减少，自然杀伤细胞活力降低，造血负调控因子如 γ - 干扰素、肿瘤坏死因子和白介素 - 2 等的增多，环磷酸腺苷的含量降低等，这些都可能介入再障造血干细胞的增殖和分化紊乱。再生障碍性贫血患者血液中环核苷酸（环磷酸腺苷）降低、环鸟苷酸（环磷酸鸟苷）升高，补充环磷酸腺苷可使细胞内环磷酸腺苷的含量升高，而抑制环磷酸鸟苷，使环腺苷/环磷酸鸟苷比值升高，有利于造血干细胞的增殖和分化，而恢复骨髓干细胞的造血功能，故对于治疗再生障碍性贫血有效。

环磷酸腺苷能活化吞噬细胞、自然杀伤细胞、伤害性 T 细胞等免疫细胞，诱导白细胞素、γ - 干扰素、α - 肿瘤坏死因子等细胞因子的分泌，诱导白血病细胞凋亡，促进白血病细胞凋亡。改善放化疗期间掉头发、掉指甲、恶心、呕吐、厌食等不良反应，同时可以对抗化疗副作用，保护正常造血功能骨髓的恢复，防止化疗药物引起严重的骨髓抑制。

(8) 环磷酸腺苷改善心血管功能：心血管疾病的发生与细胞内环磷酸腺苷含量的降低密切相关。环磷酸腺苷是细胞内参与调解物质代谢等生物学功能的重要物质，具有营养心肌、正性肌力、舒张血管、抗心律失常等作用。

(9) 环磷酸腺苷保护肝功能：研究实验结果表明，肝功能障碍患者的细胞免疫功能低下，患者尿木糖排泄率下降，血浆环磷酸腺苷下降，环磷酸鸟苷升高，环磷酸腺苷/环磷酸鸟苷下降，血浆皮质酮水平升高。研究提示：肝功能障碍患者免疫功能的改变与环核苷酸的代谢紊乱、尿木糖排泄率下降以及血浆皮质酮水平升高有关。对慢性肝炎的脾虚的患者应用低剂量环核苷酸，可明显提高其血清免疫球蛋白 G 的含量。

(10) 环磷酸腺苷改善睡眠：失眠是脑细胞衰老与疲劳的一种表现，经常睡眠不足，会使人心情忧虑焦急，免疫力降低，导致各种疾病的发生。改善脑细胞衰老状态，使脑细胞新陈代谢处于旺盛状态才能真正有效地改善失眠状况。1971 年，美国生物化学家、药理学家萨瑟兰发现环磷酸腺苷是激素在细胞内起作用的传递生命信息的重要信使。环磷酸腺苷在修复脑细胞、活化脑细胞、调节脑细胞功能方面有非常重要的作用，并可以缓解脑细胞疲劳，延缓脑细胞的衰老。

（11）环磷酸腺苷防治过敏性疾病：过敏性疾病大多是人体细胞内环磷酸腺苷浓度下降，环磷酸鸟苷浓度增高，环磷酸腺苷和环磷酸鸟苷比值偏低所致。补充环磷酸腺苷使细胞内环磷酸腺苷的含量升高。研究表明环磷腺苷和环磷鸟苷的比值（环磷酸腺苷/环磷酸鸟苷）若增高，便可抑制致喘介质从肥大细胞或嗜碱粒细胞中生成和释放，并使支气管平滑肌弛张。若环磷酸腺苷/环磷酸鸟苷减低则支气管平滑肌收缩。

（12）环磷酸腺苷使生命拥有健康之美，环磷酸腺苷改善血液循环，使气血充盈：生活中，常常听到人们用"面若桃花"来形容女性的气色健康、美丽动人，这也是众多女性追求和向往的状态。中医说："女子以血为本"，女人每月要来月经，由于这样的特殊生理问题，往往导致血虚，而血虚的人，脸色常常呈现黄色。气血对女性很为重要，不但关系容颜，更关乎健康。

大枣含有丰富的环磷酸腺苷，环磷酸腺苷是生命第二信使，机体重要的调节物质，皮肤细胞重要营养因子，对皮肤细胞的代谢老化过程有明确的调节作用，能促进皮肤细胞代谢，促进皮下血液循环，防止色素沉着，使皮肤白皙细腻，毛发光润，使面部皱纹平整，达到美白祛斑、护肤美颜效果。

（13）环磷酸腺苷使健康之美从内而外：当人体随着年龄的增长，体内内分泌系统将会出现分泌不足及功能紊乱，同时环磷酸腺苷也会逐渐减少，造成内分泌失调，然后引起一系列身体功能障碍。环磷酸腺苷与环磷酸鸟苷合称为环核苷酸，两者的比例约为50∶1，是受神经内分泌系统控制的下属单位，在调节人体内分泌过程中起着不可或缺的作用。因此，可以得出结论，补充环磷酸腺苷将有助于人体的内分泌功能恢复到正常状态，恢复受损的生理功能，使人体内部生理平衡，从而由内而外地改善人体健康状况，焕发奕奕神采。

### 3.15.2　环磷酸鸟苷测定

环磷鸟嘌呤核苷（cyclic guanosine monophosphate，cGMP）广泛分布于各种组织中，其含量约为 cAMP 的 $1/10 \sim 1/100$，由鸟苷酸环化酶催化 GTP 而生成，被磷酸二酯酶分解。cGMP 与 cAMP 的作用相反，cGMP 有乙酰胆碱的作用，抑制心肌收缩力，降低心率，增加神经兴奋性，刺激白细胞溶酶体释放水解酶，刺激淋巴细胞分裂增殖，抑制糖异生以及兴奋副交感神经的功能。

［检测方法］

放射免疫法；$^3H$ – 标记法。

［参考区间］

放射免疫法 cGMP：$(5.95 \pm 0.36)$ nmol/L。

$^3H$ – 标记法：血浆，$(4.75 \pm 0.31)$ nmol/L；

$^3H$ – cGMP：血浆，$(4.75 \pm 0.32)$ nmol/L；

脑脊液：$(3.1 \pm 0.42)$ nmol/L；

尿液，$(210 \pm 100)$ nmol/L；

$^{125}I$ – cGMP，血浆 $(4.6 \pm 0.7)$ nmol/L。

［临床意义］

在生物医学研究的许多领域，往往同时判定 cAMP 和 cGMP 两种物质的浓度。目前认为 cAMP 和 cGMP 是相互拮抗的物质，在正常生理状态下，组织或血浆中的 cGMP 和 cAMP 浓度的比值保持相对恒定。两者比例失调是某些疾病发病机制的一项客观指标。故测定 cGMP 主要用于医药学的基础理论研究如在下列疾病时 cGMP 浓度变化有一定临床意义。

（1）心血管疾病：急性心肌梗死，血浆 cGMP 明显升高，最高可达 20nmol/L 以上，陈旧性心肌梗死一般升高不超过 15nmol/L。高血压和冠心病血浆 cGMP 平均值高于正常。

（2）甲状腺疾病：甲状腺功能亢进血血浆 cGMP 浓度略高于正常，甲状腺功能低下血浆 cGMP 降低。

（3）肾病：慢性肾炎血血浆 cGMP 升高，尿毒症患者升高尤为显著，而 cAMP/cGMP 比值降低。

（4）免疫功能：cGMP 能单独刺激淋巴细胞增殖，参与促进淋巴细胞转化过程。

（5）中医医学：阴虚患者血浆 cGMP 升高。阳虚则显著降低。有人提出 cAMP/cGMP 比值变化是虚症学说的物质基础。

# 3.16 其他生化检验

## 3.16.1 胎儿纤维连接蛋白（fFN）测定

［检测方法］

fFN 快速测试条的原理就是基于胶体金免疫层析法。

［参考区间］

阴性：$< 50\mu g/L$。$\geqslant 50\mu g/L$ 判断为阳性。

[临床意义]

早产是新生儿发病和死亡的主要原因之一，准确预测早产的发生是降低早产发病率和新生儿死亡率的关键，目前认为胎儿纤维连接蛋白（fFN）与早产有密切关系。fFN 是在绒毛膜滋养层细胞产生的，是一种存在于绒毛膜和羊膜之间的细胞外基质蛋白，主要分布在羊水、胎盘组织及绒毛蜕膜交界面，对保护羊膜起重要作用。fFN 阳性：阴道分泌物中胎儿纤维连接蛋白含量 ≥50ng/ml，提示胎膜与蜕膜分离，有早产风险。fFN 阴性：阴道分泌物中胎儿纤维连接蛋白含量 < 50ng/ml，早产风险较低。胎儿纤维连接蛋白（fFN）为子宫绒毛膜细胞外的基质成分，主要由滋养层细胞产生，存在于绒毛膜与蜕膜之间，为一种对绒毛膜和蜕膜起连接和黏附作用的糖蛋白，可于孕产妇的阴道后穹窿部位的分泌物中检出。国内外均对 fFN 指标的临床应用及临床意义进行了大量的研究，fFN 相关同行评议文章超过 300 篇。一般认为 fFN 浓度与早产及分娩相关性较强，检测时间段为孕 22～35 周（早产）或孕足月（分娩）。

（1）胎儿纤维连接蛋白（fetal fibronectin，fFN），是子宫绒毛膜细胞外的基质成分，存在于绒毛膜与蜕膜之间，主要由滋养层细胞产生。由于孕 21 周以后，绒毛膜与蜕膜的融合阻止了 fFN 的释放，而使正常的孕妇在 22～35 孕周时，fFN 的含量极低，只有在绒毛膜与蜕膜分离、绒毛膜与蜕膜界面的细胞外基质遭到机械损伤或蛋白水解酶的降解时，fFN 才可见于宫颈阴道分泌物中。因此，在孕 22～35 周，宫颈阴道分泌物中 fFN 的水平与是否发生早产有很大的相关性。临界值为 $50\mu g/L$，检查时间为孕 22～35 周。若检测值大于 $50\mu g/L$，则需要再进行 B 超检查宫颈长度，如宫颈长度 > 3cm 则不需担心，可以回家，只要 2 周后复查该项目，如宫颈长度 < 3cm 则需要医生根据临床表现和孕周等其他相关情况入院治疗；若检测值小于 $50\mu g/L$，则无须担心，早产风险极低，其概率 < 0.08。需要注意的是，阴道后穹窿分泌物 fFN 检查进行定量检测时，可以给我们更多的信息，大量研究显示，早产风险随浓度升高而增大。

（2）筛查程序：我国《孕前与孕期保健指南》中要求在第四和第五次产科检查时，对有高危因素的孕妇进行宫颈阴道分泌物 fFN 检查。美国 FDA 于1997 年批准 fFN 检测用于有早产症状的孕妇和有高危因素的孕妇的早产风险性评估，用于 22～30 孕周无症状孕妇的常规筛查和 24～35 孕周有早产症状孕妇的检查。

阴道后穹窿分泌物 fFN 检测是在用窥器打开孕妇阴道充分暴露宫颈后，

用无菌棉拭子在宫颈口下方的阴道后穹窿处的分泌物中浸渍 10s，然后将棉拭子放入稀释液中制备，采样过程中不会碰触到宫颈内口，所以不会引发出血，更不会导致早产。

筛查前准备：阴道后穹窿分泌物 fFN 检测前无须空腹，但采样前 24h 内不能同房，不进行阴道冲洗、消毒等操作。

（3）检查原则：通过经济、简便和无创伤的检测方法，从孕妇中发现有可能发生早产的高危孕妇，以便进一步加强观察，最大限度地减少早产儿的出生率，降低新生儿窒息、重疾甚至死亡的发生率。根据《早产的临床诊断与治疗推荐指南》和国家标准《早产诊断》中的要求，应该对无临床症状但有高危因素的孕妇和任何情况下有早产症状的孕妇进行阴道后穹窿分泌物 fFN 检查，预测早产发生的概率。

（4）检查时间：对于没有临床症状，但有高危因素的孕妇，在孕 22~35 周进行阴道后穹窿分泌物 fFN 筛查，推荐是第四次或第五次产科检查时检测；对于在 22~35 孕周内有腹痛、腹胀、腰酸、腰部坠涨、阴道少量出血等临床症状的孕妇可随时检测阴道后穹窿分泌物 fFN，以排除早产可能。

（5）重要意义：阴道后穹窿分泌物 fFN 检测是一种特殊的检查方法，它既可以对没有任何相应疾病提示的人群（如所有的孕妇人群），通过检查将其中发生早产可能性较大的高危人群筛选出来，以进行其后的关注性检查；又可以对已经出现轻微早产临床表现的孕妇进行检测，预测其近期发生早产的概率，以进行针对性治疗。需要明确的一点是，筛查的目的不是诊断某一种疾病，而是筛选出患某一疾病可能性较大的人。

（6）检查内容：阴道后穹窿分泌物 fFN 检测是检验孕妇宫颈阴道分泌物中的 fFN 含量的检查项目。根据孕妇的临床症状，结合宫颈长度测量确定孕妇是否需要入院保胎治疗。

准确度：根据《早产的临床诊断与治疗推荐指南》中的表述，孕 24~35 周有先兆早产症状者如果 fFN 检测结果 ≥50ng/ml，预测早产的敏感度为 50% 左右，特异度为 89%。1 周内分娩的敏感度为 71%，特异度为 89%。孕 24~35 周有先兆早产症状，但 fFN 阴性，1 周内不分娩的阴性预测值为 98%，2 周内不分娩为 95%。因此其重要意义在于它的阴性预测值和近期预测的意义。

（7）注意事项：在产前筛查时，孕妇需要提供较为详细的个人资料，包括早产史；晚期流产史；年龄 <18 岁或 >40 岁；患有躯体疾病和妊娠并发症；体重过轻（体重指数 ≤18kg/m²）；无产前保健，经济状况差；吸毒或酗酒者；孕期长期站立，特别是每周站立超过 40h；有生殖道感染或性传播感染高危史，或合并性传播疾病如梅毒等；多胎妊娠；助孕技术后妊娠；生殖系统发育畸形等。检查前 24h 不能有性生活、阴道冲洗或阴道操作。

（8）检查报告：胎儿纤维连接蛋白，fFN 由妊娠组织和某些人类肿瘤产生，在羊水中含量较高，存在于羊膜、胚胎组织、胎盘组织、绒毛膜 - 蜕膜间隙基质和恶性肿瘤细胞中。fFN 染色最强的部位在胎盘附着区的细胞外基质，尤其滋养层附着处，另外在绒毛及蜕膜连接处，绒毛膜的细胞外基质处染色亦较明显，因此推测 fFN 可能是一种滋养层胶，是固定胎盘与子宫壁的主要物质。整个妊娠期间，fFN 在介导胎盘与子宫蜕膜的相互黏附和保护方面起着重要作用。

胎儿纤维连接蛋白，fFN 检测结果在 10 ~ 2000μg/L，阳性结果为 ≥ 50μg/L，阴性结果为 ≤50μg/L，阴性结果更有意义。

（9）结果评估：胎儿纤维连接蛋白，fFN 检查时间为孕 22 ~ 35 周。筛查时，对于正常孕妇，若 fFN 检测值大于 50μg/L，则需加强关注，提示早产风险大，适当增加产前检查频次；若 fFN 检测值小于 50μg/L，则可放心，发生早产概率很小。

若有早产症状时，检测值大于 50μg/L，则需要再进行 B 超检查宫颈长度，如宫颈长度 >3cm 则不需担心，可以回家，只要 2 周后复查该项目，且检测值越高早产风险越大，如宫颈长度 <3cm 则需要医生根据临床表现和孕周等其他相关情况入院治疗；若检测值小于 50μg/L，则无须担心，早产风险极低，可回家注意休息即可。

### 3.16.2　唾液酸苷酶测定

[检测方法]

ELISA 法。

[参考区间]

阴性。

[临床意义]

唾液酸苷酶是由阴道菌丛中的加德纳菌和其他一些厌氧菌及兼性厌氧菌分泌产生的，这些病原体进入阴道后能否致病，往往取决于阴道微生态菌群的平衡，当正常的微生态平衡遭到破坏后，这些产唾液酸苷酶的致病菌会进入阴道后并过度繁殖并最终导致细菌性阴道病，唾液酸苷酶阳性：提示细菌性阴道病。

# *4* 临床免疫学检验

免疫是机体识别并清除抗原性异物的能力与过程，它对机体正常生理功能的维持极其重要，免疫应答的异常将导致一系列疾病的发生。免疫学（immunology）是研究抗原性异物、免疫应答规律以及免疫应答物与抗原反应的一门科学。

免疫系统包括免疫器官、免疫细胞和免疫分子（如免疫球蛋白、补体、细胞因子等）。

免疫器官分为两类：中枢（或一级）免疫器官包括骨髓、胸腺、腔上囊或类似器官；周围（或二级）免疫器官包括淋巴结、脾脏和其他淋巴组织，如扁桃体、阑尾、肠道集合淋巴结、消化道与呼吸道黏膜下层的淋巴组织。

免疫细胞（immunocyte）是指能参与免疫应答的细胞，主要有淋巴细胞、单核细胞、巨噬细胞、嗜碱粒细胞及肥大细胞等。免疫活性细胞或免疫效应细胞（immunocompetent cell）是指能接受抗原刺激而活化，发生特异性免疫应答的淋巴细胞。

淋巴细胞据其功能不同一般可分为两大类，即 T 细胞和 B 细胞。T 细胞在胸腺中分化成熟，参与细胞免疫。B 细胞在哺乳动物的骨髓或鸟类的法氏囊中分化成熟，参与体液免疫。近几年来，发现了第三类淋巴细胞，称为无标记细胞或裸细胞（nall cell）。它们不具有 T 细胞或 B 细胞的表面标记，如自然杀伤细胞（natural killer cell，NK 细胞）和杀伤细胞（killer cell，K 细胞）。

免疫球蛋白（Ig）有 5 种，在正常情况下各种 Ig 的含量基本恒定。当机体发生难治性感染、结缔组织疾病以及蛋白质丢失过多或分解加速的疾病时，反复测定 Ig 含量对观察病情变化颇有价值。临床上依据 Ig 含量变化诊断的疾病主要有：多克隆或单克隆高 $\gamma$ - 球蛋白血症、原发性或继发性低 $\gamma$ - 球蛋白血症及无 $\gamma$ - 球蛋白血症。

IgG 是唯一能通过胎盘的免疫球蛋白，是新生儿自母体获得的唯一抗体。测定血清和脑脊液中 IgG 对亚急性硬化性全脑炎（SSPE）和多发性硬化有诊断意义。

IgE 又称反应素，是 I 型变态反应的抗体。正常人体内含量甚微，当发生 I 型变态反应时，其量可大幅度增加。测定血清 IgE 主要用于过敏性疾患的辅助诊断。

IgA 可分为血清型 IgA 和分泌型 IgA（sIgA）。sIgA 在唾液、泪液、初乳以及消化道、呼吸道、泌尿生殖道的外分泌液与尿中含量很高，是重要的局部抗体。测定血清 IgA，可用于诊断原发性和继发性 IgA 免疫缺陷病；测定脐血中的 IgA 对早期诊断宫内感染有重要意义；测定唾液中 sIgA 含量，对支气管哮喘和慢性支气管炎病情的评价和指导治疗有一定帮助；测定尿中 sIgA 含量，有助于判断肾脏疾病的活动性，并可作为疗效观察的手段。

单核－巨噬细胞来自骨髓多能干细胞，广泛分布于体内，如血液、骨髓、肝、脾、淋巴组织、小血管基底膜周围、结缔组织等。在血循环内的称为单核细胞；在组织内的称为巨噬细胞。其中，在肝脏内的称为库普弗细胞，在肺脏内的称为肺泡巨噬细胞，在结缔组织内的称为组织细胞。在组织中的巨噬细胞能彼此融合，成为多核巨噬细胞，如郎格罕细胞（Langerhans cell，LC）、异物巨细胞等。目前，将这类具有很强吞噬能力的细胞统称为单核－吞噬细胞系统（mononuclear phagocyte system，MPS）。

MPS 的主要作用有以下三个方面：首先，它是机体防御体系中的一个重要组成部分。MPS 的细胞均具有很强的吞噬能力，可清除血循环及组织中衰老与死亡的细胞，清除侵入体内的细菌、病毒与原虫等微生物。第二是吞噬、处理并递呈抗原，激发机体的特异性免疫应答。抗原性物质进入机体后，先由单核－巨噬细胞吞噬、处理，在细胞内部分被溶酶体酶消化降解而失去抗原性，部分经过加工处理，抗原性更为突出，并呈现在细胞膜上，与巨噬细胞表面的受体结合，递呈给相应的 T 细胞，从而激发特异的体液免疫或细胞免疫。第三是分泌功能。在特异性抗原或多种非特异性因子刺激下可合成、分泌多种物质，主要有溶酶体酶、补体成分、干扰素、纤维蛋白酶原激活因子、白细胞介素－1、前列腺素、白三烯等。这些因子在免疫应答中均起重要作用。

白细胞介素－2（IL－2），亦称 T 细胞生长因子。IL－2 的显著特性是可维持 T 细胞的持续生长。采用 RIA 技术，可测出 $0.05\mu g/L$ 浓度的 IL－2。IL－2 能显著促进免疫干扰素的生成，增强 NK 细胞和 T 细胞的功能，故可作为肿瘤治疗的手段。近年来，采用 IL－2 已成功地将淋巴细胞培养和诱导成活化杀伤细胞（LAK 细胞），从而，开创了肿瘤治疗的新纪元。此外，IL－2

能增强体内的细胞免疫反应，故能改善免疫缺陷和骨髓移植患者的预后。

IgM 又称巨球蛋白，在个体发育过程中，IgM 是最早合成的抗体；IgM 亦是免疫后最先出现的抗体。测定血清中抗 HBc - IgM 有助于对 HBsAg 健康携带者作出诊断；测定血清中 IgM 特异抗体，对巨细胞病毒、风疹病毒、乙型脑炎病毒、单纯疱疹病毒、EB 病毒、流感病毒等病毒感染有早期诊断价值。

单核细胞及吞噬细胞至少具有两种表面受体，即 IgG Fc 受体及补体 $C_3$ 受体。在人类的 IgG 亚型中，巨噬细胞与 $IgG_1$、$IgG_3$ 结合力最强，与 $IgG_2$ 结合力很弱，与 $IgG_4$ 不发生结合。$C_3$ 受体能与 $C_3$ 的主要裂解产物 $C_3b$ 发生结合。由于单核 - 巨噬细胞具有这两种受体，因此，当抗原结合了抗体及（或）补体后，就更容易被吞噬。所有具有抗原处理、递呈功能的细胞，统称为抗原递呈细胞（antigen - presenting cell，APC）除了淋巴细胞及单核 - 巨噬细胞外，中性粒细胞、嗜碱粒细胞、嗜酸粒细胞及肥大细胞亦参与免疫应答所致的炎症过程，并释放炎症介质。

在人类，MPS 及中性粒细胞对异物有吞噬作用；可溶性化学因子，如溶菌酶、C - 反应蛋白、α - 巨球蛋白、纤维蛋白溶酶原等均具有抗菌和杀菌作用。这些作用在个体出生时就已存在，故称为先天性非特异性免疫。

特异性免疫是后天获得的，它具有三个显著的特点：特异性、记忆能力及识别异己。首先，机体的免疫系统可以识别许多种不同的抗原，其反应具有高度的特异性。第二，机体的免疫系统在初次与抗原接触后，还会留下记忆力，当该抗原再次进入机体，就能迅速作出反映。第三，免疫应答具有识别异己，并将其清除的能力。如果由于各种原因，机体不能区别自己与异己，就将产生针对自身组织或细胞成分的抗体，即自身抗体。从而，导致自身免疫性疾病。

免疫学的发展依靠免疫技术的进展，如新的三大技术：时间分辨荧光免疫分析（TR - FIA）就是利用镧系元素荧光衰变时间长的特点，运用双标记技术，测定待测抗原的浓度；化学发光免疫分析法（CLIA）则是把免疫反应和发光反应结合起来的一种定量分析技术；电化学发光免疫分析（ECLLA）是运用免疫反应系统和电化学发光系统在测定过程中，一个抗原 - 抗体复合物可产生许多光子信号，产生生物放大效应，从而提高了免疫分析的灵敏度。在体液免疫测定方面有免疫印迹技术；在细胞免疫测定方面有流式细胞术等。总之，这些技术均是具有高速、高灵敏度、无放射性污染的特点，有逐渐替代放射免疫技术的趋势。

# 4.1 免疫学诊断技术

免疫学诊断技术主要用于协助诊断传染性疾病、变态反应性疾病、肿瘤、器官移植反应、免疫缺陷病和自身免疫性疾病等。

免疫学诊断方法包括体液免疫测定和细胞免疫测定两大类，分为体外试验和体内试验 2 种（表 4 - 1）。

表 4 - 1　免疫学诊断方法一览表

|  | 体液免疫测定 | 细胞免疫测定 |
|---|---|---|
| 体外试验 | ①血清学反应（凝集、沉淀、补体结合反应、中和反应）<br>②三大标记技术（免疫荧光、免疫酶标、放射免疫法）；近年发现的三大技术（时间分辨荧光免疫分析法、化学发光免疫分析法、电化学发光免疫分析法）有逐渐替代放射免疫分析法的趋势<br>③杂交瘤技术<br>④HLA 定型<br>⑤免疫电子显微镜技术<br>⑥免疫印迹技术 | ①T 细胞功能测定<br>②B 细胞功能测定<br>③吞噬细胞功能测定<br>④K 细胞功能测定<br>⑤NK 活性测定<br>⑥流式细胞术 |
| 体内试验 | ①速发性变态反应皮肤敏感试验<br>②细菌毒素皮肤敏感试验 | ①生物性抗原皮肤敏感试验<br>②化学致敏原皮肤敏感试验 |

免疫学诊断方法的要求是：特异性强、灵敏度高、重复性好和方法简便。

## 4.1.1 血清学反应

血清学反应（serological reaction）是应用血清在体外进行的抗原 - 抗体反应。它既可用已知抗体检测未知抗原（如鉴定病原微生物），亦可用已知抗原测定未知抗体（如协助诊断某种疾病），其结果表现为凝集、沉淀、细胞溶解和毒素中和等。它既可定性，亦可定量。

**1. 血清学反应的一般特点**　抗原、抗体结合有高度特异性。抗原、抗体结合是分子表面结合，结合既稳定又可逆，如抗原（Ag）＋抗体（Ab）$\Longleftrightarrow$Ag·Ab。此反应可用平衡的亲和常数 K 表示：K 以 L/g 分子表示。K 值越大，表示抗体亲和性越大。

$$K = \frac{抗原 - 抗体复合物浓度}{游离抗原浓度 \times 游离抗体浓度} 或 K = \frac{[Ag - Ab]}{[Ag] \cdot [Ab]}$$

抗原、抗体按一定比例结合，只有当两者比例适当时才出现可见反应。

抗原－抗体反应可分为两个阶段，但无严格界限。第一阶段为结合阶段，反应快，仅需几秒或几分钟。第二阶段为反应可见阶段，肉眼可见凝集、沉淀、溶解等现象，此阶段反应慢，需几分钟、几十分钟或更久。

**2. 影响血清学反应的因素** 影响因素有电解质（在凝集、沉淀反应操作时，一般用生理盐水或8% ~10% 高渗盐水作稀释）、温度（温度升高，可增加抗原与抗体分子运动而碰撞接触，加速反应的出现）和 pH 值（血清学反应通常用 pH 6 ~8，过酸或过碱都可使复合物离群）等。进行血清学试验时，一般用 0.85% NaCl 作为稀释液，置 37℃ 恒温水浴或湿盒中进行，并控制适当的 pH 值（6 ~8），目的是保持抗原、抗体理化性质的稳定，使反应迅速出现。

**3. 血清学反应的种类** 见表4 -2。

表4 -2 血清学反应种类

| 反应名称 | 抗原 | 抗体 | 辅助物质 | | 表现形式 | 敏感度（抗体蛋白 μg） |
| --- | --- | --- | --- | --- | --- | --- |
| | | | 电解质 | 其他 | | |
| 直接凝集反应 | 颗粒性抗原如细菌、螺旋体、红细胞等 | 凝集素 | + | － | 颗粒凝集成团 | 0.01 |
| 间接凝集反应 | 吸附可溶性抗原的颗粒——免疫微球 | 凝集素 | + | － | 免疫微球凝集成团 | 0.001 |
| 沉淀反应 | 可溶性抗原如细菌浸出物、培养滤液、血清蛋白、组织渗出液等 | 沉淀素 | + | － | 沉淀线、沉淀圈、絮状物等 | 5 ~10 |
| 溶菌反应 | 某些革兰阴性细菌 | 溶菌素 | + | 补体 | 菌体裂解 | 0.001 ~ 0.03 |
| 溶血反应 | 红细胞 | 溶血素 | + | 补体 | 红细胞溶解 | 0.001 ~ 0.03 |
| 补体结合反应 | 颗粒性或可溶性抗原 | 补体结合抗体 | + | 补体羊红细胞溶血素 | 不溶血 | 0.1 |

续表

| 反应名称 | 抗原 | 抗体 | 辅助物质 | | 表现形式 | 敏感度（抗体蛋白 μg） |
| | | | 电解质 | 其他 | | |
| 中和反应 | 外毒素 | 抗毒素 | + | 动物靶细胞鸡胚细胞 | 无病变不死亡 | 0.01 |
| | 病毒 | 病毒中和抗体 | + | 动物组织细胞 | 无病变不死亡 | |

### 4. 血清学试验介绍

（1）间接凝集抑制试验（indirect agglutination inhibition test）：可溶性抗原与相应抗体混合并充分作用，再加入预先已吸附该已知抗原的免疫微球。因抗体已被可溶性抗原结合，不再出现免疫微球的被动凝集现象。

如临床常用的免疫妊娠试验（immune pregnancy test），孕妇尿中的绒毛膜促性腺激素先与已知抗体结合，就能阻止已知抗体与吸附在载体微球上的激素结合而发生被动凝集。

（2）反相间接血凝试验（reverse indirect agglutination test）：将已知抗体吸附于载体微球（常用红细胞）上，以检测未知抗原的间接凝集反应。此法与传统的间接凝集（将已知抗原吸附于载体检测未知抗体）相反。本法对检测微量抗原有较高的敏感性。

应用于多种传染病和癌症早期，如检测钩端螺旋体抗原、乙型病毒性肝炎表面抗原（HBsAg）、甲胎蛋白（AFP）和流行性出血热患者血清特异性抗体等。

（3）协同凝集试验（coagglutination test）：金黄色葡萄球菌细胞壁成分中的 A 蛋白（SPA）能与人及多种哺乳动物血清中的 IgG 类抗体的 Fc 段结合。IgG 的 Fc 段与 SPA 结合后，两个 Fab 段暴露在葡萄球菌菌体表面，仍保持其正常的抗体活性。当其与特异性抗原相遇时，可出现凝集现象。在此凝集反应中，金黄色葡萄球菌菌体成了 IgG 抗体的载体，故称协同凝集。

可检测传染病早期血液、脑脊液和其他分泌物中存在的微量抗原。临床已用于流行性脑脊髓膜炎、伤寒、布氏菌病的早期诊断。

（4）单向琼脂扩散（simple agar diffusion）：是一种琼脂中的沉淀反应，可行定量测定。将抗体混合于琼脂中，倾注于平皿或玻片上，凝固后打孔，于孔中加抗原，当抗原向四周扩散时，可与琼脂中的相应抗体结合形成沉淀环，其直径与抗原浓度成正比，利用标准曲线可求出抗原含量。单向琼脂扩散试验的改进法；单向琼脂扩散试管法应用于定量测定各种免疫球蛋白及其亚类、补体成分和其他血清成分。敏感度为 1.25mg/L。

（5）免疫电泳（immunoelectrophoresis）：将待测抗原加入琼脂孔内，置电泳槽中电泳，各抗原成分按电泳率不同而分开。然后把相应的抗体加入琼脂槽中自由扩散，经过一定时间后，显现沉淀带。这是一种定性试验，分辨率高，特异性强，样品用量小。用于分析抗原组成和鉴定抗原纯度。在生物学、分子生物学和医学领域得到不断完善。用于血清蛋白组分分析（如多发性骨髓瘤、重链病、冷球蛋白血症、肝病、系统性红斑狼疮）和免疫球蛋白提取物纯度鉴定等。

（6）免疫黏附血凝试验（immune adherence hemagglutination test）：利用抗原 - 抗体复合物能结合补体（$C_1$、$C_4$、$C_2$、$C_3$）特点，当加入有 $C_{3b}$ 受体的指示细胞（一般常用人的"O"型红细胞）后，抗原 - 抗体 $C_{1423}$ 复合物中的 $C_{3b}$ 部分与指示细胞表面的 $C_{3b}$ 受体发生黏附而出现凝集，反应过程如下：

$$Ag + Ab \longrightarrow [Ag - Ab]$$
$$[Ag - Ab] + C_{1423} \longrightarrow [Ag - Ab - C_{1423}]$$
$$[Ag - Ab - C_{1423}] + 人"O"型红细胞 \longrightarrow 红细胞凝集$$

本试验的敏感度较补体结合反应高数倍乃至数百倍。可用于抗原、抗体或补体的测定，如乙肝患者的 HBsAg 测定等。但是，该试验的影响因素较多，易出假阳性。

### 4.1.2　标记免疫技术

**［基本原理］**

标记免疫技术是将抗原 - 抗体反应的特异性与荧光、酶、放射性核素等技术的敏感性相结合，对抗原或抗体进行定性、定位或定量检测。

#### 4.1.2.1　荧光抗体技术

荧光素标记抗体与切片中组织细胞抗原反应，洗涤分离后荧光显微镜观察呈现特异荧光的抗原 - 抗体复合物及其部位，对组织细胞抗原进行定性和定位检测，或对自身抗体进行定性和滴度测定。

（1）直接免疫荧光法：直接免疫荧光法是将荧光素标记在相应的抗体上，直接与相应抗原反应。其优点是方法简便、特异性高、非特异性荧光染色少。缺点是敏感性低，而且每检查一种抗原就需要制备一种荧光抗体。此法常用于细菌、病毒等微生物的快速检查和肾炎活检、皮肤活检的免疫病理检查。

（2）间接免疫荧光法：间接免疫荧光以荧光素标记抗球蛋白抗体，抗体与相应抗原结合后，荧光标记的抗球蛋白抗体与已结合的抗体发生作用，从而推知抗原或抗体的存在。间接免疫荧光技术可以用已知的抗原检测未知的抗体，也可用已知的抗体检测未知的抗原。其优点是制备一种荧光标记二抗可用于多种抗体检测，特异性强、灵敏度高、速度快。缺点是存在非特异性荧光干扰，定性测定、判断结果不客观。

#### 4.1.2.2　荧光免疫测定

（1）非均相荧光免疫测定：采用时间分辨荧光分析法（time - resolved fluoroimmunoassay，TRFIA）本法是近十年发展起来的非放射性核素免疫分析技术，是目前最先进的免疫检测技术。

[基本原理]

使用三价稀土离子（如 $Eu^{3+}$、$Tb^{3+}$、$Sm^{3+}$、$Dy^{3+}$）作为示踪物，通过这些稀土离子与具有双功能结构的螯合剂以及抗原形成稀土离子螯合剂抗原螯合物。当标记抗原、待测抗原共同竞争抗体，形成免疫复合物，由于免疫复合物中抗原、抗体结合部分就含有稀土离子，当采取一些办法将结合部分与游离部分分开后，利用时间分辨荧光分析仪，即可测定复合物中的稀土离子发射的荧光强度，从而确定待测抗原的量。

正常情况下，免疫复合物中的稀土离子自身荧光信号很微弱，若加入一种酸性增强液，稀土离子从免疫复合物中解离出来，和增强液中的 β - 二酮体、三正辛基氧化膦、Triton X - 100 等成分形成一种微囊。后者被激发光激发后，则稀土离子可以发出长寿命的极强的荧光信号，使原来微弱的荧光信号增强将近 100 万倍。

采用时间分辨技术测量荧光，采用了门控技术，它是使背景荧光信号降低到零以后，再测定长寿命标记物的荧光。

[临床意义]

时间分辨荧光免疫分析法可用来检测生物活性物质。在内分泌激素的检测，肿瘤标志物的检测，抗体检测，病毒抗原分析，药物代谢分析以及各种体内或外源性超微量物质的分析中，应用 TRFIA 法越来越普遍。近年来，已将这项技术应用于核酸探针分析和细胞活性分析、生物大分子分析，发展十分迅速。

TRFIA 法在内分泌学中的应用：内分泌激素是一些活性小分子，它们能与适当的抗体反应，具有免疫反应性，但不能产生抗体，不具有免疫原性，它们属于半抗原。对这些半抗原的测定，一般多用竞争性时间分辨荧光免疫分析法测定。这方面的测定主要有血清中孕酮、雌二醇、睾酮、甲状腺激素、前列腺素的测定等。

TRFIA 在肿瘤学中的应用：对一些完全抗原，它们大多是既有免疫反应性又有免疫原性的蛋白质类，主要包括促甲状腺激素、血清胰岛素、血清癌胚抗原、血清甲胎蛋白、乙型病毒性肝炎表面抗原等，主要采用非竞争性 TRFIA 法进行测定。

TRFIA 法在免疫学中的应用：某些免疫细胞（如 NK、LAK、T 杀伤细胞等）的活性，可以用 TRFIA 法来检测。

TRFIA 法在微生物学中的应用：目前 TRFIA 已广泛应用于乙型病毒性肝炎病毒、脑炎病毒、流感病毒、呼吸道合胞体病毒（RSV）、副黏病毒、风疹病毒、马铃薯病毒、轮状病毒、人类免疫缺陷病毒（HIV）、出血热病毒和梅毒螺旋体的抗原、抗体以及某些细菌和寄生虫抗体的检测。潘利华等用 TR-FIA 法进行了人血清中丙型病毒性肝炎病毒抗体（anti – HCV）的检测，效果明显高于酶联免疫法。

（2）均相荧光免疫测定：荧光偏振免疫分析法（fluorescence polarization immunoassay，FPIA）是一种定量免疫分析技术，其基本原理是荧光物质经单一平面的蓝偏振光（485nm）照射后，吸收光能跃入激发态，随后回复至基态，并发出单一平面的偏振荧光（525nm）。偏振荧光的强弱程度与荧光分子的大小呈正相关，与其受激发时转动的速度呈反相关。FPIA 最适宜检测小至中等分子物质，常用于药物、激素的测定。

荧光偏振免疫分析常用于测定半抗原的药物浓度。反应系统内除待测抗原外，同时加入一定量用荧光素标记的小分子抗原，使两者与有限量的特异性大分子抗体竞争结合。当待测抗原浓度高时，经过竞争反应，大部分抗体被其结合，而荧光素标记的抗原多呈游离的小分子状态。由于其分子小，在液相中转动速度较快，测量到的荧光偏振程度也较低。反之，如果待测抗原浓度低时，大部分荧光素标记抗原与抗体结合，形成大分子的抗原 – 抗体复合物，此时检测到的荧光偏振程度也较高。荧光偏振程度与待测抗原浓度呈反比关系。我们测定待测抗原标准品后制标准曲线。通过检测反应系中偏振光的大小，从标准曲线上就可以精确地得知样品中待测抗原的相应含量。

（3）荧光原位杂交：荧光原位杂交（fluorescence in situ hybridization，FISH）是在 20 世纪 80 年代末在放射性原位杂交技术的基础上发展起来的一种非放射性分子细胞遗传技术，以荧光标记取代放射性核素标记而形成的一种新的原位杂交方法，探针首先与某种介导分子（reporter molecule）结合，杂交后再通过免疫细胞化学过程连接上荧光染料。

[基本原理]

荧光原位杂交是将 DNA（或 RNA）探针用特殊的核苷酸分子标记，然后将探针直接杂交到染色体或 DNA 纤维切片上，再用与荧光素分子偶联的单克隆抗体与探针分子特异性结合来检测 DNA 序列在染色体或 DNA 纤维切片上的定性、定位、相对定量分析。

[临床意义]

本技术不但可用于已知基因或序列的染色体定位，而且也可用于未克隆基因或遗传标记及染色体畸变的研究。在基因定性、定量、整合、表达等方面的研究中颇具优势。

①评价：FISH 具有安全、快速、灵敏度高、探针能长期保存、能同时显示多种颜色等优点，不但能显示中期分裂象，还能显示于间期核，同时在荧光原位杂交基础上又发展了多彩色荧光原位杂交技术和染色质纤维荧光原位杂交技术。

②直接法：用荧光素标记的抗体直接测定相应的抗原。优点是方法简便、非特异性荧光少。缺点是敏感性较差，一种荧光素标记抗体只能测定一种相应抗原，使应用受到限制。

③间接法：本法分两步进行，一是先将待测标本（含未知抗原）与未标记的特异性抗体结合，形成抗原－抗体复合物；二是再滴加荧光素标记的抗球蛋白抗体（又称第二抗体或抗抗体）。若阳性者，则形成抗原－抗体－荧光素标记抗球蛋白抗体复合物，荧光显微镜下可见荧光。

本法采用第二抗体，具有放大作用，故比直接法敏感，且使用一种标记的抗球蛋白抗体可检测多个抗原－抗体系统。因此应用最广。

④补体法：将未标记的特异性抗体与待测抗原结合，然后加上补体，再加荧光素标记的抗补体抗体，形成抗原－抗体－补体－荧光素标记抗补体抗体的大分子复合物。

### 4.1.2.3 免疫酶标技术（immunoenzymatic technique）

其原理与免疫荧光技术基本相似，不同的是标记抗体的示踪物不是荧光色素，而是采用某种酶。

酶标记抗体与抗原特异性结合后，需用酶底物处理标本。由于酶的催化作用，使无色的底物通过水解、氧化或还原反应而显出颜色，按颜色的深浅，可判断待测抗原或抗体的含量。其结果可用肉眼或显微镜观察，也可用分光光度计比色测定。

常用的酶有辣根过氧化物酶（horseradish peroxidase，HRP）、碱性磷酸酶、葡萄糖氧化酶、半乳糖苷酶等。

酶联免疫吸附试验（enzyme immunosorbent assay，ELISA）是采用固相载体（常用聚苯乙烯）吸附抗原或抗体进行的试验，它既可定量检测血清中抗体的效价，又可检测可溶性抗原的含量，ELISA 是目前应用最广的一种酶标记试验法，其方法如下。

（1）间接法：主要应用于检测血清中抗体的含量。其方法与免疫荧光技术的间接法相似，只是第二步加入酶标记抗球蛋白，形成抗原－抗体－酶标记抗球蛋白复合物，然后加入底物与酶作用出现颜色反应。

（2）双抗体法：一般用来检测大分子抗原。先用抗体致敏载体表面，然后加入抗原，与致敏载体一起孵育，最后加入酶标抗体，通过底物显色而判断结果。形式上为两抗体中间夹着抗原，如夹心饼干，故亦称为夹心法。

（3）竞争法：常用于检测小分子抗原。竞争法是基于标准或血清 Mb 和微孔板上 Mb 竞争性的与单克隆抗体相结合的原理而建立，本方法的最低检测限为 $10\mu g/L$，线性范围达 $1000\mu g/L$。①使已知抗体吸附于载体表面（致敏载体）。②将可能含相应抗原的待测标本与酶标记的已知抗原液按比例混合后，加入已致敏载体孔中，同时用酶标记的已知抗原作为对照。③加入底物液，即与酶作用而显色，用酶标分光光度计测出待测孔与对照孔的光密度（OD）值，以对照孔 OD 值减去待测孔 OD 值，求得未知抗原含量。

#### 4.1.2.4　放射性核素标记技术（radioactive isotope labelled technique）

放射性核素标记技术亦称为放射免疫测定法，是 20 世纪 60 年代发展起来的一种超微量技术。它具有放射性核素标记的高灵敏度和血清学反应的高特异性相结合的特点，其敏感性可达 $10^{-9} \sim 10^{-12}$ g 含量。

（1）饱和分析法：饱和分析法是核素稀释法的一种特殊应用，其基本原理可用下式表示。

$$* Ag + Ab \rightleftharpoons * Ag - Ab$$
$$+$$
$$Ag$$
$$\downarrow \uparrow$$
$$Ag - Ab$$

在一定反应系统中，待测标本中某种微量抗原（Ag）与用放射性核素标记的该种抗原（＊Ag），竞争有限的特异性抗体（Ab），形成抗原－抗体可溶性复合物 Ag－Ab 和 ＊Ag－Ab，其反应遵循质量作用定律。

当反应系统中 Ab 与 ＊Ag 量固定时，若 Ag 量少，则形成 Ag－Ab 就少，而形成 ＊Ag－Ab 就多，反之亦然。若向一系列反应管内加入固定量的 Ab 和 ＊Ag，以及不同量的 Ag，当反应达到平衡后，用一定方法分离游离的 ＊Ag 与结合的 ＊Ag－Ab，然后测定 ＊Ag－Ab 或 ＊Ag 或两者的放射性，就可测知待测抗原的含量。

分离游离 ＊Ag 与结合 ＊Ag－Ab 的方法如下：

①中性盐沉淀法：常用硫酸铵在一定条件下将结合的 ＊Ag－Ab 和 Ag－Ab 沉淀出来，而游离部分则存在于溶液中。

②双抗体法：用第二抗体将在第一次抗原－抗体反应中形成的可溶性复合物沉淀出来。若第一抗体是家兔抗血清，则第二抗体用羊抗兔 IgG。这是目前饱和分析法中最常用的方法。

③固相吸附法：将抗体连接于一固相载体表面，使分离方法简化。本法更适合于大量标本的检测。固相吸附物有聚苯乙烯或试管内壁，亦可将抗体与葡聚糖凝胶（经 CNBr 活化的）或纤维素连接。

对常用的标记放射性核素的要求是既要敏感又要稳定，如 $^{125}I$、$^{131}I$、$^{3}H$、$^{14}C$、$^{32}P$、$^{35}S$ 等。对标记的抗原的要求是纯度和比活性均要高。对抗体的要求是效价要高，特异性和亲和力要强。

（2）放射火箭电泳自显影：以检测人血清中 AFP（甲胎蛋白）为例，若在待测标本中混入极微量放射性核素标记的纯化 AFP，它不仅与待测标本中的 AFP 一起在电场中泳动，而且迅速与沿途的抗体形成特异复合物。这样，标记的放射性核素的 AFP 散布在整个火箭状沉淀峰上，可使 X 线光胶片感光，经显影、定影后，可将火箭状沉淀峰的长度和形状显示出来，从而使测试敏感度大大提高。

临床医学中用于检测 AFP、HBsAg、垂体激素、血管紧张素、cAMP 和肌红蛋白等。

### 4.1.2.5　生物素－亲和素系统（BAS）与三大标记技术

生物素（biotin）是一种动植物体内的生长因素，有人称为辅酶 R 或维生素 H，广泛存在于自然界。

亲和素（avidin）是禽蛋、多种鸟的输卵管和蛙卵胶胨中的一种糖蛋白，分子量为 68 000D。亲和素对生物素有极强的亲和力。

20 世纪 70 年代末，BAS 开始应用于酶联免疫、放射免疫和荧光免疫等检测技术，改善了这些方法的稳定性和特异性，并提高了敏感度，从而，为微量抗原或抗体的检测开辟了新途径。

（1）BAS 灵敏度高的机制：亲和素与生物素的亲和力极强，是抗原、抗体间亲和力的 10000 倍以上，且反应时间短，一旦结合又极稳定，不易洗涤解离。

生物素标记的抗体或酶的克分子比值远较酶标记抗体法高。1 个分子的亲和素可与 4 个分子的生物素结合，因此，在亲和素 – 生物素 – 酶复合物中，1 个分子的复合物至少带有 3 个酶分子。

生物素标记抗体或过氧化物酶后不影响其活性，其标记抗体率几乎达 100%，不存在未标记抗体的竞争性抑制对灵敏度的影响。生物素标记物易于保存，活性变化小，故灵敏度不易明显下降。

（2）BAS 检测的基本方法：分为两大类，一类以游离亲和素居中，两端分别连接生物素化大分子反应体系（如 Ag – Ab）和标记生物素，称为 BAB 法或桥联亲和素 – 生物素法（BRAB），其改良法称为 ABC 法。另一类以标记亲和素连接生物素化大分子反应体系，称为 BA 法或标记亲和素生物素法（LAB）（表 4 – 3）。

**表 4 – 3  BAS 检测方法及其反应层次**

| 检测 | 方法 | 反应层次 |
|---|---|---|
| 直接法 | BAB | Ag – （Ab – B）– A – B |
|  | BA | Ag – （Ab – B）– A * |
| 间接法 | ABC | Ag – （Ab – B）– ABC |
|  | BAB | Ag – $Ab_1$ – （$Ab_2$ – B）– A – B * |
|  | BA | Ag – $Ab_1$ – （$Ab_2$ – B）– A * |
|  | ABC | Ag – $Ab_1$ – （$Ab_2$ – B）– ABC |

注：①Ab – B 和 $Ab_2$ – B 分别为生物素化抗体和生物素化抗抗体。
②A 和 A * 为亲和素和标记亲和素；B 和 B * 为生物素和标记生物素。
③ABC 为预先按一定比例将亲和素与酶标记生物素孵育后形成的复合物。

（3）BAS 与酶标：表 4 – 3 所列各法的标记材料为酶，则称为酶联 – BAS 测定法（BAS – ELISA）。以测定血清 IgE 水平为例，用 BAS – ELISA 法比普通 ELISA 法敏感 50 ~ 100 倍，比普通放射免疫法敏感 20 倍。这是目前应用最广的 BAS 试验方法。

（4）荧光 BAS 法：通常采用的 BAS 法，以荧光素直接标记亲和素，亦有利用荧光素标记抗亲和素抗体者。后者比前者增加一个层次，称夹心法。此两法均比常规免疫荧光法的敏感度和特异性大大提高，并缩短了检测时间。

（5）BAS 法与放射免疫：在放射免疫试验中，亲和素一般代替第二抗体作为沉淀剂使用。

**4.1.2.6　化学发光免疫分析法（chemiluminescence immunoassay，CLIA）**

以促黄体素（LH）为例。待测抗原（LH）与鼠抗人 LH 单克隆抗体（mAb）及碱性磷酸酶（ALP）标记的羊抗人 LH 抗体（ALP - gAb）反应，形成大的抗原 - 抗体复合物。当反应达平衡时，加入连有羊抗鼠 IgG 抗体的磁性颗粒，即可捕获 mAb - LH - ALP - gAb 复合物，在磁场的作用下自行沉淀，经洗涤并吸弃废液后加入发光底物 AMPPD * ［中文名为 3 -（2 - 螺旋金刚烷）- 4 - 甲氧基 - 4 -（3 - 磷氧酰）- 苯基 - 1，2 二氧环乙烷］，后者在 ALP 的作用下迅速发出稳定的光量子，光子的产出量与 LH 的量成正比。

［基本原理］

CLIA 是把免疫反应与发光反应结合起来的一种定量分析技术，既具有发光检测的高度灵敏性，又具有免疫分析法的高度特异性。

在 CLIA 中，主要有两个部分，即免疫反应系统和化学发光系统。免疫反应系统与放射免疫测定中的抗原 - 抗体反应系统相同；化学发光系统则是利用某些化合物如鲁米诺（luminol）、异鲁米诺（isoluminol）、金刚烷（AMPPD）及吖啶酯（AE）等经氧化剂氧化或催化剂催化后成为激发态产物，当其回到基态时就会将剩余能量转变为光子，随后利用发光信号测量仪器测量光量子的产额。将发光物质直接标记于抗原（称为化学发光免疫分析）或抗体上（称为免疫化学发光分析），经氧化剂或催化剂的激发后，即可快速稳定地发光，其产生的光量子的强度与所测抗原的浓度可成比例。亦可将氧化剂（如碱性磷酸酶等）或催化剂标记于抗原或抗体上，当抗原 - 抗体反应结束后分离多余的标记物，再与发光底物反应，其产生的光量子的强度也与待测抗原的浓度成比例。其反应过程分为以下两个阶段。

（1）待测抗原（Ag）和一定量的碱性磷酸酶标记抗原（ALP - Ag）同时与一定量的特异性抗体（Ab）竞争结合，反应式为：ALP - Ag + Ag + Ab ⇌ ALP - Ag - Ab + Ag - Ab。其中 ALP - Ag - Ab 的量与 Ag 的量之间存在竞争抑制的关系，即 Ag 的量越多，形成 Ag - Ab 的量就越多，而 ALP - Ag - Ab 的量越少。反之亦然。

（2）加入（羊）抗鼠 IgG 包被的磁性颗粒，捕获 ALP‐Ag‐Ab（其中的 Ab 为鼠单克隆抗体），在磁场作用下将 ALP‐Ag‐Ab 与 ALP‐Ag 分开，经洗涤并吸弃废液后，加入化学发光底物（AMPPD），后者为带有二氧四联环稳定结构的化合物，在 ALP 的作用下去掉磷酸根，生成不稳定的中间体。中间体迅速分解并同时释放出光子。光子的生成量与 ALP‐Ag‐Ab 的量成正比，由此可计算出待测抗原（Ag）量。将一系列已知浓度的标准液与待测标本同样处理，即可给出标准曲线并据此查出标本中待测抗原的浓度。

### 4.1.2.7 电化学发光免疫分析（electrochemiluminescence immunoassay，ECLIA）

以促黄体素（LH）为例。待测标本、生物素化的抗 LH 单克隆抗体与钌标记的抗 LH 另一位点单克隆抗体在反应体系中混匀，形成双抗体夹心的抗原‐抗体复合物。加入链霉亲和素包被的磁性微粒与之结合，在磁场的作用下，抗原‐抗体复合物结合的磁性微粒吸附至电极上，未结合部分吸弃。电极加压后产生光信号，并与检样中一定范围的 LH 含量成正比。

**[基本原理]**

ECLIA 克服了 CLIA 技术中每一发光分子只能利用一次的缺点，其基本原理是利用三联吡啶钌 $[Ru(bpy)_3]^{2+}$ 和三丙胺（TPA）在电极表面由电化学引发的特异性化学发光反应，分析过程可通过电场精确控制，因此具有特异性好、灵敏度高、线性测定范围宽、操作的自动化程度高等优点。

ECLIA 的体系中主要有两个部分，即免疫反应系统和电化学发光系统。免疫反应系统与放射免疫测定中的抗原‐抗体反应系统相同，因此具有较高的特异性；电化学发光系统包括电化学和化学发光两个过程。在电极表面的电场作用下，二价的三联吡啶钌 $[Ru(bpy)_3]^{2+}$ 失去一个电子，成为三价的三联吡啶钌 $[Ru(bpy)_3]^{3+}$，三丙胺（TPA）也失去一个电子被氧化随即脱氢成三丙胺自由基。三丙胺自由基传送一个电子给三价的三联吡啶钌使还原成激发态的二价三联吡啶钌 $[Ru(bpy)_3]^{2+}$，后者很不稳定，以发射一个波长为 620nm 的光子的形式释放能量而回到基态。这个过程可反复进行，直至电场中的三丙胺耗尽。因此测定过程中的一个抗原‐抗体复合物可产生许多光子信号，从而产生生物放大效应，极大地提高了方法的灵敏度。此外测定方法还应用了链霉亲和素生物素技术、磁性分离技术等，使其准确性、灵敏度以及自动化程度都很高。实测技术有双抗夹心法与竞争法，下面以双抗夹心法为例，简述反应过程如下。

（1）待测抗原（Ag）、一定量的生物素化抗第一位点单克隆抗体（Ab＊）和三联吡啶钌［Ru（bpy）$_3$］$^{2+}$标记的抗第二位点单克隆抗体于反应体系中相互结合，形成相对分子质量大的抗原－抗体"夹心"复合物。

$$Ag + Ab* + [Ru(bpy)_3]^{2+}Ab \Longleftrightarrow [Ru(bpy)_3]^{2+}Ab-Ag-Ab*$$

由于上述的两种单克隆抗体在试剂中都是定量的，因此待测抗原的量与抗原－抗体复合物的量成正的线性关系。

（2）加入链霉亲和素包被的磁性微粒，通过生物素与链霉亲和素的反应使上述大分子复合物与磁性微粒紧密结合。

（3）将上述反应体系通过蠕动泵吸入测量室中，磁性微粒被工作电极下的磁铁吸附于电极表面，未结合的游离物被洗弃。再通过蠕动泵加入含 TPA 的缓冲液，同时给电极通电产生化学发光，并启动光电倍增管检测光子强度。光子强度与三联吡啶钌的浓度亦即抗原－抗体复合物的量呈线性相关。检测结果由仪器自动从标准曲线上查出，此曲线由试剂条形码扫描入仪器并通过两点定标校正。

### 4.1.2.8 免疫印迹（immunoblotting）技术

免疫印迹法指的是 Western 印迹法（Western blotting），是一种将高分辨率凝胶电泳和免疫化学分析技术相结合的杂交技术。

[基本原理]

免疫印迹与 DNA 的 Southern 印迹技术相对应，两种技术均把电泳分离的组分从凝胶转移至一种固相载体（通常为 NC 膜），然后用探针检测特异性组分。不同的是，免疫印迹法所检测的是抗原类蛋白质成分，所用的探针是抗体，它与附着于固相载体的靶蛋白所呈现的抗原表位发生特异性反应。该技术结合了凝胶电泳分辨力高和固相免疫测定特异敏感等诸多优点，具有从复杂混合物中对特定抗原进行鉴别和定量检测，以及从多克隆抗体中检测出单克隆抗体的优越性。

[临床意义]

免疫印迹法具有分析容量大、敏感度高、特异性强等优点，是检测蛋白质特性、表达与分布的一种最常用的方法，如组织抗原的定性定量检测、多肽分子的质量测定及病毒的抗体或抗原检测等。用免疫印迹技术可定性、定量地检测出待检样品中含量很低的特定病原体的抗原成分，对于一些能感染细胞而细胞病变不易观察的病原体的检测也很有用。用单克隆抗体作为第一抗体进行免疫印迹，还可以对毒株做分型研究。

### 4.1.2.9 流式细胞术（flow cytometer，FCM）

现代化的流式细胞仪综合了激光、流体力学、计算机及电子测量等最新技术，每秒可测量上万个细胞，具有高灵敏度、高分辨率、高分选纯度、高重复性和多信息分析的优势。是对细胞与相关成分进行快速定量分析及分选的较为精确的方法。

[基本原理]

（1）鞘流原理：将荧光染色的单细胞悬液用高压压入流动室内，使其在中央流动。不含细胞的磷酸盐缓冲液（PBS）通过鞘液管也被压入流动室，鞘液管入口方向与待测细胞流成一定角度，鞘液能包绕着细胞流高速流动。在鞘液包裹和推动下，细胞被排成单列，以每秒5 000～10 000个细胞的速度由流动室喷嘴喷出，依次通过检测区，避免了多个细胞聚集对测定结果的干扰。

（2）信号检测：在细胞以单个形式流动的情况下，经过聚焦整形的激光光束，垂直照射在细胞流上，已作荧光染色的细胞在激光束照射下，不仅产生散射光，而且发射荧光。散射光有前向散射光（forward light scatter，FSC）和侧向散射光（side scatter，SSC）两种。FSC亦称0°散射，主要反映细胞的大小。SSC也称90°散射，主要反映细胞内颗粒物质的大小和数量多少。荧光信号的接收方向与激光束垂直，这些荧光信号经过一系列光学元件（滤片、双色分光镜等）分离，形成多个不同波长的荧光信号，其强度代表了所测细胞膜上表面抗原的浓度或所测细胞核内物质的浓度。所有信号经光电倍增管转换为电脉冲信号，再通过模/数转换器转换成可被计算识别的数字信号，经处理分析，以直方图、二维点图、三维图等方式报告试验结果。

（3）细胞分选：通过分离含有单细胞的液滴而实现。在流动室的喷嘴上配有一个超高频的压电晶体，充电后产生高频振荡（23～36kHz），将从流动室喷出的液流分离为一连串均匀的微液滴，大约每15个微液滴中有一个含有细胞。含细胞的微液滴根据实验要求被选择性充电，使标记的细胞带上正电荷或负电荷。当带电的微液滴流经有数千伏电压的偏转板时，在高压电场的作用下，带不同电荷的微液滴发生偏转，分别落入各自的收集管中，不带电荷的微液滴进入中间的废液容器中，从而实现了细胞的快速高精度分选。一般纯度可达90%～99%，细胞活性不受影响。

[临床意义]

FCM可测参数：当不用荧光染色时，FCM可测细胞大小、形状、核浆比值、色素（血红蛋白等）含量、细胞质颗粒多少等；对荧光染色细胞，FCM

可测核酸（DNA、RNA）含量、碱基比例、染色质结构、细胞表面抗原或糖类、细胞骨架等。此外 FCM 还可测定细胞的理化特性，如 DNA 合成能力、细胞膜的完整性、通透性、流动性及微黏度；细胞表面电荷、膜电位、细胞的酶活性、内吞作用以及细胞内 pH 值；细胞膜结合的钙离子等。

FCM 在免疫学检验中，目前最常用于以下几方面：

（1）细胞表面抗原（免疫学表型）分析：最常通过检查细胞表面不同的分化抗原（CD）对淋巴细胞亚群（T 细胞、B 细胞、NK 细胞等）、造血干细胞、抗原提呈细胞（树突状细胞）等进行定量分析。例如，检测外周血单个核细胞中 $CD_4^+$ 细胞数量可判定艾滋病患者的免疫功能；检测白血病细胞的 CD 抗原可进行免疫分型等。

（2）细胞凋亡研究：细胞凋亡（apoptosis）是基因调控的细胞主动性死亡。其典型的分子生物学变化是 DNA 特征性断裂。FCM 检查时将待测细胞 DNA 荧光染料（如 Hoechst 33342、PI 等）染色，分析时即可在细胞周期 $G_0/G_1$ 峰前出现一个小于二倍体 DNA 含量的小峰（亚 2C 峰），即凋亡细胞峰。测定细胞膜上 Anexin V（磷脂酰丝氨酸）的变化，则可用于细胞早期凋亡的观察。

（3）细胞分选：基于各种细胞膜抗原、核抗原以及基因表达产物的不同，利用特异性荧光素标记的单克隆抗体，FCM 可对免疫活性细胞、骨髓干细胞等高效分选，用于各种细胞有关特性的深层次研究。

（4）其他：细胞内细胞因子、细胞器的研究。

### 4.1.3 杂交瘤技术

参见 4.12。

### 4.1.4 HLA 定型

HLA 即人类白细胞抗原（human leucocyte antigen，HLA），是人类的组织相容性系统。这是一组广泛分布于人体有核细胞表面的抗原，受控于人类第 6 号染色体短臂。

HLA 基因位点至少有 5 个，即 HLA-A、B、C、D 和 DR 位点。近年又确定了 DP 和 DQ 两个位点。HLA 有高度多态性，每个位点至少有两个以上的等位基因。因此，在人群中可以查出一系列由一个位点决定的抗原特异性。据 1984 年第 9 届国际组织相容性专题讨论会资料，全球已查明 HLA 各位点等位基因共 142 个，其中 A 位点 23 个，B 位点 49 个，C 位点 8 个，D 位点 19 个，DR 位点 16 个，DQ 位点 3 个，DP 位点 6 个。

HLA 属共显性遗传，因此，每个人的体细胞表面，同时表现父母双方遗传下来的抗原特异性。除同卵双生者外，人类个体间 HLA 是不完全相同的，所以，同种异体间的皮肤或器官移植物上存在着受者没有的 HLA 成分，从而刺激受者的免疫系统引起排斥反应，若不采取防治移植排斥措施，可使脏器移植失败。因此，临床上器官移植，除同卵双生外，供者与受者除应 ABO 血型相配外，还需进行严格的 HLA 定型，以选择 HLA 相同或近似的个体。

依抗原定型方法分为两大类，一类称 SD 抗原（serologically defined antigen），采用微量淋巴细胞毒试验检测 HLA – A、B、C 和 DR 抗原。另一类统称 LD 抗原（lymphocyte defined antigen），采用混合淋巴细胞培养试验检测 HLA – D、DQ 和 DP 抗原。

（1）微量淋巴细胞毒试验（micro – lymphocyte cytotoxicity test）：此试验以美国国立卫生研究院（NIH）的方法应用最为普遍。

淋巴细胞表面 HLA 抗原与分型血清中的相应抗体结合，在补体参与下，将该淋巴细胞杀死，在倒立位相显微镜下，可见被伊红 Y 染成暗红色；而活细胞则不被染色，有明亮的折光性，两者极易判别。读数记录标准见表 4 – 4。

**表 4 – 4　读数记录标准**

| 死细胞（%） | 记分 | 意义 |
| --- | --- | --- |
| 0 ~ 10 | 1 | 阴性 |
| 11 ~ 20 | 2 | 阴性可疑 |
| 21 ~ 40 | 4 | 阳性可疑 |
| 41 ~ 80 | 6 | 阳性 |
| > 80 | 8 | 强阳性 |
| 未试验或无法读数 | 0 | |

（2）混合淋巴细胞培养试验（mixed lymphocyte culture test，MLC）：HLA – D 抗原能刺激同种异体淋巴细胞分裂增殖，根据淋巴细胞增殖反应的强度可判断 D 抗原的差异程度。

试验有 2 种方式：一是双向反应（two way response），即将器官移植供、受者的淋巴细胞混合培养；另一种是单向反应（one way response），即用丝裂霉素 C 或 X 射线照射处理一方的淋巴细胞，使其失去分裂增殖能力，但保留其抗原性，能刺激对方淋巴细胞发生增殖反应。

B 细胞及单核细胞表面含有 HLA – D 抗原，是 MLC 的刺激细胞，而 T 细胞有 D 抗原受体，是应答细胞。MLC 反应的程度，可根据淋巴细胞转化百分率来估计，更精确的方法是氚标胸腺嘧啶核苷（$^3H-TdR$）掺入法，用液体闪烁计数器测定放射量 CPM。

### 4.1.5 免疫电子显微镜技术

免疫电镜（immune electron microscope）是利用 EM（电子显微镜）在超微结构水平上研究免疫反应的新技术。

用电子致密物质如铁蛋白、HRP（辣根过氧化酶）或细胞色素 C 等标记抗体，从电镜观察可见电子致密物质的所在位置，识别抗原、抗体反应的部位。然后与生物标本的抗原反应，取沉淀物或作超薄切片在 EM 下观察电子致密物质所在位置。

此项技术属亚细胞水平，常用于细菌、病毒等抗原定位及研究免疫性疾病的发病机制。主要用于病毒、细菌等抗原定位、免疫性疾病的发病机制及超微结构免疫细胞化学研究等。

铁蛋白分子量太大（750 000D），难以进入细胞，只适用于细胞表面抗原的定位。HRP 分子量较小（40 000D），可透入细胞，既可对细胞表面抗原定位，又可鉴定细胞内抗原，故 HRP 应用更为广泛。

## 4.2 细胞免疫功能测定

### 4.2.1 T 细胞亚群（T cell subset）测定

[检测方法]

免疫荧光法；免疫酶法；SPA 花环法。

[参考区间]

淋巴细胞亚群免疫荧光法：65%～80%；$CD_3^+$ 细胞，（71.5±6.2）%；$CD_3^+$、$CD_4^+$ 细胞，（45.7±5.3）%；$CD_3^+$、$CD_8^+$ 细胞，（27.9±5.0）%；$CD_4^+$ 细胞/$CD_8^+$ 细胞比值，1.66±0.33；NK 细胞，5%～7%；B 细胞，16%～28%；$CD_{34}^+$ 外周血，0.001%～0.1%；骨髓，0.5%～1.5%；脐血，0.5%～3.5%。

流式细胞术：$CD_3^+$ 细胞阳性率 61%～85%；$CD_4^+$ 细胞阳性率 28%～58%；$CD_8^+$ 细胞阳性率 19%～48%；$CD_4/CD_8$ 比值为 0.9～2.0。

总 T 细胞（$CD_3^+$ 细胞）阳性率占外周血淋巴细胞总数 65%～75%，（61.5%±6.2%）。辅助性 T 细胞（$CD_4^+$ 细胞）阳性率约为外周血 T 细胞总数 60%（45.7%±5.3%）。抑制性 T 细胞（$CD_8^+$ 细胞）阳性率约为外周血 T 细胞总数 30%（27.9%±5.0%），$T_4$（$CD_4^+$ 细胞）/$T_8$（$CD_8^+$ 细胞）比值为 2:1（1.66±0.33）。

[临床意义]

第 9 届国际人类白细胞分化抗原专题会（9th International Conference on Human Leukocyte Differentiation Antigens，HLDA9）于 2010 年 3 月 11～13 日在西班牙巴塞罗那召开。国际免疫学联合会（IUIS）命名委员会负责人、HLDA 国际组织主席对 HLDA/HCDM 研究工作作了展望，并介绍了近三年来美国 FDA 和欧共体等国家批准进入市场的新的治疗性抗体。人类白细胞分化抗原（HLA）以分化群（cluster of differentiation，CD）统一命名。已经命名了 $CD_1$～$CD_{363}$ 抗原群。可大致划分为 T 细胞、B 细胞、髓系细胞、NK 细胞、血小板、激活抗原、黏附分子、内皮细胞和细胞因子受体等九个组（表 4－5）。

**表 4－5 白细胞分化抗原群**

| 名称 | 主要细胞分化抗原（CD） |
|------|------------------------|
| T 细胞 | $CD_1$～$CD_8$、$CD_{27}$、$CD_{28}$、$CD_{38}$、$CD_{39}$、$CDw_{60}$、$CD_{45}$、$CD_{45}RA$、$CD_{45}RB$、$CD_{45}RO$、$CD_{98}$、$CD_{99}$、$CD_{99}R$、$CD_{100}$、$CDw_{101}$ |
| B 细胞 | $CD_{10}$、$CD_{19}$～$CD_{24}$、$CD_{37}$、$CD_{40}$、$CD_{53}$、$CD_{72}$～$CD_{75}$、$CDw_{76}$、$CD_{77}$、$CD_{78}$、$CD_{79}a$、$CD_{79}b$、$CD_{80}$～$CD_{83}$、$CDw_{84}$、$CD_{85}$、$CD_{86}$ |
| 髓系细胞 | $CDw_{12}$、$CD_{13}$～$CDw_{17}$、$CD_{32}$～$CD_{35}$、$CD_{64}$、$CDw_{65}$、$CD_{66}a$～$CD_{68}$、$CD_{87}$～$CD_{93}$ |
| NK 细胞 | $CD_{56}$、$CD_{57}$、$CD_{94}$ |
| 血小板 | $CD_9$、$CD_{31}$、$CD_{36}$、$CD_{41}a$、$CD_{41}b$、$CD_{42}a$～$CD_{42}d$、$CD_{61}$、$CD_{63}$、$CD_{107}a$、$CD_{107}b$、$CD_{26}$、$CD_{30}$、$CD_{69}$、$CD_{70}$、$CD_{71}$、$CD_{95}$～$CD_{97}$ |
| 激活抗原 | $CD_{26}$、$CD_{30}$、$CD_{69}$、$CD_{70}$、$CD_{71}$、$CD_{95}$～$CD_{97}$ |
| 黏附分子 | $CD_{11}a$～$CD_{11}c$、$CD_{15}s$、$CD_{18}$、$CD_{29}$、$CD_{43}$、$CD_{44}$、$CD_{44}R$、$CD_{48}$、$CD_{49}a$～$CD_{49}f$、$CD_{50}$、$CD_{51}/CD_{61}$、$CD_{54}$、$CD_{55}$、$CD_{58}$、$CD_{59}$、$CD_{62}E$、$CD_{62}L$、$CD_{62}P$、$CD_{102}$～$CD_{104}$、$CDw_{108}$ |
| 内皮细胞 | $CD_{105}$、$CD_{106}$、$CDw_{109}$ |
| 细胞因子受体 | $CD_{25}$、$CD_{115}$、$CDw_{116}$、$CD_{117}$、$CDw_{119}$、$CD_{120}a$、$CD_{120}b$、$CDw_{121}a$、$CDw_{121}b$、$CD_{122}$、$CDw_{124}$、$CD_{126}$、$CDw_{127}$、$CDw_{128}$、$CDw_{130}$ |

淋巴细胞在机体免疫应答过程中起核心作用。淋巴细胞是不均一性的细胞群体，包括许多具有不同免疫功能的免疫表型（亚群）。循环血液中淋巴细胞主要包括 T 细胞、B 细胞和自然杀伤（NK）细胞。淋巴细胞亚群的检测

已作为临床辅助诊断与研究的一种重要手段，对疾病的发生、发展、预后估价和临床治疗均具有极其重要的意义。T细胞主要具有辅助或诱导免疫应答、杀伤靶细胞和抑制免疫应答的功能，对介导细胞免疫和局部炎症反应，清除细胞内病原体起重要作用。B细胞的主要功能是产生特异性抗体，介导体液免疫。NK细胞主要功能是识别和杀伤某些肿瘤细胞和病毒感染细胞。目前，淋巴细胞亚群测定方法有流式细胞术（FCM）测定、免疫荧光法测定、AP-AAP桥联酶免疫法测定。

（1）血液中T淋巴细胞亚群的检测是观察机体细胞免疫水平的重要方法，对恶性肿瘤、自身免疫性疾病、免疫缺陷病、血液系统疾病的诊断、治疗及预后判断有重要作用。主要用于了解遗传性免疫缺陷、自身免疫病、恶性肿瘤、重症病毒感染等患者机体的免疫功能是否处于平衡状态以及用于白血病细胞免疫表型分析。某种细胞亚群所占百分比过高或过低，都提示存在免疫功能紊乱。

T细胞主要测定细胞膜上的分化抗原群（cluster of differentiation，CD）：$CD_3$、$CD_4$、$CD_8$。$CD_3$为所有T细胞的特有标志，成熟的T淋巴细胞表面均可表达$CD_3$分子，$CD_4$是辅助性T细胞的标志、$CD_8$是细胞毒T细胞或抑制性T细胞的标志，它们不能同时表达于成熟的T淋巴细胞表面，故可将成熟的T淋巴细胞分为$CD_4^+$T细胞和$CD_8^+$T细胞两个亚群。$CD_3$的百分比上升则见于慢性活动性肝炎、重症肌无力等。$CD_3$下降常见于：恶性肿瘤；自身免疫性疾病，如系统性红斑狼疮、类风湿关节炎等；先天性免疫缺陷病、艾滋病；接受放疗、化疗或者使用糖皮质激素等免疫抑制剂。$CD_3^+/CD_4^+$细胞百分比或绝对值、$CD_4^+/CD_8^+$比值在获得性免疫缺陷综合征（AIDS）患者显著下降，常作为该病诊断、病情观察和预后判断的重要指标。$CD_4^+/CD_8^+$的比值作为免疫调节的一项指标，正常值约$1.4\sim2.0$，若其比值$>2.0$或$<1.4$，表明细胞免疫功能紊乱。$CD_4^+/CD_8^+<1.4$常见于：免疫缺陷病，如艾滋病的比值常小于0.5；恶性肿瘤；再生障碍性贫血、某些白血病；某些病毒感染。$CD_4^+/CD_8^+>2.0$常见于自身免疫性疾病，如系统性红斑狼疮、类风湿关节炎等。

用于白血病细胞免疫表型分析。如T系急性淋巴细胞性白血病细胞$CD_2$、$CD_3$、$CD_4$、$CD_5$、$CD_8$特异表达；B系急性淋巴细胞性白血病细胞CD19、CD20、CD24阳性表达；慢性淋巴细胞性白血病多表达$CD_5$、$CD_{19}$、$CD_{20}$；毛细胞性白血病$CD_{19}$、$CD_{20}$、$CD_{22}$呈阳性；NK细胞白血病细胞$80\%\sim90\%$

$CD_{16}$ 阳性，$>95\%$ $CD_{56}$ 阳性。

（2）B 细胞分为 $B_1$ 细胞和 $B_2$ 细胞两个亚群。$B_1$ 细胞表面有 $CD_5$、$CD_{11}$、$CD_{19}$ 等分化抗原 $B_1$ 细胞与机体的免疫调节、自身免疫病及 B 细胞源性肿瘤密切相关；$B_2$ 细胞表面有 $CD_{19}$、$CD_{23}$ 等分化抗原而无 $CD_5$ 分化抗原，主要是外周成熟的常规检测的 B 细胞，是执行体液免疫的主要细胞，通常在接受多数外来抗原的刺激后经活化、增殖、分化以及伴随的体细胞突变和亲和力成熟的过程中，产生高亲和力抗体。采用与不同分化阶段相关的 B 细胞单克隆抗体，在流式细胞仪上进行检测，即可获得 $B_1$、$B_2$ 细胞亚群的表达。对 B 细胞及其亚群的检测是研究自身免疫性疾病和疾病中免疫调节紊乱的重要指标。

在低丙种球蛋白白血病和无丙种球蛋白白血病时，可以是先天性或获得性免疫缺陷病，往往伴有免疫球蛋白分泌的紊乱，有必要分析 B 细胞。非霍奇金病的淋巴瘤，80% 来源于 B 细胞。B 细胞性 $CD_{19}^+$ 可升高或 T 细胞 $CD_3^+$ 可升高。若来源于单核细胞（$CD_{11}^+$）或裸细胞，则表现出非 T 非 B 淋巴瘤。

（3）自然杀伤（NK）细胞是参与机体免疫应答反应特别是肿瘤免疫应答的重要淋巴细胞。NK 细胞主要以检测 NK 细胞活性来了解 NK 细胞的功能。NK 细胞表面有 $CD_{16}$、$CD_{56}$ 等分化抗原，目前多以 $CD_3^+$、$CD_{16}^+$、$CD_{56}^+$ 作为 NK 细胞的典型标志。NK 细胞数量升高见于多发性骨髓瘤、实体瘤、肺结核、艾滋病和某些病毒感染；NK 细胞数量下降见于抗移植反应。

（4）髓系细胞 $CD_{34}^+$ 细胞在正常外周血中占有核细胞的 0.00001 ~ 0.0001（0.001% ~ 0.01%），骨髓 0.005 ~ 0.015（0.5% ~ 1.5%），脐血 0.005 ~ 0.035（0.5% ~ 3.5%）。检测 $CD_{34}^+$ 细胞的目的是用来有效性地监测外周血造血干细胞（PBSC）不断开的单采术进行与否，一般来说，外周静脉血有核细胞中 $CD_{34}^+$ 细胞达到 0.001（0.10%）以上时，则行 PBSC 单采术，否则应继续动员。$CD_{34}^+$ 细胞剂量还用作控制各种造血干细胞移植物（脐血干细胞）$CD_{34}^+$ 细胞的剂量，如 PBSCT 的 $CD_{34}^+$ 细胞剂量 $> 2 \times 10^6/kg$。$CD_{34}^+$ 细胞的测定还可以判断化疗的强度，观察造血干细胞受损的程度，控制好杀伤细胞的比例而非所有 $CD_{34}^+$ 细胞为度。再生障碍性贫血由于细胞受累，则 $CD_{34}^+$ 细胞明显降低（<0.01），缺铁性贫血时，$CD_{34}^+$ 细胞数量在正常范围之内。基因治疗中 $CD_{34}^+$ 的 HSC 作为缺陷基因的靶细胞有它独特的优点，因为 HSC 具有自我更新的能力，因此，缺陷基因导入此类细胞后能维持终身，从而彻底治愈疾病。显然，$CD_{34}^+$HSC 的精确测定显得非常重要［注：造血干细胞（hemopoietic stem cell，HSC）又称多能干细胞。$CD_{34}^+$为髓系细胞 CD 分子标志，是存在于造血组织中的一群原始造血细胞。也可以说它是一切血细胞（其中大多数是免疫细胞）的原始细胞。由造血干细胞定向分化、增殖为不同的血细胞系，并进一步生成血细胞。人类造血干细胞首先出现于胚龄第二至第三周的卵黄囊，在胚胎早期（第二至第三个月）迁至肝、脾，第五个月又从肝、脾迁至骨髓。在胚胎末期一直到出生后，骨髓成为造血干细胞的主要来源。具有多潜能性，即具有自身复制和分化两种功能。在胚胎和迅速再生的骨髓中，造血干细胞多处于增殖周期之中；而在正常骨髓中，则多数处于静止期（$G_0$ 期），当机体需要时，其中一部分分化成熟，另一部分进行分化增殖，以维持造血干细胞的数量相对稳定。造血干细胞进一步分化发育成不同血细胞系的定向干细胞。定向干细胞多数处于增殖周期之中，并进一步分化为各系统的血细胞系，如红细胞系、粒细胞系、单核 - 巨噬细胞系、巨核细胞系以及淋巴细胞系。由造血干细胞分化出来的淋巴细胞有两个发育途径，一个受胸腺的作用，在胸腺素的催化下分化成熟为胸腺依赖性淋巴细胞，即 T 细胞；另一个不受胸腺，而受腔上囊（鸟类）或类囊器官（哺乳动物）的影响，分化成熟为囊依赖性淋巴细胞或骨髓依赖性淋巴细胞，即 B 细胞。并分别由 T 细胞、B 细胞引起细胞免疫及体液免疫。如机体内造血干细胞缺陷，则可引起严重的免疫缺陷病]。

简而言之，人类 T 细胞在不同的分化发育阶段具有特有的 T 细胞表面抗原。T 细胞的功能与特定的细胞表面抗原的表达有关。①$CD_4$ 抗原为 T 辅助/诱导细胞即 $T_H$ 的专有抗原，$CD_8$ 为 T 抑制/杀伤细胞（Ts/Tc）的专有抗原，$CD_3$ 为 $T_H$ 和 Ts 共有的抗原，正常情况下 T 淋巴细胞亚群的数量和功能以及它们之间的相互作用，对维持机体的正常免疫功能起着重要作用。T 淋巴细胞的辅助功能与抑制功能应相互平衡。②当 T 淋巴细胞的数量和功能表现异常时，可导致各种疾病的发生，如自身免疫性疾病、免疫缺陷病、病毒感染、恶性肿瘤等。艾滋病患者大多 $T_4/T_8$ 比值在 0.5 以下。在评估机体免疫状态时，自身免疫性疾病时 $T_4/T_8$ 比值往往增高。③脏器移植后，若外周血中总 T 细胞增多或 $T_4/T_8$ 比值明显增高，预示排斥反应发生；若该比值逐渐降低或大幅度降低，则提示排斥逆转或不发生排斥。④目前 T 细胞亚群的检测已作为临床辅助诊断与研究的一种重要手段，对疾病的发生、发展、预后估价和临床治疗均具有极其重要的意义。

### 4.2.2 T淋巴细胞转化试验（lymphocyte blastogenesis test，LCT）

[检测方法]

形态学测定法；$^3$H-TdR掺入法；MTT法（即四甲基偶氮唑盐微量酶反应比色法）。MTT是一种噻唑盐，化学名为3-（4，5-二甲基-2-噻唑）-2，5-二苯基溴化四唑，水溶液为黄橙色。小鼠脾细胞受到ConA作用后发生增殖活化，其胞内线粒体琥珀酸脱氢酶活性相应升高，MTT作为其底物参与反应，形成蓝色的颗粒沉积于细胞内或细胞周围，经盐酸-异丙醇溶解后为蓝色溶液，可用酶标测定仪测定细胞培养物的OD值，测定波长570nm。根据OD值的大小计算反应体系中细胞增殖程度。

[参考区间]

50%~70%（60.1%±7.6%）。

[临床意义]

T淋巴细胞在体外培养过程中受到有丝分裂原（如植物血凝素，PHA）刺激，可转化为体积较大的母细胞。此种转化能力可反映机体的细胞免疫功能。

LCT常用于：①估计疾病的预后，如恶性肿瘤患者经治疗后，若转化率升高，则存活时间较长；反之，则预后不良；②观察药物的疗效，如慢性白色念珠菌病，给予转移因子治疗后，若有效，转化率升高；③了解细胞免疫功能状态，若功能低下，转化率可明显下降，见于肺结核、重症真菌感染、瘤型麻风、尿毒症、梅毒、肝炎、肝硬化、麻疹、胸腺发育不全综合征、运动失调性毛细血管扩张症、全身性红斑狼疮、霍奇金病、恶性淋巴瘤、淋巴肉芽肿、Sjögren综合征（肖格伦综合征，口眼干燥关节炎综合征）、急性或慢性淋巴细胞白血病等；④器官移植前选择供体；⑤寻找迟发型变态反应的变应原。

本试验从一个侧面反映机体的细胞免疫功能状态，由于个体间免疫功能状态差异较大，所以测定结果应结合临床加以分析。如作为观察预后和药物疗效时，需在用药前后作动态观察才能显示本试验的临床意义。对于特异性抗原引起的LCT，如对照组的转化率较低，则临床意义亦较大。

### 4.2.3 E-玫瑰花环形成试验（erythrocyte rosette forming test，E-RFT）

[检测方法]

T淋巴细胞计数技术。

［参考区间］

Et RFC（总花环，亦即 T 淋巴细胞总数）：$(64.4 \pm 6.7)\%$。Ea RFC（活性花环）：$(23.6 \pm 13.5)\%$；$(23.6 \pm 3.5)\%$。Es RFC（稳定性花环）：$(3.3 \pm 2.6)\%$。

［临床意义］

T 淋巴细胞表面有绵羊红细胞（SRBC）受体，可与 SRBC 结合形成花环样细胞团。采用此法可检测 T 细胞的数量及细胞免疫水平。E 花环值增高见于重症肌无力、桥本甲状腺炎、甲状腺功能亢进、器官移植后（将发生排斥反应）等。E 花环值降低表示细胞免疫功能低下，见于原发性 T 淋巴细胞缺陷症、T、B 淋巴细胞联合缺陷症、恶性肿瘤、病毒感染、全身性红斑狼疮、皮肌炎、放射病、使用免疫抑制制等。Es RFC 增多见于慢性肝炎、瘤型麻风、恶性肿瘤、急性淋巴细胞白血病、SLE 等。

### 4.2.4 T 淋巴细胞酸性 α – 醋酸萘酯酶（ANAE）染色测定

［检测方法］

酯酶染色法。

［参考区间］

$68\% \sim 87\%$。

［临床意义］

同 E 花环形成试验。值得注意的是：人外周血淋巴细胞中酯酶染色与 E 花环之间的符合率为 80% 左右，故本试验不能代替 E 花环形成试验。有人认为，$39\% \sim 49\%$ 的 B 细胞和单核细胞可见 α – 醋酸萘酯酶染色阳性。亦有人认为，只有成熟的 T 细胞 α – 醋酸萘酯酶染色才显阳性，而幼稚 T 细胞 α – 醋酸萘酯酶染色为阴性。这可能是 E 花环率与 α – 醋酸萘酯酶阳性率不完全符合的原因之一。参见 4.11.2.1 临床意义。

### 4.2.5 K 细胞（抗体依赖的杀伤细胞）的检测

［检测方法］

LDH 释放法。

［参考区间］

细胞毒指数：$(55.35 \pm 14.92)\%$。抗体依赖性细胞（K 细胞）毒性正常值：K 细胞占周围淋巴细胞总数的 $3\% \sim 15\%$，K 细胞占外周血 $2.5\% \sim 3.5\%$。

［临床意义］

K 细胞（killer cell）是一类既非 T 也非 B 的淋巴细胞。它无表面 Ig，但具有 Fc 受体，能在特异性抗体的参与下，发挥杀伤靶细胞的功能。当靶细胞表面抗原与相应抗体结合后，抗体 Fc 段再结合到 K 细胞表面，形成一抗体桥与靶细胞接触而发生杀伤效应，故 K 细胞又叫依赖抗体的细胞毒性细胞（antibody – dependent cell – mediated cytotoxic，ADCC）。此杀伤效应为非特异性的，且不需补体参加。

靶细胞与抗靶细胞抗体结合后，K 细胞可利用其特有的 Fc 受体，识别带有抗体的靶细胞，并将其破坏，释放出胞浆 LDH。LDH 催化乳酸⇌丙酮酸反应，辅酶 I 由还原型变为氧化型，前者在波长 340nm 下有较大的光吸收而后者没有，因此，可利用 LDH 释放的浓度及光吸收反应来间接推知 K 细胞的杀伤活性。检测机体 K 细胞活性，作为免疫功能的一项指标。

### 4.2.6 NK 细胞（natural killer cell）活性测定

［检测方法］

将效应细胞（NK 细胞）与靶细胞（肿瘤细胞）共同孵育一定时间后，观察靶细胞的死亡数。或用放射性核素标记靶细胞，根据释放的 cpm（每分钟脉冲数），即可判定 NK 细胞活性，如 $^{51}$Cr 释放法；流式细胞术法（FCM）；乳酸脱氢酶（LDH）法。

［参考区间］

自然释放率：< 10% ~ 15%；自然杀伤率：47.6% ~ 76.8%；$^{51}$Cr 利用率：6.5% ~ 47.8%；标记率：> 0.1cpm/细胞；FCM 法应建立本实验室的参考区间。

［临床意义］

自然杀伤细胞（natural killer cell，NK）具有杀伤靶细胞的作用，它既不需要预先抗原致敏的刺激，也不依赖特异抗体和补体的参与，它杀伤靶细胞的作用又称为自发性淋巴细胞参与的细胞毒作用。NK 细胞对多种肿瘤细胞有迅速溶解作用，因此，NK 活性对抗肿瘤免疫有十分重要的意义。NK 细胞占周围血淋巴细胞总数的 3% ~ 20%。目前 NK 细胞活性测定主要用于肿瘤免疫方面的研究。

NK 细胞总数正常但活性下降见于肿瘤、慢性系统性硬皮病及某些感染性疾病。

NK 细胞总数及活性均下降见于系统性红斑狼疮及急性系统性硬皮病。

NK 细胞结合靶细胞能力正常但其溶解活性下降见于 Chediak – Higashi 综合征（常染色体隐性遗传性疾病）等。

NK 细胞活性增高见于多发性骨髓瘤、肺结核等疾病。

### 4.2.7 红细胞花环试验（B 细胞测定之一）

[检测方法]

B 淋巴细胞计数技术。

[参考区间]

EA – RFC 及 EAC – RFC：8% ~ 12%。M – RFC：(8.5 ±2.8)%。

[临床意义]

B 淋巴细胞与抗体合成有关，是体液免疫反应的效应细胞。B 细胞表面带有膜表面免疫球蛋白（SmIg）、Fc 受体及补体受体等。它可与抗原 – 抗体复合物的 Fc 段牢固结合。选用鸡或羊红细胞，用相应的抗红细胞抗体致敏成 EA 复合物，B 细胞的 Fc 受体能与 EA 结合形成花环，称 EA 花环。如果 EA 复合物再加上补体，与 B 细胞的补体受体结合，则形成 EAC 花环。B 细胞表面有鼠 RBC 受体，能与小鼠 RBC 结合，形成鼠红细胞花环（M – RFC），主要结合于带有 IgM 受体的 B 细胞上，形成 M – RFC 的多为幼稚 B 细胞。本试验临床上主要用于检测 B 淋巴细胞的数量及判断体液免疫水平。

M – RFC 降低见于免疫缺陷病，如低丙球蛋白血症、选择性 IgG、IgM、IgA 缺乏症、淋巴瘤、肾病综合征、骨髓瘤、放射病、应用免疫抑制剂等。

M – RFC 增高见于慢性淋巴细胞白血病、系统性红斑狼疮、毛细胞性白血病等。

### 4.2.8 酵母菌花环试验（B 细胞测定之二）

[检测方法]

红细胞 $C_{3b}$ 受体酵母菌花环率的快速检测。

[参考区间]

AB 型血清：(11.6 ±4.3)%；自身血清：(11.3 ±3.6)%。

[临床意义]

B 淋巴细胞膜上有 $C_{3b}$ 受体，将酵母菌吸附 AB 型血清或自身血清的 $C_{3b}$ 后，与 B 细胞反应，B 细胞可通过 $C_{3b}$ 受体吸附 $C_{3b}$ 致敏的酵母菌，形成酵母菌花环。临床意义同 4.2.7 红细胞花环试验。

### 4.2.9 B 淋巴细胞表面免疫球蛋白（SmIg）测定（B 细胞测定之三）

[检测方法]

直接免疫荧光法。

[参考区间]

SmIg$^+$细胞总数平均为21%（16%～28%）；SmIgG$^+$细胞为7.1%（4%～13%）；SmIgM$^+$细胞为8.9%（7%～13%）；SmIgA$^+$细胞为2.2%（1%～4%）；SmIgD$^+$细胞为6.2%（5%～8%）；SmIgE$^+$细胞为0.9%（0～1.5%）。

[临床意义]

人类B淋巴细胞表面的特异标志是带有免疫球蛋白（SmIg），即IgM、IgD、IgG、IgA或IgE。其中，以带有IgM的B细胞最多。

应用荧光素标记的羊抗人IgM、IgD、IgG、IgA和IgE抗体，分别与活淋巴细胞反应，可与B淋巴细胞表面相应的Ig结合，在荧光镜下细胞膜呈现荧光，此种B淋巴细胞即为SmIg阳性细胞。同时用普通光照明，计数该视野的淋巴细胞数。根据发荧光与不发荧光的淋巴细胞数，可得出各类SmIg细胞的百分数。

临床意义同4.2.7红细胞花环试验。

### 4.2.10 外周血白细胞促凝血活性（LPCA）测定

[检测方法]

试管法。

[参考区间]

以对照管（不加植物血凝素，PHA）的血浆凝固时间（s）减试验管的凝固时间（s）作为促凝值。

促凝值＞3s为细胞免疫功能正常；1～3s为细胞免疫功能偏低；0s为细胞免疫功能低下。

[临床意义]

同4.2.2 T淋巴细胞转化试验。

[送检要求]

标本采集后应在6h内检测。

### 4.2.11 白细胞毒试验

[检测方法]

染色法。

[参考区间]

阴性：着色细胞在10%以下。

阳性：着色细胞超过10%（若对照管亦超过10%时，应复查）。

[临床意义]

白细胞抗体能使白细胞失去活力，改变其膜的通透性，使易于着色，故可用简单染色法证明抗体的存在。

### 4.2.12　白细胞溶解试验

[检测方法]

计数法。

[参考区间]

正常人为阴性。

[临床意义]

患者灭活血清加上白细胞悬液，再加入补体（或某种药物），经孵育后与对照管比较白细胞的溶解程度。如白细胞比对照管减少30%以上，即为溶解试验阳性，证明有完全或不完全抗体存在。

### 4.2.13　巨噬细胞移动抑制试验（macrophage migration inhibition test，MIT）

[检测方法]

琼脂法。

[参考区间]

由于各实验室条件不同，报告结果有些差异。移动指数的参考范围一般在0.10左右。移动指数越高，意味着细胞免疫功能越差。

[临床意义]

巨噬细胞移动抑制试验是体外测定机体特异性细胞免疫反应的一种方法。MIT的原理是人体内致敏淋巴细胞受相应的抗原作用后，可释放出一种淋巴因子来抑制巨噬细胞的正常移动，借助于指示系统的移动情况来了解T淋巴细胞的功能。降低表示机体对抗原有特异性作用。增高表示抗原对巨噬细胞有刺激作用或机体有另一种特异性免疫反应存在。对肿瘤患者进行MIT试验的结果发现良性肿瘤几乎均为阴性，而恶性肿瘤则大部分为阳性（移动指数增高）。

## 4.3　体液免疫的检测

### 4.3.1　免疫球蛋白测定

免疫球蛋白是由浆细胞合成、分泌的一组具抗体活性而功能多样的蛋白质，能够与抗原发生特异性结合，是体液免疫反应的主要反应物质。Ig的抗原结合点的结构取决于所反应抗体的抗原构型。免疫球蛋白有以下效应功能：①与抗原形成免疫复合物；②结合膜受体并具生物活性；③与血浆蛋白质反应，如补体成分，并激活这些蛋白质以排斥抗原。

人类的免疫球蛋白分为五类，即 lgG、lgA、lgM、lgD 和 lgE，其中 IgD 和 IgE 含量很低，故我们常规所测定的 Ig 主要为 IgG、IgA、IgM 三项。IgG、IgA、IgM 的测定，均可用免疫沉淀法（单向环状免疫扩散法）和免疫比浊法。各类 Ig 的主要理化性质和生物学特性参见表4-6。

表4-6　各类 Ig 的主要理化性质和生物学特性

| | IgG | IgA | IgM | IgD | IgE |
|---|---|---|---|---|---|
| 重链 | γ | α | μ | δ | ε |
| 轻链 | χ λ | χ λ | χ λ | χ λ | χ λ |
| 分子量 | 150 000 | 160 000 ~ 350 000 | 900 000 | 185 000 | 200 000 |
| 占血清中 Ig 总量（%） | 75 ~ 85 | 7 ~ 15 | 5 ~ 10 | 0.3 | 0.008 |
| 正常血清浓度范围（mg/ml） | 8.0 ~ 16.0 | 0.9 ~ 4.5 | 0.6 ~ 2.5 | 0.003 ~ 0.4 | 17 ~ 450 |
| 平均值（mg/ml） | 12.0 | 2.0 | 1.0 | 0.03 | 300 |
| 糖含量 | 3 | 8 | 10 | 9 | 13 |
| 主要特性 | 体内含量最多特别是在血管外液中，是抵御微生物并中和其毒素的主要 Ig | 浆液-黏液性分泌物中主要的 Ig，是黏膜面主要的保护性 Ig | 免疫反应时首先出现的 Ig，是抵御菌血症的第一道有力防线。与抗原的结合效价高、有很强的凝集作用 | 大多数存在于淋巴细胞的表面 | 保护体表-门卫作用，动员抗微生物因子，寄生虫感染时水平增高；遗传过敏反应时的症状由 IgE 所致 |
| 固定补体 经典途径 | ++ | - | +++ | - | |

续表

| | IgG | IgA | IgM | IgD | IgE |
|---|---|---|---|---|---|
| 替代途径 | － | ± | － | － | |
| 通过胎盘 | ＋ | － | － | － | |
| 固定于同种肥大细胞及嗜碱粒细胞 | － | － | － | － | ＋ |
| 结合到巨噬细胞及多型核粒细胞 | ＋ | ± | － | － | － |

#### 4.3.1.1　免疫球蛋白 G

[检测方法]

免疫沉淀法（单向环状免疫扩散法 – RIA 法）；免疫比浊法。

[参考区间]

见表 4 – 7。

**表 4 – 7　正常人血清 IgG 的含量**

| 年龄 | IgG（g/L） | 年龄 | IgG（g/L） |
|---|---|---|---|
| 新生儿 | 5.7 ~ 13.7 | 2 ~ 3 岁 | 4.0 ~ 15.0 |
| 1 ~ 3 个月 | 2.8 ~ 7.5 | 4 ~ 8 岁 | 5.5 ~ 15.0 |
| 4 ~ 6 个月 | 2.0 ~ 11.5 | 9 ~ 16 岁 | 6.0 ~ 16.0 |
| 7 ~ 23 个月 | 3.06 ~ 7.74 | 成人 | 11.52 ~ 14.22 |

RIA 法：尿为 <5.5mg/L（5.5μg/ml）；脑脊液为 13.2μg/L（13.2ng/ml）；血清为 9 ~ 15g/L（9 ~ 15mg/ml）。

新生儿：(9.70 ± 4.00) g/L；7 个月：(5.40 ± 2.34) g/L；成人：(12.87 ± 1.35) g/L。

[临床意义]

免疫球蛋白 G（IgG）是人血清中含量最多的抗体，占血清免疫球蛋白的 70% ~ 80%。IgG 主要由脾脏和淋巴结中的 B 细胞合成，是唯一能通过胎盘进入胎儿血液内的抗体。

血清 IgG 增高见于 IgG 型多发性骨髓瘤、淋巴瘤、各种转移癌、各种类型肝病、各种感染、肝硬化、系统性红斑狼疮、风湿病、类风湿性关节炎、过敏性紫癜、银屑病、肾炎、肺结核、急性细菌性心内膜炎、骨髓炎和传染性单核细胞增多症等。

IgG 降低见于原发性体液免疫缺陷（血清 IgG < 2g/L）及继发性体液免疫缺陷（血清 IgG < 5g/L）。后者如肾病综合征、淋巴肉瘤、肠淋巴扩张症、放射损伤、免疫抑制剂治疗后、剥脱性皮炎、胃肠道病变（如吸收不良综合征）、肠梨形鞭毛虫感染等。

脑脊液麻疹病毒 IgG 滴度超过 1:3200，可确诊为亚急性硬化性全脑炎〔其他神经系统疾病仅为 (1:20) ~ (1:400)〕。

多发性硬化，其血清或脑脊液风疹病毒 IgG 增高。

### 4.3.1.2 免疫球蛋白 A

[检测方法]

免疫沉淀法（单向环状免疫扩散法 - RIA 法）；免疫比浊法。

[参考区间]

见表 4 - 8。

表 4 - 8 正常人血清 IgA 的含量

| 年龄 | 免疫球蛋白 A | 单位 |
| --- | --- | --- |
| 新生儿 | 0.008 ± 0.005 | g/L |
| 7 个婴儿 | 0.23 ± 0.18 | g/L |
| 成人 | 2.35 ± 0.34 | g/L |

[临床意义]

免疫球蛋白 A（IgA）分血清和分泌型两种，血清型 IgA 占血清的 10% ~ 15%；分泌型 IgA 存在于泪液、乳汁、汗液及胃肠道、呼吸道、泌尿生殖道等分泌物中，具有防御病原微生物侵害的作用，因其存在于黏膜局部，故称局部抗体。

IgA 增高见于肝硬化、急性和慢性肝炎、系统性红斑狼疮、风湿病、过敏性紫癜、肺结核、IgA 型多发性骨髓瘤、类风湿性关节炎。

IgA 降低见于免疫缺陷病、选择性 IgA 缺陷病、后天性低丙种球蛋白血症、肾病综合征、慢性淋巴细胞白血病、霍奇金病等。

IgA 缺乏的患者几乎没有血清型 IgA 与分泌型 IgA（sIgA），但个别病例缺乏 sIgA，而血清 IgA 水平正常。

### 4.3.1.3　免疫球蛋白 M

**［检测方法］**

免疫沉淀法（单向环状免疫扩散法 – RIA 法）；免疫比浊法。

**［参考区间］**

见表 4 – 9。

**表 4 – 9　正常人血清 IgM 的含量**

| 年龄 | IgM（mg/L） | 年龄 | IgM（mg/L） |
| --- | --- | --- | --- |
| 新生儿 | 20 ~ 300 | 2 ~ 3 岁 | 200 ~ 1500 |
| 1 ~ 3 个月 | 100 ~ 700 | 4 ~ 8 岁 | 200 ~ 1500 |
| 4 ~ 6 个月 | 100 ~ 800 | 9 ~ 16 岁 | 250 ~ 1500 |
| 7 ~ 23 个月 | 200 ~ 1500 | 成人 | 300 ~ 2000 |

**［临床意义］**

免疫球蛋白 M（IgM）是分子量最大的免疫球蛋白，主要存在于血管内，占血清免疫球蛋白的 5% ~ 10%。当机体受到细菌、病毒等抗原刺激后，IgM 是人体内最先出现的抗体，它具有沉淀、凝集、溶解、补体结合和中和病毒等多种功能，其作用比 IgG 要强 100 倍。

IgM 增高常见于巨球蛋白血症、系统性红斑狼疮、类风湿性关节炎、肝脏疾病、黑热病、伤寒、梅毒、恶性肿瘤、传染性单核细胞增多症等。

IgM 降低见于免疫缺陷病、IgA 或 IgG 型多发性骨髓瘤、霍奇金淋巴瘤、慢性淋巴细胞白血病、先天愚型、蛋白丧失性胃肠病、威斯科特 – 奥尔德里奇综合征（先天性血小板功能缺陷疾病之一，皮肤黏膜出血，伴湿疹及多发性感染，血小板减少，易感染致死）等。

### 4.3.1.4　IgD 含量测定

**［检测方法］**

ELISA 法；RIA 法。

**［参考区间］**

ELISA 法：1 ~ 40mg/L。RIA 法：成人为 1 ~ 62mg/L。

**［临床意义］**

免疫球蛋白 D（IgD）是血清中含量较低的一种抗体，仅占血清免疫球蛋白的 0.2% ~ 1.0%。目前已知 IgD 抗体活性包括抗核抗体、抗溶血性链球菌 O 抗体等。

IgD 增高见于妊娠末期、大量吸烟者、IgD 型多发性骨髓瘤、慢性骨髓炎、肝硬化、大动脉炎、皮肤感染、类风湿性关节炎、桥本甲状腺炎、流行性出血热、某些变态反应性疾病如孕妇系统性红斑狼疮（为机体体液免疫增强的一种表现）、病毒感染性疾病等。单纯性高 IgD 血症：IgD 骨髓瘤、良性单纯性免疫球蛋白血症很少、IgD 型多发性骨髓瘤等。

IgD 降低见于先天性体液（或联合）免疫缺陷病及硅沉着病。

#### 4.3.1.5 IgE 含量测定

[检测方法]

ELISA 法；RIA 法；化学发光法。

[参考区间]

ELISA 法：20~200IU/ml。

RIA 法：儿童为 36.3~3388μg/L（15~1400IU/ml）；少年为 75.02~4622.2μg/L（31~1910IU/ml）；成人为 36.3~3448.5μg/L（15~1425IU/ml）。

化学发光法免疫量度检测。血清中位值为 20.4IU/ml，95% 范围为 87 IU/ml（n=48）。

[临床意义]

免疫球蛋白 E（IgE）过去称此类免疫球蛋白为反应素，它是血清中含量最少的一种免疫球蛋白，是一种亲细胞性抗体。

IgE 增高见于变态反应性疾病（哮喘、花粉症、湿疹、荨麻疹及各种过敏性疾病）和寄生虫感染（蛔虫、丝虫和钩虫）、热带嗜酸性细胞增多症、IgE 型多发性骨髓瘤、真菌感染等。

IgE 降低见于先天性或获得性丙种球蛋白缺乏症、毛细血管扩张性运动失调综合征、长期使用可的松治疗等。

多数异型变态反应患者的血清 IgE 水平较健康成人有所升高，但并不是全部，因为遗传性过敏症反应者并不是所有均由 IgE 介导的，应根据临床资料予以解释。

#### 4.3.2 IgG 亚型测定

[检测方法]

免疫沉淀法（单向环状免疫扩散法）；免疫比浊法。

[参考区间]

免疫球蛋白 $G_1$（$IgG_1$）60%~75%；免疫球蛋白 $G_2$（$IgG_2$）15%~

25%；免疫球蛋白 $G_3$（$IgG_3$）3%~6%；免疫球蛋白 $G_4$（$IgG_4$）2%~6%。

[临床意义]

IgG 由 4 种亚型组成，这是根据具有不同生物学性质 H 链的某些结构及抗原性差异来分类。各种 IgG 亚型的特异性抗体产生具有抗原依赖性。T 细胞依赖性抗原如病毒和细菌毒素引起 $IgG_1$、$IgG_3$ 免疫反应。T 细胞依赖性抗原如流感杆菌和肺炎球菌多聚糖荚膜大多引起 $IgG_2$ 限制性免疫反应。变应原 – 特异性抗体（蜂的毒物）主要有 $IgG_4$ 形成。IgG 亚型在血清中的百分比分布为 $IgG_1$ 60%~75%、$IgG_2$ 15%~25%、$IgG_3$ 3%~6%、$IgG_4$ 2%~6%。

IgG 亚型缺陷发生概率在儿童期男孩比女孩多 3 倍；青春期发生改变，以致成人女性和男性发病比例为 2：4。在儿童中 $IgG_2$ 缺陷最为常见，而成人 $IgG_1$ 和 $IgG_3$ 缺陷最常见。

IgG 亚型浓度降低临床可能表现为感染性疾病如：耳炎、肺炎、鼻窦支气管综合征、脑膜炎、支气管扩张、内源性支气管哮喘、抗支气管哮喘治疗、IgA 缺陷、抗癫痫治疗、慢性肠道疾病、自身免疫性疾病。也可能出现在类固醇、磺胺类、卡马西平治疗后复发。

（1）$IgG_1$ 下降常伴随 $IgG_2$、$IgG_3$ 下降，各种免疫缺陷综合征患者可检出低浓度的 $IgG_1$ 和 $IgG_2$。继发性免疫缺陷可见于肾病综合征患者。

（2）$IgG_2$ 缺陷病例中，上、下呼吸道感染为主要的临床表现。自身免疫性疾病和自身免疫性细胞减少症与 $IgG_2$ 缺陷相关。某些 $IgG_2$ 缺陷患者易发生具有荚膜的细菌感染，如肺炎链球菌和流感嗜血杆菌。五分之一的 $IgG_2$ 缺陷儿童同时伴低浓度或不可检出的 $IgG_4$ 水平。五分之一的 IgA 缺陷患者中可检出 $IgG_2$ 缺陷。

（3）$IgG_3$ 被认为是最有效的中和病毒的抗体，在一项包括 6 580 例反复或严重感染患者的调查中，4.8% 有 $IgG_3$ 缺陷，其中 60% 为单一的 $IgG_3$ 缺陷，而 36% 合并 $IgG_1$ 下降。主要的临床诊断有：反复上呼吸道感染、腹泻、支气管哮喘。

（4）$IgG_4$ 缺陷无明显的临床相关，在 5.6% 健康人群中可检出。感染患者 $IgG_4$ 缺陷合并其他 Ig 或 IgG 亚型缺陷，特别是 $IgG_2$ 以及（或）多糖特异性免疫反应缺陷。

IgG 亚型浓度升高在慢性抗原刺激中较为常见。HIV 感染患者 $IgG_1$、$IgG_3$ 多克隆升高较为典型。胰囊性纤维化和过敏性患者可呈现 $IgG_4$ 多克隆升高。

### 4.3.3 单克隆免疫球蛋白的测定

［检测方法］

单向扩散法与免疫浊度法。

［参考区间］

阴性。

［临床意义］

单克隆免疫球蛋白（又称 M 蛋白）是浆细胞或 B 淋巴细胞单克隆大量增殖时所产生的一种异常免疫球蛋白，其氨基酸组成及排列顺序十分均一，空间构象、电泳特征也完全相同，本质为免疫球蛋白或其片段（轻链、重链等）。由于它产生于单一克隆（monoclone），又常出现于多发性骨髓瘤（multiple myeloma）、巨球蛋白血症（macroglobulinemia）、恶性淋巴瘤（malignant lymphoma）患者的血或尿中，故称"M"蛋白。这些 M 蛋白大多无抗体活性，又称为副蛋白（paraprotein）。

M 蛋白血症一般可分为以下两类：①恶性 M 蛋白血症，可见于多发性骨髓瘤、Waldenström 病（沃尔登斯特罗姆病，即原发性巨球蛋白血症）、重链病、轻链病、7S IgM 病、半分子病等；②意义不明的 M 蛋白血症，可见于恶性淋巴瘤、良性 M 蛋白血症等。

M 蛋白的检测与鉴定方法如下。

（1）多发性骨髓瘤与巨球蛋白血症时，M 蛋白的检测与鉴定：①血清总蛋白定量：90% 患者升高。10% 患者正常或偏低。②血清蛋白醋酸纤膜电泳：M 蛋白在 $\alpha_2$ 至 $\gamma$ 区形成浓密区带，呈基底较窄的、高而尖锐的蛋白峰。蛋白峰的高与宽之比，在 $\gamma$ 区 >2，在 $\beta$ 区和 $\alpha$ 区 >1。③血清 Ig 定量：85% ~ 90% 患者 M 蛋白所属 Ig 均显著升高，其他类 Ig 则正常或显著降低。④免疫电泳：M 蛋白由单一种类（亚类）重链和单一型别轻链构成，与相应的抗重链血清、抗轻链血清形成迁移范围十分局限的浓密的沉淀弧。⑤尿本周蛋白：可用以下 2 种方法：ⓐ轻链－白蛋白－戊二醛交联免疫电泳法，阳性检出率为 100%，假阳性检出率为 4%。ⓑ热沉淀再溶解法，如果为阴性，需用聚乙二醇将尿浓缩 10 倍后重试。

（2）重链病时 M 蛋白的检测与鉴定：方法与多发性骨髓瘤时相同，但尚需作选择性免疫电泳，阳性结果为重链片段于阳极端形成单一沉淀弧。

（3）7S IgM 病时 M 蛋白的检测与鉴定：方法与上述相同，但尚需证实 7S IgM 的存在，可采用 7S IgM 绝对值测定法或植物血凝素选择电泳法。后者的阳性结果为 7S IgM 于阳极端形成单一沉淀弧。

（4）半分子病时 M 蛋白的检测与鉴定：所谓半分子，系指此种 M 蛋白仅由一条重链及一条轻链组成。分子量是正常 Ig 分子的 1/2 或小于 1/2。方法与多发性骨髓瘤时相同，但尚需对半分子进行鉴定。方法有：①用免疫电泳法鉴定半分子 M 蛋白的电泳迁移率。②用十二烷基磺酸钠 – 聚丙烯酰胺凝胶电泳，推算 M 蛋白的分子量。③用超速离心分析，测定 M 蛋白的沉淀系数。④用相应的抗重链血清作免疫电泳，将患者的"M 蛋白"与正常人相应的 Ig 作对比。

### 4.3.4  轻链与重链（light chain and heavy chain）测定

#### 4.3.4.1  轻链及重链测定

[检测方法]

免疫电泳法。

[参考区间]

正常为阴性。

免疫速率散射比浊法（ARRAY – 360 测定仪参考值）：κ 链血清为 0.598 ~ 1.329g/L；尿液 <18.5mg/L；λ 链血清 0.280 ~0.665g/L；尿液 <500mg/L；κ/λ 血清为 1.47 ~2.95。

[临床意义]

正常 Ig 的基本结构相似，均由两条相同的较长的肽链（重链）和两条相同的较短的肽链（轻链）经二硫键联结而成。

轻链可分成 κ 型及 λ 型；重链可分为 γ、α、μ、δ 及 ε 五类。正常 Ig 在结构上既有相似之处，又有微小的差异，这是因为它们来自不同的淋巴细胞之故。在某些病理情况下，可出现某一克隆浆细胞的恶性增生，从而合成大量十分均一的 Ig，即单一的重链或轻链二聚体。当血清或尿中出现大量 κ 型或 γ 型轻链时，称为轻链病；当血清中出现大量 γ、α、μ、δ 或 ε 重链时，称为重链病。

L 链阳性或升高见于多发性骨髓瘤、慢性淋巴细胞性白血病、巨球蛋白血症、淀粉样变性和恶性肿瘤等。在多发性骨髓瘤患者中，约 20% 患者只分泌游离轻链，50% 的既有单克隆免疫球蛋白，又有单克隆尿轻链，前者预后较差。免疫电泳只出现单一 L 链沉淀线提示多属于恶性疾病，两条同时出现则多属于系统性红斑狼疮（SLE）、肝脏疾病等。

尿液中游离 L 链又称为本周蛋白或凝溶蛋白，由于其分子量较小，易通过肾小球迅速从尿中排出，因此血中可呈阴性反应。将轻链病患者尿液加热至 56℃，15min 凝固，继续加热至 100℃时溶解，在冷至 60℃以下又重新凝固而沉淀，本周蛋白含量 <1.45g/L 时加热法检测常为阴性。

H 链升高见于重链病，重链病是一类淋巴细胞和浆细胞的恶性肿瘤，在患者血清/尿液中大量出现某一类型 Ig 的 H 链或片段，其中 γ、α 及 μ 重链病较常见。

### 4.3.4.2 游离轻链测定

参见 3.7.3.7。

### 4.3.5 补体测定

补体是存在于正常人和脊椎动物血清及组织液中一组具有酶样活性、不耐热和功能上连续反应的蛋白质，是机体免疫防御系统的重要组成成分。补体系统由大约 20 种血浆蛋白和血细胞受体组成。它可通过经典激活途径、甘露聚糖结合凝集素激活途径和旁路激活途径激活，形成 $C_3$ 转化酶，导致补体成分激活，产生多种补体成分的复合物和游离的补体裂解片断，有以下生物学作用：①溶菌、溶细胞作用；②调理作用；③免疫黏附与清除免疫复合物；④中和及溶解病毒；⑤炎症介质作用。

补体系统按生物学功能分为三类：①参与补体级联反应的固有成分包括 $C_3$、$C_4$、B 因子等；②参与补体活化的调控因子包括 $C_1$ - 酯酶抑制物（$C_1$ - INH）等；③补体受体 $CR_1$ 等。$C_3$、$C_4$、$C_1$ - INH、B 因子的测定。

#### 4.3.5.1 总补体溶血活性（$CH_{50}$）测定

补体能使溶血素（抗绵羊红细胞抗体）致敏的绵羊红细胞（SRBC）发生溶血，当致敏的绵羊红细胞浓度恒定时，溶血程度与补体含量和活性呈正比例关系。因此，将新鲜待检血清做不同稀释后，与致敏红细胞反应，测定溶血程度，以 50% 溶血时的最小血清量判定终点，可测知补体总溶血活性。以 50% 溶血判断结果比 100% 溶血灵敏、准确。

[检测方法]

50% 溶血试管法；微量法。

[参考区间]

50～100 $CH_{50}$ U/ml。

[临床意义]

总补体测定主要反映补体（$C_1$ ~ $C_9$）经传统途径活化的活性程度。

总补体含量增高见于风湿热急性期、结节性动脉周围炎、皮肌炎、伤寒、阻塞性黄疸、急性心肌梗死、溃疡性结肠炎、急性痛风、多发性关节炎、恶性肿瘤、骨髓瘤等。

总补体含量降低见于系统性红斑狼疮（SLE）活动期、Ⅱ型增殖性肾小球肾炎、急性乙型病毒性肝炎、慢性肝炎、冷球蛋白血症、类风湿性关节炎、亚急性细菌性心内膜炎、遗传性血管神经性水肿等。

在判断补体检测结果的临床意义时，应注意动态观察，并对几种补体成分进行定量测定，以综合分析检测结果。

[送检要求]

待测血清应新鲜，无溶血。

### 4.3.5.2 补体 $C_3$ 含量测定

$C_3$ 是血清中含量最高的补体成分，分子量为 195 000D，主要有巨噬细胞和肝脏合成，在 $C_3$ 转化酶的作用下，裂解成 $C_{3a}$ 和 $C_{3b}$ 两个片段，在补体经典激活途径和旁路激活途径中均发挥重要作用。

[检测方法]

单向免疫扩散法；免疫散射或透射比浊法。

[参考区间]

单向免疫扩散法：0.79 ~ 1.52g/L。

免疫散射比浊法：0.70 ~ 1.28g/L。

[临床意义]

$C_3$ 在补体系统中含量最丰富，作用最关键，是连接补体经典途径（CP）与旁路途径（AP）的枢纽。

$C_3$ 含量增高见于许多炎症性疾病、阻塞性黄疸、急性心肌梗死、急性风湿热、糖尿病及原发性肝癌等。

$C_3$ 含量降低见于 SLE、急性与慢性肾小球肾炎、慢性肝炎、类风湿性关节炎、冷球蛋白血症、先天性 $C_3$ 缺陷病等。

[送检要求]

待测血清应新鲜，若当日不测应置 -20℃ 冻存。

### 4.3.5.3 补体第4成分（$C_4$）含量测定

$C_4$ 是血中 11 种补体成分之一。测定 $C_4$ 含量有助于系统性红斑狼疮（SLE）等自身免疫性疾病的诊断和治疗。

[检测方法]

单向免疫扩散法；免疫散射或透射比浊法。

[参考区间]

0.16~0.38g/L（12~36mg/dl）。

[临床意义]

$C_4$ 是一种多功能蛋白质，$C_4$ 和 $C_2$ 均为 $C_1$ 酯酶的天然底物。

$C_4$ 含量增高见于风湿热急性期、结节性动脉周围炎、皮肌炎、心肌梗死、各种类型的多关节炎等。

$C_4$ 含量降低见于慢性肝炎、SLE、系统性硬皮病、类风湿性关节炎、糖尿病、IgA 缺乏症、麻风病等。在 SLE，$C_4$ 的降低常早于其他补体成分，且较其他补体成分回升迟。这对于 SLE 的诊断、疗效观察和预后判断均具有重要意义。此外，$C_4$ 值正常与否可用于鉴别狼疮性肾炎和非狼疮性肾炎，前者 $C_4$ 含量明显降低，而后者多属正常。

[送检要求]

待测血清应新鲜，若当日不测应置 -20℃ 冻存。静脉血 2ml，不抗凝，分离血清尽快进行测定。

#### 4.3.5.4 $C_1$ - 酯酶抑制物（$C_1$ esterase inhibitor，$C_1$INH）测定

[检测方法]

PCR 法。

[参考区间]

0.025~0.05g/L。

[临床意义]

$C_1$ - 酯酶抑制物（$C_1$ - INH）可与活化的 $C_{1r}$ 和 $C_{1s}$ 以共价键结合成稳定的复合物，使 $C_{1r}$ 和 $C_{1s}$ 失去酶解正常底物的能力。

#### 4.3.5.5 $C_{1q}$ 含量测定

$C_{1q}$ 是构成补体 $C_1$ 的重要成分。也是免疫复合物通过经典（或传统）途径（CP）或活化补体的启动因子。循环中的 $C_1$ 是由 3 个亚单位即 1 个 $C_{1q}$ 分子，2 个 $C_{1r}$ 和 2 个 $C_{1s}$ 分子依赖 Ca 离子结合而成的复合物。当人 $IgG_{1,2,3}$ 或 IgM 类抗体与相应抗原形成 IC 后，$C_{1q}$ 与 1g 的 Fc 段结合，导致 $C_{1r}$ 和 $C_{1s}$ 的激活，进而相继活化 $C_4$、$C_2$、$C_3$、$C_5 \sim C_9$、形成膜攻击复合物（MAC），发挥溶细胞效应。血清中 $C_{1q}$ 含量 5 岁前随年龄递增，5 岁后达成人水平，约为 0.15g/L。

[检测方法]

免疫比浊法。

［参考区间］

（0.197±0.04）g/L（单向免疫扩散法 SID）。

［临床意义］

$C_{1q}$ 是构成补体第一成分 $C_1$ 的重要组分。抗原－抗体复合物激活补体时，抗体的 Fc 段先与 $C_{1q}$ 结合，然后通过一系列酶的连锁反应，完成补体反应。

血清 $C_{1q}$ 含量增高见于脊髓炎、类风湿性关节炎（A）、SLE、结节性血管炎、硬皮病、痛风、活动期过敏性紫癜、肿瘤等。

血清 $C_{1q}$ 含量降低见于活动性混合性结缔组织病、先天性 $C_{1q}$ 缺陷病等。

［送检要求］

待测血清应新鲜，若当日不测置 $-20℃$ 冻存。

#### 4.3.5.6　$C_3$ 裂解产物（$C_3SP$）测定

［检测方法］

交叉免疫电泳法；ELISA 法；放射免疫法；单向免疫扩散法；双层火箭免疫电泳法。

［参考区间］

阴性（呈现单一峰）。

血清：$C_{3a}$（1.55±0.87）nmol/L（放射免疫法）；$C_{3d}$（8.4±81.91）U/L（ELISA 法）；（0.008±0.005）g/L（单向免疫扩散法）。

尿：$C_{3d}$，（0.87±0.6）U/L（ELISA 法）。

血清：$C_{3c}$，（0.06±0.033）g/L（双层火箭免疫电泳法）。

［临床意义］

$C_3SP$ 是补体经典途径或旁路途径活化时，$C_3$ 被转化酶等裂解而形成的活性片断。检测 $C_3SP$ 有助于对场的变化作综合分析，不论 $C_3$ 是否正常，$C_3SP$ 增多就表明有 $C_3$ 补体活化；$C_3$ 含量降低，$C_3SP$ 不增多，表明 $C_3$ 合成减少；$C_3$ 含量正常，$C_3SP$ 增多，常提示 $C_3$ 合成和分解均增加。$C_3SP$ 增加常见于自身免疫性疾病（如 SLE、RA）、肾脏疾病、寄生虫感染、细菌感染、肝脏疾病等。

［送检要求］

待测血清应新鲜，无溶血。

#### 4.3.5.7　$C_4$ 裂解产物（$C_4SP$）测定

［检测方法］

交叉免疫电泳法。

[参考区间]

阴性。

[临床意义]

$C_4$ 裂解片段是 $C_4$ 在体内代谢、降解的产物。检测 $C_4SP$ 有助于对 $C_4$ 的变化作综合分析。不论 $C_4$ 含量是否正常，$C_4SP$ 增多就表明有 $C_4$ 活化。$C_4$ 含量降低，$C_4SP$ 不增多，表明 $C_4$ 合成减少。$C_4SP$ 增加见于慢性肝炎、SLE、系统性硬化病、类风湿性关节炎等。

[送检要求]

待测血浆应新鲜，无溶血。

**4.3.5.8　补体旁路活化途径的溶血活性（$AP - H_{50}$）测定**

[检测方法]

50% 溶血试管法；比色法。

[参考区间]

$(21.7 \pm 5.4) U/ml$；比色法：$19.0 \sim 24.4 kU/L$。

[临床意义]

补体旁路途径活化，参与的成分为补体 $C_3$、$C_5 \sim C_9$ 及 P 因子、D 因子、B 因子等，其中任何成分的异常均可引起旁路途径溶血活性的改变。同时还可能参与某些自身免疫性疾病的免疫病理损伤。

$AP - H_{50}$ 显著增高见于自身免疫性疾病、肾病综合征、慢性肾炎、肿瘤、感染等。

$AP - H_{50}$ 降低见于肝硬化、慢性肝炎、增生型肾小球肾炎、内毒素休克等。

**4.3.5.9　B 因子含量测定**

[检测方法]

单向免疫扩散法。

[参考区间]

$0.10 \sim 0.40 g/L$，低于参考区间的 60% 者为 B 因子活性降低。

[临床意义]

B 因子是补体旁路激活途径中的一个成分。它存在于血浆中，仅有一条肽链，可与结合在细胞表面的 $C_3b$ 构成 $C_3bB$ 复合体。后者在镁离子的参与下，可被活化的 D 因子激活，然后裂解为 Ba、Bb 两个片段。$C_3b$、Bb 是补体旁路激活途径的 $C_3$ 转化酶，可使 $C_3$ 激活，裂解 $C_3$ 生成大量 $C_3b$ 和 $C_3a$，

$C_3b$ 再与 B 因子结合，形成 $C_3b$、Bb，使更多的 $C_3$ 活化，构成阳性反馈环，增加 $C_3$ 的裂解。升高见于感冒/上呼吸道感染。

本测定用于观察补体旁路途径溶血活性的改变，临床意义是补体旁路激活途径中的一个成分，其测定用于观察补体旁路途径溶血活性的改变。补体旁路途径溶血活性显著增高见于自身免疫性疾病、肾病综合征、慢性肾炎、肿瘤、感染等；补体旁路途径溶血活性降低见于肝硬化、慢性肝炎、增生型肾小球肾炎、内毒素休克等。

### 4.3.6 冷凝集试验

[检测方法]

试管法。

[参考区间]

(0~1):32 或小于 1:32。

[临床意义]

效价 >1:32 时，对肺炎支原体呼吸道感染有诊断价值。其阳性率约在 50%~75%。肝硬化、恶性疟疾、阵发性寒冷性血红蛋白尿症、肢端动脉痉挛症等亦偶呈阳性。

### 4.3.7 冷球蛋白（cryoglobulin，CG）测定

[检测方法]

分光光度法；免疫电泳法。

[参考区间]

冷沉淀粉比容 <0.4%。冷球蛋白蛋白质含量 <80mg/L。冷纤维蛋白原蛋白质含量 <60mg/L。

[临床意义]

冷球蛋白是血清中的一种蛋白质，在 4℃ 时不溶解，30℃ 时易聚合，37℃ 时溶解。它能固定补体产生炎症反应，存在于许多疾病中。故常利用这种可逆性冷沉淀的特性对其进行测定。取患者外周血，分离出血清置 4℃ 冰箱中，一般在 24~72h 出现沉淀，若 1 周仍不出现沉淀者方可判断为阴性。如形成沉淀，再置 37℃ 温育使其复溶，也可将冷沉淀物离心洗涤后做定性与定量分析。

增高者分为以下类型：①单株（Ⅰ）型：可见于骨髓瘤、原发性巨球蛋白血症、慢性淋巴细胞白血病等；②单株混合（Ⅱ）：可见于类风湿性关节炎、干燥综合征、冷球蛋白血症；③多株混合（Ⅲ）型：可见于系统性红

斑狼疮、类风湿性关节炎、干燥综合征、传染性单核细胞增多症、急性病毒性肝炎、慢性肝炎、链球菌感染后肾炎、原发性胆汁性肝硬化、黑热病、热带巨脾综合征等。

### 4.3.8 循环免疫复合物（CIC）测定

循环免疫复合物（CIC）由抗原与抗体特异性结合形成免疫复合物。在正常情况下循环中的免疫复合物大多被单核－吞噬细胞系统清除。但在某些情况下，体内形成的免疫复合物不能被及时清除，或沉积于机体某一部位，如在皮肤、血管壁及脏器沉积的免疫复合物称为局部免疫复合物；游离于体液中的免疫复合物称为可溶性免疫复合物；随血液循环的免疫复合物称为循环免疫复合物，这是指狭义上的循环免疫复合物。免疫复合物沉积可引起一系列病理生理反应，形成免疫复合物病。检测体内免疫复合物，对某些疾病的诊断、病情演变、发病机制的探讨、疗效观察和预后判断等具有重要意义。

循环免疫复合物的测定方法有聚乙二醇沉淀比浊法及酶联免疫吸附法等。

CIC 阳性见于某些自身免疫性疾病（如全身性红斑狼疮、类风湿性关节炎、结节性多动脉炎等）膜增殖性肾炎、急性链球菌感染后肾炎、传染病（如慢性乙型病毒性肝炎、麻风、登革热、疟疾等）以及恶性肿瘤等。CIC 的消长一般可反映病情的严重性和监测治疗效果。但一次测定意义不大，WHO 建议，首次复检后数周必须复测才能证实其与疾病的相关性。ELISA 法所测 CIC 阳性率在系统性红斑狼疮为 75% ~ 80%；类风湿性关节炎为 80% ~ 85%；脉管炎为 73% ~ 78%。

#### 4.3.8.1 微量抗补体测定法

[检测方法]

50% 溶血试管法。

[参考区间]

阴性。

[临床意义]

以 50% 溶血管作为判定终点，凡测定排较对照排溶血活性低 1 管或 1 管以上者，即为抗补体试验阳性，表示存在 CIC。CIC 的检测对于判定疾病的活动性、治疗效果、预后及探讨发病原因有重要意义。CIC 阳性见于某些自身免疫性疾病（如全身性红斑狼疮、类风湿性关节炎、结节性多动脉炎等）、膜增殖性肾炎、急性链球菌感染后肾炎、传染病（如慢性乙型病毒性肝炎、麻风、登革热、疟疾等）以及恶性肿瘤等。

#### 4.3.8.2 聚乙二醇（PEG）沉淀比浊法

［检测方法］

透光率比浊法；散射比浊法。

［参考区间］

阴性为 4.3±2.2；≥8.3 为 CIC 阳性。

［临床意义］

聚乙二醇（polyethylene glycol，PEG）是一种无电荷的直链大分子多糖，可非特异性地引起蛋白质沉淀。阳性的临床意义同 4.3.8.1。

［送检要求］

因低密度脂蛋白可使血清浊度增加而影响检测结果，故应空腹取血。

#### 4.3.8.3 SPA 夹心 ELISA 试验

金黄色葡萄球菌 A 蛋白（staphylococcal protein A，SPA）可与 IC（免疫复合物）中 IgG 的 Fc 段结合。将待测血清用低浓度 PEG 沉淀后加至 SPA 包被的固相载体上，再以酶标记的 SPA 与之反应，即可检测样本中有无 IC。

［检测方法］

ELISA 法。

［参考区间］

>28.4μg/ml 为阳性。

［临床意义］

金黄色葡萄球菌 A 蛋白（SPA）可与免疫复合物中 Ig 的 Fc 段结合，将待测血清由低浓度 PEG 沉淀后加至 SPA 包被的固相载体上，再以酶标记的 SPA 与之反应，即可检测检样中有无 CIC。阳性的临床意义同 4.3.8.1。

#### 4.3.8.4 胶固素结合试验

［检测方法］

ELISA 法。

［参考区间］

阴性（以吸光度高于正常人均值±2SD 为阳性）。

［临床意义］

胶固素（conglutinin）是牛血清中的一种正常蛋白成分，能与 CIC 上的补体 $C_3$ 活化片段 $C_{3bi}$ 结合，体内与补体结合的 CIC 都带有 $C_{3d}$，因此胶固素可与 CIC 结合。用一定量的胶固素包被塑料管，往管中加入稀释的血清标本，温育后再加入放射性核素标记或酶标记的抗人 IgG 抗体将其包被于固相载体上，使待测血清中 CIC 与之结合，再加酶标记的抗人 IgG，加底物溶液后，以底物显色，最后检测各管的放射活性或酶活性，即可计算 CIC 含量。

阳性的临床意义同 4.3.8.1。

[送检要求]

不能及时检测的标本应置 −30℃保存，且应避免反复冻融。

### 4.3.8.5 $C_{1q}$凝胶扩散法

[检测方法]

琼脂扩散法。

[参考区间]

阴性。

[临床意义]

纯化的 $C_{1q}$分子可与血中或体液中变性的 $IgG_{1,2,3b}$及 IgM 相结合，在琼脂中，可形成复合物沉淀下来。利用此法可测出血中及体液中的抗原−抗体复合物。$C_{1q}$凝胶扩散法阳性者，说明体内产生了免疫复合物。

阳性见于骨髓炎、痛风、类风湿性关节炎、系统性红斑狼疮、血管炎、硬皮病、活动期过敏性紫癜。临床意义同 4.3.8.1。

### 4.3.8.6 单株类风湿因子（mRF）凝胶扩散法

[检测方法]

琼脂扩散法；胶乳凝集法。

[参考区间]

阴性。

[临床意义]

mRF 系 19S 抗 IgG 的球蛋白。利用类风湿因子的测定原理，在琼脂中，抗 IgG 的 mRF 可与抗原−抗体复合物发生沉淀。故 mRF 也可同 $C_{1q}$那样，用于检测 CIC。阳性的临床意义同 4.3.8.1。

### 4.3.8.7 多株类风湿因子（PRF）乳胶凝集抑制试验

[检测方法]

乳胶凝聚法。

[参考区间]

阴性（出现凝集者）。

**[临床意义]**

阳性者即为不凝集，说明含有 CIC，且不凝集的稀释倍数即为 CIC 的效价。其临床意义同 4.3.8.1。

# 4.4 自身抗体检验

## 4.4.1 系统性风湿性疾病的自身抗体测定

系统性风湿性疾病系以包括肌肉骨骼系统在内的多器官损伤为特征的自身免疫性疾病，这组疾病包括：①系统性红斑狼疮及其变异型。②原发性干燥综合征。③各种类型的系统性硬化症。④特发性肌炎（多包括皮肌炎）。⑤这类疾病的典型特征是存在各种变异体（亚型）和重叠综合征。由于风湿性关节炎也具有这类疾病的共同特征，即自身免疫现象，故也被认为是自身免疫性疾病中的一种，但本病的原发病灶位于肌肉骨骼系统。

系统性风湿性疾病（SRD）的诊断以特定的症状以及检出特定的自身抗体为依据，目前惯用的分类和诊断标准在表 4-10 中列出，对诊断有一定指导意义，但使用时应考虑到灵敏度和特异性的不足带来的局限性。

表 4-10 与自身抗体相关的重要的系统性风湿性疾病

| 疾病 | 分类或诊断标准 | 年发病人数（$\times 10^5$） | 流行性（$\times 10^5$） | 年龄 | 性别比女:男 |
|------|------|------|------|------|------|
| 类风湿性关节炎 | 美国风湿学会 1987 年分类标准修订版 | 约 30 | 约 500 | 40 岁后呈上升趋势 | (2~3):1 |
| 系统性红斑狼疮 | 美国风湿学会 1982 年分类标准修订版 | 约 5 | 15~50 | 平均发病年龄约为 30 岁 | (6~10):1 |
| 原发性干燥综合征 | 欧洲研究团体 1993 年分类标准 | 未明；与 SLE 相似 | 未明；女性约为 80 | 平均发病年龄约为 50 岁 | 约 9:1 |
| 系统性硬化病 | 美国风湿学会 1980 年分类标准 | 1~2 | 10~20 | 发病年龄通常为 40~50 岁 | (3~4):1 |
| 多发性皮肌炎 | Bohan & Pater 1975 年诊断标准 | 0.2~1 | | 所有年龄组 | 约 2.5:1 儿童约为 1:1 |

续表

| 疾病 | 分类或诊断标准 | 年发病人数（×10⁵） | 流行性（×10⁵） | 年龄 | 性别比女:男 |
|------|--------------|----|----|------|----------|
| 重叠综合征 | 包括混合结缔组织性疾病和其他自身抗体阳性的综合征的多种标准 | 未明 | 未明；MCTD* 约为10 | 平均发病年龄约为20～40 | MCTD（8～9):1 |

\* MCTD：混合结缔组织性疾病。

SRD 患者中常能检测到一些非器官特异性自身抗体，且与典型症状相关。这些自身抗体的病理意义大都尚未阐明，但有证据表明某些自身抗体的合成与特定的免疫源性密切相关，提示它们与各种症状的病因相关。自身抗体的检测对 SRD 的诊断有重要意义，是具鉴别诊断作用的医疗性分类及预后判断的依据。它们通常在疾病的初期即可查及，并可伴随整个病程。表4–11 列出了具有重要诊断意义的24 种自身抗体。

**表4–11　与系统性风湿性疾病密切相关的自身抗体**

| 名称 | 检测抗原本质 | 临床相关* |
|------|------------|----------|
| 类风湿因子（RF） | 人 IgG、兔 IgG 或其他哺乳动物类 IgG 的 Fc 段 | 风湿性关节炎约为80%；2 型混合冷球蛋白血症可达100%；其他多种疾病可达95% |
| 抗核抗体（ANA） | 有核细胞细胞核中的多种分子（哺乳类动物细胞，最好是人类） | SLE 达95%～100%（活动期）或80%～100%（静止期）；圆盘形狼疮10%～50%；MCTD 100%；系统性硬化病85%～98%；其他各种炎性风湿性疾病15%～95% |
| 抗 dsDNA | 天然、双链 DNA | SLE 60%～90%（与疾病活动程度相关） |
| 抗组蛋白抗体 | $H_1$、$H_{2a}$、$H_{2b}$、$H_3$ 和其他类组蛋白或各种组蛋白复合物 | SLE 50%～80%；药物介导 LE 达95%，因药物而异；系统性硬化病30%；风湿性关节炎中罕见 |
| 抗 Sm 抗体 | 细胞核核糖核蛋白颗粒 $U_1$-、$U_2$-、$U_4/U_6$- 和 $U_5$- 的蛋白 B、B′、D | SLE 10%～30% |

| 名称 | 检测抗原本质 | 临床相关* |
|---|---|---|
| 抗 U1 – RNP | 细胞核核糖核蛋白颗粒 $U_1$ – 中的蛋白（A、C，70 kD） | MCTD 100%；SLE 25% ~ 40%；系统性硬化病2% ~ 12%；多发性肌炎12% ~ 16% |
| 抗 SS – A（Ro）抗体 | 细胞浆核糖核蛋白颗粒中的蛋白（60kD、52kD） | SLE 24% ~ 60%；亚急性皮肤性 SLE 70% ~ 90%；新生儿狼疮95% ~ 100%；原发性干燥综合征70% ~ 100%；继发性干燥综合征合并风湿性关节炎15%；多发性肌炎约10% |
| 抗 SS – B（La）抗体 | 与 RNA 多聚酶Ⅲ转录子结合的含磷蛋白 | SLE 9% ~ 35%；新生儿狼疮75%；原发性干燥综合征40% ~ 94%，继发性干燥综合征合并风湿性关节炎5% |
| 抗核糖体 P 蛋白抗体（ARPA） | 核糖体大亚基的 3 种相关含磷蛋白（38kDa、16kDa、15kDa） | SLE 10% ~ 20% |
| 抗心磷脂抗体（ACA） | 心磷脂和其他阴离子磷脂以及 $\beta_2$ – 糖蛋白 1 | SLE 15% ~ 70%；原发性磷脂抗体综合征95% ~ 100% |
| 抗增殖细胞核抗原 – 抗体（PCNA） | DNA – 聚合酶 δ 的辅助蛋白 | SLE 3% |
| 抗 SL（Ki）抗体 | 功能未明的一种核蛋白 | SLE 6% ~ 12%，其他炎症性风湿性疾病≤8% |
| 抗 Scl-70 抗体（topo – 1） | DNA 拓扑异构酶 – 1 | 系统性硬化病20% ~ 59%；疾病扩散期70% ~ 76% |
| 抗着丝粒抗体（ACA） | 着丝粒蛋白 CENP – A、CENP – B 和 CENP – C | 限制性硬皮病或 CREST 综合征40% ~ 80%；扩散性硬皮病约8%；原发性胆汁性肝硬化10% ~ 30% |
| 抗原纤维蛋白抗体 | 核仁 $U_3$ – RNP 颗粒的蛋白（34kD） | 系统性硬化病3% ~ 6% |
| 抗 RNA – 多聚酶抗体 | RNA 多聚酶Ⅰ、Ⅱ和Ⅲ | 系统性硬皮病1% ~ 20%，绝大多数在疾病扩散期 |

| 名称 | 检测抗原本质 | 临床相关* |
|---|---|---|
| 抗 Th（To）抗体 | 核仁蛋白、与7-2-和8-2-RNAs 结合的复合物 | 系统性硬化病4%~10% |
| 抗 Pm-Scl 抗体 | 多种核仁蛋白，特别是100kD 和 75kD | 系统性硬化病1%~16%；多发性肌炎合并硬皮病约25% |
| 抗 Ku 抗体 | DNA 结合蛋白 二聚体（70 和 80kD） | SLE 1%~19%；原发性干燥综合征1%~20%；系统性硬化病1%~14%；多发性肌炎合并硬皮病26%~55%；原发性肺高压23% |
| 抗 NOR-90 抗体 | 核仁组织区蛋白，与 RNA 多聚酶Ⅰ激活因子 hUBF 相同 | 罕见；偶见于硬皮病、SLE、干燥综合征、其他风湿性疾病 |
| 抗 Jo-1 抗体 | 组氨酰-tRNA 合成酶 | 多发性和（或）皮肌炎20%~40%；纤维化肺泡炎；关节炎 |
| 抗 PL-7，抗 PL-12，EJ-，OJ-抗体 | 苏氨酰-、丙氨酰-、甘氨酰-、异亮氨酰-tRNA 合成酶 | 多发性肌炎1%~3%，皮肌炎1%~3% |
| 抗 SRP 抗体 | 信号识别颗粒蛋白 | 多发性肌炎/皮肌炎4%~5% |
| 抗 Mi-2 抗体 | 螺旋酶218kD | 皮肌炎可达20% |

*各种疾病中抗体阳性率。

### 4.4.1.1 类风湿因子测定

类风湿因子（RF）为类风湿性关节炎、各种结缔组织病、肝病和多种慢性病时出现于患者血清中的一种自身抗体，其靶抗原为 IgG。

[检测方法]

乳胶凝集试验；双抗原夹心 ELISA 法；IgA、IgG、IgM 类 RF 测定（ELISA 法）；免疫比浊法。

[参考区间]

阴性或 RF <20U/ml。

[临床意义]

类风湿因子（RF）是一种以变性 IgG 为靶抗原的自身抗体。

（1）70%~90%的类风湿性关节炎（RA）患者 RF 阳性。因此，RF 测定是美国风湿病学会 1987 年类风湿关节炎诊断标准之一。但 RF 阴性不能排除 RA 诊断。

（2）除 RA 外，还有其他很多疾病 RF 亦可阳性，如干燥综合征、混合性结缔组织病、2 型混合性冷球蛋白血症、慢性活动性肝炎、亚急性细菌性心内膜炎、全身性红斑狼疮、多种细菌、真菌、螺旋体、寄生虫、病毒感染。因此 RF 阳性时应结合临床全面检查，对其意义做出综合分析。

（3）健康人群中约有 5% 的人 RF 阳性，70 岁以上的人阳性率甚至高达 10% ~ 25%，但临床意义不太明确。有人认为，RF 阳性常早于临床症状许多年出现，这些人患 RA 的风险较 RF 阴性的人要高 5 ~ 40 倍。

（4）胶乳凝集法和免疫比浊法测定的主要是 IgM 类 RF（IgG、IgA 类 RF 极少），而双抗原夹心 ELISA 法测定的是各类 RF 的总和，为总的 RF。IgG、IgM、IgA 类 RF 的分类测定成本较高。有人认为 IgM 类 RF 水平与 RA 的活动性无关；IgG 类 RF 与 RA 患者的关节滑膜炎、血管炎有关；IgA 类 RF 与 RA 患者关节外症状有关；IgG 类、IgA 类 RF 水平升高对进行性关节侵蚀有预测价值。但对这些尚存在不同的看法。

### 4.4.1.2 抗核抗体测定

[检测方法]

间接免疫荧光法、ELISA 法。

[参考区间]

正常人血清 ANA 定性试验为阴性。定量测定时，有试验盒规定为 < 40U/ml。间接荧光抗体法，待检血清稀释度定为小于 1∶16 或 1∶20 判为阴性。

[临床意义]

抗核抗体（ANA）是以真核细胞的核成分为靶抗原的自身抗体的总称。ANA 的检测目前大多采用灵长类肝组织和 HEP-2 细胞联合测定，以确保抗核抗体的正确诊断。

ANA 阳性多见于系统性红斑狼疮、药物性狼疮（普鲁卡因胺、肼屈嗪、异烟肼、苯妥英等）、重叠综合征、混合性结缔组织病（MCTD）、全身性硬皮病、皮肌炎、肖格伦综合征（即口眼干燥关节炎综合征）、类风湿性关节炎、自身免疫性肝炎（狼疮样肝炎）、桥本甲状腺炎、重症肌无力等。其中，SLE 的阳性率可达 80% ~ 100%。

用荧光法检查 ANA 时，有几种荧光图谱。①均质型：此型与抗组蛋白抗体（抗 DNP）有关，几乎所有活动的 SLE 均可测出此种 ANA，但其他多种自身免疫性疾病的检出率亦可达 20% ~ 30%，故特异性不高。②周边型：此型相关的抗体为抗双链 DNA 抗体，多见于 SLE，特别是有狼疮性肾小球性肾炎者。③斑点型：此型相关的抗体为抗 $U_1$ - RNP、抗 Sm、抗Scl - 70（Og）、抗 SS - A（RO）、抗 SS - B（La）、抗 Ki、抗 Ku 及抗其他非组蛋白的抗体。最多见于 MCTN（混合性结缔组织病）且滴度高；亦可见于 SLE，肖格伦综合征和 60% 以上的进行性多发性硬化。④核仁型：此型与针对核的核糖体、$U_3$ - RNP，RNP 聚合酶的抗体有关。硬皮病患者阳性率可达 40%，偶见于 SLE 患者。⑤着丝点型：多见于硬皮病、雷诺现象者。⑥细胞增殖型：见于 2% ~ 10% SLE 及恶性肿瘤患者。

### 4.4.1.3 抗 ENA 抗体测定

[检测方法]

对流免疫电泳法；免疫印迹法；免疫斑点法。

[参考区间]

阴性。

[临床意义]

抗 ENA（extractable nuclear antigen，ENA）抗体是人或动物细胞的正常组分，主要包括 Sm、RNP、Ro（SS - A）、La（SS - B）、PM - 1 等 10 余种抗原。研究表明，RNP 与 Sm 抗原参与基因转录后的修饰过程，Ro 与 La 在 RNA 合成和装配中起重要作用。抗 ENA 抗体是针对核内可提取性核抗原的一种自身抗体，主要为抗 Sm 抗体和抗 RNP 抗体。抗 Sm 抗体针对的核抗原与 $U_1$、$U_2$、$U_4$、$U_5$、$U_6$RNP 有关，抗 RNP 抗体针对的核抗原主要与 $U_1$RNP 有关，一般情况下 RNP 与 Sm 抗原极难分开，具有很大的相似性，这可能因为 RNP 与 Sm 抗原代表同一大分子复合物上不同的抗原决定基，亦可能是 RNP 与 Sm 抗原为不同分子上的交叉反应决定基。

抗 ENA 抗体是针对核内可溶性核抗原（extractablenuclear antigen，ENA）的一种自身抗体。临床常见的抗 ENA 抗体有：①抗 Sm 抗体：为 SIE 标记抗体，阳性率为 31.6% ~ 50.0%。②抗 RNP（核糖核蛋白）抗体：见于多种结缔组织病，如 SLE、类风湿性关节炎、硬皮病、皮肌炎等。MCTD 的阳性率达 95% ~ 100%。③抗 SS - A 抗体与 SS - B 抗体：抗 SS - B 抗体几乎总是伴随抗 SS - A 抗体同时出现，但抗 SS - A 抗体则可单独出现。以上两种抗体多见于肖格伦综合征，阳性率可达 63.2%；亦可见于 SLE、硬皮病。④抗核糖体抗体：多见于 SLE，阳性率为 15.0%。在非 SLE 患者其阳性率很低，偶见于 MCTD、硬皮病。⑤抗 Scl - 70 抗体：为硬皮病标记抗体，阳性率为 20% ~ 50%；主要见于硬皮病 DS 型，阳性率高达 45.5%。⑥抗 PM - 1 抗体：为皮肌炎和多发性肌炎的标记抗体，但主要见于多发性肌炎，阳性率一般在25%左右，对多发性肌炎的诊断具有高度特异性。⑦抗 RANA（SS－C）抗体：多见于类风湿性关节炎。

#### 4.4.1.4 抗单链 DNA（anti－DNA）抗体测定

[检测方法]

ELISA 法。

[参考区间]

阴性。

[临床意义]

抗单链 DNA（anti－DNA）抗体的特异性较差，见于系统性红斑狼疮（SLE）及自身免疫性疾病、其他结缔组织病和少数非结缔组织病患者，对 SLE 的诊断价值远不如抗双链 DNA 抗体。

#### 4.4.1.5 抗双链 DNA（dsDNA）抗体测定

[检测方法]

鞭毛虫免疫荧光法、Farr 试验、ELISA 法。

[参考区间]

上述检测方法均为阴性。

抗双链 DNA（dsDNA）抗体对 SLE 有较高的特异性，因此美国及中国对 SLE 的诊断标准中都已列入抗 dsDNA 测定。检测抗 dsDNA 的方法很多，如免疫沉淀（双向扩散与对流免疫电泳）、间接血凝、间接荧光抗体（DNA 斑点法、短膜虫法－CL－IFA）、间接酶标抗体染色（短膜虫）、ELISA、RIA 等。

ELISA 法：①定性试验：待测血清与阴性对照吸光度比值（P/N）≥2.1 判为阳性。<2.1 为阴性。②定量试验：以抗 dsDNA 标准品浓度为横坐标，相应吸光度值为纵坐标制作标准曲线。待测血清抗 dsDNA 浓度可根据所测吸光度从标准曲线得出。通常由酶联仪直接打印报告结果。参考范围可参照试剂盒说明书提供的（或实验室自行建立参考区间）。

间接免疫荧光法（IIF）法：正常人血清抗 dsDNA 抗体滴度 <1:10。

现应用较多的是 RIA（Farr 法）：正常人抗血清 dsDNA 抗体结合率 ≤20%。

[临床意义]

抗双链 DNA 抗体几乎仅在系统性红斑狼疮患者中发现，因使用的实验方法和疾病活动度的不同，其发生率为60%～90%。由于其特异性高，抗 dsDNA 抗体为该病的重要诊断标准之一。如果健康人血清中检测到此抗体，其中85%的人在 5 年内发展为系统性红斑狼疮。由于抗体滴度与疾病活动度存在相关性，因此抗体滴度的测定为监控治疗提供了有效的依据。但不能因为检测不到抗 dsDNA 抗体而排除系统性红斑狼疮的诊断。抗dsDNA抗体主要为IgG，少数为IgM 和 IgA。抗体的免疫球蛋白类型可能与 SLE 的活动性和预后有关，如 IgM 型的肾脏损害较 IgG 型轻，预后较好。其他结缔组织病、药物性狼疮、慢性活动性肝炎等，抗 dsDNA 抗体亦可呈阳性。

#### 4.4.1.6　抗组蛋白抗体测定

[检测方法]

ELISA 法、间接免疫荧光法、免疫印迹法。

[参考区间]

正常人血清抗组蛋白抗体为阴性（P/N < 2.1）。阴性。

[临床意义]

抗组蛋白抗体的相应抗原为组蛋白。组蛋白是主要的核蛋白，5 种组蛋白都有各自对应的自身抗体，它与抗 DNA 的自身免疫反应间具有一定的连锁性，抗 DNA 抗体阳性的患者常同时能检出抗组蛋白抗体，但抗组蛋白抗体阳性的患者并不一定伴有抗 DNA 抗体。抗组蛋白抗体主要出现于 95% 药物（如普鲁卡因胺、卡马西平、青霉胺、肼屈嗪、异烟肼等）诱导的狼疮患者中，其抗原为 $H_2A$、$H_2B$ 和 $H_2A-H_2B$ 复合物。盐酸普鲁卡因胺诱导产生抗 $H_2A-H_2B$ 组蛋白二聚体的自身抗体，肼苯达嗪主要诱导抗 $H_3$、抗 $H_4$ 抗体。当患者血清中仅检出抗组蛋白抗体（和抗ssDNA抗体）而无其他抗核抗体时，强烈支持药物性狼疮的诊断，抗 $H_2A-H_2B$ 二聚体的 IgG 类抗体与疾病的临床活动性相关。此外，抗组蛋白抗体还见于 30% ~70% 的非药物诱导的红斑狼疮以及 15% ~50% 的 RA 患者，但与病情是否活动及临床表现无关。

在 Felty（费尔泰）综合征（有些晚发型 RA）患者中，抗组蛋白抗体检出率可达83%，RA 相关的血管炎患者阳性率为75%，青年型类风湿性关节炎（JRA）患者阳性率为20%。在非风湿性自身免疫病中，原发性胆汁性肝硬化患者约有76%抗组蛋白抗体阳性，且大部分是抗 $H_1$ 抗体。

#### 4.4.1.7　抗 Sm 抗体测定

[检测方法]

免疫扩散法；反相免疫电泳法；ELISA 法；免疫印迹法。

[参考区间]

阴性。

［临床意义］

抗 Sm 抗体对系统性红斑狼疮具有高度特异性，与抗 dsDNA 抗体一起，被认为对系统性红斑狼疮具有确诊价值。Sm 抗原属于一组小核糖核蛋白，由低分子量的 RNA 和多种蛋白质组成。抗 Sm 抗体在系统性红斑狼疮患者中的发生率为 10% ~ 30%。

#### 4.4.1.8 抗核糖核蛋白抗体测定

［检测方法］

免疫扩散；反相免疫电泳法；ELISA 法；免疫印迹法。

［参考区间］

阴性。

［临床意义］

抗核糖核蛋白抗体（抗 $U_1$ - RNP）高滴度为混合性结缔组织病的特征，抗体的滴度与疾病的活动度相关。$U_1$ - RNP 抗原也属于一组小核糖核蛋白。抗 $U_1$ - RNP 也出现于系统性红斑狼疮患者，但几乎总是与抗 Sm 抗体同时出现。

#### 4.4.1.9 抗 SS - A 抗体测定

［检测方法］

免疫扩散法；反相免疫电泳法；ELISA 法；免疫印迹法。

［参考区间］

阴性。

［临床意义］

抗 SS - A（Ro）抗体最常见于干燥综合征，也见于 SLE 及原发性胆汁性肝硬化，偶见于慢性活动性肝炎。此外，抗 SS - A 抗体也可见于 RA、进行性全身性硬皮病（PSS）、多发性肌炎、盘状 LE（红斑狼疮）的患者及 0.1% 的正常人群中。

#### 4.4.1.10 抗 SS - B 抗体测定

［检测方法］

免疫扩散法；反相免疫电泳法；ELISA 法；免疫印迹法。

［参考区间］

阴性。

［临床意义］

抗 SS - B（La）抗体几乎仅见于女性患者（男：女为 1:29），可出现在干燥综合征及 SLE 患者。在干燥综合征抗 SS - A 抗体和抗 SS - B 抗体几乎总是同时出现；其他风湿病只有少数患者可检测到抗 SS - B 抗体，大部分情况下检测不到。因此抗 SS - A 和抗 SS - B 又被认为是干燥综合征的标志性抗体。

### 4.4.1.11 核糖体 P 蛋白抗体测定

[检测方法]

间接免疫荧光法；免疫印迹法；ELISA 法。

[参考区间]

正常人抗核糖抗体阴性。

[临床意义]

抗核糖体 P 蛋白抗体（ARPA）其靶抗原为细胞质中 60S 核糖体大亚基上 3 个磷酸化蛋白，目前常用免疫印迹法检测。抗核糖体 P 蛋白抗体几乎只对 SLE 有特异性，SLE 患者伴有狼疮性脑病时，此抗体阳性率可达 56% ~ 90%。小儿 SLE 患者此抗体阳性率高。在抗核抗体阴性的 SLE 患者，抗核糖体 P 蛋白抗体阳性有重要诊断价值。

### 4.4.1.12 抗心磷脂抗体（ACA）测定

[检测方法]

ELISA 法、狼疮抗凝集试验。

[参考区间]

阴性。

[临床意义]

抗心磷脂抗体（anti - cardiolipin antibodies，ACA）主要存在于各种自身免疫疾病（如 SLE、RA、干燥综合征、皮肌炎、硬皮病、白塞综合征等）的风湿病患者中，在某些恶性肿瘤、药物诱发性和感染性疾病中也多见，如梅毒、麻风、AIDS、疟疾感染者及淋巴细胞增生障碍性疾病。也存在于抗磷脂抗体综合征（包括血栓形成、自发性流产、血小板减少和中枢神经系统病变，其 ACA 的敏感性为 86%、特异性为 75%）以及复发性动静脉血栓形成、反复自然流产、血小板减少症、脑卒中和心肌梗死患者。在风湿病中，以 IgG 型 ACA 为主，亚型为 $IgG_2$ 和 $IgG_4$，且滴度高、亲和力高。在 SLE 患者中枢神经系统血栓形成与 ACA 阳性显著相关。在肿瘤、感染及药物不良反应等情况下，以 IgM 型 ACA 为主。在脑血栓患者中，IgG 型 ACA 阳性率最高并与临床症状密切相关。约 70% 未经治疗的 ACA 阳性孕妇可发生自然流产和宫内死胎，尤其是 IgM 型 ACA 可作为自然流产的前瞻性指标。ACA 阳性者血小板减少发生率均明显高于阴性者，以 IgG 型抗体多见，并与血小板减少程度有关。

#### 4.4.1.13　抗 PCNA 抗体测定

[检测方法]

免疫扩散法；反相免疫电泳法；ELISA 法；免疫印迹。

[参考区间]

阴性。

[临床意义]

抗增殖性细胞核抗原 - 抗体（抗 PCNA 抗体），其抗原是增殖性细胞核抗原（PCNA），是 DNA 聚合酶 δ 的辅助蛋白，它可能在控制细胞周期中起关键作用。抗 PCNA 抗体为系统性红斑狼疮特异性抗体，但其发生率仅为 3%。抗 PCNA 抗体也可能与 SLE 患者发生弥漫性增殖性肾小球肾炎相关。

#### 4.4.1.14　抗 SL 抗体测定

[检测方法]

免疫扩散法；反相免疫电泳法；ELISA 法；免疫印迹法。

[参考区间]

阴性。

[临床意义]

抗 SL（Ki）抗体采用免疫扩散（ID）法检测时，Ki 抗体对 SLE 的特异性达 11.8%、重叠综合征 19.4%；免疫双扩散法检测对 SLE 特异性 6% ~ 12%、混合性结缔组织病（MCTD）2% ~ 14%。此外，Ki 抗体与类风湿关节炎、硬皮病、干燥综合征有相关性。

#### 4.4.1.15　抗 Scl - 70 抗体测定

[检测方法]

免疫扩散法；反相免疫电泳法；ELISA 法；免疫印迹法。

[参考区间]

阴性。

[临床意义]

抗 Scl - 70 抗体主要见于进行性系统性硬化症（PSS）的弥漫型，是该病的标志性抗体。其自身抗原为 DNA 拓扑异构酶 - 1，分子量为 100kDa。该抗体在重型弥漫型硬皮病患者可高达 76%。在 Crest 综合征［钙质沉着、雷诺现象、食管功能失常、指（趾）硬皮病和毛细血管扩张综合征］患者抗 Scl - 70 检出率仅 4% ~ 11%，此抗体阳性者抗着丝粒抗体多为阴性。局限型硬皮病患者，此抗体检出率很低，仅约 20%。

### 4.4.1.16 抗着丝粒抗体（ACA）测定

［检测方法］

间接免疫荧光法；ELISA 法；免疫印迹法。

［参考区间］

阴性。

［临床意义］

抗着丝粒抗体（anticentromere antibody，ACA）的靶抗原为着丝点中 3 种不同的蛋白质，即着丝点蛋白 A、着丝点蛋白 B、着丝点蛋白 C，其中主要抗原为着丝点蛋白 B。抗着丝点抗体对进行性系统性硬化病（PSS）局限型有确诊意义。

### 4.4.1.17 抗原纤维蛋白抗体测定

［检测方法］

免疫印迹法。

［参考区间］

阴性。

［临床意义］

抗原纤维蛋白抗体的靶抗原为原纤维蛋白，它是位于核仁原纤维上分子量为 34kD 的基础蛋白，是核糖核蛋白颗粒 $U_3 - nRNP$ 的组成成分。抗原纤维蛋白抗体仅见于 3% ~6% 的进行性系统性硬化病患者。

### 4.4.1.18 抗 RNA 多聚酶抗体测定

［检测方法］

免疫沉淀法。

［参考区间］

阴性。

［临床意义］

抗 RNA 多聚酶抗体其抗原 RNA 多聚酶是一种核仁酶复合体，该抗体仅见于进行性系统性硬化病患者。

### 4.4.1.19 抗 Th 抗体测定

［检测方法］

免疫沉淀法。

［参考区间］

阴性。

［临床意义］

抗 Th（To）抗体的靶抗原是核糖核蛋白颗粒，由核仁蛋白与 7 - 2 - RNA 和 8 - 2 - RNA 组成的复合体。该抗体比较罕见，可出现于进行性系统性硬化病患者。

#### 4.4.1.20　抗 Pm - Scl 抗体测定

［检测方法］

免疫扩散法；反相免疫电泳法；ELISA 法；免疫印迹法。

［参考区间］

阴性。

［临床意义］

抗 Pm - Scl 抗体其抗原主要位于核仁，是一多肽复合体。该抗体见于重叠综合征，此病表现为多发性肌炎、皮肌炎、进行性系统性硬化症病 3 种症状的重叠。

#### 4.4.1.21　抗 Ku 抗体测定

［检测方法］

免疫扩散法；反相免疫电泳法；ELISA 法；免疫印迹法。

［参考区间］

阴性。

［临床意义］

抗 Ku 抗体的靶抗原是核蛋白，分子量为 70kD、80kD，以二聚体形式结合于 dsDNA 的自由端。该抗体见于系统性红斑狼疮、多发性肌炎、皮肌炎、干燥综合征。

#### 4.4.1.22　抗 NOR - 90 抗体测定

［检测方法］

间接免疫荧光法；免疫印迹法。

［参考区间］

阴性。

［临床意义］

抗 NOR - 90 抗体的靶抗原是分子量为 90kD 的一种蛋白质，该蛋白质与核仁形成中心有关。抗 NOR - 90 抗体比较罕见，偶见于系统性红斑狼疮、干燥综合征。

### 4.4.1.23　抗 Jo-1 抗体测定

[检测方法]

免疫扩散法；反相免疫电泳法；ELISA 法；免疫印迹法。

[参考区间]

阴性。

[临床意义]

抗 Jo-1 抗体的相应抗原只位于细胞质，为组氨酸-tRNA 合成酶，此抗体在原发性多发性肌炎、皮肌炎患者的阳性率较高。超过 70% 的抗 Jo-1 抗体阳性患者出现纤维化肺泡炎，部分出现多关节炎。因此抗 Jo-1 抗体被认为是肺病相关肌炎的标志性抗体。

### 4.4.1.24　抗 PL-7、抗 PL-12、EJ 及 OJ-抗体测定

[检测方法]

免疫扩散法；反相免疫电泳法；ELISA 法；免疫印迹法。

[参考区间]

阴性。

[临床意义]

抗 PL-7、抗 PL-12、EJ 及 OJ-抗体的相应抗原分别是苏氨酸-tRNA合成酶、丙氨酸-tRNA 合成酶、甘氨酸-tRNA 合成酶及异亮氨酸-tRNA 合成酶。这些抗体可见于多发性肌炎，其中抗 PL-7，抗 PL-12 两种抗体对多发性肌炎特异性强，可认为是多发性肌炎的标志性抗体，但其发生率较低。

### 4.4.1.25　抗 SRP 抗体测定

[检测方法]

免疫沉淀法。

[参考区间]

阴性。

[临床意义]

抗 SRP 抗体是抗信号识别粒子抗体，信号识别粒子是一种核糖核蛋白复合物，由 RNA 和蛋白质组成。该抗体见于多发性肌炎和皮肌炎。

### 4.4.1.26　抗 Mi-2 抗体测定

[检测方法]

免疫扩散法；反相免疫电泳法；ELISA 法；免疫印迹法。

[参考区间]

阴性。

[临床意义]

抗 Mi-2 抗体的相应抗原是分子量为 218kD 的螺旋酶。该抗体见于多发性肌炎和皮肌炎，其中皮肌炎的阳性率可达 20%。

### 4.4.2 慢性肝炎的自身抗体测定

慢性肝炎及其继发的肝硬化在世界范围内都有着较高的发病率和致死率。慢性肝炎的致病原因有多种，如感染、药物、毒物、自身免疫反应等。在同一病例中，可能有几种因素共同发挥致病作用，如慢性丙型病毒性肝炎病人饮酒，肝脏更易受到酒精损害。因此诊断慢性肝炎除了可检测自身抗体外，还应结合尽可能多的诊断指标来进行综合评价。

自身抗体的检测在慢性肝炎的治疗中有重要作用。判定疾病是否由自身免疫反应引起非常重要。排除免疫学以外的病因后，即使疾病处于晚期，使用免疫抑制剂治疗仍可收到长期的良好效果。慢性病毒性肝炎如果有继发的自身免疫现象，例如出现自身抗体，也可考虑给予免疫抑制剂治疗。在慢性肝病的诊断中，自身抗体是一个有着特殊价值的指标（表4-12）。

表4-12　慢性肝炎的自身抗体

| 英文缩写 | 自身抗体 | 表位 | 方法 基本 | 特殊 |
|---|---|---|---|---|
| ANA | 抗核抗体 | 多种核抗原 | IFT 法 | - |
| SMA | 抗平滑肌抗体 | 多种，肌动蛋白（F，G） | IFT | - |
| SLA | 抗可溶性肝抗原-抗体 | 细胞角蛋白 8，18 | - | EIA |
| LKM | 抗肝肾微粒体抗体 | 细胞色素 P450 ⅡD6，UDP-葡萄糖醛酸转移酶 | IFT | EIA |
| ASGPR | 抗唾液酸糖蛋白受体抗体 | 多种 | - | EIA |
| ANCA | 抗中性粒细胞胞浆抗体 | 多种，髓过氧化物酶 | IFT | EIA |
| LP | 抗肝胰抗体 | | - | EIA |
| LSP | 抗特异性肝抗原-抗体 | 多种，ASGPR，ADH | - | EIA |
| LM | 抗肝膜抗体 | 24kD 蛋白 | - | EIA |
| AMA | 抗线粒体抗体 | 丙酮酸脱氢酶复合物 | IFT | EIA |

注：IFT（免疫荧光试验）；EIA（酶免疫法）。

慢性肝炎可出现多种自身抗体，现介绍以下 7 种抗体：①抗核抗体

（ANA）、抗平滑肌抗体（SMA）、抗肝肾微粒体抗体－1（LKM－1）、抗去唾液酸糖蛋白受体抗体（ASGPR）是自身免疫性肝炎相对特异性标志。②抗可溶性肝抗原－抗体（SLA）几乎只见于自身免疫性肝炎。③抗线粒体抗体（AMA），为原发性胆汁性肝硬化特异性抗体。④抗中性粒细胞胞浆抗体（ANCA）主要见于原发性硬化性胆管炎和自身免疫性肝病。

### 4.4.2.1 抗核抗体（ANA）测定

[检测方法]

IFT 法。

[参考区间]

阴性。

[临床意义]

抗核抗体（ANA）是Ⅰ型自身免疫性肝炎的血清学标志之一。Ⅰ型自身免疫性肝炎（"狼疮样"肝炎）以出现抗核抗体、抗平滑肌抗体、抗肝细胞膜抗体（LMA）为特征。

### 4.4.2.2 抗平滑肌抗体（SMA）测定

[检测方法]

间接免疫荧光抗体法。

[参考区间]

阴性。

[临床意义]

抗平滑肌抗体（SMA）为Ⅰ型自身免疫性肝炎（AIH）的血清学标志抗体。在 AIH 患者中该抗体的检出率可达 90%。高滴度的 SMA（大于1∶1 000，为抗 F－肌动蛋白）对诊断 AIH 的特异性几乎达到 100%（IgG 类）。IgG 和 IgM 类 SMA 同时出现主要见于 AIH 与原发性胆汁性肝硬化（PBC）重叠的患者。低滴度的 SMA（IgM 类抗 G－肌动蛋白）见于酒精性肝硬化，而低滴度的 SMA（IgM 类抗非肌动蛋白成分）与病毒性肝炎等疾病相关。

此外，SMA 亦可见于支原体肺炎、传染性单核细胞增多症、麻风、患皮肤黏膜淋巴综合征的小儿、梅毒、干燥综合征、类风湿性关节炎以及肿瘤和病毒感染者。传染性单核细胞增多症患者 80% 血清中含有 SMA，于疾病恢复期消失。

### 4.4.2.3 抗肝肾微粒体抗体－1 抗体（LKM－1）测定

[检测方法]

间接免疫荧光法；ELISA 法。

［参考区间］

正常人血清抗 LKM - 1 为阴性；或 <25RU/ml。

［临床意义］

抗肝肾微粒体抗体（LKM）是一种自身抗体。是诊断Ⅱ型自身免疫性肝炎的血清学指标，靶抗原为 LKM - 1（细胞色素 P 450ⅡD6）、LKM - 2、LKM - 3和肝微粒体。

（1）抗 LKM 有 3 型（LKM - 1、LKM - 2 和 LKM - 3），其中抗肝肾微粒体抗体（LKM）- 1 是Ⅱ型自身免疫肝炎（AIH）的标志抗体最具有临床意义。其靶抗原为细胞色素 P 450 Ⅱ D6（CYP2D6），主要成分是微粒体中相对分子质量 50 000kD 的表位结构。Ⅱ型 AIH 患者多为青年女性，有高免疫球蛋白血症，病情较重。抗 LKM - 1 阳性率可达 90%。此外，抗LKM - 1也见于 2% ~10% 的慢性丙型病毒性肝炎患者。

（2）抗 LKM - 2 仅见于替尼酸（tienlic acid）诱发的肝炎患者。靶抗原是细胞色素 P 450 Ⅱ 型 C9（CYP2C9）。替尼酸现已禁用，故抗 LKM - 2 测定已无意义。

（3）抗 LKM - 3 的靶抗原尿嘧啶核苷二磷酸葡萄糖醛酸基转移酶，相对分子量 55 000kD。此抗体在Ⅱ型 AIH 患者阳性率10%（这些患者 LKM - 1 也为阳性），也见于 10% ~15% 的慢性丁型病毒性肝炎患者，但滴度较低。

#### 4.4.2.4 抗唾液酸糖蛋白受体抗体（ASGPR）测定

［检测方法］

ELISA 法。

［参考区间］

参照试剂盒设定的参考值。正常人血清抗 ASGPR 抗体为阴性。

［临床意义］

抗唾液酸糖蛋白受体抗体（ASGPR）在自身免疫性肝炎阳性率可达 50%，治疗前或活动期患者可达88%。该抗体可见于各型 AIH 患者。该抗体水平下降或消失则表示治疗有效，若抗体水平升高则示病情复发。

#### 4.4.2.5 抗可溶性肝抗原 - 抗体/肝胰抗原（SLA/LP）抗体测定

［检测方法］

ELISA 法；免疫斑点法。

［参考区间］

ELISA 法：定性试验：正常人血清 P/N 值 <2.1。定量试验参考值可参看试剂盒说明书。

免疫斑点法：正常人血清抗 SLA/LP 抗体为阴性。

[临床意义]

抗 SLA/LP 抗体是Ⅲ型自身免疫性肝炎（AIH）最特异的指标，抗 SLA/LP 阳性的 AIH 患者 ANA、SMA 和抗 LKM－1 多为阴性。虽然其阳性率仅约 30%，但是阳性预测值几乎为 100%，如果出现相应的临床症状，此抗体阳性基本上可诊断为 AIH。约 30% 的 AIH－Ⅲ型仅该抗体阳性，而缺乏所有其他自身抗体标志，但对免疫抑制剂治疗有效，抗 SLA 抗体测定对发现这一部分 AIH 患者有重要意义。

### 4.4.2.6　抗线粒体抗体（AMA）测定

[检测方法]

ELISA 法；免疫斑点法。

[参考区间]

阴性。

[临床意义]

抗线粒体抗体（AMA）中的抗 $M_2$ AMA 对原发性胆汁性肝硬化（PBC）患者的特异性为 97%，敏感性为 95%～98%。高滴度的抗 $M_2$ AMA 抗体是 PBC 的标志，因此常将此项目作为该病的重要实验室诊断指标。但 AMA 与 PBC 的病期、疾病严重程度、治疗结果与预后均无明确关系。AMA 抗 $M_4$ AMA 抗体在 PBC 患者中的阳性率高达 55%，多见于活动期、晚期患者，常与抗 $M_2$ AMA 抗体同时阳性，该抗体可能是疾病迅速发展的风险指标。抗 $M_8$ AMA 抗体见于自身免疫性肝炎和闭塞性血栓性血管炎，在 PBC 患者中阳性率可高达 55%。抗 $M_9$ AMA 抗体主要见于 PBC 疾病早期抗 $M_2$ AMA 抗体阴性患者（阳性率为 82%），其中大约有 90% 为 IgM 型。当抗 $M_2$ AMA 抗体为阳性时，抗 $M_9$ AMA 抗体的阳性率下降为 37%。此外，抗 $M_9$ AMA 抗体亦可见于其他急、慢性肝炎患者（3%～10%）。

### 4.4.2.7　抗肝特异性脂蛋白（LSP）抗体测定

[检测方法]

ELISA 法；间接免疫荧光法。

[参考区间]

正常人血清抗 LSP 抗体为阴性（P/N＜2.1）。

[临床意义]

抗肝特异性脂蛋白（LSP）抗体阳性主要见于急性、慢性病毒性肝炎和慢性活动性自身免疫性肝炎。该抗体在不同人群中的阳性率如下：自身免疫性肝炎活动期为 50%～100%；急性病毒性肝炎为 11%～93%；慢性乙型病毒性肝炎为 28%～93%；慢性丙型病毒性肝炎为 0～10%；隐匿性肝硬化为 20%～38%；原发性胆汁性肝硬化为 33%～51%；酒精性肝病为 0～36%；其他肝病为 0～17%；非肝性自身免疫病为 0～18%。

### 4.4.2.8　抗肝细胞膜抗原（LMA）抗体测定

[检测方法]

间接免疫荧光法。

[参考区间]

正常人血清 1:100 稀释抗 LMA 抗体为阴性。

[临床意义]

抗 LMA 抗体在不同人群中的阳性率为：在Ⅰ型自身免疫性肝炎活动期可达 35%～100%；急性病毒性肝炎为 0%～17%；慢性乙型病毒性肝炎为 0～16%；隐匿性肝硬化为 0～61%；原发性胆汁性肝硬化为 0～42%；酒精性肝病为 0%～27%；其他肝病为 0%～4%；非肝性自身免疫病为 0～4%。抗 LMA 抗体与抗 LSP 抗体不同，更多见于原发性自身免疫性肝炎患者。可能通过抗体依赖性细胞介导的细胞毒（ADCC）反应和补体介导的细胞毒性作用造成肝细胞的损伤，这一作用机制是 AIH 患者肝细胞损伤的重要体液因素之一。

### 4.4.2.9　抗核颗粒（SP-100）抗体测定

[检测方法]

间接免疫荧光法；ELISA 法。

[结果判断]

间接免疫荧光法：于分裂间期细胞核出现 5～20 个大小不等的碎片样荧光颗粒，而细胞质不发荧光；在分裂期细胞，仅染色体以外的区域有一些散在的颗粒荧光，而染色体不发荧光。

[参考区间]

ELISA 法：正常人血清抗 Sp-100 抗体<20U/ml。

[临床意义]

抗核颗粒抗体（SP-100 抗体）可在 31% 的 PBC（胆汁性肝硬化）患者中检测到，尤其在 AMAP 阴性的 PBC 患者中，其检测率为 48%，故测定此抗体对提高 PBC 的诊断有较大价值。其他的自身免疫性肝病患者抗 Sp-100 抗体阴性。

### 4.4.2.10 抗肝细胞溶质抗原 1 型（LC-1）抗体测定

[检测方法]

ELISA 法。

[参考区间]

参照试剂盒设定的参考值。正常人血清抗 LC-1 抗体为阴性。

[临床意义]

抗肝细胞溶质抗原 1 型 LC-1 抗体为 II 型自身免疫性肝炎（AIH）的特异性抗体，阳性率为 56%~72%。多见于 <20 岁的患者，>40 岁的患者少见。抗 LC-1 抗体水平与 II 型 AIH 患者的疾病活动性密切相关，常与抗 LKM-1 抗体同时存在，但特异性优于抗 LKM-1 抗体，为 AIH 的疾病活动标志及预后指标。

## 4.4.3 系统性血管炎的自身抗体测定

目前系统性血管炎的实验室诊断中尚无高度特异的标志物。抗中性粒细胞胞浆抗体（ANCA）的检测在血管炎诊断中提供有效的血清学标志。可分为胞浆型 ANCA（cANCA）、核周型 ANCA（pANCA）、非典型 ANCA（aANCA）。

### 4.4.3.1 抗中性粒细胞胞浆抗体（ANCA）测定

抗中性粒细胞胞浆抗体（ANCA）是一组以人中性粒细胞胞质成分为靶抗原，与临床多种小血管炎性疾病密切相关的自身抗体。

[检测方法]

间接免疫荧光法；ELISA 法。

[参考区间]

按试剂盒说明书规定的参考值。正常人血清中上述各种抗体为阴性。

[临床意义]

抗中性粒细胞胞质抗体（ANCA）有两种类型，一种是细胞质型（cAN-CA），一种是核周型（pANCA）。

（1）蛋白酶 3 是继弹性蛋白酶、组织蛋白酶 G 后于中性粒细胞嗜天青颗粒（azurophil granules）中发现的第三种中性丝氨酸蛋白酶，是 cANCA 的主要靶抗原。抗蛋白酶 3 自身抗体在 Wegener 肉芽肿（为进行性呼吸道坏死性肉芽肿）患者阳性率为 85%，显微镜下多血管炎阳性率为 45%，其他血管炎患者阳性率为 5%~20%。该抗体水平与疾病活动性密切相关。常用作判断疗效和疾病复发的评估指标。

（2）髓过氧化物酶是 pANCA 的主要靶抗原，约占嗜中性粒细胞蛋白总含量（干重）的 5%，相对分子质量 133 000～155 000，等电点 11.0，是嗜中性粒细胞杀灭各种微生物的重要物质，抗髓过氧化物酶自身抗体的阳性率在特发性肾小球肾炎（坏死性新月体型肾小球肾炎）为 65%，变应性肉芽肿性脉管炎为 60%，显微镜下多血管炎为 45%，而在 Wegener 肉芽肿患者阳性率仅为 10%。此抗体水平也与病情活动性相关，可用于疗效与预后判断。抗乳铁蛋白抗体、抗弹性蛋白酶和抗组织蛋白酶 G 抗体等缺乏疾病特异性。

（3）抗中性粒细胞胞浆抗体（cANCA/pANCA）主要见于 I 型自身免疫性疾病、原发性硬化性胆管炎、多种系统性血管炎。

更多的自身抗体仅仅是从科研的角度来进行研究，尽管其中一些自身抗体所针对的靶抗原已被发现，但还不能应用于临床诊断。抗肝胰抗体（LP）仅在 8%～17% 的自身免疫性肝炎患者中出现，诊断价值不大，同样的情况也见于抗可溶性肝抗原-抗体。而抗特异性肝抗原-抗体（LSP）的临床诊断价值可能是由于其包含了自身免疫性肝病特异的抗去唾液酸糖蛋白受体抗体（ASGPR）才具有。

系统性血管炎俗称脉管炎，是指发生于血管壁及其周围的炎症性疾病。由于受累血管的大小、范围、部位和炎性程度，病因以及发病机制的不同，临床表现也多种多样，导致命名其名称繁多，分类也较混乱，目前尚无统一的分类方法。血管炎可以区分为：①原发性血管炎其发病机制不明。②继发性血管炎，它伴有其他疾病，如结缔组织病、感染性疾病或由药物诱导所致。

#### 4.4.3.2　抗中性粒细胞胞浆抗体-胞浆型（cANCA）测定

[检测方法]

间接免疫荧光法；ELISA 法。

[参考区间]

阴性。

[临床意义]

抗中性粒细胞胞浆抗体-胞浆型（cANCA）阳性最主要见于 Wegener（韦格纳）肉芽肿以及全身性血管炎，特异性大于 97%，敏感性在初发非活动期患者为 50%，活动期患者可达 100%。

#### 4.4.3.3　抗中性粒细胞胞浆抗体-核周型（pANCA）测定

[检测方法]

间接免疫荧光法；ELISA 法。

［参考区间］

阴性。

［临床意义］

抗中性粒细胞胞浆抗体－核周型（pANCA）多见于显微镜下多血管炎、变态反应性肉芽肿性脉管炎、坏死性新月体型肾小球肾炎。

#### 4.4.3.4 抗中性粒细胞胞浆抗体－非典型（aANCA）测定

［检测方法］

间接免疫荧光法；ELISA 法。

［参考区间］

阴性。

［临床意义］

抗中性粒细胞胞浆抗体－非典型（aANCA）阳性多见于类风湿性关节炎、溃疡性结肠炎、原发性硬化性胆管炎、克罗恩（Crohn）病、自身免疫性肝炎。

### 4.4.4 肌肉疾病的自身抗体测定

重症肌无力（MG）是自身免疫性疾病中研究了解较多的一种抗自身受体的神经－肌肉性疾病。致病性自身抗体可针对骨骼肌的多种不同抗原，最重要的抗原为乙酰胆碱受体（ChR），由于自身抗体的存在，使神经－肌肉接头处 AChR 的量绝对减少，妨碍神经－肌肉接头传导功能，临床表现为肌无力，倦怠。测定抗乙酰胆碱受体抗体，有助于疾病的诊断。

#### 4.4.4.1 抗乙酰胆碱受体（AChR）抗体测定

［检测方法］

ELISA 法。

［参考区间］

正常人血清中抗 AChR－Ab 为阴性。ELISA 法 0.09～0.148 或阴性。

［临床意义］

抗乙酰胆碱受体抗体是重症肌无力（myasthenia gravis，MG）的主要自身抗体，MG 患者总阳性率在 63%～90%。抗乙酰胆碱受体抗体（AChR－Ab）滴度基本上与病情严重程度相关，有效治疗后该抗体水平下降，临床恶化时又可见该抗体滴度上升。抗 AChR 抗体阳性检出率除与检测方法中所用抗原有关外，还与肌无力的临床类型、人种和是否伴发其他自身免疫病等因素有关。有部分 MG 患者血清中检测不到抗 AChR 抗体，因此，抗 AChR 抗体阴性不能否定 MG 的诊断。

#### 4.4.4.2 抗骨骼肌抗体（ASMA）测定

［检测方法］

免疫荧光抗体法。

［参考区间］

阴性。

［临床意义］

抗骨骼肌抗体（ASMA）最常见于成年型重症肌无力患者，阳性检出率约 30%～60%，在少年发病的重症肌无力患者中阳性检出率较低。同时患有重症肌无力（MG）及胸腺瘤的患者其 ASMA 的阳性检出率可高达 80%～90%，而年龄小于 40 岁的单纯 MG 患者，ASMA 的阳性检出率仅为 5%。ASMA 阳性在重症肌无力时为 30%～50%，伴有胸腺瘤者可高达 90%，无胸腺瘤者约 21%；其他，可见于 SLE、桥本甲状腺炎和恶性贫血等。

### 4.4.5 1 型糖尿病自身抗体测定

1 型（胰岛素依赖性）糖尿病（IDDM）是由胰岛 β - 细胞特异的慢性自身免疫过程引起的。1 型糖尿病患者亚临床期血清中，即能检测到数种直接针对胰岛细胞自身抗原的自身抗体，包括胰岛细胞自身抗体（ICA）、谷氨酸脱羧酶自身抗体（GAD - Ab）、酪氨酸磷酸酶 IA - 2 自身抗体（IA - 2A）、胰岛素自身抗体（IAA）。对糖尿病危险性已有增高，但代谢指标仍正常的患者，这些自身抗体是最重要的指标。当临床标准不能很好鉴别 2 型糖尿病与成人迟发性胰岛素依赖性（1 型）糖尿病时，检测这些自身抗体具有重要的鉴别意义。临床症状明显的糖尿病就不必再检测自身抗体。

胰岛细胞自身抗体（ICA）、谷氨酸脱羧酶自身抗体（GAD - Ab）、酪氨酸磷酸酶 IA - 2 自身抗体（IA - 2A）、胰岛素自身抗体（IAA）的测定可用间接免疫荧光法、ELISA 法、放射免疫分析法，其中放射免疫分析法用血清结合率表示。

#### 4.4.5.1 抗胰岛细胞自身抗体（ICA）测定

［检测方法］

间接免疫荧光法；化学发光法；酶联免疫吸附测定。

［参考区间］

正常人血清 ICA 为阴性。

［临床意义］

抗胰岛细胞自身抗体（ICA）主要属于 IgG 类，能固定补体，有器官特异性，无种属特异性，能与各种动物的胰岛起反应。ICA 能与胞质中的抗原结合，使胰岛中的各种细胞（α、β、δ）的胞浆呈现均匀的荧光。

（1）ICA 主要发现于 1 型糖尿病和少数非胰岛素依赖型糖尿病患者，起病初期（多为青少年）阳性率可达 85%，成人为 70% ~ 80%。随病程的延长 ICA 检出率下降，病程达 10 年时，该抗体阳性率不到 10%。患者直系亲属如 ICA 阳性，则 5 年内发生糖尿病的风险 > 50%。

（2）用重组抗原检测抗 GAD（谷氨酸脱羧酶）和抗 IA-2 抗体可以用国际标准品制备标准曲线进行定量（U/ml）。健康儿童抗 IA-2A 阳性提示将很快发生临床症状明显的 1 型糖尿病。

### 4.4.5.2 胰岛素自身抗体（IAA）测定

［检测方法］

放射免疫分析法（RIA）；化学发光法；酶联免疫吸附测定。

［参考区间］

正常人血清胰岛素自身抗体（IAA）结合率 < 5%。各实验室应建立自己的参考区间。

［临床意义］

胰岛素自身抗体（IAA）可在 1 型糖尿病的亚临床期和临床期出现。< 5 岁的患者 IAA 阳性率 90% ~ 100%；> 12 岁的患者 IAA 阳性率仅 40%。成人患者阳性率则更低。

### 4.4.5.3 谷氨酸脱羧酶自身抗体（GAD – Ab）测定

［检测方法］

ELISA 法；化学发光法。

［参考区间］

GAD 阴性：< 1.00；阳性：> 1.05。临界值：1.00 ~ 1.05。

［临床意义］

谷氨酸脱羧酶自身抗体（GAD – Ab）是抑制性神经递质 γ – 氨基酸的生物合成酶，具有两种同工酶形式，分子量为 65kD 和 67kD，分别被命名为 GAD65 和 GAD67，存在于脑和胰岛细胞中，IDDM（胰岛素依赖性糖尿病）患者血清中的 GAD – Ab 绝大多数为 GAD65 抗体。

GAD 抗原 - 抗体复合物作用于胰岛细胞，使其遭受免疫损害。

IDDM 中，GAD - Ab 可能是最先出现的免疫学指标。初发 IDDM 患者中，GAD - Ab 的检出率很高，一般为 60% ~ 80%，最多可达到 96%，而 NIDDM（非胰岛素依赖性糖尿病）和正常人中检出率很低（1% ~ 2%），因此，GAD - Ab 测定还有利于 IDDM 的诊断和鉴别诊断，从而指导治疗。

通过三种自身抗体（ICA、IAA、GAD - Ab）筛选高危人群，在 IDDM 临床前期（无症状）早而准确地预报疾病的发生，最大限度地保护胰岛细胞积。将有助于阻止或减慢疾病的发生，干扰胰岛细胞免遭破坏。

GAD - Ab 检测可在 IDDM 亲属中预报 IDDM 发生的危险性。

**[注意事项]**

为了确保结果的准确性，每次试验必须将标本、阳性质控和阴性质控同时进行测定。检测结果在临界值（1.00 ~ 1.05），则标本应复查。

#### 4.4.5.4 酪氨酸磷酸酶自身抗体（IA - 2A）测定

**[检测方法]**

ELISA 法；化学发光法。

**[参考区间]**

阴性。

**[临床意义]**

酪氨酸磷酸酶（IA - 2）自身抗体（IA - 2A）在健康儿童阳性，提示将很快发生临床症状明显的 1 型糖尿病。

### 4.4.6 血小板抗体测定

**[检测方法]**

ELISA 法；化学发光法。

**[参考区间]**

PA IgG，$0 ~ 78.8ng/10^7$ 血小板；PA IgM，$0 ~ 7.0ng/10^7$ 血小板；PA IgA，$0 ~ 2.0ng/10^7$ 血小板。

**[临床意义]**

抗血小板抗体可引起血小板活化、破坏，导致血小板数目下降，出血倾向或血栓。其作用主要通过以下几个途径。①补体介导途径：血小板 - 自身抗体复合物激活补体。②Fc 受体介导途径。IgG 类自身抗体可直接与血小板发生作用，激活血小板。③自身抗体也能阻断血小板与内皮细胞结合，从而阻止血管损伤部位血小板"塞"形成，引发出血。加速血小板的破坏从而导致血小板减少症。血小板表面相关抗体分为3种，即 PA IgG、PA IgA、PA IgM。

血小板抗体作为诊断特发性血小板减少性紫癜（ITP）的指标之一，ITP患者的 PA IgG 增高达90%以上，如同时测定 PA IgA、PA IgM，则阳性率可达100%；作为 ITP 观察疗效及估计预后的指标，ITP 患者经糖皮质激素治疗有效者，PA IgG 会下降；血小板抗体有助于研究其他一些疾病的免疫机制，如系统性红斑狼疮、Evans 综合征（埃文斯综合征）为特发性血小板减少性紫癜合并获得性溶血性贫血）、慢性活动性肝炎、恶性淋巴瘤、多发性骨髓瘤和药物性免疫性疾病。

### 4.4.7 抗心磷脂抗体（ACA）与抗 $\beta_2$ - 糖蛋白1抗体测定

抗磷脂抗体是一组针对各种带负电荷磷脂的自身抗体的总称，包括抗心磷脂抗体（anti - cardiolipin antibodies，ACA）、抗磷脂酰乙醇胺、抗磷脂酰丝氨酸、抗磷脂酰甘油和抗磷脂酸等，其中又以 ACA 最具有代表性，它的靶抗原是存在于细胞膜和线粒体膜中带负电的心磷脂，为甘油磷脂类结构。线粒体抗原 $M_1$ 亚型即为心磷脂。因此抗 $M_1$ 线粒体抗体即为 ACA。病理状态下这类磷脂分布到细胞膜外，当其与血清中的 $\beta_2$ 糖蛋白1型（$\beta_2$ - glycoprotein1，$\beta_2$ - GP1）结合后即暴露出抗原位点，诱导产生相应的自身抗体。

#### 4.4.7.1 抗心磷脂抗体（ACA）测定

[检测方法]

ELISA 法。

[参考区间]

正常人血清 ACA：阴性。

[临床意义]

抗心磷脂抗体（anti-cardiolipinantibodies，ACA）是一种以血小板和内皮细胞膜上带负电荷的心磷脂作为靶抗原的自身抗体。常见于系统性红斑狼疮（SLE）及其他自身免疫性疾病。抗心磷脂抗体（ACA）主要存在于各种自身免疫病（如 SLE、RA、干燥综合征、皮肌炎、硬皮病、白塞综合征等）患者中，在某些恶性肿瘤、药物诱发性和感染性疾病中也多见，如梅毒、麻风、AIDS、疟疾感染者及淋巴细胞增生障碍性疾病。在抗磷脂抗体综合征（ACA敏感性86%，特异性75%）、复发性动静脉血栓形成、反复自然流产、血小板减少症及中枢神经系统疾病患者中，ACA 均有较高的阳性检出率，且高滴度的 ACA 可作为预测流产发生及血栓形成的一种较为敏感的指标。脑血栓患者以 IgG 型 ACA 阳性率最高，且与临床密切相关；约 70% 未经治疗的 ACA 阳性孕妇可发生自然流产和宫内死胎，尤其是 IgM ACA 可作为自然流产或死胎的前瞻性指标；血小板减少症则以 IgG 型 ACA 多见，且与血小板减少程度呈正相关。

### 4.4.7.2 抗 $\beta_2$ - 糖蛋白 1 型抗体（抗 $\beta_2$ - GP1）测定

[检测方法]

ELISA 法。

[参考区间]

正常人血清抗 $\beta_2$ - GP1 抗体：阴性。

[临床意义]

抗 $\beta_2$ - 糖蛋白 1 型抗体（抗 $\beta_2$ - GP1）主要见于抗磷脂抗体综合征（敏感性 30% ~ 60%，特异性 98%）和 SLE 患者。同时测定抗 $\beta_2$ - GP1 和 ACA，可使抗磷脂抗体综合征的诊断率达 95%。

## 4.4.8 抗精子抗体（AsAb）测定

抗精子抗体既可在男性又可在女性体内产生，其抗原包括附着于精子表面的精子附着抗原和精子核抗原、胞质抗原等 100 余种，这些抗原均能诱发机体产生相应的抗体。

[检测方法]

试管 - 玻片凝集法；精子制动试验；ELISA 法；免疫珠试验；间接免疫荧光法。

[参考区间]

试管 - 玻片凝集法：如有 ≥50% 视野出现 ≥3 条/视野精子发生凝集者即判断为阳性；反之，阴性。

精子制动试验：以精子制动值（sperm immobilizing value, SIV）≥2 判定为阳性，SIV = 阴性对照管精子活动率/测定管精子活动率。SIV < 2 为阴性。

ELISA 法：以待测血清吸光度值/阴性对照吸光度（P/N）≥2.1 为阳性；P/N < 2.1 为阴性。

免疫珠试验：WHO 推荐的方法。有 ≥50% 的活动（前向运动或非前向运动）精子包裹上免疫珠，结果有临床意义。如与免疫珠的结合仅限于尾尖，则无临床意义。正常男性与女性 AsAb 均为阴性。

间接免疫荧光法：根据 AsAb 的性质，阳性时可在精子头部、体部和（或）尾部出现典型荧光。根据所用荧光抗体抗人 Ig 的类别，可判定 AsAb 的 Ig 类别。目前认为抗精子头部的 AsAb 对生育造成的影响最大。正常男性与女性均应为阴性。

**［临床意义］**

检测抗精子抗体因采用方法不同，结果也不尽相同，通常不育症患者血清中 AsAb 检出率为 20% ~ 30%，而在梗阻性无精子症患者，AsAb 阳性率可高达 60%。不育症患者血清与精浆中 AsAb 的免疫球蛋白种类有所不同，血清中通常以 IgG、IgM 类 AsAb 为主；而精浆中则以 IgG、IgA 类 AsAb 出现较多。AsAb 阳性亦可见于其他原因，如输精管阻塞以及睾丸和附睾的损伤和炎症。鉴于 AsAb 的异质性以及其中很多 AsAb 针对的靶抗原与生育并不相关，因此，对 AsAb 的阳性结果必须结合临床表现综合考虑。

## 4.4.9 抗子宫内膜抗体（EmAb）测定

正常情况下子宫内膜位于子宫腔内，不会引发自身免疫反应。剖宫产、刮宫术以及病理情况下在月经期含有子宫内膜碎片的经血通过输卵管逆流入盆腔，都有可能导致子宫内膜异位症，诱发自身免疫病理反应。抗子宫内膜抗体是由异位子宫内膜诱导产生的一种自身抗体。

**［检测方法］**

ELISA 法。

**［参考区间］**

正常人血清 EmAb 为阴性（参考范围可参看不同厂家试剂盒说明书）。

**［临床意义］**

抗子宫内膜抗体，是以子宫内膜为靶抗原并引起一系列免疫反应的自身抗体滋生。有报道表明在子宫内膜异位症及不孕妇女血中抗子宫内膜抗体的阳性率比正常对照有显著性增高，其中在子宫内膜异位症血清中，EMAb 的检出率可达 70% ~ 80%。

抗子宫内膜抗体是子宫内膜异位症的标志抗体，主要见于子宫内膜异位症（以子宫内膜异位生长于子宫外部为特征）、不孕与流产患者，阳性率可达 37% ~ 50%；在一些原因不明的不孕患者中，EmAb 检出率高达 73.9%。

EmAb 阳性亦可见于反复自然流产、原因不明的不孕症、子宫肌瘤、盆腔炎等。少数正常生育妇女由于经血逆流入腹腔对免疫系统的刺激，血清中有低水平的 EmAb 存在，阳性率为 3% ~ 7%（ELISA 法），其中以中年妇女阳性率最高，闭经后 EmAb 水平下降，渐趋消失。

按美国生育学会（American Fertility Society）1985 年分类为Ⅰ至Ⅲ期的子宫内膜异位症患者，EmAb 阳性率可达 44% ~ 86%。其中Ⅰ期子宫内膜异位症伴不孕的患者阳性率 90%，而Ⅳ期患者阳性率仅 14%，提示子宫内膜异位症的早期新鲜病症可能更容易诱导体内的免疫反应。

由于 EmAb 靶抗原的本质和生理功能仍不清楚，对 EmAb 临床意义的评价应结合患者临床情况和其他检查综合考虑。

### 4.4.10　抗透明带（AZP）抗体测定

[检测方法]

ELISA 法；间接免疫荧光法。

[参考区间]

正常人血清中 AZP 抗体为阴性，P/N < 2.1。

[临床意义]

透明带（ZP）为哺乳动物卵母细胞外的一层半透明的酸性糖蛋白膜。生化分析发现，许多动物包括猪、鼠、兔等的 ZP 都是由 3 ~ 4 个不同的糖蛋白组成，称为 $ZP_1$、$ZP_2$、$ZP_3$、$ZP_4$。它们各具特有的生物功能，其中以 $ZP_3$ 最重要，因为 $ZP_3$ 有精子受体的活性。透明带能诱发机体产生全身或局部的细胞与体液免疫反应，产生抗透明带抗体（AZP）。

AZP 通过下述途径干扰生育：①封闭精子受体，妨碍精子与透明带结合。②使透明带变硬，有时即使受精，也因透明带不能自受精卵表面脱落而干扰着床。AZP 测定。不明原因不孕症女性的阳性率显著高于正常对照组，并且不孕时间愈长，抗透明带抗体（AZP）阳性率愈高。因此，AZP 是不明原因不孕的一种自身免疫性病因。不育妇女中抗透明带抗体的阳性率显著高于正常对照组。AZP 阴转时可恢复生育能力。

### 4.4.11　抗卵巢抗体（AoAb）测定

[检测方法]

ELISA 法。

[参考区间]

正常人血清中 AoAb 为阴性。

［临床意义］

抗卵巢抗体与相应抗原结合后，对卵巢功能的影响主要是干扰卵母细胞成熟，影响卵细胞排出或阻止精子穿入卵细胞，其靶抗原位于卵巢颗粒细胞、卵母细胞、黄体细胞和间质细胞中。

AoAb 最早发现于卵巢功能早衰、早绝经患者。此外，也见于卵巢损伤、感染、炎症患者。AoAb 阳性检出率在卵巢功能早衰、早绝经患者中达 50%～70%，不孕症患者阳性率为 20%。AoAb 测定可作为监测人工授精的一项指标。在首次人工授精后的第 10～15 天，某些接受治疗者血清中的 IgM 类 AoAb 可显著升高，≥2 次授精者可产生 IgA、IgG 类 AoAb，高滴度的 AoAb 可影响治疗效果。由于 AoAb 的靶抗原本质和生理功能尚不清楚，对 AoAb 阳性结果的临床意义应结合其他检查综合考虑。

## 4.4.12　抗肾小球基底膜抗体（AGBMA）测定

肾小球基底膜是由内外透明层及中间致密层构成的，以糖蛋白为主体，主要由Ⅳ型胶原、层黏蛋白、板层素等组成，其中Ⅳ型胶原是抗肾小球基底膜抗体（AGBMA）的主要靶抗原。抗肾小球基底膜抗体测定。

［检测方法］

间接免疫荧光抗体法；ELISA 法。

［参考区间］

阴性。

［临床意义］

抗肾小球基底膜抗体（AGBMA）是由肾小球毛细血管内外透明层及中间致密层构成的网状结构，以糖蛋白为主体。检测肾小球基底膜（GBM）抗体的最常用方法是以肾脏组织为抗原的 IIF 法（间接免疫荧光法），其荧光特点是在肾小球基底膜处显示典型的花瓣状、斑点状、颗粒状着染。

AGBMA 阳性见于肺出血肾炎综合征、膜型肾小球肾炎等。

AGBMA 是所有抗肾小球基底膜型肾小球肾炎的血清学标志。活动性的经典的抗肾小球基底膜病——Goodpasture 综合征（古德帕斯肺出血肾炎综合征），AGBMA 几乎 100% 阳性。另外，在临床完全缓解的患者血清中，该抗体仍可有较高的滴度，在 1 年左右缓慢下降。该病在 1 年后复发的不常见。通常，肾移植应在该抗体阴性后进行，以免复发。广义的肺肾综合征或急进型肾小球肾炎该抗体的阳性率仅为 15%～20%，因此，需要做更多的血清学检测，如抗嗜中性粒细胞胞浆抗体（ANCA）实验。具有该抗体的患者的预后往往较差。

### 4.4.13　白细胞凝集试验

［检测方法］

试管法。

［结果判断］

阴性：全部白细胞游离散在。

阳性：白细胞凝集、细胞结构破坏、边缘模糊不清。

［临床意义］

白细胞抗体能凝集 O 型或同型血的白细胞，此种凝集作用最早 30min 出现，1~2h 观察结果最适宜。

本试验正常人为阴性，多次输血并有发热反应者，大多可呈阳性。多次输血屡有发热反应的患者，如该试验阴性，表示已有同种白细胞抗体发生，输血时需用去白细胞的血液，可减轻或避免输血反应的发生。粒细胞减低的患者，如本试验阳性，且无输血史及妊娠史，则可能有自身白细胞抗体产生。阵发性睡眠性血红蛋白尿症阳性率较高，再生障碍性贫血、急性或慢性粒细胞白血病亦可有阳性反应。

［注意事项］

新鲜血清含一种不耐热的抑制物，能阻碍白细胞抗体的作用或具有非特异性的凝集作用，如疑为药物引起白细胞凝集，在疾病晚期在试验中加入少量过敏药物如能促进凝集出现，将能确定过敏药物所致白细胞抗体产生。

### 4.4.14　抗甲状腺球蛋白抗体 （anti - thyroglobulin antibodies，TG - Ab）测定

［检测方法］

间接免疫荧光抗体法；间接血凝法；ELISA 法；化学发光法。

［参考区间］

间接免疫荧光抗体法：阴性；间接血凝法：≤32；ELISA 法：阴性。

［临床意义］

（1）桥本甲状腺炎、甲状腺功能亢进者血清中均有高效价抗 TG 抗体（TG - Ab），尤以桥本甲状腺炎患者检出率为高，可达 90%~95%；甲状腺

功能减退虽有抗体出现，但效价不高（<1:20）。其他疾病，如艾迪生病、重症肌无力、肝脏病、糖尿病、各种胶原血管病、恶性贫血等，亦可出现抗TG 抗体。

（2）有些正常人特别是妇女亦可检出抗 TG 抗体，且阳性率随年龄而增加，文献报告 40 岁以上妇女抗 TG 抗体检出率可达 18%，这可能是自身免疫性甲状腺病的早期反应。此外，应用抗甲状腺药物可产生一过性甲状腺功能减退，这与抗 TG 抗体密切相关，应予注意。

（3）可鉴别原发性甲状腺功能减退（TG – Ab 升高）与继发性甲状腺功能减退（TG – Ab 不升高）。

（4）甲状腺腺瘤阳性率为 >30%；持续升高提示腺瘤恶化。

### 4.4.15 抗甲状腺微粒体抗体（anti – thyroid microsome antibodies，TM – Ab）测定

抗甲状腺微粒体抗体（TM – Ab）是由自身免疫甲状腺疾病所引起的自身抗体之一，和抗甲状腺球蛋白抗体（TG – Ab）一样已公认是甲状腺自身免疫过程中的重要标志，是最具代表性的抗体，对自身免疫性甲状腺疾病的诊断上，是不可或缺的指标，是除组织学诊断自身免疫性甲状腺疾病的特定手段之一。

[检测方法]

间接荧光抗体法；ELISA 法。

[参考区间]

阴性（或 <15%）；>15% 为阳性。正常：<1:10 为阴性（免疫荧光法）。

[临床意义]

AM – Ab 阳性多见于桥本甲状腺炎（>15%）、原发性甲状腺功能减退、甲状腺功能亢进；亦可见于 SLE、其他结缔组织疾病和甲状腺肿瘤等。

### 4.4.16 抗甲状腺过氧化物酶抗体（anti – thyroid peroxidase antibodies，TPO – Ab）测定

抗甲状腺过氧化物酶抗体（TPO – Ab）或抗甲状腺微粒体抗体可能使甲状腺细胞损伤。抗甲状腺过氧化物酶抗体临床上常用 RIA、ELISA 法测定。

［检测方法］

ELISA 法；放射免疫分析法（RIA）；电光学发光免疫分析法（ECLIA）。

［参考区间］

ELISA 法：根据试剂盒说明书。

RIA 法：TPO - Ab 结合率 < 15%。某些正常人也有 TG - Ab 或 TPO - Ab 抗体，约有 0% ~ 15% 的阳性检出率，但滴度通常较低。

ECLIA：根据试剂盒提供的参考值（各实验室建立自己的参考值范围）。

［临床意义］

TPO - Ab 抗体主要以 IgG 类为主，该抗体主要见于自身免疫性甲状腺病，如桥本甲状腺炎（85% ~ 100%）、Graves 病（65%）、原发性黏液性水肿患者；也见于其他器官特异性自身免疫病，如 1 型糖尿病（14%）、Addison 病（31%）、恶性贫血（55%）及产后甲状腺炎（15%）等。目前认为，A - TM（TPO - Ab）为人类自身免疫性甲状腺炎较理想的标志抗体，阳性结果可支持自身免疫性甲状腺疾病的诊断。

TG - Ab 与 TPO - Ab 抗体联合检测，自身免疫性甲状腺疾病的检出率（≥1 种抗体阳性）可提高至≥98%。外表正常的人群该类抗体阳性被认为是将来易患自身免疫性甲状腺病的危险因子。高滴度抗体似与疾病的严重程度无明确关系，随着病程的延长或缓解，抗体滴度可下降。如在疾病的缓解期抗体水平再度升高，提示有疾病复发的可能。

### 4.4.17 线粒体抗体（AMA）测定

抗线粒体抗体（AMA）是人体内一种无属特异性和器官特异性的自身抗体。英文缩写为 AMA，而正常人无此抗体。

［检测方法］

间接免疫荧光抗体法；ELISA 法；免疫斑点法。

［参考区间］

间接免疫荧光法：正常人血清 1∶100 稀释时为阴性。

ELISA 法：正常人血清 1∶200 稀释为阴性（P/N 值 < 2.1）。定量试验参考值参看试剂盒说明书（实验室应建立自己的参考区间）。

免疫斑点法：正常人血清 1∶100 稀释为阴性。

［临床意义］

（1）由于抗 $M_1$ 抗体即为抗心磷脂抗体，它与梅毒、SLE、干燥综合征等疾病相关，目前不列入 AMA 检测中。

（2）抗 $M_2$ AMA 对原发性胆汁性肝硬化（PBC）患者的特异性为97%，敏感性为95% ~98%。高滴度的抗 $M_2$ 抗体是 PBC 的标志，因此常将此项目作为该病的重要实验室诊断指标，但 AMA 与 PBC 的病期、疾病严重程度、治疗结果与预后均无明确关系。除 PBC 外，抗 $M_2$ 抗体还见于其他慢性肝病，如慢性活动性肝炎（CAH）及 HBsAg 阴性的肝病（阳性率为30%），进行性全身性硬化病（阳性率为7% ~25%）等，但均以低滴度为主。

（3）抗 $M_3$ 抗体见于吡唑酮（pyrazolone）系列药物诱发的假红斑狼疮（PLE）综合征患者。

（4）抗 $M_4$ 抗体在 PBC 患者中的阳性率高达55%，多见于活动期、晚期患者，常与抗 $M_2$ 抗体同时阳性，该抗体可能是疾病迅速发展的风险指标。

（5）抗 $M_5$ 抗体可出现于 SLE 和自身免疫性溶血性贫血患者中，但阳性率不高。

（6）抗 $M_6$ 抗体见于异丙烟肼诱导的药物性肝炎。

（7）抗 $M_7$ 抗体出现于一些原因不明的急性心肌炎（阳性率为60%）和心肌病（阳性率为30%），它的靶抗原有器官特异性，存在于心肌细胞的线粒体中。

（8）抗 $M_8$ 抗体见于自身免疫性肝炎和闭塞性血栓血管炎，在 PBC 患者中阳性率可高达55%。

（9）抗 $M_9$ 抗体主要见于 PBC 疾病早期抗 $M_2$ 抗体阴性患者（阳性率为82%），其中大约有90%为 IgM 型。当抗 $M_2$ 抗体为阳性时，抗 $M_9$ 抗体的阳性率下降为37%。此外，抗 $M_9$ 抗体亦可见于其他急、慢性肝炎患者（3% ~10%）。

### 4.4.18 抗心肌抗体（AMA）测定

[检测方法]

免疫荧光法。

[参考区间]

阴性。荧光强度≥2 + 为阳性。

[临床意义]

心肌炎、风湿热、冠心病、反复血管痉挛性缺血、心肌梗死、心脏手术后等抗心肌抗体（AMA）均可呈阳性或一过性阳性。病损较重的心肌炎常呈低滴度持续时间较长的阳性反应。AMA 有三种荧光类型：①肌纤维膜 – 肌纤维膜下型多见于急性风湿热、心肌梗死后综合征；②肌纤维间型；③肌浆型多属于非特异性炎症反应。

### 4.4.19 抗环瓜氨酸肽（CCP）抗体测定

[检测方法]

ELISA 法。

[参考区间]

定性试验：正常人血清抗 CCP 抗体 P/N 值<2.1。

定量试验：抗 CCP 抗体参考区间待确定，<2RU/ml 供参考（应建立自己实验室的参考区间）。

[临床意义]

抗环瓜氨酸肽（CCP）抗体的检测对类风湿性关节炎（RA）的诊断有高度的特异性，并可用于 RA 的早期诊断。目前认为抗 CCP 抗体对 RA 诊断敏感性为50%~78%，特异性为96%，早期患者阳性率可达80%。抗 CCP 抗体阳性患者比抗体阴性的患者易发展成为影像学能检测到的骨关节损害。CCP 抗体对 RA 具有相当高的特异性和敏感性（68%~75%），即使是 RA 早期患者，敏感度也有40%~60%。

### 4.4.20 抗核周因子（APF）与抗角蛋白抗体（AKA）测定

[检测方法]

间接免疫荧光法。

[参考区间]

正常人血清中 APF 和 AKA 为阴性。

[临床意义]

APF、AKA 与抗 CCP 抗体临床意义类似，在 RA 以外的风湿病患者很少阳性。对 RA 诊断的敏感性 APF 为61.4%，AKA 为63.6%（抗 CCP 为88.6%）；特异性 APF 为91.2%，AKA 为94.7%（抗 CCP 为96.0%）。APF 与 AKA 水平不仅与 RA 疾病的活动程度相关，而且在一定程度上可弥补 RF 对 RA 诊断的不足，特别是对 RA 早期患者和 RF 阴性的 RA 患者有较高的诊断价值。APF、AKA 可出现于其他结缔组织疾病，这两种自身抗体在脊柱关节病时可呈阳性。

### 4.4.21 抗核小体抗体（AnuA）测定

抗核小体抗体比抗 dsDNA（抗双链 DNA）抗体、抗组蛋白抗体更早出现于系统性红斑狼疮的早期，并且特异性较高。阳性率为50%~90%，特异性>98%。

**［检测方法］**

ELISA 法。

**［参考区间］**

定性检测时，以 P/N ＜2.1 为阴性。

定量检测时， ＜25RU/ml。各实验室应建立自己的参考范围。

**［临床意义］**

抗核小体抗体近年来已成为 SLE（系统性红斑狼疮）的标志抗体，对 SLE 诊断有越来越重要的意义。AnuA 对 SLE 的敏感性为 60%～80%，特异性为 97%～99%。此抗体几乎在 100% 的 SLE 活动期以及狼疮性肾炎患者和 62% 的 SLE 非活动期患者（此时抗 dsDNA 抗体的检出率只有 3.3%）中检测到。因此，测定 AnuA 尤其对抗 dsDNA、抗 Sm 抗体阴性的 SLE 有较高诊断价值。

### 4.4.22　抗胃壁细胞抗体（APCA）测定

**［检测方法］**

免疫荧光法。

**［参考区间］**

阴性。≤1∶10。

**［临床意义］**

抗胃壁细胞（TM）抗体（APCA）是一种抗胃壁细胞胞浆内微粒体的抗体，主要是 IgG 型，也有 IgA 型抗体。

APCA 阳性见于恶性贫血和萎缩性胃炎，慢性低血红蛋白性贫血，另外，甲状腺功能亢进、原发性甲状旁腺功能减退、原发性肾上腺萎缩等亦可阳性，但阳性率不高（10%～30%）。

APCA 的阳性率与性别无关，与恶性贫血的好发年龄一致，50 岁为高峰。恶性贫血患者抗胃 APCA 的阳性率与胃黏膜病变的进展程度相关，但抗体效价与病变进展程度不相关，亦不与治疗效果平行。

### 4.4.23　抗人球蛋白试验——红细胞自身免疫试验

**［检测方法］**

试管法。

**［参考区间］**

阴性。

[临床意义]

参见 1.3.5.1。

# 4.5　传染病的免疫学检验

传染病（infectious diseases）是由各种病原体引起的能在人与人、动物与动物或人与动物之间相互传播的一类疾病。病原体中大部分是微生物，小部分为寄生虫，寄生虫引起者又称寄生虫病。具有传播速度快、散播面积广、危害性大等特点，所以对传染病的检测极为重要。

在病原感染后几天内，放射免疫检测法（RIA）即可检出患者体液中的微生物抗原和免疫球蛋白，这被誉为 20 世纪医学领域中的一项重大发明。

病毒性肝炎是世界性重点研究课题之一，迄今尚无特效疗法。全世界乙型肝炎病毒（HBV）或丙型肝炎病毒感染者约 5 亿人，是艾滋感染者的 10 倍，其中有 500 万人因此而丧生（每 30s 就有 1 人死于病毒性肝炎），全世界有乙型肝炎病毒携带者 2 亿多，我国有乙型肝炎感染者约 1.3 亿（占人口的 7.18%），通过 15 年的预防接种，至 2006 年，已减少了 8000 万感染者和 2000 万病毒携带者。

我国现有病毒性肝炎患者 2700 余万，每年新增病例达 900 万。病毒感染标志物用酶免疫法（enzyme immunoassay，EIA）或放射免疫法（radioimmunoassay，RIA）检测。EIA 和 RIA 只是配体的标记不同，反应模式基本相同。按待检标志物的性状，分别有夹心法、竞争抑制法和捕获法。EIA 的灵敏性在"ng/ml"水平以上（RIA 更灵敏一些），是当前应用最为广泛的方法。

甲型肝炎病毒（hepatitis A virus，HAV）的主要血清学检测指标如下。①甲型肝炎总抗体（抗 HAV）：常用于流行病学调查，了解各种人群对甲型肝炎的免疫状况，是甲型肝炎感染率调查的重要指标。②甲型肝炎 IgM 抗体（抗 HAV IgM）：阳性结果表示近期内受到 HAV 感染。③甲型肝炎 IgA 抗体（抗 HAV IgA）：该抗体是 HAV 感染后肠黏膜细胞分泌的局部抗体，在甲型肝炎的急性期可从粪便标本中检出，是急性甲型肝炎早期诊断的检测指标之一。④甲型肝炎病毒抗原（HAAg）：在甲型肝炎潜伏期末期，可从患者粪便中检出；出现症状后，抗原量明显减少。

乙型肝炎病毒（Hepatitis B Virus，HBV）的主要血清学检测指标有：①乙型肝炎表面抗原（HBsAg）：阳性结果提示体内存在 HBV 感染，结合流行病学史、症状、体征、肝功能等资料可诊断为乙型肝炎或 HBsAg 携带者。

②乙型肝炎表面抗体（抗 HBs）：阳性结果表示疾病在恢复或既往受过 HBV 感染，是一种对乙型肝炎免疫的标志。③乙型肝炎核心抗体（抗 HBc 或 HBcAb）：该抗体是一项最敏感的指标，在乙型肝炎的急性期与恢复期以及在 HBsAg 携带者常可检出。急性乙型肝炎：IgM 抗 HBc > IgG 抗 HBc；慢性乙型肝炎：IgM 抗 HBc < IgG 抗 HBc；暴发性肝炎：两种抗体呈高滴度。④乙型肝炎 e 抗原（HBeAg）：该抗原是 HBV 急性感染的早期标志。通常将 HBsAg、HBeg 和 HBcAg 同时阳性称为"大三阳"，具有高度传染性。HBeAg 可长期阳性，表示慢性乙型肝炎活动期。⑤乙型肝炎 e 抗体（抗 HBe 和 HBeAb）：当 HBeAg 转为阴性，HBeAb 呈现阳性时，可有 2 种情况，一是 HBeAb、HBsAb 及 HBcAb 同时阳性，称为"小三阳"，表示疾病处于相对静止阶段，传染性减弱，病情比较稳定；二是 HBeAb、HBsAb 及 HBcAb 均为阳性，表明 HBV 已被清除，疾病已进入恢复期。⑥乙型肝炎核心 IgM 抗体（抗 HBc IgM）：阳性结果提示处于感染早期，体内有病毒复制，是诊断活动性 HBV 感染的有效标志。⑦乙型肝炎核心 IgG 抗体（抗 HBc IgG）：该抗体出现较晚，消失亦慢，即使体内 HBV 已被清除，仍可持续数年以至终生。因此，该抗体对于判断以往是否曾有 HBV 感染极有价值。

丙型肝炎病毒（Hepatitis C Virus，HCV）的主要血清学检测指标有：①抗 HCV 抗体：该抗体出现较晚，主要用于献血员筛选。②抗 HCV 核心抗体：该抗体出现较早，可作为 HCV 的早期诊断指标。

丁型肝炎病毒（Hepatitis D Virus，HDV）亦称 δ 因子，我国 HDV 感染率为 5%～12%。该病毒的主要血清学检测指标有：①抗 HDV IgM 和抗 HDV IgG，是诊断暴发型丁型肝炎的重要标志。②HDV RNA：在 HDV 血症期可检到 HDV RNA，HDV RNA 是判断 HDV 在体内复制和具有传染性的标志。

戊型肝炎病毒（hepatitis E Virus，HEV）是 RNA 病毒，发病以青壮年居多，孕妇感染后病死率高达 18% 以上。从患者血中检出抗 HEV IgM 抗体是当前诊断 HEV 的唯一实验室证据。

此外，1995 年在美国发现了庚型肝炎病毒（HGV），主要由输血、注射毒品传播，可引起庚型肝炎。对 HGV 的研究刚起步，尚待国际病毒分类与命名委员会最后确定名称。

其他病毒性感染抗原、抗体的测定有麻疹 IgM 抗体和 IgG 抗体测定，对早期诊断有特异性。风疹、单纯疱疹及巨细胞病毒感染的诊断亦如此。脑脊液中单纯疱疹病毒（HSV）抗原阳性可诊断疱疹病毒脑膜炎和脑炎。新生儿先天性巨细胞病毒（MCV）感染常致新生儿畸形，发育障碍和神经系统损伤，只有血清 MCV IgM 抗体测定，才能确诊。目前对流感、副流感病毒抗原、呼吸道合胞病毒（RSV）抗原、腺病毒抗原、轮状病毒（RV）抗原以及虫媒病毒感染（如流行性乙型脑炎、登革热、森林脑炎）特异性 IgM 抗体与相关抗原均能作出快速诊断。此外，类疱疹病毒，EB 病毒（epstein barr virus）与肿瘤等疾病的关系已受到研究者广泛重视。

至 1997 年 12 月艾滋病（AIDS）全球患者已达 3000 万人，其中我国感染 AISD 者已达 20 万人，平均每天有 8500 人染上艾滋病病毒（HIV），是当代的"黑色瘟疫"，是由人类免疫缺陷病毒（HIV）感染所致。HIV 抗体阳性，表示体内已有病毒复制，AIDS 有感染潜伏期、HIV 隐性感染、艾滋病相关综合征和艾滋病阶段。应用 ELISA 法、RIA 法等可早期诊断 AIDS 和带毒者。

### 4.5.1　甲型病毒性肝炎（HAV）IgM 抗体测定

［检测方法］

酶联免疫吸附试验（ELISA）；放射免疫法（RIA）等。

［参考区间］

阴性。

［临床意义］

甲型肝炎病毒（HAV）属小 RNA 病毒科中的肝病毒属，为正单链 RNA 病毒，甲型肝炎病毒主要经粪 - 口途径传播。诊断甲型肝炎的特异性血清学指标是抗 HAV – IgM。

抗 HAV – IgM 在甲型肝炎亚临床期已出现，且滴度在感染后 3 个月内维持在 1∶1 000 以上，为早期诊断甲型肝炎的依据。

### 4.5.2　乙型病毒性肝炎（HBV）的血清学标记物测定

［检测方法］

酶联免疫吸附试验（ELISA）；金标记免疫渗滤和金标记免疫层析法；化学发光法。

［参考区间］

两对半：HBsAg 阴性；HBsAb 阴性；HBeAg 阴性；HBeAb 阴性；HbcAb 阴性。

抗 HBc IgM 抗体阴性；前 $S_1$ 及抗前 $S_1$ 抗体阴性。

［临床意义］

乙型病毒性肝炎（HBV）是目前已确认的病毒性肝炎中对人类健康危害最为严重的一种肝炎。急慢性乙型肝炎患者及血液 HBsAg 阳性无症状的携带者是乙型肝炎病毒的主要传染源。乙型肝炎病毒主要通过血液、性接触、母－婴垂直传播。

乙型病毒性肝炎血清学检测指标包括两对半（① HBsAg、② HBsAb ③ HBeAg、④ HBeAb、⑤ HbcAb；其中①、③、⑤阳性俗称"大三阳"，①、④、⑤阳性俗称小三阳）、抗 HBc IgM 抗体（抗 HBc－IgM）、前 $S_1$ 及抗前 $S_1$ 抗体。

（1）乙型肝炎病毒表面抗原（HBsAg）是感染了 HBV 的一个特异性标志。血清内 HBsAg 阳性见于急性乙型肝炎的潜伏期和急性期、慢性 HBV 感染状态（包括无症状 HBsAg 携带者、慢性乙型肝炎）与 HBV 有关的肝硬化和原发性肝癌。

（2）乙型肝炎病毒表面抗体 HBsAb 是一种保护性抗体。血清内 HBsAb 阳性表示曾经感染过 HBV，不论临床上有无肝炎的表现，现已得到恢复，并具有 HBV 的免疫力。注射乙肝疫苗后，产生 HBsAb 表示具有免疫力。

（3）乙型肝炎病毒结构抗原（HBeAg）及结构抗体（HBeAb）：急性乙型肝炎时，HBeAg 呈短暂阳性，如持续阳性提示转为慢性，孕妇则可垂直传播。在慢性 HBV 感染时，HBeAg 阳性常表示为肝细胞内 HBV 活动性复制；当 HBeAg 转阴，伴有 HBeAb 转阳常提示 HBV 复制停止或明显减弱。HBeAb 还出现于急性乙型肝炎的恢复期，可持续较长时间。一般在恢复期出现，随 e 抗原转阴，出现 e 抗体提示病情转愈。

（4）乙型肝炎病毒核心抗体（HBcAb）可作为乙型肝炎病毒在体内复制的标志，其血液具有传染性，常与 HBsAg 阳性并存。出现于急性乙型肝炎的早期，且呈高滴度。HBsAg 阳性时间越长，HBcAb 滴度就越高，恢复后可持续数年或更长，滴度才逐渐下降。慢性 HBV 感染者，HBcAb 持续阳性。单项 HBcAb 阳性表示过去可能感染过 HBV，少数也可能仍有 HBV 感染，需与其他标志物结合而判断。乙型肝炎病毒核心抗原（HBcAg）存在于肝细胞核内，不释放于外周血中，故测不到 HBcAg。

（5）抗 HBc 有 IgG、IgM、IgA 三类，抗 HBc－IgM 在乙型肝炎急性期或慢性肝炎活动期出现。在 HBV 感染的"窗口期"，抗 HBc 常常是唯一可测出的 HBV 血清标志物。

（6）前 $S_1$ 蛋白作为 S 蛋白氨基端延伸的一段多肽，主要存在于大蛋白之中，参与 HBV 的组装、分泌和侵入肝细胞等生物学效应。前 $S_1$ 抗体的出现可以使 HBV 颗粒及前 $S_1$ 抗原颗粒减少、提高 T 细胞免疫、增强机体抗病毒免疫、参与病毒清除和预示肝病恢复。前 $S_1$ 抗原和抗体均出现于急性 HBV 感染早期。前 $S_1$ 蛋白在急性 HBV 感染中，无论抗原的出现和抗体的应答，都反映病变的活动程度，可通过前 $S_1$ 抗原转阴和前 $S_1$ 抗体转阳与否及转换的时间对治疗措施进行评价，因此，前 $S_1$ 抗原及其前 $S_1$ 抗体可以作为临床观察疗效和估计预后的一对较好指标。

### 4.5.2.1　乙型病毒性肝炎病毒表面抗原（HBsAg）的检验

[检测方法]

酶联免疫吸附试验（ELISA）；金标记免疫渗滤和金标记免疫层析法；化学发光法。

[参考区间]

（1）μg/L 表示法：如果乙肝表面抗原正常值（μg/L）大于0.18μg/L，那么就表示该患者体内有乙肝病毒，乙肝表面抗原而被视为阳性结果，反之被认为是阴性。

（2）S/CO 值表示法：如果乙肝表面抗原 S/CO 值大于 1，那么就表示该患者体内有乙肝病毒，乙肝表面抗原而被视为阳性结果，反之被认为是阴性。

（3）P/N 值表示法：AXSYM 免疫分析仪得到 P/N 的值，如果乙肝表面抗原 P/N 值大于 2.1，那么就表示该患者体内有乙肝病毒，乙肝表面抗原而被视为阳性结果，反之被认为是阴性。

[临床意义]

HBsAg 是感染了 HBV 的一个特异性标志，血清内 HBsAg 阳性见于急性乙型肝炎的潜伏期和急性期、、慢性 HBV 感染状态（包括无症状 HBsAg 携带者、慢性乙型肝炎）与 HBV 有关的肝硬化和原发性肝癌。

（1）乙肝表面抗原阳性是感染乙肝病毒的指标，乙肝表面抗原本身具有抗原性，无传染性。

（2）其他肝功能正常而仅仅乙肝表面抗原阳性者，称为乙肝病毒携带者。

（3）乙肝表面抗原的滴度高低可判断患者的传染性，HBsAg 的滴度越高，HBsAg 及乙肝病毒 DNA 阳性的可能性越大，传染性也就越大。

（4）大三阳：是指在乙肝两对半一检测中，乙肝表面抗原（HBsAg）、E 抗原（HBeAg）和核心抗体（HBcAb）检测均是阳性，提示乙肝病毒感染病毒复制活跃，有传染性，并不能提示病情是否严重。

（5）小三阳：是指在乙肝两对半检测中，乙肝表面抗原（HBsAg）、E

抗体（HBeAb）和核心抗体（HBcAb）检测均是阳性提示：①大多数情况下表示乙肝病毒复制减少，仍然有传染性。②由大三阳转向小三阳并不意味着乙肝病毒复制完全停止。少数小三阳患者其血清 HBV - DNA 持续阳性，病毒复制活跃，病情较严重，病情进展迅速。

［送检要求］

酶联免疫吸附试验、金标记免疫渗滤和金标记免疫层拆法测定需全血 2ml；若测定"二对半"需全血 4ml。

#### 4.5.2.2　乙型病毒性肝炎病毒表面抗体（HBsAb）的检验

［检测方法］

ELISA 双抗原夹心法；ELISA 法。

［参考区间］

阴性。

［临床意义］

HBsAb 是一种保护抗体，血清内 HBsAb 阳性表示曾经感染过 HBV，不论临床上有无肝炎的表现，现已得到恢复，并具有 HBV 的免疫力。注射乙肝疫苗后，产生 HBsAb 表示具有免疫力。

#### 4.5.2.3　乙型病毒性肝炎病毒结构抗原（HBeAg）及乙型肝炎病毒结构抗体（HBeAb）的检验

［检测方法］

ELISA 夹心法；ELISA 竞争法等。

［参考区间］

阴性。

［临床意义］

急性乙型肝炎时，HBeAg 呈短暂阳性，如持续阳性提示转为慢性，孕妇则可垂直传播。在慢性 HBV 感染时，HBeAg 阳性常表示为肝细胞内 HBV 活动性复制；当 HBeAg 转阴，伴有 HBeAb 转阳常提示 HBV 复制停止或明显减弱。HBeAb 还出现于急性乙型肝炎的恢复期，可持续较长时间。一般在恢复期出现，随 e 抗原转阴，出现 e 抗体提示病情转愈。

（1）HBeAg 是乙肝病毒复制的重要指标，HBeAg 持续阳性表明存在乙肝病毒的活动性复制，提示传染性大，容易转为慢性。

（2）一般 HBeAg 出现在 HBsAg 阳性中，遇到 HBeAg 阳性而 HBsAg 阴性时要考虑检测 HBsAg 的方法不敏感或血清中有类风湿因子干扰。

（3）"大三阳"：是指在乙肝两对半检测中，乙肝表面抗原（HBsAg）、E

抗原（HBeAg）和核心抗体（HBcAb）检测均是阳性，提示乙肝病毒感染，病毒复制活跃，有传染性，并不能提示病情是否严重。

#### 4.5.2.4 乙型病毒性肝炎病毒核心抗体（HBcAb）的检验

[检测方法]

ELISA 竞争抑制法；放射免疫法（RIA）等。

[参考区间]

三种方法测定均为阴性。

[临床意义]

乙肝核心抗体 IgM（HBcAb - IgM）阳性，滴度在 1 : 1000 时呈阳性反应，是表示近期内感染。当人一但被病原微生物感染时，机体免疫系统出现反应，产生抗体，中和病毒。而 Ig 是免疫球蛋白（抗体）简称，IgM 是体内出现最早的一种抗体型号，出现早，消失快，是作为近期内感染指标。

HBcAb 可作为乙型肝炎病毒在体内繁殖的标志，其血液具有传染性，常与 HBsAg 阳性并存。出现于急性乙型肝炎的早期，且呈高滴度。HBsAg 阳性时间越长，HBcAb 滴度就越高，恢复后可持续数年或更长，滴度才逐渐下降。慢性 HBV 感染者，HBcAb 持续阳性。单项 HBcAb 阳性表示过去可能感染过 HBV，少数也可能仍有 HBV 感染，需与其他标志结合而判断。

#### 4.5.2.5 前 $S_2$（PreS$_2$）及抗前 $S_2$（抗 PreS$_2$）的检验

[检测方法]

PreS$_2$ 采用双抗体夹心法；抗 PreS$_2$ 采用酶联免疫抑制法。

[参考区间]

阴性。

[临床意义]

PreS$_2$ 是 HBV 表面蛋白成分，是与 HBsAg 氨基末端相连接的多肽，可与 PreS$_1$ 多肽紧密相连，亦可单独存在，是乙肝病毒入侵肝细胞的主要结构成分。抗 PreS$_2$ 是针对乙肝病毒 PreS$_2$ 的特异性抗体。

PreS$_2$ 检测与乙型肝炎各期患者的传染性密切相关，PreS$_2$ 阳性可提示病毒复制活跃。

抗 PreS$_2$ 是 HBV 的中和抗体，主要观察乙型肝炎的预后。在急性乙型肝炎时，较早出现血清抗 PreS$_2$ 阳性，则提示预后良好。

#### 4.5.2.6 乙型病毒性肝炎病毒 DNA 杂交试验

[检测方法]

生物素探针杂交法。

[参考区间]

阴性。

[临床意义]

HBV 定量检测目的在于明确乙型肝炎患者的病毒复制水平、判断患者病情、抗病毒疗效，对预后判定有一定的价值。目前用于 HBV DNA 的检测方法主要有两类：一类是以 PCR 为基础，如实时荧光定量 PCR，另一类是以核酸杂交为基础，如斑点杂交和分枝 DNA 技术等。斑点杂交以定性检测为主，敏感性较差。实时荧光定量 PCR 技术，该反应体系内使用的标准品和内标为体外制备的质粒（酶切、纯化后 −70℃ 保存，效期为 6 年）。检测阳性可作为乙型肝炎的诊断依据，其最小检测量可达 1 个 pg。

### 4.5.3 丙型病毒性肝炎（HCV）的血清学检验

丙型肝炎病毒（HCV）曾称为肠道外传播的非甲非乙型肝炎病毒，是含脂类蛋白包膜的单正链 RNA 病毒，呈球形颗粒状，约 30 ~ 60nm，主要在肝细胞中复制。HCV 对三氯甲烷、乙醚等有机溶剂敏感，煮沸、紫外照射及甲醛处理均可使其灭活。HCV 主要经血和血制品传播。在我国，输血后肝炎中 60% ~ 80%、散发性急性肝炎中 12% ~ 24% 为丙型肝炎。急性和慢性丙型肝炎患者及无症状携带者为主要传染源。发病前 12 天血液即有传染性，并可持续携带病毒达 12 年以上。HCV 可与 HBV 或其他肝炎病毒混合感染，在致病性方面既有 HCV 样的直接细胞致病作用，又有 HBV 样免疫介导的致病作用。

丙型病毒性肝炎血清学检测指标包括抗 HCV – IgG 抗体（抗 HCV-IgG）、HCV 抗原（HCV – Ag）。

#### 4.5.3.1 抗 HCV – IgG 酶联免疫吸附测定

丙型病毒性肝炎（丙型肝炎），系丙型肝炎病毒（HCV）感染所引起的疾病，主要经血源性传播。临床表现有发热、消化道症状及肝功能异常等。与乙型肝炎类似，但症状较轻。多数病例呈亚临床型，慢性化程度较为严重，也可导致暴发性肝衰竭。多见于与其他病毒合并感染者。

[检测方法]

ELISA 法。

[参考区间]

正常人血清抗 HCV 抗体阴性，所测吸光度（A）值 < 临界值。

[临床意义]

丙型肝炎病毒（HCV）是输血后肝炎和散发性非甲非乙型肝炎的主要病原。

HCV 感染后，可导致慢性肝炎、肝硬化和肝细胞癌等多种肝脏疾病。抗 HCV 阳性提示感染过 HCV；对大部分病例而言，抗 HCV 阳性常伴有 HCV RNA 的存在。因此，抗 HCV 是判断 HCV 感染的一个重要标志。抗 HCV 阳性而血清中没有 HCV RNA 提示既往感染。有极少数病例抗 HCV 阴性仍可检测到 HCV RNA。另外，某些慢性 HCV 感染者的抗 HCV 可持续存在。

### 4.5.3.2 抗 HCV – IgG 重组免疫印迹测定

［检测方法］

重组免疫印迹法（RIBA）。

［参考区间］

正常人血清抗 HCV 抗体阴性。

［临床意义］

抗 HCV 阳性提示感染过 HCV；对大部分病例而言，抗 HCV 阳性常伴有 HCV RNA 的存在。因此，抗 HCV 是判断 HCV 感染的一个重要标志。抗 HCV 阳性而血清中没有 HCV RNA 提示既往感染。有极少数病例抗 HCV 阴性仍可检测到 HCV RNA。另外，某些慢性 HCV 感染者的抗 HCV 可持续存在。检测抗 HCV 抗体最常用的方法为 ELISA 法，该试验是 HCV 感染的筛查方法，主要所测的是抗 HCV – IgG（表 4 – 13）。

表 4 – 13　HCV 各片段抗体检出的临床意义

| 抗体 | 临床意义 |
| --- | --- |
| C | HCV 感染后出现很早，阳性率也很高；是抗 HCV 的主要抗体 |
| $NS_3$ | 抗原的免疫原性很强，相应的抗体滴度也很高，HCV 感染后出现很早，同 C 区抗体一样，是抗 HCV 的主要抗体 |
| $NS_4$ | HCV 感染后抗体出现较迟，持续阳性可能与疾病的慢性化有关 |
| $NS_5$ | HCV 感染后抗体出现较早，可用于急性期感染的诊断 |

### 4.5.3.3 HCV 抗原测定

［检测方法］

ELISA 法；分子生物学的检测方法。

［参考区间］

正常人血清 HCV 抗原为阴性。

［临床意义］

HCV 感染急性期患者血清 HCV 核心抗原阳性。

HCV 抗原阳性表示 HCV 感染急性期。用重组 HCV 抗原建立的重组免疫印迹试验（RIBA），特异性强，是丙型肝炎的确诊试验。

### 4.5.4 戊型病毒性肝炎（HEV）的血清学检验

戊型病毒性肝炎（戊肝）是一种自限性传染病，其传播方式，临床表现和预后均与甲型肝炎（甲肝）类似，但小儿戊肝的发病率低，孕妇患戊肝病死率高为本型肝炎的特点。

[检测方法]

ELISA 法。

[参考区间]

正常人血清抗 HEV - IgG 阴性。

[临床意义]

戊型肝炎病毒（HEV）为球形、无包膜的 RNA 病毒，该病毒主要由污染的水源经口传播。既可引起大规模的暴发流行，也可引起急性散发型流行。戊型肝炎为自限性疾病，较少发展成慢性肝炎，其临床症状最常见于青、中年患者，儿童都表现为亚临床感染。随着 HEV 克隆序列分析的完成，以重组蛋白及合成肽作为抗原检测血清中的抗 HEV 已成为戊肝诊断的主要手段。戊型病毒性肝炎血清学检测指标包括抗 HEV - IgG、抗 HEV - IgM。

HEV 属杯状病毒科，所致戊肝的临床症状和流行病学都与甲肝相似。抗 HEV 抗体以 IgG 类抗体为主，在戊肝急性期即可检出，且滴度较高，持续约 6 个月。一般认为，戊肝急性期第一份血清抗 HEV 滴度 >40，以后逐渐下降，或抗 HEV 先阴性后转为阳性，或抗 HEV 滴度逐渐增高，均可诊断为急性 HEV 感染。抗 HEV - IgM 通常滴度不高，持续时间短（2 个月左右），部分患者感染 HEV 后，抗 HEV - IgM 始终为阴性，故目前不将抗 HEV - IgM 列入常规检查。

HEV 所致戊型肝炎的临床症状和流行病学特点都与甲肝相似。抗 HEV 抗体以 IgG 类抗体为主，在戊型肝炎急性期即可检出，且滴度较高，持续约 6 个月。一般认为，戊型肝炎急性期第一份血清抗 HEV 滴度 >40，以后逐渐下降，或抗 HEV 先阴性后转为阳性，或抗 HEV 滴度逐渐增高，均可诊断为急性 HEV 感染。抗 HEV - IgM 通常滴度不高，持续时间短（2 个月左右），部分患者感染 HEV 后，抗 HEV - IgM 始终为阴性，故目前不将抗 HEV - IgM 列入常规检查。

### 4.5.5　流行性出血热（epidemic hemorrhagic fever，EHF）IgM 类抗体检验

[检测方法]

间接免疫荧光法（IFA）；酶标法（ELISA）等。

[参考区间]

阴性。

[临床意义]

流行性出血热是有病毒所引起的、以鼠类为主要传染源的自然疫源性疾病。病原体为流行性出血热病毒，即肾病综合征出血热病毒。（EHF）IgM 类抗体在病程早期即出现，持续时间较短，阳性者可用于早期诊断流行性出血热的依据。

### 4.5.6　乙型脑炎病毒 IgM 抗体检验

[检测方法]

酶联免疫吸附试验（ELISA）；间接免疫荧光法（IFA）等。

[参考区间]

阴性。

[临床意义]

特异性乙脑病毒 IgM 抗体，急性乙型脑炎患者在发病后第七天，可产生特异性抗乙型脑炎病毒抗体 IgM（EPBV – IgM），2~3 周内达高峰，阳性率可达 70%~90%，可用于早期诊断。

### 4.5.7　轮状病毒（rotavirus，RV）抗原检验

轮状病毒（rotavirus，RV）是婴幼儿秋冬腹泻的主要病原菌，常导致水、电解质及酸碱平衡紊乱，严重危害患儿身心健康甚至危及生命，因此，临床越来越重视腹泻患者粪便中病原的检测。

[检测方法]

酶联免疫吸附试验（ELISA）法；RIA 法；金标记免疫层析法；反向间接血凝法等。

[参考区间]

阴性。

[临床意义]

轮状病毒（RV）是造成婴幼儿传染性胃肠炎的主要原因，在儿童及成人也能观察到感染 RV 的胃肠炎患者。RV 引发的肠胃炎可导致婴儿、老年人及免疫

抑制患者（如 AIDS 患者）的死亡。RV 感染主要发生在冬季，但一年四季均有散在发病。患急性肠道疾病的住院儿童 50% 为 RV 引起。RV 很容易随粪便分泌而传播，新生儿区及新生儿护理区应严防 RV 的院内感染。

### 4.5.8　人类免疫缺陷病毒（HIV）的血清学检验

[检测方法]

聚合酶链反应（PCR）；酶联免疫吸附试验（ELISA）法；免疫印迹（WB）法；明胶凝集试验；间接免疫荧光试验等。

[参考区间]

抗 HIV – 1 抗体：阴性。

HIV – 1 – RNA：定性，阴性；定量，$< 10^3 \text{Copies/ml}$。

[临床意义]

人类免疫缺陷病是由于感染人类免疫缺陷病毒（HIV），HIV 属于逆转录病毒科慢病毒属中的灵长类免疫缺陷病毒亚属，主要经血液、性接触、母婴垂直传播等途径传播。HIV 感染的主要靶细胞是 $CD_4^+$ T 淋巴细胞、单核 – 巨噬细胞，使该类细胞大量减少，机体免疫系统受到破坏，免疫调节紊乱，细胞免疫功能缺陷，致使机体极易合并多种微生物的机会感染或发生肿瘤。HIV 对酸性环境、消毒剂和去垢剂等敏感，病毒在 pH 2 环境下失活，50% ~ 70% 乙醇、2% 甲醛、5% 碳酸、0.1% 戊二醛、5g/L 次氯酸钠等均可灭活HIV。但该病毒对碱性环境（pH 9.0 左右）、紫外线较为耐受。

HIV 实验室有初筛实验室和确认实验室两种，一般医疗单位的检验科不得从事艾滋病的相关检查。HIV 的实验室检查包括检测血清中抗 HIV 抗体、HIV 抗原和 HIV 核酸以及淋巴细胞尤其是 $CD_4^+$ 淋巴细胞的数量。因 HIV 感染后病毒难以清除，检测出特异性抗体即指示体内存在病毒，所以最常用的实验室诊断方法为抗体检测。

新近开发的试剂盒可检测 IgG、IgM 类抗 HIV 抗体及 HIV 核心抗原，可大大缩短 HIV 感染的窗口期，有利于早期诊断。有关 HIV 感染的确诊试验为免疫印迹法（WB）和放射免疫沉淀试验（RIPA）等，其中又以 WB 法最为常用，该法检测的是针对病毒抗原组分的抗体。这里介绍 HIV 的血清学检测指标包括抗 HIV – 1 抗体、HIV – 1 – RNA。

（1）艾滋病（AIDS）即获得性免疫缺陷综合征，系由人类免疫缺陷病毒（HIV）引起的严重传染病，现已知道此病有多种检验（初筛通常用酶标法）和确证试验（通常用免疫印迹法）。对阳性结果应结合其他检查项目和临床情况进行综合分析，对可疑结果应进行随访，随访期至少 6 个月。

（2）PCR 可用来追踪 HIV 的自然感染史。可在其他血清学和病毒学标志出现前检测病毒序列，这样可判定无症状而且血清学标志物阴性患者潜在的 HIV 传播性；可用来监测长潜伏期（4~7 年）患者以及在抗病毒治疗期间病毒的水平；也可用于出生后最初的 6~9 个月期间，他们的血液中存在母体的抗体，因此用 PCR 可确定婴儿是否真正被 HIV 感染。

血液中 HIV-1 RNA 的定量检测已被公认为可以预估患者病程，并可用于鸡尾酒抗病毒治疗效果的评估。利用病毒载量可在患者急性感染期间，处于"窗口期"时即可检测出高水平的病毒 RNA 含量。医师可利用结果判定患者疾病的进程和进展，以及可在接受抗病毒治疗过程中起监测与指导作用。可以在开始治疗前对患者进行 HIV-1 RNA 水平检测，治疗过程中通过对 HIV-1 RNA 的一系列测定来指导治疗。例如，如果 RNA 水平没有降低，那么就应该调整治疗或改变治疗方案；如果 RNA 复制受到抑制，那么就应持续治疗。

HIV-1 RNA 的定性测定用于献血员血液和血液制品检测，可大大缩短检测的"窗口期"，对于提高血液及血液制品的安全性具有重要意义。

### 4.5.9　伤寒和副伤寒的血清学检验

伤寒和副伤寒是由伤寒沙门菌和甲型副伤寒沙门菌、乙型副伤寒沙门菌、丙型副伤寒沙门菌引起的肠道传染病，临床特征为长程发热、全身中毒症状、相对缓脉、肝脾大、玫瑰疹及白细胞减少等。主要并发症为肠出血、肠穿孔。其检查采用传统的肥达反应。

[检测方法]

肥达反应

[参考区间]

抗伤寒沙门菌 O：＜1∶80。

抗伤寒沙门菌 H：＜1∶160。

抗副伤寒菌（甲、乙、丙）：＜1∶80。

[临床意义]

正常人血清中可有少量抗体存在，伤寒沙门菌 O（TO）抗体凝集价＜80，抗体凝集价＜160，甲型副伤寒沙门菌、乙型副伤寒沙门菌、丙型副伤寒沙门菌（PA、PB、PC）凝集价＜80。凝集价随各地区预防接种及疾病流行情况而有所不同，一般认为要高于正常凝集价才有诊断意义，TO＞1∶80，TH

>1:160，PA>1:80，PB>1:80，PC>1:80。此外，对检测结果的评价必须结合临床，注意病程，抗 O 抗体与抗 H 抗体效价在恢复期较急性期增长 4 倍以上才有肯定的诊断价值。但近期接种过伤寒、副伤寒菌苗者，其凝集价也可升高。

### 4.5.10 外-斐血清凝集试验

用与立克次体有共同菌体抗原的变形杆菌 $OX_{19}$、$OX_2$、$OX_K$ 进行非特异性凝集反应，检测患者血清中有无立克次体抗体。外-斐反应亦称变形杆菌凝集试验，用以诊断流行性斑疹伤寒、恙虫病等急性传染病。

[检测方法]

外-斐反应。

[参考区间]

阴性。变形杆菌 $OX_{19}$、$OX_2$、$OX_K$ 凝集价<1:80。

[临床意义]

正常人应无凝集现象，各种立克次体病在发病 2 周后，85%的患者凝集价在 1:160 以上，斑疹伤寒 $OX_{19}$ 可增高，落基山斑疹热 $OX_{19}$、$OX_2$ 可增高，恙虫病 $OX_k$ 可增高。流行性斑疹伤寒（$OX_{19}$ 阳性率 100%）；地方性斑疹伤寒（$OX_{19}$ 部分可在 1:200~1:800）；恙虫病患者（患病后第一周 $OX_k$ 有 14%在 1:80 以上，第 4 周可达 80%）；布氏杆菌病、回归热患者；孕妇稍有增高。

### 4.5.11 布氏杆菌的血清学检验

[检测方法]

玻片凝集试验；试管凝集试验；虎红染色抗原玻片凝集试验（RBPT）；补体结合试验（CFT）；酶联免疫吸附测定法（ELISA）。

[参考区间]

阴性。

[临床意义]

正常人应无凝集反应，若凝集价达弱阳性时，则可疑为布氏杆菌感染，效价逐渐上升则更有诊断意义。患链球菌、伤寒、结核、流感和疟疾等急性感染者，亦可出现低度阳性反应。

### 4.5.12 脑膜炎双球菌感染的血清学检验

脑膜炎奈瑟菌（neisseria meningitidis）主要引起流行性脑脊髓膜炎，至于脑膜炎奈瑟菌肺炎，有不少人认为是继发于脑膜炎奈瑟菌败血症的一种少见的化脓性迁徙合并症。

[检测方法]

ELISA 双抗体夹心法测可溶性抗原；葡萄球菌 A 蛋白（SPA）－协同凝集试验；间接血凝试验。

[参考区间]

阴性。

[临床意义]

目前较为常用的上述 3 种试验，可作为检测血清、脑脊液中脑膜炎双球菌可溶性抗原或循环抗体的简便、敏感、快速的方法。对于流行性脑膜炎的早期快速诊断、了解疫情、降低病死率、限制传播具有重要意义。

### 4.5.13　链球菌感染的血清学检验

[检测方法]

溶血抑制法；胶乳凝集试验等。

[参考区间]

溶血抑制法：抗链球菌溶血素 O（ASO）；定性：1∶80 为阴性；定量：<500U/ml。

胶乳凝集试验：阴性。

[临床意义]

链球菌是人类细菌感染最常见的病原菌之一，链球菌感染诊断的重要实验室试验为抗链球菌溶血素 O（ASO）的测定。

人感染了 A 族溶血性链球菌（A 链）后，在生长过程中可产生多种毒素和酶，如链球菌溶血素 O（SLO）、脱氧核糖核酸酶、链激酶、透明质酸酶等。检测血清中的相应抗体，有利于 A 族溶血性链球菌感染的诊断，其中 SLO 能产生 ASO 抗体（简称抗"O"），正常人血清内抗"O"效价一般不超过 400 单位，若抗体效价增高或显著增高时，提示机体受过链球菌感染，如细菌性心内膜炎、风湿性心脏疾病、风湿性关节炎、风湿热及急性肾小球肾炎等。故 ASO 的测定均可呈阳性或高效价的抗体滴度，有助于诊断与链球菌感染有关的疾病。

链球菌是人类细菌感染中最常见的病原菌之一，可引起许多种疾病。对人致病者 90% 属 A 群溶血性链球菌，急性感染时主要引起上呼吸道炎症（咽炎或扁桃体炎）或皮肤感染；更重要的是，A 群链球菌感染后的免疫反应可致急性风湿热、急性肾小球肾炎等疾病。检测患者血清中抗某些毒素和酶类的抗体，对疾病有辅助诊断意义。

### 4.5.14 嗜肺军团杆菌病的血清学检验

[检测方法]

微量凝集试验；间接免疫荧光法；ELISA 法。

[参考区间]

阴性。

[临床意义]

本试验对嗜肺军团菌引起的肺炎，因缺乏特异的临床表现，故诊断较困难。阳性者具有诊断价值。

### 4.5.15 梅毒的血清学检验

快速血浆反应素试验（RPR）、梅毒酶联免疫吸附试验（TP – ELISA）、梅毒胶体金法（SYP）、荧光密螺旋体抗体吸收试验（FTA – ABS）、梅毒螺旋体血凝试验（TPHA）、梅毒螺旋体抗体明胶颗粒凝集试验（TPPA）、梅毒螺旋体制动试验（TPI）等 10 种。

[检测方法]

甲苯胺红不加热血清试验（TRUST）；抗梅毒螺旋体抗原试验［如抗梅毒螺旋体（TP）］；抗体和密螺旋体颗粒凝集试验（TPPA）。

[参考区间]

均为阴性。

[临床意义]

梅毒属于一种性传播疾病，病原体为苍白密螺旋体（TP）苍白亚种，梅毒螺旋体属厌氧菌，在体外不易生成，煮沸、干燥、常用的消毒剂可致其死亡，但对潮湿、寒冷环境的耐受力较强。主要通过性接触、接吻、手术、输血等传播。人体感染梅毒螺旋体后，可产生多种抗体，主要有 IgM、IgG 类两种特异性抗梅毒螺旋体抗体。IgM 抗体持续时间短，IgG 抗体可终生存在，但抗体浓度一般较低，不能预防再感染。

非特异性抗体又称反应素，是由螺旋体破坏的组织细胞所释放的类脂样物质以及螺旋体自身的类脂和脂蛋白刺激机体产生的 IgM 和 IgG 类抗体。但这种抗体在非梅毒螺旋体感染的多种急、慢性疾病患者的血中亦检出。

梅毒的血清学检测试验根据抗原不同分为非特异性类脂质抗原试验：甲苯胺红不加热血清试验（TRUST）适于筛查和治疗效果的监测，梅毒螺旋体抗体试验（ELISA、TPPA、金标记免疫层析等）在待测血清用含Reiter株螺旋体提取物吸收后可作为确认试验，对潜伏期和晚期梅毒敏感性更高。

梅毒血清学试验阳性，只提示所测标本中有抗类脂抗体或抗 TP 抗体存在，不能作为患者感染梅毒螺旋体的绝对依据，阴性结果也不能排除梅毒螺旋体感染，检测结果应结合临床综合分析。由于各种梅毒血清学检测方法并不都能在梅毒的不同病期检测出抗类脂质抗体或 TP 抗体，为提高检出率，最好每次用 2 种以上的方法检测。

**4.5.15.1　甲苯胺红不加热血清试验（TRUST）**

［检测方法］

TRUST 法。

［参考区间］

正常人血清 TRIST 为阴性。

**4.5.15.2　抗梅毒螺旋体（TP）抗体测定之一**

［检测方法］

ELISA 法。

［参考区间］

正常人血清 TP 抗体阴性。

**4.5.15.3　抗梅毒螺旋体（TP）抗体测定之二**

［检测方法］

密螺旋颗粒凝集试验（TPPA）。

［参考区间］

正常人血清 TPPA 阴性。

**4.5.15.4　抗梅毒螺旋体（TP）抗体测定之三**

［检测方法］

金标记免疫层析试验。

［参考区间］

阴性。

［临床意义］

现将上述 4 种梅毒血清学检验的临床意义归纳如下：①TRUST 适于筛查和治疗效果的监测，梅毒螺旋体抗原试验（ELISA、TPPA、金标记免疫层析等）在待测血清用含 Reiter 株螺旋体提取物吸收后可作为确认试验，对潜伏期和晚期梅毒敏感性更高。②梅毒血清学试验阳性，只提示所测标本中有抗类脂抗体或抗 TP 抗体存在，不能作为患者感染梅毒螺旋体的绝对依据，阴性结果也不能排除梅毒螺旋体感染，检测结果应结合临床综合分析。③由于各种梅毒血清学检测方法并不都能在梅毒的不同病期检测出抗类脂质抗体或TP 抗体，为提高检出率，最好每次用 2 种以上的方法检测。

#### 4.5.15.5 梅毒螺旋体暗视野显微镜检查

[检测方法]

显微镜暗视野法。

[参考区间]

阴性。

[临床意义]

暗视野显微镜检查对一期和二期梅毒的皮肤黏膜损害和淋巴结病变具有快速、简便和可靠的诊断价值。但是并非所有梅毒的病期中都能找到梅毒螺旋体；如果阴性，也不能完全排除梅毒。因此，本法有一定的局限性。

早期皮肤黏膜损害（一期、二期梅毒）可查到苍白螺旋体。一期梅毒苍白螺旋体多在硬下疳的硬结、溃疡的分泌物和渗出液中存在，肿大的淋巴结穿刺也可检出。二期梅毒苍白螺旋体可在全身血液和组织中检出，但以皮肤检出率最高。早期先天性梅毒，可以通过皮肤或黏膜损害处刮片发现梅毒苍白螺旋体。最近，通过羊膜穿刺术获得孕妇的羊水，以其作暗视野显微镜观察，对先天性梅毒有诊断价值。

### 4.5.16 ToRCH 感染的血清学检验

ToRCH 是引起围生期感染的一组病原体英文名称的字头组合，"To" 即 toxoplasma gondii（弓形虫），"R" 即 rubella virus（风疹病毒），"C" 即 cyto-megalo virus（巨细胞病毒），"H" 即 herpes simplex virus（单纯疱疹病毒）。这组病原体感染孕妇后常致胎儿宫内感染，导致流产、早产、死胎、畸胎。为引起围产医学家和优生优育家的关注，日本学者片山诚将这四种病原体组合在一起，以 ToRCH（Torch，火炬）命名。但鉴于技术上的原因和生物学上的交叉反应，对阳性结果的意义应结合临床综合判断，不能仅以此结果作为孕妇终止妊娠的依据。ToRCH 感染的血清学检测包括抗弓形虫抗体（To）- IgG、IgM、抗风疹病毒（R）- IgM、抗巨细胞病毒（C）抗体 - IgM、抗单纯疱疹病毒（H）抗体 - IgM。是妇女围生期中必查的四个项目。

ToRCH 的项目检验的参考区间：抗弓形虫抗体（To）- IgG，IgM 阴性；抗风疹病毒抗体（R）- IgM 阴性；巨细胞病毒抗体（C）- IgM 阴性；抗单纯疱疹病毒抗体（H）- IgM 阴性。

### 4.5.16.1　抗弓形虫抗体测定

弓形体对人类的危害主要是针对儿童及孕妇，对儿童可能会侵害脑神经引起脑风湿等症状，对孕妇而言如果在怀孕初的 3 个月内感染弓形体那么会导致流产，畸胎和胎儿头部发育不良的后果，如果在怀孕的第 4 个月感染那么对胎儿是无任何影响的。如果有弓形体感染，机体会产生相应的抗体，因此抗体检测是阳性。

**［检测方法］**

ELISA 法。

**［参考区间］**

正常人血清抗弓形虫（toxoplasma gondii）抗体（IgM 类、IgG 类）为阴性。弓形体抗体 IgG，滴定度 1:256 以下；染色试验以滴定度小于 1:16。

**［临床意义］**

抗弓形虫 IgM 抗体阳性提示近期感染。由于母体 IgM 类抗体不能通过胎盘，故在新生儿体内查到抗弓形虫特异性 IgM 抗体则提示其有先天性感染。IgG 抗体阳性提示有弓形虫既往感染。

鉴于技术上的原因和生物学上的交叉反应，对阳性结果的意义应结合临床综合判断，不能仅以此结果作为孕妇终止妊娠的依据。

### 4.5.16.2　抗风疹病毒抗体测定

**［检测方法］**

ELISA 法。

**［参考区间］**

正常人血清抗风疹病毒（rubella virus）抗体（IgM 类）为阴性。IgG Ab < 1:512。

**［临床意义］**

抗风疹病毒 IgM 抗体在发病 2～5 天即可测出，6～25 天检出率可达高峰，常用于风疹急性期或新近感染的诊断。抗风疹病毒 IgG 抗体用于调查既往感染。

鉴于技术上的原因或生物学上的交叉反应，对阳性结果的意义应结合临床综合判断，孕妇不能仅以此抗体阳性作为终止妊娠的依据。

### 4.5.16.3　巨细胞病毒抗原与抗体测定

巨细胞病毒（cytomegalo virus，CMV）亦称细胞包涵体病毒，是一种疱疹病毒组 DNA 病毒。分布广泛，其他动物皆可遭受感染，引起以生殖泌尿系统、中枢神经系统和肝脏疾患为主的各系统感染，从轻微无症状感染直到严重缺陷或死亡。

[检测方法]

免疫荧光法测定巨细胞病毒（cytomegalo virus，CMV）pp65 抗原；ELISA 法测抗 CMV – IgM。

[参考区间]

免疫荧光法：正常人外周血多形核白细胞 CMV pp65 抗原阴性。

ELISA 法：正常人血清抗 CMV – IgM 抗体阴性。

[临床意义]

血清中抗巨细胞病毒抗体 IgM 阳性有助于对急性或活动性 CMV 感染的诊断以及对移植器官供体和献血员的筛选。脐带血查出抗 CMV – IgM 抗体说明胎儿宫内感染，若同时检测抗 CMV – IgA 抗体可提高诊断的准确性。抗 CMV – IgG 抗体阳性对诊断既往感染和流行病学调查有意义，若间隔 3 周后抽取血清该抗体阳性滴度升高 4 倍以上（双份血清进行对比），则对判断 CMV 近期复发感染有意义。由于技术上的原因和生物学上的交叉反应，对阳性结果的意义应结合临床综合分析，尤其是孕妇，不应仅将抗 CMV – IgM 抗体阳性作为终止妊娠的依据。

### 4.5.16.4　抗单纯疱疹病毒抗体测定

单纯疱疹病毒（herpes simplex virus，HSV）是人类最常见的病原体，人是其唯一的自然宿主。此病毒存在于患者、恢复者或者是健康带菌者的水疱疱液、唾液及粪便中，传播方式主要是直接接触传染，亦可通过被唾液污染的餐具而间接感染。HSV 感染现已成为世界上第四大传染病。

[检测方法]

ELISA 法。

[参考区间]

正常人血清抗单纯疱疹病毒（herpesvirus，HSV）IgM 抗体阴性。

[临床意义]

人群中 HSV 感染十分普遍。抗 HSV – IgM 抗体阳性提示有近期感染，但应结合临床综合分析，孕妇不能仅以抗 HSV – IgM 阳性作为终止妊娠的依据。很多人血清中抗 HSV – IgG 抗体阳性，且其滴度不随疾病复发而升高，故无重要的临床意义。

### 4.5.17　沙眼衣原体感染的血清学检验

[检测方法]

ELISA 法；间接免疫荧光法。

[参考区间]

正常人血清（1∶100 稀释）抗沙眼衣原体（chlamydia trachomatis，Ct）抗体阴性。

抗沙眼衣原体抗体 IgG：阴性；抗沙眼衣原体抗体 IgA：阴性；抗沙眼衣原体抗体 IgM：阴性。

[临床意义]

衣原体是一类能通过细菌滤器、具有独特发育周期、严格细胞内寄生的原核细胞型微生物，包括沙眼衣原体（Ct）、鹦鹉热衣原体（CPs）、肺炎衣原体（CPn）和牲畜衣原体（CPe）。前 3 种可引起人类致病。沙眼衣原体依据主要外膜蛋白（OMP1）抗原的差异可分为 18 个血清型。其中 $L_1$、$L_2$、$L_2a$、$L_3$ 血清型是性病淋巴肉芽肿（LGV）的病原体；A、B、Ba、C 血清型为人类沙眼病原体；D－K 血清型引起泌尿生殖系统感染和婴儿感染。衣原体对热敏感，50～60℃ 10min 即灭活，但其耐低温，－70℃ 可生存数年。0.5% 苯酚（石炭酸）、75% 乙醇可迅速杀死衣原体。沙眼衣原体通过直接接触、间接触摸污染物或经性接触传播，也可经产道传播。抗沙眼衣原体抗体测定。

抗沙眼衣原体（Ct）抗体阳性提示有沙眼衣原体感染，但不确定为当前感染。一般 IgM 抗体阳性与初次近期感染有关，IgG 类抗体阳性与反复再次感染有关，IgA 类抗体阳性与泌尿生殖道黏膜感染有关。此法不仅适于血清检查，还可测定泪液或泌尿生殖道分泌物中的抗体。阴性结果应结合临床表现和其他检查结果综合分析。

沙眼衣原体抗体在一般情况下是潜伏于人体的免疫系统中，它的存在时间一般是几个月到几年不等，有的甚至是十年至几十年。当我们的身体再次受到沙眼衣原体的侵害时，沙眼衣原体抗体就会出现来消灭支原体，以此来保护我们的身体不受到侵害。但是沙眼衣原体抗体不是万能的，如果沙眼衣原体侵害超过了沙眼衣原体抗体的控制范围，人们就会再次发生沙眼衣原体感染的症状。

### 4.5.18 严重急性呼吸综合征（severe acute respiratory syndrome，SARS）的血清学检验

传染性非典型肺炎为一种由冠状病毒（SARS – CoV）引起的急性呼吸道传染病，世界卫生组织（WHO）将其命名为严重急性呼吸综合征（severe acute respiratory syndrome，SARS）。临床特征为发热、干咳、气促，并迅速发展至呼吸窘迫，外周血白细胞计数正常或降低，胸部 X 线为弥漫性间质性病变表现。又称传染性非典型肺炎、SARS。2003 年 7 月 5 日，世界卫生组织宣布已经成功控制 SARS。

[检测方法]

双抗原夹心 ELISA 法；间接 ELISA 法；间接免疫荧光法。

[参考期间]

抗双原夹心 ELISA 法：参考试剂盒说明书。从事抗 SARS 病毒（N 蛋白）抗体检测的实验室，应建立自己的参考区间。根据现有资料健康人抗 SARS 病毒（N 蛋白）抗体为阴性。

间接 ELISA 法：同抗双原夹心 ELISA 法。

间接免疫荧光法：正常人血清 1∶20 稀释抗 SARS 病毒抗体阴性。

[临床意义]

SARS 病毒感染后，最早的 IgM 抗体出现要在 7 天左右，10 天时达到高峰，15 天左右下降；IgG 抗体 10 天后产生，20 天左右达到高峰。测定血清中的抗 SARS 病毒抗体有助于 SARS 病毒感染的确定，但尚不能对 SARS 感染作出早期诊断。

国内广州和北京 6 家医院用间接免疫荧光法对 113 例 SARS 患者血清测定，有 99 例（87.6%）测出抗体。病程≥11 天者 IgM 类抗体阳性率 65.6%，IgG 类抗体阳性率 91.1%（国家 SARS 防治紧急科技行动北京组）。另据中国人民解放军第 309 医院对 20 名 SARS 患者研究发现，发病第一周 IgM、IgG 抗体均为阴性（间接 ELISA 法），而双抗原夹心法有 6 例阳性（阳性率 30%）；病后 2 周两法总阳性率分别为 53.3% 和 73.3%，病后 4 周阳性率分别为 84.8% 和 100%。IgM 类抗体最高检出率在 2～3 周，阳性率达 53%～60%。

### 4.5.19 腺病毒感染的血清学检验

[检测方法]

间接免疫荧光法（IIF）。

[参考区间]

抗腺病毒抗体 – IgG、IgM 血清 1∶10 均为阴性。

[临床意义]

腺病毒（adenovirus）是一种重要的呼吸道病毒，有 40 多个血清型，其中 3、4、7 型最易暴发流行是 DNA 病毒，主要在细胞核内繁殖，耐温、耐酸、耐脂溶剂的能力较强，除咽、结合膜及淋巴组织外，还在肠道繁殖。

腺病毒能够引起多种疾病，1～39 型腺病毒感染约占呼吸道感染的 6%。40、41 型能引起胃肠炎，在幼儿病毒感染中，仅次于轮状病毒，占第二位。通过空气和污染物传播，在感染后前几天传染性最强。正常人血清 IgG 或 IgM 类抗腺病毒抗体阴性。抗腺病毒不同血清型的抗体有交叉反应，故用 3 型腺病毒感染的细胞也适合于检测其他血清型的抗体。

腺病毒是一种没有包膜的直径为 70～90nm 的颗粒，由 252 个壳粒呈廿面体排列构成。衣壳里是线状双链 DNA 分子，腺病毒分两个属，共约 100 种血清型。一般会造成呼吸系统的不适，对啮齿类动物有致癌能力，或能转化体外培养的啮齿类动物细胞，但对人体不出现致癌性。

### 4.5.20　轮状病毒感染的检验

[检测方法]

间接免疫荧光法（IIF）。

[参考区间]

轮状病毒抗原（RV）阴性。

[临床意义]

轮状病毒为双股 RNA 病毒，有 11 个 RNA 片段。分 A～G 7 个组，A、B、C 组引起人类严重发病，A 组与婴幼儿腹泻，B 组与成人腹泻有关。根据 A 组中和抗原 $VP_7$ 的多态性，至少可分为 14 个血清型。其抗原检测。

轮状病毒是造成婴幼儿传染性胃肠炎的主要原因，在儿童及成人也能观察到感染 RV 的胃肠炎患者。RV 引发的肠胃炎可导致婴儿、老年人及免疫抑制患者（如 AIDS 患者）的死亡。RV 感染主要发生在冬季，但一年四季均有散在发病。患急性肠道疾病的住院儿童 50% 为 RV 引起。RV 很容易随粪便分泌而传播，新生儿区及新生儿护理区应严防 RV 的院内感染。

### 4.5.21　肺炎衣原体感染的血清学检验

衣原体是介于病毒和细菌之间的一类独立微生物，需在活细胞内繁殖，不能在人工合成的培养基中生长。现有沙眼、肺炎、鹦鹉热和牲畜衣原体 4

个属。衣原体是介于病毒和细菌之间的一类独立微生物，需在活细胞内繁殖，不能在人工合成的培养基中生长。现有沙眼、肺炎、鹦鹉热和牲畜衣原体 4 个属。肺炎衣原体感染（chlamydia pneumonia infection）是由肺炎衣原体引起的感染性疾病，主要引起成人及青少年的非典型肺炎，亦可引起支气管炎、咽炎及扁桃体炎等急性呼吸道感染，据统计在引起肺炎的病因中，是继肺炎球菌、流感嗜血杆菌之后引起社区获得性肺炎的第三位主要病原体。美国报告每年发病约 30 万例，而鹦鹉热衣原体引起的肺炎仅约 150 例。中国香港亦有类似报告，在呼吸系统感染的患者中，检测血清肺炎衣原体抗体阳性率为 54.8%，严重感染者为 24.8%，抗体效价多 ≥1:256，而鹦鹉热衣原体抗体之阳性率仅为 0.9%，且多为非近期感染。

[**检测方法**]

间接 ELISA 法；间接免疫荧光法。

[**参考区间**]

间接 ELISA 法：定性试验：正常人血清抗肺炎衣原体抗体阴性，P/N 值 <2.1。定量试验：抗肺炎衣原体抗体参考区间待确定。各实验室应建立自己的参考区间。

间接免疫荧光法：正常人血清抗肺炎衣原体抗体阴性。

[**临床意义**]

肺炎衣原体（chlamydia pneumoniae，CP）可引起急、慢性上呼吸道感染，肺炎（占肺炎发病率的 10%）、心内膜炎、脑膜炎、结节性红斑，也参与动脉粥样硬化的发病。抗肺炎衣原体抗体阳性提示有肺炎衣原体感染，但其确切的意义尚缺乏严格的临床评价。

### 4.5.22 肺炎支原体感染的血清学检验

支原体是一种类似细菌但不具胞壁的原核微生物，能在无生命的人工培养基上生长繁殖，能通过细菌滤器。支原体种类甚多，对人致病的有肺炎支原体（MP）、人型支原体（MH）、解脲支原体（UU）等。肺炎支原体主要在气管、支气管和细支气管的上皮细胞内增殖。

[**检测方法**]

ELISA 法。

[**参考区间**]

补体结合试验（CF）：<1:8。

代谢抑制试验（ml）：阴性。

间接血凝试验（PHA）：阴性。

酶联免疫吸附试验（ELISA）：阴性。

链球菌凝集试验（MG）：<1:40。

抗肺炎支原体抗体（MP–IgG、IgM、IgA）：阴性。

定性试验：正常人血清抗肺炎支原体抗体阴性，P/N 值<2.1。

定量试验：抗肺炎支原体抗体参考区间待确定（各实验室应建立自己的参考区间）。

[临床意义]

肺炎支原体（mycoplasma pneumoniae，MP）引起的主要疾病有原发性非典型肺炎（细支气管炎、支气管周围间质性肺炎）、咽炎和气管支气管炎。在肺炎支原体感染并出现症状后的第七天即可检测到 IgM 类抗体，于第 10～30 天后 IgM 类抗体浓度即可达高峰，12～26 周后 IgM 类抗体滴度逐渐降低直至检测不到。IgM 类抗体多在初发感染时检测到，因此，高浓度的 IgM 类抗体多频繁地发现于年轻人身上。相反，年纪较大的人因为通常经历了重复感染，其 IgM 类抗体浓度常常很低或检测不到。在初次感染肺炎支原体时，IgA 类抗体在发生症状后 3 周内出现，并达到峰值。但于发生症状的 5 周后该类抗体滴度即开始下降。IgG 类抗肺炎支原体抗体较 IgA 和 IgM 类抗体出现迟，其浓度峰值出现在肺炎支原体感染症状发生后的第五周。少数情况下，肺炎支原体的急性感染并不伴有 IgM 和 IgA 类抗体的出现，唯有依靠 IgG 类抗体滴度的上升方可做出诊断。

### 4.5.23　布鲁菌病的血清学检验

[检测方法]

试管凝聚试验；胶乳凝聚试验。

[参考区间]

抗布鲁菌抗体：阴性。

[临床意义]

布鲁菌病（Brucellosis）是一种人畜共患传染病，布鲁菌的常见菌型为牛、羊、猪。布鲁菌自皮肤或呼吸道、消化道黏膜进入人体后，中性多核粒细胞首先出现，被吞噬的牛型细菌可部分被杀死，但羊型菌不易被杀死。存活的布鲁菌随淋巴液到达局部淋巴结。根据人体的抗病能力和侵入菌的数量及毒力，病菌或在局部被消灭，或在淋巴结中生长繁殖而形成感染灶。当病菌增殖达到相当数量后，即冲破淋巴结屏障而侵入血循环，此时可出现菌血症、毒血症等一系列症状，以长期发热、多汗、关节痛及全身乏力、疼痛为主要特征。发病年龄以青壮年为主，从事兽医、皮毛加工业、屠宰业的工人发病率较高。极易引起实验室感染，操作人员要倍加小心。

### 4.5.24 幽门螺杆菌抗原及其感染的血清学检验

[检测方法]

（1）侵入性方法：细菌培养、快速尿素酶试验、胃黏膜直接涂片染色。

（2）非侵入性方法：$^{13}$C 和 $^{14}$C 尿素呼气试验、$^{15}$N - 尿氨排泄试验、粪便幽门螺杆菌抗原检测。

（3）抗幽门螺杆菌抗体检测用 ELISA 法、间接免疫荧光法、免疫印迹法、PCR 法等。

[参考区间]

幽门螺杆菌抗原检测（Hp - Ag）：阴性。

$^{13}$C - 尿素呼气试验：阴性。

$^{14}$C 尿素呼气试验：阴性。

$^{15}$N - 尿氨排泄试验：阴性。

快速尿素酶试验：阴性。

抗幽门螺杆菌抗体：阴性。

[临床意义]

幽门螺杆菌是从慢性胃炎和消化性溃疡患者胃黏膜中分离而得，原称幽门弯曲菌。该菌约 67% 的菌株产生细胞空泡毒素（VacA）和细胞毒素相关蛋白 A（CagA）。产毒株致病性更强，与胃溃疡、胃癌的发病存在密切关系。

幽门螺杆菌抗原检测：幽门螺杆菌（helicobacter pylori，Hp）是一种单极、多鞭毛、末端钝圆、螺旋形弯曲的细菌。幽门螺杆菌的全基因序列已经测出，其中尿素酶基因有四个开放性读框，分别是 UreA、UreB、UreC 和 UreD。VacA 基因和 CagA 基因，分别编码空泡毒素和细胞毒素相关蛋白。幽门螺杆菌抗原检测方法主要分为侵入性和非侵入性方法。

#### 4.5.24.1 粪便幽门螺杆菌抗原检验（helicobacter pylori stool antigen，HPSA）

[参考区间]

幽门螺杆菌抗原检测——阴性。

[临床意义]

粪便幽门螺杆菌抗原检测试验采用酶联免疫分析双抗体夹心法，能够特异性诊断人体内幽门螺杆菌感染。定居在胃上皮细胞表面的幽门螺杆菌，随着胃黏膜上皮的快速更新脱落，幽门螺杆菌也随之脱落，并通过胃肠道从粪便排出。本方法操作简便、省时，不需昂贵仪器，适用于婴幼儿、儿童幽门螺杆菌感染的检测、幽门螺杆菌根治疗效评价以及幽门螺杆菌感染的流行病学调查等。幽门螺杆菌感染是慢性活动性胃炎、消化性溃疡、胃黏膜相关淋巴组织、恶性淋巴瘤和胃癌的主要致病因素。传染力很强，可通过手、不洁食物、不洁餐具、粪便等途径传染。

#### 4.5.24.2　消化道幽门螺杆菌感染检测方法

幽门螺杆菌感染的检查方法很多，主要包括细菌的直接检查、尿素酶活性测定、免疫学检测及聚合酶链反应等方法。现各医院常用主要检测方法：$^{13}C$ - 尿素呼气试验（$^{13}C$ – UBT）、$^{14}C$ - 尿素呼气试验（$^{14}C$ – UBT）、$^{15}N$ - 尿氨排出试验（$^{15}N$ – urine test）、快速尿素酶试验（rapid urease test，RUT）。

［参考区间］

均为阴性。

［临床意义］

$^{13}C$ - 尿素呼气试验（$^{13}C$ – UBT）、$^{14}C$ - 尿素呼气试验（$^{14}C$ – UBT）：受试者口服一颗预先用稳定放射性核素$^{13}C$、$^{14}C$标记尿素的药丸，因为 Hp 细菌内有尿素酶，当它在胃内遇到吞下的$^{13}C/^{14}C$ - 尿素，就会把它分解成$^{13}CO_2$、$^{14}CO_2$，$^{13}CO_2$、$^{14}CO_2$由胃肠道吸收经血液循环到达肺后随呼气排出。收集呼出的气体，用质谱仪或红外光谱仪检测$^{13}CO_2$，液体闪烁仪检测$^{14}CO_2$，根据检测含量结果分析 Hp 感染情况。正常人没有 Hp，不分解$^{13}C/^{14}C$ - 尿素，$^{13}C/^{14}C$ - 尿素经泌尿系统排出，呼出的气体中就没有$^{13}CO_2$、$^{14}CO_2$。而 Hp 感染者呼出的气体中就有$^{13}CO_2$、$^{14}CO_2$。本法是一种非创伤、安全、经济、方便、可重复性、高准确性、可全面反映胃内 Hp 感染非侵入性检测方法，其灵敏度、特异性、准确率在90%以上。$^{13}C$ 为稳定放射性核素，无辐射性，但价格昂贵；$^{14}C$ 为放射性核素，辐射量较小，也有较高的安全性，其价格较廉，但孕妇及儿童仍不宜采用。临床上常用此法确诊 Hp 现症感染和根治疗效观察。

$^{15}N$ - 尿氨排出试验：采用$^{15}N$标记尿素，受试者口服后，尿素酶将其分解产生$^{15}NH_3$，并通过尿液排出，收集2h尿液，用质谱仪检测$^{15}N$ - 尿氨排出率，确定 Hp 感染情况。其具备非侵入性、无创伤、全面反映胃内 Hp 感染的优点。该法虽无创、无放射性，敏感性和特异性高，但检测结果受机体吸收、代谢、排泄等众多因素干扰，且设备昂贵，临床应用受到一定限制。

快速尿素酶试验：利用消化内镜从胃黏膜取样，将活检样本放置快速尿素酶试验反应体系中，高活性尿素酶将分解尿素形成 $NH_3$，大量 $NH_3$ 溶解其中，使 pH 升高（pH > 8.4），指示剂如酚红（pH < 6.8 中呈现黄褐色）则会呈现红色或紫红色显色反应，观察显色结果间接判断活检样本 Hp 感染及其感染强弱。快速尿素酶试验需依靠消化内镜取活检标本，有一定痛苦，不适用于并发严重心、脑、肺疾病患者检查，也不易被儿童患者接受。快速尿素酶试验被认为是一种简单、快速、高灵敏度、高特异性、诊断 Hp 最经济的侵入性试验。

感染幽门螺杆菌之后，血清中可出现 IgM、IgA 和 IgG 类抗 Hp 抗体。感染后数周内 IgM 类抗体即会消失，相当长的一段时间内可检出 IgA 类抗体，而 IgG 类抗体常于 IgM 类抗体滴度下降后才升高且可持续多年。IgA 类抗体阳性与胃炎活动性相关。IgG 类抗体滴度升高提示为慢性感染，在治疗 6 个月后 IgG 类抗体滴度降低表明治疗有效。

幽门螺杆菌是一种感染率高，家庭聚集，口 – 口或粪 – 口感染为传播途径的胃肠道病原体，其不仅引发胃肠道疾病，近年研究显示还与心血管疾病、口腔疾病、糖尿病等多种慢性疾病密切相关。Hp 感染与胃肠道疾病的关系：慢性胃炎患者中 Hp 感染率超过 95%，其感染率随着年龄的增长而增加，可引起浅表性胃炎、弥漫性胃窦炎和多灶性萎缩性胃炎。80% ~ 100% 的十二指肠溃疡患者存在 Hp 感染，世界卫生组织已将 Hp 感染列入胃癌的第一级致病因子，Hp 可引起胃上皮细胞凋亡致基因突变以及环氧化酶 – 2（COX – 2）的表达，在胃癌的发生、发展过程中起着重要的作用，可能是导致胃癌的机制之一。如胃黏膜相关淋巴组织淋巴瘤（胃 MALT 淋巴瘤）：Hp 感染是胃 MALT 淋巴瘤的重要病因。Hp 感染后还可以引起功能性消化不良（FD）、肠易激综合征、胃食管反流病（GERD）、结肠息肉等。

#### 4.5.24.3 微量 $^{14}$C – 尿素呼吸试验（PY 试验）

[检测方法]

将 $^{14}$C – 尿素溶液装入速溶胶囊中，口服时尿素不再与口腔菌丛接触，$1\mu Ci$（微居里）$^{14}$C – 尿素溶液胶囊，口服，10min 时呼出气标本收集在镀铝球囊内送实验室。

[参考区间]

阴性。10min 收集呼出气标本 ≥ 200dpm [衰变（数）/分] 为阳性。

[临床意义]

尿素呼吸试验诊断胃幽门螺杆菌感染的原理，是检查 Hp 的尿素酶活性。

当尿素进入胃以后，遇尿素酶才水解，由于 Hp 阴性患者呼出气中的 $^{14}C$ 和本底水平接近，而 Hp 阴性患者与 Hp 阳性患者的差距远比用尿素液试验为大，因此，可减少 $^{14}C$ – 尿素的用量，只需收集一个呼出气标本，诊断时间问由 30min 缩短至 10min。

65 例 HP 阳性患者中，由 PY 试验正确诊断 63 例（敏感性为 89% ~ 99%，平均为 97%）；135 例 Hp 阴性患者中，由 PY 试验正确诊断 128 例（特异性为 90% ~98%，平均为 95%）。本试验照射量等于 1 天中接受天然本底辐射量，未发现副作用。PY 试验是一个诊断胃 Hp 感染的无创试验，操作方便，诊断精确度和有创方法（如组织学）相等，可在 15min 内得出检查结果（Am. J. Gastrocnt.［1996，91（2）：233］美国 David 等报告）。

### 4.5.25　结核分枝杆菌病的血清学检验

［检测方法］

ELISA 法；免疫荧光试验（IFA）；乳胶凝集（LPA）。

［参考区间］

正常人血清抗结核抗体阴性，P/N 值 <2.1。

抗结核抗体：阴性。

［临床意义］

结核分枝杆菌（TB）是一种细胞内寄生菌，进入机体后可以诱导产生抗感染的细胞免疫，也能产生抗结核杆菌的抗体反应，后者对机体无保护作用。在结核病病程中，通常发生细胞免疫和体液免疫反应的分离现象，即活动型结核（病）细胞免疫功能降低，但抗结核菌抗体滴度升高；在疾病恢复期或稳定期，细胞免疫功能增强，而抗体滴度下降。各类结核（病）患者的免疫反应规律为：病变重、受损范围大者细胞免疫功能弱，而抗体产生多。在活动性结核患者中抗 PPD（标准精制结核菌素）– IgG 抗体阳性检出率为 64% 左右。

脂阿拉伯甘露聚糖（LAM）和相对分子质量 38 000、16 000 的蛋白质是结核杆菌的特异性抗原，这些靶抗原的抗体在活动性肺结核患者中的诊断敏感性可达 82% ~89.7%，特异性为 95.7% ~97.5%。但这些抗体的临床意义尚需进一步的严格评估。

结核分枝杆菌是引起结核的病原菌，能引起多种组织器官感染，如肝结核、肾结核、肺结核、肠结核、结核性脑膜炎、胸膜炎、腹膜炎以及脊柱结核等。其中以肺结核最为多见。进入机体后可以诱导产生抗感染的细胞免疫，也能产生抗结核杆菌的抗体反应，后者对机体无保护作用。结核病的诊断有赖于影像学检查和细菌学检查，血清学检测对结核的诊断价值不大。

结核分枝杆菌是人及动物结核病的病原菌，以人型结核分枝杆菌发病率最高，约占90%，其次是牛型，其他分枝杆菌所致感染少见。

### 4.5.26  人乳头瘤病毒抗体测定

[检测方法]

ELISA 法。

[参考区间]

抗人乳头瘤病毒抗体（HPV-Ab）：阴性。

[临床意义]

人乳头瘤病毒（HPV）是乳多空病毒科乳头瘤病毒属的成员，为一种重要的 DNA 病毒。不同型别的 HPV 可引起不同部位的乳头瘤，HPV 2、4、1、7、3、10 型主要感染皮肤引起疣和疣状表皮发育不良；HPV 6、11 型侵犯黏膜引起泌尿生殖道尖锐湿疣和喉乳头瘤；HPV 16、18、31、33、35、38 型在生殖道感染多年后可引起上皮癌样变。HPV 感染范围广泛，病毒主要通过直接接触或间接接触或自身抓挠、触摸而传播。HPV 感染的检测可用 ELISA 法测定抗 HPV 抗体。有关 HPV DNA PCR 检测见本书8.5。

在人乳头瘤病毒（HPV）感染早期，体内可产生抗 HPV 抗体且抗体的持续存在及滴度高低与病毒感染数量及机体免疫反应状态密切相关，因此检测抗 HPV 抗体有助于早期发现感染者并预警相关癌症的发生。HPV 血清转换一般发生于 HPV 感染后的数个月内，许多新近感染 HPV 的患者因尚未发生血清转化而抗体检测为阴性。大多数 HPV 的感染可被机体自发清除，因此，许多 HPV DNA 检测阴性的患者因为曾经有过 HPV 感染而血清学抗体检测阳性。故 HPV 血清学阳性既可代表现存 HPV 感染，也可代表既往 HPV 感染。

### 4.5.27  抗 EB 病毒抗体测定

[检测方法]

ELISA 法。

[参考区间]

抗 EBV 抗体（EBV-Ab）：阴性。

[临床意义]

Epstein-Barr 病毒（EBV）是疱疹病毒科（herpesviridae）的嗜淋巴细胞病毒，在全球范围内引起感染。感染后常终生携带，并建立潜伏感染状态。

目前临床所测抗 EBV 抗体，主要是针对病毒的衣壳抗原（CA）、早期抗原（EA）和核抗原（EBNA1 – 6）。

EB 病毒（EBV）感染与传染性单核细胞增多症、Burkitt 淋巴瘤、鼻咽癌、霍奇金病、器官移植后 B 细胞淋巴瘤、艾滋病相关淋巴瘤等都密切相关。

### 4.5.27.1 EB 病毒免疫球蛋白 G（EBV – IgG）测定

[检测方法]

ELISA 法。

[参考区间]

阴性。

[临床意义]

阳性见于鼻咽癌、子宫颈癌、严重感染等。

### 4.5.27.2 EB 病毒免疫球蛋白 A（EBV – IgA）测定

[检测方法]

ELISA 法。

[参考区间]

阴性。

[临床意义]

阳性见于鼻咽癌、子宫颈癌、非甲非乙型肝炎、婴幼儿急性感染等。

### 4.5.27.3 EB 病毒免疫球蛋白 M（EBV – IgM）测定

[检测方法]

ELISA 法。

[参考区间]

阴性。

[临床意义]

阳性见于鼻咽癌、子宫颈癌、咽喉部感染等。

### 4.5.28 呼吸道合胞病毒抗原测定

[检测方法]

免疫荧光法；酶联免疫法；病毒分离培养法；核酸检测；抗体检测。常用免疫荧光法和酶联免疫法。

[参考区间]

呼吸道合胞病毒抗原（RSV – Ag）：阴性。

[临床意义]

呼吸道合胞病毒（RSV）为单负链 RNA，属副黏液病毒科。该病经空气飞沫和密切接触传播在冬季暴发流行。RSV 为球形颗粒，直径 80～350nm，螺旋对称，外被包膜，刺突 G 能吸附宿主细胞，刺突 P 是融合蛋白，G 和 P 是保护性抗原，可产生中和抗体。RSV 能在多种传代细胞中增殖，抵抗力不强，在 pH 3.0 被灭活，加温 55℃ 5min 被灭活。

RSV 感染多见新生儿和 6 个月以内婴儿，潜伏期为 3～7 天。婴幼儿症状较重，可有高热、鼻炎、咽炎及喉炎，以后表现为细支气管炎及肺炎。少数病儿可并发中耳炎、胸膜炎及心肌炎等。成人和年长儿童感染后，主要表现为上呼吸道感染。老年人可致严重肺炎，并发展为成人呼吸窘迫综合征（ARDS）。继发合胞病毒感染率高达 30%～50%。

[标本采集]

鼻咽分泌物或咽拭子。

# 4.6 非特异免疫功能测定

## 4.6.1 中性粒细胞（NPG）趋化功能检测

[检测方法]

琼脂糖胶板法；滤膜法。

[参考区间]

琼脂糖胶板法：一般新生儿趋化指数为 2.0～2.5；成人为 3.0～3.5。

中性粒细胞黏附功能为 65%±9%。

中性粒细胞吞噬与杀菌功能白色念珠菌法：吞噬率 91.0±5.8；杀菌率 32.7±7.8。

[临床意义]

中性粒细胞是正常人外周血中数量最多的髓系细胞的一种细胞，占白细胞总数的 40%～75%。中性粒细胞具有活跃的吞噬功能和有效的杀菌能力，也能对趋化性刺激物产生强烈反应，在急性炎症性疾病时，受趋化因子的吸引，聚集于炎症部位，是病损处的主要具有免疫活性的细胞。中性粒细胞具有趋化功能、黏附功能、吞噬和杀菌功能。

中性粒细胞的趋化功能用琼脂糖胶板法或滤膜法测定其在趋化因子吸引下作定向移动的能力，用趋化指数表示；黏附功能是观察其黏附于尼龙纤维表面的能力，用黏附率表示；吞噬和杀菌功能用白色念珠菌法、葡萄球菌法等测定，观察其对念珠菌、葡萄球菌的吞噬情况，用吞噬率、杀菌率表示。

（1）中性粒细胞趋化功能缺陷，可见于奇迪克－东（Chediak－Higaehi）综合征（系一种常染色体隐性遗传性疾病）、懒惰白细胞综合征（lazy leuko-cyte syndrome）、肌动蛋白功能不全症、膜糖蛋白缺陷症、高 IgE 综合征、先天性鱼鳞癣、糖尿病、烧伤患者及新生儿等。

（2）中性粒细胞黏附功能，依赖于其细胞表面的黏附结构 CD18/CD11 与相应细胞上的配体结合。白细胞黏附综合征（LAD）是一种常染色体隐性遗传病，有 2 种，LAD Ⅰ 患者 $CD_{18}/CD_{11}$ 表达下调；1992 年发现另一种 NPG（嗜中性粒细胞）黏附缺陷病 LAD Ⅱ，是由于 NPG 表面 $CD_{15}$（与蛋白质岩藻糖化有关）缺陷所致。

（3）中性粒细胞吞噬和杀菌功能的缺陷，常见于肌动蛋白功能不全症、慢性肉芽肿、膜糖蛋白缺陷症、低磷血症、抗体缺陷症、急性白血病、粒细胞减少症、病毒感染、较严重的白色念珠菌感染与恶性肿瘤等；增高见于炎症。

### 4.6.2　硝基四氮唑蓝（NBT）还原试验

［检测方法］

NBT 还原法。

［参考区间］

正常人 NBT 试验阳性细胞百分率为 75% ~ 95%。各实验室应建立自己的参考区间。

［临床意义］

嗜中性粒细胞在杀菌过程中使葡萄糖代谢中间产物 6－磷酸葡萄糖在己糖通路中氧化脱氢，所脱的氢可被吞噬的或渗入胞浆内的硝基四氮唑蓝染料接受并使其还原，形成点状或斑块状颗粒。

增高见于全身性细菌感染。可作为器官移植后发热反应的鉴别诊断，细菌感染性发热时百分率明显升高；反之，因排异反应而发热时，则保持在正常范围。

降低见于慢性肉芽肿、先天性丙种球蛋白缺乏症，SLE 和使用免疫抑制剂后等。

### 4.6.3　中性粒细胞吞噬功能测定（一）

［检测方法］

白色念珠菌法。

[结果判断]

计数 100 个中性粒细胞中吞噬有白色念珠菌的细胞数，即为吞噬率；100个中性粒细胞中吞噬有染成蓝色的白色念珠菌的细胞数即为杀菌率。

[参考区间]

吞噬率：99.4%；吞噬指数 20~30；噬菌速度（5.1±1.5）个/分。

[临床意义]

降低见于肌动蛋白功能不全症、慢性肉芽肿、膜糖蛋白缺陷症、低磷血症、抗体缺陷症、急性白血病、粒细胞减少症、病毒感染、较严重的白色念珠菌感染与恶性肿瘤等。增高见于炎症。

### 4.6.4　中性粒细胞吞噬功能测定（二）

[检测方法]

葡萄球菌法。

[参考区间]

吞噬率（即在 100 个中性粒细胞中，吞噬有细菌的细胞数）为 99.4%；吞噬指数（即每个细胞平均吞噬菌数）为 20~30；噬菌速度（即每个细胞每分钟吞噬菌数）为（5.1±1.55）个/分。

[临床意义]

同 4.6.3 嗜中性粒细胞吞噬功能测定之一。

### 4.6.5　中性粒细胞杀菌功能测定

[检测方法]

溶细胞法。

[参考区间]

正常情况下，对大肠埃希菌的杀菌率 >90%；对金黄色葡萄球菌的杀菌率 >85%。

[临床意义]

同 4.3.3 中性粒细胞吞噬功能测定之一。

### 4.6.6　溶菌酶测定

[检测方法]

琼脂平板溶菌环法；ELISA 法。

[参考区间]

血清中溶菌酶含量：溶菌环法为 3.0~9.0mg/L；ELISA 法为（8.5±3.4）mg/L。

尿液溶菌酶含量：<1.5mg/L。

[临床意义]

（1）溶菌酶与微球菌作用后，可使该菌细胞壁破坏而溶解，致使加样孔周围出现溶菌环。

（2）血清或尿中溶菌酶活性显著升高者见于重症肺结核、泌尿系统感染、活动性局限性肠炎、肾移植术后排异反应、急性粒细胞白血病、急性单核细胞白血病。

（3）急性或复发性尿路感染患儿，尿溶菌酶>1.5mg/L；细菌性脑膜炎患儿脑脊液中溶菌酶>1.5mg/L；病毒性或结核性脑膜炎、脑肿瘤患儿的脑脊液溶菌酶不升高。

（4）升高者亦见于肾小管炎症或抗生素诱发的肾小管损伤。

（5）淋巴细胞性白血病则正常或降低；慢性支气管炎患者，痰中溶菌酶活性降低。

[送检要求]

标本应新鲜。

### 4.6.7 单核－巨噬细胞吞噬功能（mononuclear phagocytic function）测定

[检测方法]

斑蝥乙醇浸出液发泡法。

[参考区间]

吞噬率，61.4~64.2；吞噬指数，1.01%~1.11%。

[临床意义]

单核细胞及由单核细胞演变而来的具有吞噬功能的巨噬细胞，统称为单核－吞噬细胞系统（mononuclear phagocytic system，MPS）。单核细胞发生于骨髓的多能干细胞，循环于血液中，穿透血管内皮进入组织内，转变为巨噬细胞。单核－巨噬细胞系统在体内分布广，细胞数量多，主要分布于疏松结缔组织、肝、脾、淋巴结、骨髓、脑、肺以及腹膜等处，并依其所在组织的不同而有不同的名称。单核－巨噬细胞具有抗感染、抗肿瘤、参与免疫应答和免疫调节作用。因能捕捉、加工处理抗原，将抗原呈递给具抗原特异性淋巴细胞，故又称呈递抗原细胞。当单核－吞噬细胞系统的生理功能失调时，可引起多种疾病。将待测单核－巨噬细胞与某种可被吞噬而又易于计数的颗粒作用后，根据吞噬细胞吞噬颗粒物质的多少，计算吞噬率和吞噬指数了解单核–巨噬细胞的吞噬功能。

单核–巨噬细胞吞噬功能降低见于食管癌、胃癌、肠癌、乳腺癌、宫颈癌及其他恶性肿瘤，其吞噬百分率均在45%以下。

本测定可作为肿瘤疗效的观测指标。手术切除肿瘤后，吞噬功能可有不同程度的回升。

### 4.6.8　急性期蛋白测定

#### 4.6.8.1　C–反应蛋白（CRP）测定

详见本书3.1.7.1。

#### 4.6.8.2　血清淀粉样蛋白A（seram amyloid A，SAA）测定

[检测方法]

ELISA法。

[参考区间]

正常人血清中含量<10mg/L。各实验室应建立自己的参考区间。

[临床意义]

血清SAA是一种急性期蛋白，属于载脂蛋白家族中异质类蛋白质，相对分子量约12 000D，功能亦与高密度脂蛋白中第三成分（$HDL_3$）相关。在急性期反应中，经IL–1、IL–6和TNF的刺激，SAA在肝脏中由被激活的巨噬细胞和成纤维细胞合成。

血清或血浆中的SAA浓度是反映感染性疾病早期炎症的敏感指标，不可逆移植排斥反应、转移性恶性肿瘤患者血清SAA增高幅度显著高于可逆性移植排斥反应和肿瘤未转移患者。类风湿性关节炎、结核病或麻风病患者的SAA浓度呈缓慢升高，可能与合成AA–淀粉纤维，引起组织或器官继发性的淀粉样蛋白变性有关，因此有诊断价值。

#### 4.6.8.3　脂多糖结合蛋白（LPS binding protein，LBP）测定

[检测方法]

ELISA法。

[参考区间]

正常人血清中LBP含量约3~10mg/L。各实验室建立自己的参考区间。

[临床意义]

LBP是以低水平存在于正常人血清中的急性期蛋白，主要由肝脏合成，炎症反应中水平升高。相对分子质量60 000D。LBP主要与细菌脂多糖的脂质A（lipid A）结合。LBP不耐热，在50℃时活性较稳定，56℃30min可丧

失 70%生物学活性，59℃则完全失活。生理条件下血浆中 LBP 含量极微，当肝脏受到细菌内毒素（LPS）刺激后，LBP 分泌迅速增高，血浆中 LBP 浓度可升高达 100 倍以上，炎症刺激后肾、心、脾等组织中亦有 LBP 表达。由于革兰阴性细菌多含有大量的 LPS，因此，此类细菌引起的急性感染，特别是败血症患者的 LBP 可显著升高。创伤、病毒性肝炎时 LBP 浓度也升高。

### 4.6.9　甘露糖结合凝集素（mannose–binding lectin，MBL）测定

[检测方法]

ELISA 法。

[参考区间]

血清 MBL 浓度个体差异较大，范围约 40~3500mg/L。各实验室应建立自己的参考区间。

[临床意义]

MBL 因与酵母菌细胞壁甘露糖残基有较强的亲和力而命名。MBL 由肝脏合成并分泌，属于 C 型（$Ca^{2+}$依赖型）凝集素家族成员，广泛存在于多种哺乳动物血循环中。MBL 是免疫宿主体内非酶、非抗体的天然第一线抗感染免疫分子，属于急性期蛋白。

血清中 MBL 浓度主要与 MBL 基因多态性有关。目前已知，某些反复感染（尤其是儿童）、肾脏疾病、自身免疫病如 SLE、RA 等患者，MBL 水平低下。

血清 MBL 浓度升高见于细菌感染、创伤、手术后等急性期反应，一般增高幅度为正常状态时的 2~3 倍。由于 MBL 血清水平个体差异较大，因此，同一患者最好在病程中连续测定，前后对比。

### 4.6.10　选择素（selectin）测定

[检测方法]

ELISA 法。

[参考区间]

P–选择素 8~38μg/L，E–选择素 17~31μg/L，L–选择素参考区间暂缺。各实验室应建立自己的参考区间。

[临床意义]

选择素属于细胞黏附分子的一个家族，目前已发现三个成员：P–选择素、E–选择素和 L–选择素，分别表达于血小板、内皮细胞和白细胞。选择素分子均为 I 型跨膜糖蛋白，可分为胞膜外区、穿膜区和胞浆区。P–选择

素主要在炎症早期介导白细胞、内皮细胞与血小板的起始黏附；L－选择素介导白细胞移向炎症区、淋巴细胞归巢和再循环；E－选择素在白细胞与内皮细胞黏附的起始阶段起介导作用。

选择素是炎症早期最早起作用的黏附分子，也与肿瘤细胞浸润及转移相关。血清中选择素水平可反映出体内血管内皮细胞的活化状态，感染、肿瘤、糖尿病等多种疾病患者体内水平可明显增高。

### 4.6.11 纤维结合蛋白（Fn）测定

[检测方法]

单向免疫扩散法。

[参考区间]

正常血清含量（231±46）mg/L。

[临床意义]

Fn 是一种广泛存在于体液、组织与细胞表面的高分子量糖蛋白，有复杂的生物学功能，是一种重要的调理素。血浆 Fn 含量降低见于多系统脏器衰竭、严重感染、重型肝炎、失代偿性肝硬化、原发性肝癌转移、严重营养不良等。

## 4.7 细胞因子测定

细胞因子的检测过去常用生物学测定法，该法是根据某些细胞因子对特定的依赖性细胞或细胞株具有促增殖作用，以增殖细胞中 DNA 合成酶活性为指标，间接推算出细胞因子的活性单位，或根据某些细胞因子对特定靶细胞株的杀伤作用，通过比色等方法反映存活细胞的比例，推算出细胞因子的活性单位。目前多用 ELISA 法，操作简便，且可定量，并有商品试剂盒供应。

细胞因子的种类繁多，就白细胞介素就有 1～12，但仅少数应用于临床，现介绍几种主要的细胞因子。

### 4.7.1 白细胞介素－1（IL－1）测定

[检测方法]

胸腺细胞增殖试验；成纤维细胞增殖试验；致热原反应。

[参考区间]

SI≥2.1 为阳性；通常在注射后 60min 可升高≥1℃。

[临床意义]

健康人血清中 IL－1 含量极低，剧烈运动后、妇女排卵期、发热、败血症的血清中可增高，类风湿性关节炎的关节渗出液和炎性胸、腹腔液内亦可增高。

IL－1 明显降低见于严重营养不良、新生儿感染、巨大肿瘤、单核－巨噬细胞缺陷综合征、再生障碍性贫血、晚期白血病、类风湿性关节炎等。

从肺部疾病病人的气管灌洗液中分离出的巨噬细胞，其产生 IL－1 的量明显低下，说明肺部炎症和组织损伤与 IL－1 水平失调有关。

[备注]

肝素抗凝血 5ml。

### 4.7.2　白细胞介素－1β（interleukin－1β，IL－1β）测定

[检测方法]

RIA 法；ELISA 法。

[参考区间]

（0.190±0.060）μg/L（n＝158 例，男性 61 例，女性 97 例，年龄 20～73 岁）（血清）。各实验室应建立自己的参考区间。

[临床意义]

IL－1β 是一种主要由单核－巨噬细胞产生的重要细胞因子和多肽调节因子。主要在细胞免疫激活中发挥调节作用。IL－1β 参与机体造血系统、神经、内分泌系统、机体炎症反应以及某些抗肿瘤生理过程。IL－1β 在局部组织内持续地异常合成，可导致机体发热、炎症反应。某些疾病的病理改变过程中，也可出现 IL－1β 含量发生变化。IL－1β 又是急性期反应的主要诱导体，并受各种刺激因子（包括抗原、内毒素、细菌及病毒等）所诱导。故 IL－1β 具有广泛的生物学活性。

IL－1β 参与介导急性骨髓白血病、急淋白血病及多发性骨髓瘤。在再生障碍性贫血的患者中，单核细胞产生 IL－1β 能力明显降低，而在类风湿性关节炎、结核和风湿病的患者 IL－1β 产生水平较高。

### 4.7.3　白细胞介素－2（interleukin－2，IL－2）测定

[检测方法]

RIA 法；ELISA 法。

[参考区间]

RIA 法、ELISA 法：（5.0±1.5）μg/L（n＝50）（血清）。各实验室应建立自己的参考区间。

[临床意义]

IL－2 主要由活化的 T 淋巴细胞产生，天然的 IL－2 含有糖基，基因重组 IL－2 不含糖基。

其主要生物活性是促进 T 淋巴细胞和 NK 细胞（自然杀伤细胞）的增殖（IL－2 被称为 T 细胞生长因子），促进 B 细胞分化增殖，促进抗体生成等。因此 IL－2 在机体免疫应答、免疫调节和抗肿瘤免疫中具有重要作用。

IL－2 产生或表达异常与临床疾病有密切关系，通过测定人外周血、尿液或人激活淋巴细胞培养上清液中的 IL－2 水平，可作为对肿瘤、心血管病、肝病、红斑狼疮、麻风病、艾滋病等疾病诊断、预后及观察的方法，IL－2 降低常见于细胞免疫功能低下、恶性肿瘤、病毒性感染等。并用于器官移植后有无排斥反应的早期诊断。IL－2 含量测定是基础研究和临床上应用 IL－2 免疫治疗的重要辅助指标之一。

### 4.7.4　白细胞介素－4（IL－4）测定

[检测方法]

ELISA 法。

[参考区间]

参看试剂盒提供的参考值。各实验室应建立自己的参考区间。

[临床意义]

同白细胞介素－2。

### 4.7.5　白细胞介素－6（interleukin－6，IL－6）测定

[检测方法]

RIA 法；ELISA 法。

[参考区间]

RIA 法、ELISA 法：（$108.85 \pm 41.48$）$\mu$g/L（$n = 30$）（血清）。各实验室应建立自己的参考区间。

[临床意义]

IL－6 主要是由巨噬细胞、T 细胞、B 细胞等多种细胞产生的一种糖蛋白。具有调节免疫应答、急性期反应及造血作用，并参与机体炎症反应和抗感染防御作用外，还与自身免疫疾病和某些肿瘤的发生和转归密切相关。

据文献报道，在机体损伤、炎症、类风湿关节炎、多发性骨髓瘤、系统性红斑狼疮、肝炎、烧伤及肾脏移植排斥反应等患者体液中 IL－6 水平有不同程度升高。测定血清、体液和培养上清 IL－6 浓度，能辅助临床某些疾病

的诊断，以及对病情、预后及疗效进行评估，并为研究与 IL-6 相关病症的分子病理、生理学提供可靠工具。

### 4.7.6　白细胞介素-8（interleukin-8，IL-8）测定

[检测方法]

RIA 法；ELISA 法。

[参考区间]

RIA 法、ELISA 法：$(0.323 \pm 0.056)$ μg/L（n=20）（血清）。各实验室应建立自己的参考区间。

[临床意义]

IL-8 是由单核细胞、巨噬细胞、血管内皮细胞和 T 细胞等多种细胞产生的一种蛋白质，对特异和非特异的免疫反应细胞具有强烈的趋化作用。主要是趋化和激活嗜中性粒细胞，并参与嗜中性粒细胞与内皮细胞黏附过程的调节。在炎症局部及败血症患者的外周血中均可检测到较高水平的 IL-8，可帮助炎症性疾病的诊断和鉴别诊断。此外严重感染患者血清中 IL-8 水平与炎症因子 IL-6 的水平、并发症的发生预后有密切相关。因此 IL-8 有望作为炎性疾病的临床诊断指标。

### 4.7.7　γ-干扰素（IFN-γ）测定

[检测方法]

ELISA 法。

[参考区间]

参看试剂盒提供的参考值。各实验室应建立自己的参考区间。

[临床意义]

IFN-γ 是一种重要的免疫调控分子，其血清水平的升高或降低主要反映机体免疫功能的紊乱，并无疾病特异性，也不能用于疾病的诊断和鉴别。由于 IFN-γ 是 $CD_4^+$ T 细胞中的 Th1 细胞亚群的主要效应因子，故目前临床检测血清 IFN-γ 水平主要用于 Th1/Th2 细胞失衡的研究。

### 4.7.8　肿瘤坏死因子（tumour necrosis factor，TNF）测定

[检测方法]

生物学测定法；ELISA 法；RIA 法。

[参考区间]

血清：$(39.5 \pm 13.5)$ U/ml，经 LPS 诱导的 TNFα 活性为 $(22.8 \pm 7.7)$ U/ml，PHA 诱导的 $TNF_β$ 活性为 $(15.1 \pm 3.6)$ U/ml。ELISA 法参看试剂盒提供的参考

区间。RIA 法：（0.68±0.13）ng/L。

[临床意义]

TNF 对多种体外建株的肿瘤细胞具有细胞毒作用，为此选用对 TNF 敏感的细胞株，加待测样品共温后，用染料使活细胞着色，再加细胞溶解液使着染在细胞上的染料溶解，读取所得溶液的 A 值，可推算存活靶细胞数，据此计算受检样品中 TNF 的活性单位。

TNF 明显升高见于恶性肿瘤（尤其是恶病质者），严重感染（脓毒血症、败血症等）如革兰阴性菌引起的内毒素休克，且与死亡率高密切相关。

TNF 增高见于脑膜炎球菌感染、自身免疫病、寄生虫感染、广泛性骨髓坏死、无症状艾滋病病毒感染者、重型乙型病毒性肝炎、急性结肠坏死等。

TNF 可用于抗恶性肿瘤的治疗，但亦可引起恶病质。TNF 有调节免疫功能的作用。

### 4.7.9 白细胞介素-2 受体（IL-2R）测定

[检测方法]

双抗体夹心 ELISA。

[参考区间]

①IL-2Rα 的阳性细胞占 4.4%±1.5%。②SIL-2R：血清约为 276U/ml；尿液约为 178U/ml。

[临床意义]

淋巴细胞表面有 IL-2 受体（IL-2R），PHA 和 IFN 等均可增加 IL-2 受体的表达，IL-2R 经酶裂解的部分可进入血循环，称为可溶性 IL-2R，它们均为细胞免疫检验的重要指标。

健康人未经诱导的外周血单个核细胞表达 mIL-2Rα 的阳性细胞为 4.4%±1.5%，但经植物血凝素（PHA）诱导后阳性细胞数可明显增多。

IL-2R 的表达与多种肿瘤有密切关系，低水平 mIL-2Rα 表达见于反应性淋巴组织 T 细胞损伤，低度恶性 B 细胞肿瘤和非造血系统肿瘤。中等水平受体表达见于中度或高度 B 细胞淋巴瘤和霍奇金病，而高水平受体表达见于 T 细胞淋巴瘤、组织细胞增生症。

SIL-2R 水平增高见于霍奇金病晚期、成人 T 细胞白血病、B 细胞白血病、白细胞增多伴异型单核细胞（Sezary）综合征、传染性单核细胞增多症、麻风病、移植物抗宿主病、艾滋病等。血中 SIL-2R 含量与肿瘤患者存活率呈负相关。

# 4.8 体内细胞免疫的皮肤敏感试验

细胞免疫皮肤敏感试验（皮试）是测定体内免疫功能的方法。此法简便易行，对于过敏性疾病、传染病、免疫缺陷病及肿瘤的诊断与防治有重要意义。

## 4.8.1 生物性抗原试验

### 4.8.1.1 结核菌素（OT）皮肤敏感试验

[检测方法]

常用生理盐水将结核菌素（OT）作 1:2000 或 1:10 000 稀释后，取 0.1ml 注射于前臂屈侧皮内，48～72h 后观察结果。

[参考区间]

阴性（－）：无红肿、硬结或硬结直径 <5mm；阳性（＋）：红肿、硬结直径为 5～14mm；强阳性（＋＋）：红肿、硬结 >15mm。

[临床意义]

结核菌素皮肤敏感试验阳性，说明机体已感染了结核杆菌或接种卡介苗后已建立了免疫。其余参见 4.8.2.1 DNCB 皮肤敏感试验。

### 4.8.1.2 链激酶-链道酶（SK-SD）皮肤敏感试验

[检测方法]

取 0.1ml SK-SD（含 SK10U、SD5U）皮内注射，24～48h 后观察红肿反应。

[参考区间]

同 4.8.1.1 OT 试验。

[临床意义]

测定机体细胞免疫功能，参见 4.8.2.1 DNCB 皮肤敏感试验。需注意的是注射双链酶抗原后，如局部不发生红肿硬结反应，可能是细胞免疫功能低下，亦可能被测者尚未感染过链球菌，故应同时并用多种抗原进行皮肤敏感试验。此外，本试验仅能测出过去致敏后的反应性，而不能测定当时是否致敏。

### 4.8.1.3 纯蛋白衍生物（PPD）皮肤试验

[检测方法]

取 0.1ml PPD（内含 PPD 0.00002mg、0.0002mg 或 0.005mg）皮内注射，48～72h 后观察红肿反应。

[参考区间]

同 4. 8. 1. 1 OT 试验。

[临床意义]

同 4. 8. 1. 1 OT 试验。

### 4. 8. 1. 4　毛癣菌素皮肤敏感试验

[检测方法]

0. 1ml（内含蛋白氮 50U）皮内注射，分别于 24、48、72h 后观察红肿反应。

[参考区间]

同 4. 8. 1. 1OT 试验。

[临床意义]

毛癣菌素皮肤敏感试验阳性，说明机体已感染或曾感染过毛癣菌，其余参见 4. 8. 2. 1 DNCB 皮试的临床意义。

### 4. 8. 1. 5　念珠菌素皮肤敏感试验

[检测方法]

0. 1ml（内含蛋白氮 50U 或 10U）皮内注射，分别于 24、48、72h 后观察红肿反应。

[参考区间]

同 4. 8. 1. 1 OT 试验。

[临床意义]

念珠菌素皮肤敏感试验阳性，说明机体已感染了念珠菌。其余参见 4. 8. 2. 1 DNCB 皮肤敏感试验。

### 4. 8. 1. 6　腮腺炎抗原皮肤敏感试验

[检测方法]

0. 1ml 皮内注射，于 24、48、72h 后观察红肿反应。

[参考区间]

同 4. 8. 1. 1 OT 试验。

[临床意义]

腮腺炎抗原皮肤敏感试验阳性，说明机体已感染过腮腺炎病毒。其余参见 4. 8. 2. 1 DNCB 皮肤敏感试验。

### 4. 8. 1. 7　植物血凝素（PHA）皮肤敏感试验

[检测方法]

取植物血凝素 0. 1ml（含 PHA 1μg）皮内注射，24h 后观察结果，测量红斑面积的最大直径。

[参考区间]

以硬结直径≥5mm 为阳性。

[临床意义]

参见4.5.2.1 DNCB 皮肤敏感试验的临床意义。PHA 是一种非特异性有丝分裂原，也是一种敏感性高，且安全可靠的迟发性超敏反应的皮试刺激剂。PHA 皮肤敏感试验是一种敏感性极佳的皮肤变态反应，在健康人中，85% 以上可发生阳性反应；黄疸肝炎、癌肿患者等的阳性率则明显低下，且随着病情的加重阳性率更低或消失。因此，PHA 皮肤敏感试验对临床疗效、预后观察有一定的参考价值。

[注意事项]

用生物性抗原做皮试，常需用两种或两种以上的抗原，应根据试验结果进行综合判断，以免因受试者个体反应性的差异而导致错误结论。

### 4.8.2　化学致敏原试验

#### 4.8.2.1　二硝基氯苯（DNCB）皮肤敏感试验

[检测方法]

将 DNCB 溶于丙酮中，配成 10.0g/L 的溶液，避光4℃保存，可用2周，2周后应重配。用浸有 10.0g/L 的溶液 0.25ml（250μg）的小片棉花贴附于上臂内侧，自然挥发干燥后，绷带局部包扎24h；14 天后于同侧前臂内侧贴附 1.0g/L 的溶液 0.05ml（50μg），48h 后观察反应。

[参考区间]

（−）：无反应。

（±）：部分红斑。

（+）：红斑。

（++）：有红斑加硬结。

（+++）：有水泡形成。

（++++）：有大水泡、坏死。

[临床意义]

皮试反应性降低见于老年人、糖皮质激素或其他免疫抑制剂治疗、放疗、维生素 C 缺乏、铁缺乏、蛋白营养性不良等。亦见于免疫缺陷、感染、肿瘤、肝脏病、肠淋巴管扩张、甲状腺功能低下、病毒疫苗接种等。

#### 4.8.2.2 二硝基氟苯（DNFB）皮肤敏感试验

[检测方法]

试验分两步进行，首先给受试者致敏，将丙酮液 0.1ml（内含 DNFB 1 ~ 10mg）涂于前臂屈侧皮肤表面。致敏 2 周后，再将含 DNFB 50 ~ 100μg 的丙酮液涂于同侧皮肤，分别于 48、72h 后观察结果。阳性者出现接触性皮炎，表现为皮肤红肿、硬结、水泡等。

[参考区间]

参见 4.8.2.1 DNCB 皮肤敏感试验。

[临床意义]

机体细胞免疫功能状态与迟发性超敏反应常呈平行关系。细胞免疫功能正常者，迟发性超敏反应 95% 以上为阳性；细胞免疫功能低下者，则反应微弱或无反应。如瘤型麻风患者有 50% ~ 70% 为阴性，恶性肿瘤发展迅速者或晚期，反应常从阳性转为弱阳性或阴性。因此，迟发型超敏反应皮试可用来测定患者是否存在细胞免疫缺陷。可用于麻风病、恶性肿瘤等患者的疗效观察和预后判断。

[注意事项]

DNCB、DNFB 均是小分子化学物质，有半抗原性质，易于同皮肤组织蛋白相结合，而不显著改变组织蛋白的内部结构，可在大多数正常人中引起迟发型变态反应。用 DNCB 或 DNFB 皮试检测细胞免疫功能，早年曾较为流行，后因本试验观察时间长，有终身致敏危险，且在幼儿有时可致灼伤，故较少使用。近年来，此法又得到重视，并进行了广泛的研究。出生后 2 ~ 3 周的新生儿可对 DNCB 或 DNFB 发生反应。

## 4.9 变态反应的免疫学检验

### 4.9.1 总 IgE 测定

[检测方法]

ELISA 法；电化学发光等方法。

[参考区间]

ELISA 法：男，31 ~ 5500μg/L；女，31 ~ 2000μg/L。

[临床意义]

IgE 又称反应素，它是血清中含量最少的一种免疫球蛋白，是一种亲细胞性抗体，主要在呼吸道、消化道黏膜固有层中的浆细胞合成，故血清浓度并不能反映体内 IgE 水平。IgE 对肥大细胞及嗜碱粒细胞具有高度亲和性，可与细胞表面的高亲和性受体 FcεRI 结合，当过敏原再次进入机体时，与致敏肥大细胞、嗜碱粒细胞上的 IgE 结合，促使细胞脱颗粒，释放生物活性物质，引发 I 型速发型超敏反应。IgE 测定包括血清中总 IgE 及特异性 IgE，可用 ELISA 法、电化学发光等方法。

IgE 增高见于变态反应性疾病（哮喘、花粉症、湿疹、荨麻疹、各种过敏性疾病）和寄生虫感染（蛔虫、丝虫和钩虫）、热带嗜酸性细胞增多症、IgE 型多发性骨髓瘤、真菌感染等。与免疫缺陷相关性疾病 IgE 也可见升高，如在 HIV 感染的某个时期，尤其是晚期 $CD_4^+$ 明显减少前可能会出现一种与特应性疾病类似的症状，且伴随着 IgE 水平数倍升高；与自身免疫系统激活及损害相关并伴随皮肤损害的疾病如移植物抗宿主反应及严重皮肤烧伤患者，常常会出现总 IgE 升高。

IgE 降低见于先天性或获得性丙种球蛋白缺乏症、毛细血管扩张性运动失调综合征、长期使用可的松治疗等。

多数异型变态反应患者的血清 IgE 水平较健康成人有所升高，但并不是全部，因为遗传性过敏症反应者并不是所有均由 IgE 介导的，应根据临床资料予以解释。

### 4.9.2　变应原特异性 IgE 测定

[检测方法]

ELISA 法；电化学发光等方法。

[参考区间]

变应原特异性 IgE：阴性。

过敏原：沙尘螨、屋尘螨、猫毛皮屑、狗毛皮屑、蟑螂、点青霉、烟曲霉、栎树、榆树、梧树、桐树、柳树、杨树、矮豚草、桑树、鸡蛋白、牛奶、鱼、蟹、虾、牛肉、羊肉、青贝、芒果、腰果等，均为阴性。

[临床意义]

根据分子学及免疫反应特性对变应原进行分类已取得极大的进步，越来越多的变应原已得到分离、鉴定和纯化。常见主要变应原分为室内变应原、室外变应原、真菌、食物、昆虫、胶乳、药物。变应原特异性 IgE 的检测可以提示变态反应性致敏作用的存在。大量的筛选试验可用于变应原特异性 IgE 抗体的检测。

（1）室内变应原最重要的是室内尘埃中和来自室内饲养动物身上所寄生

的各种螨。一些最常见的室内变应原：螨如表皮螨属、蟑螂、动物如狗及猫等；霉如各种曲霉（黄曲霉菌、黑曲霉菌）；分枝孢子菌属和毛霉菌属等。详细的病史是靶 IgE 抗体测定的基础。

（2）室外变应原常见的是树上的花粉、谷物花粉、药草或香草、野草。就花粉变应原而言，在选择用于花粉相关变态反应中特异性 IgE 抗体测定的变应原时，应注意不同种类的花粉可能会在不同季节引起症状。且随着时间的推移，由于气候条件的变化，常会出现波动。引起变态反应的几种主要花粉有豚草属植物、牧草、裸麦草、艾属植物等，而随地理因素的改变而改变，如海拔较高的山上花粉传播时间与较低区域不同。因此，在选择花粉变应原时，应考虑地域、季节、气候及个体环境因素。花粉过敏者对某些食物也容易过敏，尤其是在花粉产生季节，出现 I 型变态反应症状，其原因是花粉与其他植物组织中的某些变态反应性激发蛋白相似或不同植物间存在较近的家族关系。最常见的例子是"芹菜－胡萝卜－艾属植物"综合征及不同种类的瓜果之间存在较近的家族关系。

（3）食物引起的变态反应临床表现有多种，最常见的临床表现及靶器官有：过敏性休克（全身）、特应性皮炎、荨麻疹（皮肤），鼻－眼结膜炎、喉水肿、哮喘（呼吸道），腹痛、恶心、呕吐、便秘、腹泻（消化道），中耳炎、关节炎、偏头痛（其他）。较重要的食物变应原有：鸡蛋蛋白如卵清蛋白及卵黏蛋白、牛奶如乳白蛋白及酪蛋白、黄豆、坚果如花生、海鲜、谷物如小麦及裸麦、蔬菜如土豆及芹菜等、染料如酒石黄、防腐剂如山梨酸等。约有 40% 的 IgE 介导的食物变态反应由鸡蛋蛋白及牛奶引起。近几年来，由花生引起的变态反应越来越引起了人们的关注。许多食物与其他物质间存在变态反应性交叉反应。对牛奶过敏的患者可能会对其他牛奶制品及小牛肉过敏。海鲜过敏者，可能会对新鲜淡水及海水鱼、贝及甲壳类动物产生交叉变态反应。食物过敏者的临床表现、皮试结果与特异性 IgE 测定结果之间的一致性较差，主要是由于许多食物变应原的不稳定性所致。IgE 介导的致敏作用最可靠的检测方法是采用天然食物进行皮肤划痕试验。住院患者的双盲－安慰剂对照试验仍然是证实食物变态反应的金标准。

### 4.9.3 嗜碱粒细胞脱颗粒试验

[检测方法]

染色法。

[参考区间]

阴性（脱颗粒细胞＜30%）。

[临床意义]

嗜碱粒细胞胞浆内的颗粒能被碱性染料染成蓝色，极易辨认和计数。当加入抗原后，即与结合在细胞上的 IgE 产生桥连，导致胞浆内的颗粒脱出，不再被染色，致使染色的细胞明显减少。

本试验可作为判断Ⅰ型变态反应的体外试验，用以协助寻找过敏原和选择用药。

### 4.9.4　肥大细胞脱颗粒试验

[检测方法]

染色法。

[参考区间]

阴性（脱颗粒细胞＜50%）。

[临床意义]

本试验亦可作为判断Ⅰ型变态反应的体外试验，用以协助寻找过敏原和选择用药。脱颗粒细胞＞50% 为阳性反应，表示患者对该抗原物质过敏。

Ⅰ型变态反应（速发型）是由再次入侵的变应原与患者体内特异性 IgE 结合，再与嗜碱粒细胞或肥大细胞上的 IgE 受体反应，引起嗜碱粒细胞或肥大细胞脱颗粒，并释放出组胺等活性介质，这些活性介质作用于靶细胞，发生平滑肌收缩、毛细血管扩张、通透性增加等病理变化。通常检查Ⅰ型变态反应采用体内皮肤敏感试验，虽然比较方便，但有很多缺陷：高度过敏性体质的患者可能造成严重反应；因需要试验各种变应原而进行多处注射，给患者带来痛苦；皮肤敏感试验可能引起机体致敏，不利于第二次皮肤敏感试验，上述两项体外试验则可避免皮肤敏感试验的缺点。

正常人血清中不存在 IgE，试验时嗜碱粒细胞或肥大细胞圆而大，颗粒粗大，呈砖红色，均匀分布于细胞浆中。过敏性疾病患者血清中含有特异性 IgE，试验时嗜碱粒细胞或肥大细胞变形、细胞膜破裂，颗粒逸出，可有空泡，阳性者多见于Ⅰ型变态反应。

此试验比嗜碱细胞脱颗粒试验的方法简便，易于观察，便于掌握。

### 4.9.5　白细胞组胺释放试验

本试验由肝素抗凝白细胞分离，加抗原温育，然后用正丁醇苯和盐酸反苯提取组织胺，将组织胺与重结晶后的邻苯二醛缩合，可在荧光分光光度计下测定。

[检测方法]

染色法。

[参考区间]

阴性。组胺释放率 >50% 为阳性。

[临床意义]

阳性者表示患者对该抗原物质过敏，因此，亦可协助寻找过敏原和选择用药。

### 4.9.6 速发型皮肤敏感试验

本试验是测定体内体液免疫的皮试之一，可检测患者是否对某些药物、异种动物血清、食物等过敏。

[检测方法]

皮内法或挑刺法。

[参考区间]

阴性。

[临床意义]

皮内法：阳性为抗原侧风团直径≥对照侧的 2 倍；挑刺法：抗原侧出现风团或红晕直径 >20mm，表示对该抗原过敏。

常用的有青霉素皮试、白喉及破伤风抗毒素皮试等。试验反应迅速，一般 15~30min 观察结果，阳性者为对该抗原过敏。

异常结果是毛细血管扩张、血管能透性增高、血管内液体渗出、平滑肌收缩、分泌腺活动亢进等；过敏性休克；支气管哮喘等。

### 4.9.7 细菌毒素皮肤敏感试验

#### 4.9.7.1 锡克试验（Schick test）

本品系用纯化白喉毒素经稀释制成，用于测定人体对白喉的敏感性。

[检测方法]

皮内法。

[参考区间]

阴性。

[临床意义]

结果观察同 4.9.6 速发型皮肤敏感试验。用白喉毒素做皮试，以测定人群对白喉有无感受性。

#### 4.9.7.2 狄克试验（Dick test）

狄克试验试是利用链球菌感染后机体可产生特异性抗体（抗红疹毒素抗体），抗体一旦产生即具有免疫力，此时如皮下注射红疹毒素，便不再产生皮疹的原理进行的一种试验。因此，利用皮下注射红疹毒素后局部反应，可了解受试者对链球菌的免疫能力。

[检测方法]

皮内法。

[参考区间]

（1）试验臂出现直径 >10mm 的红斑，对照侧无，为试验阳性。

（2）双臂注射部位均无红斑，或红斑直径 5mm，为试验阴性。

（3）两臂皮肤出现同样大小的红斑，为假阳性，系非特异性过敏反应。

[临床意义]

结果观察同 4.9.6 速发型皮肤敏感试验。用链球菌红疹毒素作皮试，以测定人群对猩红热有无感受性。特别是对易感儿童的调查尤为重要。

#### 4.9.8 支气管（抗原）激发试验（BPT）

[检测方法]

皮内法。

[参考区间]

阴性（与正常人比较，使 1min 最大呼气量下降 <20%）。

阳性（与正常人比较，使 1min 最大呼气量下降 >20%），表示存在过敏性哮喘：①明显自觉症状，如胸部紧迫感和喘息等；②肺部闻及哮鸣音；③最大呼气量下降 20% 以上。

[临床意义]

BPT 较皮肤敏感试验的特异性高，与患者的病史、症状和过敏原吸附试验的相关性较强。常用于确定支气管哮喘的过敏原、检验新制剂的抗原性、评价平喘药疗效以及观察脱敏治疗的结果等方面。本法的缺点是每次只能测试一种抗原，要求有一定专门设备和技术，并需取得患者合作。

# 4.10 肿瘤标志物测定

肿瘤标志物是由肿瘤细胞直接产生或由非肿瘤细胞经肿瘤细胞诱导后而合成的物质。检测血液中或其他体液中的肿瘤标志物（体液肿瘤标志物）以及细胞内或细胞表面的肿瘤标志物（细胞肿瘤标志物），根据其浓度有可能对肿瘤的存在、发病过程和预后作出诊断。

肿瘤标志物是肿瘤细胞的特有产物，又称肿瘤特异性抗原，如肝癌细胞产生的甲种胎儿蛋白，黑色素瘤产生的黑色素瘤特异性抗原等。有些物质并非肿瘤组织的特异产物，但在肿瘤患者明显增高，亦广义地称为肿瘤标志物或肿瘤相关抗原，如人促绒毛膜性腺激素、癌胚胎性抗原等。由肿瘤细胞产生的标志物包括癌胚抗原、可被单克隆抗体识别的糖类抗原决定簇、酶、同工酶、致癌产物和受体。检测肿瘤标志物可分成四大类。

（1）肿瘤胚胎和肿瘤胎盘抗原，人绒毛膜促性腺激素（HCG）。胚胎性抗原，如甲种胎儿蛋白（AFP）用于检测原发性肝细胞性肝癌；碱性胎儿蛋白（BFP）用于诊断肝癌、胰腺癌等；癌胚胎抗原（CEA）用于检测结、直肠癌等消化道肿瘤；胰腺癌胎抗原（POA）用于检测胰腺癌。

（2）非胚胎性肿瘤标志物。分化和增生抗原，如神经元特异烯醇化酶（NSE）、前列腺特异抗原（PSA）、$\beta_2$-微球蛋白（$\beta_2$-G）用于检测白血病、骨髓瘤等；铁蛋白用于检测肝、肺、乳腺、结肠等肿瘤；酸性铁蛋白用于检测肝癌；前列腺酸性磷酸酶（PAP）用于检测前列腺癌；前列腺特异性抗原（PSA）用于检测前列腺癌；黑色素瘤相关抗原用于检测黑色素瘤；组织抗原（TA）或鳞状上皮癌相关抗原用于检测子宫颈癌；组织多肽抗原（TPA）用于检测乳腺、消化道、泌尿道的肿瘤；DNA聚合酶用于检测恶性肿瘤；分泌型IgA用于检测结肠癌、胰腺癌；多胺类用于检测乳腺、肺、食管癌；超氧化物歧化酶（SOD）用于检测恶性肿瘤；胎盘碱性磷酸酶用于检测精原细胞癌及肺、乳腺、结肠癌；肌酸激酶同工酶（CK-BB）用于检测前列腺癌；神经元特异性烯醇酶（neuron specific enolase）用于检测肺小细胞癌；免疫反应性弹性酶用于检测胰腺癌。异位产生的蛋白，如多发性骨髓瘤中的单克隆免疫球蛋白（M蛋白）和本周蛋白。

（3）异位内分泌激素，即异位产生的激素，如肺癌中的促肾上腺皮质激素（ACTH）、甲状腺癌中的降钙素（CT）。如甲状腺素球蛋白（Tg）用于检测甲状腺转移癌；降钙素用于检测髓样癌；胃泌素用于检测胃泌素瘤；胰岛素用于检测胰岛细胞癌；血管活性肠肽（VIP）用于检测胰腺癌；生长激素用于检测垂体前叶瘤；泌乳素（PRL）用于检测垂体微小PRL癌；糖蛋白激素α亚单位用于检测垂体嫌色细胞瘤；促肾上腺皮质激素、醇脱氢酶（ADH）、促甲状腺激素（TSH）等用于检测异位激素综合征；醛固酮用于检测原发性醛固酮增多症；皮质醇用于检测皮质醇增多症。

（4）单克隆抗体识别的肿瘤标志物，糖类分子，其抗原决定簇可被单克隆抗体识别，如糖类抗原（CA19－9）、糖类抗原（CA125）、糖类抗原（CA15－3）等。如糖类抗原检测胰腺癌等消化道肿瘤；CA125 检测卵巢癌等；CA50 检测胃癌、肝癌及结、直肠癌；CA15－3 检测乳腺癌；CA24－2 检测消化道肿瘤；CA72－4 检测乳腺癌、结肠癌。

标志物联合检测的诊断价值在于提高检出率：①应用 AFP、CEA、CEA、CA50、DNA 聚合酶、酸性铁蛋白（SF）、$\beta_2$－MG 对肝癌、胃癌、胰腺癌进行 RIA 联合检测，总诊断符合率从单项的 68.5% 提高到 93.8%；联合检测使肿瘤待诊者的早期诊断阳性率从单项的 51.1% 提高到 91.7%，其中，肝癌的早期诊断阳性率从 69.2% 提高到 94.9%；肺癌从 34.6% 提高到 84.6%；胃癌从 40.9% 提高到 90.9%；胰腺癌从 55.6% 提高到 100%。②对 332 例消化系肿瘤和 63 例非肠道癌肿同时作 CA19－9 与 CEA、CA125、CA15－3 检测，并同 CA19－9 的阳性率进行比较，联合检测的结果表明，结直肠癌阳性率提高 19%；胰腺癌提高 18%；胃癌提高 17%；食管癌提高 21.4%。据多项报告，CA19－9、CEA 和 SF 联合检测，为最佳配伍。③AFP 与 CA50 联合检测原发性肝癌的阳性准确率＞90%。④SF 与 AFP 联合应用使原发性肝癌检出率从 73.9% 提高到 95.6%，阴性率降到 4.3%。尤其是 AFP 阴性，SF 呈明显升高者，癌肿直径≤3cm 时，其诊断准确率为 72.2%，3～5cm 时为 84.6%，＞5cm 时可达 93.3%。对肝硬化等高危患者，AFP 和 SF 联合检测对发现早期肝癌有重要意义。有关的肿瘤标志物见表 4－14。

**表 4－14　与诊断有关的肿瘤标志物**

| 肿瘤标志物 | 肿瘤标志物所预示的肿瘤 | 生化特性 |
| --- | --- | --- |
| CEA | 结肠直肠癌，乳腺癌 | 糖蛋白，180 000D，糖类占 45%～60% |
| AFP | 睾丸癌，肝细胞癌 | 糖蛋白，70 000D，糖类占 4% |
| CA125 | 卵巢癌 | 糖蛋白，200 000D，糖类占 25%，单克隆抗体 OC 125 |
| CA19－9 | 胰腺癌，胆管癌 | 糖脂，36 000D，Lewis 血型的半抗原决定簇 |
| CA72－4 | 胃癌，卵巢癌 | 黏蛋白样糖蛋白 "TAG 72"，400 000D |
| CA15－3 | 乳腺癌 | 乳脂小体黏蛋白家族的糖蛋白，300 000D |

| 肿瘤标志物 | 肿瘤标志物所预示的肿瘤 | 生化特性 |
| --- | --- | --- |
| CA24 – 2 | 胰腺癌，直肠癌 | 唾液酸化的鞘糖脂 |
| PSA(f – PSA) | 前列腺癌 | 糖蛋白，33 000D，激肽释放酶相关的丝氨酸蛋白酶 |
| HCG | 胚胎细胞癌，滋养层肿瘤 | 糖蛋白激素，2 个亚单位，$\alpha/\beta$ 链，14/24 000D |
| NSE | 小细胞肺癌，神经内分泌系统肿瘤 | 糖酵解酶，烯醇化酶，同型，87 000D |
| SCC | 鳞状细胞癌 | 糖蛋白，42 000D，肿瘤抗原 – 4 – 同型抗原 |
| CYFRA21 – 1 | 非小细胞肺癌 | 细胞角蛋白 – 19 – 片段，30 000D |

## 4.10.1 癌胚抗原（carcino – embryonic antigen，CEA）测定

[检测方法]

ELISA 法；化学发光法。

[参考区间]

ELISA 法 < 15μg/L（< 15ng/ml），或 0.075nmol/L（1nmol/L = 200ng/ml）；阳性值为 > 20μg/L 或 0.1nmol/L。

化学发光法：< 5μg/L。

[临床意义]

癌胚抗原（CEA）存在于胚胎胃肠黏膜上皮及某些急性肿瘤组织细胞表面。癌胚抗原是在胚胎发育过程中，作为细胞表面蛋白，主要形成于胃肠道和胰腺，并分泌于体液中。成人时 CEA 的合成未完全停止，也存在于许多与胃肠或肺来源有关的外胚层组织的癌细胞中。CEA 是由 45% ~55% 糖和 50% 蛋白质组成的癌胚糖蛋白，由 9 个抗原决定簇。它属于细胞表面糖蛋白的一个大家族，该家族已鉴定的有 36 种之多，因此，CEA 是多种癌的一种相关抗原，而不是一种癌的特异性抗原。CEA 虽然缺少特异性，不能作为肿瘤的筛选指标，但可用于肿瘤患者的监测和疗效判断。目前检测血清 CEA 水平已成为结肠癌诊断和疗效判断的一项重要指标。结肠直肠癌、胃癌、胰腺癌、小肠腺癌、肺癌、肝癌、乳腺癌、泌尿系肿瘤呈动态升值。胃液、唾液、乳头溢液及胸腹水中 CEA 的阳性检测率更高。假阳性见于各型胃炎、消化性溃疡、慢性肝胆疾病、直肠息肉、肺部感染、肠上皮化生及乳腺病，正常人吸

烟亦有一时性中度升高。CEA 增高不能独立作出肿瘤诊断，但 CEA 增高提示肿瘤不易切除、术后易复发、化疗不满意、有转移、存活期短、预后差，是一项预示或监测肿瘤复发和转移的较灵敏和可靠的指标。CEA 是多种癌的一种相关抗原，而不是一种癌的特异性抗原。CEA 虽然缺少特异性，不能作为肿瘤的筛选指标，但可用于肿瘤患者的监测和疗效判断。

### 4.10.2 甲胎蛋白（alpha - fetoprotein，AFP）及其异质体 AFP/AFP - L3 测定

［检测方法］

化学发光法；ELISA 法。

［参考区间］

化学发光法：$<20\mu g/L$。

ELISA 法：$<20\mu g/L$（$<20ng/ml$）或 $0.29nmol/L$（$1nmol/L=68ng/ml$）。

甲胎蛋白异质体（AFP - L3）：$0\sim15\%$。

［临床意义］

甲胎蛋白（AFP）是单链糖蛋白。妊娠第 6 周在胎儿的未分化肝细胞、卵黄囊和胃肠道开始合成 AFP，第 13 周达到高峰后逐渐降低，出生后不久即降至成人水平。正常人血清中 AFP 的含量很低。原发性肝细胞癌、肝炎和肝硬化及某些生殖细胞肿瘤等患者，AFP 升高。血清中 AFP 含量测定是诊断原发性肝癌和判断预后的重要指标，通过测定母体血液和胎儿羊水中 AFP 的含量，对判断胎儿畸形及先天性愚型有一定的价值。原发性肝癌 $>400\mu g/L$（$>400ng/ml$），阳性率 $>80\%$，且渐升高。应排除妊娠、重型肝炎、肝硬化及睾丸癌等。病毒性肝炎可 $>100\mu g/L$（$>100ng/ml$），但渐降低，AFP 值高者预后不佳；可作为肝癌手术和化疗后的预后观察。

由于 AFP 分子唾液酸含量不同，凝胶电泳时迁移率和外源性凝集素亲和力异同，将氨基酸序列相同，而糖链或蛋白质等电点不同的 AFP 称为 AFP 异质体（AFP/AFP - L3）。其检测方法有单克隆抗体法、双向凝胶电泳法、亲和印迹法、自动分析法、亲和层析法、酶标法、直接荧光免疫分析法和等电聚焦电泳法。常用植物凝集素有刀豆素 A（ConA）、E 型红腰豆凝集素（PHA - E）、小扁豆凝集素（LCA）或豌豆凝集素（PSA）等，前两种应用较少，后两种使用较多。AFP 经 LCA 电泳可分成 3 个条带，依迁移率大小定为 AFP - L1、AFP - L2 和 AFP - L3，分别代表 LCA 非结合、LCA 弱结合和 LCA 结合型。AFP 异质体（AFP - L3）具有临床诊断价值。

AFP-L3 诊断肝癌的敏感性为 97%，特异性为 92%。

（1）鉴别良、恶性肝病慢性肝病，AFP-L3 百分比低，而原发性肝癌（PHC）为阳性 >15%，AFP-L3 升高与血总 AFP 无关，适用于 AFP 低浓度阳性，良、恶性肝病的鉴别诊断。约 40% 小肝癌（直径 <2cm）AFP-L3 显著升高，对肝癌有早期诊断价值。

（2）监测肝癌发生 AFP 低浓度阳性患者监测，AFP-L3 可早期预警肝癌发生。有助于鉴别影像难以确认的占位性病变。

（3）肝癌预后 AFP-L3 含量与肝癌恶性特征有关，低含量生存时间明显延长。

（4）评价疗效肝癌根治术后，在 2 个月内 AFP 转阴，AFP-L3 消失。如 AFP 虽明显下降但未转阴，而 AFP-L3 变化不明显，则提示手术不彻底，可能存在残癌、血管癌栓、卫星结节或肝外转移等。术后 AFP-L3 阳性者复发转移率高、临床预后差。

（5）鉴别胚胎性肿瘤胚胎性肿瘤 AFP 升高，但肝癌 AFP 异质体以 ConA 结合型为主，而胚胎性肿瘤以非结合性为主。

### 4.10.3  糖类抗原 CA125 测定

［检测方法］

ELISA 法；化学发光法。

［参考区间］

均 <35U/ml。

［临床意义］

细胞表面的糖脂或糖蛋白在细胞的信息传递、生长和分化中起着重要作用。细胞恶变时，由于糖基转化酶的失活或某些胚胎时期活跃而成熟期趋于静止的一些转化酶被激活，从而引起细胞表面糖类的变化。糖类抗原（carbohydrate antigen，CA）可认为是这种变化的结果，它们以神经节糖苷或结合到糖蛋白中的形式出现在细胞上，测定这些肿瘤细胞结合抗原是诊断恶性病变有用的指标。糖类抗原 CA125 是一种相对分子质量大的黏蛋白型糖蛋白，相对分子质量为 200 000D。其抗原表位在黏蛋白的蛋白质部分而不在糖链上。CA125 是妇女卵巢浆液性囊腺癌的首选标志物。CA125 正常 <35U/ml。①卵巢癌 >56U/ml，阳性率在 70%~90%，卵巢上皮癌阳性率达 95% 以上，但性腺间质瘤阳性率 60%，卵巢良性囊肿可达 30% 左右。②肺癌的阳性率有 30%~60%。③可作为卵巢癌、肺癌疗效观察和预后判断的指标。

### 4.10.4　糖类抗原 CA19 - 9 测定

[检测方法]

化学发光法；ELISA 法。

[参考区间]

化学发光法：＜27U/ml。

ELISA 法：＜37U/ml。

[临床意义]

糖类抗原 CA19 - 9 是由 5 个糖单位组成的糖脂。CA19 - 9 是人 Lewis 血型系统的一种被修饰的 Lewis（A）半抗原，仅出现于 Lewis 血型抗原阳性患者（约 95% ~ 97%）。其抗原表位在糖蛋白或糖脂上，为一个重复的表面结构，其相对分子质量脂质部分为 36 000D，黏蛋白部分为 1000kD 万。用免疫组化法已证实 CA19 - 9 分布于胎儿结肠、小肠、胰、胃和肝的细胞中。成人胃肠道器官和肺组织也可测出，但浓度极低。在含黏蛋白的体液中，如唾液、精液、胃液、羊水、尿、卵巢囊肿液以及胰腺、胆囊和十二指肠的分泌物中，CA19 - 9 的含量极高，故只能以血清或血浆为检测标本。

（1）细胞表面的糖脂或糖蛋白在细胞的信息传递、生长和分化中起着重要作用。细胞恶变时，由于糖基转化酶的失活或某些胚胎时期活跃而成熟期趋于静止的一些转化酶被激活，从而引起细胞表面糖类的变化。CA（carbohydrate antigen）类抗原可认为是这种变化的结果，它们以神经节糖苷或结合到糖蛋白中的形式出现在细胞上，测定这些肿瘤结合抗原是诊断恶性病变有用的指标。

（2）消化道腺癌，特别是胰腺和胆道系统恶性肿瘤；阳性率＞80%，其他疾病除大块肝坏死为 58% 外，一般＜20%。

（3）对肿瘤复发和转移性癌有较高阳性率。能较好地监测化疗、放疗、手术治疗的疗效。

[备注]

应用肿瘤细胞株免疫 BaIB/C 纯种小鼠，与骨髓瘤细胞杂交，得到的单克隆抗体（McAb）能与肿瘤相关的糖类抗原起反应，该 McAb 所识别的抗原称糖类抗原有不同序号。

### 4.10.5　糖类抗原 CA72 - 4 测定

[检测方法]

化学发光法；ELISA 法。

[参考区间]

化学发光法：<6.9U/ml。

ELISA 法：<6U/ml。

[临床意义]

糖类抗原 CA72 - 4 是由 cc49 和 B 72.3 单克隆抗体识别的一种血清中黏蛋白样肿瘤相关糖蛋白（TAG 72）。cc49 的靶位为高纯的 TAG 72；B 72.3 的靶位在肝转移的乳癌细胞膜上。CA72 - 4 的相对分子质量 > ×400 000D，表面结构有多种不同的表位，CA72 - 4 对胃癌、乳腺癌、结肠癌及其他消化道恶性肿瘤的诊断有参考价值。对卵巢黏液性囊腺癌和非小细胞肺癌具有相对较高的敏感性和特异性。

### 4.10.6　糖类抗原 CA15 - 3 测定

[检测方法]

化学发光法；ELISA 法。

[参考区间]

化学发光法：<25U/ml。

ELISA 法：<28U/ml。

[临床意义]

糖类抗原 CA15 - 3 是由单克隆抗体 115D8 和 DF3 识别的黏蛋白型糖蛋白 MUC - 1 抗原上的表位。存在于乳腺、肺、卵巢、胰腺等恶性的或正常的上皮细胞膜上。MUC - 1 乳腺癌黏蛋白（CA15 - 3 抗原）由肿瘤细胞分泌，可作为乳腺癌的血清学标志。CA15 - 3 是监测乳腺癌特异性和灵敏度最佳的指标。卵巢癌阳性率 >70%，肺癌阳性者占 50%，消化道肿瘤阳性者为 10% ~ 20%，其他胃肠道疾病仅少数增高。

### 4.10.7　糖类抗原 CA24 - 2 测定

[检测方法]

ELISA 法。

[参考区间]

<12U/ml。

[临床意义]

糖类抗原 CA24 - 2 是 1985 年 Lindholm 等在研究 CA50 时分离的一种糖链抗原，其抗原决定簇与 CA50 和 CA19 - 9 完全不同，但都位于一个大分子上。是一种与Ⅰ型糖链相关的唾液酸化的鞘糖脂。在人胰腺边缘顶端的细胞、结肠黏膜上皮和 Goblet 细胞中 CA24 - 2 的存在部分与 CA19 - 9 和 CA50 相同，但在良性和恶性肿瘤中 CA24 - 2 的表达与其他肿瘤标志物唾液酸化的黏蛋白有些区别。通常作为胰腺癌和直肠癌的肿瘤标志物，并用来与良性的肝、胆、胰及肠道疾病相区别。CA24 - 2 在胰腺、结直肠、肝、胃癌的阳性率分别为 86.6%、62%、44.9% 和 34.6%；正常人的假阳性率为 4%。

### 4.10.8　前列腺特异抗原测定

[检测方法]

化学发光法。

[参考区间]

前列腺特异抗原（PSA）：≤4.0μg/L；游离前列腺特异性抗原（f - PSA）：≤0.4μg/L。

[临床意义]

前列腺特异抗原（prostate specific antigen，PSA）是一种与前列腺癌相关的抗原，主要由前列腺导管上皮细胞合成，分泌入精浆，微量进入血循环。近年的研究发现，PSA 并非前列腺特异的，甲状腺也可分泌 PSA。女性乳腺、卵巢、子宫内膜等组织以及血清、乳汁和胎儿羊水中都可检测到微量 PSA，与女性体内的类固醇激素尤其是孕激素和雄激素水平的调节有关。PSA 为单链糖蛋白，含 7% 糖类，由 237 个氨基酸残基组成，是一种丝氨酸蛋白酶。能溶解精液中的蛋白质，对精液的生理性液化起作用。正常人血清中 PSA ≤ 4μg/L。但随着年龄的增长，前列腺体积同腺体增生而增大，分泌的 PSA 也相应增多。一般正常的前列腺组织和良性前列腺增生组织，每增加 1g，可增加 PSA 0.3μg/L，但每克肿瘤组织可使 PSA 增加 3.5μg/L。PSA 在血液中以两种形式存在，即游离态的 PSA（free PSA，f - PSA）和结合型的 PSA（complex PSA，c - PSA），后者与不同蛋白酶抑制物，主要为 $\alpha_1$ 抗糜蛋白酶（ACT）、$\alpha_2$ - 巨球蛋白（AMG）、$\alpha_1$ 抗胰蛋白酶（AAT）形成复合物，其中以 PSA - ACT 为主。f - PSA 在血中的半衰期为 100min，c - PSA 的半衰期为 2~3 天，最近也有报道为 33h。①PSA 是诊断前列腺癌的肿瘤标志物。美国食品药品管理局（FDA）已将 PSA 检测作为 50 岁以上男性的普查指标，但实验结果应结合临床综合考虑。国内有人报道认为 <50 岁者一般 <4μg/L，50~55 岁为 4.4μg/L，60~69 岁为 6.8μg/L，>70 岁可达 7.7μg/L。若异常升高预示有患前列腺癌的可能。②正常女性血中有低水平的 PSA，当乳腺发生良性或恶性肿瘤时，PSA 可能升高。③良性前列腺增生者，PSA 水平越高，发生急性尿潴留的风险越大。近 50% 良性前列腺增生者 t – PSA 水平增高与前列腺癌难以鉴别。目前认为良性前列腺增生者不受年龄与 t – PSA 水平的影响，c – PSA/t – PSA 比值相对稳定在 0.76 ~ 0.79（国外报道 0.78）。

前列腺癌患者血清中 t – PSA 增高，c – PSA 水平也是增高的（占 90% 以上），但 f – PSA 水平低于 5%。当总 PSA 在 3.0 ~ 10.0μg/L 时，血清中 f – PSA/t – PSA 比值低于 0.19（有的文献为 < 0.15，还有的报道为 < 0.10），前列腺癌的可能性比较大。

### 4.10.9　人绒毛膜促性腺激素（HCG）测定

［检测方法］

ELISA 法。

［参考区间］

男，< 12U/L；女，< 5U/L；绝经女性，< 10U/L。

［临床意义］

人绒毛膜促性腺激素（HCG）是孕卵着床后人体滋养层细胞分泌的一种糖蛋白激素，由 β 链和 α 链 2 条肽链组成，其中 β 链具有抗原特异性，为免疫学检测 HCG 的靶位。在胚泡植入子宫内膜后，胚泡滋养层生长时，HCG 分泌量会骤然增加。这种变化同时反映在母体的血液和尿中，因此测定 HCG 的含量及其变化可用于诊断早期妊娠、葡萄胎和绒毛膜癌等，还可用于计划生育有关药物的研究。β 亚单位（β – HCG）是诊断妊娠的有效指标，符合率 95% ~ 100%。增高见于恶性葡萄胎、绒毛膜上皮癌、宫外孕、睾丸肿瘤等。降低见于先兆流产，并可进行监护。用于抗早孕药和抗早孕效果的机制研究。

### 4.10.10　神经元特异性烯醇化酶（neuron – specific enolase，NSE）测定

［检测方法］

化学发光法。

［参考区间］

< 15.2ng/ml。

［临床意义］

神经元特异烯醇化酶（neuron specific enolase，NSE）由 Moore 等于 1965 年研究神经系统特异蛋白时发现，当时称为 14 – 3 – 2 蛋白。1975 年 Bock 等证实该蛋白具烯醇化酶的活性，故命名为 NSE。烯醇化酶（α – 磷酸 – D – 甘

油水解酶，EC4.2.1.11）是一种糖醇解酶。自然界有 5 种烯醇化酶的同工酶，由免疫学性质不同的 α、β、γ3 种亚基组成，分别为 αα、ββ、γγ、αβ 及 αγ。NSE 为 γγ 型，特异地定位于神经元及神经内分泌细胞内，无严格的种属特异性。相对分子质量 78 000D，酸性氨基酸含量达 30%，等电点 4.7。大多数小细胞性肺癌（SCLC）患者血清 NSE 水平显著升高，且其水平与临床进程相平行。

（1）NSE 对 SCLC 的诊断具较高的特异性（92.9%）和敏感性（83% ~ 92%）。神经母细胞瘤患者 NSE 的水平也明显升高，以 25μg/L 为临界值敏感性可达 85%。NSE > 100μg/L 提示预后不佳，生存期大多 < 1 年。

（2）正常人脑脊液中 NSE 含量约为 10μg/L，脑血管病（脑梗死和一过性脑缺血）患者的血和脑脊液中 NSE 水平也明显上升。

## 4.10.11　鳞癌相关抗原（SCC）测定

[检测方法]

ELISA 法。

[参考区间]

< 2.5μg/L。各实验室应建立自己的参考区间。

[临床意义]

鳞癌相关抗原（SCC）在食管、肺、宫颈、皮肤鳞状上皮癌有较高的阳性率；对肺癌的检出率仅占 28.6%，但对肺鳞癌的检出率可占 44.4%，与骨胶素（CYFRA-21-1）联合检测，可提高阳性率。

## 4.10.12　骨胶素（CYFRA21-1）测定

[检测方法]

化学发光法；血清 IRMA 法。

[参考区间]

化学发光法：< 3.3μg/L。

血清 IRMA 法：< 3.6μg/L。

[临床意义]

骨胶素（CYFRA21-1）是酸性细胞蛋白，是从癌症患者血清中发现的细胞角蛋白 19 片段（cytokaratin 19 fragment），故名骨胶素。

CYFRA21-1 又名为非小细胞肺癌（NSCLC）抗原，为 NSCLC 的首选肿瘤标志物，对肺癌的诊断有较高的特异性。与 SCC（鳞癌相关抗原）联合检测，对小细胞肺癌（SCLC）的检出率为 21%；而对鳞癌的阳性率达 70.4%，高于鳞癌相关抗原 SCC；腺癌阳性率为 63%；大细胞肺癌为 75%。对非小细胞肺癌（NSCLC）CYFRA21 - 1 的表达水平随临床分期的进展而升高；其灵敏度，Ⅰ 期、Ⅱ 期肺癌在 38% 左右，Ⅲ 期肺癌为43% ~ 79%。

肺炎、肺结核等均为阴性。肺癌患者随访观察，如 CYFRA21 - 1 > 3.6μg/L，平均存活期仅 213 天，<3.6μg/L 者，平均存活期为 402 天。

CYFRA21 - 1 对头颈部癌的阳性率为 24%，对宫颈癌的阳性率为 23.5%。

### 4.10.13　端粒酶活性测定

［检测方法］
端粒酶活性荧光定量：PCR 法。

［参考区间］
阴性。

［临床意义］
端粒酶是由 RNA 和蛋白质组成的一种核糖核蛋白酶，它是一种逆转录酶。端粒酶在保持端粒稳定、基因组完整、细胞长期的活性和潜在的继续增殖能力等方面有重要作用。端粒酶的存在，就是把 DNA 克隆机制的缺陷填补起来，即把端粒修复延长，可以让端粒不会因细胞分裂而有所损耗，使得细胞分裂克隆的次数增加。在正常人体细胞中，端粒酶的活性受到相当严密的调控，只有造血细胞、干细胞和生殖细胞，这些必须不断分裂克隆的细胞之中才有活性端粒酶。当细胞分化成熟后，端粒酶的活性就会渐渐地消失。

由于端粒酶在正常体细胞中不表达而在肿瘤细胞中大量表达，因此端粒酶是目前已知最为广谱的肿瘤分子标志物，在 90% 的肿瘤细胞中都表达端粒酶，因此端粒酶活性的检测可以成为肿瘤诊断和预后判断的新指标以及肿瘤治疗的新靶点。

### 4.10.14　糖类抗原（CA50）测定

［检测方法］
RIA 法；两步夹心法免疫放射分析。

［参考区间］
RIA 法：<20IU/ml。
两步夹心法免疫放射分析：血清为 <25IU/ml。

［临床意义］

胃肠道、子宫、前列腺、膀胱等恶性肿瘤阳性率均 >70%，其次为乳腺、卵巢和肾的恶性肿瘤阳性率为 30% ~50%。原发性肝癌患者阳性率达 80%，与 AFP 结合诊断更为可靠；淋巴增生性恶性病变亦见增高。消化道炎症如急性胰腺炎、结肠炎、胆囊炎亦有增高，但炎症消退后下降。

### 4.10.15　酸性铁蛋白测定

［检测方法］

ELISA 法。

［参考区间］

成人：男性为 $155\mu g/L$（155ng/ml；12 ~ 265ng/ml）；女性为 $82\mu g/L$（82ng/ml；9 ~150ng/ml）；儿童：$(17.4 \pm 2.7)\mu g/L$。

［临床意义］

原发性肝癌患者 FER 阳性率为 75% ~ 90%；特别是 AFP 阴性或低度升高的原发性肝癌，FER 阳性率高达 70% ~85%；对小肝癌阳性率 >70%，具有早期诊断价值；与 AFP 结合分析，可使肝细胞性肝癌的阳性率 >80%，阳性率升高程度与肿块大小相关。

肝转移癌患者 FER 阳性率约 50%，应同时测 AFP，以资诊断。

肺癌患者 FER 明显升高，其程度与预后有关，其阳性率为 47.9%；FER 与 CEA 联合测定，可使肺癌阳性率从 66.7% 提高到 90%，假阳性率下降为 10.5%；胸腔积液患者 FER 升高可与结核性胸膜炎相鉴别。

白血病患者 FER 明显升高详见血液类；腺癌、宫颈癌、卵巢癌等 FER 亦升高；呼吸系统等炎症 FER 可呈一过性轻、中度升高。

### 4.10.16　前列腺酸性磷酸酶（prostatic acid phosphatase，PAP）测定

［检测方法］

ELISA 法。

［参考区间］

<2.06μg/L。

［临床意义］

前列腺癌患者，PAP 阳性率为 95%。前列腺癌术后，PAP 可下降至正常水平，故 PAP 可用于术后监测。前列腺增生患者，PAP 阳性率为 8% ~20%，且其值与前列腺大小有关。

### 4.10.17 异常凝血酶原（abnormal prothrombin，AP）测定

［检测方法］

ELISA 法。

［参考区间］

<200μg/L（200ng/ml）；（127±45）μg/L［（127±45）ng/ml］。

［临床意义］

原发性肝癌阳性率为 60% ~ 80%，AP 与 AFP 联合检测可提高阳性率和准确性。转移性肝癌和阻塞性黄疸的阳性率为 30% ~ 50%，肝良性占位病变和肝硬化有 10% ~ 30% 的假阳性。可作为原发性肝癌疗效和预后的观察指标。

### 4.10.18 人表皮细胞生长因子（h-EGF）测定

［检测方法］

ELISA 法。

［参考区间］

唾液中 EGF 含量（$\bar{x}$±SD）：（2.19±0.61）μg/L（n=20）。

胃液中 EGF 含量（$\bar{x}$±SD）：（0.65±0.31）μg/L（n=20）。

随意尿 EGF 含量（$\bar{x}$±SD）：（57.80±18.10）μg/L（n=41）。

血清中 EGF 含量（$\bar{x}$±SD）：（1.03±0.48）μg/L（n=68）。

血浆中 EGF 含量（$\bar{x}$±SD）：（0.19±0.11）μg/L（n=35）。

［临床意义］

h-EGF 是一种多肽激素。它刺激上皮细胞分裂，生长，还能影响各种组织和角质细胞、成纤维细胞的生长、分化；能抑制正常人胃酸的分泌。从 1962 年 Coheh 从雄鼠的颌下腺中提取出 EGF 以来，对 EGF 的生理、生化作用的研究一直在进行。现在发现 EGF 与癌基因的表达有关；1986 年 Knrobe 报道胃癌患者尿中 h-EGF 明显高于正常人。1992 年有报道，胃癌患者尿中 h-EGF 明显高于正常人，阳性率达 41.5%；随意尿检查，阳性率达 77.8%；手术后，尿中 h-EGF 含量明显降低。这提示我们，h-EGF 可用于胃癌检查以及术后随访。

### 4.10.19 转化生长因子-α（transforming growth factor-α，TGF-α）测定

［检测方法］

ELISA 法。

［参考区间］

血清：（9.5±1.6）μg/L（n=20）。

［临床意义］

TGF-α是20世纪80年代初发现的一种新的多肽生长因子，和上皮细胞生长因子（epidermal growth factor，EGF）为同一家族。TGF-α具有较强的促进细胞DNA的合成。因此，通常可促进或诱发肿瘤转化。TGF-α一般在肿瘤细胞中合成较丰富，通过反转录病毒，原癌基因和化学物质使细胞转化。它与生殖和消化系统生理生化及肿瘤的发生发展等有关。因此，测定血清和其他体液中TGF-α含量，在基础医学和临床疾病的研究中是一项有价值的指标。

### 4.10.20　可溶性白细胞介素-2受体测定

参见2.5.2.8。

### 4.10.21　DNA聚合酶（DNA polymerase）测定

［检测方法］

ELISA法。

［参考区间］

阴性。

［临床意义］

各种恶性肿瘤可阳性。

### 4.10.22　胃癌相关抗原（MG）测定

［检测方法］

ELISA法。

［参考区间］

阴性。

［临床意义］

胃、食管、结肠、肺、乳腺恶性肿瘤阳性率高。

### 4.10.23　铜蓝蛋白（CP）测定

［检测方法］

ELISA法。

［参考区间］

（392±72）mg/L。

[临床意义]

增高见于硅沉着病、恶性葡萄胎、绒毛膜上皮癌、肝豆状核变性。

### 4.10.24 $^3$H – 四环素排泄试验

[检测方法]

$^3$H – 四环素 1mg = 25μCi（9.25 × $10^8$Bq）做成一丸，口服后禁食 2h，留置服药后 6h 内全部尿液，并计量，取尿液 0.1ml 检测。

[参考区间]

阴性。6h 尿液排出率 < 20% 者为阳性。

[临床意义]

原理：四环素对恶性肿瘤，尤其是胃癌组织有很强的亲和性，口服用 $^3$H 标记的四环素后，应用液体闪烁示踪定量测定技术，测定尿中 $^3$H – 四环素排出率，用于胃癌的临床诊断。

67 例的诊断均经手术及组织病理学证实，胃癌 39 例，6h 尿排出率均值为 71.6%；而溃疡病 28 例，6h 尿排出率均值为 32.2%，两组差异非常显著（$P < 0.01$）。

本试验与 X 线对照，胃癌 34 例，X 线诊断符合率 26 例，占 76.5%；本试验 6h 尿液排出率 < 20% 者 32 例，占 94.1%。胃镜检查胃癌 8 例，确诊 6 例，占 75%；而本试验阳性者 7 例，占 87.5%。

本试验四环素引入量仅为 1μg，为耳血四环素试验用量的 1/25 万，具有灵敏度高，定量较精确，重复性好。

[备注]

1 周内忌服四环素属抗生素。

## 4.11 移植免疫的实验诊断

现代科学技术几乎可以对全身任何组织或器官进行移植，但是移植的成功与否不完全取决于外科手术，在相当大程度上还与免疫学有关。研究移植与免疫的相关性以延长移植物有效存活的学科称为移植免疫学。移植排斥反应是长久困扰人们的一个大问题，1944 年 Medawar 等人以周密的实验证明了移植排斥反应是宿主和移植物之间产生的免疫应答，以后相继发现了多种与排斥反应相关的抗原，称为组织相容性抗原。在小鼠为 H – 2，在人类为 HLA。

人类白细胞抗原（human leukocyte antigen，HLA）是由 HLA 基因复合体

所编码的产物，是一个十分复杂的系统。HLA 复合体位于人第六对染色体的短臂上，共有 6 个位点，即 HLA – A、HLA – B、HIA – C、HLA – DR、HLA – DQ、HLA – DP。HLA 复合体共有 372 个等位基因，每个基因编码是一种特异性抗原，HLA – A、HLA – B、HLA – C 位点上的基因编码的抗原成分称为 I 类抗原。I 类抗原是·种膜糖蛋白，存在于所有有核细胞的膜上，以淋巴细胞上的密度最大，是组织排斥反应的主要抗原。HLA – DR、HLA – DQ、HLA – DP 位点基因所编码的抗原成分称为 II 类抗原，是由两条糖基化的跨膜多肽链构成，主要表达在 B 淋巴细胞、巨噬细胞和其他抗原递呈细胞上，与免疫应答及免疫调节有关。

确定不同个体所拥有的等位基因及其产物的特异性称为 HLA 分型。

### 4.11.1 HLA DNA 分型

近来已将 HLA 分型技术由经典的血清学和细胞学技术转向基因技术。目前常用的 DNA 分型方法有序列特异引物 – PCR（sequence specific primer – PCR，PCR – SSP）、限制性片段长度多态性 – 聚合酶链反应（restriction fragment length polymorphism – PCR，PCR – RFLP）、单链构象多态性 – 聚合酶链反应（single strand conformation polymorphism – PCR，PCR – SSCP）、序列特异性寡核苷酸 – 聚合酶链反应（sequence specifc oligonucleotide – PCR，PCR – SSO）等。

[临床意义]

供体和受体之间 HLA 位点及碱基顺序是否一致，决定着移植器官是否能长期成活。位点不同可导致急性排斥反应，位点相同但单个或数个碱基顺序不同可导致慢性排斥反应或急性排斥反应。

### 4.11.2 HLA 细胞学分型检测

#### 4.11.2.1 HLA – D 抗原的测定

已知型别的 HLA – D 纯合子分型细胞经过适当处理如放射线照射或丝裂霉素 C 干预后，失去免疫应答能力但仍保持刺激能力，将该细胞和受检细胞进行混合淋巴细胞培养，如受检细胞受到刺激后不发生增殖反应，表明它具有与纯合子分型细胞相同的 HLA – D 抗原。

[临床意义]

供受体的 HLA – D 根据 HLA – D 纯合子分型细胞得以鉴定，HLA – D 抗原是否一致，对器官移植是否成功有着重要影响。

### 4.11.2.2　HLA – DP 抗原的测定

以被检者淋巴细胞为刺激细胞，以预致敏的淋巴细胞为反应细胞，进行混合淋巴细胞培养，用 $^3H$ – TdR 掺入法观察反应细胞的增殖情况。

[临床意义]

选择相同的 HLA – DP 抗原的供受体，是器官移植成功的前提。

### 4.11.3　血清学分型技术检测

#### 4.11.3.1　微量细胞毒（抗淋巴细胞抗体）试验

HLA – A、HLA – B、HLA – C、HLA – DR 和 HLA – DQ 的抗原分型，目前国际上统一采用 Terasaki 改良的微量细胞毒实验。该方法的原理为取已知 HLA 分型的血清，加入被检者淋巴细胞，在补体的参与下充分作用，根据淋巴细胞的死活判定其表面是否具有与分型血清中抗体相对应的抗原。

[检测方法]

试管法；微板法。

[参考区间]

试管法：用光镜观察计数 200 个淋巴细胞和其中的死细胞数，算出测定管死细胞的百分率。（－）＜10%，可以进行移植；（＋）11% ~ 25%，结合临床情况可考虑移植；（＋＋）26% ~ 50%，不能移植；（＋＋＋）50% ~ 80%，不能移植；（＋＋＋＋）＞80%，不能移植。

微板法：用光镜观察，计算测定组死细胞的百分率。（－）≤10%；（±）10% ~ 15%；（＋）16% ~ 25%；（＋＋）26% ~ 50%；（＋＋＋）51% ~ 80%；（＋＋＋＋）＞80%。

[临床意义]

供受体相同的 HLA – A、HLA – B、HLA – C、HLA – DR、HLA – DQ 抗原是防止移植器官排斥反应的基本条件。

受体血清中如含有抗淋巴细胞抗体，则在补体存在的情况下，可破坏供体淋巴细胞，利用染料排斥试验，可判定有无抗淋巴细胞抗体的存在。本试验死细胞百分率，试管法＜10% 或微板法＜15%，可进行移植，否则可能发生超急排斥。将含有细胞毒抗体的受者血清与供者的淋巴细胞加入补体后一起培养。受者血清中含有对抗供者淋巴细胞抗原 HLA 的抗体时，则两者结合后激活补体，损害供者淋巴细胞膜或引起细胞溶解。通过显微镜下观察死亡的淋巴细胞数量，可了解供受者之间的组织相容性。一般要求死亡细胞少于15%。若高于15%，移植后可能出现超急性排斥反应。

### 4.11.3.2　人类白细胞抗原系统（HLA）配型

［检测方法］

形态学方法。

［参考区间］

阴性：蓝色死细胞数＜20%。

［临床意义］

HLA 与器官移植有密切关系。近年来的研究发现，HLA‐DR 配型对移植物的存活期限有更重要的意义。因此，HLA 配型是同种异体组织和器官移植的一项重要试验。只有当试验结果阴性时，才能进行移植。

### 4.11.3.3　特定细胞群反应抗体（PRA）测定

特定细胞群反应抗体（panel reactive antibody，PRA）的判定是将已知抗原的淋巴细胞与患者血清及补体共同孵育，如患者血清中含有能与淋巴细胞表面特异性结合的抗体，在补体存在的情况下，可发生细胞溶解作用，从而判断患者的免疫状态及 HLA 抗体的特异性。

［临床意义］

实体器官移植前应测受体血清是否存在 PRA 及其致敏程度。PRA 11% ～50% 时为轻度致敏，PRA ＞50% 时为高度致敏。PRA 越高，移植器官的存活率越低。

### 4.11.3.4　淋巴细胞毒交叉配型试验

将分离纯化的供者淋巴细胞，加入受者的血清及其补体，观察淋巴细胞死亡百分率。

［临床意义］

在移植前检查受者血清是否存在抗供者抗原的抗体极为重要，这种抗 HLA 抗体具有细胞毒性，能引起移植体的超急性排斥。

### 4.11.3.5　混合淋巴细胞培养法

［检测方法］

$^3$H‐胸腺嘧啶核苷掺入法。

［参考区间］

母细胞转化率＜10%。

［临床意义］

混合淋巴细胞培养试验发现有血清培养细胞能刺激异基因淋巴细胞增值，而对同基因淋巴细胞无效。此法主要测定由受体淋巴细胞介导的对供体靶细胞移植抗原的反应。当受体、供体组织相容性抗原（HLA）差异较大时，供体移植抗原可刺激受体 T 细胞，使其致敏并发生母细胞转化。转化率越高，说明移植抗原差距越大，移植成活率越低。转化的母细胞 >10% 为阳性。除同卵双生外，当两个不相关个体的淋巴细胞一起混合培养 5 ~ 7 天后，由于双方不同的 HLA 抗原互相刺激对方，引起母细胞转化，并合成 DNA。为取得单向转化结果，可预先用丝裂霉素 C 处理一方的淋巴细胞。临床上配合免疫抑制疗法，一般转化率在 10% 以下可进行移植手术。

# 4.12　单克隆抗体技术

1975 年 Kohler 与 Milstein 首次报道用杂交瘤技术产生单克隆抗体（McAb）。1978 年 Koprows 报道了第一株黑色素瘤的 McAb。20 世纪 80 年代以来，McAb 技术发展迅速，已深入到临床医学、生物学、免疫化学等领域，特别是在抗体结构、抗原－抗体反应、细胞表面抗原及其标志、T 淋巴细胞分类和分型、器官移植免疫等方面的研究中均获得广泛应用。同时在许多疾病的预防、诊断和治疗（尤其是恶性肿瘤的早期诊断和治疗）方面显示了良好的前景。

一般常规方法制备的抗体往往纯度不高，特异性亦不够强，在免疫学和血清学的检查中一直存在着判定、重复性和标准化等问题，而单克隆技术无疑是免疫学中的一个重要突破。

## 4.12.1　基本原理

"克隆"（clone）是一个生物学词汇，其含义是：一个细胞或单细胞个体以无性繁殖方式产生的具有相同遗传结构的细胞群。也就是说生物通过体细胞进行的无性繁殖以及由无性繁殖形成的后代，有基因完全相同的个体组成的种群。

应用特异性抗原免疫纯种系小白鼠后，脾脏内大量的 B 淋巴细胞即转变为能产生特异性抗体的免疫致敏的 B 淋巴细胞，但不能在体外繁殖。与此相反，小鼠瘤细胞（常用同品系的骨髓瘤细胞）却能在人工培养基中无限繁殖，但不能产生特异性抗体。将这两种细胞相融合（杂交），产生一种杂交细胞，称为杂交瘤细胞，它既具有肿瘤细胞无限繁殖的特性，又有淋巴细胞分泌特异性抗体的特性。

在特殊培养基中筛选出纯净的杂交瘤细胞，再经体外培养或动物接种，使其繁殖成株，通过无性繁殖获得无数后裔细胞，这一过程，称为克隆化培养。上述后裔细胞所分泌的抗体，具有单一性好、特异性强、纯度高和重复性好等特点，这种抗体只与特定的单一抗原决定簇起反应，称为单克隆抗体（monoclonal antibody，McAb）。McAb 的威力来自其功能的专一性。

使小鼠免疫脾细胞与小鼠骨髓瘤细胞融合，形成杂交瘤细胞，每一个杂交瘤是用一个 B 细胞融合而产生的克隆。这种细胞既保持了骨髓瘤细胞大量无限增殖的特性，又继承了免疫 B 细胞合成分泌特异性抗体的能力。将这种融合成功的杂交瘤细胞株体外扩增或接种于小鼠腹腔内，则可从上清液或腹水中获得单克隆抗体。用这种方法制备的抗体具有结构高度均一，特异性强，无交叉反应等特点。

### 4.12.2　单克隆抗体的制备技术简述

制备 McAb 的杂交瘤技术主要步骤分为细胞杂交（融合）；杂交瘤细胞的筛选、克隆化及鉴定；单克隆抗体的生产和纯化等阶段（图 4 - 1）。

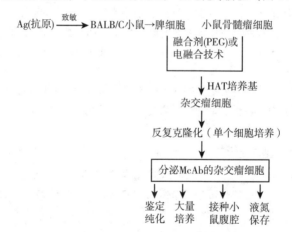

图 4 - 1　单克隆抗体的制备过程图

### 4.12.3　临床应用

#### 4.12.3.1　作体外诊断试剂

通过杂交瘤融合细胞无性繁殖所产生的 McAb，其优点是对同源抗原识别力强，反复培养或接种，可获得大量高滴度的特异性抗体，其特异性和敏感性均比任何一种免疫分析法中应用的抗体为高，因此，可作为免疫学诊断中的一种理想的试剂。

（1）提高各种免疫分析的特异性和灵敏度：如垂体前叶激素中的促黄体

生成激素和人绒毛膜促性腺激素在结构上非常相似，它们均是由两条肽链组成，其 α 链完全一样，β 链只有小部分差异，因此，常规免疫获得的人绒毛膜促性腺激素的多克隆抗体（为单克隆抗体的混合体，是非均一性的），总是与促黄体生成激素有一定程度的交叉反应。而用杂交瘤技术产生的绒毛膜促性腺激素单克隆抗体，就避免了与促黄体生成激素的交叉反应，因而提高了诊断的准确率。

目前已可制成各种 McAb 应用于临床，如人体生长激素、黄体激素、促甲状腺激素、促肾上腺皮质激素、胰岛素、乙型肝炎表面抗原等，均有诊断试剂盒出售。

（2）作为体外单克隆抗体诊断试剂盒：目前，已有制成的抗免疫球蛋白（如 IgG）、肿瘤标志（消化道癌、鼻咽癌、肺癌等）和淋巴瘤、单纯疱疹、巨细胞病毒感染等 60 多种 McAb 诊断试剂盒，广泛用于临床。

### 4.12.3.2 作体内诊断试剂

目前正开始使用 McAb 对体内肿瘤病灶和心肌梗死病灶进行定位诊断。

放射免疫定位显像就是利用 McAb 能与肿瘤抗原特异性结合的特点，用 $^{131}$I 标记的 McAb 经静脉注入人体后，即随血流到达肿瘤组织局部，并与肿瘤的相关抗原结合，从而使肿瘤组织局部的放射性，远远大于周围正常组织，通过 γ 照相就可获得肿瘤组织的阳性显像图。放射免疫显像技术的优点是能确定肿瘤病灶的大小、范围、位置，有助于发现早期原发病灶，对 CT 和 B 型超声检查不能确定的肿瘤复发灶，用本技术亦能诊断，并能提示肿瘤的组织化学和病理学类型。

### 4.12.3.3 用于治疗和预防疾病

（1）用 McAb 直接作抗癌药：体外和体内实验均证实，McAb 可通过抗体依赖细胞及抗体依赖补体的毒性作用杀死肿瘤细胞，亦可直接杀死肿瘤细胞。开始试用 McAb 治疗的晚期肿瘤有白血病、淋巴瘤、肝癌、肺癌、结肠癌等，但实际治疗效果并不理想，其影响因素有：①McAb 有毒性反应。②McAb 纯度不够。③机体内肿瘤细胞表面抗原表达发生改变。④血清中游离抗原阻止 McAb 与肿瘤细胞结合。

（2）McAb 交联物的应用：为提高放射免疫治疗的放射生物效应，可以采用放射性核素、抗肿瘤药物或毒素与 McAb 结合的方法进行治疗。

应用放射 α 粒子的核素标记 McAb，使 McAb 发挥定向导航作用，放射性核素可选择性地浓聚于肿瘤细胞，并将其破坏。因 α 粒子射程短，它只杀伤肿瘤细胞，对正常组织损伤小。McAb 与抗肿瘤药物交联后，注入体内，药物能选择性地作用于肿瘤细胞。在体外试验中已证明，用平阳霉素交联McAb能选择性地杀死肿瘤细胞。McAb与毒素（如相思豆毒素、白喉毒素等）结合组成免疫毒素。免疫毒素特异地与肿瘤组织结合，通过毒素的A、B两条肽链破坏肿瘤组织。其中，A链在进入癌细胞后能抑制蛋白质合成；B链主要与细胞表面的寡糖链结合而起植物血凝素作用，并协助A链进入细胞。从而，杀伤肿瘤细胞而达到治疗目的。

（3）McAb作为免疫抑制剂的应用：采用McAb攻击机体内的T辅助细胞，以控制免疫系统的免疫反应。在免疫系统被控制期间给小鼠注射一种异体蛋白或进行器官移植，约2周后，当免疫系统完全恢复功能时，小鼠对这种异体蛋白或移植器官并不排斥，同时还保持抗感染能力。实验提示McAb可以治疗自体免疫性疾患，帮助人体接受移植器官。

（4）用于某些传染病的免疫预防和治疗：利用McAb有特异性强、纯度高等特点，可用于接触狂犬病、破伤风、肝炎和带状疱疹病毒等的被动免疫，亦可作为白喉杆菌、肉毒杆菌中毒等的免疫治疗。尽管McAb用于治疗和预防的研究，尚处于试用阶段，且McAb的毒性反应等问题尚未解决，但它的潜力很大。随着单克隆抗体制备技术的不断完善，大批量、高质量的McAb将会不断面世。McAb的发展前景将不可估量。

### 4.12.3.4 作为亲和层析的配体

亲和层析：利用共价连接有特异配体的层析介质，分离蛋白质混合物中能特异结合配体的目的蛋白质或其他分子的层析技术。

将具有特殊结构的亲和分子制成固相吸附剂放置在层析柱中，当要被分离的蛋白混合液通过层析柱时，与吸附剂具有亲和能力的蛋白质就会被吸附而滞留在层析柱中。那些没有亲和力的蛋白质由于不被吸附，直接流出，从而与被分离的蛋白质分开，然后选用适当的洗脱液，改变结合条件将被结合的蛋白质洗脱下来，这种分离纯化蛋白质的方法称为亲和层析。利用共价连接有特异配体的层析介质分离蛋白质混合物中能特异结合配体的目的蛋白或其他分子的层析技术。

亲和层析法（affinity chromatography）是近年来从固态酶和免疫吸附法发展起来的特异性吸附层析技术。目前这种方法已被广泛应用于蛋白质、激素、酶、核酸、病毒、抗原等的分离提纯。

亲和层析属于吸附层析。其原理是依据生物高分子化合物所特有的生物活性的不同来进行分离提纯。即利用生物高分子物质可以和其相应的配体进行专一结合和可逆解离的特点，将配体或某生物高分子物质耦联到固相载体上（如 Sepharose、Sephadex、Cellulose 等）。

在生物分子中有些分子的特定结构部位能够同其他分子相互识别并结合，如酶与底物的识别结合、受体与配体的识别结合、抗体与抗原的识别结合，这种结合既是特异的，又是可逆的，改变条件可以使这种结合解除。生物分子间的这种结合能力称为亲和力。亲和层析就是根据这样的原理设计的蛋白质分离纯化方法。

亲和层析是一种吸附层析，抗原（或抗体）和相应的抗体（或抗原）发生特异性结合，而这种结合在一定的条件下又是可逆的。所以将抗原（或抗体）固相化后，就可以使存在液相中的相应抗体（或抗原）选择性地结合在固相载体上，借以与液相中的其他蛋白质分开，达到分离提纯的目的。此法具有高效、快速、简便等优点。

理想的载体应具有下列基本条件：①不溶于水，但高度亲水；②惰性物质，非特异性吸附少；③具有相当量的化学基团可供活化；④理化性质稳定；⑤机械性能好，具有一定的颗粒形式以保持一定的流速；⑥通透性好，最好为多孔的网状结构，使大分子能自由通过；⑦能抵抗微生物和醇的作用。

可以作为固相载体的有皂土、玻璃微球、石英微球、羟磷酸钙、氧化铝、聚丙烯酰胺凝胶、淀粉凝胶、葡聚糖凝胶、纤维素和琼脂糖。在这些载体中，皂土、玻璃微球等吸附能力弱，且不能防止非特异性吸附。纤维素的非特异性吸附强。聚丙烯酰胺凝胶是优良载体。

琼脂糖凝胶的优点是亲水性强，理化性质稳定，不受细菌和酶的作用，具有疏松的网状结构，在缓冲液离子浓度大于 0.05mol/L 时，对蛋白质几乎没有非特异性吸附。琼脂糖凝胶极易被溴化氢活化，活化后性质稳定，能经受层析的各种条件，如 0.1mol/L NaOH 或 1mol/L HCl 处理 2~3h 及蛋白质变性剂 7mol/L 尿素或 6mol/L 盐酸胍处理，不引起性质改变，故易于再生和反复使用。

琼脂糖凝胶微球的商品名为 Sepharose，含糖浓度为 2%、4%、6% 时分别称为 2B、4B、6B。因为 Sepharose 4B 的结构比 6B 疏松，而吸附容量比 2B 大，所以 4B 应用最广。

# 5 临床寄生虫学检验

临床寄生虫学检验的目的，在于确定寄生虫病的病原诊断，调查寄生虫病的流行因素，从而，为防治寄生虫病提供科学依据。寄生虫学检验的对象，除患者外，尚应包括无临床症状的可疑带虫者。

人体寄生虫大部分寄生在肠道和血液内，尚有小部分寄生在肝脏、肺脏、淋巴管、肌肉、皮肤或腹腔积液等处。寄生虫或虫卵从人体排出的途径有消化道、呼吸道、泌尿道及皮肤黏膜等。上述器官的排泄物或分泌物（如粪、痰、尿、唾液）以及创伤或炎症分泌物等，在不同情况下均可成为寄生虫学检验的标本。

寄生虫对人体的危害情况主要取决于宿主与寄生虫适应的程度。生物演化过程中寄生关系历史愈久，两者愈相适应，宿主受害程度愈不显著。相反；寄生关系愈短，适应性愈差，受害程度愈重。寄生虫病是寄生虫使宿主致病和宿主对寄生虫防御的总和。寄生虫病的临床表现视寄生部位的不同而异，其症状一般为非特异性的，故在多数情况下，需以检验诊断为依据。寄生虫学的检验诊断有三类：病原学检验、免疫学检验及实验室常规检验。病原学检验是指从血液、组织液、排泄物、分泌物中检查某一生活阶段的寄生虫。这是最可靠的确诊方法，在可能条件下，应尽量以此为依据。免疫学检验包括各种检测特异性抗体、抗原的免疫学方法，其可靠性依虫种、反应方法及选用抗原（或抗体）而定；常规检验在有关章节中已有阐述。此外，也可采用 DNA 检测分析，特别是聚合酶链反应（PCR）分析，但是其结果必须结合其他发现进行综合分析。本章按临床疾病排列，以便临床医生查阅。

## 5.1 阿米巴原虫检验

全世界约有 5 亿人感染阿米巴原虫，仅 10% 表现为阿米巴病。流行与防治本病呈世界性分布，流行区域有欧洲南部、中部和北部以及北美洲。已有病例报告的国家有：澳大利亚、新西兰、美国、巴拿马、波多黎各、委内瑞拉、巴西、北爱尔兰、比利时、捷克、尼日利亚、乌干达、赞比亚、印度、朝鲜和中国。原发性阿米巴脑膜脑炎已超过 130 例，肉芽肿性阿米巴脑炎至少已有 30 例。中国目前正式报告已有 2 例。原发性阿米巴脑膜脑炎多发生于健康的儿童和青年，都有近期游泳史，在夏季高温季节多见。肉芽肿性阿米巴脑炎多发生于免疫抑制患者，感染前有头或眼部受伤史或其他诱因。无明显发病季节。根据病情、同工酶和 DNA 分析可鉴别非致病性阿米巴和致病性溶组织内阿米巴（entamoeba histolytica）。

临床上有急性脑膜刺激症状，并有河水接触史或游泳史，应怀疑本病。脑脊液呈脓性或血性，用生理盐水涂片镜检阿米巴原虫即可确诊。取脑脊液或病变组织进行培养或动物接种，或采用免疫诊断可提供诊断依据，但只能用于慢性病例。尸体剖检对本病的确诊有重要意义。

棘阿米巴引起的肉芽肿性阿米巴脑炎的诊断较困难，因在脑脊液中均未发现滋养体，所以需要做病灶活检和组织学检查。

**[检测方法]**

（1）原虫（protozoan）及包囊碘液染色检验：此法适用于阿米巴及其他肠内原虫的检查，简便迅速。溶组织阿米巴在肠道中有滋养体和包囊两种，前者多见于急性痢疾的粪便中，常可观察到其外膜伪足运动活跃，用 Lawless 法涂片染色后，检测到吞噬红细胞的溶组织内阿米巴滋养体，即可诊断为肠阿米巴病；后者多见于慢性痢疾。溶组织内阿米巴与非致病性阿米巴可通过荧光抗体法鉴别。

（2）血清学试验：肠外阿米巴病血清中的抗体能检测到者占 95% ～ 100%，滴度 >1:80（免疫荧光试验；IFT）。阿米巴肝脓肿形成较快，直到临床症状出现后 8～10 天才能检测到抗体。IHA（间接血凝反应）抗体滴度 ≥1:32 可视为阳性，但仅测 IHA 不可靠。疾病恢复后，抗体滴度才缓慢下降，因此，短期内的血清学诊断没有多大的预后价值。

**[临床意义]**

人在江河、湖、塘中游泳或用疫水洗鼻时，含纳格里阿米巴原虫进入鼻腔，增殖后穿过鼻黏膜和筛状板，沿嗅神经上行入脑，侵入中枢神经系统（CNS），引起原发性阿米巴脑膜脑炎（PAM）。其侵袭力可能主要由于产生毒素或溶细胞物质增强吞噬活动，虫体表面膦酸脂酶 A 和溶酶体酶促使发病。原发性阿米巴脑膜脑炎发病急骤，病情发展迅速。开始有头痛、发热、呕吐等症状，迅速转入谵妄、瘫痪、昏迷，最快可在一周内死亡。其损害主要表现为急性广泛的出血性坏死性脑膜脑炎，在脑脊液和病灶组织中有大量滋养体。宿主的易感因素可能存在缺乏 IgA，因而黏膜的防御功能受到削弱所致。棘阿米巴的分布更广泛，在呼吸道分泌物中常可发现。病变原发部位在皮肤或眼、肺、胃、肠和耳等引起炎症和肉芽肿，在宿主免疫抑制或减弱情况下，可能经血源传播到中枢神经系统而引起肉芽肿性阿米巴脑炎（GAE）。其损害多为慢性肉芽肿性病变；因此病程较长，可达 18～120 天。有少数病程呈急性，在 10～14 天内死亡。神经系统体征显示局灶性单侧损害，有严重的局灶性坏死和水肿。患者头痛、发热呕吐、颈项强直、眩晕、嗜睡、精神错乱、共济失调，直至昏迷和死亡。但棘阿米巴未转移至脑的一般不致命，少数可自愈。

肠侵袭性阿米巴病（Amoebiasis）的急性期和亚急性期临床特征是出血性黏液便。慢性期出现肠道功能紊乱，且在结肠部可形成结节样的阿米巴肿。如阿米巴肿穿破肠壁，可形成肠外侵袭性阿米巴病，常见阿米巴肝脓肿，表现为发热、疲劳和上腹部触痛。

碘液染色检查法适用于阿米巴及其肠内原虫的检查，简便迅速。痢疾中的溶组织阿米巴在肠道中有滋养体及包囊 2 种，前者多见于急性痢疾的粪便中，后者多见于慢性痢疾。

# 5.2　寄生虫虫卵检验

**［检测方法］**

软透明纸肛门拭子检查法；棉拭肛门擦拭法；涂片法。

**［临床意义］**

从粪便中检查寄生虫虫卵是诊断肠道寄生虫感染最常用的检验方法。粪便中常见的寄生虫虫卵有蛔虫卵、钩虫卵、鞭虫卵、蛲虫卵、华支睾吸虫卵、血吸虫卵、姜片虫卵、无钩绦虫卵和阔节裂头绦虫卵。

**［送检要求］**

连续送检 2～3 天，以提高阳性检出率。

# 5.3　疟原虫检验

疟原虫（plasmodium）是疟疾（malaria）的病原体。经蚊虫叮咬传播。疟原虫分 3 种：①间日疟原虫（plasmodium vivax）与卵形疟原虫（*P. ovale*）疟疾发作隔日 1 次。②三日疟原虫（*P. malariae*），疟疾发作隔 3 日 1 次。③恶性疟原虫（*P. falciparum*），恶性疟疾发作隔日 1 次。

疟疾流行于北纬 40°至南纬 30°之间的地区，全世界约有 23 亿人居住于疫源区内，每年约有 3 亿 ~ 5 亿人发病，有 150 万 ~ 270 万人死亡。欧洲及北美洲的散发病例，主要是旅行携带、旅行时无有效预防措施。

潜伏期为 8 ~ 30 天，临床症状为周期性的寒战发热，多次发作后可有贫血和肝脾大，伴有疲劳、厌食、呕吐、腹泻、头痛、抑郁等。其中恶性疟疾易引起循环及代谢失调，并累及大脑，可导致死亡，其他型疟疾可在多年后复发。即使已离开疫源区一段时间的发热者，仍需注意疟疾感染的可能。

[检测方法]

(1) 直接检查（薄血片法；厚血片法；皂素浓缩法）：疟疾检验需作急诊处理。定时制备吉姆萨染色的厚、薄血片，找疟原虫时每张血片至少检查 20min，最好在服药前取血检测。观察疟原虫的形态、色素沉着以及疟原虫感染的红细胞大小形态，以鉴别疟原虫发育的各个阶段，如未成熟裂殖体、成熟裂殖体和配子体。疟疾的急性期，不宜做间接法检验。

(2) 血清学试验（疟原虫抗体检验）：常用于化学药物预防期间或之后疑有疟疾的病例；或已开始治疗的病例；血涂片中未找到疟原虫的病例；曾在疫源区居住过一段时间者。常用的方法是间接免疫荧光试验（IFT）；间接红细胞凝集试验；酶联免疫吸附试验等。①循环抗体检测：常用的方法有间接荧光抗体试验、间接血凝试验和酶联免疫吸附试验等。由于抗体在患者治愈后仍能持续一段时间，且广泛存在着个体差异，因此检测抗体主要用于疟疾的流行病学调查、防治效果评估及输血对象的筛选，而在临床上仅用作辅助诊断。②循环抗原检测：利用血清学方法检测疟原虫的循环抗原能更好地说明受检对象是否有活动感染。常用的方法有放射免疫试验、抑制法酶联免疫吸附试验、夹心法酶联免疫吸附试验和快速免疫色谱测试卡（ICT）等。

大约在疟原虫血症出现 7 天后可以检测到抗体。应用 IFT 检测抗体，使用恶性疟原虫做抗原，可以检测到所有的疟原虫感染，但不能鉴别疟原虫的种类；使用特异性抗原则对鉴别种类有帮助，使用费氏疟原虫或鸡疟原虫作抗原可诊断间日疟；使用三日疟原虫作抗原可诊断三日疟疾。

(3) 分子生物学检测技术：PCR 和核酸探针已用于疟疾的诊断，分子生物学检测技术的最突出的优点是对低原虫血症检出率较高。用核酸探针检测恶性疟原虫，其敏感性可达感染红细胞内 0.0001% 的原虫密度。国内学者采用套式 PCR 技术扩增间日疟原虫 SSU rRNA 基因 120bp 的特定片段，其敏感性达 0.1 个（原虫）/$\mu$l（血）。

[临床意义]

凡检出疟原虫，即可确诊为疟疾；反之，若未检出疟原虫，则不可武断地排除疟疾。

IFT 法应用恶性疟原虫作抗原的结果解释如下：①滴度 < 1:20，提示无恶性疟原虫感染。②滴度 1:20 或 1:40，提示早期或急性感染；此时必须立即检查厚、薄血涂片来确定诊断。③滴度 > 1:80，提示可能曾经感染疟原虫或处于疟疾活动期。IFT 的临床敏感性和特异性均大于 90%。

血清学试验均在疟疾发病后 1 周出现阳性，一般持续数月甚至 1 ~ 2 年才能转阴性，故对疟疾的回顾性诊断、献血员检查及流行病学调查均有一定价值。

[送检要求]

血片法采血时间：间日疟及三日疟患者应在发作后数小时至 10h 采血。此时，早期滋养体已发育至容易鉴别其形态的晚期；恶性疟患者应在发作后 20h 左右采血为宜。

## 5.4　微丝蚴检验

[检测方法]

鲜血片法；厚血片法；试管浓集法。丝虫抗体检验有间接血凝试验；间接免疫荧光试验；酶联免疫吸附试验等。

[临床意义]

微丝蚴（microfilaria）为丝虫病（filariasis）的病原体，有斑氏微丝蚴和马来微丝蚴。找到微丝蚴是确诊丝虫病的依据，但找不到时，并不能排除丝虫病。在丝虫病患者，有时由于受丝虫寄生部位及病变等影响，不易检出微丝蚴。

[送检要求]

取末梢血或静脉血制成血涂片。一般以 22:00 至凌晨 2:00 之间采血。在中国大规模防治丝虫病的实践活动中，为提高采集末梢血液中微丝蚴的阳性率，医务人员在 23:00 左右，一家一户去采血熟睡中的被检对象其阳性率最高。

## 5.5　杜氏利什曼原虫检验

黑热病（Kala – azar）为杜氏利什曼原虫（leishmania donovani）感染性疾病。杜氏利什曼原虫分布很广，亚、欧、非、拉丁美洲均有本病流行。主要流行于印度及地中海沿岸国家。在我国，黑热病流行于长江以北的广大农村中，包括山东、河北、天津、河南、江苏、安徽、陕西、甘肃、新疆维吾尔自治区、宁夏回族自治区、青海、四川、山西、湖北、辽宁、内蒙古自治区及北京等 17 个省、市、自治区。新中国成立后，开展了大规模的防治工作，取得了显著成绩。近年来主要在甘肃、四川、陕西、山西、新疆维吾尔自治区和内蒙古自治区等地每年有病例发生，患者集中于陇南和川北。另外，新疆维吾尔自治区、内蒙古自治区都证实有黑热病的自然疫源地存在。近来，对我国山丘疫区和平原疫区利什曼原虫分离株的分子核型、基因组 DNA 基因型分析的研究表明，我国利什曼原虫虫种复杂。新疆维吾尔自治区克拉玛依亦有皮肤利什曼病的报告，病原体为婴儿利什曼原虫或者叫杜氏利什曼原虫婴儿亚种，硕大白蛉吴氏亚种为其媒介。

内脏利什曼病起源并流行于欧洲南部、整个地中海地区、中东、非洲东部和中部、南美洲东北部以及中国和印度。皮肤利什曼病（东方疖）流行于整个地中海地区以及非洲和印度。黏膜皮肤利什曼病则流行于中美洲。

全世界该病的疫源区居民约有 3.5 亿人，每年约有 300 万人发病。利什曼原虫分布广泛，因此，携带至非疫源区的传播亦较普遍。

[检测方法]

（1）直接检查：检出病原体即可确诊，常用的方法如下。

●穿刺液检查。①涂片法：可进行骨髓、淋巴结或脾脏穿刺，以穿刺物涂片、染色、镜检。骨髓穿刺最为常用，又以髂骨穿刺简便安全，检出率为 80% ~ 90%。淋巴结穿刺应选取表浅、肿大的淋巴结，如腹股沟、肱骨上滑车、颈淋巴结等，检出率约为 46% ~ 87%。也可作淋巴结活检。脾脏穿刺检出率较高，达 90.6% ~ 99.3%，但不安全，一般少用。②培养法：将上述穿刺物接种于 NNN 培养基中，置 22 ~ 25℃温箱内。经 1 周后查培养物中查见运动活泼的前鞭毛体，则判为阳性结果。此法较涂片更为敏感，但需时较长，近年来改用 Schneider 培养基，效果更好，3 天即可出现前鞭毛体。③动物接种法：把穿刺物接种于易感动物（如金黄地鼠、BALB/c 小鼠等），1 ~ 2 个月后取肝、脾作印片或涂片，瑞氏染液染色镜检。

●活组织检查：在皮肤结节处用消毒针头刺破皮肤，取少许组织液，或用手术刀刮取少许组织作涂片，染色镜检。

（2）血清学试验：①检测血清抗体。可采用酶联免疫吸附试验（ELISA），间接血凝试验（IHA），对流免疫电泳（CIE），间接荧光试验（IF），直接凝集试验（DA）等，阳性检出率高，但假阳性时有发生。IFT（间接免疫荧光技术）与 ELA（酶标记抗体）联合可应用于内脏黑热病，其临床敏感性 >

90％；亦适合黏膜皮肤利什曼病，但不适合检测皮肤利什曼病。血清滴度≥1∶64，提示杜氏利什曼原虫或婴儿利什曼原虫感染，血清滴度1∶20则有其特异性，可以确诊利什曼原虫感染。但是血清学方法不能鉴别各类利什曼原虫，且与锥虫有交叉反应。近年来用分子生物学方法获得纯抗原，例如利什曼原虫动基体（kinetoplast）基因编码39氨基酸的重组片段产物，即重组k39（rk39）的使用，降低了假阳性率。新近将rk39应用于Dipstick纸条法，快速诊断内脏利什曼病，显示其操作简便，敏感性高的特点。因抗体短期内不易消失，不宜用于疗效考核。②检测循环抗原。可用单克隆抗体抗原斑点试验（McAb–AST）检测血内循环抗原诊断黑热病，阳性率高，敏感性、特异性、重复性均较好，需血清量少（2μl）。也可用于尿液内循环抗原检查，还可用于疗效评价。

（3）DNA检测方法：属病原学诊断方法，与传统的病原学方法相比具有敏感性高，特异性强的特点，还具确定虫种的优点。近年来，利用利什曼原虫微环kDNA序列设计的引物，作PCR及DNA探针诊断黑热病取得了较好的效果。对于黑热病的诊断应综合考虑以下几个方面：①曾于白蛉活动季节（5~9月）到过流行区；②临床表现呈起病缓慢，反复不规则发热，中毒症状相对较轻，肝、脾大；③实验室检查：全血细胞减少，球蛋白试验阳性，免疫学检查出抗原或DNA检测阳性。

[临床意义]

利什曼原虫是人黑热病的病原体，原虫侵入人体后在巨噬细胞内大量增殖，促使巨噬细胞破坏和增生，受累最重的器官为肝、脾、骨髓和淋巴结。临床表现为长期不规则发热、贫血、肝脾及淋巴结肿大，鼻及齿龈出血。皮肤利什曼病的患者经白蛉（媒介动物）咬伤后，伤口处形成丘疹，经过几个月后形成溃疡，并愈合成痂。黏膜皮肤利什曼病可引起皮肤和黏膜的广泛溃疡。

黑热病的诊断，其可靠依据是患者的组织血液和骨髓涂片中找到利杜体。检出率以肝、脾穿刺液最高，骨髓、淋巴结穿刺液次之，外周血涂片可在中性粒细胞和单核细胞中找到，但原虫往往被吞噬、消化，形态和着色模糊，与血小板极易混淆，实用价值小。

# 5.6　弓形虫检验

刚地弓形虫（toxoplasma gondii）是一种寄生于组织内的原虫，可感染人和其他哺乳动物，引起弓形虫病（toxoplasmosis）。通常由于吞食生的或未熟的肉类而引起感染，尤其是猪肉，随着年龄的增长，人群的感染率也随着增长，60~65 岁的人群的感染率约占 70%。孕妇感染弓形虫可传染给胎儿，在人体多为隐性感染，通常无症状。当机体抵抗力低下时，可出现急性感染症状，轻症患者，可出现淋巴结肿痛、低热、乏力和单核细胞增多。个别重症患者则累及全身多脏器组织，可出现发热、头痛、呕吐等脑膜炎样症状。

[检测方法]

（1）直接检查：直接取脑脊液或羊水或淋巴穿刺液等进行检测弓形虫。找到弓形虫是确诊弓形虫病的重要依据之一。

（2）血清学试验：弓形虫病的血清学诊断必不可少，疑有弓形虫感染时，可检测其特异性抗体（表 5 - 1）、再通过基本试验和某些辅助试验确定疾病的活动程度。

**表 5 - 1　弓形虫病血清学试验及临床敏感性**

| 方法 | 阳性试验 | 临床敏感性（%） |
| --- | --- | --- |
| 染色试验（DT） | ≥1：16 | 100 |
| 免疫荧光法（IFT） | ≥1：16 | 100 |
| ELISA - IgM | 阳性 | ≥97 |

[临床意义]

妊娠时需做抗弓形虫抗体筛查试验 [DA（直接凝集反应）、IFT（间接免疫荧光试验）、DT（染色试验）或专门设计的 ELISA（酶标记抗体）]。若有可能应在怀孕前检查，其结果比妊娠时更易解释。

（1）怀孕前检查：若怀孕前检测到抗弓形虫抗体，妊娠时就不需要再做检查；如果筛查试验在妊娠前或妊娠时首次进行，其结果为未检测到抗弓形虫抗体，则应在妊娠期间每 8~12 周进行检查，复查试验的临床敏感性、临床特异性和预示值均不小于 97%。

（2）若妊娠中检测到抗体，应按以下步骤进行检查。①使用同一份血清标本检查抗弓形虫 IgM 抗体 [ELISA - IgM（酶标记抗体 IgM）]。若未检测到 IgM 抗体，则不必进一步检查。②若检测到 IgM 抗体时，则应使用同一份血清进行弓形虫确定评价（IFT、DT、ELISA - IgA）。IFT/DT 滴度 ≤1：256 时，在 IgM 滴度不升高的前提下，就需做进一步检查。滴度 ≥1：4096 时，提示妊娠高度危险；滴度为 1：1024 时，8~10 天后应再取第二份样本检测，滴度升高至≥1：4096时，提示有活动性感染，其意义与IgM相同。

应予以注意的是，在首次感染弓形虫后IgM抗体可维持数年，因此，以上提示亦不是绝对的。IgM抗体阳性的病例也可检测抗弓形虫IgA抗体。IgM和IgA试验的临床敏感性和临床特异性均≥97%。

母亲妊娠期间初次感染弓形虫时，必须检测母亲及婴儿血中的抗弓形虫IgM和IgA。婴儿的脐带与外周血中持续检测到抗弓形虫IgM抗体，即可确诊有产前感染。

（3）关于儿童：首次新生儿检查时检测到先天性感染弓形虫，就必开始抗寄生虫治疗。首次新生儿检查时若没有检测到弓形虫IgM抗体，但IFT或DT检测的滴度≥1：1024时，则新生儿需随访，进一步进行血清学检查，如果其滴度持续增高，即使未检测到弓形虫IgM抗体，也可能是先天性感染。

（4）关于AIDS患者：AIDS患者的弓形虫感染在病程中没有典型的滴度变化图形。临床症状、低滴度和针对性治疗显效可提示弓形虫感染。

细支气管灌洗液可采用动物接种法或组织培养法检测到弓形虫。对此类患者采用组织培养法或免疫缺陷者弓形虫感染血的PCR法检测弓形虫DNA正变得愈来愈重要。

# 5.7　隐孢子虫（cryptosporidium，CSD）检验

隐孢子虫为体积微小的球虫类寄生虫。广泛存在多种脊椎动物体内，寄生于人和大多数哺乳动物的主要为微小隐孢子虫（C. parvum），由微小隐孢子虫引起的疾病称隐孢子虫病，是一种以腹泻为主要临床表现的人畜共患性原虫病。隐孢子虫病呈世界性分布。迄今已有74个国家，至少300个地区有报道。各地感染率高低不一，一般发达国家或地区感染率低于发展中国家或地区。在腹泻患者中，欧洲、北美洲隐孢子虫检出率为0.6%～20%，亚洲、大洋洲、非洲和中南美洲为3%～32%。很多报道认为，隐孢子虫的发病率与当地的空肠弯曲菌、沙门菌、志贺菌、致病性大肠埃希菌和蓝氏贾第鞭毛虫相近，在寄生虫性腹泻中占首位。同性恋并发艾滋病患者近半数感染隐孢子虫。在与患者、病牛接触的人群和在幼儿集中的单位，隐孢子虫腹泻暴发流行时有发生。

[检测方法]

（1）病原检测：粪便（水样或糊状便为好）直接涂片染色，检出卵囊即可确诊。有时呕吐物和痰也可作为受检标本。检查方法有：①金胺－酚染色

法：新鲜或甲醛固定后的标本均可用此法，染色后在荧光显微镜下观察。卵囊圆形呈明亮乳白－黄绿色荧光。低倍镜下为圆形小亮点，周边光滑，虫体数量多时可遍布视野，犹如夜空中繁星。高倍镜下卵囊壁薄，中央淡染，似环状。本法简便、敏感，适用于批量标本的过筛检查。②改良抗酸染色法：染色后背景为蓝绿色，卵囊呈玫瑰色，圆形或椭圆形，囊壁薄，内部可见 1～4 个梭形或月牙形子孢子，有时尚可见棕色块状的残留体。但粪便标本中多存在红色抗酸颗粒，形同卵囊，难以鉴别。③金胺酚－改良抗酸染色法：先用金胺－酚染色，再用改良抗酸染色复染，用光学显微镜检查，卵囊形态同抗酸染色所示，但非特异性颗粒呈蓝黑色，颜色与卵囊不同，有利于查找卵囊，优化了改良抗酸染色法，提高了检出率。

（2）免疫学检测：隐孢子虫病的免疫学诊断近年发展较快，具有弥补粪检不足的优点。①粪便标本的免疫诊断：均需采用与卵囊具高亲和力的单克隆抗体。在 IFAT 的检测中卵囊在荧光显微镜下呈明亮黄绿色荧光，特异性高、敏感性好。适用于对轻度感染者的诊断和流行病学调查。采用 ELISA 技术检测粪便中的卵囊抗原，敏感性、特异性均好，无须显微镜。流式细胞计数法可用于卵囊计数，考核疗效。②血清标本的免疫诊断：常采用 IFAT、ELISA 和酶联免疫印迹试验（ELIB），特异性、敏感性均较高，可用于隐孢子虫病的辅助诊断和流行病学调查。

（3）分子生物学检测技术：采用 PCR 和 DNA 探针技术检测隐孢子虫特异 DNA，具有特异性强、敏感性高的特点。在 PCR 中使用相应的引物，可扩增出隐孢子虫 DNA 特异的 452bp 片段，其敏感性可达 0.1pg 水平。

[临床意义]

小隐孢子虫广泛寄生于人体及动物，隐孢子虫的致病机制尚未完全澄清，很可能与多种因素有关，引起隐性感染或短暂且有自限性的腹泻，免疫缺陷患者其病程延长，治疗无效。往往是 AIDS 患者的合并症。

# 5.8　微孢子虫检验

微孢子虫（microsporidium，MSD）是一种动物病原体，最近才报告也可使人致病，故实质上是一种人畜共患病。艾滋病（AIDS）流行以来，微孢子虫病的患者日益增多，主要引起同性恋者的肠病变，近来研究表明，微孢子虫很可能是 AIDS 患者慢性腹泻的主要病因。

人体致病的微孢子虫属微孢子虫目。迄今从人体中至少已发现有 5 个属的微孢子虫，它们是匹黑虫属、小孢子虫属、脑炎微孢子虫属、肠上皮细胞微孢子虫属和微孢子虫属。多数 AIDS 患者的微孢子虫病的病原体是肠上皮细胞微孢子虫属，它可引起肠炎和胆管炎。微孢子虫常见的寄生部位是肠绒毛顶部，在脱落的肠上皮细胞中最多。

[检测方法]

（1）微孢子虫病主要依靠在粪便或肠上皮组织活检中发现虫体。粪便可先加生理盐水调匀后过筛，离心沉淀后行棕片染色检查，以甲苯胺蓝染色，虫体暗呈紫色，有一空心核；用 Brown 和 Brenn 组织革兰染色，虫体显示清楚；在苏木伊红染色的组织切片中，虫体呈折光颗粒状。

（2）粪便标本中微孢子虫与隐孢子虫常难以区别，但在组织切片中，微孢子虫局限在肠绒毛的肠细胞内，隐孢子虫位于肠绒毛表面和肠腺窝中。目前，也可用抗隐孢子虫单克隆抗体免疫荧光抗体实验或 PCR 等加以鉴别。

（3）实验室诊断中用 10% 甲醛液固定粪便、十二指肠引流液、小肠活检物或尿液，其他样本可直肠涂片。染色后进行检查，小肠活检物也可用革兰染色。此外，其种类的鉴别则需依靠电子显微镜和免疫化学方法。

[临床意义]

肠道微孢子虫病主要见于慢性腹泻的 AIDS 男性同性恋者，仅少数见于异性恋的女性。腹泻为渐进性，可持续 1 个月以上，粪便多为水样，无血及黏液，常含未消化的食物，每天 1～10 次不等，常伴有腹部绞痛、恶心、食欲不振等，若合并其他感染时可有发热。

微孢子虫还可引起胆管炎、角膜炎、肝炎、腹膜炎等。

# 5.9 血吸虫检验

血吸虫病（Schistosomiasis）流行于气候温和的国家和地区。当人体接触污染水源时，蚴虫（毛蚴）钻入人的皮肤，随后寄生在某些器官的静脉内，并发育为成虫，即血吸虫。

日本血吸虫和曼氏血吸虫可导致肠道和肝的血吸虫病，出现出血性黏液便、肝门区阻塞、肝脾大、腹水等症状。埃及血吸虫可引起泌尿生殖道血吸虫病，临床特征为血尿、泌尿道、膀胱壁上有丘疹样斑块形成和泌尿生殖道的狭窄。

[检测方法]

（1）直接检测：血吸虫病的诊断主要是通过直接法检测寄生虫卵。日本血吸虫和曼氏血吸虫的虫卵可在浓集的粪便中找到，亦可用毛蚴孵化法，对检验结果阴性者应连续检查3次，可提高阳性率。而埃及血吸虫的虫卵可在尿的沉渣中发现。慢性病例中，直接检测阳性率不高，血清学诊断就显得极为重要，从粪便内检查虫卵或孵化毛蚴以及直肠黏膜活体组织检查虫卵。其方法有：①直接涂片法：重感染地区患者粪便或急性血吸虫患者的黏液血便中常可检查到血吸虫虫卵，方法简便，但虫卵检出率低。②毛蚴孵化法：可以提高阳性检出率。③定量透明法：用作血吸虫虫卵计数。④直肠黏膜活体组织检查：慢性及晚期血吸虫患者肠壁组织增厚，虫卵排出受阻，故粪便中不易查获虫卵，可应用直肠镜检查。

（2）血清学试验：指征为有接触疫源史；从热带地区的归来者；临床症状，如长期的持续性感染的可疑体征。检测方法有：①IFT（间接免疫荧光试验）；②间接血凝试验（PHA）；③酶标记抗原对流免疫电泳法；④酶联葡萄球菌 A 蛋白（SPA）染色法；⑤环卵沉淀反应；⑥胶乳凝集试验。

[临床意义]

皮内试验（intradermal test，IDT）：一般皮内试验与粪检虫卵阳性的符合率约为90%，但可出现假阳性或假阴性反应，与其他吸虫病可产生较高的交叉反应；并且患者治愈后多年仍可为阳性反应。此法简便、快速、通常用于现场筛选可疑病例。

检测抗体：血吸患者血清中存在特异性抗体，包括 IgM、IgG、IgE 等，如受检者未经病原治疗，而特异性抗体呈阳性反应，对于确定诊断意义较大；如已经病原治疗，特异性抗体阳性，并不能确定受检者体内仍有成虫寄生，因治愈后，特异性抗体在体内仍可维持较长时间。目前检测抗体的血吸虫病血清学诊断方法很多，常用的有以下几种。

环卵沉淀试验（circunoval precipitin test，COPT）：通常检查 100 个虫卵，阳性反应虫卵数（环沉率）等于或大于 5% 时，即为阳性。粪检血吸虫卵阳性者，COPT 阳性率平均为 97.3%（94.1% ~100%）。

间接红细胞凝集试验（indirect haemagglutination test，IHA）：粪检血吸虫卵阳性者与 IHA 阳性符合率为 92.3% ~ 100%，正常人假阳性率约 2% 左右，与卫氏并殖吸虫、华支睾吸虫、旋毛虫感染者可出现假阳性反应。IHA 操作简便，用血量少，判读结果快，目前国内已广泛应用。

酶联免疫吸附试验（enzyme - linked immunosorbent assay，ELISA）：此试验具有较高的敏感性和特异性，并且可反应抗体水平，阳性检出率在 95% ~ 100%，假阳性率为 2.6%，患者在吡喹酮治疗后半年至一年有 50% ~70% 转为阴性。

免疫酶染色试验（immunoenzymic staining test，IEST）。值得提出，近年来随着科技的发展，某些高科技和新方法被逐步引用到血吸虫病的诊断和研究领域。例如免疫印渍技术（immunoblotting），是在蛋白质凝胶电泳和固相免疫测定的基础上建立的一种具有分子水平的免疫学新技术，有力推动了血吸虫病血清学诊断方法的进展，它不但能对血吸虫抗原的限定组分蛋白进行分析和鉴定，而且能用以诊断患者和区分血吸虫病不同病期的新型血清学诊断方法。又如杂交瘤技术制备单克隆抗体（McAb）的应用。采用特异的McAb纯化血吸虫抗原，用于血吸虫病血清学诊断；也可应用McAb检测循环抗原，为血吸虫病诊断提供新的途径。

IFT滴度在1:20时，可考虑为阳性，临床特异性为80%～100%。若人感染禽类血吸虫时，IFT则呈低滴度阳性反应；且与其他蠕虫抗体可发生交叉反应，故建议不应单独使用PHA，滴度超过1:16为阳性，临床敏感性仅为70%，而特异性较高。

间接血凝试验在慢性和急性血吸虫病患者中阳性率达92%～100%，在非疫区正常人群中假阳性率在4%以下。

酶标记抗原对流免疫电泳法、酶联葡萄球菌A蛋白（SPA）染色法、胶乳凝集试验均以显色或凝集提示阳性结果；环卵沉淀反应则以沉淀物>10μm者作为阳性反应，反应强度以（+）～（+++）纪录。对诊断血吸虫病具有重要的参考价值。

血清学结果阳性时应通过检测血吸虫虫卵和临床检查来证实，也适用于血清学结果阴性而临床高度可疑者。常规血清学方法不能鉴别血吸虫的种类，也不能按短期内滴度的下降来判断治疗的是否成功。

（3）检测循环抗原：由于治疗后抗体在宿主体内存留较长时间，其阳性结果往往不能区分现症感染和既往感染，也不易于评价疗效。循环抗原是生活虫体排放至宿体内的大分子微粒，主要是虫体排泄、分泌或表皮脱落物中具有抗原特性，又可为血清免疫学试验所检出。从理论上讲，CAg的检测有其自身的优越性，它不仅能反映活动性感染，而且可以评价疗效和估计虫种。

# 5.10 卫氏并殖吸虫检验

卫氏并殖吸虫病（paragonimiasis westermani）也称肺吸虫病，其病原是并殖吸虫科的许多吸虫，统称为肺吸虫。肺吸虫卵进入水中发育成毛蚴，并钻入第一中间宿主——川卷螺体内形成胞蚴，以后发育为母雷蚴、子雷蚴，再发育成大量的尾蚴，尾蚴脱离螺体侵入第二中间宿主——石蟹、喇蛄体内发育成囊蚴。人吃进第二中间宿主（石蟹、喇蛄等）而受感染。我国主要有卫氏并殖吸虫和斯氏并殖吸虫2种，后者又称四川并殖吸虫。分布在中国、日本、朝鲜和菲律宾等亚洲地区。

第二中间宿主内寄生肺吸虫的囊蚴，人感染后病情经过缓慢，虫体进入肺部后出现胸痛、咳嗽、排出黏液血痰。虫体在脑、皮下组织等部位寄生时，出现脑部症状和皮肤结节等。症状较重者，甚至可因形成肺动脉血栓使病情恶化致死。

[检测方法]

（1）直接检测：从痰、粪、脑脊液、尿、胸腔积液中查见虫卵，或皮下结节检查见该虫成虫，则可确诊。痰液检验可见大量的嗜酸粒细胞和夏科 - 莱登结晶。

（2）血清学试验：血清行 ELISA（酶标免疫吸附试验）、PHA（间接血凝试验）、CF（补体结合试验）等试验阳性，可协助诊断。

（3）皮内试验：阳性。用成虫制成抗原，稀释1:（1000～2000）作皮内试验，在15min内局部皮肤出现红肿或伪足，阳性率可达98.8%。

[临床意义]

直接检测查到虫卵或成虫，即可确诊。血清学试验可作为辅助诊断，尤其是在出现临床症状，而直接检测阴性的情况下，如 CF 试验是卫氏并殖吸虫病较特异的血清学反应，阳性率可达98%。

## 5.11　囊尾蚴检验

由钩绦虫引起人肠道寄生虫病——有钩绦虫病，其中间宿主为猪，所以又名猪肉绦虫病，人吞食猪肉绦虫虫卵或肠内猪肉绦虫节片或虫卵逆行进入胃内被消化而致自身感染，六钩蚴钻入肠壁随血行至身体各部，约10周后长成囊尾蚴，也能在人体内寄生，使人成为"中间宿主"，引起囊尾蚴病（Cysticercosis，简称囊虫病）。亦可能人吞食生的或不熟的含囊尾蚴的猪肉而感染，囊尾蚴在人肠管内发育为成虫。本病分布遍及全世界，尤以中非和南非、墨西哥和中南美以及南亚一些地区感染率为高，中国分布亦很广泛。

**［检测方法］**

（1）直接检查：检眼镜查见囊虫，或活组织检查发现囊虫，或 X 线发现钙化囊虫，均可确立诊断。

（2）血清学试验：囊尾蚴沉淀反应；ELISA 法；被动血凝试验。

**［临床意义］**

人囊尾蚴病的症状依寄生部位而异，寄生于皮下或躯干、四肢肌肉时，一般无症状或仅感肌肉酸痛；寄生于脑时，可出现头痛、癫痫、呕吐、嗜睡、记忆力消失等中枢神经症状；寄生于眼时，可引起眼球变位、视力模糊甚至失明；寄生于心肌时，可引起呼吸困难、晕厥等严重后果。

囊虫病诊断一般比较困难，询问病史有一定意义，但主要根据发现皮下囊尾蚴结节，手术摘除结节后检查。眼囊尾蚴病用眼病镜检查易于发现；对于脑和深部组织的囊尾蚴可用 X 线、B 超、CT 等影像仪器检查并可结合其他临床症状如癫痫、颅内压增高和精神症状等确定。近年采用磁共振检查可进一步提高诊断率。免疫学试验具有辅助诊断价值，尤其是对无明显临床体征的脑型患者更具重要参考意义。

目前经实验证明有效的免疫学方法有：①间接红细胞凝集试验（IHA），阳性检出率为 73% ~ 88%，为临床上常规应用；②酶联免疫吸附试验（ELISA），敏感性和特异性均好，阳性检出率为 88.4%；③斑点酶联免疫吸附试验（Dot - ELISA），特异性和敏感性更好，且简便易行，适于基层使用，阳性检出率为 95% 以上。其他还酶标记抗原对流免疫电泳（ELACIE）和单克隆抗体检测患者循环抗原如 McAb、抑制性 ELISA 等。

# 5.12　棘球蚴检验

由棘球绦虫的幼虫棘球蚴引起的疾病称为棘球蚴病（Echinococcosis）（包虫病或包虫囊肿）。细粒棘球绦虫分布于世界各地，畜牧业发达的地区往往是本病的流行区，澳大利亚、新西兰、阿根廷、乌拉圭、南非和中东、亚洲东部等都有本病流行。多房棘球绦虫主要分布于亚洲和欧洲局部地区。

细粒棘球绦虫终宿主为犬、狼、狐等，中间宿主为人、羊、牛、马、猪等，人类吞食犬类排泄物中的虫卵或被虫卵污染的蔬菜、水果、饮水而受感染。多房棘球绦虫终宿主为犬、猫、狼、狐等，中间宿主为人、羊、牛等家畜及野生啮齿动物，人因进食被动物粪便中的该虫虫卵污染的蔬菜、水果或因饮水而得病。

细粒棘球绦虫感染主要涉及肝、肺，少数累及大脑与其他器官；而多房棘球绦虫感染主要累及肝脏。在人吞食虫卵几个月或几年后，因棘球绦虫每年长大 0.25~1cm，患者会出现充满液体的胞囊，细粒棘球绦虫引起胞囊样棘球蚴病——包虫病；多房棘球绦虫会引起肿瘤样组织生长的泡状棘球蚴病。在疫源区，患者胸部或腹部的占位性损害，提示棘球蚴病的存在；若伴有嗜酸粒细胞增多时，其可能性更大。

[检测方法]

直接检测：病变部位经 X 线、CT、B 超等检查，以助临床诊断，但不可在手术前盲目进行占位性病灶穿刺术，以避免囊液外溢而使病源播散。肺棘球蚴病可在痰中发现棘球蚴的一部分（小钩）。B 型超声检查有助于流行区人群包虫病的普及、手术前包虫囊肿的定位以及手术后的动态观察。

血清学试验：间接血凝反应、放射免疫或 ELISA 等阳性可以确诊。①细粒棘球绦虫：IFT（间接免疫荧光试验）检测抗细粒棘球绦虫抗体的滴度 1:10 时，可考虑本病诊断。在肝棘球蚴病时的临床敏感性为 95%；在肺棘球蚴病的临床敏感性为 90%，特异性稍低，且于猪肉绦虫和其他蠕虫（如丝虫）引起的囊尾蚴病有交叉反应。抗细粒棘球绦虫的间接血凝反应试验，其滴度为 1:32 才有诊断意义，临床敏感性约为 80%，临床特异性为 95%~100%，但不宜单独进行，应结合 IFT 等综合判定。酶免疫分析的临床敏感性 >90%，但与姜片吸虫感染或丝虫感染有交叉反应。IFT 与 ELISA 联合检测较为适合。②多房棘球绦虫：酶免疫分析检测，适用于本病，若应用细粒棘球绦虫抗原，会与多房棘球绦虫、绦虫属、姜片吸虫、丝虫的抗体发生交叉反应。根据病变的位置、大小和囊泡钙化的程度，酶免疫分析的临床敏感性达 70%~100%，应用高度纯化的多房棘球绦虫抗原片断，如同时运用 ELISA，泡状棘球蚴病检测率能达 100%。在泡状棘球蚴病以囊泡形式存在时，仅发现交叉反应占 2%，因此，本试验可以做种类的鉴别。

血象：嗜酸粒细胞增多见于半数病例一般不超过 10%，偶可达 70%。包虫囊肿破裂或手术后血中嗜酸粒细胞没有显著增高现象。

皮内试验：以囊液抗原 0.1ml 注射前臂内侧 15~20min 后观察反应，阳性者局部出现红色丘疹，可有伪足。其阳性反应具有双相性，皮试后 5~20min 内出现即刻反应，2~24h 出现延迟反应。当患者血液内有足量抗体存在时延迟反应常不出现。在单纯性病例，即刻反应和延迟反应均呈阳性，在穿刺、手术或感染后即刻反应仍为阳性，但延迟反应被抑制。皮内试验阳性率在 80%~90%。但可出现假阳性，其他寄生虫病特别是带绦虫病等有较高的非特异性反应，交叉反应还可见于恶性肿瘤、腹腔结核。

[临床意义]

在超声引导下进行穿刺术是目前成熟的治疗手段，术后血清学试验阳性仍可持续数月，因此，血清学试验不能用于治疗效果的评定。疾病复发时，通常抗体也没有显著增加。总之，手术后 1 年抗体的滴度变化才有预后价值。

# *6* 临床微生物学检验

微生物的鉴定是将一个未知菌株按其生物学特征，经过与所有已知菌种比较后，划归到一个已知菌种的分析过程。在鉴定过程中，应按分类单位由高级到低级顺序进行。临床细菌鉴定先从科开始，再按属、种做鉴定，并采用双歧索引来表示（图6-1）。

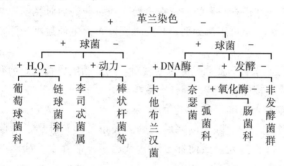

图6-1　常见菌的初步分群

微生物的类型通常分为3大类。

（1）真核细胞型：细胞核的分化程度较高，有核膜、核仁和染色体。胞壁内有完整的细胞器，如真菌等。

（2）原核细胞型：仅有原始细胞核结构，无核膜和核仁，胞壁内细胞器很少，如细菌、放线菌、螺旋体、支原体和立克次体等均归原核细胞型。

（3）非细胞型：体积微小，可通过过滤除菌器。无细胞结构，无完整的酶系统；只含有一种核酸（DNA 或 RNA）和蛋白质衣壳，必须在活细胞内生长繁殖，如病毒就属于非细胞型。

临床微生物学检验进展迅速，传染病诊断技术及检验方法日新月异。

# 6.1 临床细菌学（clinical bacteriology）检验标本的处理

标本采集与送检过程是否符合下列几个原则，将直接影响到致病菌检出的成败。

（1）采取标本时应注意无菌操作，尽量避免杂菌污染。

（2）根据致病菌在患者不同病期的体内分布和排出部位，采取不同标本。例如流行性脑膜炎患者取脑脊液、血液或出血瘀斑；伤寒患者在病程1~2周内取血液，2~3周时取粪便。

（3）采集标本应在使用抗菌药物之前，否则这种标本在分离培养时要加入药物拮抗剂。使用青霉素的加青霉素酶、磺胺药的加对氨苯甲酸。又采取局部病变标本处，不可用消毒剂，必要时宜以无菌生理盐水冲洗，拭干后再取材。

（4）尽可能采集病变明显部位的材料。例如菌痢患者取其沾有脓血或黏液的粪便，肺结核患者取其干酪样痰液等。

（5）标本必须新鲜，采集后尽快送检。

（6）送检过程中，除不耐寒冷的脑膜炎奈瑟菌、淋病奈瑟菌等要保暖外，多数菌可冷藏送运。粪便标本中含杂菌多，常置于甘油缓冲盐水保存液中。

致病菌的检验程序：主要有直接涂片镜检、分离培养、生化试验、血清学试验等。有的尚需作动物试验、药物敏感试验等。近年来发展的细菌学快速检验技术尚有气相色谱、核酸杂交和聚合酶链反应（polymerase chain reaction，PCR）等技术。

（1）直接涂片检查：凡在形态和染色性上具有特征的致病菌，直接涂片染色后镜检有助于初步诊断。例如痰中查见抗酸性细长杆菌，脓液中发现革兰阳性葡萄串状球菌，或咽喉假膜中有异染颗粒的棒状杆菌时，可分别初步诊断为结核分枝杆菌、葡萄球菌或白喉棒状杆菌。在某些情况下，也可在直接涂片后，以特异性荧光抗体染色在荧光显微镜下观察，若出现有发荧光的菌体就是欲检验的细菌。例如粪便中的志贺菌、霍乱弧菌等可用此技术快速检出。

（2）分离培养：原则上所有标本均应作分离培养，以获得纯培养后进一步鉴定。原为无菌部位采取的血液、脑脊液等标本，可直接接种至营养丰富的液体或固体培养基。从正常菌群存在部位采取的标本，应接种至选择或鉴别培养基。接种后放37℃孵育，一般经16～20h大多可生长茂盛或形成菌落。少数如布鲁菌、结核分枝杆菌生长缓慢，分别需经3～4周和4～8周才长成可见菌落。分离培养的阳性率要比直接涂片镜检高，但需时较久。因此，遇白喉等急性传染病时，可根据患者临床表现和直接涂片镜检结果作出初步诊断并及时治疗；不必等待培养报告，以免贻误治疗时间。

（3）生化试验：细菌的代谢活动依靠系列酶的催化作用，不同致病菌具有不同的酶系，故其代谢产物不尽相同，借此可对一些致病菌进行鉴别。例如肠道杆菌种类很多，形态、染色性基本相同，菌落亦类似。但它们的糖类和蛋白质的分解产物不完全一样，因而可利用不同基质进行生化试验予以区别。现已有多种微量、快速、半自动或自动的细菌生化反应试剂条（板）和检测仪器研制成功，并有商品供应。

（4）血清学试验：采用含有已知特异抗体的免疫血清与分离培养出的未知纯种细菌进行血清学试验，可以确定致病菌的种或型。常用方法是玻片凝集试验，在数分钟内就能得出结果。免疫荧光、协同凝集、对流免疫电泳、酶免疫、间接血凝、乳胶凝集等试验可快速、灵敏地检测标本中的微量致病菌特异抗原。这些方法的另一优点是即使患者已用抗生素等药物治疗，标本中的病菌被抑制或杀死培养不成功时，其特异抗原仍可检出，有助于确定病因。

（5）动物试验：主要用于分离、鉴定致病菌，测定菌株产毒性等。常用实验动物有小鼠、豚鼠和家兔等。应按实验要求，选用一定的体重和年龄，具有高度易感性的健康动物。接种途径有皮内、皮下、腹腔、肌肉、静脉、脑内和灌胃等。接种后应仔细观察动物的食量、精神状态和局部变化，有时尚要测定体重、体温和血液等指标。若死亡应立即解剖，检查病变，或进一步作分离培养，证实由何病菌所致。含杂菌多的标本，也可通过接种易感动物获得纯培养，达到分离致病菌的目的，例如将疑患肺炎链球菌性肺炎患者痰接种至小鼠腹腔。测试细菌的产毒性，可用家兔或豚鼠皮肤检测白喉棒状杆菌是否产生白喉毒素；家兔结扎肠段测定大肠埃希菌不耐热肠毒素等。目前，多数细菌的外毒素可用ELISA法（酶标记免疫吸附测定法）测定；志贺毒素等可用Vero细胞等测定其毒性。又细菌热原质过去用家兔来检测，现已为鲎（limulus）试验替代。

（6）药物敏感试验：药敏试验对指导临床选择用药，及时控制感染有重要意义。方法有纸碟法、小杯法、凹孔法和试管法等，以单片纸碟法和试管稀释法常用。纸碟法是根据抑菌圈有无、大小来判定试验菌对该抗菌药物耐药或敏感。试管法是以抗菌药物的最高稀释度仍能抑制细菌生长管为终点，该管含药浓度即为试验菌株的敏感度。

（7）分子生物学技术：近年来应用核酸杂交和PCR技术检测致病微生物核酸是临床诊断学的重大发展。

①核酸杂交技术：原理是应用放射性核素或生物素、地高辛苷原、辣根过氧化物酶等非放射性物质标记的已知序列核酸单链作为探针，在一定条件下，按照碱基互补原则与待测标本的核酸单链退火形成双链杂交体。然后，通过杂交信号的检测，鉴定血清、尿、粪或活检组织等中有无相应的病原体基因及其分子大小。核酸杂交技术有液相与固相之分。固相核酸杂交较常用，有原位杂交、斑点杂交、Southern印迹、Northern印迹等。核酸杂交可从标本中直接检出病原体，不受标本中的杂质干扰，对尚不能或难分离培养的病原体尤为适用。用核酸杂交技术来检测细菌感染中的致病菌，有结核分枝杆菌、幽门螺杆菌、空肠弯曲菌、致病性大肠埃希菌等。

②PCR技术：PCR技术是一种无细胞的分子克隆技术，能在体外经数小时的处理即可扩增成上百万个同一基因分子。PCR技术的基本步骤为从标本中提取DNA作为扩增模板；选用一对特异寡核苷酸作为引物，经不同温度的变性、退火、延伸等使之扩增；扩增产物作溴乙啶染色的凝胶电泳，紫外线灯下观察特定碱基对数的DNA片段；出现橙红色电泳条带者为阳性。若需进一步鉴定，可将凝胶中分离的PCR产物回收，再用特异探针确定。

PCR技术具有快速、灵敏和特异性强等特点，现已用于生物医学中的多个领域。在细菌学方面，可用PCR技术检测标本中的结核分枝杆菌、淋病奈瑟菌、肠产毒素型大肠埃希菌、军团菌等中的特异性DNA片段。

③其他：有用气相色谱法检测细菌在代谢过程中产生的挥发性脂肪酸谱，来诊断厌氧菌感染；葡萄球菌、伤寒沙门菌、志贺菌等可用型特异噬菌体进行分型，以追踪传染源；细菌素分型以及质粒指纹图谱分析（plasmid fingerprinting）等，主要用于流行病学等调查。

### 6.1.1 血液及骨髓液标本的处理

[标本采集]

尽可能于疾病早期、发热高峰及使用抗菌药物前采集培养。采集时，以严格的无菌操作技术取患者静脉血5~10ml（婴幼儿1~2ml）或骨髓液1~2ml，立即注入适当的液体增菌培养基瓶内，迅速轻摇，使充分混合，以防凝固。对疑为菌血症患者，可在 24h 内多次采血。培养基与血液的比例为 10∶1。

[标本处理]

标本接种于培养基后，立即送实验室置 35℃ 温箱内孵育，经 12～18h 孵育后，在血平板或巧克力平板上盲目接种 1 次。如此，可提早检出阳性标本。

盲目接种后，血培养瓶继续孵育至第七天，每天取出一次，观察有无混浊、沉淀、絮状、菌膜、溶血、色素、血液变色等现象，并记录。

培养瓶肉眼见有细菌生长时，应取培养物涂片行革兰染色镜检。对染色所见结果，应及时通知临床医师："疑有革兰×× 菌生长"。若涂片结果证实为一种细菌生长，并能排除污染者，应立即以培养瓶内的菌液作鉴定试验及直接法药物敏感性测定，在 4～6h 内得出初步结果，供临床医师作为治疗参考。然后，继续孵育 18～24h，并将获得的结果与前日结果核对无误后发出报告。得到纯培养后，需再做鉴定及药敏试验，以验证直接用菌液做的试验结果。然后，正式发出报告。

疑有细菌生长时，应随时转种于血平板或其他培养基。一旦见有细菌生长，及时进行药物敏感试验或分离培养。根据菌落特征及菌体染色镜检形态，可得出初步印象，再按各类属细菌作相应的血清学检验及生化鉴定。获得结果后，报告："有×× 菌生长"。

对不见细菌生长的培养瓶，在观察的 7 天中，最少应作 2 次分离培养。若第七天仍未见细菌生长，可通过转种加以证实。然后，发出报告："经 7 天培养无细菌生长"。

[参考区间]

无细菌生长。

[临床意义]

凡是致病性或条件致病性细菌均可引起菌血症或败血症。为了排除采样操作中的污染，菌（败）血症往往需要以多次血培养阳性结果证实。

血培养中常见的致病菌：①革兰阳性球菌，如金黄色葡萄球菌、表皮葡萄球菌、A 群或 B 群链球菌、肺炎链球菌、绿色链球菌、肠球菌、厌氧链球菌等；②革兰阳性杆菌，如产单核李斯特菌、炭疽芽孢杆菌、产气荚膜梭菌、短棒菌苗等；③革兰阴性球菌，如脑膜炎奈瑟菌、卡他布兰汉菌等；④革兰阴性杆菌，如伤寒及副伤寒沙门菌、铜绿假单胞菌、不动杆菌、气单胞菌、无色杆菌、流感嗜血杆菌、胎儿弯曲菌、鼠疫耶尔森菌、类杆菌、梭杆菌、布鲁菌、沙雷菌等；⑤其他，如念珠菌。

### 6.1.2 脑脊液标本的处理

[标本采集]

通常由临床医师于治疗前以无菌操作方法采脑脊液 3～5ml，置于无菌试管内，立即送检。标本应注意保温（25～37℃）、防止干燥和避免日光直射。若标本混浊，宜进行"床边培养"，即在患者床边抽取脑脊液后，立即将0.5～1.0ml 标本接种于巧克力平板上，保温送检，以提高阳性检出率。

[标本处理]

实验室接到标本后，首先观察脑脊液的外观，混浊或脓性脑脊液可直接涂片，无色透明的脑脊液应取其离心后的沉淀物涂片，经革兰染色后镜检。凡发现细菌（很少污染），应根据染色反应及形态特征，及时发出初步报告："找到革兰×性细菌，形似××菌"。必要时可作抗酸染色或墨汁负染色。

与此同时，用无菌接种环挑取混浊脑脊液或离心后的沉淀物，分别接种于血琼脂平板及巧克力琼脂平板，置 35℃ $CO_2$ 环境中 18～24h 培养，观察有无细菌生长。若有细菌生长，根据菌落特点及染色后的菌体特征，得出初步印象，再进一步作生化反应、血清学检验及药物敏感性试验。然后，发出报告。

若无细菌生长，再延续培养 3 天，仍无细菌生长时，即可报告："经培养×天无细菌生长"。

[参考区间]

无细菌生长。

[临床意义]

脑脊液细菌检验可为临床诊断脑脊髓膜炎提供病原学依据，药物敏感性试验结果可供临床选用抗菌药物时参考。

脑脊液培养常见致病菌如下：①革兰阳性球菌，如金黄色葡萄球菌、A群或 B 群链球菌、肺炎链球菌、消化链球菌；②革兰阳性杆菌，如炭疽芽孢杆菌、结核分枝杆菌、产单核李斯特菌；③革兰阴性球菌，如脑膜炎奈瑟菌、卡他布兰汉菌；④革兰阴性杆菌，如流感嗜血杆菌、肠杆菌、脑膜败血性黄杆菌、变形杆菌、假单胞菌、无色杆菌、拟杆菌；⑤其他，如新型隐球菌、白色念珠菌。

### 6.1.3 尿液标本的处理

[标本采集]

留尿前夕，嘱患者用肥皂和清水洗净外阴部。留尿前，用消毒剂清洗外阴及尿道口。然后嘱患者排尿，弃去前段尿，用无菌试管（痰杯）接取中段尿 5 ~ 7ml，立即塞好塞子送检。避免存放，以免尿中细菌繁殖，使菌落计数不可靠而影响诊断。

**[标本处理]**

直接涂片检查：中段尿标本经离心后倾去上清液，取沉渣涂成薄膜，然后以火焰固定，行革兰染色镜检。如发现细菌，根据其形态及染色特点，可作出初步报告："找到革兰×性××细菌"。必要时可作抗酸染色。

尿定量培养：用定量接种环蘸取尿液，接种于血平板上均匀画线，然后置于35℃培养 18 ~ 24h，计数生长的菌落数。

$$每毫升尿液细菌数 = 平板上菌落数 \times \frac{1}{接种环含尿量（ml）}$$

如果菌落生长过多不易计数时，则报告 $> 10^5/ml$。如果是检验特殊细菌，如淋球菌、结核杆菌等，则不需定量培养。若有细菌生长（排除污染），经过菌落计数、观察菌落特征、涂片染色镜检及生化鉴定等，则应报告为："检出××菌，菌落数：$10^n/ml$"。若经 48h 培养无细菌生长，则应报告为："经 48h 培养无细菌生长"。

淋病奈瑟菌培养：接到标本后立即离心沉淀，取沉渣接种于改良马丁培养基或血琼脂、巧克力琼脂培养基（须置温箱内温育）上，置 35℃ 5% ~ 10% $CO_2$ 环境下培养 48h，观察菌落特征，涂片染色镜检，并作相应的生化鉴定、血清学试验及药敏试验，获得结果后发出报告。

**[参考区间]**

菌落计数 $< 10^4/ml$。

**[临床意义]**

尿沉渣涂片检验的阳性检出率通常为 50% ~ 80%，尿内查到结核杆菌者应考虑肾结核。尿中出现细菌通常称为菌尿症，同时有脓尿者，提示有泌尿系感染的可能。每毫升尿菌落数在 10 000 以内者，多为污染；在 10 000 ~ 100 000 者，应考虑为感染；在 100 000 以上者，可视为感染。但是，如果培养出 3 种以上的细菌，即使每毫升尿中菌落数大于 100 000 个，亦应疑为污染。在尿液标本细菌检验的同时，另做药敏试验。不仅能确定诊断，而且有助于临床选择用药和观察疗效。

尿液培养常见致病菌有：①革兰阳性菌；如金黄色葡萄球菌、肠球菌、A 群链球菌、腐生葡萄球菌、结核分枝杆菌等；②革兰阴性菌，如淋病奈瑟菌、大肠埃希菌、变形杆菌、肺炎克雷伯菌、产气肠杆菌、沙门菌、铜绿假单胞菌、沙雷菌等。

### 6.1.4 痰液标本的处理

[标本采集]

收集标本前，嘱患者用清水漱口数次，以除去口腔内大量杂菌。然后，用力自气管深部咳出痰液，吐至无菌的广口瓶内或小纸盒中，及时送检。作结核杆菌检查通常收集24h的痰液（胰酶处理后3000r/min，离心30min取沉淀接种于罗氏培养基培养并作涂片镜检），如不能及时接种，应放入冰箱贮存。以防杂菌生长。

[标本处理]

实验室接到标本须在生物安全柜中做直接涂片镜检，涂片目的是：确定标本是否适合做细菌培养；初步判定是否有病原菌存在。由于痰液标本内常混有口腔及鼻咽部固有的细菌，因此，在镜检时要仔细观察。然后，按各种细菌的形态及染色特征，将所见到的细菌分别如实报告："找到××染色×性，形态似××细菌"。

细菌培养：直接挑取痰标本或将经无菌盐水洗涤的痰标本接种于血平板，必要时可另作厌氧培养。经35℃培养18～24h后观察菌落特征和涂片染色镜检，然后做各种鉴定试验及药物敏感性试验。痰中的病原菌不少属于机会致病菌，与正常菌群同存。在报告时，应尽可能报出相对菌量，如少量、多量、优势、纯培养等，以供临床参考。

[参考区间]

上呼吸道栖居菌群。

[临床意义]

痰液的细菌检验对呼吸系统传染病的诊断和治疗有重要意义。在急性期，一般可获得纯培养的相应病原菌，如看不到数量上占优势，又可能为致病菌者，应重复送检。

上呼吸道栖居菌群：α-链球菌、γ-链球菌、微球菌、奈瑟菌、嗜血杆菌、拟杆菌、梭杆菌、厌氧球菌。

下呼吸道感染常见致病菌有：①革兰阳性菌，如肺炎链球菌、A群链球菌、金黄色葡萄球菌、厌氧球菌、结核分枝杆菌、白喉棒状杆菌、放线菌、诺卡菌；②革兰阴性菌，如卡他布兰汉菌、脑膜炎奈瑟菌、流感嗜血杆菌、肺炎克雷伯菌、肠杆菌、假单胞菌、鼠疫耶尔森菌、嗜肺军团菌。

### 6.1.5 粪便标本的处理

[标本采集]

尽量收集新鲜、无污染粪便 2～3g，取材时选择脓血、黏液，液状粪便则取絮状物，盛于灭菌的容器及时送检。在无法获得粪便的情况下，可用直肠拭子插入肛门 4～5cm 深处（小儿 2～3cm）轻轻转动，擦取直肠表面的黏液后取出，盛入无菌试管或保存液中送检。疑为霍乱患者粪便标本应置于密闭容器以防外溢。

[标本处理]

通常粪便标本不作直接镜检，仅在检查霍乱弧菌、结核杆菌或疑似葡萄球菌假膜性肠炎时才作直接涂片检查。选取脓血、黏液样粪便直接接种于肠道菌选择培养基［如 SS 琼脂平板及伊红亚甲蓝（美蓝）平板］各一个进行分离培养。35℃培养 18～24h，观察有无可疑菌落，可报告："未检出沙门菌（或志贺菌）"；如有疑似菌，初步生化反应符合，并与志贺菌诊断血清发生明显凝集者，可报告："检出××志贺菌"；与沙门菌诊断血清凝集者，可报告："检出××沙门菌"。

[参考区间]

无致病菌生长。

[临床意义]

正常人的大肠中栖居大量非致病性细菌，腹泻是病原菌在肠道内繁殖的结果。大便细菌培养对于确诊细菌性痢疾、寻找病原杆菌的型别及指导治疗均有价值，同时也易与溶组织阿米巴或滴虫所致的痢疾相鉴别。伤寒及副伤寒最明显的病变为肠内淋巴组织的增生和坏死，在本病早期，粪便细菌检验意义不大。随后，诊断价值逐渐增大，通常在发病后 2～3 周阳性率最高。

可引起腹泻的细菌种类较多，粪便中常见的病原菌有：①革兰阳性球菌，如金黄色葡萄球菌、厌氧链球菌；②革兰阳性杆菌，如结核分枝杆菌、产气荚膜梭菌、难辨梭菌；③革兰阴性杆菌，如伤寒及其他沙门菌、志贺菌属、致病大肠埃希菌、弧菌属、气单胞菌、邻单胞菌、小肠结肠耶尔森菌、弯曲菌；④其他，如白色念珠菌。

### 6.1.6 胆汁标本的处理

[标本采集]

由专科医生作十二指肠引流术，以无菌操作方法收集胆汁 10～15ml 置入无菌试管内立即送检。若不能立即检验，应置冰箱内保存。

[标本处理]

涂片检查：一般不作涂片检查，当临床需要时，可将胆汁经3000r/min离心后，取沉淀物涂片，经革兰染色后镜检。根据镜检结果可做出初步报告："直接涂片找到革兰×性×菌，形似××菌"或"直接涂片未找到细菌"。

增菌培养：胆汁本身有抑菌作用，接种到普通肉汤培养基后，胆汁得到稀释，可降低其抑菌作用，提高阳性检出率。肉汤培养基经孵育混浊后应及时移种分离。

分离培养：感染的细菌可为单一或混合厌氧菌和兼性厌氧菌，应用血平板、中国蓝或麦康凯平板及厌氧血平板，采用分区画线接种，分别置于普通和厌氧环境中35℃培育24h后观察结果。若有细菌生长，挑取可疑菌落，一方面，涂片作革兰染色镜检，一方面，纯培养作鉴定试验和药敏试验，根据实验结果报告："有××菌生长"。若无细菌生长现象，应继续培养3天，仍未见细菌生长者报告"无细菌生长"。

[参考区间]

无细菌生长。

[临床意义]

通常正常胆汁是无菌的，当胆道发生阻塞时，细菌侵入，发生感染。细菌培养的阳性率与病程有关，发病初期阳性率较低，发病3~4天后阳性率逐渐升高，第五天达高峰。采用十二指肠胆道引流术收集的胆汁进行细菌检验，对确定胆囊的感染有一定的参考价值，但因采集标本时常易受唾液、胃液及十二指肠液的细菌所污染，故在解释阳性结果时，应结合临床进行分析，切不可将污染菌当作病原菌。

胆汁培养常见的病原菌有：①革兰阳性球菌，如肠球菌、消化链球菌、葡萄球菌；②革兰阴性杆菌，如大肠埃希菌、肺炎克雷伯菌、变形杆菌、产气肠杆菌、铜绿假单胞菌、伤寒及其他沙门菌、拟杆菌、粪产碱杆菌、气单胞菌。

### 6.1.7　眼拭子标本的处理

[标本采集]

先用无菌生理盐水冲洗眼部，然后用棉拭子拭干，再以无菌棉拭子采集眼分泌物，尤其是脓汁，立即送检。如怀疑沙眼衣原体，首先擦去眼结膜上面的分泌物，然后用无菌小刀刮取穹窿部及睑结膜上皮细胞送检。

[标本处理]

涂片检查：实验室接到标本后，涂片、革兰染色镜检。根据涂片结果得出初步印象，可作出初步报告："直接涂片检查见革兰×性×菌，形似××菌"。

细菌培养：取眼分泌物，以无菌操作的方法将其接种于血平板上，画线进行分离（如真菌培养，接种于两管沙保罗培养基上）。经35℃18～24h培养后观察结果，若有细菌生长，可按菌落特征挑取各种单独的菌落，分别涂片行革兰染色镜检。根据菌落特征结合涂片结果，大多可初步判断出细菌的类属，然后再按各类细菌的生物学性状进行鉴定，根据鉴定结果及菌落多少，即可报告："培养出××菌"。如观察48h后无细菌生长，可报告："培养48h后无细菌生长"。

[参考区间]

无细菌生长。

[临床意义]

由于眼泪具有机械的冲洗作用，同时又含有杀菌物质（如溶菌酶），故泪囊、结膜、巩膜、角膜和前房等通常是无菌的。但是，由于某种原因也可造成一些细菌甚至致病菌的侵入，引起感染，应予重视，必要时要及时做细菌检验。

眼标本中常见的致病菌有：①革兰阳性球菌，如葡萄球菌、链球菌、肺炎链球菌；②革兰阳性杆菌，如白喉棒状杆菌、白喉以外的棒状杆菌、梭状杆菌、麻风杆菌；③革兰阴性球菌，如卡他布兰汉菌、淋病奈瑟菌；④革兰阴性杆菌，如铜绿假单胞菌、大肠埃希菌、流感嗜血杆菌、肺炎克雷伯菌；⑤其他，如沙眼衣原体、病毒、螺旋体、真菌。

### 6.1.8　耳、鼻、喉拭子标本的处理

[标本采集]

外耳道疖肿或化脓性病通常以无菌棉拭子直接采取标本送检。乳突炎、中耳炎、鼓膜炎等由临床医师手术时采取标本。鼻、喉拭子标本采取前数小时，不可用消毒药水漱口，应尽量勿使棉拭接触唾液及其他部位的黏膜，以防唾液中杂菌的污染及受到唾液抑菌作用的影响。直接用无菌棉拭子擦拭患者鼻、咽、喉黏膜、假膜边缘部分或组织深层的分泌物。放入无菌试管内立即送检，以免标本干燥而影响检验结果。

[标本处理]

涂片检查：实验室接到标本后，取洁净玻片一枚，将分泌物涂于其上，

经火焰固定后行革兰染色镜检。根据形态染色特点得出初步印象。初步报告："直接涂片检查见革兰×性×菌、形似××菌"。

细菌培养：根据感染细菌的特点，须用血平板和巧克力平板作分离培养，必要时加选其他培养基，同时作需氧和厌氧培养。35℃孵箱培养24～48h观察结果，挑选可疑菌落进行涂片染色、生化反应、血清学反应和药敏试验等，根据鉴定结果作出报告："检出××菌"或"××菌纯培养"及其药敏试验结果。未检出病原菌时可如实报告菌名。如疑有百日咳杆菌，平板应持续孵育7天，仍无菌生长，才可报告阴性。

[参考区间]

正常人中耳及鼻窦内无菌生长。正常人咽峡部有口腔的常在菌丛生长。

[临床意义]

耳、鼻、咽部的细菌感染病原菌源于口腔，口腔中既有需氧菌，也有厌氧菌，所以，口腔周围组织器官的感染不仅要检查需氧菌，还应检查厌氧菌。

耳、鼻、喉拭子培养常见病原菌有：①革兰阳性菌，如金黄色葡萄球菌、肺炎链球菌、β-链球菌、白喉棒状杆菌、念珠菌；②革兰阴性菌，如脑膜炎奈瑟菌、淋病奈瑟菌、嗜血杆菌、摩拉菌、卡他布兰汉菌、百日咳杆菌、肠杆菌、铜绿假单胞菌、无色杆菌。

### 6.1.9 脓汁标本的处理

[标本采集]

首先，用无菌生理盐水拭净病灶表面的污染杂菌，然后以无菌棉拭子采取脓汁及病灶深部的分泌物。引流标本应注意器具无菌，并注意留取新鲜引流物，放入无菌试管中立即送检。

[标本处理]

涂片检查：脓汁标本在培养的同时均需涂片，涂片结果，一方面为临床提供最初的诊治依据；另一方面可据此判断分离培养的质量。一般涂片查到细菌者均应分离培养出细菌。有时，由于脓汁标本采取不佳，为陈旧脓汁，其中细菌已被破坏，涂片不见细菌，亦就不该分离培养出细菌。通常根据镜检所见细菌的形态及革兰染色特点作初步报告："找到革兰×性×菌，形似××菌"。特殊的标本要加以必要的描述；对疑有结核杆菌感染的标本，还应作抗酸染色检查。

细菌培养：根据脓汁标本取自内源性感染灶，还是外源性感染灶，需要选择培养基，并以分区划线法接种，同时做需氧培养及厌氧培养。置35℃培养 18 ~ 24h 观察结果，如有细菌生长（排除污染），可按菌落特征挑取各种单独的菌落，分别涂片行革兰染色镜检。通常根据菌落特点结合涂片结果，多可初步判断出细菌类属，然后再按各类细菌的生物学性状进行鉴定，同时做药物敏感试验。根据鉴定结果及菌落多少，即可报告："培养出××菌"。如观察 48h 后，无细菌生长，可报告："培养 48h 无细菌生长"。若遇到难以鉴定的细菌时，应详细描述革兰染色、菌体及菌落的形态特点、生化反应、血清学试验结果等，必要时做 G + C 摩尔百分比浓度测定，做动物试验观察其致病力，以供临床医师参考。

[**参考区间**]

脓汁常见病原菌见临床意义。

[**临床意义**]

所有的创伤均可有细菌污染，是否发生感染，取决于创伤大小、组织破坏情况、染菌数量与种类、处理过程、机体免疫力和抗生素应用等多种因素。

脓汁及创伤分泌物中常见的病原菌有：①革兰阳性球菌，如葡萄球菌、链球菌、消化链球菌；②革兰阳性杆菌，如炭疽芽孢杆菌、破伤风梭菌、产气荚膜梭菌、溃疡棒状杆菌；③革兰阴性杆菌，如肠杆菌、假单胞菌、腐败假单胞菌、拟杆菌、梭杆菌、嗜血杆菌、产碱杆菌、无色杆菌、弧菌、气单胞菌；④其他，如放线菌、诺卡菌、念珠菌、结核分枝杆菌。

### 6.1.10 穿刺液标本的处理

[**标本采集**]

穿刺液包括胸腔积液、腹水、心包液、关节液及鞘膜液。标本由临床医师以严格的无菌穿刺术抽取。心包液和关节液等抽取量约为 1 ~ 5ml，胸腔积液和腹水抽取量约为 5 ~ 10ml。标本抽取后，立即将其注入含有无菌抗凝剂的无菌试管中，充分混合后送检。标本与抗凝剂的比例一般为 10∶1。

[**标本处理**]

涂片检查：将标本经 3000r/min 离心 10min，弃去上清液，取脓样或非脓样的沉渣涂成均匀的薄膜。若穿刺液呈血性，应加等量无菌蒸馏水将红细胞破坏后，再离心沉淀，取沉渣涂片，然后行革兰染色镜检。可根据所检细菌的形态学特点和染色情况，作出初步报告："找到革兰×性×菌，形似××菌"。必要时可作抗酸染色。

细菌培养：接种 2 块血平板，按分区画线，一块放厌氧环境孵育 48h 分离厌氧菌，另一块放普通环境分离一般细菌。根据临床要求可加做结核及真菌培养。平板经35℃过夜或48h孵育后，若有细菌生长，按常规鉴定后，发出报告。无细菌生长的平板还应继续孵育至第三天；如疑有奴卡菌，平板应持续孵育7天，才能报告阴性。

**［参考区间］**

无细菌生长。

**［临床意义］**

胸腔、腹腔及心包腔等浆膜腔的漏出液一般均无菌，浆膜腔的渗出液，尤其是脓性渗出液，大多为感染性炎症所致，所以只要检出细菌，通常均可视为病原菌。

穿刺液培养常见的病原菌有：①革兰阳性球菌，如金黄色葡萄球菌、A群链球菌、肺炎链球菌、绿色链球菌、肠球菌、厌氧链球菌；②革兰阳性杆菌，如结核分枝杆菌、产气荚膜梭菌；③革兰阴性球菌，如淋病奈瑟菌；④革兰阴性杆菌，如流感嗜血杆菌、大肠埃希菌、产气肠杆菌、伤寒及其他沙门菌、肺炎克雷伯菌、臭鼻克雷伯菌、产碱杆菌、铜绿假单胞菌、不动杆菌、梭杆菌、拟杆菌；⑤其他，如放线菌、念珠菌。

### 6.1.11 生殖器官分泌物标本的处理

**［标本采集］**

男性和女性外阴标本可直接用无菌棉拭擦拭外阴部的分泌物或溃疡面。阴道、子宫及前列腺等分泌物应由医师采集，收集于无菌试管内送检。标本的采集过程要注意无菌操作，以减少杂菌的污染。

**［标本处理］**

涂片检查：实验室接到标本后直接涂片，以火焰固定，革兰染色镜检。根据形态、染色特征即可作出初步报告："找到革兰×性×形态细菌"。

细菌培养：一般情况下，可用血平板和中国蓝或伊红美蓝平板各1个，35℃孵育18~24h后观察结果。若两种平板均有菌生长，对不分解乳糖，涂片染色为革兰阴性的，则按肠道菌鉴定；分解乳糖的按大肠埃希菌及产气肠杆菌加以区别。仅能在血平板上生长者，应仔细观察生长特点，作涂片革兰染色镜检，根据镜检结果，进一步做生化反应、血清学试验和药敏试验以确定诊断。如果经48h培养无细菌生长，则可报告："经2天培养无细菌生长"。

若培养淋病奈瑟菌，则应增加一个巧克力琼脂平板，置5%~10% $CO_2$

环境孵育。鉴定方法参见 6.1.3 尿液标本的处理。

[参考区间]

正常人的内生殖器是无菌的，而在男性尿道口和女性阴道口可能存在一些细菌。

[临床意义]

生殖器官分泌物标本的细菌检验对性病的诊断和鉴别诊断具有重要意义。培养阳性者，加做药敏试验，有助于指导临床治疗。

生殖器官分泌物培养的常见菌有：①革兰阳性球菌，如葡萄球菌、肠球菌、化脓性链球菌、厌氧链球菌；②革兰阳性杆菌，如结核分枝杆菌；③革兰阴性球菌，如淋病奈瑟菌；④革兰阴性杆菌，如大肠埃希菌、拟杆菌、铜绿假单胞菌、变形杆菌、杜克雷嗜血杆菌。

# 6.2 细菌的形态学检验

细菌形态学检验是细菌检验中极为重要的手段。可分为不染色标本和染色标本检查法。

[临床意义]

（1）可以迅速知道临床标本中有无细菌及细菌的数量，根据其形态、结构和染色的性质，初步确定其种属，以便及时选择抗生素。

（2）对少数细菌可以初步鉴定，如抗酸杆菌、脑膜炎奈瑟菌等。

（3）是细菌分类和鉴定不可缺少的步骤，为进一步进行生化、血清学鉴定提供依据。

## 6.2.1 不染色标本检查法

[检测方法]

（1）标本制作

悬滴法：取接种环菌液置盖玻片中央，将凹面玻片反转盖在滴液之上，同时反转两玻片，置低倍镜或高倍镜下观察。

压滴法：灭菌接种环取菌液或生理盐水悬液 2 环，置载玻片中央，轻覆盖玻片，勿生气泡，勿使菌液外溢，静止后置低倍镜或高倍镜下观察。

（2）镜检方法：①普通光学显微镜检查法：先用低倍镜，调整聚光镜，对准焦距后再转换高倍物镜观察细菌分子运动，但无位置改变。②相差显微镜检查法：主要用于活的螺旋体及弧菌属菌种的动力观察。

[临床意义]

细菌小而透明，其折光性与环境相似，普通光学显微镜下不能辨清细菌的形态与结构，因此，不染色标本通常检查细菌的动力及运动方式等生活状态。

## 6.2.2　染色标本检查法

标本经不同方法染色后，显微镜下可清楚地看到细菌的形态，并根据染色反应及着色不同，对细菌进行分类，现对各种检查方法的原理、临床意义及注意事项进行叙述，其试剂、方法从略。

### 6.2.2.1　革兰（Gram）染色法

[基本原理]

（1）物理吸附作用：由毛细血管现象和渗透作用，使染料进入菌体内被溶解吸收。而且细菌等电点较低，pH 2～5，一般情况下细菌带负电荷，易与带正电荷的碱性染料相结合。

（2）化学反应：菌体内某些化合物与染料发生化学反应，相结合后使细菌着色，且不易被脱色剂脱色。

（3）细菌膜的通透性、膜孔的大小、细胞结构的完整性，以及培养基成分、染料液中电解质的含量、pH 值、菌龄等均可影响细菌着色。

[结果]

革兰阳性菌呈紫色；革兰阴性菌呈红色。

[临床意义]

（1）鉴别细菌：用革兰染色可将所有细菌分为阳性与阴性两大类，因此可以初步识别细菌，缩小范围，有利于进一步鉴定。

（2）选择药物：革兰阳性菌与阴性菌在细胞壁结构上有很大差异，因此对抗生素的选择亦有所不同。

（3）与致病性的关系：革兰阳性菌能产生外毒素，而革兰阴性菌则大多数具有内毒素，两者的致病作用不同。

[注意事项]

革兰染色受染色技术、培养基成分和细菌本身情况的影响。如 pH 值改变时，细菌电荷改变，染色结果也随之改变。脱色时间过长，阳性可变为阴性。若乙醇浓度稀释约为 70%，则脱色作用增强。标本涂片太厚的部分，阴性菌未被脱色，可呈现阳性染色。

菌龄影响染色结果，幼龄菌核酸含量较多，革兰阳性也最强；老龄菌核酸含量低，衰老状况的细菌有部分自溶，可出现许多阴性菌。一般菌龄以 18～24h 者染色为好。

培养基的成分影响染色结果。在缺镁培养基中生长的阳性菌呈革兰阴性；培养基中含有大量葡萄糖、硫酸镁和氯化钠时，大肠埃希菌可变为阳性菌。

青霉素能使细菌变形并且失去革兰阳性。紫外线的照射使核酸变性从而使革兰阳性菌变为阴性菌。

结晶紫与草酸胺溶液混合后不宜保存过久，若有沉淀应弃之重配新液。

### 6.2.2.2　萋－纳（Ziehl－Neelsen）抗酸染色法

[基本原理]

分枝杆菌能生成大量脂类，当合成脂类条件不良时，抗酸性质也会减弱。当培养基中甘油含量增加时，细菌生长旺盛，脂类量增多，抗酸性也增加。苯酚与复红构成的复合物具有胶体性质，能牢固地与细菌中的耐酸染色物质吸附，且呈现红色。非抗酸菌因不含分枝菌酸，不能抵抗盐酸乙醇脱色，故复染时被亚甲蓝染成蓝色。不同抗酸菌因含分枝菌酸的质与量的不同，所以，它们的抗酸染色程度亦有差别。

[结果]

抗酸杆菌染成红色，非抗酸杆菌或细胞等均染成蓝色。

[临床意义]

抗酸染色是结核病病原学诊断的直接提示，也是临床早期诊断、疗效判定、病情评估以及流行病学监控十分重要的依据。

[注意事项]

（1）涂片用过的接种环应用沸水煮 5min 后，再通过火焰灭菌，以保彻底灭菌、防止污染环境。

（2）苯酚复红加温染色过程中，温度不宜过高，勿使染料沸腾和蒸发，根据涂片厚薄适宜掌握脱色时间。

（3）若急于观察结果，则可将染色后的标本，用吸水纸平铺于玻片上，轻压吸干。用过的吸水纸不宜再吸第 2 份标本，极有可能沾有少量抗酸杆菌，避免产生诊断错误。

### 6.2.2.3　金铵"O"染色法

[结果]

用紫色光源荧光显微镜检查，其背景为蓝绿色，抗酸杆菌呈亮黄色荧光。

［临床意义］

其临床意义同萋－纳抗酸染色法。

### 6.2.2.4 潘本汉抗生素酸染色法

［结果］

结核分枝杆菌呈红色，耻垢分枝杆菌呈蓝色。

［临床意义］

用于结核分枝杆菌与其他分枝杆菌的鉴别。

### 6.2.2.5 异染颗粒染色法

［结果］

菌体呈蓝绿色，异染颗粒呈蓝黑色，可初步报告疑似白喉棒状杆菌。

［临床意义］

可对急性呼吸道传染病白喉进行初步诊断。

### 6.2.2.6 负染色法

（1）墨汁染色法

［结果］

背景为黑褐色，菌体无色，周围绕以无色发亮、有折光的宽广度荚膜。

［临床意义］

负染色法常用于观察细菌及某些真菌的荚膜，借此鉴定某些菌种，如新型隐球菌等。

（2）阿利新蓝染色法

［结果］

阳性标本可见圆形、外周有蓝色的厚壁膜，菌体、细胞核核形清晰，白细胞及其他酵母样菌均不着色。

［临床意义］

同墨汁染色法。

（3）水溶性黑色素染色法

［结果］

新型隐球菌可见宽阔透明的厚荚膜，背景为纤细均匀的黑色，白细胞被染成黑色不透明，但核形明显易见。

［临床意义］

同墨汁染色法。

### 6.2.3 细菌的培养

按其细菌培养的方法可分为需氧培养法、二氧化碳培养法和厌氧培养法。

### 6.2.3.1 需氧培养法

需氧培养法亦即普通培养法，将已接种过的培养基，置（$35 \pm 1$）℃孵育 $18 \sim 24h$，多数需氧菌和兼性厌氧菌即可在培养基上生长。少数生长缓慢的细菌需培养 $3 \sim 7$ 天直至 1 个月才能生长。孵育箱内应保持一定湿度（可在其内放水 1 杯）。培养时间较长的培养基；接种后应将试管口塞好棉塞后用石蜡凡士林封固，以防培养基干裂。

### 6.2.3.2 二氧化碳培养法

某些细菌如脑膜炎奈瑟菌、布氏杆菌等初次分离时，需要在一定的二氧化碳环境下才能良好生长。即将已接种的培养基置于二氧化碳环境中进行培养，这种方法称为二氧化碳培养法，常用的 3 种方法为烛缸法、化学法（碳酸氢钠－盐酸法）、二氧化碳培养箱。

### 6.2.3.3 厌氧培养法

（1）厌氧培养基法

①疱肉培养法：疱肉培养法是利用肉渣等动物组织耗氧的方法，因肉渣等组织中含有谷胱甘肽，可发生氧化还原反应，从而降低环境中的氧化势能；肉渣中还含有不饱和脂肪酸，经肌肉中正铁血红蛋白触酶作用后，能吸收环境中的氧气。加之培养基的液面用凡士林封闭，使之与空气隔绝而造成缺氧环境，有利于厌氧菌生长。

②硫乙醇酸钠法：硫乙醇酸钠是还原剂，加入培养基中可除去其中氧气或使氧化型物质还原，有利于厌氧菌生长。

（2）焦性没食子酸法：焦性没食子酸在碱性溶液中能形成焦性没食子橙，可吸收空气中的氧气，从而造成缺氧环境，以利于厌氧菌生长。有平板法与试管法 2 种。

（3）厌氧罐、箱、袋法

①目前广泛应用的是厌氧罐法，具体又有两种方法。一是抽气－换气法，是一般实验常采用的比较经济且迅速建立厌氧环境的方法；二是气体发生袋法，本法靠气体发生袋提供足够的 $H_2$ 和 $CO_2$，罐中的 $O_2$ 和 $H_2$ 经钯粒催化合成水，从而建立厌氧环境。

②厌氧培养箱：厌氧培养箱是一种可以抽气－换气的孵育箱，当需要厌氧培养时，将已接种的培养基置于箱内，抽气换气后在箱内直接进行厌氧培养。

③厌氧手套：为特制的密闭透明塑料箱。箱内用抽气换气法保持厌氧

状态。接种标本、孵育培养、检查观察，均可通过箱上所装橡皮手套在箱内操作，使培养物始终处于厌氧环境中。

（4）气袋法：本法不但实验室中可用，且可外出采用进行床边接种，通过塑料薄膜还可随时检查平板细菌的生长情况。其原理与气体发生袋法相同，只是以塑料袋代替了厌氧罐而已。

厌氧菌的初次培养时间，至少 48～72h 才能初步观察，如果发育不好，应迅速放入厌氧罐中，重新制成厌氧环境继续培养。一般 2 周不生长者即可报告阴性。

# 6.3 病原菌检验

## 6.3.1 革兰阳性球菌的检验

### 6.3.1.1 葡萄球菌属

[形态与染色]

典型葡萄球菌呈球形，致病性葡萄球菌一般较非致病菌小。细菌繁殖时见多个平面的不规则分裂，堆积成葡萄串状排列。在脓汁或液体培养基中生长呈单、双或短链排列，革兰染色阳性。

[培养特性]

营养要求不高，在普通培养基上生长良好。多数葡萄球菌为需氧或兼性厌氧菌。

[分类]

葡萄球菌属隶属于微球菌科，根据《伯杰细菌鉴定手册》记载共有 19 个菌种。在人体已发现的有下列 12 个：金黄色葡萄球菌、表皮葡萄球菌、人葡萄球菌、溶血葡萄球菌、华氏葡萄球菌、解糖葡萄球菌、耳葡萄球菌、模仿葡萄球菌、腐生葡萄球菌、孔氏葡萄球菌、木糖葡萄球菌及头葡萄球菌。其中，以金黄色葡萄球菌、表皮葡萄球菌及腐生葡萄球菌最为常见。

[临床意义]

金黄色葡萄球菌及表皮葡萄球菌可在皮肤、上呼吸道等部位正常寄居，腐生葡萄球菌可在少数人尿道正常寄居。

致病情况见于：①金黄色葡萄球菌可引起局部化脓性感染，如毛囊炎、疖、痈、蜂窝织炎、伤口化脓等，亦可引起肺炎、脓胸、心包炎、脑膜炎、败血症、脓毒血症、食物中毒、假膜性肠炎等；②表皮葡萄球菌可引起表面脓肿、插管感染、新生儿菌血症、尿路感染等；③腐生葡萄球菌可引起尿路感染等。

### 6.3.1.2 链球菌属

[形态与染色]

球形或卵圆形，呈链状排列。链的长短与细菌的种类及生长环境有关。液体培养基中易呈长链，而固体培养基中常见短链。革兰染色阳性。

[培养特性]

为需氧或兼性厌氧。营养要求高，普通培养基中生长不良，在加有血液、血清等的培养基中生长良好。在血琼脂平板上不同菌株有不同的溶血现象。

[分类]

按在血平板上的溶血特点可分为：甲型（α）溶血性链球菌；乙型（β）溶血性链球菌；丙型（γ）链球菌。

按细胞壁中多糖抗原不同可将乙型链球菌分为 A、B、C、D、E、F、G、H、K、L、M、N、O、P、Q、R、S、T 等 18 个族。对人类致病者 90% 属 A 族，偶见有 B、C、D、G 族。

根据链球菌的致病性、寄生部位和对氧气的需要情况将其分为 6 个群：化脓性链球菌、口腔链球菌、肠球菌、乳链球菌、厌氧链球菌、其他链球菌。

[临床意义]

链球菌是引起化脓性炎症的主要病原菌之一。甲型溶血性链球菌在一定条件下引起亚急性细菌性心内膜炎及泌尿道感染，也可引起食物中毒。乙型溶血性链球菌可引起痈、蜂窝织炎、淋巴管炎、淋巴结炎、扁桃体炎、中耳炎、产褥热及败血症等，产生红疹毒素者可致猩红热。某些 A 族溶血性链球菌可引起变态反应性疾病（如风湿热、急性肾小球肾炎）。B 族链球菌常可引起临产妇女的感染以及新生儿败血症和胸膜炎。C 族链球菌可引起脑膜炎、肾炎、心内膜炎、持续感染等；丙型链球菌一般无致病力，偶尔可引起细菌性心内膜炎及尿路感染等。

肺炎链球菌除引起大叶性肺炎外，亦可引起支气管炎、中耳炎、角膜溃疡和脑膜炎等。

### 6.3.1.3 肠球菌属

[形态与染色]

革兰阳性球菌，排列成双，有时呈短链状，生长在固定琼脂上的菌体呈短球杆状或卵圆形。

**[培养特性]**

兼性厌氧，最适生长温度 35℃，但在 10~45℃ 也可生长。耐盐，在 6.5% NaCl 培养基中生长，并在含 40% 胆汁中可水解七叶苷。大多数菌种可分解 PYR（吡啶），具有 LAP 酶（亮氨酸氨基肽酶），对万古霉素敏感。触酶阴性。乳酸是葡萄糖分解终末产物。该属菌种与抗 D 群链球菌血清起凝集反应，但应与 D 群非肠链球菌进行生物学鉴别。

**[分类]**

为便于鉴定，将肠球菌分为 3 个组，主要根据甘露醇、山梨醇、山梨糖、精氨酸来分群（表 6－1）。①Ⅰ群菌种分解甘露醇、山梨醇、山梨糖、精氨酸水解酶阴性。②Ⅱ群菌种发酵甘露醇、水解精氨酸。不分解山梨糖，山梨醇不定。③Ⅲ群菌种水解精氨酸，既不发酵甘露醇与山梨醇，亦不分解山梨糖。

**[临床意义]**

肠球菌属原先称为链球菌属中"肠道的"菌种。肠球菌属菌种系触酶阴性、革兰阳性球菌。

肠球菌属菌种，引发人类感染，最常见的是尿路感染，其次为胆道感染及菌血症。人类肠球菌中以粪肠球菌最常见，其次为屎肠球菌，其他菌种占很少比例。如鸟、棉子糖、酪黄、孟地、坚韧、空肠、粪肠球菌变异菌株，亦都从人标本中检测到，而恶臭、假鸟、孤独和母鸡肠球菌从未在临床标本中分离到。

肠球菌可引起呼吸道、中枢神经系统、耳炎、窦炎、脓毒性关节炎、眼内炎等感染，但极少见。

### 6.3.2　革兰阴性球菌的检验

#### 6.3.2.1　奈瑟菌属

**[形态与染色]**

卵圆形和肾形，呈双排列；革兰染色阴性。

**[培养特性]**

专性需氧。多数菌在普通培养基上可以生长；脑膜炎奈瑟菌和淋病奈瑟菌则营养要求高，在含血液或血清的营养培养基上以及 5%~10% $CO_2$ 条件下生长良好。

表 6 – 1　肠球菌属内种的鉴定

| 菌种 | 甘露醇 | 山梨醇 | 山梨糖 | 精氨酸水解 | 阿拉伯糖 | 棉子糖 | 动力 | 黄色素 | 蔗糖 | 丙酮酸盐 |
|---|---|---|---|---|---|---|---|---|---|---|
| **I 群** | | | | | | | | | | |
| 鸟肠球菌 | + | + | | - | + | - | - | - | + | + |
| 恶臭肠球菌 | + | + | + | - | - | + | - | - | + | + |
| 棉子糖肠球菌 | + | + | + | - | + | + | - | - | + | + |
| 假鸟肠球菌 | + | + | + | - | - | - | - | - | + | + |
| **II 群** | | | | | | | | | | |
| 粪肠球菌 | + | + | + | + | - | - | - | - | +** | + |
| 屎肠球菌 | + | -** | - | + | + | -** | - | - | +** | - |
| 酪黄肠球菌 | + | -** | - | + | - | + | + | + | + | -** |
| 孟地肠球菌 | + | -** | + | - | - | + | + | - | +** | |
| 孤独肠球菌 | + | + | - | + | - | - | - | - | + | |
| 母鸡肠球菌 | + | - | - | + | + | + | - | - | + | |
| **III 群** | | | | | | | | | | |
| 坚忍肠球菌 | - | - | - | | - | - | - | - | - | - |
| 空肠肠球菌 | - | - | - | | - | ± | - | - | ± | - |
| 粪肠球菌(变异) | - | - | - | | - | - | - | - | - | + |

+：>90%，阳性；±：60%~90%，阳性；-：<10%；**：30℃ 48h；*：≤5%，菌株异常反应。

[分类]

按新版《伯杰细菌鉴定手册》本菌隶属于奈瑟菌科，由 10 个种组成。淋病奈瑟菌、脑膜炎奈瑟菌、嗜乳糖奈瑟菌、干燥奈瑟菌、浅黄奈瑟菌、金黄奈瑟菌、黏膜奈瑟菌、灰色奈瑟菌、伸长奈瑟菌、犬奈瑟菌。奈瑟菌属中常见的致病菌主要是脑膜炎奈瑟菌和淋病奈瑟菌。

[临床意义]

脑膜炎奈瑟菌主要引起人类流行性脑脊髓膜炎。淋病奈瑟菌为淋病的病原菌，是一种严格的人体寄生菌，存在于急、慢性尿道炎与阴道炎的脓性分泌物中；此外，尚可引起新生儿眼结膜炎、流行性幼女阴道炎等。

### 6.3.2.2 布兰汉菌属

[形态与染色]

呈球形或肾形，成单或成双存在；革兰染色阴性。

[培养特性]

专性需氧菌；在普通培养基上生长良好。

[分类]

《伯杰细菌鉴定手册》将其归于莫拉菌属布兰汉亚属，该菌有 4 个种：卡他布兰汉菌、猪布兰汉菌、羊布兰汉菌、兔布兰汉菌。其中，人体仅能分离到卡他布兰汉菌。

[临床意义]

卡他布兰汉菌正常寄居于人类上呼吸道，一般为非致病菌。当机体免疫力下降时，可引起黏膜卡他性炎症，甚至卡他性脑膜炎等。

### 6.3.3　革兰阳性杆菌的检验

### 6.3.3.1　棒状杆菌属

[形态与染色]

菌体长短大小不一，其一端或两端常膨大，呈棒状，故名。革兰染色阳性。

[培养特性]

需氧、微需氧或厌氧菌；在普通培养基上虽能生长，但形态不典型。在吕氏血清斜面上生长迅速，菌形典型，异染颗粒明显。

[分类]

与人体有关的棒状杆菌如下：白喉棒状杆菌、假结核棒状杆菌、干燥棒状杆菌、假白喉棒状杆菌、微小棒状杆菌、类酵母棒状杆菌、马初查特棒状杆菌。本菌属中白喉棒状杆菌是重要的致病菌。

[临床意义]

白喉棒状杆菌是白喉的病原菌。白喉是一种急性呼吸道传染病，可在咽喉部形成灰白色假膜，假膜脱落可致呼吸道阻塞，严重者可窒息死亡。该菌的外毒素毒性强烈，进入血循环后，可引起全身性中毒症状。

棒状杆菌 JK 菌群，属机会感染菌，多见于静脉插管感染、感染性心内膜炎、中耳炎等。

#### 6.3.3.2 李斯特菌属

[形态与染色]

小球杆形，亦有呈短链、栅栏或"V、Y"字形排列者。革兰染色阳性，老龄细菌转呈革兰阴性。

[培养特性]

需氧或兼性厌氧菌；在含血清或血液的培养基上生长良好。

[分类]

李斯特菌属有 7 个种，即单核细胞增生李斯特菌、绵羊李斯特菌、英诺克李斯特菌、威尔斯李斯特菌、西尔李斯特菌、格氏李斯特菌和莫氏李斯特菌。其中产单核李斯特菌是主要的致病菌。

[临床意义]

产单核李斯特菌可引起新生儿和老年人的脑膜炎或脑膜脑炎，孕妇的类似流感的轻度败血症和胎儿败血症（能导致流产或死胎），成年人的败血症，心内膜炎或局部脓肿等。

### 6.3.4 诺卡菌属细菌的检验

[形态与染色]

菌体呈多向的分枝菌丝状，可断裂成杆状、球杆状。革兰阳性或革兰阴性不定。

[培养特性]

专性需氧菌；在沙氏琼脂培养基或普通培养基上，室温或 35℃ 培养，均能缓慢生长。

[分类]

诺卡菌属包括 9 个种，与人体有关的细菌有：星形诺卡菌、马鼻疽诺卡菌、巴西诺卡菌、猪耳疾诺卡菌、短链诺卡菌。其中，星形诺卡菌和巴西诺卡菌可引起人类疾病。

[临床意义]

（1）诺卡菌多致外源性感染。

（2）星形诺卡菌可致肺部感染，症状类似肺结核，可致皮下组织脓疡和多发性瘘管，亦可并发腹膜炎和脑脓肿。

（3）巴西诺卡菌可因外伤而侵入皮下组织，产生脓肿及多发性瘘管。

### 6.3.5　分枝杆菌属细菌的检验

[形态与染色]

细长微弯杆菌，有时呈分枝状；抗酸染色法可染成红色。

[培养特性]

需氧菌；生长缓慢，营养特殊。

[分类]

分枝杆菌属约有近50种细菌。可致病的主要是：结核分枝杆菌、麻风分枝杆菌、牛分枝杆菌、禽分枝杆菌、非结核性分枝杆菌、副结核分枝杆菌。

[临床意义]

结核分枝杆菌是结核病的病原体，该菌侵入人体的途径较多，经呼吸道可致肺结核，经消化道可致肠结核，亦可经血流播散，引起淋巴结核、骨结核、泌尿系统结核、结核性腹膜炎、结核性脑膜炎及全身粟粒性结核。

牛分枝杆菌对牛和其他家畜有致病性。形态、染色和生长特性与人型结核分枝杆菌基本相似。在抗原结构上，牛型菌株与人型菌株有共同抗原存在，因而可用减毒的牛分枝杆菌（即卡介苗）接种预防人的结核病。本菌能引起牛、马、猪的进行性和致死性结核病。对绵羊和山羊也可引起进行性结核病，但不常见。人对本菌也易感，特别是儿童，绝大多数病例受害部位为淋巴结和腹腔器官，肺部受侵害的不常见。

麻风分枝杆菌是麻风病的病原菌，主要侵犯皮肤及周围神经，亦可侵犯黏膜及淋巴结，晚期可累及深部组织和内脏器官。

禽分枝杆菌，是家禽、鸟类和哺乳动物结核病的病原菌。在鸡卵培养基上生长较快，不产生尿素酶，但产生烟草酰胺酶。有Ⅰ、Ⅱ两个血清型非结核性分枝杆菌可从土壤、下水道和正常人的口腔、痰液中分离。菌株类型繁多，对人致病性相对较低，也未见人与人间传播。当机体免疫力降低时，这类细菌能引起肺部或肺外结核样病变，而且绝大多数菌株对常用抗结核药物有天然耐药性。

副结核分枝杆菌引起牛和绵羊的副结核病，主要特征是慢性腹泻、小肠下段黏膜增厚呈脑回状。在实验条件下，山羊（特别是幼羊）也可感染发病。

### 6.3.6　需氧芽孢杆菌属细菌的检验

[形态与染色]

两端平截，短链或长链状排列；革兰染色阳性。

[培养特性]

需氧或兼性厌氧菌营养要求不高。

[分类]

本属细菌中可使人和动物致病的重要细菌有：炭疽芽孢杆菌、蜡样芽孢杆菌。

[临床意义]

炭疽芽孢杆菌是人、畜共患的重要致病菌。人因接触病兽或其皮毛而受感染，可引起皮肤炭疽、纵隔炭疽及肠炭疽，并发败血症和脑膜炎。

蜡样芽孢杆菌广泛存在于土壤、水、乳及乳制品中，可引起人眼部感染，亦可经血源播散发生内眼炎及全眼球炎。此外，尚可引起肺炎、胸膜炎、脓胸、菌血症、骨髓炎、伤口感染及女性生殖道感染，偶可引起暴发性食物中毒。

### 6.3.7　其他革兰阴性杆菌的检验

#### 6.3.7.1　嗜血杆菌属

[形态与染色]

小杆菌，有时呈球杆状或丝状等多种形态；革兰染色阴性。

[培养特性]

需氧或兼性厌氧菌；培养要求高。必须供给新鲜血液方能生长，故名。

[分类]

嗜血杆菌隶属于巴斯德菌科。嗜血杆菌属主要包括 17 个种，与临床有关的有 9 个种，即：流感嗜血杆菌、副流感嗜血杆菌、溶血嗜血杆菌、副溶血嗜血杆菌、嗜沫嗜血杆菌、副嗜沫嗜血杆菌、杜克嗜血杆菌、埃及嗜血杆菌和迟缓嗜血杆菌。

[临床意义]

（1）流感嗜血杆菌在人类主要引起急性化脓性感染，如急性鼻咽炎、喉炎、急性气管炎、肺炎、中耳炎、败血症、脑膜炎、化脓性关节炎和心包炎等，亦常继发于流行性感冒、麻疹、百日咳、肺结核等呼吸道感染之后。

（2）副流感嗜血杆菌可引起细菌性心内膜炎。

（3）溶血和副溶血嗜血杆菌很少致病。

（4）嗜沫和副嗜沫嗜血杆菌可引起细菌性心内膜炎。

（5）杜克嗜血杆菌可引起软性下疳。

（6）埃及嗜血杆菌可引起人类急性或亚急性结膜炎。

### 6.3.7.2 军团菌属

[形态与染色]

杆菌，有的菌株可出现丝状体；革兰染色阴性。

[培养特性]

需氧菌；人工培养在含有半胱氨酸和铁的培养基及 2.5% ~ 5% $CO_2$ 条件下，才易生长。

[分类]

现已将军团菌定为一个独立的科，即军团菌科，其中，仅有一个菌属，包括 39 个种和 3 个亚种（60 个血清型）。与人类疾病有关的菌种有：嗜肺军团菌、米克戴德军团菌、博兹曼军团菌、杜莫夫军团菌、戈尔曼军团菌、长滩军团菌、约旦军团菌、华兹沃思军团菌。

[临床意义]

军团杆菌是军团病的病原菌，经呼吸道传播。可引起两种不同临床类型的疾病：肺炎型，即军团病；流感样型，即庞蒂亚克热。

### 6.3.7.3 弯曲菌属

[形态与染色]

可呈弧形、S 形或螺旋形；经培养后，常呈球形或丝状形。革兰染色阴性。

[培养特性]

微需氧菌；普通培养基上不易生长，需要营养丰富的布氏肉汤作基础，再加血液或血清后方能生长。

[分类]

弯曲菌属与临床有关的有 6 个种和 5 个亚种：胎儿弯曲菌（胎儿亚种、性病亚种）、空肠弯曲菌、大肠弯曲菌、幽门弯曲菌、痰液弯曲菌（痰液亚种、牛亚种、黏膜亚种）、简亚弯曲菌。其中，有的是人、畜、禽的正常菌群；有的则可对人类致病。

[临床意义]

（1）胎儿弯曲菌，可引起菌血症、心内膜炎、脑膜炎、肺部感染、腹膜炎（性病亚种仅致猫流产）。

（2）空肠弯曲菌，可引起急性肠炎、食物中毒、回肠炎、结肠炎等。

（3）痰液弯曲菌，是口腔内正常菌。

（4）简亚弯曲菌，寄生于人类眼缝中，可引起牙周炎和牙周组织变性。

（5）幽门螺杆菌公认为慢性胃炎的病因，与胃溃疡和十二指肠溃疡的形成亦密切相关。鉴于重度萎缩性胃窦炎患者发生胃癌的危险性比常人高 18 倍，萎缩性全胃炎患者发生胃癌的危险性比常人高 30 倍。因此，有人认为，胃癌的发生与 Hp 亦有关。

### 6.3.8 肠杆菌科细菌的检验

#### 6.3.8.1 埃希菌属

[形态与染色]

两端钝圆的短杆菌；革兰染色阴性。

[培养特性]

需氧或兼性厌氧菌；营养要求不高，在普通培养基上生长良好。

[分类]

埃希菌属包括 6 个种，即大肠埃希菌、蟑螂埃希菌、弗格森埃希菌、赫尔曼埃希菌、伤口埃希菌和不脱胺聚团埃希菌。临床最常见的是大肠埃希菌。埃希菌属中的大多数菌株是人类和动物肠道正常菌群。大肠埃希菌中的致病菌株能引起腹泻，称为致泻性大肠埃希菌，有下列 5 个病原群。肠产毒型大肠埃希菌（ETEC）、肠致病型大肠埃希菌（EPEC）、肠侵袭型大肠埃希菌（EIEC）、肠出血型大肠埃希菌（EHEC）、肠黏附（集聚）型大肠埃希菌（EAggEC）。CDC 将大肠埃希菌 O157: H7 列为常规检测项目。

[临床意义]

大肠埃希菌广泛分布于自然界，是人类及动物肠道的正常菌群之一，一般不致病，但发生定位转移时可引起感染。大肠埃希菌是泌尿道感染中最常见的细菌，此外，尚可引起败血症、胆囊炎、肺炎、新生儿脑膜炎等。

产肠毒素型大肠埃希菌（ETEC）可引起霍乱样肠毒素腹泻（水样泻）、婴幼儿和旅游者腹泻。

致病性大肠埃希菌（EPEC）可引起婴儿腹泻，且具有高度的传染性，尤其是产房污染可引起新生儿严重感染，死亡率很高。

肠侵袭性大肠埃希菌（EIEC）不产生肠毒素，但可侵犯肠上皮细胞，引起志贺样腹泻（能产生黏液脓血便）。

肠出血型大肠埃希菌（EHEC）：又称产志贺样毒素（VT）大肠埃希菌（SLTEC 或 UTEC），其中 O157：H7 可引起出血性大肠炎和溶血性尿毒综合征（HUS）。临床特征为严重的腹痛、痉挛，反复出血性腹泻，伴发热、呕吐等。严重者可发展为急性肾衰竭。

肠黏附（集聚）型大肠埃希菌：也是新近报道的一种能引起腹泻的大肠埃希菌。

### 6.3.8.2　志贺菌属（Shigella）

［形态与染色］

杆菌；革兰染色阴性。

［培养特性］

需氧或兼性厌氧菌；营养要求不高，在普通培养基上生长良好。

［分类］

隶属于肠杆菌科。WHO 肠杆菌科小组委员会审定，志贺菌属分 4 个群40 余血清型（包括亚型）。A 群：痢疾志贺菌（10 个血清型）；B 型：福氏志贺菌（13 个血清型）；C 群：鲍氏志贺菌（18 个血清型）；D 型：宋氏志贺菌（1 个血清型）。4 个群统称亚群。

［临床意义］

志贺菌是人类细菌性痢疾最为常见的病原菌，通称痢疾杆菌。目前认为志贺菌的致病主要是侵袭力和毒素。志贺菌产生的内毒素作用于肠壁，使其通透性增高，继而作用于中枢神经系统及心血管系统，引起毒血症。

### 6.3.8.3　沙门菌属

［形态与染色］

杆菌；革兰染色阴性。

［培养特性］

需氧或兼性厌氧菌；营养要求不高，能在普通培养基上生长。

［分类］

隶属于肠杆菌科。多年来，对沙门菌属 - 亚利桑那菌群已推荐了几种分类方法。1983 年 CDC、肠道细菌委员会决定：沙门菌属只有一个属即沙门菌属，一种即猪霍乱沙门菌，再分 Ⅰ ~ Ⅳ 个亚种（亚群）。临床标本 99% 以上菌株属于 Ⅰ 亚群（包括 2000 个血清型）。

［临床意义］

沙门菌主要通过污染食物、饮水等经口感染。临床上常可引起以下 4 种类型的疾病。①伤寒和副伤寒（肠热症）：分别由沙门菌属中的伤寒沙门菌及甲型、乙型、丙型副伤寒沙门菌引起。主要传染源是带菌者和患者。②食物中毒（急性胃肠炎）：沙门菌属引起食物中毒者主要有鼠伤寒沙门菌、肠炎沙门菌、汤卜逊沙门菌、丙型副伤寒沙门菌等。③慢性肠炎：沙门菌亦可致慢性肠炎，多见幼儿及老年人，表现为发热、粪便中带有黏液及脓样物，类似于痢疾。④败血症：多由猪霍乱沙门菌、甲型副伤寒沙门菌、乙型副伤寒沙门菌、丙型副伤寒沙门菌所致。肠炎沙门菌亦可引起败血症。

### 6.3.8.4 枸橼酸杆菌属

[形态与染色]

杆菌；革兰染色阴性。

[培养特性]

需氧和兼性厌氧菌；营养要求不高，普通培养基即可生长。

[分类]

在肠杆菌科中排列第Ⅳ属，与临床有关的有 3 个种：弗劳地枸橼酸杆菌、异型枸橼酸杆菌、丙二酸盐阴性枸橼酸杆菌。

[临床意义]

枸橼酸杆菌属是人和动物肠道内正常菌群，广泛分布在自然界。该菌亦是潜在的病原菌，可引起各器官感染（特别是慢性病患者），如中耳炎、尿路感染、肺炎、腹膜炎、伤口感染、败血症、新生儿脑膜炎。

### 6.3.8.5 克雷伯菌属

[形态与染色]

短粗、卵圆形杆菌；革兰染色阴性。

[培养特性]

需氧和兼性厌氧菌；营养要求不高，普通培养基即可生长。

[分类]

隶属肠杆菌科，与临床有关的有以下 4 个种或亚种：肺炎克雷伯菌、产酸克雷伯菌、臭鼻克雷伯菌、鼻硬结克雷伯菌。

[临床意义]

克雷伯菌属正常情况下栖居于人的肠道、呼吸道以及水与谷物等处，是机会致病菌。当机体免疫力降低时，可引起呼吸道、泌尿道及皮肤感染。

臭鼻克雷伯菌可使人体鼻、口、咽喉部产生慢性肉芽肿。

### 6.3.8.6 肠杆菌属

[形态与染色]

短而粗杆菌；革兰染色阴性。

［培养特性］

需氧和兼性厌氧菌；营养要求不高，普通培养基即可生长。

［分类］

现将本菌属列为肠杆菌科第Ⅵ属。CDC 分类有以下 5 个菌种：阴沟肠杆菌、坂崎肠杆菌、聚团肠杆菌、产气肠杆菌、格高菲肠杆菌。

［临床意义］

本菌属是常见环境菌群，在土、水、食品中比埃希菌属更常见，粪便中则比埃希菌属少见。本菌属是机会致病菌，常可引起尿路感染、败血症等。

### 6.3.8.7　沙雷菌属

［形态与染色］

小而短杆菌；革兰染色阴性。

［培养特性］

需氧和兼性厌氧菌；本菌在普通培养基上生长良好。

［分类］

本菌属与临床有关的有 7 个种，即：黏质沙雷菌、液化沙雷菌、深红沙雷菌、普利茅斯沙雷菌、芳香沙雷菌、泉居沙雷菌和班变沙雷菌。前 3 种菌与人类疾病有关，其所占比例为：黏质沙雷菌 90%、液化沙雷菌 7%、深红沙雷菌 3%。

［临床意义］

本菌属在水和泥土中最多。近年有报告称本菌可引起肺部感染、脑膜炎、心内膜炎、尿路感染及烧伤后败血症，是医院内感染的条件致病菌。

### 6.3.8.8　哈夫尼亚菌属

［形态与染色］

杆菌；革兰染色阴性。

［培养特性］

需氧或兼性厌氧菌；能在含有氰化钾的培养基中生长。

［分类］

隶属于肠杆菌科。早先将哈夫尼亚菌属归肠杆菌属，现将其排列在肠杆菌属之后及沙雷菌属之前。代表菌有蜂窝哈夫尼亚菌、易变哈夫尼亚菌。

［临床意义］

本菌属存在于水、土壤、乳品、人和动物的肠道中。一般认为，本菌属对人类无致病力。

#### 6.3.8.9　爱德华菌属

[**形态与染色**]

杆菌；革兰染色阴性。

[**培养特性**]

需氧或兼性厌氧菌；营养要求不高，在普通培养基上生长良好。

[**分类**]

现将本菌属列为肠杆菌科第Ⅴ属，有 3 个种：迟缓爱德华菌、保科爱德华菌及鲇鳗爱德华菌。其中，仅迟缓爱德华菌具有临床意义。

[**临床意义**]

本菌是淡水鱼及冷血动物体内的正常菌群。在人类是条件致病菌，可引起腹泻、伤口感染、尿路感染等；在某些慢性病患者可引起继发性感染。本菌偶可侵入血流，引起败血症、脑膜炎、肝脓肿等。

#### 6.3.8.10　变形杆菌属

[**形态与染色**]

两端钝圆小杆菌，常呈多形态性；革兰染色阴性。

[**培养特性**]

需氧或兼性厌氧菌；营养要求不高，在普通琼脂平板上往往呈迁徙扩散。

[**分类**]

变形杆菌属与临床有关的有 2 种菌：普通变形杆菌、奇异变形杆菌。

[**临床意义**]

本菌在自然界分布极广，在人与动物肠道内亦常见。一般为条件致病菌，可引起尿路感染、食物中毒、慢性中耳炎或创伤、烧伤感染等。

#### 6.3.8.11　普罗威登斯菌属

[**形态与染色**]

短杆菌；革兰染色阴性。

[**培养特性**]

需氧或兼性厌氧菌；营养要求不高，在普通培养基上生长良好。

[**分类**]

本菌属有 5 种菌：产碱普罗威登斯菌、雷极普罗威登斯菌、斯图普罗威登斯菌、拉氏普罗威登斯菌、海氏普罗威登斯菌。

[**临床意义**]

本菌一般不致病，但在一定条件下可成为条件致病菌。引起婴儿夏季腹泻、尿路感染等，且常引起医院内交叉感染。

### 6.3.8.12 摩根菌属

［形态与染色］

杆菌；革兰染色阴性。

［培养特性］

需氧或兼性厌氧菌；营养要求不高，在普通培养基上生长良好。

［分类］

现将摩根菌属从变形杆菌属分出来，单独列为 1 个菌属，只有 1 个菌种，即摩根菌。

［临床意义］

摩根菌是医源性感染中的重要病原菌之一，可从患者的血液、痰、脓、尿液及创面分泌物中检出。

### 6.3.8.13 耶尔森菌属

［形态与染色］

卵圆形，粗短杆菌；革兰染色阴性，偶尔有双极染色。

［培养特性］

需氧或兼性厌氧菌；营养要求一般。

［分类］

现将本菌属归为肠杆菌科，与临床有关的有以下 7 个种：假结核耶尔森菌、鲁克耶尔森菌、克里斯坦耶尔森菌、中间耶尔森菌、弗雷德里耶尔森菌、鼠疫耶尔森菌和小肠结肠炎耶尔森菌。后 2 种菌在临床上尤为重要。

［临床意义］

鼠疫耶尔森菌是鼠疫的病原菌。鼠疫在临床上一般表现为腺型和肺型，败血症型较少见。皮肤型、肠型、眼型等仅偶见。

小肠结肠炎耶尔森菌可引起胃肠炎、菌血症、腹膜炎、胆囊炎等，偶可引起急性阑尾炎。有时，继肠道感染后可产生红斑结节和关节炎等症。

假结核耶尔森菌主要对啮齿类动物致病，亦可在人类引起肠系膜淋巴结炎、急性阑尾炎和严重败血症。

### 6.3.9 弧菌科细菌的检验

### 6.3.9.1 弧菌属

［形态与染色］

弯杆菌，月牙形或逗点形，偶可相互连接呈 S 状或螺旋状；革兰染色阴性。

[培养特性]

大部分菌种为兼性厌氧菌；对营养要求不高，钠离子可刺激弧菌属所有菌种生长。

[分类]

弧菌属现有 29 个种，与人类疾病有关的仅有以下 12 个种：霍乱弧菌、副溶血弧菌、弗尼斯弧菌、拟态弧菌、溶藻弧菌、河弧菌、霍利斯弧菌、梅氏弧菌、海鱼弧菌、致伤弧菌、辛辛那提弧菌和沙鱼弧菌。

[临床意义]

霍乱弧菌是人类霍乱的病原菌。国际弧菌命名委员会将霍乱弧菌分为两种生物型：一为古典生物型，即霍乱弧菌；另一种称为 Eltor 生物型，即 Eltor 弧菌。霍乱的细菌学检验对于确定诊断和采取紧急防治措施具有重要意义。

副溶血弧菌存在于海水、海底沉积物及鱼类、贝类中，具有致病性的菌株能引起人类食物中毒。

#### 6.3.9.2 气单胞菌属

[形态与染色]

杆菌；革兰染色阴性。

[培养特性]

本菌为兼性厌氧菌；在普通培养基上均能生长。

[分类]

气单胞菌属在分类上归属弧菌科，主要的有以下 4 个种：嗜水气单胞菌、豚鼠气单胞菌、温和气单胞菌和杀鲑气单胞菌。从人体可分离到前 3 种。

[临床意义]

气单胞菌存在于自然界，分布于水、土、粪中，可使人类致病，引起脑膜炎、心内膜炎、尿路感染、蜂窝织炎、败血症、创伤或手术伤口感染等。

#### 6.3.9.3 邻单胞菌属

[形态与染色]

杆菌，成双排列或形成短链；革兰染色阴性。

[培养特性]

本菌为兼性厌氧菌；在普通培养基上能生长。

[分类]

邻单胞菌属分类上归弧菌科，只有 1 个种：类志贺邻单胞菌。

[临床意义]

本菌可从粪便、血、脑脊液中检出；可引起急性胃肠炎。

### 6.3.10 非发酵菌群的检验

#### 6.3.10.1 假单胞菌属

[形态与染色]

直或微弯杆菌；革兰染色阴性。

[培养特性]

不发酵葡萄糖的专性需氧菌。

[分类]

假单胞菌属归假单胞菌科。本属约有 80 多个菌种，临床较为常见的有：铜绿假单胞菌、荧光假单胞菌、恶臭假单胞菌、洋葱假单胞菌、食酸假单胞菌、睾酮假单胞菌、产碱假单胞菌、司徒假单胞菌和嗜麦芽假单胞菌等。

[临床意义]

假单胞菌广泛分布于自然界以及人与动物的肠道中，为条件致病菌。常在人体免疫力较差的情况下引起继发感染，如伤口和烧伤创面感染、尿路感染、肺炎、肺脓肿、脓胸、心内膜炎、脑炎、脑膜炎、眼角炎、中耳炎、肠炎和败血症等。

#### 6.3.10.2 产碱杆菌属（alcaligenes）

[形态与染色]

球杆菌或短杆菌；革兰染色阴性。

[培养特性]

不发酵葡萄糖的需氧菌。

[分类]

现定名的有以下几个种：粪产碱杆菌、脱硝产碱杆菌、脱硝亚种、木糖氧化亚种。

[临床意义]

本菌系人和动物肠道中的正常寄居菌。在机体抵抗力降低或手术后可引起败血症、心内膜炎、脑膜炎和创伤感染等。

#### 6.3.10.3 不动杆菌属

[形态与染色]

球状或球杆状，成双排列为主；革兰染色阴性。

[培养特性]

不发酵葡萄糖的专性需氧菌。

[分类]

一般认为不动杆菌属归奈瑟菌科，仅 1 个种：醋酸钙不动杆菌。1986

年，Bouvet 通过 DNA 杂交研究，提出本菌属分为以下 6 个种：醋酸钙不动杆菌、洛菲不动杆菌、溶血不动杆菌、鲍曼不动杆菌、琼氏不动杆菌和约翰逊不动杆菌。

[临床意义]

本菌存在于水、土壤、皮肤、呼吸道及泌尿道等处。可引起脑膜炎、中耳炎、肺炎、支气管炎、尿路感染、皮肤和伤口感染，亦可引起败血症和心内膜炎等。

### 6.3.10.4 产黄菌属

[形态与染色]

杆菌；革兰染色阴性。

[培养特性]

不发酵葡萄糖的需氧菌。

[分类]

产黄菌属尚未定科。本菌属与临床相关的正式定名有 7 个种：水产黄菌、短产黄菌、金矿产黄菌、脑膜炎败血症产黄菌、芳香产黄菌、嗜糖产黄菌和嗜醇产黄菌。此外，还有 18 个菌种的分属尚未定论。

[临床意义]

本菌属广泛分布于土壤、水以及人鼻黏膜与肠道中。脑膜炎败血症产黄菌为条件致病菌，能引起新生儿脑膜炎、败血症。芳香产黄菌、短产黄菌亦可引起伤口、泌尿道感染等。

### 6.3.10.5 摩拉菌属（莫拉菌属）

[形态与染色]

菌体小，呈球杆状，常成双或短链排列；革兰染色阴性。

[培养特性]

不发酵葡萄糖的专性需氧菌。

[分类]

摩拉菌属分为 2 个亚属：布兰汉亚属、摩拉亚属。摩拉亚属包括以下 7 个菌种：缺陷摩拉菌、犬摩拉菌、非液化摩拉菌、亚特兰大摩拉菌、苯丙酮酸摩拉菌、奥斯陆摩拉菌和林肯摩拉菌。

[临床意义]

本亚属中有些细菌可致结膜炎、关节炎、心内膜炎、脑膜炎、呼吸道感染、泌尿道感染、败血症等。

### 6.3.10.6　鲍特菌属

[形态与染色]

细小卵圆形杆菌；革兰染色阴性。

[培养特性]

不发酵葡萄糖的专性需氧菌。

[分类]

鲍特菌属有以下3个种：百日咳鲍特菌、副百日咳鲍特菌、支气管败血鲍特菌。

[临床意义]

百日咳鲍特菌和副百日咳鲍特菌均是百日咳的病原菌，但副百日咳鲍特菌所致症状较轻。支气管败血鲍特菌主要为动物的致病菌，偶尔亦可使人感染，并可引起典型的百日咳症状。

### 6.3.11　厌氧菌的检验

### 6.3.11.1　革兰阳性厌氧球菌

[形态与染色]

呈卵圆形或成双链及不规则排列；革兰染色阳性。

[培养特性]

专性厌氧。

[分类]

临床上常见的主要是消化球菌属、消化链球菌属，均归类消化球菌科。

[临床意义]

消化球菌是寄生在人口腔、肠道、女性生殖道和皮肤的正常菌群，为条件致病菌，常与其他细菌引起混合感染。

消化链球菌是寄生在人口腔、上呼吸道、肠道和女性生殖道的正常菌群，一般亦与其他细菌引起混合感染，常见于女性生殖道感染、肛门附近感染、肺部感染以及肝、脑等部位的化脓性感染。本菌是产褥性血栓性静脉炎的重要病原菌。

### 6.3.11.2　革兰阴性厌氧球菌

[形态与染色]

球菌，可呈双、聚集及短链状排列；革兰染色阴性。

[培养特性]

专性厌氧。

[分类]

本菌共有 3 个属：韦荣球菌属、氨基酸球菌属和巨球菌属。后 2 属临床上极少见。韦荣球菌属是韦荣球菌科中的一个属，常见的有 7 个种，其中与人体有关的有 4 个种：细小韦荣菌、齿蚀韦荣菌、不典型韦荣菌和差异韦荣菌。

[临床意义]

韦荣球菌常寄居在口咽腔、尿道、生殖道和肠道，是一种弱的机会致病菌，常与其他专性厌氧、兼性厌氧及需氧菌引起混合感染。

### 6.3.11.3 革兰阴性厌氧无芽孢杆菌

[形态与染色]

拟杆菌为短小的规则杆菌，梭杆菌为细长的梭形杆菌；革兰染色均为阴性。

[培养特性]

专性厌氧。

[分类]

与人类疾病有关者主要是拟杆菌属和梭杆菌属。

[临床意义]

拟杆菌正常寄居在人类肠道、口腔、上呼吸道和泌尿生殖道。当机体免疫功能紊乱或菌群失调时能导致内源性感染。

梭杆菌是寄居在人和动物的口腔、上呼吸道、肠道和泌尿生殖道的正常菌群，是一种条件致病菌，大多与其他菌引起混合感染。

### 6.3.11.4 革兰阳性厌氧无芽孢杆菌

[形态与染色]

多形态性杆状体；革兰染色阳性。

[培养特性]

专性厌氧、耐氧或微需氧。

[分类]

临床标本中常见的有：丙酸杆菌属、真杆菌属、放线菌属、乳杆菌属、双歧杆菌属及蛛网菌属。

[临床意义]

革兰阳性厌氧无芽孢杆菌，正常寄居于人的口腔、胃肠道、泌尿生殖道或皮肤等处。它们可以单独或与其他细菌一起引起人类各种内源性感染，较严重的有：放线菌病、脑脓肿、心内膜炎、肝脓肿、肺脓肿、骨髓炎、牙周疾病以及人或动物咬伤后感染。

### 6.3.11.5 革兰阳性厌氧芽孢杆菌

[形态与染色]

梭杆状、球杆状或长丝状；革兰染色阳性。

[培养特性]

专性厌氧和耐氧。

[分类]

革兰阳性厌氧芽孢杆菌仅有芽孢梭菌属，共61个种，引起人类"三大梭菌疾病"的病原菌有肉毒芽孢梭菌、破伤风芽孢梭菌、产气荚膜芽孢梭菌。

[临床意义]

（1）芽孢梭菌广泛分布于土壤、水及海洋中，多数是非病原菌，少数在特殊条件下亦可致病。

（2）肉毒芽孢梭菌可在厌氧条件下产生极其强烈的外毒素，人类误食该毒素所污染的各种食物，即可发生肉毒中毒。

（3）破伤风芽孢梭菌可从各种伤口进入人体，在入侵部位繁殖，产生毒力极强的外毒素，引起破伤风。

（4）产气荚膜芽孢梭菌是气性坏疽的主要病原菌。气性坏疽常继发于开放性骨折，大块肌肉撕裂以及组织严重坏死等，主要由 A 型产气荚膜芽孢梭菌、败毒芽孢梭菌、A 型诺维芽孢梭菌等引起混合感染。

### 6.3.12 细菌 L 型

[形态与染色]

呈膨大的圆形、卵圆形、纺锤形、杆状或丝状等多形态；可联结成堆、圆形或盘绕的长丝体；革兰染色阴性。

[培养特性]

虽然有些细菌的 L 型即使在普通培养基上亦能生长，但大多数细菌需在含有诱导剂及 20% 马或人血清的肉汤琼脂培养基中方可生长。此外，置于 5% $CO_2$ 环境中可以提高 L 型菌的检出率。

[分类]

L 型菌是细菌受到物理、化学、生物等外界因素作用后的特殊变异株。

[临床意义]

L 型菌的分布非常广泛，凡有细菌的地方皆可能有 L 型菌存在。细菌变为 L 型后，因其抗原性减弱，故可逃避机体免疫系统的攻击，在适宜的环境条件下，又可返祖而致病。本菌与许多慢性感染性疾病有关。在临床上 L 型菌亦是一类值得注意的耐药性微生物。

# 6.4 其他致病微生物检验

## 6.4.1 螺旋体（spirochete）

[生物学性状]

螺旋体是一群细长、柔软、弯曲呈螺旋状、运动活泼的原核细胞型微生物。在生物学的地位介于细菌与原虫之间。螺旋体培养要求严格；染色可用革兰染色法、镀银染色法、吉姆萨染色法、赖特染色法；梅毒螺旋体暗视野显微镜检查。

[分类]

螺旋体在自然界和动物体内广泛存在，种类很多。根据螺旋体的大小、螺旋数目、规则程度及螺旋间距等，螺旋体目可分为两个科。螺旋体科（*Spirochaetaceae*）分 5 个属，而钩端螺旋体科（*Leptospiraceae*）分 2 个属。7 个菌属中，密螺旋体、疏螺旋体和钩端螺旋体 3 个菌属能引起人类的有关疾病。即：①疏螺旋体属，如回归热疏螺旋体、奋森疏螺旋体、伯氏疏螺旋体；②密螺旋体属，苍白密螺旋体和品他密螺旋体 2 个种。苍白密螺旋体又分 3 个亚种：苍白亚种、地方亚种和极细亚种，如梅毒螺旋体、雅司螺旋体；③钩端螺旋体属，如黄疸出血型钩端螺旋体等。

[临床意义]

回归热螺旋体侵入人体后，约经 1 周的潜伏期，便大量出现于血液中，此时患者突然高热、头痛、肝脾大。发热持续 1 周左右骤退，同时血中螺旋体消失；间歇 7~10 天又再次发热，血中再次出现螺旋体，如此反复周期性发作与缓解可达 3~4 次或更多，故名回归热。

奋森螺旋体与梭形杆菌协同致病，引起樊尚咽峡炎、齿龈炎、溃疡性口腔炎、口颊坏疽、肺脓肿等。

伯氏疏螺旋体可引起多器官受累的莱姆病。

自然情况下，苍白密螺旋体苍白亚种只感染人类，人是梅毒的唯一传染源。梅毒有先天性和获得性 2 种，前者从母体通过胎盘传染胎儿，后者主要经性接触传播。获得性梅毒，临床上分为三期。①Ⅰ期（初期）梅毒：感染后 3 周左右局部出现无痛性硬下疳。多见于外生殖器，其溃疡渗出液中有大量苍白亚种螺旋体，感染性极强。一般4~8周后，硬下疳常自愈。②Ⅱ期梅毒：发生于硬下疳出现后2~8周。全身皮肤、黏膜常有梅毒疹，全身淋巴结肿大，有时亦累及骨、关节、眼及其他脏器。在梅毒疹和淋巴结中，存在有大量苍白亚种螺旋体。初次出现的梅毒疹经过一定时期后会自行消退，但隐伏一段时间后重又出现新的皮疹。Ⅰ期、Ⅱ期传染性强，但破坏性较小。③Ⅲ期（晚期）梅毒：发生于感染2年以后，亦可长达10~15年的。病变可波及全身组织和器官。基本损害为慢性肉芽肿，局部因动脉内膜炎所引起的缺血而使组织坏死。Ⅲ期梅毒损害也常进展和消退交替出现。皮肤、肝、脾和骨骼常被累及，病损内螺旋体少但破坏性大。若侵害中枢神经系统和心血管，可危及生命。先天性梅毒，又称胎传梅毒。系母体苍白亚种螺旋体通过胎盘进入胎儿所致，多发生于妊娠4个月之后。苍白亚种螺旋体经胎盘进入胎儿血流，并扩散至肝、脾、肾上腺等大量繁殖，引起胎儿的全身性感染，导致流产、早产或死胎；或出生梅毒儿，呈现马鞍鼻、锯齿形牙、间质性角膜炎、先天性耳聋等特殊体征。

雅司螺旋体是引起雅司病的病原体，多侵犯儿童，不是性病，无先天性感染。

钩端螺旋体具有较强的侵袭力，能通过皮肤的微小伤口、眼结膜以及鼻或口腔黏膜侵入人体，迅速进入血流并繁殖，随后侵入肝、肾、肺、脑膜等器官，引起多种症状。

### 6.4.2 支原体（mycoplasma）

[生物学性状]

支原体是一种简单的单细胞，介于细菌与病毒之间，是目前所知能独立生活的最小的微生物。它们没有细胞壁，呈高度多形性，有球形和丝形等。支原体可在人工培养基中生长繁殖，营养要求高于一般细菌。支原体和其他原核生物一样，基因组是一个环状双链DNA。分子量较小，只有大肠埃希菌的1/5，故其合成和代谢很有限。支原体用普通染色不易着色，用Giemsa法染色着色很浅。革兰染色阴性。

[分类]

支原体属已知有50多个种。其中，14个种具有致病性。与人类疾病有关的是肺炎支原体、唾液支原体、口腔支原体、人型支原体、发酵支原体和微小株（解脲）支原体。

[临床意义]

（1）肺炎支原体可引起急性呼吸道感染及肺炎。支原体肺炎可并发多种疾病，如鼻窦炎、皮炎、心包炎、心肌炎等。

（2）唾液支原体及口腔支原体可引起牙周炎。

（3）发酵支原体可能与关节炎有关。

（4）人型支原体可引起咽喉炎、败血症、伤口化脓、腹膜炎及尿道炎，亦是引起产后发热的致病因子，并可加剧急性输卵管炎、急性肾盂肾炎及慢性肾炎等的病情。

（5）微小株（解脲）支原体可引起男性非淋菌性尿道炎、女性不孕症、流产及新生儿低体重等。

### 6.4.3 衣原体（chlamydia）

［生物学性状］

衣原体是细胞内寄生物，是一类在宿主细胞内发育繁殖、有独特生活周期的原核细胞型微生物，其生物学特性介于细菌与病毒之间。它具有原体和始体两种形式，原体一旦进入细胞，就发育成始体。始体具有新陈代谢活性，行二分裂增殖，生长成具有传染性的原体后从细胞内释放出来，再去感染邻近的敏感细胞。衣原体一般呈圆形或椭圆形，革兰染色呈阴性。

［分类］

引起人类感染的衣原体有 3 种：①沙眼衣原体，包括沙眼 - 包涵体结膜炎衣原体（简称 TRIC 衣原体）、性病淋巴肉芽肿生物变种（简称 LGV 衣原体）和鼠生物变种；②鹦鹉热衣原体；③肺炎衣原体。

［临床意义］

TRIC 衣原体有 A 至 K 12 个血清型，其中 A、B、$B_a$ 和 C 型为眼型衣原体，可引起致盲的重沙眼；D 至 K 型为眼 - 生殖道型衣原体，可引起成人或新生儿包涵体结膜炎、新生儿肺炎、中耳炎、鼻炎及女婴阴道炎、男性不育症、睾丸炎、非淋菌型尿道炎、女性不育症、子宫颈炎、输卵管炎、盆腔炎以及非细菌性膀胱炎和直肠炎等。

LGV 衣原体有 $L_1$、$L_2$ 和 $L_3$ 个血清型，可引起淋巴肉芽肿、生殖道炎症及直肠、结肠炎等。

鹦鹉热衣原体有 3 个血清型，可从鸟类传染给人，使人发生肺炎、关节炎、尿道炎、结膜炎综合征，有时亦可侵犯心肌、心包、脑膜及肝脏。

肺炎衣原体已有 10 余株，主要引起青少年急性呼吸道感染，以肺炎为主，常可呈地方性散发性流行。

### 6.4.4 立克次体（rickettsia）

[生物学性状]

立克次体是一类严格的活细胞内寄生的原核细胞型微生物。立克次体多为球杆状、哑铃状或丝状，有类似于革兰阴性菌细胞壁和细胞膜的结构，常用吉姆萨或马基维罗法染色，前者呈紫色或蓝色，后者呈红色。

[分类]

立克次体目中对人类致病的有五个属，包括立克次体属（*Rickettsia*）、柯克斯体属（*Coxiella*）、东方体属（*Orientia*）、埃立克体属（*Ehrlichia*）和巴通体属（*Bartonella*）。其中立克次体属又分成二个生物型：斑疹伤寒群和斑点热群。原有的恙虫病群已另立为东方体属，罗沙利马体也并入到巴通体属。

[临床意义]

（1）普氏立克次体是流行性斑疹伤寒（又称虱传斑疹伤寒）的病原体。患者是唯一传染源，体虱是主要传播媒介，传播方式为虱－人－虱。人感染立克次体后，经2周左右的潜伏期骤然发病，主要症状为高热、头痛、皮疹，有的伴有神经系统、心血管系统或其他脏器损害。病后免疫力持久，与斑疹伤寒立克次体感染有交叉免疫。

（2）莫氏立克次体是地方性斑疹伤寒（又称鼠型斑疹伤寒）的病原体。鼠是主要储存宿主，传播媒介主要是鼠蚤或鼠虱，感染的自然周期是鼠－蚤－鼠。鼠、蚤等叮、吮人血时，可将立克次体传染给人。带有立克次体的干燥蚤粪有可能经口、鼻、眼结膜进入人体而致病。该病的临床症状与流行性斑疹伤寒相似，但发病缓慢、病情较轻，很少累及中枢神经系统、心肌等。

（3）恙虫病立克次体是恙虫病的病原体。主要流行于东南亚、西南太平洋岛屿，因此又称东方立克次体。国内主要见于东南和西南地区。

恙虫病是一种自然疫源性疾病，主要流行于啮齿动物。野鼠和家鼠感染后多无症状，但体内长期保留病原体，故为主要传染源。此外，兔类、鸟类等也能感染或携带恙螨而成为传染源。

恙螨是传播媒介又是储存宿主。恙虫病立克次体寄居在恙螨体内，可经卵传代。

立克次体借助恙螨的叮咬而在鼠间传播。恙螨幼虫叮咬人时，立克次体侵入人体，叮咬处先出现红色丘疹，成水疱后破裂，溃疡处形成黑色焦痂，是恙虫病特征之一。病原体在局部繁殖后经淋巴系统入血循环，产生立克次体血症。病原体释出的毒素，可引起发热、皮疹、全身淋巴结肿大及各内脏器官的病变。病后有较持久的免疫力。

（4）贝纳柯克斯体又称 Q 热柯克斯体，是引起 Q 热的病原体（疑问热，指最初不明病因的发热）。其基因组分子量为 $1.04 \times 10^9$，含 $1.6 \times 10^6$ bp，约为大肠埃希菌的 1/3。近年来已分离其基因达 13 个之多，分别与编码立克次体代谢酶、编码表面抗原和编码毒力因子有关。此外，还发现贝纳柯克斯体带有 4 种不同的质粒，分别为 36kb QpHI、39kb QpRS、33.5kb QpDV 和 51kb QPDG，其功能尚未阐明。

贝纳柯克斯体存在着抗原相的变异现象，此因适应不同宿主而表现出两相抗原性，其中主要是 LPS 变异。从人、动物或蜱体内新分离的立克次体为Ⅰ相，含完整的抗原组分，具光滑 Lps（Lps Ⅰ），毒力强。若经人工传代后成为含粗糙 Lps（Lps Ⅱ）的Ⅱ相弱毒株。

Q 热的传染源主要是受染的牛、羊等家畜，在动物间的传播是以蜱为传播媒介并可经卵传代。动物感染后多无症状，但乳汁、尿、粪中可长期带有病原体。人类经接触或呼吸道等途径受染。

Q 热的临床症状主要有发热、头痛、腰痛等，部分重症病例可并发心内膜炎。传染源主要为猫，尤其是幼猫。90% 以上的患者与猫或狗有接触史，75% 的病例有被猫或狗抓伤、咬伤的历史，猫口腔、咽部的病原体经伤口或通过其污染的毛皮、脚爪侵入而传播，多发于学龄前儿童及青少年。

病原体从抓伤处进入体内，局部皮肤出现丘疹或脓疱，继而发展为以局部引流淋巴结肿大为特征的临床综合征，出现发热、厌食、肌痛、脾大等。常见的临床并发症是结膜炎伴耳前淋巴结肿大（Parinaud 眼淋巴腺综合征），系猫抓病的重要特征之一。

（5）汉赛巴通体和五日热巴通体还可引起杆菌性血管瘤 - 杆菌性紫癜（bacillaryangiomatosis - bacillarypeliosis，BAP）。BAP 多发生于免疫功能受到严重损害者，如 HIV 感染者、肿瘤或器官移植的患者，其主要表现为皮肤损害和内脏器官小血管增生。杆菌性血管瘤可发生在体内任何实质性器官，而杆菌性紫癜则多见于肝脏、脾脏。

实验室检查可取病灶组织（淋巴结、皮肤、肉芽肿等）作超薄切片，进行组织病理学检查。此外，还可用羊血琼脂或巧克力色琼脂等培养基，或采用原代细胞或传代细胞，对新鲜组织标本培养和鉴定。

### 6.4.5 真菌（fungus）

［生物学性状］

真菌是一种真核细胞型微生物。有典型的细胞核和完善的细胞器。不含叶绿素、无根、茎、叶的分化。真菌广泛分布于自然界，种类繁多，有10余万种。

真菌可分单细胞和多细胞两类。单细胞真菌呈圆形或卵圆形，称酵母菌（yeast）。多细胞真菌大多长出菌丝和孢子，交织成团，称丝状菌（filamentous fungas），又称霉菌（mold）。有些真菌可因环境条件的改变，而两种形态发生互变，称为二相性（dimorphic），如球孢子菌、组织胞浆菌、芽生菌和孢子丝菌等。这些真菌在体内或在含有动物蛋白的培养基上37℃培养时呈酵母菌型，在普通培养基上25℃培养时则呈丝状菌。真菌的营养要求不高，在一般细菌培养基上能生长。检查时常用沙保培养基。

[分类]

真菌广泛分布于自然界，侵犯人体的致病真菌主要分为两大类：一类只感染人体浅表组织，称浅部真菌，如皮肤丝状菌（包括毛癣菌属、小孢子菌属、表皮癣菌属）；另一类可侵犯内脏或深部组织，称深部真菌，国内较常见的有白色念珠菌、新型隐球菌、孢子丝菌及着色真菌等。

[临床意义]

皮肤丝状菌可引起头癣、手癣、体癣、股癣和甲癣等；白色念珠菌是重要的致病菌，其感染随着广谱抗生素、免疫抑制剂和抗肿瘤药物的应用而逐渐增多，可侵犯皮肤、黏膜及内脏，引起指间糜烂、皱襞擦烂、红斑、甲床炎、甲沟炎、鹅口疮、阴道炎、支气管炎、肺炎、肠炎、膀胱炎、心内膜炎、脑膜炎及慢性黏膜皮肤念珠菌病。药物成瘾者易引起念珠菌感染等。

申克孢子丝菌主要侵犯皮肤，沿淋巴管出现由非特异性肉芽肿形成的结节，偶可侵犯肺、胃肠道、骨及中枢神经系统。

裴氏着色真菌经损伤的皮肤进入皮下组织，形成慢性肉芽肿损害。

[微生物学检测法]

各种真菌的形态结构有其一定的特殊性，一般可以通过直接镜检和培养进行鉴定，但具体方法应根据标本种类和检查目的而异。

标本：浅部感染真菌的检查可用70%乙醇棉球擦拭局部后取皮屑、毛发、指（趾）甲屑等标本。深部感染真菌的检查可根据病情取痰、血液、脑脊液等标本。

直接镜检和意义：皮屑、毛发、指（趾）甲屑等标本置玻片上。滴加10% KOH少许，以盖玻片覆盖后在火焰上微微加温，使被检组织中的角质软化。轻压盖玻片，使标本变薄透明，然后在低倍或高倍镜下检查。若见菌丝或孢子，即可初步诊断患有真菌癣，但一般不能确定其菌种。皮肤癣标本检查常用湿标本，不加染色。假丝酵母菌感染则取材涂片，行革兰染色；隐球菌感染取脑脊液离心。沉淀物用墨汁作负染色后镜检。

结果的判断：①直接检查阳性有意义，阴性不能排除感染。但阴道、痰等分离出假丝酵母菌、曲霉等条件致病菌需多次阳性才有意义。②组织中发现分隔分枝的菌丝多为曲霉；粗大、不分隔或不分枝的菌丝多为毛霉。假丝酵母菌出现假菌丝代表活动性，有意义。③皮肤癣菌菌丝肥大粗长，提示处于活跃状态。④酵母型和二相型真菌在组织内常表现为孢子。

分离培养：直接镜检不能确诊时应作真菌培养。皮肤、毛发、甲屑标本经70%乙醇或2%苯酚浸泡2～3min杀死杂菌，无菌盐水洗净后接种于含放线菌酮和氯霉素的沙保培养基上，25～28℃数日至数周，观察菌落特征。必要时做小培养，于镜下观察菌丝、孢子特征进行鉴定。阴道、口腔黏膜材料可用棉拭子直接在血平板上分离。若为血液需先增菌，脑脊液则取沉淀物接种于血平板上37℃培养。若疑为假丝酵母菌取菌落研种于0.5ml血清试管内，37℃ 1h后涂片革兰染色。见有假丝酵母菌细胞长出芽管即可初步鉴定为假丝酵母珠菌。

### 6.4.6　隐球菌（cryptococcus）

[生物学性状]

新型隐球菌为圆形的酵母型菌，外周有荚膜，折光性强。一般染色法不被着色难以发现，故称隐球菌。用印度墨汁作负染后镜检，可见在黑色的背景中有圆形或卵圆形的透亮菌体，内有1个较大与数个小的反光颗粒。为双壁细胞，外包有一层透明的荚膜。荚膜可比菌体大1～3倍。非致病的隐球菌则无荚膜。在组织中的隐球菌较大（5～20μm），经培养后变小（2～5μm）。菌体常见有出芽，但不生成假菌丝。

新型隐球菌在沙保和血琼脂培养基上，于25℃和37℃中皆能生长，非致病性隐球菌则在37℃不能生长。新生隐球菌培养数天后即生成酵母型菌落，表面黏稠，由乳白色转变为橘黄色，最后成棕褐色。有的菌落日久液化，可以流动。此菌能分解尿素，以与假丝酵母菌区别。新生隐球菌荚膜由多糖构成，根据其抗原分为A至D 4个血清型。从临床分离的菌株，在我国约70%属A型。

[分类]

隐球菌属中，与人类感染有关的有7个菌种，如新型隐球菌、白色隐球菌、胃隐球菌、罗伦隐球菌、浅黄隐球菌、地生隐球菌和指甲隐球菌。其中新型隐球菌为一典型致病菌。

[临床意义]

新型隐球菌（cryptococcus neoformans）革兰染色阳性，呈球形。主要侵犯中枢神经系统和肺，人体抵抗力降低是发病的主要因素，临床上最常见的是亚急性或慢性脑膜炎、肺部感染、皮肤和黏膜损害。

### 6.4.7 条件致病性真菌

条件致病性真菌感染多为内源性，如假丝酵母菌病和曲霉病等。这类真菌致病性不强，大多在久病体弱、免疫力低下或在菌群失调时发生，如肿瘤、糖尿病、器官移植及 HIV 患者、长期使用广谱抗生素、放疗、化疗等过程中易伴这类真菌感染。其致病性虽弱，不及时诊治亦可危及生命。

#### 6.4.7.1 假丝酵母菌

[生物学性状]

白假丝酵母菌菌体圆形或卵圆形（$2\mu m \times 4\mu m$）。革兰染色阳性，着色不均匀。以出芽繁殖，称芽生孢子。孢子伸长成芽管，不与母体脱离，形成较长的假菌丝。芽生孢子多集中在假菌丝的连接部位。各种临床标本及活检组织标本中除芽生孢子外，还见有大量假菌丝，表明假丝酵母菌处于活动状态，有诊断价值。

白假丝酵母菌在普通琼脂、血琼脂与沙保培养基上均可生长良好。需氧。室温或37℃孵育 1～3 天长出菌落，菌落灰白色或奶油色，表面光滑，带有浓厚的酵母气味。培养稍久，菌落增大。菌落无气生菌丝，仅有大量向下生长的营养假菌丝，呈类酵母型。在玉米粉培养基上可长出厚膜孢子。白假丝酵母菌的芽生孢子伸长成假菌丝和厚膜孢子有助于鉴定。新近发现的都柏林假丝酵母菌也有此特征。简易的区别法为白假丝酵母菌于42℃生长良好，而都柏林假丝酵母菌生长差或不生长。有人从 HIV 感染和艾滋病患者分离保存的白假丝酵母菌作进一步鉴定，证明17%实为都柏林假丝酵母菌。

[分类]

假丝酵母菌，俗称菌，主要引起皮肤、黏膜和内脏的急性和慢性炎症。可以是原发性，但大多为继发性感染，发生于免疫力低下患者。口腔假丝酵母菌病常为艾滋病患者最先发生的继发性感染。假丝酵母菌中引起致病的有白假丝酵母菌、热带假丝酵母菌、近平滑假丝酵母菌、克柔假丝酵母菌等多种。一般以假丝酵母菌为最多见。1995 年又分离出 1 种都柏林假丝酵母菌。近 10 年来假丝酵母菌感染病原菌有所改变，白假丝酵母菌感染逐渐减少，而其他假丝酵母菌感染逐渐增多，特别是都柏林假丝酵母菌感染。这种现象称为流行病学转换（epidemeologicalshift）。

[临床意义]

假丝酵母菌可侵犯人体多个部位，如口腔与阴道黏膜、皮肤、肺、肠、肾和脑。机体抵抗力减弱是假丝酵母菌入侵的主要原因。近年来由于抗菌药物、激素和免疫抑制剂在临床上的大量使用，假丝酵母菌感染日益增多。血培养阳性仅次于大肠埃希菌和金黄色葡萄球菌。

（1）皮肤黏膜感染：皮肤假丝酵母菌感染好发于皮肤皱褶处，如腋窝、腹股沟、乳房下、肛门周围、会阴部以及指（趾）间等皮肤潮湿部位，易与湿疹混淆。黏膜感染则有鹅口疮、口角糜烂、外阴与阴道炎等，其中以鹅口疮最多。鹅口疮的病灶与白喉相似，除去表面白斑即露出下面坏死组织，易误诊为白喉。鹅口疮多见于体质虚弱的初生婴儿，尤以人工喂养者较多。但当口腔正常菌群建立后就很少见到。鹅口疮一般仅限于局部，症状较轻，一旦扩散至内脏可导致死亡。

（2）内脏感染：有肺炎、支气管炎、食管炎、肠炎、膀胱炎和肾盂肾炎等。偶尔也可引起败血症。

（3）中枢神经感染：可有脑膜炎、脑膜脑炎、脑脓肿等。

对白假丝酵母菌过敏的人，在皮肤上可以发生变应性假丝酵母菌疹，症状很像皮肤癣菌疹或湿疹。患者可以表现有哮喘等症状。

### 6.4.7.2 曲霉（aspergillus）

[生物学性状]

曲霉（aspergillus）广布自然界，生长迅速，在沙保培养基上形成丝状菌落。开始为白色随着分生孢子的产生而呈各种颜色。

[分类]

引起人类致病最多见的为烟曲霉。

[临床意义]

主要由呼吸道入侵，引起支气管哮喘或肺部感染。在扩大的支气管和鼻窦中形成曲霉栓子或在肺中形成曲霉球，系大量曲霉繁殖成丛与纤维素、黏液以及炎症的细胞碎片等凝聚而成。此时 X 线显示肺内有空洞，其致密阴影在空洞内可随体位改变而移位，可与结核球和肺癌区别。严重病例可播散至脑、心肌和肾等。有些曲霉能产生毒素，黄曲霉的毒素与恶性肿瘤，尤其是肝癌的发生密切相关。

### 6.4.7.3 毛霉（mucor）

毛霉（mucor）广布于自然界。在沙保培养基上生长迅速，形成丝状菌落。初为白色，逐渐转变为灰黑色。特征是一般只有无隔菌丝、分枝成直角、无性生殖、产生孢子囊和孢子囊孢子。此菌一般为面包、水果上和土壤中的腐生菌。在机体免疫力低下或医源性输液和污染的绷带等可导致感染，大多数发展急剧，可累及脑、肺和胃肠道等多个器官。好侵犯血管，形成栓塞，死亡率较高。

### 6.4.7.4 卡氏肺孢菌（pneumocystis carinii）

[生物学性状]

卡氏肺孢菌或称肺囊菌。过去认为属原虫，现根据形态学和分子遗传学分析证实属于真菌：因其孢子囊壁结构与真菌相似；16SrRNA 的保守区与子囊菌纲相似；5SrRNA 与接合菌纲相似。卡氏肺孢菌的生物学特性与一般真菌有些不同，可分几个阶段：最初为营养型，呈单核的孢子囊（4~5μm）；成熟的孢子囊（5.0μm）内含 8 个球状、卵圆状或棱状孢子；孢子囊成熟后破裂，释放出其中的孢子。

[临床意义]

卡氏肺孢菌广布于自然界，可引起健康人的亚临床感染。但对一些先天免疫缺陷或因各种原因受到免疫抑制的患者，可引起肺炎。艾滋病患者当 $CD_4^+ T$ 细胞降至 $200/mm^3$ 时，80% 以上可受感染。发病为渐进性，开始引起间质性肺炎，最终患者因窒息而死。此菌可从痰或支气管灌洗液中用革兰或亚甲蓝（美蓝）染色检出。此菌对多种抗真菌药物均不敏感，治疗可用甲氧苄啶－磺胺甲噁唑或羟乙磺酸戊烷脒。

# 6.5 抗菌药物敏感性试验

## 6.5.1 概述

### 6.5.1.1 抗菌药物敏感性试验原理

[检测方法]

稀释法；纸片扩散法。

[基本原理]

稀释法：为了定量测定抗菌药物的活性，抗菌药物与肉汤或琼脂培养基混合进行稀释，然后种入试验细菌，孵育过夜，能抑制细菌生长的最低浓度称为该制剂的最低抑菌浓度（minimal inhibitory concentration，MIC），然后将

MIC 与机体血清或体液中可获得药物浓度相比较，来确定恰当的临床疗效。

纸片扩散法：把含有抗菌药物的纸片或药片贴在已接种试验细菌的琼脂平板上，抗菌药物浓度梯度通过纸片上抗生素的弥散作用而形成，距纸片一定距离范围内试验细菌的生长受到抑制。这种抑制作用与细菌的敏感及其他诸因素相关。

两种方法的相关性：用稀释法测得的最低抑菌浓度的对数与用纸片扩散法测得的抑菌环直径之间近似线性负相关。通过大量菌株试验可获悉这种相关系数，还可将两种方法所得的结果用统计学上的回归来表示（图 6-2）。

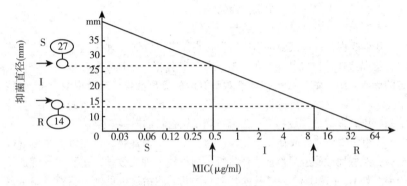

图 6-2　最低抑菌浓度与抑菌环直径大小之间的相关性

根据最低抑菌浓度与抑菌环直径大小之间的相关性，解释敏感、耐药、中介 3 种类型的扩散法结果。

（1）最低抑菌浓度：抗菌药物能够抑制细菌生长所需要的最低浓度。

（2）最低杀菌浓度：抗菌药物杀灭细菌所需要的最低浓度。

（3）$MIC_{90}$：能抑制 90% 试验菌株生长的最低药物浓度。

[临床意义]

细菌对抗菌药物的敏感性可分为 3 种类型。

（1）敏感：由被测细菌引起的感染，除禁忌证外，可用该抗菌药物常用推荐剂量通过恰当治疗而达到治疗目的。

（2）中介：被测菌株对该药物的 MIC 接近于血液、组织中通常可达到的浓度，而治疗反应率可能低于敏感菌株。中介意味着药物可通过提高剂量或在药物被生理性浓集的部位发挥临床效力。所以中介只能表示抑菌环直径介于敏感和耐药之间的"缓冲域"，它可以避免由于微小的技术因素失控，对结果造成错误解释。如果没有其他可以替代的药物，应重复试验或再以稀释法测定 MIC。

（3）耐药：被测菌不能被该抗生素的常用剂量在组织内或血液中达到的浓度所抑制和（或）被测菌的 MIC 落在某些范围内，提示该菌可能存在特定耐药机制（如产 β - 内酰胺酶），而治疗研究表明其临床疗效不可靠。

#### 6.5.1.2 常规药物敏感试验的药物选择

（1）非苛养菌常规药物敏感试验应选择和报告的抗菌药物

[方法]

共分 A、B、C、U 4 组抗菌药物。

A 组药物：首选试验和报告抗菌药物。

B 组药物：首选试验选择性报告。诸如当被检细菌对 A 组同类药物耐药时，可以选择地报告 B 组中的一些结果。其他报告指征可包括以下几点：特定的标本来源（如三代头孢菌素对脑脊液的分离菌株，或者甲氧苄啶/磺胺甲噁唑对泌尿道的分离菌株），对 A 组药物过敏、耐药或无效的病例；多种细菌感染；多部位受侵感染；为流行病学调查目的的向感染控制组报告。

C 组药物：替代或补充试验，选择性报告抗菌药物，可在以下情况进行试验：某些地域隐匿局部或广泛流行的菌株对一种或数种首选药物（特别是同类，如 β - 内酰胺类或氨基糖苷类）耐药，或治疗少见菌的感染（如氯霉素对某些假单胞菌属细菌，氯霉素、红霉素、利福平和四环素对某些耐万古霉素的肠球菌）；为流行病学调查目的的向感染控制组报告。如全面进行监测医院感染分离菌株的耐药性时，A、B、C、U 组均可选用。

U 组药物：补充试验只用于泌尿系统感染的抗菌药物。

[注意事项]

与表 6-2、表 6-3 的相关注释如下。

对分离于 CSF（脑脊液）中的细菌，下列抗菌药物不作为常规报告，因为这些药物，治疗某些细菌引起的感染可能是无效：①仅通过口服途径给药的药物；②Ⅰ和Ⅱ代头孢菌素（除头孢呋辛钠外）；③克林霉素；④大环内酯类；⑤四环素类；⑥氟喹诺酮类。

头孢噻吩可以代表头孢匹林、头孢拉定、头孢氨苄、头孢克洛和头孢羟氨苄。但是，头孢唑啉、头孢呋辛、头孢泊肟、头孢丙烯、氯碳头孢（仅对泌尿道分离菌株）应单独测试，因为临床分离某些菌株可能对头孢噻吩耐药而对这些药敏感。

青霉素敏感的葡萄球菌对其他青霉素类、头孢菌素类和碳青霉烯类也敏感。青霉素耐药而苯唑西林敏感的菌株对青霉素酶不稳定的青霉素类耐药，但对耐青霉素酶的青霉素类、β－内酰胺/β－内酰胺酶抑制剂复合物、头霉素类和碳青霉烯类敏感。苯唑西林耐药的葡萄球菌对所有当前可用的β－内酰胺类抗菌药物均耐药。因此，仅测试青霉素和苯唑西林就可以推知一大批β－内酰胺类抗菌药物的敏感性。不必常规测试其他青霉素类、β－内酰胺酶抑制剂复合物、头霉素类和亚胺培南。

克雷伯菌属和大肠埃希菌中产 $ESBL_S$ 菌株对青霉素、头孢菌素或氨曲南临床治疗可显耐药性，尽管在体外药敏试验时，其中某些抗生素显示敏感。这些菌株中某些显示其抑菌环低于正常敏感菌群，但高于某些超广谱头孢菌素或氨曲南的标准（断点分界值），这些菌株用 $ESBL_S$ 筛选试验，可能发现潜在性产 $ESBL_S$。而另外一些菌株可能对这些抗菌药物中的一种或数种试验结果出现中介或耐药。产 $ESBL_S$ 菌株，对所有青霉素类、头孢菌素类及氨曲南试验结果均应报告耐药。

来自粪便样本分离到的沙门菌属和志贺菌属菌株，只有氨苄西林、喹诺酮类和 TMP/SMZ 可作于常规试验报告。除此之外，肠道外感染沙门菌属分离株，应测试并报告氯霉素和一种三代头孢菌素。

对四环素敏感的菌株也被认为对多西环素和米诺环素敏感。然而，四环素中介和耐药的某些菌株，可以对多西环素、米诺环素或两者皆敏感。

除铜绿假单胞菌、不动杆菌属、洋葱伯克霍尔德菌和嗜麦芽寡养单胞菌外，非肠杆菌科菌株应用稀释法进行试验。

对于肠球菌属菌种，头孢菌素类、氨基糖苷类（除了筛选高水平耐药性）、克林霉素和甲氧苄啶/磺胺甲噁唑（TMP/SMS）在体外可能有活性，但临床上无效，因此不能报告这些药物敏感。

青霉素敏感性可以预测不产 β－内酰胺酶的肠球菌对氨苄西林、阿莫西林、酰基氨苄西林、氨苄西林/舒巴坦、阿莫西林/克拉维酸、哌拉西林/他唑巴坦的敏感性。对于血液和脑脊液的肠球菌分离株，推荐检测 β－内酰胺酶。

严重的肠球菌感染，如心内膜炎，需要青霉素或氨苄西林加一种氨基糖苷类抗生素进行联合治疗。用万古霉素治疗严重的肠球菌感染，如心内膜炎，常需要与一种氨基糖苷类抗菌药物联用。利福平不能单独用于化疗。

表 6 - 2　建议非苛养菌常规药敏试验和报告应考虑的抗菌药物
分组（CLSI）

| | 肠杆菌科 | 铜绿假单胞菌 | 葡萄球菌属菌种 | 肠球菌属菌种 |
|---|---|---|---|---|
| A 组首选试验和报告的抗菌药物 | 氨苄西林 | 头孢他啶 | 苯唑西林（头孢西丁纸片） | 青霉素或氨苄西林 |
| | 头孢唑啉 头孢噻吩 | 美洛西林或替卡西林，哌拉西林 | | |
| | 庆大霉素 | 庆大霉素 | 青霉素 | |
| B 组首选试验，选择报告的抗菌药物 | 阿米卡星 | 阿米卡星 | 阿奇霉素或克拉霉素或红霉素 | 万古霉素 |
| | 阿莫西林/克拉维酸或氨苄西林/舒巴坦 哌拉西林/他唑巴坦 替卡西林/克拉维酸 | 头孢吡肟 | | 利奈唑胺；奎奴普汀/达福普汀 |
| | 头孢孟多或头孢尼西或头孢呋辛 | 头孢哌酮氨曲南 | 克林霉素 | |
| | 头孢吡肟 | 亚胺培南美罗培南 | | |
| | 头孢美唑；头孢哌酮 头孢替坦；头孢西丁 | | 万古霉素 | |
| | | | 泰利霉素 | |
| | | 妥布霉素 | 利奈唑胺 | |
| | 头孢噻肟或头孢唑肟或头孢曲松 | | | 甲氧苄啶/磺胺甲噁唑 |
| | 环丙沙星或左氧氟沙星 | 环丙沙星左氧氟沙星 | | |
| | 厄他培南；亚胺培南或美罗培南 | | | |
| | 美罗西林或哌拉西林；替卡西林 | | | |
| | 甲氧苄啶/磺胺甲噁唑 | | | |

续表

| | 肠杆菌科 | 铜绿假单胞菌 | 葡萄球菌属菌种 | 肠球菌属菌种 |
|---|---|---|---|---|
| C 组补充试验，选择报告的抗菌药物 | 氨曲南；头孢他啶（均为指示产 ESBLs） | 奈替米星 | 环丙沙星或左氧氟沙星或莫西沙星；加替沙星或莫西沙星 | 庆大霉素（只用于筛选高水平耐药菌株） |
| | 氯霉素 | | 氯霉素 | 链霉素（只用于筛选高水平耐药菌株） |
| | 卡那霉素 | | 庆大霉素 | |
| | 奈替米星 | | 利福平 | 氯霉素；红霉素；利福平；四环素（VRE菌株可以测试这些药） |
| | 四环素 | | 四环素 | |
| | 妥布霉素 | | 奎奴普汀/达福普汀 | |
| U 组补充试验，用于泌尿道的抗菌药物 | 羧苄西林 | 罗美沙星或诺氟沙星或氧氟沙星 | 罗美沙星或诺氟沙星 | 环丙沙星左氧氟沙星诺氟沙星 |
| | 罗美沙星或诺氟沙星或氧氟沙星；西诺沙星 | | | |
| | 加替沙星 | | | |
| | 氯碳头孢 | | | 四环素 |
| | 磺胺异噁唑 | | 磺胺异噁唑 | |
| | 甲氧苄啶 | 羧苄西林 | 甲氧苄啶 | 呋喃妥因 |
| | 呋喃妥因 | | 呋喃妥因 | |

表 6-3　不动杆菌属、洋葱伯克霍尔德菌、嗜麦芽寡养单胞菌药敏试验和报告应考虑的抗菌药物分组（CLSI）

| | 不动杆菌属菌种 | 洋葱伯克霍尔德菌 | 嗜麦芽寡养单胞菌 |
|---|---|---|---|
| A 组首选试验和报告的抗菌药物 | 头孢他啶<br>亚胺培南<br>美罗培南 | 甲氧苄啶/磺胺甲噁唑 | 甲氧苄啶/磺胺甲噁唑 |

续表

| | 不动杆菌属菌种 | 洋葱伯克霍尔德菌 | 嗜麦芽寡养单胞菌 |
|---|---|---|---|
| B 组首选试验，选择报告的抗菌药物 | 阿米卡星；庆大霉素；妥布霉素 | 头孢他啶 | 左氧氟沙星 |
| | 氨苄西林/舒巴坦；哌拉西林/他唑巴坦；替卡西林/克拉维酸 | 美罗培南 | 米诺环素 |
| | 头孢吡肟 | 米诺环素 | |
| | 头孢噻肟；头孢曲松 | | |
| | 环丙沙星；左氧氟沙星；加替沙星 | | |
| B 组首选试验，选择报告的抗菌药物 | 多西环素；米诺环素；四环素 | | |
| | 美洛西林；哌拉西林；替卡西林 | | |
| | 甲氧苄啶/磺胺甲噁唑 | | |

表 6 - 2、表 6 - 3 摘自 CLSI（m100 - S16）文件，是 2006 年修订版本，以后 CLSI 经常增删和修改，希望读者注意。同一小框内是一些类似药物组，解释结果和临床效力都很相似，因此，不必重复试验。另外，"或"字表示一群相关的药物，其抗菌谱和解释结果几乎完全相同，交叉耐药性和敏感性也几乎完全相同，因此，通常每个小框（组或相关的群）中只选择一种药物用于试验。一般情况下，报告的药物必须是试验过的，但如果用另外一种药物试验，可提供更为准确的结果则可以例外（如葡萄球菌对苯唑西林试验的敏感性结果可套用于头孢唑啉与头孢噻吩），最好附加脚注，以指明哪些未试药物与被试验药物有相似的解释结果。不常见的耐药应慎重报告（如肠杆菌科菌种对三代头孢菌素或亚胺培南耐药）。对分离于泌尿道的菌株不作常规报告。对 CSF 分离菌株，头孢噻肟和头孢曲松取代头孢噻吩和头孢唑啉试验和报告。其他抗菌药物可被用于治疗，但因研究不充分还未建立纸片扩散法断点值。对甲氧西林敏感的金黄色葡萄球菌报告。选用药物有限，可用氯霉素、红霉素、四环素（多西环素或米诺环素）及利福平测试 VRE，也可向传染病专家咨询。对万古霉素耐药的屎肠球菌可报告。根据头孢西丁纸片试验结果，报告苯唑西林敏感或耐药。

（2）苛养菌常规药物敏感试验应选择和报告的药物

[方法]

同 6.5.1.2（1）。

[注意事项]

与表 6-4 的相关注解。

肺炎链球菌及其他链球菌测试红霉素可以预告阿奇霉素、克拉霉素和地红霉素的敏感。

对于脑脊液的流感嗜血杆菌分离菌株，常规只报告氨苄西林、一种三代头孢菌素、氯霉素和美罗培南的测试结果。

由嗜血杆菌属细菌引起的呼吸道感染，可用阿莫西林/克拉维酸、阿奇霉素、克拉霉素、头孢克洛、头孢丙烯、氯碳头孢、头孢地尼、头孢克肟、头孢泊肟、头孢呋辛酯和泰利霉素等口服药作经验治疗，这些抗菌药物的药敏试验结果对个别患者的治疗一般无用。但这些化合物进行嗜血杆菌属菌种的药敏试验，适合于监测和流行病学研究。

流感嗜血杆菌检出氨苄西林的药敏试验结果可以预告阿莫西林的活性。大多数耐氨苄西林和阿莫西林的流感嗜血杆菌的分离株，产生 TEM 型 β-内酰胺酶。在绝大多数情况下，快速直接 β-内酰胺酶试验方法，可以提供检测细菌对氨苄西林和阿莫西林耐药性。

β-内酰胺酶试验可检测淋病奈瑟菌对青霉素的一种耐药机制，并可提供流行病学信息，如果分离菌株的耐药性由染色体介导，则对青霉素的耐药性试验，就需纸片扩散法或琼脂稀释法试验测 MIC。

阿莫西林、氨苄西林、头孢吡肟、头孢噻肟、头孢曲松、头孢呋辛、亚胺培南和美罗培南可以治疗肺炎链球菌感染，但对这些药物体外敏感试验纸片扩散法不可靠。最好用最低抑菌浓度法测定。

脑脊液分离的肺炎链球菌菌株，应该用可靠的 MIC 法测试并常规报告青霉素、头孢噻肟或头孢曲松及美罗培南的敏感性，也应该用 MIC 法或纸片法测万古霉素的敏感性。对其他部位的分离菌株，可用苯唑西林纸片筛选试验。如果抑菌环直径 ≤19mm，就应测试青霉素和头孢噻肟或头孢曲松的 MIC。

青霉素和其他 β-内酰胺类药物用于化脓链球菌或无乳链球菌感染的治疗，临床常规不必对这些药物做药敏试验，也不需要做万古霉素试验，因为尚未发现前述药物的耐药菌株。已提供了为药物研究，流行病学或耐药性监测用的解释标准。当检测到"不敏感"菌株时应送参考实验室确认。

表6-4  建议苛养菌常规药敏试验和报告应考虑的抗菌药物分组（CLSI）

| | 嗜血杆菌属菌种 | 淋病奈瑟菌 | 肺炎链球菌 | 除肺炎链球菌外的链球菌属菌种 |
|---|---|---|---|---|
| A组首选试验和报告的抗菌药物 | 氨苄西林 | | 红霉素 | 红霉素 |
| | | | 青霉素（苯唑西林纸片） | 青霉素或氨苄西林 |
| | 甲氧苄啶/磺胺甲噁唑 | | 甲氧苄啶/磺胺甲噁唑 | |
| B组首选试验，选择报告的抗菌药物 | 头孢噻肟或头孢他啶或头孢唑肟或头孢曲松 | | 加替沙星 司帕沙星 莫西沙星 左氧氟沙星 氧氟沙星 吉米沙星 | 氯霉素 |
| | 头孢呋辛钠（针剂） | | 克林霉素 | 万古霉素 |
| | 氯霉素 | | | |
| | | | 四环素 | 克林霉素 |
| | 美罗培南 | | 泰利霉素 | |
| | | | 万古霉素 | |
| C组补充验，选择报告的抗菌药物 | 头孢克洛或头孢丙烯或氯碳头孢 | 头孢克肟或头孢噻肟或头孢泊肟或头孢唑肟或头孢曲松 | 氯霉素 | 头孢吡肟或头孢噻肟或头孢曲松 |
| | 头孢地尼或头孢克肟或头孢泊肟 | | | |
| | 头孢尼西 | | 利奈唑胺 | 利奈唑胺 |
| | 阿奇霉素或克拉霉素 | 头孢美唑 头孢替坦 头孢西丁 头孢呋辛 | | 奎奴普汀/达福普汀 |
| | 氯曲南 | | | |
| | 头孢呋辛脂（口服） | | | |
| | 环丙沙星或加替沙星或左氧氟沙星或罗美沙星或氧氟沙星或莫西沙星或司帕沙星；吉米沙星 | 环丙沙星或加替沙星或氧氟沙星 | 利福平 | |
| | 厄他培南或亚胺培南 | 青霉素 | | 左氧氟沙星 氧氟沙星 |
| | 利福平 | 大观霉素 | | |
| | 四环素 | 四环素 | | |
| | 泰利霉素 | | | |

表 6-4 摘录自 CLSI（m100-S16）文件，是 2006 年修订版本，以后 CLSI 经常增删和修改，希望读者注意。表中同一小框内的药物是一些类似药物组，其解释结果和临床效力都很相似，因此不必重复试验。另外，"或"字表示一群相关的药物，其抗菌谱和解释结果几乎完全相同，其交叉耐药性和敏感性也几乎完全相同，因此，通常每个小框（组或相关的群）中只选择一种药物用于试验。一般情况下，报告的药物必须是试验过的，但如果用另外一种药物试验，可提供更为准确的结果则可以例外，但最好附加脚注，以指明哪些未试药物与被试药物有相似的解释结果。不常见的耐药应慎重报告。临床指征及有关病原菌包括由流感嗜血杆菌（产 β-内酰胺酶及非产 β-内酰胺酶）引起的细菌性脑膜炎及其相关的并发的菌血症。对分离自血液与正常无菌部位的草绿色链球菌，就该用 MIC 法测试青霉素的敏感性。对青霉素、氨苄西林、左氧氟沙星和氧氟沙星的纸片法解释标准仅用于 β-溶血性链球菌。对分离于泌尿道的菌株不常规报告。对化脓链球菌报告。由 B 群链球菌引起感染分娩期妇女预防性用药，推荐使用青霉素和氨苄西林，对低危险性青霉素过敏的妇女推荐用头孢唑啉，而对青霉素过敏的高危者，建议使用克林霉素或红霉素。对青霉素、氨苄西林和头孢唑啉敏感的 B 群链球菌，可能对克林霉素和（或）红霉素耐药。因此，当从严重青霉素过敏的妊娠妇女分离到 B 群链球菌时，应对克林霉素和红霉素进行试验和报告。

### 6.5.2 抗菌药物敏感性试验方法

所谓抗菌药物敏感性试验，是测定抗生素或其他抗微生物制剂在体外抑制细菌生长的能力。这种能力通过稀释或扩散方法来测定。就是把抗菌药物最高稀释度仍能抑制细菌生长者，该含药浓度（纸片或试管）即为被测菌株的敏感度。常用的细菌敏感度测定方法有纸片扩散法（Kirby-Bauer test，KB）、定量测定的稀释法（dilution test）和 E 试验法（E-test）3 种。

#### 6.5.2.1 纸片扩散法（改良 Kirby-Bauer 法，K-B 法）

K-B 法将含有定量抗菌药物的纸片贴在已接种待检菌的琼脂平板上，纸片中所含的药物吸取琼脂中的水分溶解后会不断地向纸片周围区域扩散，形成递减的梯度浓度，在纸片周围抑菌浓度范围内待检菌的生长被抑制，从而产生透明的抑菌圈，抑菌圈的直径大小反映检测菌对测定药物的敏感程度，并与该药对待检菌的最低抑菌浓度呈负相关，即抑菌圈越大，MIC 越小。

**[基本原理]**

见本节 6.5.1.1。

[适应证]

K-B法是应用标准的方法学原理，根据抑菌环直径大小与MIC的相关性，结合临床上已知敏感或耐药菌株的状态，其结果是可靠、可信的。WHO推荐K-B法，其目的在于技术的简单和可重复性。本法特别适用于肠杆菌科细菌等快速生长的致病菌，但不适用于专性厌氧菌及酵母样菌等某些特殊菌种。无论用哪种方法接种，只要质控菌株的抑菌环在预期范围内，均可按同一解释标准报告结果。但并非从患者分离到的微生物都必须做药敏试验，对于污染，机体共生的正常细菌群和那些与感染无关的细菌，可不必做药敏试验，只有那些被认为引起感染的微生物，应先分纯、鉴定菌种后再做药敏试验。

[试验准则]

必须遵守以下准则：

（1）备用纸片应储藏在-20℃冰箱保存。

（2）工作用纸片储放在4℃冰箱中，不超过1个月。

（3）M-H琼脂必须符合试验要求。

（4）培养基的酸碱度以pH 7.2~7.4最适宜。

（5）仔细测量抑菌环大小。

（6）每次试验时，应完全符合4种非苛养菌质控菌株（大肠埃希菌ATCC25922、大肠埃希菌ATCC35218、金黄色葡萄球菌ATCC25923、铜绿假单胞菌ATCC27853）和4种苛养菌质控菌株（流感嗜血杆菌ATCC49247、流感嗜血杆菌ATCC49766、淋病奈瑟菌ATCC49226、肺炎链球菌ATCC49619）对部分抗菌药物的抑菌环允许范围。

#### 6.5.2.2 定量测定的稀释法（dilution test）

即最低（或最小）抑菌浓度的测定，又分琼脂稀释法和微量肉汤稀释法。

[基本原理]

参见本节6.5.1.1。

[特点]

定量测定的稀释法（dilution test）即最低（或最小）抑菌浓度的测定，是在肉汤或琼脂中将抗菌药物进行一系列（如倍比）稀释后，定量接种待检菌，35℃孵育24h后观察，抑制待检菌肉眼可见生长的最低药物浓度，即为该药物对待检菌的MIC。

琼脂稀释法敏感试验是将不同剂量的抗菌药物分别加于融化并冷至50~

55℃的定量琼脂培养基中，混匀，倾注成无菌平板，即为含有药物浓度递减的培养基。其优点是：①比液体稀释法重复性好；②每个平板同时测定多样细菌；③可观察被检菌落生长良好与否；④能发现被污染的菌落；⑤可引用机械化手段，提高效率。

微量肉汤稀释法药敏试验是近年来临床微生物实验室应用较多的抗菌药物体外药敏试验方法。其优点是一块板可同时测定多种抗生素。若用多头接种器，阅读工具并和计算机联网，且操作规范，该方法是比较方便和可信赖的，目前有商品化供应。缺点是微孔板上所制备的抗菌药物，往往不完全适合各实验室实际需要。

### 6.5.2.3 E试验法（E – test）

E试验法结合扩散法和稀释法的原理和特点，操作简便如扩散法，但可以同稀释法一样定量测出药物对待检菌的MIC。其试条为商品化塑料试条，长50mm、宽5mm，内含干化、稳定、浓度由高至低呈指数梯度分布的某种抗菌药物，可用于各种常见菌、苛养菌、分枝杆菌、厌氧菌和真菌的药敏试验。

E – test是一种抗生素浓度梯度稀释法直接测量MIC的药敏试验。它结合稀释法和扩散法的原理与特点并克服了上述2种方法的缺点，结果准确，重复性好，操作简便。

### 6.5.3 抗菌药物敏感性试验报告

近年来由于各种抗菌药物的大量应用，尤其是广谱及超广谱抗菌药物的滥用，造成了耐药突变菌株的大量出现，往往引起菌群失调症，以致经验用药失败率增高，所以，测定细菌对药物的敏感程度，这对临床医师选用抗菌药物，及时有效地控制感染，避免滥用抗生素，预防耐药菌株的出现，具有重要意义。

临床微生物室按照临床需要，根据被测菌株的属种，选择各类抗菌药物敏感性试验。一般非苛养菌常规药敏试验报告单如下。

（1）肠杆菌科抗菌药物敏感试验报告单见表6 – 5。

**表6 – 5 肠肝菌科抗菌药物敏感试验报告单**

| 鉴定结果：大肠埃希菌 | | | |
| --- | --- | --- | --- |
| 抗生素 | MIC[①]<br>敏感度[②] | 参考剂量 | 血药峰值<br>（μg/ml） |
| 哌拉西林（Piperacillin） | | IV, 2.0 ~ 3.0g, Q4 ~ 6h | PO, 3 ~ 5 |

续表

| 抗生素 | MIC[①]<br>敏感度[②] | 参考剂量 | 血药峰值<br>（μg/ml） |
|---|---|---|---|
| 哌拉西林/他唑巴坦<br>（Pip/Pazo） | | IV，3/0.375g，Q6h | IV，24/242 |
| 氨苄西林（Ampicillin） | | PO，250~500mg，Q6h<br>IV，1.0~2.0g，Q4h | PO，2.5~5；<br>IV，40 |
| 氨苄西林/舒巴坦<br>（Amp/Sulbactam） | | IV，1/0.5~2/1g，Q6h | IV，60/120 |
| 氨曲南（Aztreonam） | | IV，1.0~2.0g，Q8h | IM，45；<br>IV，90~160 |
| 阿莫西林/棒酸<br>（Amox/Clav） | | PO，1~2片，Q8h | PO，3.3/1.5 |
| 环丙沙星（Ciprofoxacin） | | PO，250~750mg，Q12h | PO，2.5；<br>IV，4.5 |
| 替卡西林/棒酸<br>（Ticarcillin/Clav） | | IV，2.0~3.0g，Q4~6h | IV，8/330 |
| 加替沙星（Gatifoxacin） | | IM，0.5~1.0g，Q8h | IM，65；<br>IV，185 |
| 头孢唑啉（Cefazolin） | | IV，1.0~2.0g，Q8h | IM，30； |
| 头孢吡肟（Cefepime） | | IV，0.5~2.0g，Q12h | IV，82 |
| 头孢泊肟(ESBL 筛选)<br>［ESBAL－aScm］ | | | |
| 头孢他啶（Ceftazidime） | | IM/IV，1.0~2.0g，Q8h | IM，40；<br>IV，70 |
| 头孢他啶(ESBL 筛选)<br>［ESBL－bScm］ | | | |
| 头孢西丁（Cefoxitin） | | IM，0.5~1.0g，Q6h<br>IV，1.0~2.0g，Q4~6h | IM，20~25<br>IV，55~10 |
| 头孢曲松（Ceftriaxone） | | IM/IV，1.0~2.0g，Q24h | IM，40~45 |
| 头孢噻肟（Cefotaxime） | | IV，1.0~2.0g，Q8~12h | IM，20；<br>IV，40~45 |

| 抗生素 | MIC[①]<br>敏感度[②] | 参考剂量 | 血药峰值<br>（μg/ml） |
|---|---|---|---|
| 妥布霉素<br>（Tobramycin） | IM/IV，1.0~1.7mg/kg，<br>Q8h | | IM，4~6；<br>IV，4~8 |
| 阿米卡星<br>（Amikacin） | IM/IV，7.5mg/kg，Q12h | | IM，15~20；<br>IV，20~40 |
| 庆大霉素<br>（Gentamicin） | IM/IV，1.0~1.7mg/kg，<br>Q8h | | PO，4~6；<br>IV，8 |
| 亚胺培南（泰能）<br>（Imipenem） | A：请务必遵医嘱用药<br>B：IV，0.5~1.0g，Q6~8h | | |
| 左旋氧氟沙星<br>（Levofloxacin） | PO，1~2片，Q12h | | PO，3~46<br>IV，9~106 |
| 复方新诺明<br>（Trimeth/Sulfa） | IV，3.3~6.6mg/kg<br>Temp，Q8h | | |

结果解释：

①MIC：最低抑菌浓度，表示能抑制细菌生长的最低抗生素浓度（μg/ml 或 mg/L）。

②抗生素敏感度：N/R 为结果判断报告；—结果不可靠，药物不适用或无测试结果。

Blac 为 β-内酰胺酶阳性；IB 为诱导型 β-内酰胺酶；ESBL 为超广谱 β-内酰胺酶。

MRE/VRE：耐多种抗生素/万古霉素肠球菌。

（2）铜绿假单胞菌药物敏感试验报告单见表6-6。

**表6-6　铜绿假单胞菌药物敏感试验报告单**

鉴定结果：铜绿假单胞菌

| 抗生素 | MIC（μg/ml）<br>敏感度 | 参考剂量 | 血药峰值<br>（μg/ml） |
|---|---|---|---|
| 哌拉西林<br>（Piperacillin） | | IV，2.0~3.0g，Q4~6h | PO，3~5 |
| 哌拉西林/他唑巴坦<br>（Pip/Tazo） | | IV，3/0.375g，Q6h | IV，24/242 |
| 氨苄西林<br>（Ampicillin） | | PO，250~500mg，Q6h<br>IV，1.0~2.0g，Q4h | PO，2.5~5<br>IV，40 |

| 抗生素 | MIC（μg/ml）敏感度 | 参考剂量 | 血药峰值（μg/ml） |
|---|---|---|---|
| 氨苄西林/舒巴坦（Amp/Sulbactam） | | IV，1/0.5～2/1g，Q6h | IV，60/120 |
| 氨曲南（Aztreonam） | | IV，1.0～2.0g，Q8h | IM，45<br>IV，90～160 |
| 阿莫西林/棒酸（Amox/Clav） | | PO，1～2 片，Q8h | PO，1.5/3.3 |
| 环丙沙星（Ciprofloxacin） | | PO，250～750mg，Q12h | PO，2.5；<br>IV，4.5 |
| 替卡西林/棒酸（Ticarcillin/Clav） | | IV，2.0～3.0g，Q4～6h | IV，330/8 |
| 加替沙星（Gatifoxacin） | | IM，0.5～1.0g，Q8h | IM，65；<br>IV，185 |
| 头孢唑啉（Cefazolin） | | IV，1.0～2.0g，Q8h | |
| 头孢吡肟（Cefepime） | | IV，0.5～2.0g，Q12h | IM，30；<br>IV，82 |
| 头孢泊肟（ESBL 筛选）[ESBAL－aScm] | | | |
| 头孢他啶（Ceftazidime） | | IM/IV，1.0～2.0g，Q8h | IM，40；<br>IV，70 |
| 头孢他啶（ESBL 筛选）[ESBL－bScm] | | | |
| 头孢西丁（Cefoxitin） | | IM，0.5～1.0g，Q6h<br>IV：1.0～2.0g，Q4～6h | IM，20～25<br>IV，55～110 |
| 头孢曲松（Ceftriaxone） | | IM/IV，1.0～2.0g，Q24h | IM，40～45 |
| 头孢噻肟（Cefotaxime） | | IV，1.0～2.0g，Q8～12h | IM，20；<br>IV，40～45 |
| 妥布霉素（Tobramycin） | | IM/IV，1.0～1.7mg/kg，Q8h | IM，4～6<br>IV，4～8 |

| 抗生素 | MIC（μg/ml）敏感度 | 参考剂量 | 血药峰值（μg/ml） |
|---|---|---|---|
| 阿米卡星（Amikacin） | | IM/IV，7.5mg/kg，Q12h | IM，15～20 IV，20～40 |
| 庆大霉素（Gentamicin） | | IM/IV，1.0～1.7mg/kg，Q8h | PO，4～6；IV，8 |
| 亚胺培南（泰能）（Imipenem） | | A. 请务必遵医嘱用药 B. IV，0.5～1.0g，Q6～8h | IV，25～35 |
| 左旋氧氟沙星（Levofloxacin） | | PO，1～2片，Q12h | PO，3～46 IV，9～106 |
| 复方新诺明（Trimeth/Sulfa） | | IV，3.3～6.6mg/kg Temp，Q8h | |

结果解释：

①MIC 为最低抑菌浓度，表示能抑制细菌生长的最低抗生素浓度（μg/ml 或 mg/L）。

②抗生素敏感度：N/R 为结果判断报告；—为结果不可靠，药物不适用或无测试结果。

③Blac 为 β-内酰胺酶阳性；IB 为诱导型 β-内酰胺酶；ESBL 为超广谱 β-内酰胺酶。

④MRE/VRE 为耐多种抗生素/万古霉素肠球菌。

（3）金黄色葡萄球菌抗菌药物敏感试验报告单见表6-7。

**表6-7 金黄色葡萄球菌抗菌药物敏感试验报告单**

鉴定结果：金黄色葡萄球菌

| 抗生素 | MIC（μg/ml）敏感度 | 参考剂量 | 血药峰值（μg/ml） |
|---|---|---|---|
| 呋喃妥因（Nitrofurantoin） | | PO，50～100mg，Q6h | PO，12；IV，20～25 |
| 氨苄西林（Ampicillin） | | PO，250～500mg，Q6h IV，1.0～2.0g，Q4h | PO，2.5～5；IV，40 |
| 阿莫西林/棒酸（Amox/Clav） | | PO，1～2片，Q8h | PO，1.5/3.3 |
| 苯唑西林（Oxacillin） | | IV，2.0～3.0g，Q4～6h | IV，40；IM，14～16 |
| 克拉霉素（Clarithromycin） | | PO，25～5000mg，Q12h | PO，0.5～1 |

| 抗生素 | MIC（μg/ml）敏感度 | 参考剂量 | 血药峰值（μg/ml） |
|---|---|---|---|
| 克林霉素（Clindamycin） | | PO，150~300mg，Q6h<br>IV，600/900mg，Q8h | PO，3；<br>IV，10~12<br>IV，60~120 |
| 利福平（Rifampin） | | PO，300mg，Q12h | PO，7~9；<br>IV，10 |
| 链霉素增效筛选（Sts. Screen） | | | |
| 四环素（Tetracycline） | | PO，250~500mg，Q6h | PO，4；IV，8 |
| 环丙沙星（Ciprofloxacin） | | PO，250~750mg，Q12h | PO，2.5；<br>IV，4.5 |
| 红霉素（Erythromycin） | | PO，250~500mg，Q6h | PO，2~3；<br>IV，10 |
| 万古霉素（Vancomycin） | | IV，1.0g，Q12h | IV，20~40 |
| 头孢唑啉（Cefazolin） | | IM，0.5~1.0g，Q8h<br>IV，1.0~2.0g，Q8h | IM，65；<br>IV，185 |
| 头孢噻吩（Cephalothin） | | PO，250~500mg，Q6h<br>IV，0.5~2.0g，Q4~6h | IV，30~60 |
| 头孢噻肟（Cefotaxime） | | IV，1.0~2.0g，Q8~12h | IM，20；<br>IV，40~45 |
| 诺氟沙星（Norfloxacin） | | PO，400mg，Q12h | PO，1.5 |
| 青霉素（Penicillin） | | PO，250~500mg，Q6h<br>IM，0.9~1.2MIL U，Q12h | PO，1.5~2.5<br>IM，8~1 |
| 庆大霉素（Gentamicin） | | IM/IV，1.0~1.7mg/kg，Q8h | PO，4~6；<br>IV，8 |
| 庆大霉素增效筛选（Gms. Screen） | | | |
| 亚胺培南（泰能）（Imipenem） | | A. 请务必遵医嘱用药<br>B. IV，0.5~1.0g，Q6~8h | IV，25~35 |

| 抗生素 | MIC（μg/ml）敏感度 | 参考剂量 | 血药峰值（μg/ml） |
|---|---|---|---|
| 左旋氧氟沙星（Levofloxacin） | | PO，1～2 片，Q12h | PO，3～46；IV，9～106 |
| 复方新诺明（Trimeth/Sulfa） | | IV，3.3～6.6mg/kg Temp，Q8h | |

结果解释：

①MIC 为最低抑菌浓度，表示能抑制细菌生长的最低抗生素浓度（μg/ml 或 mg/L）。

②抗生素敏感度：N/R 为结果判断报告；——为结果不可靠，药物不适用或无测试结果。

③Blac 为 β - 内酰胺酶阳性；IB 为诱导型 β - 内酰胺酶；ESBL 为超广谱 β - 内酰胺酶。

④MRE/VRE 为耐多种抗生素/万古霉素肠球菌。

**［结果判断］**

细菌对抗菌药物的敏感性可分为 3 种类型。

敏感（S）：由被测菌株所引起的感染，除禁忌证外，可以用该抗菌药物的常规剂量治疗而达到治愈目的。

中介（I）：被测菌株对该药物的最小抑菌浓度（MIC）接近于血液、组织中通常可达到的浓度，而治疗反应率可能低于敏感菌株。中介意味着药物可通过提高剂量或在药物被生理性浓集的部位发挥临床效力。所以中介只能表示抑菌环直径介于敏感和耐药之间的"缓冲域"，它可以避免由于微小的技术因素失控，对结果造成错误解释。如果没有其他可以替代的药物，应重复试验或再以稀释法测定 MIC。

耐药（R）：被测菌不能被该抗生素的常规剂量在组织内或血液中达到的浓度所抑制和（或）被测菌的 MIC 落在某些范围内，提示该菌可能存在特定耐药机制（如产 β - 内酰胺酶），而治疗研究表明其临床疗效不可靠。

**［临床意义］**

药敏试验最主要的临床意义，就是对所要使用的抗生素的临床效果进行预测，根据药敏试验的结果，对患者进行选择性的个体化治疗。

进行细菌耐药性检测及流行病学检查，为医院内的控制感染以及经验用药提供依据。

进行新的抗生素抗菌效果价值评估。

对重大类型的耐药菌株传播，进行流行病学的早期预警。

### 6.5.4　特殊菌的抗菌药物敏感性试验

#### 6.5.4.1　苛养菌的药物敏感性试验

（1）嗜血杆菌属细菌的药物敏感性试验

［试验方法］

纸片扩散法；微量肉汤稀释法。

［结果判断］

血液、脑脊液分离株仅需做氨苄西林、三代头孢菌素中一种、氯霉素和美罗培南药敏试验。

β-内酰胺酶测定对流感嗜血杆菌有重要意义，大多数情况下，直接检测β-内酰胺酶是判定氨苄西林和阿莫西林耐药菌株的快速方法。

氨苄西林药敏试验结果可用于预测阿莫西林活性，耐氨苄西林和阿莫西林的流感嗜血杆菌分离株大多产生 TEM 型 β-内酰胺酶。少数 β-内酰胺酶阴性的流感嗜血杆菌菌株，也会对氨苄西林耐药，这时不论其体外药敏试验结果如何，均应报告阿莫西林/克拉维酸、氨苄西林/舒巴坦、头孢克洛、头孢孟多、头孢尼西耐药。

因为流感嗜血杆菌对复方新诺明耐药率升高，故 CLSI 推荐常规做该药敏感试验。

对四环素敏感者可认为对多西环素和米诺环素敏感。

（2）淋病奈瑟菌的药敏试验

［试验方法］

纸片扩散法；琼脂稀释法。

［结果判断］

用 10U 的青霉素纸片测得抑菌环直径≤19mm 时可能为产 β-内酰胺酶菌株，可用 β-内酰胺酶纸片法快速检测。若 β-内酰胺酶阳性，则称为PPNG，对青霉素、氨苄西林和阿莫西林耐药。染色体介导的非产 β-内酰胺酶的耐青霉素的淋病奈瑟菌（CMRNG），可以用纸片扩散法和琼脂稀释法检测。

当四环素抑菌环直径≤19mm 时，推断为质粒介导的耐四环素淋病奈瑟菌（TRNG），需测定 MICs。

因为淋病奈瑟菌在液体培养基中有自溶现象，所以琼脂稀释法优于肉汤稀释法。

（3）脑膜炎奈瑟菌的药敏试验

[**试验方法**]

肉汤稀释法；琼脂稀释法。

[**结果判断**]

越来越多地发现脑膜炎奈瑟菌产 β - 内酰胺酶，此类细菌对青霉素的敏感性下降，但高剂量的青霉素对由这些细菌引起的感染仍然有效。用纸片扩散法做氨苄西林、青霉素和利福平的药敏试验不可靠，需测其 MICs。

（4）肺炎链球菌的药敏试验

[**试验方法**]

纸片扩散法；微量肉汤稀释法。

[**结果判断**]

微量肉汤法适用于肺炎链球菌所有抗生素药敏试验，除苯唑西林以外，纸片扩散法不适用于其他的 β - 内酰胺类及碳青霉烯类抗菌药物。青霉素（用每片 1μg 苯唑西林测试结果）敏感者，可认为对氨苄西林、阿莫西林、阿莫西林/克拉维酸、阿莫西林/舒巴坦、三代头孢菌素、头孢吡肟、碳青霉烯类及氯碳头孢等抗生素敏感。用 K - B 法测得对青霉素中介或耐药时，应测定青霉素、美罗培南、头孢曲松和头孢噻肟的 MICs。若菌株分离自脑脊液或血液，则需测定青霉素 MICs，而另外还需测定头孢噻肟、头孢曲松、美罗培南及万古霉素的 MICs（万古霉素也可用 K - B 法）。红霉素可以预示阿奇霉素、克拉霉素及地红霉素的敏感性。分离自尿路的肺炎链球菌常规不报告红霉素、氯霉素和克林霉素药敏结果。对四环素敏感者可认为对多西环素及米诺环素敏感。

静脉注射高浓度青霉素（在肾功能正常状态下含 $2 \times 10^6 U/4h$）或氨苄西林（含 2g/6h）对敏感中介的肺炎链球菌是有效的。

#### 6.5.4.2 厌氧菌的药物敏感性试验

[**试验方法**]

琼脂稀释法；微量肉汤稀释法；E - test；β - 内酰胺酶检测。

[**结果判断**]

由于厌氧菌感染多系内源性感染，对目前常用抗菌药物的敏感性较为稳定，加之厌氧菌培养技术特殊，临床实验室一般不做体外药敏试验。对下列情况可考虑体外药敏试验：严重的厌氧菌感染；经验治疗无效的厌氧菌感染；需长期用药的厌氧菌感染。琼脂稀释法可用于测试大多数厌氧的原菌。而微量肉汤稀释法仅用于脆弱拟杆菌菌群的药敏试验。

### 6.5.4.3 分枝杆菌的药物敏感性试验

[试验方法]

绝对浓度法；比例法。

[结果判断]

（1）报告时间：接种细菌的培养基37℃培养4周，方可报告结果。如果4周内对照培养基上长满菌落，而含药培养基上无菌落生长，此时不能轻易报告"对药物敏感"，因为耐药菌常常比敏感菌生长慢，只有在含药的培养基上菌落生长情况提示"耐药"时，才能够在4周内报告结果。

（2）菌落数：如果低稀释度菌液（$10^{-3}$ mg/ml）对照管中菌落数少于5个，则应该从对照管中挑取菌落重复试验。如果高稀释度菌液（$10^{-5}$ mg/ml）在对照培养基上生长的菌数少于20个，则应该从对照管中挑取菌落重复试验。

（3）结果报告方式：耐药结果的报告包括两部分内容：接种菌液和浓度；耐药菌所占百分比。

### 6.5.5 抗真菌药物敏感性试验

#### 6.5.5.1 临床常用抗真菌药物

（1）多烯类：包括两性霉素 B、两性霉素 B 脂质体及制霉菌素，两性霉素 B 脂质体较两性霉素 B 的肾毒性显著降低。此类药物与真菌细胞膜上的麦角甾醇结合，损伤真菌细胞膜的通透性，使胞内重要物质如钾离子、核苷酸和氨基酸等外漏，破坏真菌细胞的正常代谢。两性霉素 B 及其脂质体对念珠菌、新型隐球菌、曲霉、毛霉、孢子丝菌、组织胞浆菌等具有抗菌活性。制霉菌素主要对皮肤及黏液感染的念珠菌。

（2）唑类：包括以酮康唑为代表的咪唑类和以氟康唑、伊曲康唑为代表的三唑类。此类药物通过抑制细胞色素 P450 14α 去甲基化酶，从而抑制麦角甾醇的合成，使真菌细胞膜合成障碍，生长受抑制。酮康唑对深部感染真菌如念珠菌、球孢子菌、组织胞浆菌、孢子丝菌等具抗菌活性，对毛发癣菌亦有抗菌作用。氟康唑对多数念珠菌、隐球菌、球孢子菌具有抗菌活性，然而克柔念珠菌对氟康唑天然耐药，光滑念珠菌表现为剂量依赖性敏感。伊曲康唑对曲霉具有杀菌活性，但对接合菌无抗菌作用。

（3）抗代谢类：主要有氟胞嘧啶，通过干扰嘧啶代谢阻断核酸合成。主要作用于念珠菌、隐球菌等，单用易产生耐药性，故常与两性霉素 B 或氟康唑联合使用。

#### 6.5.5.2 抗真菌药物敏感性试验方法

（1）酵母菌药敏试验

[试验方法]

微量液体稀释法；纸片扩散法。

[结果判断]

方法①：MIC 终点判读是抗真菌药敏试验的关键步骤。通常情况下，MIC 是指抗真菌药物能完全抑制真菌生长的最低药物浓度，两性霉素 B 的 MIC 可依此原则判定。但判读吡咯类和氟胞嘧啶的 MIC 时应采用宽松的标准，这样可减少拖尾或部分抑制对结果解释的影响，提高室间重复性。酵母体外药敏试验解释断点值见表 6－8。

表 6－8　念珠菌临床菌株微量稀释法体外药敏试验解释

| 抗真菌药物 | 敏感（S）μg/ml | 剂量依赖性敏感（S－DD）μg/ml | 中介（I）μg/ml | 耐药（R）μg/ml |
|---|---|---|---|---|
| 氟康唑 | ≤8 | 16～32 | － | ≥64 |
| 伊曲康唑 | ≤0.125 | 0.25～0.5 | | ≥1 |
| 氟胞嘧啶 | ≤4 | | 8～16 | ≥32 |

注：表内数值指念珠菌对相应抗真菌药物的 MIC 值（μg/ml）。克柔念珠菌对氟康唑天然耐药，不应用此表解释。

方法②：氟康唑抑菌环直径≥19mm 为敏感；15～18mm 为剂量依赖性敏感；≤14mm为耐药。

（2）丝状真菌的药敏试验

[试验方法]

微量液体稀释法。

[结果判断]

将每一测试孔与生长对照孔比较，分级判定，肉眼可见显著抑制真菌生长的抗真菌药物最低浓度为 MIC。

0 级：清亮或无生长；

1 级：少量生长或为生长对照的 25%；

2 级：明显生长减少或为生长对照的 50%；

3 级：轻微生长减少或生长对照的 75%；

4 级：生长未见减少。

两性霉素 B 和伊曲康唑终点判读，取 0 级为 MIC。拖尾不常见，如有拖尾，则常提示耐药。氟胞嘧啶、氟康唑、酮康唑的终点不如两性霉素 B 清楚，应取 50%生长抑制作为 MIC。目前 CLSI/NCCLS 尚未批准丝状真菌药敏试验的解释断点。

# 6.6 临床病毒学检验

随着对病毒感染从生物学及分子生物学水平的研究进展，病毒的诊断技术已由传统方法扩展至新的快速诊断技术。除常规的病毒分离与鉴定方法外，电镜及免疫电镜技术的改进，已能迅速地观察标本中的病毒形态，对确诊病毒性感染提供了直接依据。用荧光素、酶或放射性核素标记技术检测病毒抗原或相应的抗体的新方法，亦有助于病毒性疾病的诊断。主要检测方法分为以下两类。

（1）检测病毒抗原及抗体方法：对于一些血清型别不多的病毒或在寻常细胞培养系统中还不能成功增殖的病毒，直接检测抗原是快速而实用的方法。这一方法要求标本中有一定量的抗原和具备高质量的抗体；其原则为免疫学技术，即用特异标记的抗体检测相应的抗原。可以用免疫荧光或免疫酶标记抗体检测在病毒感染局部脱落细胞或分泌物细胞中的抗原，也可用酶联免疫测定法（ELISA）或乳胶凝集法检测抗原。这一方法在数小时或一天内可获得结果。

用特异的抗原可以检测病毒感染者血清中的 IgM 抗体，以快速诊断病原体。应用的病毒抗原或是利用基因工程表达的重组抗原，也可以是用根据编码基因片段推导的合成肽作为抗原。一般多用 ELISA 法检测。由于 IgM 抗体出现于病毒感染早期，标本采集的时间对这一方法的检测结果影响很大。此外，所用抗原的质量与覆盖抗原表位的幅度也会影响检测结果。用特异抗原也可检测 IgG 类抗体，但 IgG 抗体类型用于临床诊断则必须具有早期与恢复期双份血清，并且抗体的效价需有 4 倍或以上的升高或降低方有诊断价值。在有些病毒感染中，如获得的血清标本已属感染后期，也可在随访中测定抗体效价，如有 4 倍降低，可作出辅助诊断。IgG 抗体的检测在调查某一病毒感染在某些地区人群中的感染率也有价值。此外，还可将病毒蛋白先经凝胶电泳，再转移至膜上，用血清标本与之作用后染色的方法（称 Western 印迹法、免疫印迹法或蛋白印迹法）检测血清中针对某种病毒抗原亚单位的抗体。例如这一方法已用于确诊患者所产生的 HIV 抗体等。

（2）检测病毒核酸的方法：由于多数病毒基因均已成功地被克隆及进行

了核苷酸序列测定，因此可以利用病毒基因作为探针，用核酸杂交的方法检测标本中有无相应的病毒核酸。作为探针的病毒核酸可以用放射性核素或非放射性核素标记。用探针杂交后，为检测核酸杂交体，可用放射自显影法或用生物素－亲和素系统进行检测。这一方法的敏感性一般并不高，但对标本中含有病毒核酸量较多时则很实用。用凝胶电泳将标本中 DNA 电泳后，转移至膜上，再用病毒探针作核酸杂交，可根据分子量大小分辨标本中病毒核酸存在的状态，例如是整合型还是游离型。

对于已测定基因核酸序列的病毒，可设计相应的病毒基因的引物，作聚合酶链反应。其原则为先加入标本中提取的核酸（根据待测病毒为 RNA 病毒或 DNA 病毒而加入 RNA 或 DNA），对 RNA 则需先转录成互补的 DNA，加入耐热的 DNA 多聚酶后，在一定温度及条件下作 PCR。通过扩增病毒基因片段可诊断标本中是否存在病毒核酸。本法十分敏感可达 fg 水平，但需注意操作时污染而出现的假阳性。

检测病毒核酸的缺点为，病毒核酸阳性并不等于标本中存在有感染性的活病毒。此外，对于未知病毒及可能出现的新病毒则因不了解病毒核苷酸序列不能采用这些方法。

病毒感染的快速诊断有利于对病毒感染者的治疗；例如对有些病毒（如疱疹病毒、人类免疫缺陷病毒）感染已有较特异的抗病毒药物治疗。早期诊断及早期治疗对控制病毒感染十分重要。此外，从群体感染角度分析，确诊病毒感染的病原在监测病毒的流行病学（如新型流感病毒、肺出血型汉坦病毒的发现等）方面也有重要的现实意义。

### 6.6.1 临床标本的采集与处理

见表 6 - 9。

[注意事项]

正确采集临床标本是分离病毒获得成功的重要环节之一，应注意以下几点：①采集标本的部位与时间很重要，应尽可能在病程早期进行。②如欲测定血中的抗体水平，则应在疾病的急性期及恢复期分别采血，以检查抗体水平有无增长。③待检标本均应置冰盒内送往实验室，如不能及时接种，则应将标本保存在 -70℃ 的冰箱内。此外，送标本时应注明临床诊断及发病日期。

### 表 6-9　疑有病毒感染者的标本采集法

| 可疑病毒种类 | 临床上有关的疾病 | 临床标本 | 死后送检标本 |
|---|---|---|---|
| 肠道病毒 | 无菌性脑膜炎，心肌炎，流行性胸痛，心包炎，脊髓灰质炎，疱疹性咽峡炎 | 粪便，直肠拭子，咽拭子，脑脊液 | 脊髓及其他神经组织，血液，心包液，病变组织，肠内容物 |
| 鼻病毒 | 非特异性发热，感冒，不发热的上呼吸道感染 | 鼻洗出物，鼻咽拭子 | 呼吸道及肺 |
| 披盖病毒 | 急性发热性疾病，脑炎，无菌性脑膜炎 | 血 | 脑及中枢神经组织，血 |
| 流感及副流感病毒 | 咽炎，哮喘，支气管炎，肺炎，上呼吸道感染 | 鼻咽漱洗物血，鼻、喉拭子，尿 | 肺，气管，血 |
| 腮腺炎病毒 | 腮腺炎，睾丸炎，无菌性脑膜炎 | 咽拭子，血，尿 |  |
| 麻疹病毒 | 麻疹，脑炎，亚急性硬化性全脑炎 | 咽拭子，血，尿 | 血，中枢神经组织，肺 |
| 呼吸道合胞病毒 | 哮喘，毛细支气管炎，肺炎 | 咽，鼻拭子 | 肺，气管 |
| 呼肠病毒 | 呼吸道疾病，腹泻 | 咽，直肠拭子 | 粪，血，肺 |
| 轮状病毒 | 胃肠炎 | 粪 | 肠内容物 |
| 风疹病毒 | 先天性风疹皮疹，淋巴结病 | 咽、直肠拭子，尿 | 胎盘及胚胎组织 |
| 腺病毒 | 急性呼吸道病，肺炎，咽结合膜热，角膜结合膜炎 | 咽、眼、直肠拭子，粪 | 肺，结肠内容物 |
| 单纯疱疹病毒 | 龈口腔炎，角膜结合膜炎，脑炎，生殖器疱疹，阴唇疱疹 | 疱疹液，咽拭子或漱出液，阴道拭子，脑活检 | 脑组织病变，其他器官 |
| 带状疱疹病毒 | 水痘，带状疱疹 | 疱疹液，病变处拭子 |  |
| 巨细胞病毒 | 单核细胞增多症，肺炎，肝炎，巨细胞病毒感染 | 血中的棕黄层，尿及咽拭子 | 肺，肾，唾液腺 |
| 痘病毒 | 牛痘性湿疹，天花 | 病变处液体、脓、痂、血 | 肝，脾，血 |
| 肝炎病毒 | 黄疸 | 血清、粪 | 肝、血、肠内容物 |

[处理方法]

（1）咽漱洗液：患者用生理盐水漱洗咽部后，加入0.5%明胶或牛白蛋白以保护不稳定的病毒。漱洗液中青、链霉素的含量应加大，最终浓度各为500U/ml。

（2）咽拭子、直肠拭子：将标本拭子插入装有含0.5%明胶或牛白蛋白的Hank平衡盐溶液2ml的试管内，青、链霉素含量同上。

（3）体液（脑脊液、胸腹水、疱疹液、尿）：无菌收集的体液可直接用来接种。

（4）粪便标本：取粪4g，制成20%悬液，剧烈震摇30min，离心（3000r/min）30min，取上清液通过450nm微孔滤膜后，加入青、链霉素的最终浓度各为500U/ml，再行接种。

（5）活检或尸检组织：无菌法取组织块，置50%甘油缓冲液中送检。先将组织块研磨成糊状，加入平衡盐溶液呈10%~20%悬液，加青、链霉素的最终浓度各为200U/ml，1000r/min离心15min，取上清液接种。

（6）血：分离血清，置-70℃冰箱保存，收齐双份血清后，检测抗体水平。

### 6.6.2　病毒分离

[细胞培养]

有原代细胞及传代细胞两大类。①原代细胞常用的有鸡胚纤维细胞、人胚肾细胞、猴肾细胞、地鼠肾细胞、兔肾细胞等。②传代细胞常用的有$A_{549}$（人肺癌细胞株）、Hela（人宫颈癌细胞株）、HEP-2（人喉癌细胞株）、Vero（非洲绿猴肾细胞）及人胚肺或胚肾的二倍体细胞株等。

新鲜制备细胞对病毒敏感；衰老的细胞对病毒不敏感。

临床标本有选择地同时接种几种细胞，观察是否出现细胞病变，更有助于鉴别所分离病毒的种类。如流感病毒对大多数细胞均不引起病变，而疱疹病毒可使好几种细胞出现病变，尤以兔肾细胞的病变出现最快，亦最明显。

鸡胚接种：对某些流感病毒株及腮腺炎病毒用羊膜腔接种最合适；而某些疱疹病毒及痘病毒用绒毛尿囊膜接种最易分离。

乳鼠接种：分离多数柯萨奇A组病毒及某些披盖病毒，最好应用新生乳鼠作脑内注射和（或）腹腔注射，此后每日观察乳鼠是否发病或死亡。对发病乳鼠可再取出脑组织接种入适宜的细胞或小鼠作进一步检查。

### 6.6.3 病毒鉴定

[**病毒的理化特性**]

病毒的理化特性检查是最基本的鉴定方法，对新分离出来的未知病毒或新发现的病毒应做以下检查。

（1）核酸型别测定：通常用一种 DNA（脱氧核糖核酸）抑制剂，目前碘苷（疱疹净），即 5－溴－2－脱氧尿嘧啶（5－Bromo－2－Deoxyuri－Dine，BUDR），可抑制 DNA 病毒，而不影响 RNA（核糖核酸）病毒的繁殖。将 BUDR（40μg/ml）加入细胞培养液中，DNA 病毒受到抑制，若不出现细胞病变，则 RNA 病毒可继续引起细胞病变。但某些 DNA 病毒如腺病毒及乳头多瘤空泡病毒，则不受 BUDR 影响，而需用其他 DNA 抑制剂来进行检查。核酸型亦可用染色法检查，如 AO（吖基橙）染色法发现核内有黄绿色包涵体；或用 Feulgen 染色法发现细胞内有亮红色的包涵体，则说明病毒核酸型可能是 DNA。

（2）大小结构：超滤法检查病毒颗粒大小是最简便的方法。将病毒培养液通过一系列不同孔径的火棉胶微孔滤膜，将病毒液在过滤前及过滤后分别接种细胞管，以检查是否出现细胞病变。大型病毒通过 100nm 及 50nm 孔径滤膜后感染性消失；中型病毒通过 50nm 孔径膜时感染性消失；小型病毒通过 50nm 孔径滤膜后感染性仍保持（表 6－10）。

表 6－10 超滤法测病毒颗粒大小

| 病毒大小 | 病毒感染性 | | | |
| --- | --- | --- | --- | --- |
| | 病毒液通过的滤膜孔径 | 450 或 300nm | 100nm | 50nm |
| 大型 | | + | － | － |
| 中型 | | + | + | － |
| 小型 | | + | + | + |

注：病毒感染性：+代表能通过滤膜引起细胞病变 －代表不能通过滤膜，不能引起细胞病变。

（3）脂类包膜检查：应用乙醚处理鉴别病毒颗粒是否有脂类包膜，乙醚的脂溶性可破坏脂类包膜，使之失去感染性，而无包膜病毒的感染性则不受乙醚处理的影响。方法：病毒悬液加等量乙醚猛烈震荡后置室温 1h，倾入平皿内待乙醚挥发，将处理前后的病毒悬液接种细胞管内，观察细胞是否有病变出现（图 6－3）。

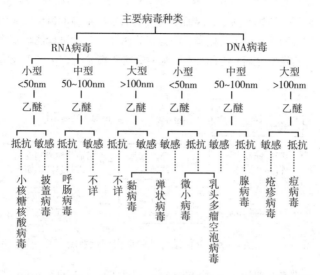

图 6-3　主要病毒种类

**[血清学方法]**

（1）中和试验：有 2 种类。①细胞培养中和试验：以所加免疫血清能抑制细胞病变的发生即为中和试验阳性，说明该病毒与已知免疫血清是相对应的。用此法可以确诊病毒的种类。②空斑法中和试验：如果加了免疫血清的病毒液接种后，出现的空斑数目比对照细胞瓶中的空斑数目减少 80% 以上，即为中和试验阳性，可以证实标本中有与已知免疫血清相对应的病毒存在。

（2）血细胞吸附及抑制试验：当细胞培养中有流感或副流感病毒生长时，往往看不到细胞病变。但如将新鲜豚鼠红细胞加入到细胞培养中，就可见红细胞吸附到受感染的细胞上，从而产生血细胞吸附现象。如病毒液中加免疫血清，能完全抑制血细胞吸附现象出现，则为抑制试验阳性，亦可证明标本中有与免疫血清相对应的病毒存在。

（3）血凝及血凝抑制试验：有些病毒具有凝集某种动物红细胞的能力，即为红细胞凝集现象。病毒＋红细胞→凝集（血凝试验阳性），若病毒液中加免疫血清后再加红细胞，观察红细胞凝集现象是否受到抑制，即为红细胞凝集抑制试验，用此法可以鉴定病毒，并测定血清中抗体的效价。

病毒＋免疫血清＋红细胞→不凝集（血凝抑制试验阳性）。

（4）补体结合试验：病毒抗原与特异性免疫血清形成复合物时能结合补体，此时再加进另一抗原、抗体（通常用绵羊红细胞与溶血素），由于补体已被病毒抗原、抗体所固定，因而不能发生绵羊红细胞的溶解，无溶血现象发生即为试验阳性。发生溶血者，即为试验阴性。此法可检测血清中的抗体滴度，也可鉴定所分离病毒的种类，但对型别不能鉴别，按下列反应式（图6-4）。

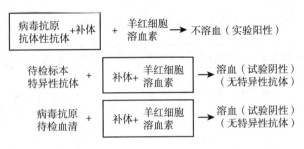

图6-4 补体结合试验反应式示意图

（5）酶联免疫吸附试验（ELISA）：三个步骤，一是将参与免疫反应的抗原或抗体通过化学或免疫学方法与某种酶联结在一起，形成酶结合物。二是此时加进相应的抗体或抗原，则可生成酶标记的免疫复合物。三是再加入该酶的作用底物，借助酶的催化作用，使底物形成有色的最终产物，以便进行检测。此法可以定量测定可溶性抗原、半抗原或抗体。已应用于轮状病毒、风疹病毒及巨细胞病毒的研究，反应式示意图见图6-5。

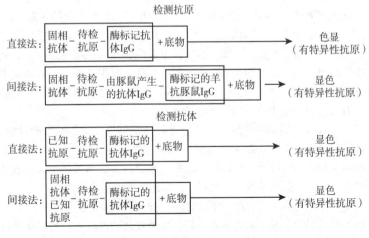

图6-5 酶联免疫吸附试验抗原检测示意图

晚近建立的生物素－亲和素系统（biotin avidin system，BAS），已应用到酶联免疫、荧光免疫及放射免疫等检测技术中，由于生物素和亲和素之间亲和力极强，是抗原抗体间亲和力的万倍以上，一旦结合就不易解离，故而大大提高了检测的灵敏度、特异性与稳定性。BAS 应用于病毒检测将不断发展。

[显微镜检查]

（1）LM（光学显微镜）检查：LM 检查已受感染的细胞内有无特异性病毒包涵体。常用染色法有苏木精－伊红法（HE 染色）、Feulgen 染色法和免疫过氧化物染色法（IP 染色）。

（2）暗视野显微镜检查：常用染色法有吖基橙染色法（AO 染色）：在暗视野下检查可鉴别感染细胞内双股 DNA 或 RNA 病毒与单股 DNA 或 RNA 病毒（表6–11）。

免疫荧光染色（IF 染色）：用荧光素标记的抗体或抗原来检测标本中的相应抗原或抗体。

**表6–11　各种病毒感染细胞的 AO 染色特性**

| 病毒核酸 | 病毒种类 | 病毒包涵体 | AO 染色 | 对核酸酶敏感性 | |
| --- | --- | --- | --- | --- | --- |
| | | | | DNA 酶 | RNA 酶 |
| 单股 RNA | 麻疹病毒 | 核内及胞浆内 | 火焰红色 | － | ＋ |
| 双股 RNA | 呼肠病毒 | 胞浆内 | 黄绿色 | － | ＋ |
| 单股 DNA | 微小病毒 | 核内 | 火焰红色 | ＋ | － |
| 双股 DNA | 腺病毒 | 核内 | 黄绿色 | ＋ | － |
| | 疱疹病毒 | 核内 | 黄绿色 | ＋ | － |
| | 痘病毒 | 胞浆内 | 黄绿色 | ＋ | － |

（3）电镜检查：电子显微镜的高分辨力和高放大倍数可显示病毒颗粒和细胞的亚微结构。常用的电镜检查方法如下。①负染法：是一种利用重金属盐处理标本，从而形成足够反差，简单而快速检查病毒颗粒的方法。②免疫电镜检查（IEM）：是一种有利于发现标本中较少量病毒颗粒，快速诊断病毒感染方法。③超薄切片法：将待检细胞或组织经过固定、脱水、包埋、切片、染色等处理后，在电镜下进行观察，可发现病毒在细胞内复制的部位及宿主细胞的亚微结构的变化，更有利于病毒鉴定。

有关病毒分离与鉴定的实验室工作程序参见图6–6；常见病毒性感染的

实验室检查归纳为表6-12，供参考。

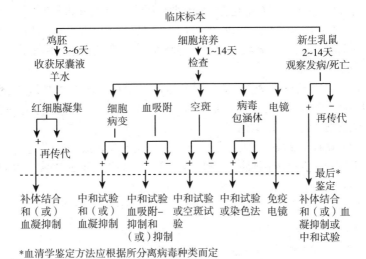

*血清学鉴定方法应根据所分离病毒种类而定

图6-6　病毒分离与鉴定实验室操作流程示意图

表6-12　常见病毒性感染的实验室检查

| 疾病 | 致病因子种类 | 病毒分离 | | 形态学及抗原检测 | | | 血清学 |
| --- | --- | --- | --- | --- | --- | --- | --- |
| | | 标本 | 检测系统 | 标本 | 光镜 | 电镜 | |
| 中枢神经系统：无菌性脑膜炎，脊髓灰质炎 | 肠道病毒 | 脑脊液，粪，咽拭子 | 组织培养；猕猴肾，人羊膜，人甲状腺，乳鼠 | 脑 | 血管周围成套，噬神经细胞作用 | 肠道病毒；无包膜，30nm病毒体，42壳微粒。腮腺炎病毒，150nm病毒体，螺旋形核衣壳 | 中和试验，补体结合试验，血凝抑制试验 |
| 脑炎 | 虫媒病毒 | 脑脊液，血，脑 | 乳鼠，组织培养；地鼠肾，Vcro或BHK-21鸡胚 | 脑 | 血管周围成套，噬神经细胞作用，神经胶质结 | 黄素病毒：有包膜，40nm病毒体。本雅病毒：有包膜，90nm螺旋形 | 中和试验，补体结合试验，血凝抑制试验 |
| | 狂犬病毒 | 脑，唾液 | 小白鼠 | 脑 | 荧光Negri小体 | 狂犬病毒：有包膜，150nm病毒体，复合对称 | |

续表

| 疾病 | 致病因子种类 | 病毒分离 | | | 形态学及抗原检测 | | 血清学 |
| | | 标本 | 检测系统 | 标本 | 光镜 | 电镜 | |
|---|---|---|---|---|---|---|---|
| 脑炎 | 疱疹病毒 | 脑 | 组织培养：人羊膜，Hela或 HEP-2 | 脑 | 嗜酸性核内包涵体 | 疱疹病毒：有包膜，125nm 病毒体，162 壳微粒 | 中和试验，补体结合试验 |
| 呼吸系统：流感，鼻炎，哮喘毛细支气管炎，支气管肺炎 | 正黏病毒，副黏病毒 | 咽拭子，咽漱洗液，鼻咽部吸出物 | 组织培养：狒猴肾，Hela或 HEP-2。鸡胚（羊膜的） | | 正黏及副黏病毒：有包膜，90~180nm 病毒体，螺旋形核衣壳 | | 血凝抑制试验，补体结合试验，中和试验 |
| | 腺病毒 | 咽拭子等 | 组织培养：Hela或 HEP-2 | | 腺病毒：无包膜，80nm 病毒体，252 壳微粒 | | 中和试验，补体结合试验 |
| 呼吸系统：流感，鼻炎，哮喘毛细支气管炎，支气管肺炎 | 鼻病毒及肠道病毒 | 咽拭子等 | 组织培养：人纤维细胞，狒猴肾 | | | | 中和试验，补体结合试验 |
| 浆膜感染，流行性胸痛 | 肠道病毒 | 粪及咽拭子 | 组织培养：狒猴肾，乳鼠 | 胸腔积液 | | 肠道病毒：无包膜，30nm 病毒体，42 壳微粒 | 中和试验 |
| 消化系统：胃肠炎 | 轮状病毒 | | | 粪 | | 轮状病毒：双层壳微粒环绕，80nm 病毒体，无包膜 | 中和试验 |
| 发疹性疾病：麻疹 | 副黏病毒 | 咽漱洗，血 | 人羊膜，Grivet 肾培养 | 淋巴结，鼻黏膜 | Warthin-Finkelder，巨细胞 | 副黏病毒：180nm 病毒体，有包膜，螺旋形核衣壳 | 血凝抑制试验，中和试验，补体结合试验 |
| 风疹 | 风疹病毒 | 咽漱洗液 | Grvet 肾（原代），兔肾（传代） | | | 风疹病毒：有包膜，40nm 病毒体，立方对称 | |

| 疾病 | 致病因子种类 | 病毒分离 | | | 形态学及抗原检测 | | 血清学 |
|------|------------|----------|--------|------|------------------|------|--------|
| | | 标本 | 检测系统 | 标本 | 光镜 | 电镜 | |
| 水痘 | 疱疹病毒 | 水疱液 | 人羊膜 | 疱疹刮取物 | 嗜酸性核内包涵体 | 疱疹病毒：有包膜，125nm 病毒体，102 壳微粒 | 补体结合试验 |
| 疱疹 | 疱疹病毒 | 疱疹刮取物 | 乳鼠：传代细胞或人羊膜培养 | 疱疹刮取物 | 嗜酸性核内包涵体 | | 中和试验，补体结合试验 |
| 天花 | 痘病毒 | 咽漱洗物，血，疱内刮取物 | 鸡胚(绒毛尿囊膜)，猕猴肾，鸡胚纤维细胞 | 疱疹刮取物 | 嗜酸性胞浆内包涵体 | 痘病毒：有包膜 200nm 病毒体，复合对称 | |
| 眼病：沙眼 | 沙眼衣原体 | 结合膜刮取物 | 鸡胚（卵黄囊） | 结合膜刮取物 | 嗜碱性胞浆内包涵体 | | 补体结合试验 |

# 7 临床分子生物学检验

聚合酶链反应（polymerise chain reaction，PCR），PCR技术自20世纪80年代中期问世以来，在国际医学界反响极大，并以惊人的速度广泛应用于生物科学的各个领域。目前，在医学诊断上应用最为广泛。尤其对传统的细菌或病毒培养、血清学等耗时太长、不够精确或不够灵敏的诊断方法而言，PCR技术的应用价值显得更大，被称为诊断学上的又一次革命，使医学诊断从个体水平（培养、显微镜观察）、蛋白水平（免疫学）进步到DNA水平，使临床诊断更为准确和快捷，目前越来越多的临床医生逐步接受了这一崭新的技术。

PCR技术的巨大应用价值使其商品化程度越来越高。由于其技术易于掌握和对实验室条件的要求较低，使得各种层次的医院都能接受，从而为进一步提高众多医院和广大临床医生的诊断水平和治疗水平带来了技术上的可能性。

PCR不但能扩增来自DNA的粗制品，同时还能降解DNA，从而使它能对诸如漱口水、尿、粪便、脱落细胞、石蜡标本、残留血迹等中的DNA进行特异扩增。

目前PCR技术在临床上广泛应用于：①遗传病的DNA诊断。由于遗传病DNA与正常相比有所改变（有的基因缺失，有的发生点突变或个别核苷酸丢失和插入），经PCR扩增后，大大提高了待测DNA的量，使遗传病的基因诊断更加快速、灵敏，结合其他分子生物学方法，已可诊断数十种遗传病，对临床诊断困难、表现较晚的遗传病以及胚胎产前基因的诊断有着特别重要的意义，例如，地中海贫血是由于球蛋白不平衡造成的一类遗传性疾病，其主要病因除基因缺失外，还有因少数核苷酸的缺失、插入或置换而造成的基因不表达或表达水平低，或导致无功能mRNA的产生，HnRNA加工的mRNA翻译异常，或合成不稳定的球蛋白链。我国α-地中海贫血发病率为2.96%，β-地中海贫血发病率更高。目前世界上对此病尚无特效疗法，除加强遗传咨询、婚姻指导外，一般采取的是产前诊断，杜绝患婴出生。但我国杨国栋组织全国协作应用莨菪类药治疗地中海贫血，并于1988年6月进行学术交流，应用克朗宁及山莨菪碱治疗地中海贫血69例，发现对轻、中型地中海贫血近期疗效较好，临床症状明显改善，且较稳定，脾脏明显缩小（$P<0.05$），大部分患者精神状况改善，食欲增加，肤色苍黄较前减轻，感冒次数减少，增加了红细胞的变形能力。远期疗效则应进一步探讨，但莨菪类药不失为一种治疗手段。②感染性疾病病原体的诊断。一般病原体的分离鉴定是诊断感染性疾病的决定性手段。但耗时长，且阳性率也不一定理想。应用PCR法不需要感染因子的增殖扩大，只需扩增病原体的基因片断，就能迅速灵敏地判定病原体基因组的存在与否。

PCR可在普通实验室完成，结果可靠。随着PCR方法的规范化、质控的科学化，PCR检测结果被视为诊断传染病等某些疾病最具权威性、最有说服力的依据。通常病毒感染的确诊有赖于血清学检查（即抗原、抗体检查），但存在一定的局限性，假阴性及假阳性率较高。理论上，由于PCR能直接测量病毒的DNA或RNA，故灵敏度高，特异性强，可用于早期诊断，且能排除假阳性或假阴性结果。如甲型、乙型、丙型、戊型肝炎病毒、人类免疫缺陷病毒、人类巨细胞病毒、人乳头瘤病毒、单纯疱疹病毒、风疹病毒、狂犬病毒、EB病毒及柯萨奇病毒等均可用PCR技术早期灵敏地特异检测出来，较血清学检查的准确性大为提高。PCR技术对细菌性病原体的诊断，尤其对不易培养的病原体以及带有已知毒力因子的菌体的快速、敏感、特异的鉴定亦有重要意义。例如，麻风杆菌目前仍不能培养，以往根据活检进行的病原诊断其阳性率低；结核杆菌营养要求高，培养费时且病原诊断较困难，痰检阳性率很低。但用PCR技术能敏感地检出，特异性可达100%。其他人工培养难度较大的病原微生物如立克次体、沙眼衣原体、肺炎支原体、梅毒螺旋体等可用PCR技术检出。PCR技术亦可用于致病性大肠埃希菌、痢疾杆菌、侵袭性大肠埃希菌、沙门菌属杆菌、脑膜炎双球菌、淋球菌、金黄色葡萄球菌、幽门螺杆菌、军团杆菌、钩端螺旋体、肺炎支原体、解脲支原体、流行性斑疹伤寒、恙虫病、弓形虫等各种病原体所致感染的诊断。

此外，对一般无法检测的寄生虫病，如肺孢子虫病、肠球虫病、贾第虫病、弓形虫病等，PCR技术也提供了一条较好的诊断途径。在肿瘤检测方面，恶性肿瘤的发生与癌症基因激活、抗癌基因灭活等因素有关，PCR技术是检出、剖析这些基因异常的有力手段，有助于肿瘤的临床诊断。

PCR基因检测技术可对各种病毒、细菌、肿瘤、遗传病、性病、器官移植进行检测，并可应用于法医学的个体识别和亲子鉴定等。一滴血，一根头发，几个精子，甚至几个病毒颗粒，均可以进行检测，较常规方法的灵敏度要高出千倍以上，且耗时短，2~4h即可完成检测工作。具有快速、灵敏、特异性强等特点。应用该技术可解决许多过去无法解决的生物学和医学难题，使以往的检验从蛋白质水平进入了核酸水平，可直接分析生物的基因结构和遗传密码，对临床检验和实验室诊断以及分子生物学技术具有划时代的意义。

# 7.1 肝炎病毒的 PCR 检验

## 7.1.1 甲型肝炎病毒核酸（HAV DNA）PCR 测定

[参考区间]

甲型肝炎病毒核酸 PCR 定性：阴性（HAV DNA PCR 测定定量：$<10^3$ 拷贝/ml）。

[临床意义]

目前临床上对甲型病毒性肝炎患者的诊断，主要测定患者血清中抗 HAV IgM，此法不能确定在检测时一定存在 HAV。对 HAV 的检测尚有电镜观察、抗原检测及 cDNA 放射性核素探针等杂交方法，前者灵敏度不高、后者需要放射性核素操作。

PCR 法先用抗体将把被检样品的 HAV 吸附，再将 DNA 逆转录后进行基因扩增，cDNA 最小检出量为 10fg，特异性强，灵敏度高，操作简便迅速。但对 HAV 核酸的检测方法却不尽相同，传统的巢式 PCR 虽然敏感度高，但操作繁琐，需要经琼脂糖凝胶电泳才能判读结果，比较耗时费力，而实时荧光定量 PCR 则克服了上述缺点，其检测极限也达到了每反应 $10^{-6}$ 稀释度，相当于 10TCID50/ml。因此越来越广泛地被应用到各类病原体的核酸检测上。

RT - PCR - ELISA 法为半定量的检测方法，是先通过 RT - PCR 扩增甲型病毒性肝炎病毒 RNA，再用 ELISA 法检测扩增产物。该方法的引物和探针均为特异性，保证了此方法的特异性，而联合利用 ELISA 方法则提高了检测的灵敏度。结果判断客观，同时也避免了凝胶电泳和溴化乙啶等化学有毒物质的应用。有试验结果表明，用 ELISA 方法检测 PCR 产物与凝胶电泳法相比，灵敏度可提高 10 倍。该方法稳定性高，重复性好。其缺点在于试验必须建立在 RT - PCR 的基础上，所以检测成本高。

[备注]

采用不抗凝静脉血 1ml，勿用血浆代替血清。标本不得放入无霜型冰箱冷冻室。应避免污染，造成假阳性。

### 7.1.2 乙型肝炎病毒核酸（HBV DNA）PCR测定

[参考区间]

乙型肝炎病毒核酸PCR定性：阴性（HBV DNA PCR测定定量：<$10^3$拷贝/ml）。

[结果判断]

若标本扩增条带与阳性对照扩增条带处于同一位置，可判断标本阳性，若阴性对照出现特异性条带，说明反应体系污染，应找出原因后重做。若阳性对照未出现特异性条带，说明反应体系敏感度不够，亦应找出原因，对阴性标本重新鉴定。

[临床意义]

HBV是嗜肝DNA病毒之一，可引起急、慢性肝炎。全世界仅HBV携带者就达3亿人。我国是乙型病毒性肝炎（乙肝，乙型肝炎）高发区，HBV感染率高达50%～70%，临床上通过RIA（放射免疫分析）或ELISA（酶联免疫吸附法）检测血清中的检测血清中的两对半即乙肝表面抗原（HBsAg）、乙肝表面抗体（HBsAb）、乙肝e抗原（HBeAg）、乙肝e抗体（HBeAb）和乙肝核心抗体（HBcAb）等指标判断HBV的传染性。现已发现检测慢性乙型病毒性肝炎血清内源性DNA聚合酶和HBV DNA，可以直接反应病毒在体内的活动和复制，当患者血清中HBV DNA含量低时，常规方法无法检出。PCR技术直接用患者血清病毒DNA作模板，将HBV DNA扩增100万倍，灵敏度达毫微微克（fg，$10^{-15}$ g）水平。PCR法检测乙肝病毒的优势表现在：①早期诊断，因为PCR扩增极其敏感，理论上可检出100CID/ml乙肝病毒的患者血清，在感染潜伏期即可被PCR法检出。②对低持续感染乙肝患者的诊断，有些乙肝患者体内的病毒长期低复制感染，血清病毒浓度极低，一般酶标试剂无法检出，可以用PCR法检出。③疗效跟踪及病程判断，因为PCR能半定量检测乙肝病毒基因，是病毒是否存在及其数量多少的最直接指标。在治疗过程中通过监测血清或白细胞中病毒基因存在与否及其动态变化即能准确地了解病情。④是病毒突变检测的金标准，对PCR产物直接进行DNA序列分析。

对二对半均阴性者，多认为可排除乙型病毒性肝炎诊断，刘金兰等对333例二对半均阴性者，而PCR检测HBV-DNA为阳性者仍达15.92%，这一结果提示我们应重新认识HBV感染及血清标志物的意义。其原因可能有：

一是 HBV 基因突变，用一般常规方法不能检出；二是肝内存在持续性炎症活动，清除了大量病毒抗原，还残留少量病毒，只有用高敏感度的方法才能检出；三是患者免疫功能低下，既不表达抗原，也无宿主抗体的应答，以致血清标志物均为阴性。

刘金兰等对急性乙型肝炎 487 例检测，PCR 检出 HBV DNA 为 434 例，阳性率为 89.1%；而 HBsAg 的阳性者仅有 102 例，检出率只有 20.9%。文献报道用血清标志物筛选献血员后，输血后仍有 10% 左右的乙型肝炎发病率。所以，PCR 检测 HBV DNA 是一种可靠的判断 HBV 传染性的指标。这对乙型肝炎的早期诊断或排除 HBV 感染均具有重要意义。

[备注]

采用不抗凝静脉血 1ml（实际应用血清 20μl），勿用血浆代替血清。标本不得放入无霜型冰箱冷冻室。避免污染造成假阳性。

### 7.1.3　丙型肝炎病毒核酸（HCV RNA）PCR 检测

[参考区间]

丙型病毒性肝炎（丙肝，丙型肝炎）病毒核酸定性：阴性。

逆转录 PCR（HCV RNA RT–PCR）测定定量：$< 10^3$ 拷贝/ml。

[结果判断]

若标本扩增条带与阳性对照扩增条带处于同一位置，可判断标本 HCV 阳性（扩增产物长度为 256bp）。

[临床意义]

丙型肝炎是非甲非乙型肝炎的一种，由丙型肝炎病毒感染所致，为血源性传播的病毒性肝炎，全世界约有 1% 的普通人群感染此病，中国人群中则比例更高；约 50% 以上的慢性肝炎是由 HCV 感染引起的，其中 20% ~30% 的患者可发展为肝硬化。丙型肝炎多因输血或血液制品而引起，临床预后较差。因此，加强丙型肝炎病毒的检测，是当前急待解决的问题。

目前 HCV 的检测，主要采用 ELISA 法检查血清中 HCV 的抗体，但是在 HCV 感染早期，患者血清中还没有可检出的抗病毒抗体，一般要在感染病毒 15~22 周时才能出现，而 HCV 的复制在感染数天后即可出现；另外，有些患者抗体滴度在其病程中始终不升高，而且抗 HCV 阳性只表明有过 HCV 感染，不能表明血中是否有病毒颗粒以及是否有传染性。由于血清中 HCV 滴度低，直接检测血中抗原的阳性率不高。ELISA 法对灰区结果判读的可靠性较差。同时 ELISA 试剂是筛检试剂，在检查的过程中受诸多因素如类风湿因子、高免疫球蛋白血症等影响，存在一定数量的假阴性和假阳性结果。因此，检测血清中丙型肝炎病毒的 RNA，是确诊丙型肝炎的一种主要手段。

用 PCR 检测 HCV RNA 灵敏度高，可以检测出血清中低浓度的病毒，能够检测出低于黑猩猩最小感染剂量（CID/ml）1/10 的 HCV RNA。任何黑猩猩感染 HCV 后 1～2 周，血清中即可检测到 HCV RNA。因此，PCR 可用于早期诊断。HCV RNA 阳性说明 HCV 仍在复制，所以它有助于鉴别活动性 HCV 感染或既往感染，了解病毒在体内复制的动态状况。

1987～1991 年，美国 NIH 临床研究中心研究了 35 例正在接受抗病毒治疗的丙型肝炎患者的 49 份肝活检标本，其中 24 例应用 IFN－α（α－干扰素）治疗 6 个月或 12 个月，11 例应用小剂量利巴韦林治疗 6 个月；14 例患者治疗前后分别作肝活检。所有患者的肝炎病程为 0.8～23 年，平均 5.5 年。治疗前，35 例患者的血清经第 2 代 ELISA 法均检出抗 HCV，并经免疫斑点（RIBA）试验证实，其中 30 例（36%）肝活检标本用直接免疫荧光法检出 HCV Ag。30 例的 HCV Ag 阳性细胞数和染色强度分别为 20 例（57%）（＋），5 例（14%）（＋＋），5 例（14%）（＋＋＋）。2 例血清 HCV RNA 阴性患者中，1 例肝脏 HCV Ag 阳性。染色程度与患者年龄、性别、肝炎病程或感染源等均无相关性，HCV Ag 的存在或染色程度与血清、肝脏组织学改变、HCV RNA 滴度等也无相关性。35 例患者中 17 例治疗期间丙氨酸氨基转移酶降至正常，其中 12 例为用 INF－α 者，5 例为用利巴韦林者，但仅 1 例 IFN－α 治疗者在停药后 15～50 个月血清丙氨酸氨基转移酶值仍正常。35 例治疗前肝活检标本中 HCV Ag 染色程度与疗效明显相关。在对 IFN－α 治疗有效的 12 例中，治疗前，有 4 例 HCV Ag 阴性，7 例染色强度仅（＋）（平均评分为 0.83）；治疗无效者 HCV Ag 染色则在（＋）～（＋＋＋）（平均评分为 1.20，P＝0.05）。这一关系对 IFN－α 治疗后远期疗效佳者更为显著；7 例有远期疗效的患者中治疗前有 4 例 HCV Ag 染色阴性，3 例仅（＋）（平均评分为 0.43，与无效者相比 P＝0.002），在用利巴韦林治疗的患者中则无这种相关性；5 例治疗有效者 HCV Ag 染色从阴性到（＋＋＋）（平均评分为 1.26）与无效者相似（平均评分为 1.66）。仅 14 例患者有治疗前后的活检标本可供比较，8 例用 IFN－α 治疗的患者平均 HCV Ag 评分从 1.0 降到 0.38（P＝0.04），2 例治疗前阴性，治疗后仍为阴性，3 例转阳性患者血清丙氨酸氨基转移酶显著降低但仍不正常，而 3 例 HCV Ag 未转阴者血清丙氨酸氨基转移酶不降低。利巴韦林治疗后仅 1 例 HCV Ag 转阴，全组 HCV Ag 的平均评分降低不显著（从 1.5 降至 1.33）。作者指出，免疫抑制的黑猩猩在实验感染 HCV 后，亦观察到肝脏中 HCV Ag 的存在与肝细胞损伤无明显相关，可能提示 HCV 并无直接的细胞致病性。另外值得注意的是，低水平或无 HCV Ag 染色的患者对 IFN - α 治疗反应较佳，本组有远期疗效的 7 例中 4 例治疗前未检出 HCV Ag，其原因可能是开始时低水平的病毒负荷较易消除。结论是肝脏丙型肝炎病毒染色检查有助于预测和监测抗病毒治疗的疗效。对 40 份慢性非甲非乙型肝炎患者肝活检标本的检测结果，38 份为 PCR 阳性；27 份 HCV 抗体阳性标本中有 26 份为 PCR 阳性，13 份抗体阴性标本中有 12 份为 PCR 阴性。丙型肝炎患者在患病早期使用。α - 干扰素（IFN - α）具有一定的疗效，血清中的 HCV RNA 是病毒复制和肝炎进程的确切标志，因此采用 RT - PCR（逆转录 PCR）检测 HCV RNA，对该病的早期诊断及抗病毒治疗的疗效评价具有重要意义。

关于逆转录（reverse transcription）是指以 RNA 为模板合成 DNA 的过程。而催化此过程的酶称为逆转录酶（reverse transcriptase），又称为依赖于 RNA 的 DNA 聚合酶或者 RNA 指导的 DNA 聚合酶。目前，已经从许多种 RNA 肿瘤病毒中分离出逆转录酶，而普遍应用于病毒的 PCR 检测。

[备注]

采不抗凝静脉血 1ml（实际应用血清 50μl），勿用血浆代替血清。操作者应避免接触离心管内面，吸头及离心管一次性使用，避免产物污染。留取标本时应使用试管，检查前 -20℃ 保存，用前完全融化后混匀，不得放无霜型冰箱贮藏。

## 7.2 其他病毒的 PCR 检验

### 7.2.1 人免疫缺陷病毒 1 型核酸（HIV - 1 RNA）PCR 测定

[参考区间]

正常人为阴性。

[结果判断]

HIV - 1 核酸的检测有定性和定量两类，前者用于 HIV 感染的辅助诊断，后者常用于监测 HIV 感染者的病程进展和抗病毒治疗效果。

其定性检测通常根据扩增产物的电泳图像或杂交后显色或实时荧光 PCR 的典型扩增曲线来判定结果，有时阳性结果还要进行核酸序列测定来确定：
①HIV 核酸检测阴性，只报告本次实验结果阴性，不可排除 HIV 感染；
②HIV 核酸检测阳性，在有严格质控措施下反复检测为阳性，可作为诊断

HIV 感染的确诊指标；③报告核酸定性检测结果时应注明反应条件和所使用的引物序列。

定量检测：①按照仪器读数报告结果，应注明使用的试验方法、样品种类和样品量；②测定结果小于最低检测限时，应注明最低检测限水平。注意低于最低检测限的结果不能排除 HIV 感染；③应附上仪器打印的数据。

[临床意义]

PCR 方法检测 HIV DNA 可用于 HIV 感染窗口期的早期诊断，还可作为血清学不确定结果的验证和补充，以及用于确定接种 HIV 疫苗者的真实 HIV 感染状态。PCR 还可用来追踪 HIV 的自然感染史，在 HIV 感染的实时监测诊断观察及预后判断等方面均发挥着越来越大的作用。并可在其他血清学和病毒学标志出现前检测病毒序列，这样可判定无症状而且血清学标志物阴性患者潜在的 HIV 传播性；可用来监测长潜伏期（4～7 年）患者，以及在抗病毒治疗期间病毒的水平；12～18 个月龄前的儿童无法通过常规 HIV 抗体检测的方法来判定是否被感染。国际上通常采用病毒学方法进行诊断，最常见的是 PCR 检测，因此用 PCR 可制定婴儿是否真正被 HIV 感染。

血液中 HIV－1 RNA 的定量检测已被公认为可以预估患者病程。利用病毒载量可在患者急性感染期间，处于"窗口期"时即可检测出高水平的病毒 RNA 含量。医师可利用结果判定患者疾病的进程和进展，以及可在接受抗病毒治疗过程中起监测与指导作用。可以在开始治疗前对患者进行 HIV－1 RNA 水平检测，治疗过程中通过对 HIV－1 RNA 的一系列测定来指导治疗。例如，如果 RNA 水平没有降低，那么就应该调整治疗或改变治疗方案；如果 RNA 复制受到抑制，那么就应持续治疗。利用病毒载量检测进行血液安全筛查和估计 HIV－1 RNA 的定性测定用于献血员血液和血液制品检测，可大大缩短检测的"窗口期"，对于提高血液及血液制品的安全性具有重要意义。

[备注]

采用不抗凝静脉血 1ml（实际应用血清 20μl），勿用血浆代替血清。标本不得放入无霜型冰箱冷冻室。避免污染造成假阳性。

### 7.2.2　人乳头瘤病毒核酸（HPV DNA）PCR 检测

[参考区间]

阴性。

[结果判断]

若 407～412bp 处出现橙黄色条带，则 HPV 为阳性。HPV－6，11，33 型

阳性产物为407bp；HPV-16，18型阳性产物为412bp。

[临床意义]

乳头状瘤（papilloma）是皮肤或黏膜上皮的良性肿瘤，多见于皮肤，偶见于胃肠及脑室的脉络丛；肿瘤呈分支的乳头状或丛状生长，突起于皮肤的表面或黏膜上；由人乳头状瘤病毒（HPV）引起。按其覆盖上皮的不同，可分为：鳞状细胞乳头状瘤：常见于皮肤、舌、口腔黏膜、外耳道等处；移行细胞乳头状瘤：发生于肾盂和膀胱；柱状细胞乳头状瘤：常由胃肠黏膜增生形成，如息肉样，常恶变成癌。

除体表的乳头状瘤易诊断外，其他部位的乳头状瘤尚难诊断，以往依靠内窥镜，X线检查，最后均要靠病理诊断。PCR检测HPV无疑是为乳头状瘤的诊断开辟了一条新途径，目前，HPV分型检测技术几乎完全依赖于以聚合酶链反应（PCR）技术为基础的分子生物学检测手段，用型特异性PCR可确定特定型别的HPV，该法简便快捷，但一个PCR反应仅能检测一种型别。实时荧光定量PCR能同时检测多型HPV，适用于大量样本的筛查。总之，目前的HPV分型检测技术主要基于聚合酶链反应。HPV特定型别在子宫颈病变发展中的重要作用，考虑到HPV型谱的多样性和多重HPV联合感染的高发率，准确的HPV检测显得至关重要。

[备注]

标本处理：①组织少许加入裂解液40μl和10mg/ml蛋白酶K 2μl，搅匀后45℃水浴作用3h或37℃过夜。稍加离心再100℃沸水浴5min，最后10 000r/min离心2min，取3μl上清液待检。②尿道、阴道、外阴、宫颈分泌物棉拭子于2ml生理盐水中漂洗片刻，如污物较多，可经过3000r/min，离心2min后，取上清液400μl，15 000r/min，离心10min，沉淀中加入裂解液40μl，混匀后100℃沸水浴5min，最后10 000r/min，离心2min，取3μl上清液待检。

### 7.2.3 人巨细胞病毒（HCMV）PCR检测

[参考区间]

阴性。

[结果判断]

若与阳性对照扩增带同样大小处有扩增带，即可判断样品HCMV阳性。

[临床意义]

巨细胞病毒属疱疹病毒科。人巨细胞病毒（HCMV）在人群中的分布很广，是一种在全世界广泛流行的病毒。中国台湾成年人中，85%~90%均被此病毒感染过。美国育龄妇女，50%血清呈阳性反应，新生儿呈血清阳性者占0.4%~2.5%；1岁前10%~20%的婴儿可被感染。所以，人类感染巨细胞病毒的现象很普遍，但多为亚临床不显性感染或潜伏感染。多数人因在少儿期受HCMV感染而获得免疫。成人感染HCMV则多发生于免疫缺陷或免疫抑制状态下，器官移植患者接受免疫抑制剂治疗以及恶性肿瘤患者接受化疗后，极易受HCMV感染，有时这种感染是致死性的。HCMV亦是引起人类先天性畸形的重要原因之一。尽管人体内存在高水平抗体，但仍可存在潜伏感染，而且这种感染的复活可形成长期或间歇排毒。因此大大增加了病毒的扩散和传播。另外，HCMV可使细胞转化，这可能与人类恶性肿瘤的发生有关。

鉴于HCMV感染的普遍性及其造成的严重后果，建立快速敏感的诊断方法日益重要。病毒分离是诊断HCMV感染的可靠方法，但病毒分离时间长，技术复杂，且分离技术本身也受多种因素影响。快速细胞培养技术敏感度较低。直接电镜检测尿标本，可查到病毒颗粒，简单而快速，但由于价格昂贵，需要高分辨力的电镜和训练有素的人员，故难于普及。目前常用的免疫学方法除敏感性不高外，还易受干扰因素的影响。探针杂交检测DNA法，对标本的处理和制备较麻烦，而且只有当细胞中HCMV的拷贝数很高时，该方法的敏感性才可提高，随着对HCMV基因组序列的阐明，PCR方法已得到普遍及应用。

HCMV感染人体后，可从唾液、泪液、尿液、乳汁、血液、精液及宫颈分泌物等处排放病毒。一般检测中常以尿液为标本。因为体液中病毒DNA的出现较病毒感染的临床症状或血清学证据为早。因此PCR方法可作为HCMV感染的早期指标。由于HCMV可通过胎盘内感染、产道感染等途径使新生儿受到感染，且受感染的新生儿致畸率较高，所以PCR检测HCMV更多地应用于优生优育。该方法尚可用于鉴定器官或组织移植的供体是否为HCMV携带者，以及受体有无HCMV感染，以避免产生严重后果。PCR法检测HCMV DNA是早期诊断HCMV感染的可靠依据，其特异性及敏感性强，重复性好，对于临床上HCMV感染的诊断和疗效监测有一定意义。HCMV DNA的检测将是HCMV感染诊断进行标准化和优化的发展方向之一。

45例疑为巨细胞病毒感染的新生儿尿液检测结果：培养法检出8例，阳性率为17.78%，PCR法检出20例，阳性率为44.44%。

[备注]

（1）标本处理：咽拭子于1ml生理盐水中漂洗，然后15 000r/min离心

10min，吸干上清液。取尿液 1ml 15 000r/min 离心 10min，吸干上清液。

（2）取 5μl 样品，勿在溶液表面吸取。

（3）巨细胞病毒在尿中排出有间歇性，如能合并早、中、晚三次排出的尿进行检测可提高检出率。

（4）不得放入无霜型冰箱贮藏。

### 7.2.4 人单纯疱疹病毒（HSV）PCR 检测

[参考区间]

阴性。

[结果判断]

若 453bp 处出现橙黄色条带，则 HSV - Ⅰ 为阳性。若 372bp 处出现橙黄色条带，则 HSV - Ⅱ 为阳性。

[临床意义]

单纯疱疹是人疱疹病毒引起的常见病毒性感染。临床表现为皮肤黏膜疱疹，亦可引起全身性感染，特点是病毒长期潜伏和临床上反复发作。单纯疱疹病毒为一种双股 DNA 病毒，有两个血清型：①单纯疱疹病毒Ⅰ型，主要侵犯口、唇的皮肤黏膜，以及沿嗅神经或三叉神经到达中枢神经系统，引起脑炎、偶可见于外生殖系统。平常潜伏在三叉神经节或神经干中。②单纯疱疹病毒Ⅱ型，一般与外生殖系统感染和新生儿感染有关，也可引起多脏器的病变（包括脑炎），偶见于口腔病变，主要潜伏在骶神经节内。该病毒与水痘－带状疱疹病毒有交叉抗原性。

目前单纯疱疹病毒的实验室常规检查方法主要有：①病毒的分离培养；②检查抗原。取被检标本涂片固定，用免疫荧光法检出细胞内特异性抗原而作出诊断；③检查抗体。用补体结合试验、酶联免疫吸附试验检测血清抗体，但只用于原发性感染的诊断，不能与复发感染区别，因为正常人体中广泛存在着潜伏感染，正常人血清中普遍有较高的抗体水平，复发感染时很难观察到抗体效价上升。近年来核酸探针杂交技术和 PCR 技术被用于单纯疱疹病毒的检测，既用于快速诊断，又用于分型研究。

[备注]

标本处理：脑脊液、羊水 1ml（如有肉眼可见血色，则应稍加离心去掉红细胞，取上清液用）15 000r/min 10min 后，弃上清液。沉淀中加入 40μl 裂解液混匀后 100℃沸水浴 5min，最后 10 000r/min，离心 2min，取 3μl 上清液待检。尿道、阴道、外阴、宫颈分泌物棉拭子于 2ml 生理盐水中漂洗片刻，如污物较多，可经过 3 000r/min，离心 2min 后，取上清液 400μl，15 000 r/min，离心 10min 后，沉淀中加入 40μl 裂解液混匀后 100℃ 沸水浴 5min，最后 10 000r/min，离心 2min，取 3μl 上清液待检。

本试剂盒有检测 HSV – Ⅰ 和 HSV – Ⅱ 之分。

### 7.2.5  严重急性呼吸综合征（SARS）冠状病毒核酸（SARS – CoV RNA）RT – PCR 测定

[参考区间]

正常人阴性。

[结果判断]

在报告 SARS – CoV RNA RT – PCR 结果时应注意以下几点：①用 PCR 方法进行 SARS – CoV 检测的实验室应具有验收合格证书，与国内其他实验室形成网络，或参加 WHO 多中心协作网络实验室，以相互查验阳性标本。操作的人员应参加过相应的培训，持证上岗。②进行 SARS 特异 PCR 检测的实验室应采用严格标准进行阳性结果的确认。特别是在低流行区，阳性预示值可能较低。③针对 SARS – CoV 的 RT – PCR 商品试剂盒，应包括阴性和阳性室内质控物。没有阴性和阳性质控的检测，结果无效。④在严格执行标准操作程序和室内质控的条件下，RT – PCR 方法具有非常好的特异性。假阳性结果多由技术问题造成（如实验室内污染），因此，所有阳性 RT – PCR 结果必须进行确认。如果得到阳性 RT – PCR 结果，应重复测定同一样本或将样本送至其他实验室检测，进行确认。测定第二个基因组区域可增加测定的特异性。

[临床意义]

SARS – CoV RNA 的 RT – PCR 检测是目前 SARS – CoV 感染检测中最为特异灵敏的方法，是 SARS 实验室特异诊断的重复手段，采取有效的质量控制程序的 RT – PCR 检测的阳性结果，是 SARS – CoV 感染特异诊断的重要依据。

[备注]

痰液标本加等体积生理盐水充分混匀，取 0.5ml。咽拭子标本于 2ml 生理盐水中漂洗片刻，取 1ml。

# 7.3  细菌及其他非病毒病原体 PCR 检验

## 7.3.1  肺炎支原体（MP）PCR 检测

[参考区间]

阴性。

[结果判断]

若 180bp 处出现橙黄色带，则 MP 为阳性。

[临床意义]

肺炎支原体是急性呼吸道感染和原发性非典型肺炎的病原体，尤其在儿童和青少年中常见，本病发生广泛，常在军营和中小学中流行，每隔 3~5 年流行 1 次，许多患者症状较轻，大多数不表现任何症状，若有症状也只是头痛、发热、咳嗽与呼吸道症状，但也有引起死亡的个案报道。除引起人类呼吸道感染外，时有呼吸道外的并发症或症状发生，如中耳炎、心血管症状、神经症状和皮疹，可能与免疫复合物的形成及自身抗体的出现有关。肺炎支原体感染在治疗上与其他微生物感染不尽相同，为避免滥用抗生素，早期快速、准确地检测肺炎支原体，就具有实际的临床意义和流行病学意义。

由于支原体肺炎临床表现、影像学检查等常缺乏特异性，因此目前 MP 感染的诊断主要依靠实验室诊断进行鉴别。目前临床应用的检验方法有 MP 的分离培养、血清学检查和分子生物学方法等。多年来，临床诊断一直依赖于支原体培养和血清抗体检测，目前培养法虽然很少应用于临床但仍被认为是判断 MP 感染的金标准，但肺炎支原体体外培养生长缓慢，需 2~4 周后才能得到结果，且临床标本中肺炎支原体含量低，易污染，因此，分离培养法费时，阳性率较低。血清学检查是目前检测 MP 感染的最常用的实验室检测方法之一主要包括冷凝集试验、补体结合试验及酶联免疫吸附试验等。由于流感病毒立克次体及腺病毒等感染也会产生冷凝集素故使冷凝集试验的特异性相对较低。补体结合试验只能检测 IgM，不能检测 IgG 等抗体其特异性较低。而酶联免疫吸附试验（ELISA）法因其敏感性高、特异性强、重复性好 1~2h 即可得到结果，故临床最为常用。且有研究发现 ELISA 法检测抗 MP IgM 具有较高的敏感性（82.45%）和较强的特异性（95.16%）。需要注意的是机体感染 MP 后约需 1 周才可产生 MP IgM，且重症感染者可能不出现 MP IgM 抗体，免疫功能低下者存在抗体产生不足、血清抗体不升高等原因可能会造成免疫学检测无效。清学方法如补体结合试验或直接血凝试验中，因肺炎支原体与其他支原体存在共同抗原，有交叉反应，灵敏度及特异性较低，且诊断多是回顾性的。如补体结合试验要在临床症状出现 7~10 天后抗体才上升。ELISA 法检测肺炎支原体抗原或抗体，其灵敏度及特异性较高，但也因交叉反应可能出现假阳性或假阴性结果。核酸探针杂交技术具有较高的特异性和敏感性，但需放射性放射性核素标记。PCR 技术是近年来国内外发展较快的检测 MP 的方法之一，PCR 法可以检测出微量 DNA 约 1~3 个支原体，且试验耗时短、敏感性及特异性相对较高，药物治疗 2 周后仍可得到阳性结果，适用于早期快速诊断并可用于判断疗效。但是普通 PCR 易被污染而出现假阳性，而荧光定量 PCR 克服了易被污染的缺点且具有特异性强灵敏度高。PCR 技术在检测 MP 感染方面虽然具有较多优点，因其受价格昂贵、一般实验室不能进行等因素限制，目前仍不能完全取代血清学检测，对于临床疑似 MP 感染患者，应选取适合自身条件的 PCR 方法联合血清学检测，以达到快速、可靠、准确的诊断 MP 感染的目的。当然对于有条件的医院可考虑将荧光定量 PCR 作为 MP 感染的首选诊断方法。

PCR 法具有特异、敏感、简便的优点。敏感性为 73% ~ 80%，特异性为 94% ~ 97%。

[备注]

痰液标本加等体积生理盐水充分混匀，取 0.5ml。咽拭子标本于 2ml 生理盐水中漂洗片刻，取 1ml。

### 7.3.2　解脲支原体（UU）PCR 检测

[参考区间]

阴性。

[结果判断]

若标本扩增条带与阳性对照扩增条带处于同一位置，可判断标本为阳性，否则为阴性，若溴酚蓝之前出现条带，则为引物二聚体，并非 UU DNA 扩增物，勿误判。

[临床意义]

解脲支原体属于支原体科脲原体属，又称解脲支原体。据报道，在非淋球菌性尿道炎中，除由衣原体引起的占 50% 外，解脲支原体是一个重要的病原体。并可引起男性非淋球菌性尿道炎、前列腺炎、附睾炎；还可引起女性阴道炎、宫颈炎、盆腔炎、产后及流产后发热、不育症、羊膜炎和低体重婴儿；在某些丙种球蛋白过少的患者能引起脓毒性关节炎，孕妇生殖道带解脲支原体者 80% 可通过胎盘感染胎儿，在妊娠早期引起受精卵脱落和妊娠终止，在妊娠晚期引起妊娠期高血压疾病、羊水过多、早产、胎膜早破、死胎等，在分娩时可引起新生儿呼吸道感染。另外解脲支原体还可导致不孕，这可能是由于解脲支原体吸附于精子而阻碍其运动，或产生神经氨酸酶样物质干扰精子和卵子的结合，因此解脲支原体感染的及时诊断和治疗在临床上具有相当价值。

解脲支原体检测方法有固体培养法、液体培养法和分子生物荧光定量PCR法，这些方法各有优缺点。固体培养法是直接通过培养分离出该病原体菌落，进行系统鉴定而得出结论，可谓金标准，但实验条件要求较高费时长，不适合常规检查，液体培养法是利用解脲支原体中的脲酶能分解培养基中的尿素，使 pH 值上升促酚红指示剂由黄变为红色，而进行判断为解脲支原体阳性，此法操作简单而且可以同时做药敏试验。这点是定量 PCR 法无法比拟的。PCR 法是直接检测病原体的核酸进行判断是否有该病原体存在，为目前比较理想的方法。且其特异性、敏感性、准确性较高而且检测时间短操作方便、检测周期短等优势，最重要的是通过 PCR 的测定可以给临床医师提供最直观的疗效评判。目前检测解脲支原体的主要方法是培养法和血清学检测。由于该病原体的分离困难，需特殊培养基、培养周期亦较长，故使培养法的使用受到限制。由于只有 10% 解脲支原体尿道炎患者在病程中特异性抗体滴度可升高 4 倍，故血清学方法的使用亦受限。PCR 鉴定解脲支原体具有较高应用价值，其灵敏度高于培养法，或与培养法一致，甚至可达到检测一个解脲支原体存在与否的水平。

[备注]

标本预处理：尿道、阴道、外阴、宫颈分泌物用棉拭子取样，将该拭子放入盛有 1ml 生理盐水的离心管中浸泡片刻后，再将棉拭子靠管壁转几下挤干丢弃。样品经 15 000r/min 离心 8min 后弃上清液，沉淀物加入标本处理液 50μl，并用吸嘴吹打混匀，然后置沸水 100℃ 10min，15 000r/min 离心 5min，取上清液 5μl 做 PCR 扩增。标本切勿放入无霜型冰箱内。

### 7.3.3 沙眼衣原体（CT）PCR 检测

[参考区间]

阴性。

[结果判断]

若标本扩增条带与阳性对照扩增条带处于同一位置，可判断标本为阳性，否则为阴性，若溴酚蓝之前出现条带，则为引物二聚体，并非 CT DNA 扩增产物，勿误判。

[临床意义]

衣原体属包括 3 种，即沙眼衣原体，鹦鹉热衣原体和肺炎衣原体，广泛寄生于人、哺乳动物及鸟类。鹦鹉热衣原体和肺炎衣原体在人类主要引起呼吸道疾病。沙眼衣原体不仅可导致眼部感染，还可引起性传播疾病，如宫颈炎、非淋球菌性尿道及盆腔炎等。由于衣原体感染常缺乏特异症状，且易形成隐匿感染，使临床诊断和监控颇为困难，所以近年来在欧美等国，沙眼衣原体的感染率和危害性已超过淋球菌而居性传播疾病之首。除了引起上述疾病外。还可引起子宫内膜炎、急性输卵管炎。国外认为，不育症有可能是宫颈或子宫内膜、输卵管反复被衣原体感染，也可能是衣原体引起精子免疫反应所致。沙眼衣原体还可导致成人和新生儿包涵体结膜炎、婴儿沙眼衣原体肺炎等。此外，沙眼衣原体性病淋巴肉芽肿变种在男性侵犯腹股沟淋巴结，引起化脓性淋巴结炎和慢性淋巴肉芽肿，在女性可侵犯会阴、肛门、直肠，引起会阴 – 肛门 – 直肠组织狭窄。

经典的沙眼衣原体检测方法有细胞培养、免疫荧光法、酶联免疫法以及近年来发展的核酸杂交法和 PCR 法。细胞培养法费时、繁琐，且培养条件不适、标本运送不当、标本不足等因素均可影响检测的敏感性。免疫荧光和酶联免疫直接检测快速简便，但灵敏度和特异性均低于培养法。核酸杂交敏感性较高，但需放射性标志，不利于推广。PCR 法检测沙眼衣原体灵敏度及特异性可达 94% ~ 100%，故 PCR 法可作为临床上检测各种衣原体感染标本的实用方法，尤其适用于衣原体感染的早期诊断及无症状携带者的检查。

沙眼衣原体所致的输卵管炎也是引起异位妊娠的主要病因。资料表明 PCR 检测异位妊娠有一定临床价值。31 例经手术与病理证实的宫外孕和 31 例正常早孕病例检测结果见表 7 – 1。

表 7 – 1  沙眼衣原体 PCR 检测对宫外孕诊断的结果

| | 直接免疫荧光法 DNA | PCR |
|---|---|---|
| 宫外孕 | 29% | 38.7% |
| 正常 | 3.22% | 9.67% |

［备注］

标本：尿道、阴道、外阴、宫颈分泌物用棉拭子取样，将该拭子放入盛有 1ml 生理盐水的离心管中浸泡片刻后，再将棉拭子靠管壁转几下挤干后丢弃。标本切勿放入无霜型冰箱内。

### 7.3.4  淋病奈瑟菌（NGH）PCR 检测

［参考区间］

阴性。

[结果判断]

若标本扩增条带与阳性对照扩增条带处于同一位置，可判定为标本阳性，否则为阴性，若溴酚蓝之前出现条带，则为引物二聚体，并非 NGH DNA 扩增产物，勿误判（扩增片段为 488bp）。

[临床意义]

性传播疾病是当今世界上广泛流行的传染病，其中淋病的发病率最高，约占性病的 10% 以上。近年来我国淋病的发病率呈急剧上升的趋势，发病人数每年以 2~3 倍速度增加，而且逐渐由沿海地区向内地蔓延，由城市向农村扩散。人类是淋病奈瑟菌（NGH，淋球菌）的唯一自然宿主。淋球菌侵入泌尿生殖系统繁殖，男性发生尿道炎，女性可以引起尿道炎及子宫颈炎。如未经治疗或治疗不彻底，可扩散至生殖系统，形成慢性感染。在分娩过程中，胎儿经产道时可被感染而罹患淋病性急性结膜炎。

由于淋病的临床表现缺乏特异性，确诊主要靠实验检查。传统的方法是临床标本经涂片染色后，在中性粒细胞中寻找革兰阴性双球菌，此法简便易行，但灵敏度不高，女性患者检出率仅约 50%。因此 WHO 推荐采用淋球菌分离培养作为诊断方法。淋球菌分离培养营养要求高，需在培养基中加入腹水或血液，常用巧克力培养基，且其生化鉴定复杂，需要较长时间，难以满足临床需要。用 ELA - Gonozyme 和 GonochekⅡ系统检测标本中淋球菌抗原的方法，曾经被认为是一种有希望的方法，但由于存在交叉反应，特异性不理想。近年来出现的 Syva Micro System 荧光单克隆抗体，具有较好的特异性和敏感性，并且可用于直接检测临床标本，只是该方法价格昂贵，国内难以推广应用。PCR 技术应用于淋球菌的检测，实现了快速、特异、敏感地检测和鉴定淋球菌的目的。

PCR 检测淋球菌是建立在扩增淋球菌特异性 DNA 基础上的一种基因诊断方法，对分离培养困难的临床标本尤为适用。可作为涂片染色方法和分离培养法的一种补充。临床上高度怀疑淋球菌感染，但培养结果阴性，这可能标本中细菌已经死亡的陈旧标本（淋球菌极易自发溶菌）或是经抗生素治疗后采集的标本，故难于分离培养淋球菌，此时，PCR 检查非常有用。另外，对于淋球菌性关节炎的滑液标本，由于一些不明原因，至今分离培养阳性率均很低，临床上常根据患者对抗生素的反应来进行诊断性治疗，PCR 为这类标本中淋球菌的检测提供了重要手段。Liebling（1994）用 PCR 检查 14 例培养阴性的标本，其中 11 例为淋球菌 DNA 阳性，对淋球菌性关节炎滑液标本的检查表明，PCR 的特异性为 96.4%，敏感性为 78.6%，假阳性率为 3.6%。

使用 GEN - PROBE 公司的探针试剂不能测出上述任何标本中的淋球菌 rRNA。对 30 例高危人群（大部分为女性）的尿道或宫颈分泌物直接进行 PCR 检测，同时做分离培养对照，获得阳性 15 例，其中 8 例与常规分离培养法一致，另外 7 例 PCR 阳性而分离培养为阴性，此 7 例临床诊断为淋病，并曾给予过青霉素等药物治疗。在检测中未见培养阳性而 PCR 检测阴性者。由此可见，PCR 法较常规分离培养法灵敏。

PCR 检测淋球菌比传统的检测方法有许多明显优势，是一种有发展和应用前途的方法。淋病是一个社会问题，采用 PCR 早期诊断，对患者早期用药，彻底治疗，并加强密切接触人群的防治措施，对控制该病的蔓延具有积极作用。

[备注]

标本预处理：尿道、阴道、外阴、宫颈分泌物用棉拭子取样，将该拭子放入盛有 1ml 生理盐水的离心管中浸泡片刻后，再将棉拭子靠管壁转几下挤干后丢弃。样品经 15 000r/min 离心 8min 后弃上清液，沉淀物加入标本处理液 50μl 并用吸嘴吹打混匀，然后置沸水浴 100℃ 10min，15 000r/min 离心 5min，取上清液 5μl 做 PCR 扩增。

标本切勿放入无霜型冰箱内。

### 7.3.5 结核杆菌（TB）PCR 检测

[参考区间]

阴性。

[结果判断]

若 240bp 处出现橙黄色条带，则 TB 阳性。

[临床意义]

近年来，结核病的发病率在世界范围内都有回升，尤其是在发展中国家呈现出流行的趋势。我国在中青年及老年两个年龄组中出现发病高峰，许多病例症状表现不典型，给临床诊断带来困难。结核杆菌的感染方式可为原发感染或复发感染。机体形成的免疫力以细胞免疫为主，而且呈现带菌免疫的特点。

在结核杆菌的实验检查中，直接涂片染色法找抗酸杆菌，报告"查见抗酸杆菌"或"未查见抗酸杆菌"，这种检查方法的结果特异性不够，阳性率太低，因为分枝杆菌属的众多细菌都具有抗酸性，如果标本中混杂有非致病性抗酸杆菌，则可导致假阳性结果，所以单凭形态染色不能确定是不是结核杆菌。另一方面，直接涂片染色法灵敏度不高，每毫升痰中要有 10 万个以上的结核杆菌才能检出。所以，临床标本常需浓缩集菌后涂片染色镜检，以提高阳性率。

结核杆菌的分离培养是临床诊断的"金标准"，但培养法费时昂贵并且受到用药的影响，在实际应用中受到限制。结核杆菌为专性需氧菌，营养要求高，要在含有鸡蛋、甘油和土豆等营养丰富的培养基上方能生长。该菌生长缓慢，18h 才繁殖一代，故接种后 4~6 周才出现肉眼可见的菌落，因此靠培养结果达不到早期快速诊断的目的。而且有些结核杆菌具有不育性，这种细菌可能是由于用药后无法培养，或出现了细胞壁缺损的 L 型细菌而使其生长困难，所以，培养法会出现假阴性，亦无法应用于抗结核治疗的疗效评价。

采用免疫学途径检查结核的方法有体内法，如 OT 试验、PPD 试验等；体外法有使用酶联免疫吸附试验（ELISA）、放射免疫分析（RIA）等测定机体的免疫应答情况及抗体水平。这类方法所能说明的问题是机体是否感染过结核杆菌，接种卡介苗是否阳转（即免疫效果评价），以及用于检测机体的免疫功能，但是不能区分现行感染与既往感染，也不能说明标本中病原菌是否存在。采用 ELISA、RIA 检测结核抗原，据近年的研究表明其灵敏度仍然太低，不能检测临床标本。

近年来检测结核杆菌的新技术还有 BACTEC 放射测量法，其检测结核杆菌在特殊添加培养基中生长代谢时释放出的有放射活性的 $^{60}CO$，此法需依赖培养，但培养周期大大缩短（约需 1 周时间），而且灵敏度高。但由于此法需要特殊设备，国内在近期内普及推广还受到一定限制，且有放射性核素废物处理问题。

PCR 以检测结核杆菌的遗传物质为基础，具有灵敏度高、特异性好和简便快速的优点，对传统的结核杆菌的诊断方法是非常有益的补充，具有一定的临床意义。第一，提高检测结核杆菌的阳性率和准确性：基因扩增的敏感性可达到 $10^{-15}$ g 级别，理论上可查出一个结核杆菌，且特异性强，检测时间也比培养法大大缩短。例如结核性脑膜炎是临床上小儿多发病，病情凶险。早期诊断对于该病的治疗及预后具有重要意义。资料表明，以 PCR 技术检测 35 份脑脊液标本，并以培养结果比较。结果显示，25 例临床确诊有结核性脑膜炎的标本，PCR 阳性者 13 例，而培养阳性者仅 5 例，10 份正常脑脊液标本，PCR 与培养结果全部阴性。第二，结核的早期诊断：采用 PCR 技术可检测到血中单核细胞内的结核杆菌，在结核杆菌感染早期，特别是结核病灶通过血源传播时，在外周血中存在极少量的结核杆菌，PCR 能给予确诊，从而使早期菌血症得到控制，以防继发性结核病灶的形成。第三，鉴别诊断：例如肺结核与肺癌的鉴别，结核球和在成人原发性肺结核等经常易与肺癌混淆，此时采用 PCR 检测就特别有效。因为 PCR 既可查出能着色的活菌，还可查出不能着色的死菌。只要该菌 DNA 未被破坏就能检出，从而确诊病灶是良性还是恶性。对于脑膜炎、胸膜炎、腹膜炎等形成的渗出液标本，用 PCR 检测有无结核杆菌存在，可帮助寻找和确定病因，有效区分是结核性感染还是细菌性感染，为治疗提供有力的依据。PCR 检测尿液、精液标本中的结核杆菌可为肾结核、泌尿生殖系统结核的诊断提供检验依据。第四，抗癌治疗的疗效评价：PCR 检测结核杆菌，以特异性核酸为靶标志，这一标志不受抗癌药物的影响，而培养法对正在进行抗癌治疗的患者的标本无能为力，无法为治疗提供参考，因此，PCR 可以准确地观察和评价疗效。

PCR 在检测肺结核（尤其是以痰为标本）时应用往往受限。痰液中结核杆菌的检查方法，通常采用涂片抗酸染色法和快速结核菌培养法。染色法检测阳性率低，灵敏度和特异性也较差，检测结果受送检标本质量的影响，常出现漏检情况，菌培养法所需时间较长，阳性率较低，不利于肺结核的早期诊断和及时治疗。有研究表明荧光定量 PCR 技术检测的阳性率为 93.75%，明显高于涂片抗酸染色法和菌培养法，是一种简便、快速、特异的结核分枝杆菌检测方法。

[备注]

标本处理：痰液加等体积 1N NaOH 50℃消化 30min，取 1ml 消化液 15 000r/min，离心 5min，沉淀以 1ml 蒸馏水混匀后，再 15 000r/min，离心 5min，弃上清液。沉淀中加入 40μl 裂解液，搅匀 100℃沸水浴 5min，最后 10 000r/min，离心 2min，取 3μl 上清液待检。

胸腔积液、腹水、脑脊液取 1ml，15 000r/min，离心 10min，弃上清液。沉淀中加入 40μl 裂解液，搅匀后 100℃沸水浴 5min，最后 10 000r/min，离心 2min，取 3μl 上清液待检。

尿液 1ml，15 000r/min，离心 10min，弃上清液。沉淀中加入 40μl 裂解液，搅匀后 100℃沸水浴 5min，最后 10 000r/min，离心 2min，取 3μl 上清液待检。

### 7.3.6 幽门螺杆菌（Hp）PCR 检测

[参考区间]

阴性。

［结果判断］

若203bp处出现橙黄色条带，则Hp阳性。

［临床意义］

1982年，Wassen和Marshall首次从胃炎和消化性溃疡患者胃窦部分离出一种革兰染色阴性、尿素酶阳性、轻度螺旋状的细菌，此菌的细胞壁化学组成、RNA序列，DNA分子中G＋C的百分比均与弯曲菌不同，系一个新属——螺杆菌属（Helicobacter），称为幽门螺杆菌。

现已公认，Hp为慢性胃炎的病因。胃溃疡的发生是由于Hp感染胃黏膜而发生慢性炎症，削弱了对消化液（酸、蛋白酶）的抵抗力所致。十二指肠黏膜的胃上皮化生而成为Hp的定居部位，Hp首先引起十二指肠炎，致使局部抵抗力低下，从而在酸、蛋白酶的作用下形成溃疡。伴有重度萎缩性慢性胃窦炎的患者，发生胃癌的危险性比普通人高18倍；而伴有萎缩性全胃炎的患者发生胃癌的危险性比普通人高达30倍，有人认为胃癌是Hp感染的一种晚期并发症。

幽门螺杆菌实验室检测方法主要有细菌分离培养、免疫学检查、依赖尿素酶试验、病理学检查以及PCR法等。分离培养特异性高，阳性率低，是H. pylori感染检测的金标准，但幽门螺杆菌培养要求一定的厌氧条件和技术，而且培养需要一定的时间，作为常规诊断推广不易，并且细菌培养可能出现假阴性的情况，如培养基质量不好，标本室温放置时间太久，菌量过少、死亡或培养环境达不到生长要求，则难以检出。免疫学检查主要用于流行病学调查和易感人群的筛检，但阳性只能说明感染过，不能表示现症感染。依赖尿素酶试验中的RUT检测法敏感性、特异性和准确性均较低，故不宜单独作为判定有无H. pylori感染的依据，必须联合其他检测方法才能减少假阳性和假阴性。尿素呼气试验费用较高。$N^{15}$－尿素排出试验此法利用色谱仪检测，仪器较贵，未得到普及。

病理组织切片染色，取材不当，可致漏诊；尿素酶试验，有一定的假阳性；细菌培养，需一定的设备和有经验的技术人员；血清学诊断，以ELISA法较为敏感，但操作复杂；放射性核素标记技术设备要求高，虽快速安全、无痛苦，但要引入标记放射性核素到体内；PCR是目前检测Hp最理想的方法，其建立在扩增Hp特异性DNA基础上的一种基因诊断新方法，对Hp的检测非常敏感且特异性高，且对分离培养困难的标本尤为适用，避免了取胃液及胃黏膜，减少患者痛苦。某些培养阴性的标本，可能是Hp已死亡或是经抗生素治疗后采集的标本，此时PCR检查非常有用，可作为组织切片染色和分离培养法的一种补充，并且可以作为监测治疗效果的一种手段。

经典的细菌培养和形态学检查灵敏度低，周期较长应用较麻烦，但耐药菌株的增加，培养和药敏试验又尤其重要；免疫学检查方便，快速，但其特异性不高，只能反映患者感染或曾经感染过 H. pylori，不能反映 H. pylori 病原菌的存在和多少，主要用于流行病学调查和易感人群的筛查。依赖尿素酶试验专门的试剂和设备，检测费用较高。PCR 检测方法灵敏度高、特异性好，应用范围广泛，在治疗后跟踪检查、流行病学调查、药物评价和遗传学研究方面应用较好。

[备注]

标本处理：①胃镜下取组织少许，加入生理盐水洗一次，然后加 40μl 裂解液和 2μl 10mg/ml 蛋白酶 K，搅匀后 45℃ 水浴作用 3h 或 37℃ 过夜，稍加离心再 100℃ 沸水浴 5min，最后 10 000r/min，离心 2min，取 3μl 上清液待检。②取 0.5～2ml 胃液 15 000r/min，离心 5min，沉淀以 1ml 蒸馏水混匀后，再 15 000r/min，离心 5min，弃上清液。沉淀中加入 40μl 裂解液，搅匀后 100℃ 沸水浴 5min，最后 10 000r/min，离心 2min，取 3μl 上清液待检。③唾液：先用水漱口，然后取 0.5～1ml 唾液，经 15 000r/min，离心 5min，弃上清液。沉淀中加入 40μl 裂解液，搅匀后 100℃ 沸水浴 5min，最后 10 000r/min，离心 2min，取 3μl 上清液待检。

### 7.3.7 弓形虫（TOX）PCR 检测

[参考区间]

阴性。

[结果判断]

若 210bp 处出现橙黄色条带，则 TOX 为阳性。

[临床意义]

引起弓形虫病的病原体为鼠弓形虫。此病呈世界性分布，并且有广泛的自然疫源性。人体多为隐性感染；但抵抗力低时可出现显性感染，临床症状较复杂，对免疫缺陷、免疫抑制患者和新生儿危害巨大。

本病诊断较难，活体组织检查或动物接种阳性虽可确诊，但成功率低。血清学方法在临床应用较多，但是弓形虫可在人或动物细胞内持久地寄生，因此某些免疫学方法难以区分近期或远期感染。目前，IHA、ELISA 法由于其简便、快速、特异、敏感等优点仍是临床诊断中最常用的方法。但存在着抗原、抗体的纯度不够高，假阳性、假阴性等因素影响诊断结果。传统的抗体检测方法无法区分现症和既往感染，在诊断免疫缺陷患者方面亦存在缺陷。抗原诊断虽具有区分活动性感染和疗效考核的特点，但缺乏敏感性和特异性均高的检测方法。PCR方法在弓形虫病的诊断中比探针杂交检测，具有灵敏度更高的优势而被广泛应用。

弓形虫可以经过羊水、胎盘绒毛传给胎儿而致畸致残，引起新生儿肝炎等症，有些患者可经过很长时间才逐渐出现症状，如先天性眼疾等，故对孕妇应早期诊断和早期防治。随着生活的逐渐改善，很多家庭饲养宠物，因弓形虫是人猫共患的传染病，所以饲养猫的家庭尤应注意。当然对器官或组织移植的供体和受体均应检测，以避免产生严重后果。

[备注]

标本处理：①脑脊液、羊水1ml（如有肉眼可见血色，则应稍加离心去掉红细胞，取上清液15 000r/min，10min后，弃上清液。沉淀中加入40μl裂解液和2μl 10mg/ml蛋白酶K，搅匀后45℃水浴作用1h，稍加离心再100℃沸水浴5min，最后10 000r/min，离心2min，取3μl上清液待检。②全血200μl（1ml全血10IU肝素抗凝）加1ml 0.83% NH₄Cl，37℃水浴20min，8000r/min，离心3min，弃上清液及压积于白细胞表面的红细胞碎片，再用1ml 0.83% NH₄Cl冲洗残余的红细胞碎片并吸去（尽量彻底）。③取绒毛或其他组织少许，用生理盐水漂洗去血迹，并用滤纸吸干水分，加入40μl裂解液和2μl 10mg/ml蛋白酶K，搅匀后45℃水浴作用1h，稍加离心再100℃沸水浴5min，最后10 000r/min，离心2min，取3μl上清液待检。

# *8* 临床常用功能试验

本章主要介绍肺功能测定、肾功能试验、垂体前叶储备功能试验、垂体后叶功能试验、甲状腺功能试验、甲状旁腺试验、胰腺外分泌功能试验、消化道功能试验、肾上腺皮质功能试验、肾上腺髓质功能试验、性腺功能试验等。

关于肝功能试验的内容和肾功能试验的某些内容（如血尿素氮测定、血清肌酐测定、血尿酸测定等）已在第3章临床生物化学检验中介绍，本章不再赘述。

## 8.1　肺功能测定（pulmonary function test）

机体呼吸的目的是吸取外界的氧供给组织细胞新陈代谢，并将代谢产生的二氧化碳排出体外。要完成这一过程，主要依赖三个方面的生理功能。①通气功能：在呼吸时，吸入空气到肺泡内，并排出二氧化碳到体外。②弥散功能：将吸入空气中的氧弥散到肺毛细血管中，并与血红蛋白起氧合作用，将体内代谢产物二氧化碳从血液中弥散到肺泡而排出。③肺血流量的供应：必须有足够的微循环以利于完成弥散功能。以上三个环节保持正常，是维持正常呼吸生理的关键。任何一个环节发生障碍，均可导致呼吸功能异常，而发生低氧血症，或兼有高碳酸血症从而危及生命。

肺功能测验是一种生理测验，它不能代替或贬低病史、体检、检验、X线检查等在诊断学上的重要性，某些检测指标个体差异大，主要反映呼吸生理功能变化。因为肺有着巨大的储备能力，其功能测验结果正常，绝不等于肺部无疾病。肺功能测定亦不能判定病因，而只能推知肺部病理生理变化的情况。测试时应注意调校各种测试仪器，保证性能可靠、准确，严格清洗、消毒，严格各操作要领，以取最准确的测定值。

[适应证]

（1）了解生理功能：测定肺部疾病患者的肺功能是否受到损害，受损的程度以及主要损害哪项功能。

（2）评定治疗效果：药物或其他治疗后，功能是否改善及改善程度。

（3）预测胸外科手术的安全性：推测肺切除后，肺功能能否代偿。

（4）鉴定劳动力：确定肺部疾病［（如肺尘埃沉着症）］患者的劳动能力，制定今后适宜的劳动强度及工作种类。

［禁忌证］

急性心肌梗死、心功能不全、肺功能严重减退者，高热、剧咳，自发性气胸，2周内有咯血者，均不宜行肺功能测定。

［测试前准备］

（1）首先对各测试仪器按质控标准要求进行全面调校，确认性能可靠、准确。

（2）直接与患者呼吸道连接的口含器、呼吸管道等器材在每次应用前均应严格清洗、消毒。

（3）实验室应配有必要的急救药物、器械、氧气等。并定期检查、补充，以备应急使用。

（4）简单了解患者病史、诊断及临床医师申请目的。

［检测方法］

（1）检测肺功能前应测患者身高、体重，并根据其年龄、性别查出相应正常预计值。

（2）向检查者详细说明检查目的、方法及操作要领，必要时给予示范，取得患者理解和配合。并嘱受检者在测试前安静休息15min。进行所有项目测试时，受试者均应夹鼻夹，与呼吸道相连的接口器须紧密咬合，防止漏气。一般情况下，每项测定3次，取其最理想值记录。

（3）测试时体位可用立位、坐位或卧位。但不同体位的测值不同，应予注明。同一受检者前后对比时，应采取相同体位。

（4）许多检测指标正常值受到受试者性别、年龄、身高、体重等多种因素影响，故判断其检查结果是否正常须以实测值与正常预计值之比进行判断，同时在比较肺功能的变化及其治疗效果时，还应考虑到昼夜节律影响，尽可能在每天同一时间测定。

（5）对检查结果由专业人员进行评价。

### 8.1.1 肺容量测定

肺容量是指肺容纳的气体量。在呼吸周期中，肺容量随着进出肺的气体量而变化，吸气时肺容量增大；呼气时减小。其变化幅度主要与呼吸深度有关，可用肺量计测定和描记。肺容量是基本肺容积中两项或两项以上的联合气量。

[**检测方法**]

除残气量、功能残气量和肺总量用特殊测定法（下述）推算或计算外，其余各种气量均可由 Benedict – Both（浮筒式）或其他型肺量计测出。肺量计所带记纹鼓应有 3 种速度，即慢速 30mm/min、中速 60mm/min 和快速 1200mm/min。

先让患者口含橡皮接口，固定鼻夹，练习用口呼吸。接通肺量计后，嘱患者按规定完成各种呼吸动作，并分别测定下列项目：①潮气量（TV）。②呼气储备量（ERV）。③吸气储备量（IRV）。④肺活量（VC）。⑤最大通气量（MBC）。⑥时间肺活量。描的曲线上升部分为吸气，下降部分为呼气，各种肺量计浮筒容积不同，记纹纸上的格子所代表容积亦不同，应予标定。

残气不能直接测定，通常先测功能残气量（FRC），减去呼气储备量即得残气量。测验方法有 3 种：①开放式稀释测验法：采用 Darlin 原理及特殊装置测定。让被检者吸纯氧 7min，将肺内氮冲洗出来，取肺泡气测氮的含量，计算 FRC（公式略）。②密闭式稀释测验法：现多采用密闭式氧稀释测验法（Christ – Ie 法），在肺量计中充氧 5000ml，接通受检者，平静呼吸 7min（即氧稀释过程），然后取肺量计中的气样，利用 Haldane 气体分析器测量氮的浓度，计算 FRC（公式略）。③热导式气体分析器测量残气法：测定 FRC 较上述两法为优，既正确又方便。

[**参考区间**]

肺容量的各有关量，美国和日本均统一术语（图 8 – 1）。

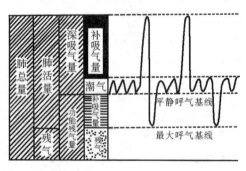

图 8 – 1　肺容量分类

（1）潮气量（TV）：平静呼吸时，每次吸入或呼出的气量，参考区间约为500ml。

（2）吸气储备量（IRV）：平静吸气后，用大力吸气所能再吸入的气量，旧称补吸气量，参考区间约为1500ml。

（3）最大吸气量（IC）：平静呼气后，做最大吸气所能吸入的气量，旧称深吸气量，等于TV加IRV，参考区间约为2000ml。

（4）呼气储备量（ERV）：平静呼气后，用力做最大呼气所能再呼出的气量，旧称补呼气量，参考区间约为1500ml。

（5）残气量（RV）：深呼气后，所遗留于肺内而不能再呼出的气量，参考区间约为1000ml。

（6）功能残气量（FRC）：平静呼气后，所遗留在肺内的气量，等于ERV加RV，参考区间约为2500ml。

（7）肺活量（VC）：最大吸气后作最大呼气，所能呼出的气量，等于IC加ERV，参考区间约为3500ml。

（8）肺总量（TLC）：深吸气后，肺内所含的总气量，等于VC加RV，参考区间约为4500ml。

以上的所谓"参考区间"只是成年男性的平均参考区间，因肺容量的数值与年龄、性别、体表面积有密切关系。

**［临床意义］**

肺活量（VC）：VC与年龄、性别、体表面积和体位有关，参考区间范围较大，有±20%的差异，先算出预测值（VC），公式为：预测值VC（男）=2310×体表面积；VC（女）=1800×体表面积，再算出实测值与预测值的百分比。参考值>80%预测值。VC降低见于肺组织病变或扩张受限，如肺炎、肺不张、肺纤维化、肺水肿、气胸、胸腔积液等；胸部运动受限，如胸廓畸形、脊髓灰质炎影响呼吸肌等；横膈运动受限，如膈神经麻痹、腹水、气腹等；气道阻塞，如哮喘、肿瘤、淋巴结等压迫等。

最大肺活量（FVC，即最大呼吸容量，旧称分期肺活量）：由测得的潮气量、吸气储备量、呼气储备量三者相加得出。健康人肺活量（VC）与FVC基本相同或稍多，但在哮喘及肺气肿时，由于肺部残气量（RV）增大，FVC的数值则比VC数值为小。

残气量（RV）增多表示肺膨胀过度，有较大量的气体不能随呼吸运动排出。RV增加的主要原因是肺弹性减退，如慢性支气管炎、哮喘等引起的阻塞性肺气肿；亦见于肺切除术后、健康肺组织代偿性膨胀过度及胸廓畸形

（如脊柱后侧弯）等。

RV 是判断有无肺气肿的主要指标之一。确定有无肺气肿存在，则采用 RV/TLG×100 的比值。据 Motley 测定，此值＜25% 者为正常；25%～35% 者为轻度肺气肿；35%～45% 者为中度肺气肿；45%～55% 者为重度肺气肿；＞65% 者为极重度肺气肿。

### 8.1.2 通气功能测验

通气功能是一种机械性的呼吸生理功能，不仅包括气量的多少，还有"时间"的要求，即以一定时间内出入肺脏空气量的多少来表明呼吸功能。

#### 8.1.2.1 每分钟静息通气量（L/min）

一次换气量（即潮气量）乘以 1min 的呼吸次数即为每分钟静息通气量。

[检测方法]

向被测验者说明测验意义和步骤，解除顾虑及紧张情绪。平卧呼吸，休息 10～20min。夹鼻，由口呼吸，保持原有呼吸状态。口端接口连接肺量计，测试 1min，反复 2～3 次，选择波动均匀的潮气量为标准，再乘以 1min 呼吸次数即可。

[参考区间]

男性：（6.683±0.253）L/min；女性：（5.125±0.204）L/min。

[临床意义]

正常人每分钟静息通气量有 20% 差异，故不能按绝对值决定其临床意义。对心肺疾病患者，分期进行肺活量（现称为 FEVt，即按时间测量最大呼气量）测定并作比较，其意义较大。

每分钟静息通气量降低见于肺组织的功能面积发生绝对减缩，如肺脏的广泛病变、支气管癌引起的大支气管阻塞、毛细支气管阻塞、肺水肿、肺炎、肺不张、肺纤维性病变、肺充血、肺组织切除后等；胸廓的扩展受限，如脊柱畸形、胸痛、脊髓灰质炎、周围神经炎、重症肌无力和原发性肌肉萎缩等；横膈下降受限，如妊娠、腹水、腹部肿瘤、气腹或膈神经麻痹等；肺脏膨胀受到限制，如胸腔积液、脓胸、气胸、膈疝、显著的心脏肥大或心包积液等。

每分钟静息通气量增加见于被检者精神紧张；因心、肺疾病而缺氧。

#### 8.1.2.2 最大通气量（MBC，L/min）

最大通气量是指在 1min 内以最大的呼吸速度和最大幅度所能呼吸的最大气量。

［检测方法］

（1）密闭式法：用肺量计。去掉钠石灰以减少通气阻力或调大肺量计中气流速度，记纹鼓以中速（60～100mm/min）转动。浮筒内充以氧气。被检者以最大的幅度和最快的速度，用力吸气、吹气15s，将15s内测得的通气总量乘以4，即为每分钟最大通气量。重复2～3次，记录最大值。

（2）开放式法：用Dauglar袋收集呼气，通过流量计测出。

［参考区间］

男性：（104±2.31）L/min；女性（82.5±2.168）L/min。一般以正常预计值的±20%作为参考范围。正常预计值如下：①＜20岁，男性为70.71×体表面积，女性为57.01×体表面积；②21～40岁，男性为63.43×体表面积，女性为56.2×体表面积；③＞40岁，男性为55.89×体表面积，女性为55.68×体表面积。

［临床意义］

最大通气量是检查肺通气动态功能的常用方法之一，有规定时间、呼吸的速度与幅度，临床意义较大。最大通气量在40L/min以下时，显示肺功能很差，应进一步检查，胸外科应考虑手术能否施行。Motley认为MBC＜40L/min肯定有肺气肿；40～120L/min，有无肺气肿不定；＞120L/min才算正常。减低见于脊柱侧凸等胸廓畸形、胸膜增厚、哮喘、肺不张、肺纤维化、肺瘀血、肺气肿。

### 8.1.2.3 通气储量百分比

即储气功能，这是平静状态下所需气量以外的余蓄通气能力，表明肺通气功能的潜力。

［计算方法］

$$通气储量百分比 = \frac{最大通气量 - 静息通气量}{最大通气量} \times 100$$

［参考区间］

男性为93.31%±0.24%；女性为93.7%±0.28%。

［临床意义］

可预测患者能否胜任胸外科手术：①＞93%为通气功能健全，可以胜任手术。②92%～87%为通气功能尚可，可考虑胸腔手术。③86%～70%为通气功能不全，胸腔手术应慎重或避免。④70%～60%通气功能大减，接近气急阈，胸腔手术应予禁忌。

#### 8.1.2.4 行走通气量

[检测方法]

被检者带上橡皮面罩，呼气出口皮管与 Dauglar 袋连接，在平坦地面缓步行走，速度为 54.86m/min。行走 2min 后，转动开关，封闭袋中气量。将袋中气量导入肺量计测定气量，即得每分钟行走通气量。

[参考区间]

男性为（15.04 ± 0.452）L/min；女性为（12.86 ± 0.563）L/min。

[临床意义]

行走通气量的意义与最大通气量相同。行走通气量与最大通气量之比，对判断胸腔外科手术的适应性，有参考价值。行走通气量/最大通气量 ≤ 0.25，行走时无气促，为功能健全，可施行胸腔手术；≤0.35，行走时有轻度气促，为功能尚可，胸腔手术可予考虑；≤0.45，有中等气促，为功能减弱，胸腔手术应慎重考虑；>0.5，可有显著气促，为功能大减，胸腔手术应予禁忌。

#### 8.1.2.5 时间肺活量（TVC）

现称最大呼气量（时间性的）〔forced expiratory volume（times），FEVt〕，是指在单位时间（s）内的最大呼气量，临床上常用的 $FEV_1$ 即是第一秒用力呼气容积占 VC（肺活量）的比值（%）来表示。

[检测方法]

参见 8.1.1。

[计算方法]

先测出肺活量，并分别算出第一秒内、第二秒内、第三秒内的最大呼气量，再分别计算上述最大呼气量占肺活量的百分比。

[参考区间]

第一秒：83%；第二秒：96%；第三秒：99%。

[临床意义]

支气管阻塞或肺弹性减退，均可使时间肺活量减低，且较灵敏，故时间肺活量为目前通气功能测验中最简便和较有价值的方法。哮喘患者的肺活量可能正常，但时间肺活量则减少，故价值较大。不能接受最大通气量测定的重症患者，可进行时间肺活量测定。

#### 8.1.2.6 最大中间呼气速度（MMEF）

[检测方法]

将时间肺活量气量分为 4 等分，由于前 1/4 速度过快，不易掌握，后 1/

4 肺弹性减低、支气管狭窄、气速降低，故均不予考虑，只取其中间 1/2（即 25%～75%）气量，除以所需的时间（s），即为最大中间呼气速度；亦即现称为最大肺活量（FVC）中段值的平均最大呼气量（25%～75%，FEF 25%～75%）。

[参考区间]

男性为 3.369L/s；女性为 2.887L/s。国外资料 MMEF 的参考范围是 100～400L/min。

[临床意义]

MMET 是考核阻塞性通气障碍最敏感的指标。中外学者认为 MMEF 较时间肺活量和最大通气量更为敏感。

### 8.1.2.7 气速指数（AVI）

[计算方法]

$$气速指数 = \frac{最大通气实测数占预计值的\%（MBC\%）}{肺活量实测数占预计值得\%（VC\%）}$$

[参考区间]

AVI = 1（0.8～1.2）。

[临床意义]

限制性通气障碍其 AVI > 1.3；阻塞性通气障碍其 AVI < 0.7。

### 8.1.2.8 通气功能的评核

见表 8-1。

表 8-1　各型通气障碍的特点比较表

| | 阻塞性 | 限制性 | 混合性 |
|---|---|---|---|
| 肺活量 | 正常（或稍减少） | 明显减少 | 减少 |
| 时间肺活量 | 明显减少 | 正常 | 减少 |
| 最大通气量 | 明显减少 | 正常（或稍减少） | 减少 |
| 最大中间呼气速度 | 减低 | 正常 | 减低 |
| 残气量 | 增加 | 正常 | 增加 |
| 肺总量 | 增加 | 减少 | 减少 |
| 肺活量/肺总量 | 减少 | 正常 | 正常 |
| 残气量/肺总量×100 | 增加（>40%） | 稍增加 | 稍增加 |
| 气速指数 | <1 | >1 | =1 |

通气功能是肺功能测验最基本的项目，其功能是否减损，由以下5项测验结果来评核。

（1）最大通气量：参见8.1.2.2。

有阻塞性呼吸障碍时，最大通气量显著减低。但应注意是否由于患者体力衰弱或不合作所致。

（2）时间肺活量：参见8.1.2.5。

（3）通气储量百分比：参见8.1.2.3。

（4）行走通气量与最大通气量比数：参见8.1.2.4。

（5）气速指数：参见8.1.2.7。

### 8.1.3　吸入气分布情况测验

正常人在静息状态下，只有1/20肺泡参与通气（肺泡总计约7.5亿个），因此，通气功能的潜力是很大的。正常人肺部有解剖无效腔（即口腔、鼻腔、气管、支气管）及生理无效腔（解剖无效腔加上不参与气体交换的肺泡以及气体和血流供应不足的肺泡），这两个无效腔亦称为死腔（无效腔）。

#### 8.1.3.1　气体分布

[检测方法]

（1）吸气混合指数：7min氧冲洗法，呼吸纯氧7min后，测定肺泡气氮浓度。

（2）一口气呼吸试验（single-breath-method）：让患者一口气深吸氧后，作一次深呼气，测定呼气中氮的浓度，判断气体分布是否均匀。

（3）密闭式平衡测验法：使肺泡气氮浓度与肺量计中氮浓度平衡，记录所需时间；最后呼出的肺泡气中氮浓度不增加或稍增加；达到氮浓度平衡时所需通气总量。

[参考区间]

（1）吸气混合指数：正常 <2.5%。如果氮浓度增加，则表示气体分布不均匀。

（2）一口气呼吸试验：正常人当呼气量至750ml及1250ml时氮浓度增加<1.5%，老年人<4.5%。

（3）密闭式平衡测验法所需时间 <2.5min，氮浓度稍增加但<2%，达到氮浓度平衡所需通气总量应<20L。

[临床意义]

如病变范围超过代偿限度，则产生气体分布不均匀情况。①肺弹性减低，如肺气肿、支气管扩张。②肺泡壁及周围组织纤维化，如肺纤维化、肺囊肿。③支气管阻塞，如哮喘、慢性支气管炎等。④其他如心力衰竭、二尖瓣狭窄、二氧化碳弥漫性肉芽肿。⑤在无症状的哮喘患者中，虽无支气管痉挛症状，亦可测到有气体分布异常的情况。⑥这些试验对早期阻塞性肺气肿有特殊价值。

### 8.1.3.2 通气/血流比例（ventilation perfusion ratio）

[参考区间]

正常肺的通气和血流总量分别为4L/min和5L/min，故通气/血流比例为0.8左右。

[临床意义]

为了正常的气体交换，整个肺的气体分布与血流分布必须相适应。如果正常血流灌注通过毫无通气功能的肺区，由于血流在数量上超过通气，部分血流就在未能充分获得氧和排出二氧化碳的情况下进入动脉，从而，增加右向左的分流。反之，如果正常通气的肺区减少血流灌注，由于通气在数量上超过血流，进入肺泡的空气没有机会与血流进行充分的气体交换，结果造成无效通气（或称"死腔"效应）。通气/血流比例失调的后果主要是缺氧，除非有明显的通气不足，否则没有或仅有轻度二氧化碳潴留。

通气/血流比例失调的常见病因有：慢性阻塞性肺气肿、肺不张、严重的肺纤维化、肺血流量呈明显降低（如重症肺动脉瓣狭窄）等。

### 8.1.4 换气功能测验

换气功能测验是用于检测肺行使外呼吸的效率。通气功能损害到一定程度时，会引起换气功能的减弱；而换气功能的损害，会引起通气功能的异常，但先天性心脏病和动静脉瘘，其通气功能一般均正常，因存在血液分流，故而总会发生缺氧。影响换气功能的因素有：①肺容量的改变；②气体分布不均；③通气量减低；④血循环障碍；⑤血液成分改变；⑥肺组织疾病等。

### 8.1.4.1 重复呼吸试验

[检测方法]

（1）让被检者在260mm高的小凳上踏上、踏下各约30次，为时1min。

（2）立即呼气于装有1000ml空气的橡皮囊内，要在20s内呼净（因为周身血循环为20s），关闭皮囊。

（3）将皮囊内气体分别做氧和二氧化碳的容积百分数分析。

[参考区间]

氧容积：男性为 8.62% ±0.13%；女性为 8.96% ±0.14%。二氧化碳容积：男性为 8.33% ±0.098%；女性为 7.83% ±0.103%。

[临床意义]

肺泡呼吸面积可因肺脏或肺泡壁病变而减少，而使气体弥散受到障碍，气体交换功能减弱。凡通气、分布、弥散受损的因素均可引起气体交换异常，但以后两者为主。心脏疾患的影响则大于肺部疾患。

重复呼吸 20s 后呼出的气体已和肺泡气体相接近，肺泡气体含氧愈低，表示换气功能愈强；肺泡气体含氧愈高，则表示换气功能愈弱。如重复呼吸气含氧容积超过 10.5%，则表示气体弥散功能已显著减弱，胸腔手术应列为禁忌。

换气功能减退，一般以重复呼吸气含氧容积百分数为标准，<11% 为正常；11.1% ~12% 为轻度减退；12.1% ~14% 为中度减退；>14.1% 为重度减退。

### 8.1.4.2　通气等量的计量

[计算方法]

吸取氧 100ml 所需的通气量（L）称为通气等量。通气等量 = 每分通气量/每分钟氧吸收量 ×100。氧吸收率是指静息时由每升通气量中所吸收的氧量。

[参考区间]

2.4 ~2.9L。

[临床意义]

换气功能减弱时表现为氧吸收量降低、氧吸收率降低和通气等量增加。静息时，即使肺部有疾病，氧吸收量及氧吸收率可不降低；运动时才易显示减低，出现缺氧现象。

### 8.1.4.3　缺氧试验

[检测方法]

让被检者先呼吸空气 2min，算出氧吸收量；再让被检者呼吸纯氧 2min，算出氧吸收量；两者之差，即是缺氧量。

[参考区间]

阴性。

[临床意义]

健康人的肺泡气和毛细血管血液间的氧分压相差无几，血氧饱和度已达正常，即使再呼吸纯氧，亦不能提高氧的吸收量。在病理情况下。肺毛细血管血氧分压降低，血氧饱和度亦较低，吸纯氧时，肺泡气内氧分压提高，有利于氧的吸收，使血氧饱和度亦提高。当缺氧试验阳性时，表明患者的肺脏换气功能减弱。

#### 8.1.4.4 肺脏血流量的测量

完整的肺功能取决于肺的血流和通气、换气功能。其中任何一项发生缺陷，另外两项即受影响。

[检测方法]

常用 Fick 心排血量直接测定法，其计算公式为：

$$每分钟心脏排血量（ml）= \frac{每分钟氧吸收量（ml）}{动脉血氧含量 - 静脉血氧含量} \times 100$$

动脉血氧含量应由股动脉抽取血样检测，静脉血则应经心导管由右心室取血样，方能测出较准确结果。

[参考区间]

（3.62 ± 0.89）L／（min·m$^2$）。

[临床意义]

肺脏血流量的多少与每分钟心排血量相等。从右心室进入肺脏的血量等于左心室的排出量。所以要测量肺脏血流量，只需测出每分钟心脏排血量。

肺脏血流量随呼吸周期约有 500~1000ml 的差别，呼气时肺血少，约占全身血液的 5%~7%；吸气时肺血多，约占全身血液的 8%。肺脏血液的大部分贮于肺动、静脉中，在毛细血管参加氧合作用者，仅为 60ml 左右，当运功时，此血量则大增。任何致使肺脏血流量减少的因素均会影响到通气和换气功能，并使弥散到血液的氧减少而发生低氧血症。

#### 8.1.4.5 弥散功能测定法

[检测方法]

用一氧化碳（CO）弥散量测定法—— 一次呼吸法。

[计算方法]

因 CO 同血红蛋白亲和力极强，不易受其他因素影响，测得结果比较理想。计算公式为：CO 弥散量，即一氧化碳扩散能力（DLCO）= $\frac{每分钟 CO 吸收量}{肺泡 CO 分压}$（ml/min·mmHg）；氧弥散量（DLO$_2$）= DLCO×1.23。

[参考区间]

（1）DLCO = 10~30ml/min·mmHg［平均值为 27.48ml/（min·mmHg）］，

即 76.92 ～ 230.77ml/（kPa·min）［平均值为 211.38ml/（kPa·min）］。

西田等（日）通过 16 ～ 79 岁计 365 例统计（Ht 为身高）：

男：DLCO =（20.6 - 0.086×年龄）Ht（m）=（27.3±5.1）ml/（min·mmHg）。

女：DLCO =（15.9 - 0.038×年龄）Ht（m）=（21.8±3.7）ml/（min·mmHg）。

（2）$DLO_2$ = DLCO×1.23。

**［临床意义］**

弥散作用就是氧由肺泡气透过肺泡膜和毛细血管壁进入血液，二氧化碳由血液透过毛细血管壁和肺泡膜进入肺泡。这是外呼吸的最终目的。正常弥散功能的基本条件是正常的通气功能、肺容量和气体分布。

当肺泡气中氧分压与毛细血管中氧分压每相差 1mmHg 时，1min 内透过氧的毫升数，称为氧弥散量，正常时为 15～20 ml/min，运动时可增加 2～3 倍。二氧化碳亦为弥散气体之一，因其分子小，弥散力较氧气大 20 倍，即使肺泡 - 毛细血管间隔增厚，对其弥散的影响亦较小。所以，临床上均以氧的弥散量作为弥散功能的考核指标。

继发性弥散功能障碍见于因肺组织破坏导致肺泡弥散面积减少的疾病，如肺气肿、肺结核和其他肺部疾病。亦见于肺脏切除术后，老年人肺泡壁破裂、肺毛细管床毁损等。

原发性弥散功能障碍见于肺泡膜和毛细血管壁增厚，使弥散功能减弱，如间质性肺水肿、肺间质纤维化、毛细血管壁纤维性变、硅沉着病、铍中毒、二氧化硫中毒、石棉沉着病、胸内结节病、硬皮病、毛细血管内膜炎和肺泡细胞癌等。此外，亦见于肺动脉栓塞、心力衰竭等。

### 8.1.5 分侧肺功能测验

**［适应证］**

（1）单侧或双侧肺部疾病患者，一侧需施行不可复原的手术，而健侧肺功能有可疑情况者。

（2）萎缩肺或一侧肺部手术后，为了解健侧肺的代偿情况。

**［禁忌证］**

溃疡性支气管内膜结核；急性咽喉炎；高热患者；近 2 周内曾大咯血者；痰过多而黏稠者；左侧总支气管阻塞或狭窄；肺结核有严重中毒症状者；极度衰弱，不能胜任插管者。

[测验前准备]

术前禁食 3h。分泌物过多者，术前一日行体位引流，减少分泌物，以免测验失败。局部麻醉：1% 丁卡因喷咽喉部，棉花球蘸丁卡因涂布会厌部、咽后壁及梨状窝。再用导尿管经鼻喉插入气管，将 0.25% 丁卡因 6ml 分 2~3 次注入气管，嘱患者向左倾斜，以使左侧支气管能充分麻醉。

[操作方法]

先行肺总功能测定，并向患者解释其意义。在直接喉镜帮助下，将 Carlen 双腔支气管导管插入气管中，拔去缚住橡皮小钩的丝线及导管中的铁丝，插入后透视。将气囊充气，先充左侧，后充右侧。如无剧咳或分泌物阻塞，即可连接双筒肺量计，开始描图，一般右侧呼吸曲线在上，左侧在下。常规测定项目：依次作两肺每分通气量、氧吸收量、功能残气量、肺活量及时间肺活量。

[参考区间及临床意义]

临床用于衡量两侧肺功能各占多少，以估计手术的耐受性，目前已很少作此检查。①以每侧肺功能占肺总功能的百分数表示，正常人右肺占 55%，左肺占 45%。②一侧肋膈角固定，约损害该侧肺功能 30%。③手术切除肺叶病变越大，则术后其功能影响越小。④肺结核术后较肺癌术后影响为小。⑤年龄越大，则影响肺功能就愈大。

[术后处理]

描图完毕，将气囊空气放出，拔出导管。鼓励患者咳嗽，排出分泌物，尽量少用止咳剂或阿托品等药物。禁食 3h 后可进流质饮食。

## 8.1.6 血气分析（blood gas analysis）

血气分析是指测定血液中的氧和二氧化碳等气体。由于血气和血液的酸碱平衡密切相关，因此，临床血气分析还包括血液酸碱度的测定。

[检测方法]

现多用血气分析仪直接测定 pH 值、二氧化碳分压、氧分压，并测出血红蛋白。根据这些参数，通过电子计算机自动换算，直接打印出各个指标的数值。

[血气分析指标的参考区间及含义]

（1）血氧含量是指 100ml 血液中含有多少毫升氧量。血氧含量代表血液带氧量，包括物理溶解氧及 Hb 结合氧的总和。血氧含量的高低与动脉血氧分压及 Hb 的多少有关。

（2）血氧分压（oxygen tension，$PO_2$）：$PO_2$ 又称血氧张力，是指血液中物理溶解的氧分子所产生的压力。$PO_2$ 参考值为 95 ~ 100mmHg 或托（Torr），$PO_2 < 80$mmHg 为低氧血症。

氧的溶解量与吸入气体的氧分压有关。肺泡氧分压直接影响 $PO_2$，因此，动脉血氧分压（$PaO_2$）在一定程度上反映了肺泡氧分压，而 $PaO_2$ 的高低，又影响血氧饱和度和组织的供氧。

（3）血氧饱和度（oxygen saturation，SAT 或 $SO_2$）：$SO_2$ 是指血液中与氧结合的 Hb 占全部 Hb 的百分比。以公式表示为：

$$血氧饱和度（SO_2） = \frac{氧含量（指 100ml 血液中实际带氧量）}{氧含量（指 100ml 血液与空气充分接触后的最大带氧量）} \times 100$$

动脉血氧饱和度（$SaO_2$）的参考区间为 95% ~ 97%。

$SO_2$ 与 Hb 量无关，而与 Hb 和氧的结合能力有关。氧与 Hb 的结合能力又与 $PO_2$ 有关，$SO_2$ 随 $PO_2$ 的增高而增高，两者呈一特殊的"S"形曲线关系，称为 Hb 氧解离曲线（oxygen dissociation curve）。曲线的中、下段呈陡直急剧上升，$PO_2$ 从 0 上升至 60mmHg，$SO_2$ 从 0 增至 90%；曲线的上段平坦，$PO_2$ 从 60mmHg 上升至 100mmHg，$SO_2$ 从 90% 增加至 97%。

氧解离曲线的上述特点在生理上具有重要意义，回流到肺部的静脉血 $PO_2$ 低，处于曲线的陡直段，只要肺泡氧分压上升至 60mmHg，则 $SO_2$ 即可达 90%。$PO_2$ 高的动脉血到达周围组织时，由于组织的 $PO_2$ 低，$SO_2$ 则迅速下降，Hb 即释放出较多的氧，供给组织。

氧解离曲线受二氧化碳分压，pH 值、体温、红细胞内 2，3 - 二磷酸甘油酸（2，3 - DPG）、三磷腺苷（ATP）等因素的影响。当二氧化碳分压上升、pH 值下降、体温升高及 2，3 - DPG 增多时，氧解离曲线右移，组织中氧离解增多，有利于向组织供氧；反之则左移，不利于向组织供氧。

（4）二氧化碳分压（carbon dioxide tension，$PCO_2$）：$PCO_2$ 是指物理溶解在血液中的二氧化碳（$CO_2$）分子所产生的压力。动脉血二氧化碳分压（$PaCO_2$）的参考区间为 34 ~ 45mmHg（平均为 40mmHg）。由于 $CO_2$ 的弥散能力很强，在肺泡与血液之间几乎可以毫无障碍地自由弥散，且动、静脉血 $PCO_2$ 值仅相差 6mmHg，因而肺泡 $PCO_2$ 与 $PaCO_2$ 的数值相近。$PaCO_2$ 基本上可以反映肺泡二氧化碳分压（$PaCO_2$）。可作为肺泡通气功能的指标。此外由于碳酸（$H_2CO_3$）参与组成缓冲系统，故 $PaCO_2$ 亦可作为血液酸碱平衡的指标之一。$PCO_2 > 45$mmHg 为通气不足，提示呼吸性酸中毒；$< 34$mmHg 为

通气过度，提示呼吸性碱中毒。

（5）pH 值：pH 值是指血液中氢离子浓度（克分子/升）的负对数，即 pH = − log［H⁺］。pH 值是血液酸碱度的指标，它只能表示血液的酸碱度，而不能说明酸碱平衡失调的性质是呼吸性还是代谢性。

正常血液 pH 值为 7.35 ~ 7.45（平均 7.40）。pH < 7.35 为酸中毒；pH > 7.45 为碱中毒。

（6）二氧化碳总量（total $CO_2$，$T-CO_2$）：$T-CO_2$ 是指存在于血液中的各种形式的 $CO_2$ 的总含量，包括化合状态和游离形式（溶解）的 $CO_2$。化合状态的 $CO_2$，大部分为碳酸氢盐（$HCO_3^-$），少量为蛋白质氨基甲酸酯（$RNHCOO^{2-}$）及碳酸盐（$CO_3^{2-}$）；溶解的 $CO_2$ 是指物理溶解的 $CO_2$ 及极少量与水结合成 $H_2CO_3$ 的 $CO_2$（水化形式）。$T-CO_2$ 的参考区间为 24 ~ 32mmol/L，平均为 28mmol/L。

$HCO_3^-$ 是血液中 $CO_2$ 的最主要形式，其他形式的 $CO_2$ 量极小，因此，$T-CO_2$ 与 $HCO_3^-$ 数值极为近似。

（7）实际重碳酸盐（actual bicarbonate，AB）与标准碳酸氢盐（standard bicarbonate，SB）：AB 是指人体血浆中 $HCO_3^-$ 的实际含量。SB 是指血浆在 37℃，血氧饱和度为 100%，$PCO_2$ 为 40mmHg 的条件下所测得的 $HCO_3^-$ 值。AB 和 SB 是代谢性酸碱平衡的指标。AB 受呼吸因素的影响；SB 是在 $PCO_2$ 为 40mmHg 条件下测得的 $HCO_3^-$ 值，消除了呼吸因素的影响，因此是判断代谢性改变的良好指标。

AB 的参考区间为 21.4 ~ 27.3mmol/L，平均为 24mmol/L。SB 的参考区间为 21.3 ~ 24.8mmol/L，平均为 23mmol/L。AB 和 SB 之间的差，可以反映呼吸对酸碱平衡的影响。AB > SB，提示 $CO_2$ 潴留，为呼吸性酸中毒。AB < SB，提示 $CO_2$ 排出过多，为呼吸性碱中毒。AB = SB，< 参考区间，提示代谢性酸中毒。AB = SB，> 参考区间，提示代谢性碱中毒。

（8）二氧化碳结合力（carbon dioxide combining power，$CO_2-CP$）：$CO_2-CP$ 是指血浆中化合状态的 $CO_2$ 含量，包括 $HCO_3^-$、$CO_3^{2-}$、$R_{NHCOO}^{2-}$ 三部分组成。由于后两部分数量极微小，故 $CO_2-CP$ 与 $HCO_3^-$（AB）值近似。

$CO_2-CP$ 的参考区间为 23 ~ 31mmol/L，平均为 27mmol/L。

$CO_2-CP$ 实际上表示 $HCO_3^-$ 和 $H_2CO_3$ 场中的 $T-CO_2$，受代谢及呼吸两方面因素的影响，它既反映代谢性改变，也反映代偿性呼吸改变，故单纯测定 $CO_2-CP$ 并不能说明酸碱平衡失调的性质。$CO_2-CP$ 数值降低，表示代谢性酸中毒或呼吸性碱中毒代偿性下降；反之，则表示代谢性碱中毒或呼吸性酸中毒代偿性增高。

（9）缓冲碱（buffer base，BB）：BB 是指血液中具有缓冲作用的碱的总和，即具有缓冲作用的阴离子的总和，包括 $HCO_3^-$、磷酸盐、蛋白质及 Hb 等。其中最主要的是 $HCO_3^-$，约占缓冲碱的 50%，它可以通过呼吸进行调节，称为开放性缓冲对，其余的称为非开放性缓冲对。

血浆缓冲碱（BBp）主要由血浆中 $HCO_3^-$ 和蛋白质组成，其参考值为 42mmol/L。全血缓冲碱（BBb）主要由血浆中碳酸氢盐、蛋白质阴离子和 Hb 所组成，参考值为 48mmol/L。

BB 是反映机体对酸碱的总缓冲能力。在代谢性酸中毒时，由于缓冲碱被消耗，BB 值减少；代谢性碱中毒时 BB 值增加。在呼吸性酸中毒或碱中毒时，因缓冲过程中开放性与非开放性缓冲碱的数量互相消长，BB 值不受影响。

呼吸性酸中毒时：

$$CO_2 + H_2O \rightarrow H_2CO_3 \rightarrow H^+ HCO_3^- \cdots\cdots HCO_3^- \quad 增加$$
$$\uparrow \qquad\qquad\qquad \downarrow$$
$$CO_2 \uparrow \qquad\quad HBuf \leftarrow H^+ + Buf^- \cdots\cdots Buf^- \quad 减少 \quad \Big] - BB\ 不变$$

$$CO_2 + H_2O \rightarrow H_2CO_3 \leftarrow H^+ HCO_3^- \cdots\cdots HCO_3^- \quad 减少$$
$$\uparrow \qquad\qquad\qquad \downarrow$$
$$CO_2 \uparrow \qquad\quad HBuf \rightarrow H^+ + Buf^- \cdots\cdots Buf^- \quad 增加 \quad \Big] - BB\ 不变$$

（注 HBuf 及 Buf⁻ 分别表示非开放性缓冲对弱酸及负离子）因此，BB 值可作为代谢性酸碱平衡失调的指标。但因 BB 值可受血浆蛋白与血红蛋白浓度以及其他电解质变化的影响，因此，这不是十分理想的指标。

（10）剩余碱（base excess，BE）：BE 是指 $PCO_2$ 为 40mmHg，温度为 38℃，Hb 100% 氧合的条件下，用酸或碱将全血或血浆滴定至 pH 值为 7.40 时，所需的滴定酸或碱的量（mmol/L）。

若用酸滴定，所需的酸量为正值，表示血液中碱量较正常增加，为碱超（base excess，BE）；若用碱滴定，所需要的碱量为负值，表示血液中碱量较正常减少，为碱缺（base deficit，BD）。因此，BE 实际上是代表测出的缓冲碱（BB）与正常缓冲碱的差值。反映机体碱贮量的增多或减少，故用碱差（ΔBB）名称较为恰当。BE 测定时已消除了呼吸因素的影响，是反映代谢性酸碱平衡失调的良好指标，由于它能明确地表示出血液中缓冲碱的绝对量，故临床上可用于计算需要补充的酸或碱的量。

BE 参考区间为 ±3mmol/L。BE 负值增大，提示代谢性酸中毒；正值增大，提示代谢性碱中毒。红细胞内的 Hb 是重要的缓冲物质，Hb 浓度直接影响 BE 测定值。有人主张用 Hb 5g% ~6g% 时的 BE 值作为细胞外液的 BE 值，则其影响大大减少，称为细胞外液剩余碱（$BE_{Ecf}$ 或 SBE、$BE_{Hb5}$）。SBE 参考值与 BE 参考值近似，目前新一代血气分析仪，已把 SBE 列为常规检测指标。

[临床意义]

血气分析的临床应用有五个方面：①用于判断患者有无低氧血症、高碳酸血症和低碳酸血症及其程度。②利用 $PaO_2$ 及 $PaCO_2$ 判断有无呼吸衰竭，并对呼吸衰竭进行分类。③在用呼吸器治疗呼吸衰竭的过程中用于监护，以判断呼吸器应用是否恰当，并可决定撤离呼吸器的时机。④在心导管检查术中，对心脏不同部位的血液进行血氧检测，以判断心脏是否存在分流情况。⑤通过血气及血液酸碱度检测，可判断有无酸碱平衡失调和失调的类型以及机体的代偿情况，以供临床治疗参考。

诊断低氧血症、高碳酸血症及呼吸衰竭：$PaO_2$ 及 $SaO_2$ 是判断有无低氧血症及其程度的指标。从 Hb 氧离解曲线的特点可知，$SaO_2$ 作为反映缺氧程度的指标是不够敏感的，因此，一般均以 $PaO_2$ 值作为缺氧程度的指标。$PaO_2$ 值 <80mmHg 为低氧血症，61 ~ 80mmHg 为轻度缺氧；41 ~ 60mmHg 为中度缺氧；< 40mmHg 为重度缺氧。肺通气功能障碍所致的缺氧，$PaO_2$、$SaO_2$ 及血氧含量均降低。贫血性缺氧患者血氧含量降低，但 $PaO_2$ 及 $SaO_2$ 正常。一氧化碳或氰化物中毒，Hb 已失去带氧能力，$PaO_2$ 虽正常，但血氧含量降低。$PaCO_2$ 值 >45mmHg 为高碳酸血症，表示体内有 $CO_2$ 的潴留，提示通气不足。$PaCO_2$ 值 <34mmHg 为低碳酸血症，提示通气过度。

呼吸衰竭的诊断标准：$PaO_2$ <60mmHg，$PaCO_2$ >50mmHg，其前提条件为：排除心内解剖分流和原发于心排血量等情况；在海平面大气压下，静息状态吸入室内空气。根据血气分析，可将呼吸衰竭分为两大类型：Ⅰ型呼吸衰竭为低氧血症型，$PaO_2$ 下降，但 $PaCO_2$ 正常或稍降低；Ⅱ型呼吸衰竭为高碳酸血症型（又称通气障碍型），$PaO_2$ 下降伴有 $PaCO_2$ 升高，见表 8 -2。

表8－2　缺氧原因分析

| 血气指标 | T－$CO_2$ (mmol/L) | $PCO_2$ (mmHg) | $PO_2$ (mmHg) | $SO_2$（%） | 吸氧后 | | 低氧吸入肺泡－动脉 $PO_2$ 差 |
| --- | --- | --- | --- | --- | --- | --- | --- |
| | | | | | $PO_2$ | $PCO_2$ | |
| 参考区间正常值 | 24～32 | 34～35 | 95～100 | 95～97 | | | |
| 通气不足 | ↑ | ↑ | ↓ | ↓ | ↑ | ↑ | 少变 |
| 通气/血液分布不均 | ↓ | ↓ | ↓ | ↓ | $SO_2$↑但不到100% | 不变或↑ | 变化小 |
| 真性分流 | 稍↑ | 正常或稍↑ | ↓ | ↓ | $SO_2$不能↑ | 不变 | 差距较大 |
| 弥散障碍 | 正常或稍↓ | 正常或稍↓ | ↓ | ↓ | $SO_2$↑可达100% | 少变或↑ | 差距大 |

应用呼吸器过程中的血气监护：通过血气检测，可以了解有无通气不足或通气过度。对急性呼吸衰竭患者可应用呼吸器使 $PaCO_2$ 快速恢复正常；但对慢性呼吸衰竭患者，应使 $PaCO_2$ 缓慢下降，且不必恢复正常。其原因是后者存在着代偿性 $HCO_3^-$ 增多，如果 $PaCO_2$ 急剧降至正常，肾脏来不及发挥调节作用，血液 $HCO_3^-$ 及 BE 不能相应变化，势必引起 pH 值上升，出现代谢性碱中毒；若 $PaCO_2$ 下降到正常以下，则会出现代谢性碱中毒合并呼吸性碱中毒，患者出现痉挛、心律失常及呼吸抑制等。

撤离呼吸器的指标：一般认为 $PaCO_2$ < 50mmHg，吸入空气时 $PaO_2$ > 70mmHg 或 $SaO_2$ >85% 时，可撤离呼吸器。

酸碱平衡失调的判断：各种类型酸碱平衡失调的主要血气指标改变见表8－3、表8－4和表8－5。

表 8-3　单纯型酸碱平衡失调血气指标的变化情况

| 血气指标 | T-CO2 (mmol/L) | PCO2 (mmHg) | CO2-CP (mmol/L) | pH | BB (mmol/L) | SB (mmol/L) | BE (mmol/L) | PO2 (mmHg) |
|---|---|---|---|---|---|---|---|---|
| 参考区间 | 24~32 | 34~45 | 23~31 | 7.35~7.45 | 48 | 22~27 | ±3 | 95~100 |
| (均值) | (28) | (40) | (27) | (7.40) | | (24) | (0) | |
| 呼吸性酸中毒 | ↑↑稍快 | ↑↑↑快 | ↑慢 | ↓ | ↑↑ | ↑↑ | + | ↓ |
| 代谢性酸中毒 | ↓↓ | ↓↓ | ↓↓↓ | ↓ | ↓↓↓ | ↓↓↓ | - | 正常 |
| 呼吸性碱中毒 | ↓↓ | ↓↓↓ | 略低 | | ↓ | ↓ | 稍- | ↑ |
| 后期 | | | ↓ | | ↓↓ | ↓↓ | - | |
| 代谢性碱中毒 | ↑↑ | 略 | ↑↑ | | ↑↑↑ | ↑↑ | + | 略低 |

任何一种酸碱平衡失调发生后，机体必然会进行代偿，以保持血液 pH 值的恒定。代偿的方式是通过缓冲作用，以及肺、肾的调节和细胞内外离子的交换。因此各种类型的酸碱平衡失调，均有原发性化学变化及继发性的改变。

所谓未代偿的酸碱平衡失调，是指在酸碱平衡失调的急性阶段机体来不及充分发挥代偿作用，其血气指标主要表现为原发性的化学变化；所谓已代偿的酸碱平衡失调，是指在酸碱平衡失调的慢性阶段机体已发挥了充分的代偿作用，其血气指标除具有原发性化学变化外，尚有由代偿反应所引起的继发性改变。

表 8-4　单纯型酸碱平衡失调主要血气指标的改变

| 血气指标 | pH | PaCO2 | AB | BE |
|---|---|---|---|---|
| 参考区间 | 7.35~7.45 | 34~35 | 22~27 | ±3mmol/L |
| (均值) | (7.40) | (40mmHg) | (24mmol/L) | (0) |
| 呼酸未代偿 | ↓ | ↑ | ←→ | ←→ |
| 已代偿 | 正常，↓ | ↑ | ↑ | >+3 |
| 呼碱未代偿 | ↑ | ↓ | ←→ | ←→ |
| 已代偿 | 正常，↑ | ↓ | ↓ | <-3 |
| 代酸未代偿 | ↓ | ←→ | ↓ | <-3 |
| 已代偿 | 正常，↓ | ↓ | ↓ | <-3 |
| 代碱未代偿 | ↑ | ←→ | ↑ | >+3 |
| 已代偿 | 正常，↑ | ↑ | ↑ | >+3 |

　　备注：①↑表示升高；↓表示降低；←→表示无变化。②未代偿的呼吸性酸中毒及碱中毒，AB 略有升高及降低，但数值接近正常；已代偿的酸碱平衡失调，pH 值正常者为完全代偿；pH 值不正常（↑，↓）为部分代偿。③呼酸为呼吸性酸中毒；呼碱为呼吸性碱中毒；代酸为代谢性酸中毒；代碱为代谢性碱中毒。

表 8 - 5　混合型酸碱平衡失调主要血气指标的改变

| | pH | PaCO$_2$ | AB | BE（mmol/L） |
|---|---|---|---|---|
| 呼酸 + 代酸 | ↓ | ↑ | ↓（N） | < -3 |
| 呼碱 + 代碱 | ↑ | ↓ | ↑（N） | > +3 |
| 呼酸 + 代碱 | ↑↓N | ↑ | ↑ | > +3 |
| 呼碱 + 代酸 | ↑↑N | ↓ | ↓ | < -3 |

备注：N 表示正常；↓↓表示明显下降；↑↑表示明显升高。呼酸为呼吸性酸中毒；呼碱为呼吸性碱中毒；代酸为代谢性酸中毒；代碱为代谢性碱中毒。

酸碱平衡失调经过代偿，血液 pH 值保持在正常范围内者称为代偿性酸碱平衡失调；若 pH 值不正常（升高或降低），则称为失代偿性酸碱平衡失调。

机体内各种代偿机制发挥作用的时间不一，缓冲作用于酸碱平衡失调出现后几乎立即开始，细胞内外离子交换 2~4h 亦发挥作用，但其他代偿能力较弱。肺的调节作用于 10~30min 出现。肾脏的调节作用一般 12h 才开始，至少 3~5 天才能完成，但其代偿能力强。因此在呼吸性酸碱平衡失调的急性阶段，主要通过缓冲作用及细胞内外离子交换作用进行代偿，而肾脏还来不及发挥调节作用，故由代偿引起的血气指标改变不明显；在慢性阶段，由于肾脏已发挥了充分的调节作用，由代偿引起的血气指标改变则变得明显。在代偿作用中，以呼吸对代谢性碱中毒的代偿作用最有限，这是因为代谢性碱中毒时，肺泡通气功能降低，使 CO$_2$ 潴留并出现低氧血症，而低氧血症本身是刺激呼吸的因素，故代谢性碱中毒时，PaCO$_2$ 虽代偿性升高，但很少超过 50~55mmHg。肾脏对呼吸性酸中毒的调节能力是无限的，但一般认为，机体对 PaCO$_2$ 升高的代偿调节，一般 HCO$_3^-$ 代偿性升高，不会大于 40~45 mmol/L，BE 不会超过 15~18mmol/L 超过此值应考虑合并代谢性碱中毒。

根据 Hendcrson - Hassclhalch 公式：

$$pH = pKa（解离常数）+ lg\frac{[HCO_3^-]}{[HCO_3]}$$

呼吸性酸碱平衡失调经过代偿，必然会引起代谢性指标的改变；反之，代谢性酸碱平衡失调经过代偿，亦会出现呼吸性指标的改变。因此，在利用血气指标判断酸碱平衡失调类型时，特别是在判断有无混合性酸碱平衡失调

存在时，对机体代偿能力的估计非常重要。各种酸碱平衡失调时代偿反应的
预计公式见表 8 - 6。

式中，$\Delta HCO_3^-$ 及 $\Delta PaCO_2$ 是指 $HCO_3^-$ 及 $PaCO_2$ 的变化量，如慢性呼吸性
酸中毒时，$PaCO_2$ 每升高 1mmHg，经过代偿，$HCO_3^-$ 可升高 0.35mmol/L；慢
性呼吸性碱中毒时，$PaCO_2$ 每下降 1mmHg，$HCO_3^-$ 可相应下降 0.5mmol/L。
代谢性碱中毒时，$PaCO_2$ 代偿升高的预计公式，可供参考。在使用上述公式
时，可信限在 95%。

**表 8 - 6   各种酸碱平衡失调代偿反应的预计公式**

| 原发平衡失调类型 | 原发性化学变化 | 代偿反应 | 预计代偿公式 |
|---|---|---|---|
| 代谢性酸中毒 | $HCO_3^- \downarrow$ | $PaCO_2 \downarrow$ | $PaCO_2 = 1.5 (HCO_3^-) + 8 \pm 2$ |
| 代谢性碱中毒 | $HCO_3^- \uparrow$ | $PaCO_2 \uparrow$ | $PaCO_2 = 0.9 (HCO_3^-) + 15.6$ |
|  |  |  | $PaCO_2 = 0.9 (HCO_3^-) + 9$ |
| 呼吸性酸中毒 | $PaCO_2 \uparrow$ | $HCO_3^- \uparrow$ | 慢性：$\Delta HCO_3^- = 0.35 \times \Delta PaCO_2$ |
| 呼吸性碱中毒 | $PaCO_2 \downarrow$ | $HCO_3^- \downarrow$ | 急性：$\Delta HCO_3^- = 0.2 \times \Delta PaCO_2$ |
|  |  |  | 慢性：$\Delta HCO_3^- = 0.5 \times \Delta PaCO_2$ |

例：男性，57 岁，诊断为慢性支气管炎并肺部感染、肺心病、右心衰
竭。入院前曾服氢氯噻嗪及静脉注射呋塞米治疗，水肿明显消退，入院时气
促、发绀明显。血气测定 pH 7.42，$PaO_2$ 为 45.5mmHg，$PaCO_2$ 为
75.6mmHg，$HCO_3^-$ 为 50mmol/L，BE 为 22 mmol/L 血清钾为 2.5mmol/L，血
氯化物为 85mmol/L。根据血气测定，患者有低氧血症及高碳酸血症。结合病
史可诊断为慢性呼吸性酸中毒，符合 Ⅱ 型呼吸衰竭。慢性呼吸性酸中毒时
$HCO_3^-$ 代偿性升高，按公式计算：$\Delta HCO_3^- = 0.35 \times \Delta PaCO_2 = 0.35 \times (75.6 -$
$40) = 12.46mmol/L$，实测 $HCO_3^-$ 正常 $HCO_3^- = 50 - 24 = 26mmol/L$（ >
12.46mmol/L）。$HCO_3^-$ 升高超过呼吸性酸中毒的代偿限度，血 pH 值亦高达
7.42，提示有代谢性碱中毒。结论：呼吸性酸中毒并代谢性碱中毒。结合病
史及电解质改变，考虑为过度利尿造成的低钾、低氯性碱中毒。

[注意事项]

血标本采集有 2 种：一为动脉采血法：配制 1000U/ml 的肝素溶液，用消
毒干燥注射器（2ml 或 5ml）抽取肝素溶液 0.2ml，来回抽动注射器，使内壁
均匀附有肝素溶液，排出多余的肝素溶液，并不留气泡。垂直穿刺股动脉

（肱动脉或桡动脉则取 45°角穿刺），新生儿应用颞动脉，取血 1～2ml。拔针后立即将针头刺入橡皮塞以封闭针孔，杜绝血液与空气接触。手搓转注射器，使血液与肝素充分混匀。穿刺部位则按压 5min，以防发生血肿。二为毛细血管采血法：可在耳垂、手指尖、足跟或大趾任选其一处，用热水袋或热毛巾热敷局部 5min，轻轻搓揉，使毛细血管扩张，血流加快，毛细血管血"动脉化"，常规消毒皮肤后用刺针刺破，血液自然流出形成血滴，但不能挤压。用肝素化的毛细玻璃吸管吸血，管尖置于血滴中心，取血量约 0.2ml，于吸管内置一小段钢丝，两端用蜡封住，用磁铁在毛细玻璃吸管外吸行钢丝来回移动，旨在使肝素与血液充分混合。

空针或吸管内不允许有气泡存留；耳垂采血时，局部加温应足够，操作应迅速，穿刺应稍深；送检要迅速，冰箱保存不得超过 2h，否则均可使氧分压及 pH 值下降，二氧化碳分压上升。

酸碱平衡失调是一种相当复杂的病理过程，实验室检查有一定局限性，应用公式时应密切结合临床。

### 8.1.7　如何阅读肺功能报告

应根据实验数据并结合临床情况、检验结果、X 线胸片等作综合分析。应注意剔除仪器、药品、操作误差及其他生理因素等的影响，预计值的回归方程个体间差异 5%，个人重复性误差 5%，工作人员间误差 5%～10%，仪器间误差 5%。

常规通气功能：一般实测值/预计值的 80% 以上即为正常，一秒率要在 70% 以上（因为低于 70% 就是 COPD）。FVC 低于 80%，诊断限制性通气；一秒率低于 70%，MVV 低于 80% 而高于 70%，FEF 25%～75% 均低于 80%，诊断阻塞性通气；一秒率低于 70%，MVV 低于 70%，FEF 25%～75% 均低于 80% 诊断阻塞性通气功能障碍。上述都有则为混合性，MVV%/VC% > 1 限制性为主的混合性通气功能障碍，MVV%/VC% < 1，以阻塞性为主；FEF 50%～75%，其他正常，诊断小气道阻塞性病变；若只有 FEF 50% 或只有 FEF 75% 低，诊断可疑小气道阻塞性病变。同一患者治疗前后的差异 > 10% 即有临床意义。

（1）通气功能障碍的类型分三大类（表 8-7，表 8-8）：①限制性通气功能障碍：任何导致肺或胸廓扩张受限制的疾病均属此类，表示肺容量不足，包括肺间质病变、胸廓、胸膜病变、肥胖、妊娠、神经-肌肉疾病等，主要异常的测定指标是降低的用力肺活量（FVC）和肺总量（TLC）。②阻塞性通气功能障碍：任何导致支气管内径狭小，使气道阻力增加，表示气道阻塞，如支气管炎、哮喘、慢阻肺、肺心病等。主要指上呼吸道（主或者大气道）阻塞，根据气道是否固定又分为固定型上气道阻塞和可变型上气道阻塞，后者再根据阻塞方式及部位分为胸外可变型上气道阻塞和胸内型上气道阻塞。③混合性通气功能障碍：上述两种障碍同时存在。

表 8-7　通气功能障碍在参数上的分型

| | 阻塞性 | 限制性 | 混合性 |
|---|---|---|---|
| $FEV_1\%$ | ↓↓ | N 或 ↑ | ↓ |
| MVV | ↓↓ | N 或 ↓ | ↓ |
| VC | N 或 ↓ | ↓↓ | ↓ |
| 气速指数 | <1 | >1 | =1 |

表 8-8　通气功能不全分级

| | VC 或 MVV 占 Pred% | $FEV_1\%$ |
|---|---|---|
| 基本正常 | >80 | >70 |
| 轻度减退 | 80~71 | 70~60 |
| 显著减退 | 70~51 | 60~41 |
| 严重减退 | 50~21 | <40 |
| 呼吸衰竭 | ≤20 | |

（2）相对限制或阻塞：总功能数正常，气速指数（AVI）>1.3，为相对限制；<0.7 为相对阻塞，从各单个数据来看均属正常范围，实际上已有限制或阻塞病变，但尚未超过标准。其中以相对阻塞的意义较大，但必须结合其他指标。老年人，尤其是 70 岁左右者，如气速指数 >1.3，往往有老年性肺气肿，肺组织的柔顺度（应变性）差，此类患者的手术应予警惕，术后如发生呼吸衰竭则抢救困难，缺氧情况往往不易纠正。

（3）换气功能减退：见 8.1.4.1 的临床意义。

（4）血气体分析：缺氧原因分析见 8.1.6 的临床意义和表 8-2。酸碱变化参见8.1.6的临床意义和表8-3、表8-4和表8-5。

（5）肺功能与肺部手术：术后肺功能计算公式：术后 $FEV_1$ 预计值＝术前 $FEV_1$ X（保留肺段数/18），若术后 $FEV_1$ < 1.0（0.8）危险；高度危险 FVC < 50% ≤ 1.5L、$FEV_1$ < 2.0L 或 < 50% < 1.0L、MVV ≤ 50%、$PaCO_2$ ≥ 45mmHg。Miller 标准：MVV > 50%，$FEV_1$ > 2L 全肺切除；MVV > 40%，$FEV_1$ > 1.0L 肺叶切除；MVV > 40%，$FEV_1$ > 0.6L 楔形切除，肺段切除；VC ≤ 50%，MVV ≤ 50%，$FEV_1$ < 1.0L，或 < 50%；MVV > 70%：无风险；MVV 69% ~ 50%：慎重；MVV 49% ~ 30%：避免手术；MVV < 30%：禁忌手术，风险大。

（6）肺功能检查用于常见呼吸疾病诊断流程见图8-2。

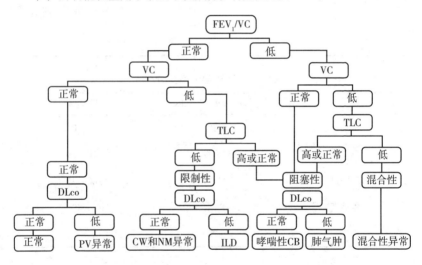

图8-2 肺功能检查用于常见呼吸疾病诊断流程图

CB：慢性气管炎；CW：胸壁；DLco：一氧化碳弥散容量；$FEV_1$：第一秒用力呼气容积；
ILD：同质性肺病；NM：神经-肌肉；PV：肺血管；TLC：肺总容量；VC：肺活量

据上所述，应根据实验数据并结合临床实际、检验、X线胸片等作综合分析。应注意剔除仪器、药品、操作误差及其他生理因素等的影响，概括为下述5种情况。

## 8.2 肾功能试验（renal function test）

### 8.2.1 肾小球功能检查

肾小球的功能主要是滤过，评估滤过功能最重要的参数是肾小球滤过率（glomerular filtration rate，GFR）。单位时间内（分钟）经肾小球滤出的血浆液体量，称为肾小球滤过率，为测定肾小球滤过率，临床上设计了各种物质的肾血浆清除率（clearance）试验及血清肌酐测定（见3.7.1.2）、血清尿素测定（见3.7.1.1）等。

#### 8.2.1.1 内生肌酐清除试验（endogenous creatinine clearance test）

血液中肌酐的生成可有内、外源性，在严格控制饮食和肌肉活动相对稳定的情况下，血肌酐的生成量和尿的排出量较恒定，其含量的变化主要受内源性肌酐的影响，肌酐的分子量为113，大部分从肾小球滤过，不被肾小管重吸收，排泌量很少，故肾单位时间内，把若干毫升血液中的内生肌酐全部清除出去，称为内生肌酐清除率（endogenous creatinine clearance rate）。

[检测方法]

（1）嘱患者连续进低蛋白饮食3天，禁用肉类、茶、咖啡及利尿剂，避免剧烈运动。

（2）第3日8：00排尿弃去。此后，收集24h尿液，内加4~5ml甲苯作防腐剂。

（3）第4日晨采集抗凝血3~4ml。

（4）测定24h尿量、尿肌酐浓度及血浆肌酐浓度。

（5）按下式计算内生肌酐清除值：

$$内生肌酐清除值（L/24h）= \frac{UV}{P} \times \frac{1.73}{A}$$

式中，U为尿肌酐浓度（μmol/L）；V为24h尿量（L）；P为血浆肌酐浓度（μmol/L）；1.73为标准体表面积（m²）；A为受检者的体表面积（m²）。

[参考区间]

115~200L/24h。

[临床意义]

内生肌酐清除值系指肾脏在24h内能清除血浆中的肌酐若干外，在一般情况下，内生肌酐由体内肌酸衍化而来，由肾小球滤出后，肾小管既不吸收，亦不排出。因此，内生肌酐清除值能反映出肾小球的滤过率，是测定肾小球功能的有效方法。

### 8.2.1.2 尿素清除试验

[检测方法]

试验前一日及试验期间，患者进正常饮食，禁服茶、咖啡及利尿剂，避免剧烈运动。试验前嘱患者饮水约300ml，排尽尿液，弃去，准确记录时间。准确收集第一小时和第二小时尿液，瓶上应注明收集时间。在第一小时末采集抗凝血2～3ml。测定血浆尿素浓度及2次尿液中的尿素浓度，并算出每分钟尿量。按下式计算尿素清除值：

$$标准清除值（ml/min）= \frac{U \times \sqrt{V}}{P} \times \frac{1.73}{A}$$

$$最大清除值（ml/min）= \frac{U \times V}{P} \times \frac{1.73}{A}$$

式中，U为尿中尿素浓度（mmol/L）；V为每分钟尿量（ml/min）；P为血浆尿素浓度（mmol/L）；1.73为标准体表面积（$m^2$）；A为受检者体表面积（$m^2$）。

按下式计算尿素清除率：

$$尿素清除率（\%）= \frac{标准清除值}{54} \times 100\%；或为 \frac{最大清除值}{75} \times 100\%$$

[参考区间]

标准清除值40～65ml/min；最大清除值60～95ml/ml；清除率60%～125%。

[临床意义]

清除率40%～60%为肾脏轻度损害；20%～40%为中度损害；5%～20%为重度损害；5%以下为严重损害。

### 8.2.1.3 血 $\beta_2$ - 微球蛋白（$\beta_2$ - microglobulin，$\beta_2$ - MG）测定

[基本原理]

血 $\beta_2$ - 微球蛋白（$\beta_2$ - MG）是体内有核细胞包括淋巴细胞、血小板、多形核白细胞产生的一种小分子球蛋白。广泛存在于血浆、尿、脑脊液、唾液及初乳中。正常人血中浓度很低。可自由通过肾小球，然后在近端小管内几乎全部被重吸收。

[参考区间]

正常人血中 $\beta_2$ - MG 平均为 1.5mg/L。

[临床意义]

$\beta_2$-微球蛋白升高见于：①肾小球滤过功能下降，潴留于血中；②体内有炎症或肿瘤，生成增加。

### 8.2.2 远端肾小管功能检测

#### 8.2.2.1 肾脏浓缩和稀释功能检测

[基本原理]

远端肾单位包括髓袢、远端小管、集合管，在复杂的神经体液因素调节下（主要是抗利尿激素（ADH）），实现肾对水平衡的调节作用。这是由肾的浓缩和稀释功能来完成的。正常人缺水、禁水 16h 后，出汗多或脱水时，血容量不足，肾小管和集合管对水的重吸收明显增加，尿液浓缩，比重可上升至 1.020 以上。相反在大量饮水或应用利尿药后，肾小管和集合管对水的重吸收减少，尿液稀释，比重降至 1.010 以下，夜尿增多。因此在日常或特定的饮食条件下，观察患者的尿量和尿比重的变化，用以判断肾浓缩和稀释功能的方法，称为浓缩和稀释试验（concentration dilution test）。

[检测方法]

昼夜尿比密试验：又称莫氏试验（Mosenthal test）：试验时正常进食，每餐含水量不宜超过 500～600ml，除正常进餐外不再饮任何液体，上午 8:00 排尿弃去，10:00、12:00、14:00、16:00、18:00、20:00 及次晨 8:00 各留尿 1 次，分别准备测定尿量及比重，要注意排尿间隔时间必须准确，尿需排净。

[参考区间]

正常人 24h 尿量为 1000～2000ml；昼夜量与夜尿量之比为（3～4）:1；12h 夜尿量不应超过 750ml；尿液最高比重应在 1.020 以下；最高比重与最低比重之差，不应少于 0.009。

[临床意义]

少尿加重了高比重尿，血容量不足引起的肾前性少尿。多尿（>2500ml/24h）、低比重尿、夜尿增多或尿比重固定在 1.010，表明肾小管浓缩功能差：见于慢性肾炎、慢性肾衰竭、慢性肾盂肾炎、慢性间质性肾炎、痛风肾损害、急性肾衰竭多尿期或其他继发性肾小管间质疾病。

#### 8.2.2.2 尿液及血浆渗量测定

渗量指溶液中具有渗透活性的各种溶质微粒的总浓度。尿渗量和比重都与尿液的溶质总浓度相关，反映肾小管的浓缩-稀释功能，然而尿渗量不像尿比重那样受尿内大分子物质（葡萄糖和蛋白质）的显著影响，故能更准确地反映肾小管的浓缩 - 稀释功能。

[检测方法]

禁饮尿渗量测定：禁水 8h，次晨空腹收集尿液，并采集静脉血，肝素抗凝，用冰点测定尿液和血浆渗量，少尿时的一次性尿渗量测定：少尿情况下，只需取一次尿样检测就有意义。

[参考区间]

尿液 600 ~ 1000mOsm/（kg·$H_2O$）（800）；血浆渗量：275 ~ 305mOsm/（kg·$H_2O$）（300）；尿渗量与血渗量之比（3 ~ 4.5）:1。

[临床意义]

（1）判断肾浓缩功能。①等渗尿：禁饮尿渗量在 300mOsm/（kg·$H_2O$）左右时，与正常血浆渗量相等。②低渗尿：<300mOsm/（kg·$H_2O$）。③肾浓缩功能障碍：正常人禁水 8h 后尿渗量 <600mOsm/（kg·$H_2O$），尿/血浆渗量比值等于或小于（3 ~ 4.5）:1。

（2）一次性尿渗量检测用于鉴别肾前性、肾性少尿。肾前性少尿：肾小管浓缩功能完好，尿渗量较高，常大于 450mOsm/（kg·$H_2O$）肾小管坏死致肾性少尿：尿渗量较低，常小于 350mOsm/（kg·$H_2O$）。

### 8.2.3 近端肾小管功能试验

**8.2.3.1 对小分子蛋白的重吸收功能测定** 尿 NAG（3.5.19）、尿 $\beta_2$ - MG（3.7.2.2、8.2.1.3）、溶菌酶（4.6.6）、$\alpha_1$ - MG（3.7.2.1）等。

**8.2.3.2 肾小管葡萄糖最大量吸收量试验** 近曲小管细胞膜上的载体蛋白与 Na 及葡萄糖三者结合在一起，使葡萄糖重吸收入血。因载体蛋白有一定的数量，对葡萄糖的转运有一定的限度。随血中葡萄糖浓度增加，原尿中葡萄糖浓度超过近曲小管对葡萄糖的最大重吸收极限时，尿中有葡萄糖排出。

### 8.2.4 酚红排泄试验（酚磺酞试验、phenolsulfonphthalein test，PSP）

[检测方法]

试验前 2h 至试验完毕禁止吸烟及饮茶，嘱患者饮水 300 ~ 400ml，以利排尿。20min 后，静脉注射 0.6% 酚红溶液 1ml（即 6mg）。注射时，应注意防止酚红溶液漏出血管外。注射后 15min、30min、1h 及 2h 分别收集尿液标本一次，共 4 次，每次均须排空膀胱。送检。

[参考区间]

酚红排泄率分别为 15min，25% ~ 50%；30min，15% ~ 25%，1h，

10% ~15%；2h，5% ~10%。2h 排泄总量为 55% ~80%。

[临床意义]

酚红排泄率 15min < 25% 或 2h < 55%，提示肾功能损害。2h 排泄总量 40% ~55%，表示轻度损害；25% ~39%，表示中度损害；11% ~24%，表示重度损害；0 ~10% 表示严重损害。

### 8.2.5 谋氏浓缩稀释试验（谋森塔耳试验、Mosenthal test）

[检测方法]

（1）试验日照常进餐，每餐进水量不宜超过 500 ~600ml，三餐以外不再进食或饮水。

（2）嘱患者于上午 8 时排尽尿液弃去。自 8：00 时起至 20：00 止，每隔 2h 收集尿液标本一次（即 10：00、12：00、14：00、16：00、18：00、20：00），分别盛于 6 个清洁干燥容器内。20：00 至翌日 8：00 的尿液合并收集为一个标本。

（3）分别测量 7 个标本的尿量与比重。

[参考区间]

夜尿量小于 400ml，夜尿比重应达 1.018 以上；日尿量标本中，至少有一次比重达 1.018 以上，且最高与最低比重之差不得小于 0.008 ~0.009；夜尿量与日尿量之比为（1：3）~（1：4）。

[临床意义]

夜尿量超过 750ml 且无其他影响因素，常为早期肾功能不全。日尿最高比重低于 1.018，最高与最低比重差小于 0.008，夜尿量与日尿量之比大于 1：3，为肾功能不全。尿比重固定在 1.010 ~1.012，提示肾功能严重损害。

## 8.3 垂体前叶储备功能试验

内分泌腺体中以脑垂体尤为重要，垂体分前叶和后叶两部分，前叶又称腺垂体，分泌促甲状腺激素、促肾上腺皮质激素、生长激素、泌乳素、卵泡刺激素和黄体生成素等；后叶又称神经垂体，其中贮存抗利尿激素及催产素，前者主要作用于肾远曲小管及集合管，使重吸收水分增加，使尿液浓缩；后者在分娩时刺激子宫收缩。

### 8.3.1 促甲状腺激素释放激素（TRH）兴奋试验

[基本原理]

TRH 是谷、组、脯三个氨基酸组成的小肽，具有兴奋垂体分泌促甲状腺激素（TSH）和垂体泌乳素细胞分泌泌乳激素（PRL）的双重作用。注射一定剂量的外源性 TRH，观察 TRH、PRL 的分泌反应，可评价垂体 TSH 细胞、PRL 细胞的储备功能。

[检测方法]

（1）采空腹静脉血 2ml，测定血清促甲状腺激素（TSH）基值。

（2）静脉注射 TRH 200～400μg（溶于 2～4ml 生理盐水中），于注射后15、30、45、60、90min 分别抽血测定血清 TSH 含量，绘制曲线进行判断。

[参考区间]

正常人注射 TRH 后，可使血清 TSH 增高 1～3 倍，约 30min 达高峰。正常反应：注射前血清 TSH ＜10IU/L（10mIU/ml），注射后 15～30min 达高峰，其绝对值增加 8～20IU/L（8～20mIU/ml），1～3h 内降至基础水平。

[临床意义]

（1）评价垂体前叶分泌 TSH 的储备功能，反应灵敏，则储备功能健全。

（2）原发性甲状腺功能减退血清 TSH 基值高于正常人，注射 TRH 后TSH 显著增高（呈强反应型，绝对值增加 7～24IU/L）。

（3）甲状腺功能亢进血清 TSH 基值低于正常人，对 TRH 不起反应。

（4）垂体前叶功能减退血清 TSH 基值低，对 TRH 反应低于正常或对TRH 无反应（呈弱反应型，绝对值轻度增加，但 ＜8IU/L）。

（5）下丘脑病变（如颅咽管瘤、松果体瘤等）时，血清 TSH 基值低，对 TRH 反应近于正常人。但部分病员因垂体前叶长期处于抑制状态，对 TRH反应迟钝，注射 TRH 后 TSH 升高不明显。

（6）偶有暂时性尿急和恶心，能自行消失。

### 8.3.2 促性腺激素释放激素（GnRH）兴奋试验

[基本原理]

通过 GnRH 兴奋 LH 的分泌，评价垂体分泌促性腺激素细胞的储备功能。

[检测方法]

（1）上午 8:00 抽静脉血 2ml（不必空腹），迅速静脉注射促黄体生成激素释放激素（LH－RH 或 LRH）100μg（溶于 5ml 生理盐水中）。

（2）于注射前、后 15、30、60、120min 分别抽血 2ml。

（3）测定每份标本的黄体生成激素（LH）和 FSH 含量。

[参考区间]

正常人注射 LRH 后 15min，LH 值升至高峰，男性可增至基值的 2 倍以上，女性可增至基值的 3 倍以上。

正常反应：呈单峰反应，15～30min 达峰值，LH 比兴奋前增高 100%～900%；FSH（促卵泡激素）峰值稍迟为 50%～400%。

增高反应：LH 和 FSH 峰值延迟至兴奋后 60～90min，提示垂体储备功能良好。

低弱反应：LH 比注射前增加 <100% 或等于零，提示垂体储备功能低下。

[临床意义]

（1）GnRH（LH-RH）是下丘脑分泌的一种 10 肽神经激素，应用人工合成的 LH-RH 来刺激垂体释放 LH 和 FSH，检查垂体储备功能。

（2）原发性性腺功能减退 LH 基值增高，注射 LRH 后，LH 反应明显活跃，LH 峰值可较基值高 4～5 倍以上。

（3）垂体前叶功能减退伴性功能障碍者 LH 基值低，注射 LRH 后呈低弱反应（LH 峰值较基值增高不超过 2 倍）或无反应。

（4）下丘脑病变者，LH 基值低，注射 LRH 后，LH 升高近于正常。部分患者由于垂体长期处于静止状态，对 LRH 反应迟钝。从而，使试验结果与垂体功能障碍相类似。此类患者在多次应用 LRH 兴奋后，再做本试验可获得正常人的 LH 反应。据此，可与垂体功能障碍相鉴别。

（5）继发性闭经时呈增高反应，提示病变部位在下丘脑；呈低弱反应则病变部位在垂体。

（6）低促性腺激素型性腺功能低时，呈低弱反应，提示垂体促性腺功能衰竭；青春发育期延缓者呈增高反应，提示下丘脑功能异常所致。

### 8.3.3　促甲状腺激素释放激素（TRH）刺激生长激素（GH）分泌试验

[检测方法]

（1）晨起抽静脉血测定 GH 基值。

（2）静脉注射 TRH 500μg，于注射后 30、60、120min 分别抽血测定 GH。

[参考区间]

正常人对 TRH 无反应。

[临床意义]

肢端肥大症在注射 TRH 后 GH 增高率 >50%，增高值 >10μg/L。

### 8.3.4　促甲状腺激素释放激素（TRH）刺激泌乳激素（PRL）分泌试验

[检测方法]

（1）晨起抽静脉血测定 PRL 基值。

（2）静脉注射 TRH 500μg，于注射后 30、60、120min 分别抽血测定 PRL。

[参考区间]

正常人注射 TRH 后，PRL 明显升高，男性可较基值增高 6 倍以上，女性可较基值增高 8 倍以上。

[临床意义]

泌乳素瘤患者，PRL 基值高，注射 TRH 后呈低弱反应，PRL 峰值较基值增高不超过 2 倍。

### 8.3.5　促肾上腺皮质激素释放激素（CRH）兴奋试验

[检测方法]

（1）患者空腹，于 8：00 作静脉插管，45min 后每 15min 采血 1 次，每次 2ml，共 2 次。测定皮质醇或促肾上腺皮质激素，作为基值。

（2）静脉注射 CRH 100μg（溶于 1ml pH 值为 7.0 的酸性盐水中）。在静脉注射 CRH 后第一小时内每 15min 采血 1 次，在第二小时内每 30min 采血 1 次，分别测定皮质醇或 ACTH。

[参考区间]

正常人皮质醇基值为 350～420mmol/L，静脉注射 CRH 后，皮质醇峰值见于 45～60min。正常人 ACTH 基值为 80ng/L，静脉注射 CRH 后，ACTH 峰值见于 30min，较皮质醇略早。

[临床意义]

（1）垂体 ACTH 瘤，ACTH 基值正常或偏高，兴奋后，ACTH 反应高于正常。

（2）一侧肾上腺腺瘤，ACTH 基值低，兴奋后，ACTH 无明显反应。

（3）异位 ACTH 综合征，ACTH 基值明显升高，兴奋后 ACTH 不再上升。

（4）下丘脑性垂体前叶功能减退，ACTH 基值低，兴奋后 ACTH 反应正常或高于正常。

（5）原发性垂体前叶功能减退，ACTH 基值低，兴奋后 ACTH 无反应或反应轻微。

# 8.4　垂体后叶功能试验（posterior pituitary function tests）

## 8.4.1　禁饮试验

[基本原理]

抗利尿激素（ADH）分泌能力完全或部分丧失引起的尿崩症分别称为典型尿崩症和部分尿崩症。禁饮加压素试验是鉴别正常人、精神性多饮、部分性尿崩症和尿崩症的最重要的试验。试验的原理为，当长时间的禁饮后（16～18h），ADH 的分泌反应达到极限，表现为尿渗透压值达到平高，此时注射外源性 ADH，正常人的 ADH 不能作出进一步的分泌反应，尿渗透压不再升高；而精神性多饮和部分性尿崩症有不同的反应，典型尿崩症有良好的反应。通过分析禁饮后血渗透压和尿渗透压及注射加压素后尿渗透压的相互关系，可将上述几种病理情况分开。

[检测方法]

（1）晨 6:00 排空膀胱，测尿量、尿比重、尿渗透压，血浆渗透压、血压及体重。

（2）开始禁饮，禁饮时间一般为 8～12h。禁饮后。每小时测尿量、尿比重、尿渗透压、血压及体重。

（3）当连续 2 次尿渗透压差小于 10% 或体重减轻 2% 时结束禁饮，即抽血测血浆渗透压，并肌内注射水剂垂体加压素 5U。注射后 1h 测尿量、尿比重及尿渗透压。

（4）试验过程中，若患者极度烦渴，血压明显下降，体重减少 3% 或尿渗透压 >750mmol/L（或尿比重达 1.020），即应终止试验。

[参考区间]

正常人禁饮后体重、血压变化不大，尿量明显减少，尿比重可达 1.020 以上，尿渗透压可 >750mmol/L，尿渗透压与血浆渗透压比率 >2。注射垂体加压素后，尿比重及尿渗透压不能较禁饮后再升高。

[临床意义]

（1）精神性多尿患者的试验结果接近于正常人。

（2）尿崩症患者禁饮后体重可减少 5% 以上，严重者血压下降。尿量不减，尿比重及尿渗透压无明显升高，尿渗透压与血浆渗透压比率 <1。注射垂体加压素后，尿量显著减少，尿比重可升至 1.020 以上，尿渗透压可升

750mmol/L 以上。

（3）肾性尿崩症患者一般对本试验不发生反应，尿液始终低渗，尿渗透压 <300mmol/L。比重低于 1.010。

### 8.4.2　高渗盐水试验

［检测方法］

（1）试验前停用抗利尿剂，禁饮 8h，可进干食。

（2）次晨开始试验，嘱患者在 20min 内饮水 20ml/kg。

（3）饮水后 30min 排空膀胱，以后每 15min 排尿（或导尿）一次，共 2 次。测尿量及尿比重，并计算每分钟尿量。

（4）若尿量 >5ml/min，则静脉滴注 2.5% 盐水，滴速 0.25ml/(min·kg)，历时 45min。静脉滴注期间，每 15min 采尿一次，测尿量及尿比重。

（5）若静脉滴注期间尿量不减，滴注完后 30min 内尿量仍不减，则静脉注射垂体加压素水剂 0.1U，每 15min 采尿 1 次，共 3 次，测尿量及尿比重。

（6）静脉滴注大量高渗盐水可能诱发心力衰竭，应注意观察，高血压及心脏病患者忌做本试验。

［参考区间］

正常人静脉滴注高渗盐水后，尿量较滴注前减少 70% 以上，尿比重上升至 1.012 以上。

［临床意义］

（1）精神性多饮患者的本试验结果一般同正常人。少数精神性多饮患者，由于其抗利尿激素长期受抑，使试验结果与尿崩症相类似，需借助其他方法鉴别。

（2）尿崩症患者静脉滴注高渗盐水后尿量减少不明显，尿比重升高也不明显。静脉注射垂体加压素后尿量减少，比重增加。

（3）肾性尿崩症对静脉滴注高渗盐水和静脉注射垂体加压素均无反应。

# 8.5　甲状腺功能试验（tests of thyroid function）

内分泌系统包括下丘脑、垂体及其靶腺三个组成部分，其中任何一个部分发生障碍，均可导致一系列激素分泌异常。

甲状腺由球形结构的滤泡所组成，滤泡的上皮细胞合成和分泌甲状腺激素，以甲状腺球蛋白（TG）的形式储存在滤泡内。滤泡旁细胞（C 细胞）分泌降钙素。甲状腺主要分泌两种碘化氨基酸，即 3，5，3′，5′-四碘甲状腺原氨酸（甲状腺素，$T_4$）和 3，5，3′-三碘甲状腺原氨酸（$T_3$）。$T_4$ 脱碘即成 3，3′，5′-三碘甲状腺原氨酸（反 $T_3$ 或 $rT_3$）。检测甲状腺功能的 RIA 有 10 余种，对甲状腺疾病的诊断和研究具有重要意义。

甲状腺功能亢进或甲状腺功能减退临床诊断步骤见图 8-3。

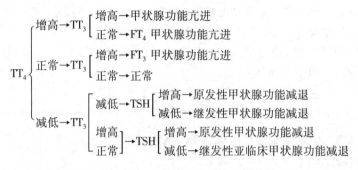

图 8-3 甲状腺功能临床诊断步骤

### 8.5.1 过氯酸盐排泌试验

[检测方法]

口服示踪 [131]I 后 1h 或 2h，测量甲状腺摄 [131]I 率。继之，口服过氯酸钾 10mg/kg，1h 后再测量甲状腺摄 [131]I 率。

[参考区间]

正常人，第二次甲状腺摄 [131]I 率与第一次比较无明显下降。

[临床意义]

当某些疾病使酪氨酸碘化受阻时，第二次摄 [131]I 率较第一次明显下降（大于甲状腺总放射性的 10%），称为过氯酸钾排泌试验阳性。可见于下列疾病：①耳聋甲状腺肿综合征（Pendred 综合征）。②慢性淋巴细胞性甲状腺炎（桥本甲状腺炎）。③碘化物所致甲状腺肿。④服用硫脲类药物或接受放射性 [131]I 治疗后。

### 8.5.2 促甲状腺激素（TSH）兴奋试验

[检测方法]

（1）做甲状腺摄 [131]I 试验，计算第一次 24h 摄 [131]I 率。

（2）肌内注射 TSH 10 单位，24h 后再作甲状腺摄 [131]I 试验，计算第二次 24h 摄 [131]I 率。

（3）计算兴奋值。第二次摄$^{131}$I率减第一次摄$^{131}$I率所得差数即兴奋值。

[参考区间]

正常人注射 TSH 后，24h 摄$^{131}$I 率 > 35%，平均兴奋值为 21.19% ±3.95%。

[临床意义]

（1）鉴别原发性甲状腺功能减退和继发性甲状腺功能减退。前者注射 TSH 后无明显反应，后者注射 TSH 后摄$^{131}$I 率可明显升高。

（2）用于了解某些患者（如甲状腺炎、甲状腺次全切除术后、放射性 $^{131}$I治疗后）的甲状腺储备功能。

### 8.5.3　三碘甲状腺原氨酸（反 $T_3$；$rT_3$）测定

参见 3.9.3.1。

### 8.5.4　甲状腺刺激性抗体（Ts－Ab）测定

[检测方法]

RIA 法。

[参考区间]

<1.25（>1.25 为阳性，<1 无临床意义）。

[临床意义]

Ts－Ab 可以研究弥漫性甲状腺肿伴甲状腺功能亢进（Graves 病，甲状腺功能亢进性突眼症）临床发病的免疫学机制。临床诊断 Graves 病初发期，阳性率为 90%；经药物或$^{131}$I 治疗后临床痊愈者，若 Ts－Ab 持续阳性，提示要复发；若 Ts－Ab 由阳性转阴性，可延长随访间隔。

### 8.5.5　游离甲状腺素指数（$FT_4I$）测定

[检测方法]

计算法：$FT_4I = T_4 \times RUR$。

[参考区间]

0.8～1.10。

[临床意义]

可纠正 TBG（甲状腺结合球蛋白）浓度对 $T_4$、$T_3$ 的影响，可纠正因 TBG 结合容量变化所致甲状腺功能异常的假阳性。

[备注]

$^{125}$I－$T_3$ 吸收比值，即树脂摄取比值（RUR）。

### 8.5.6 甲状腺球蛋白（thyroglobulin，TG）测定

［检测方法］

RIA 法；固相、化学发光免疫量度检测法。

［参考区间］

（1）15.85μg/L ［(15.85±4.4) μg/ml］，>25μg/L（25ng/ml）为升高。

（2）0.83~68μg/L，中位值 10.2μg/L，97.5% 界值为 55.6μg/L（n = 110）；TG 的临界值为 55μg/L，超过此值为 TG 抬高，应进一步检查。

［临床意义］

TG 升高是甲状腺功能亢进、亚急性甲状腺炎、糖尿病的敏感指标，甲状腺损伤、缺碘等亦有一过性升高。甲状腺滤泡癌时明显升高。

### 8.5.7 促甲状腺素受体抗体（TR‑Ab）测定

［检测方法］

ECLIA 法。

［参考区间］

<27%。

［临床意义］

甲状腺功能亢进阳性率高达 69%~100%；亦用作甲状腺功能亢进患者的治疗随访。

### 8.5.8 甲状腺结合球蛋白（TBG）测定

［检测方法］

ECLIA 法；RIA 法。

［参考区间］

10~15μg/L ［(1.72±0.35) μg/L］。

［临床意义］

增多见于先天性 TBG 增多症、孕妇与口服避孕药后的高雌激素状态以及接受雌激素治疗期；降低见于甲状腺功能亢进、先天性 TBG 缺乏症、活动性肢端肥大、肾病综合征和肝硬化等。

### 8.5.9 甲状腺激素结合球蛋白饱和度测定（$T_3MAA$）

［检测方法］

RIA 法。

［参考区间］

0.83～1.09。

［临床意义］

增高见于甲状腺功能亢进者；降低见于甲状腺功能减退者。

### 8.5.10 基础代谢率（basal metabolic rate，BMR）测定

［检查前准备］

（1）测定前数日停服可能影响甲状腺功能的药物，如甲状腺制剂、抗甲状腺药物等（在治疗中的甲状腺疾病患者不必停药）。

（2）测验前夕晚餐后禁食，亦不可服安眠药，次日晨患者不进食，减少活动，不可吸烟、喝茶等，排空大小便，不多说话。门诊患者应乘车来院检查，到达后再静卧0.5～1h。

（3）工作人员应将整个测验过程向患者作必要的说明，使患者有充分的思想准备，从而防止患者因不必要的紧张或呼吸异常而影响测验的结果。

［检测方法］

基础代谢率测定器测定（结果较可靠）。常用计算公式有以下2种（较简便易行）：①基础代谢率（%）=脉率+（收缩压-舒张压）-111；②基础代谢率（%）=0.75×（脉率+0.74×脉压）-72。后一种的计算误差率可达10%，有半数以上患者有误差。

［参考区间］

一般参考范围为-10%～+10%，但各医院的参考范围稍有参差，在报告测定结果时应予注明。

［临床意义］

基础代谢率为人体在基础情况下（一般指清晨、空腹、静卧时），每小时每一平方米体表面积所产生的热量（以千卡计算），用基础代谢率测定器测得的数值，与正常标准值进行比较，结果用超过或低于正常值的百分率表示。

（1）本测定主要用以辅助诊断甲状腺功能的改变，测定结果增高或降低的程度一般能反映疾病的轻重程度，如在甲状腺功能亢进患者中，代谢率增高至+30%，可视为轻症；30%～60%者为中度；>60%者为重症。少数轻症患者由于原来代谢率的基数就较低（正常低限）。故患病后代谢率测定可仅增至参考范围的高限。

（2）甲状腺功能亢进患者在足量药物的治疗下。基础代谢率每天可降低1%，据此可粗略估计欲完全控制症状所需的时间。

[注意事项]

（1）鼓膜穿孔患者由于测验时耳部漏气，故代谢率有失真性增高（不应作此测定）。此外，测验条件不良或操作不当，如室内不安静，温度过热或过冷，患者过度紧张等，均可使测定结果偏高。

（2）许多非甲状腺疾病亦可影响基础代谢，应引起注意，加以区别。

（3）本测定的特异性较差，因此，当测定结果与临床表现明显不符时，不能以此下结论。

# 8.6　甲状旁腺功能试验（tests of parathyroid function）

## 8.6.1　钙负荷试验

[检测方法]

（1）患者进固定饮食3天，第二日起收集24h尿，测尿钙、尿磷，连续2天。

（2）第三日早餐后静脉滴注生理盐水500~1000ml，内加10%氯化钙溶液，剂量为15mg/kg（10%氯化钙10ml含钙272.6mg），静脉滴注历时4h。

（3）采下列5次血标本测定血钙、血磷。①静脉滴注开始前；②静脉滴注后2h；③静脉滴注结束；④静脉滴注结束后4h；⑤静脉滴注结束后20h。

[参考区间]

正常人静脉滴注钙盐后，血磷明显增高，尿磷显著减少。

[临床意义]

甲状旁腺功能亢进者，血磷增高及尿磷减少不如正常人显著；甲状旁腺功能减退者，对本试验反应迟钝，尿磷不减少或反见增高。

## 8.6.2　肾小管对磷重吸收试验

[检测方法]

（1）进固定钙磷饮食3天。

（2）试验日晨排空膀胱，记录时间，随即饮水500~1000ml，以保证在以后的2h内有较多的尿液排出。

（3）饮水后 1h 抽血测血磷及肌酐。

（4）在第一次排空膀胱后 2h，再排空膀胱，记录时间、尿量，并测尿磷及肌酐浓度。

（5）按下列公式进行计算：

$$尿磷排泄率（mg/min）= \frac{尿磷浓度（mg/ml）× 尿量(ml)}{时间（120min）}$$

$$尿肌酐排泄率（mg/min）= \frac{尿肌酐浓度（mg/ml）× 尿量(ml)}{时间（120min）}$$

$$肌酐清除率（mg/min）= \frac{尿肌酐排泄率（mg/ml）}{血肌酐浓度（mg/ml）}$$

肾小球滤过磷（mg/ml）= 血磷浓度（mg/ml）× 肌酐清除率（ml/min）

肾小管重吸收磷（mg/min）= 肾小球滤过磷（mg/min）− 尿磷排泄率（mg/min）

$$肾小管重吸收磷百分率 = \frac{肾小管重吸收磷（mg/min）}{肾小球滤过磷（mg/min）}$$

**［参考区间］**

正常人肾小管重吸收磷百分率为 84%～96%。

**［临床意义］**

甲状旁腺功能亢进，肾小管重吸收磷百分率下降，一般介于 76%～83%。甲状旁腺功能减退，肾小管重吸收磷百分率升高，一般介于 91%～99%。

### 8.6.3　磷清除率

**［检测方法］**

试验方法与肾小管对磷重吸收试验相同，在一定时间内求出尿磷排泄率后，即可由血磷浓度计算磷清除率。

$$磷排除率（ml/min）= \frac{尿磷排泄率（mg/min）}{血磷浓度（mg/ml）}$$

**［参考区间］**

正常磷清除率为 6.3～15.5ml/min，平均值为 10.8ml/min。

**［临床意义］**

正常人与甲状旁腺功能减退的肾小管重吸收磷百分率易于重叠，而采用本试验时，正常人与甲状旁腺功能减退的区别可较为明显。因此，本试验对于诊断甲状旁腺功能减退优于肾小管对磷重吸收试验。甲状旁腺功能减退患者磷清除率为 1.7～7.3ml/min，平均值为 5ml/min。

# 8.7 胰腺外分泌功能试验（pancreatic exocrine function tests）

## 8.7.1 无管胰功能试验

［检测方法］

（1）试验前3天禁用磺胺类药物、胰酶制剂、利尿剂、复合维生素B及水果。

（2）试验日晨禁食，排空膀胱，空腹顿服 N－苯甲酰－L－酪氨酰－对氨基苯甲酸（N－BT－PABA）500mg，温开水300ml冲服。以后每小时饮水100ml，至试验结束。

（3）正确收集服药后6h内全部尿液，精确记录尿量，并送检尿液10ml，测定PABA含量。

（4）计算PABA排泄率，计算公式为：

$$PABA \text{ 排泄率（\%）} = \frac{6h \text{ 尿内 PABA 总量（mg）}}{170mg} \times 100\%$$

注：170mg为BT－PABA500mg中所含PABA量。

［参考区间］

正常PABA排泄率为87.2%±9.6%。

［临床意义］

N－BT－PABA是一种人工合成的多肽，能被胰腺分泌的糜蛋白酶裂解而释放出PABA。PABA经小肠吸收、肝内乙酰化后自肾脏排出。测定服用N－BT－PABA后一定时间内尿中PABA的排泄率，能间接反映胰腺分泌糜蛋白酶的能力。据此，可估计胰腺外分泌功能。

慢性胰腺炎、胰腺癌患者，PABA排泄率显著降低。胰腺切除超过1/2者，PABA排泄率显著降低。肝胆疾病、溃疡病、慢性胃炎等患者，PABA排泄率可稍降低。

## 8.7.2 试餐试验（Lundh试验）

［检测方法］

试验前晚9：00后禁食。试验日晨空腹，测体重，肌内注射甲氧氯普胺（胃复安）10mg。从鼻孔或口腔插入聚乙烯双腔十二指肠引流管，使管端达十二指肠降段或空肠（X线下定位）。从管中注入300ml试验餐（内含植物油18g，脱脂奶粉或酪蛋白15g，葡萄糖40g，香精糖浆15g）。注入试验餐后，在 5.3kPa（40mmHg）负压下，连续收集十二指肠液或空肠液，每 10min 为一管，共收集 12 管（2h），标本应立即放入冰浴中。测定每份标本的胰蛋白酶活力。

[参考区间]

正常为（17.9 ± 3.07）mol/(min·ml)。

[临床意义]

注入试管餐后，刺激十二指肠及空肠上段黏膜的 I 细胞，释放内源性胰酶泌素，使胰腺分泌胰蛋白酶，测定十二指肠液或空肠液胰蛋白酶的活力，可判断胰腺外分泌功能。

慢性胰腺炎和胰腺癌患者，胰蛋白酶活力显著降低 [< 9mol/(min·ml)]。非胰源性脂肪泻患者，胰蛋白酶活力可轻度降低。

### 8.7.3　促胰酶素－胰泌素试验（P－S 试验）

[检测方法]

试验前晚 9:00 后禁食。试验日晨空腹，测体重，肌肉注射甲氧氯普胺（胃复安）10mg。从鼻孔或口腔插入聚乙烯双腔十二指肠引液管，在 X 线下将管端送至十二指肠降段一水平段交界处。此时，胃引流腔正好在胃窦部。抽尽胃液，并持续引流，以免胃液流入十二指肠而影响测定结果。在 1.33 ~ 2.67kPa（10 ~ 20mmHg）负压下，连续收集十二指肠液，每 10min 为一管，共收集 3 管（30min）。缓慢静脉注射促胰酶素，剂量为 1U/kg（事先应做皮试）。注射后每 10min 收集十二指肠引流液于试管中，共 3 管。再缓慢静脉注射胰泌素（剂量及皮试同促胰酶素），以后每 10min 收集一管十二指肠引流液，共 6 管。上述所有标本于采集后立即放入冰浴中送检。每个标本测液量、淀粉酶、脂肪酶及胰蛋白酶活力以及重碳酸盐浓度。

[参考区间]

注胰泌素后 60min，胰液量 > 90ml 或 2ml/kg；注胰泌素后 60min，重碳酸盐总量约 6mmol，重碳酸盐浓度 ≥ 79mmol/kg；注胰酶泌素及胰泌素后 90min，淀粉酶排泌总量 > 7.5 万单位（Somogyi 单位）。

[临床意义]

慢性胰腺炎患者，重碳酸盐显著低于正常，淀粉酶正常或低于正常，胰液量正常或稍低于正常。胰头癌患者，重碳酸盐、淀粉酶及胰液量均低于正常。胰腺体尾部癌，重碳酸盐和淀粉酶可正常，胰液量则低于正常。血色病患者，胰液量显著增多，但重碳酸盐浓度低于正常。

# 8.8 消化道功能试验

## 8.8.1 呼气试验（breath hydrogen – test，BHT）

正常情况下，人体消化道中的细菌仅见于结肠。绝大多数随食物而摄入的细菌由胃酸杀灭，因此，小肠一般为无菌。由于碳水化合物未经消化吸收或吸收不良而进入了结肠，能被细菌代谢发酵并产生氢气（$H_2$）与甲烷（$CH_4$）气体，$H_2$ 与 $CH_4$ 可微量吸收入血，常可经肺泡呼出这些"微迹气体"——$H_2$ 与 $CH_4$ 等。用特定的微量气相色谱仪来测定呼气中的 $H_2$ 与 $CH_4$ 的含量即可诊断消化系统某些疾病，如乳糖吸收不良症等。

[适应证]

双糖吸收不良症最常见的是乳糖吸收不良症（又称乳糖不耐症）；小肠瘀滞症（intestinal stasis）、肠易激综合征（irritable bowel syndrome，IBS）、功能性肠病、小肠型 Crohn 病、高酸性胃炎、胃酸缺乏症、胰淀粉酶缺乏症、某些蛋白消化酶缺乏症、幽门螺杆菌引起的胃炎、溃疡病。亦可用于婴幼儿的某些消化系疾病，如新生儿坏死性小肠炎、婴幼儿盲襻综合征、短肠综合征等。

[禁忌证]

尚有发热、腹痛、腹胀、腹泻等症状者；2 周内服抗生素者。

[操作方法]

（1）根据各自实验室的具体要求，正确选择微量分析仪（即微量气相色谱仪及其配件）：①单测 $H_2$ 或单测 $CH_4$ 的分析仪如 CM$_2$ 型微量分析仪；②双测（$H_2$ 与 $CH_4$）分析仪如 DP 型微量分析仪；③三测（$H_2$ 与 $CH_4$、$CO_2$）分析仪，可同时测定这三种微迹气体如 SC 型微量分析仪。

（2）配备特制的（与分析仪配套的）美国昆特朗（Quin Tron）呼气样本处理设备，如昆特朗气体采样器（包括肺泡气采气袋、废气袋）、贮气袋、儿童采样器、剪式阀等。特殊的 Siv Rite10 色谱柱（$H_2$ 气相色谱柱），采集在气袋内的气体，经过这一色谱柱，即将 $H_2$ 与呼气中的肺泡其他气体分离开来，$H_2$ 浓度即显示于读数表上，再乘以校正系数即得实测 $H_2$ 气体浓度。

（3）确立 $CO_2$ 校正系数，对所测定的 $H_2$ 或 $CH_4$ 通过 $CO_2$ 的校正系数进行校正，即所谓的"标准化"。（可事先对仪器作"标准化"）。

（4）具体步骤：①检测基础呼气 $H_2$ 或 $CH_4$ 浓度；②摄入一定剂量乳糖，一般为 1.0g/kg 体重，≤25g；③试餐后每隔 30min 采集一次气体，上机分析，共 3h；④记录结果计算气体含量。

[**参考区间**]

健康人空腹基础 $H_2$ 浓度 $< 10 \times 10^{-6}$。

健康人空腹基础 $CH_4$ 浓度 $(6 \sim 8) \times 10^{-6}$。

[**注意事项**]

呼气试验是一种检测方法的统称。各种呼气试验由于检测目的、诊断需要不同，试验的注意事项不尽相同。以乳糖吸收不良症的呼气 $H_2$ 试验为例，它的注意事项如下：①试验前一日停止食用肠内缓慢消化的食品，如豆类、麸糠类或其他高纤维麦片等。②试验前需禁食至少 10h（试验前可少量饮水）。③试验前至少 0.5h 或试验中，均不可吸烟、睡眠或作剧烈运动等。④详细询问近期内抗生素服用情况及是否有近期腹泻病史，试验前至少 2 周内 不可服用抗生素。试验中要采集真正的"肺泡气"以提高检测的精确度。⑤婴幼儿的集气尤要注意防止漏气，要选用适宜的儿童采样气袋。⑥色谱柱内固相物质为红色即废弃，更换新的色谱柱，以保证结果的准确性。

[**评述**]

呼气中微迹气体分析技术（呼气试验）业已被充分证明是一种可用于诸如双糖吸收不良症、细菌过度生长与肠道传递时间测定等重要的非侵袭性诊断技术。方法简便，易为患者接受。有文献报道，这种实验诊断技术可应用于其他方面，也将作为一种基本的消化系疾病的诊断方法，得到更广泛的临床应用。

### 8.8.2 肠道运输功能检查（bowel transit study）

肠道运输功能检查主要是向胃肠道中投入标志物，通过观察标志物在胃肠道中的代谢、运行和分布情况，来推测胃肠道内容物的运行速度，从而借以判断消化道的转运功能。常用的标志物主要有 3 种，即：①分解代谢类（如乳糖等）；②不透 X 线类。③放射性核素类。分解代谢类和不透 X 线类标志物主要分别用于检测小肠及结肠运输功能，而核素类标志物可用于小肠及结肠运输功能检查。平时提及的肠道运输功能检查，主要指的是结肠运输功能检查。该检查中，因核素标志物检查法需特殊设备，且患者暴露于核素，应用受到一定限制。而不透 X 线标志物检查法，以其简单、方便、患者无痛苦、无须特殊设备、价格低廉而被广泛应用。

#### 8.8.2.1 小肠运输试验

[**机制**]

测定小肠运输功能的方法有多种，目前应用较多的是呼出气体氢浓度测定法。其机制为：受试者口服乳果糖后，经过小肠运输至结肠，结肠中的乳酸杆菌可分解乳果糖产生氢气，并通过血液循环自肺排出，通过测定口服乳果糖后至出现呼出气中氢浓度升高时间的长短来判断小肠运输功能。该方法简便、无创性、易为患者所接受。但影响因素较多，如胃排空异常、腹泻、肠道菌群失调及某些药物等均可影响结果的准确性，出现假阳性或假阴性。

[检测方法]

检查前1个月内不给高纤维饮食，检查前禁食15h。试验开始给12g乳果糖（溶于120ml水中）口服。于服乳果糖前及后3h内，每隔15min收集呼气末肺气，测量其中的氢含量。检查过程中患者取坐位，禁食、水和吸烟。用氢气色谱分析仪测定氢溶度，以兆比率（$1 \times 10^{-6}$）的氢浓度的气体作为标准。当呼氢超过$20 \times 10^{-6}$时，即认为受试者有氢呼出。在此$20 \times 10^{-6}$的基线上连续二次呼氢超过$5 \times 10^{-6}$时，即认为是禁食状态下呼氢的浓度指标。此时间即为口-盲运输时间。

[参考区间]

$(48 \pm 13)$min。

[临床意义]

部分结肠慢运输型便秘患者合并有小肠运输迟缓。有人认为便秘是一个全肠道受累的问题。但是这种小肠运动缓慢空间是便秘本身的原因，还是对肠道远端（结肠）部分功能障碍的一种抑制反射的结果，尚不清楚。亦有人认为对结肠慢运输便秘功能检查，排除有无小肠运输功能障碍，否则手术效果不佳。便秘是诸多疾病伴随的症状，在便秘原因的鉴别中，小肠、结肠运输试验只是对肠道本身转运功能状态的一种重要检查方法，在临床应用中还应配合其他功能检查手段，对便秘患者进行全面的评价。小肠运输试验还可以应用于诊断小肠运动功能障碍性疾病，如假性小肠梗阻、迷走神经切断术后腹泻等。

#### 8.8.2.2 结肠运输试验

测定结肠运输功能的方法主要有：不透光标志物追踪法及放射性核素闪烁扫描法。前者以其简单、安全、无创性、无须特殊设备等优点，在临床上得到广泛应用。而放射性核素闪烁扫描法因需特殊设备、患者暴露于核素等因素，使应用受到一定限制。现就不透光标记物追踪法作介绍。

[机制]

正常成人结肠顺行推进速度约为8cm/h，逆行推进速度约为3cm/h，每小时净推进距离约5cm。结肠推进速度可受诸多因素影响。例如进餐后顺行速度可提高到 14cm/h，但逆行推进速度可不变；肌内注射某些拟副交感药物后，净推进速度可提高到 20cm/h。而一些便秘患者，其净推进速度可慢到 1cm/h。不透光标志物追踪法就是通过口服不透 X 线的标志物，使其混合于肠内容物中，在比较接近生理的前提下，摄片观察结肠的运动情况。尽管结肠运输时间反映的是结肠壁神经－肌肉的功能状态，但是一次口服 20 粒不透光标志物后，不是 20 粒同时到达盲肠，标志物在结肠内的运动不是以集团式推进。这是由于标志物由口到达盲肠的运行时间受进餐时间、食物成分、胃排空功能及小肠运输功能等因素影响。因此，该方法只能了解结肠运动总体轮廓，不能完全反映结肠各段的功能状态。为保证结果的准确可靠，标志物不能过重，应与食糜或粪便比重相似，且显示清晰、不吸收、无毒、无刺激。目前国内外已有商品化标志物供应。

**[检测方法]**

从检查前 3 天起，停止使用一切可能影响消化道功能的药物及按一定标准给予饮食（每日含 14g 左右纤维），保持正常生活习惯不作特殊改变。因检查期间不能使用泻药，也不能灌肠，对于那些已有多日未能排便，估计难以继续坚持完成检查者，待其排便后再按要求进行准备。因黄体期肠道转运变慢，故育龄妇女作此项检查时，应避开黄体期。检查日早餐后，吞服装有 20 个不透 X 线标志物胶囊。于服标志物胶囊后第五天和第七天各摄腹部平片 1 张。读片方法：从胸椎棘突至和经 5 腰椎棘突作连线，再从第 5 腰椎棘突向骨盆出口两侧作切线，将大肠分为右侧结肠区、左侧结肠区、直肠乙状结肠区 3 个区域。通过这 3 个区域来描述标志物位置。标志物影易与脊柱、髂骨重叠，须仔细寻找。有时结肠肝、脾曲线位置较高，未能全部显示 X 线片上，应予注意。

**[参考区间]**

正常成人在口服标志物后，8h 内所有标志物即可进入右半结肠，然后标志物可潴留于右半结肠达 38h，左半结肠 37h，直乙状结肠 34h。结肠运输试验的正常参考值是：口服标志物后第五天至少排出标志物的 80%（16 粒），第七天全部排出。

**[临床意义]**

本法是目前诊断结肠无力型便秘的重要检查方法。可以区别结肠慢运输型与出口梗阻型便秘。除标志物肠道通过时间延长外，根据标志物分布特点可将便秘分为 4 型。①结肠慢运输型：标志物弥漫性分布于全结肠。②出口梗阻型：标志物聚集在直肠乙状结肠交界处。此型较多见，常见于巨结肠、直肠感觉功能下降及盆底失弛缓症患者。③左侧结肠缓慢型：标志物聚集在左侧结肠及直肠乙状结肠区，可能为左结肠推进无力或继发于出口梗阻。④右侧结肠缓慢型：标志物主要聚集于右结肠，此型少见。

# 8.9 肾上腺皮质功能试验（tests of adrenocortical function）

## 8.9.1 血浆皮质醇昼夜节律性试验

［检测方法］

于 8:00、16:00 ~ 17:00 分别采血 2ml 置肝素抗凝管内，分离血浆测定皮质醇含量。

［参考区间］

正常人 8:00 血浆皮质醇为 0.17 ~ 0.44μmol/L，16:00 ~ 17:00 血浆皮质醇为 0.55 ~ 0.25μmol/L。

［临床意义］

皮质醇增多症患者 8:00 血浆皮质醇在正常高限或高于正常，16:00 ~ 17:00 血浆皮质醇含量与上午相似，无明显减少。肾上腺皮质功能减退和垂体前叶功能减退患者 8:00 及 16:00 ~ 17:00 血浆皮质醇含量均明显降低。

## 8.9.2 可的松水试验

［检测方法］

试验前夕晚饭后禁饮。试验日晨起排空膀胱，在 20min 内饮水 1000ml，饮水后每 20min 排尿 1 次，共 8 次，以最多一次排尿量计算每分钟最高排尿量。在次日重复上述试验一次，饮水前 4h 需给患者口服可的松 50 ~ 75mg，其余的方法同上一次。若第一日最高排尿量 > 10ml/min，则不做第二日试验。

［参考区间］

肾上腺皮质功能正常者，最高排尿量 > 10ml/min。

［临床意义］

正常人大量饮水后，抑制下丘脑 - 垂体分泌抗利尿激素，使尿量增加。肾上腺皮质功能减退，水利尿作用减弱或消失，大量饮水后尿量增加不明显（最高排尿量 ≤ 3ml/min），但在服用可的松后，水利尿作用可恢复，尿量增加，最高排尿量可接近或超过 10ml/min。

### 8.9.3 促肾上腺皮质激素（ACTH）兴奋试验

[检测方法]

试验前 1 ~ 2 天留 24h 尿，测定尿 17 – 羟皮质类固醇。试验开始前抽血测血浆皮质醇。试验日晨 8：00 起静脉滴注 ACTH 25U（溶于 5% 葡萄糖液 500ml 中），维持 8h。于滴注 ACTH 后 4h 及 8h 分别抽血测血浆皮质醇。此外，滴注日留 24h 尿，测定 17 – 羟皮质类固醇。

[参考区间]

正常人滴注 ACTH 后，尿 17 – 羟类固醇较基础值可增加 1~3 倍。滴注 ACTH 4h 后，血浆皮质醇至少较基础值增加 2 倍，滴注 8h 后亦增加 2 倍。

[临床意义]

（1）慢性肾上腺皮质功能减退患者，不论其基础值如何（接近正常或降低），静脉滴注 ACTH 后，尿 17 – 羟类固醇或血浆皮质醇无明显变化或仅轻度增加。

（2）肾上腺皮质增生者，静脉滴注 ACTH 后，尿 17 – 羟类固醇可增加 3~7 倍，肾上腺皮质腺瘤者反应较弱，约增加 2 倍，但仅有半数可有反应。癌肿者为完全自主性，不受 ACTH 刺激，无增高反应。

（3）应用于 Cushing 综合征、Addison 病、男性女化、女性男化、儿童性早熟以及肥胖原因的鉴别诊断。

### 8.9.4 地塞米松抑制试验

[基本原理]

在正常情况下，垂体分泌 ACTH 受血液循环中皮质醇水平的调节。外源性给予对垂体 ACTH 分泌抑制作用很强，而本身剂量很小，对血、尿皮质醇测定影响不大的人工合成皮质类固醇——地塞米松，观察血和尿皮质醇以及血浆 ACTH 的变化，可以反映垂体分泌 ACTH 的功能以及肾上腺皮质功能是否依赖于 ACTH，即可将 Cushing 病和 Cushing 综合征区别开来。

#### 8.9.4.1 午夜一片法地塞米松试验

[检测方法]

8：00 采血 2ml，置肝素抗凝管内分离血浆测定皮质醇含量。24：00 服地塞米松 1mg。第二日 8：00 再采血 2ml，测定皮质醇含量。

[参考区间]

正常人试验前血浆皮质醇含量平均为 0.28μmol/L，服地塞米松后第二日上午 8：00 血浆皮质醇含量明显下降，一般可降至 0.06μmol/L 以下。

［临床意义］

单纯性肥胖症患者，血浆皮质醇含量的变化同正常人。皮质醇增多症患者，血浆皮质醇不受抑制。

#### 8.9.4.2 小剂量地塞米松抑制试验

［检测方法］

方法 1：①试验前日留 24h 尿，测定 17 - 羟皮质类固醇。②每日口服地塞米松 2mg（0.5mg，1 次/6 小时或 0.75mg，1 次/8 小时）。③服用地塞米松第二、第三日，每日留 24h 尿，测定 17 - 羟皮质类固醇。

方法 2：23：00 口服地塞米松 1mg，次日 8：00 测皮质醇。

［参考区间］

方法 1：正常人服用地塞米松后，尿 17 - 羟皮质类固醇明显减少，可下降至 25mg/L 以下或降至对照值的 50% 以下。

方法 2：正常 <188pmol/L（5pg/ml）。

［临床意义］

单纯性肥胖患者，试验前尿 17 - 羟皮质类固醇含量可较正常人偏高，在小剂量地塞米松抑制后，尿 17 - 羟皮质类固醇含量的变化同正常人。皮质醇增多症患者，在小剂量地塞米松抑制后，尿 17 - 羟皮质类固醇下降的幅度一般不超过对照值的 50%。库欣综合征患者皮质醇分泌无明显减少。

#### 8.9.4.3 大剂量地塞米松抑制试验

［检测方法］

试验方法与小剂量地塞米松试验相同，但地塞米松的用量改为 2mg/6h，口服，连用 2 天，共 16mg。

［参考区间］

本试验仅适用于已确诊为皮质醇增多症者，正常人不作本试验。

［临床意义］

本试验用于鉴别皮质醇增多症的病因，若为肾上腺皮质增生，在大剂量地塞米松抑制下，尿 17 - 羟皮质类固醇含量降至对照值的 50% 以下。若为肿瘤，尿 17 - 羟皮质类固醇含量无明显改变。

#### 8.9.4.4 中剂量地塞米松抑制试验（mid - dose dexamethasone suppression test）

［基本原理］

男性化型先天性肾上腺皮质增生，如 21 - 羟化酶缺乏患者由于皮质醇合成障碍，ACTH 反馈性分泌增多，导致肾上腺皮质增生和肾上腺雄酮增多

（17－KS、17－KGS 增高）。给予适量外源性人工合成皮质类固醇——地塞米松，抑制 ACTH 的过量释放，则尿 17－KS、17－KGS 水平随之下降。

[检测方法]

第一日留取 24h 尿测 17－KS ［和（或）17－KGS］作为对照。第二日开始口服地塞米松 0.75mg，6 小时 1 次，连续 5 天。分别于服药后第三日和第五天收集 24h 尿测 17－KS ［和（或）17－KGS］。

[结果判断]

见表 8－9。

表 8－9　中剂量地塞米松抑制试验结果判断

| 项目 | 17－KS（μmol/24h） | 17－KGS（μmol/24h） | UFC（nmol/24h） |
|------|------|------|------|
| 对照 | 38.5 | 38.5 | 523 |
| 抑制后第三天 | 15.4 | 18.1 | 36.7 |
| 抑制后第五天 | 14.8 | 18.9 | 23.5 |

注：UFC 为尿游离皮质醇。

[临床意义]

男性化型先天性肾上腺皮质增生，如 21－羟化酶缺乏患者由于皮质醇合成障碍，ACTH 反馈性分泌增多，导致肾上腺皮质增生和肾上腺雄酮增多［尿 17－酮类固醇（17－KS）、17－生酮类固醇（17－KGS）增高］。给予适量外源性人工合成皮质类固醇——地塞米松，抑制 ACTH 的过量释放，则尿 17－KS、17－KGS 水平随之下降。服药后 17－KS 较对照值下降 >50% 为阳性（可被抑制），支持先天性肾上腺皮质增生的诊断。肾上腺皮质腺瘤或性腺疾病引起的 17－KS 增高不被抑制。如患者 24h 尿测 17－KS ［和（或）17－KGS］对照稍高于正常，地塞米松抑制后虽抑制到 50% 以下，可除外先天性肾上腺增生。

## 8.9.5　呋塞米激发试验（furosemide provocation test）

[基本原理]

呋塞米（速尿）抑制肾小管髓袢升支对 $Na^+$、$Cl^-$ 的重吸收，干扰了尿液的浓缩过程，使尿量增加；同时大量的 $Na^+$ 到达远曲小管和集合管，使 $K^+$－$Na^+$ 交换增加。净效应是血 $Na^+$ 降低，血容量减少，刺激肾小球旁器分泌肾素，水平增高，从而兴奋醛固酮的合成及分泌。因此，在一定剂量的呋塞米的作用下，通过肾素－血管紧张素系统（RAS）的分泌反应，可以比基础状态下的激素测定更好地反应醛固酮释放增多的性质。

[检测方法]

平卧过夜,清晨卧位采血测定醛固酮,肌内注射呋塞米40mg,保持立位走动2h,再次采血测定醛固酮。

[结果判断]

见表8-10。

表8-10 呋塞米激发试验结果判断

| | 肾素活性（μg/L/h） | 血管紧张素Ⅱ（ng/L） | 醛固酮（pmol/L） |
|---|---|---|---|
| 激发前 | 0 | 17.1 | 994.4 |
| 激发后 | 0 | 24.7 | 1017.2 |

[临床意义]

正常情况下,呋塞米激发试验后,血醛固酮明显增高;原发性醛固酮增多症时,血醛固酮无明显增高。

患者基础血醛固酮水平明显增高,行呋塞米激发试验后,血清肾素、血管紧张素Ⅱ及醛固酮无明显增高,提示醛固酮的分泌异常增多,故支持原发性醛固酮增多症的诊断。

### 8.9.6 卧立位试验

[基本原理]

正常人在隔夜卧床,8:00血浆醛固酮值约为110~330pmol/L,保持卧位到12:00,血浆醛固酮浓度下降,和血浆皮质醇浓度的下降相一致;如取立位时,则血浆醛固酮上升,因为站立后肾素-血管紧张素升高的作用超过ACTH的影响。特醛症患者在8:00~12:00取立位时血浆醛固酮上升,并超过正常人,由于患者站立后血浆肾素有轻度升高,加上此型对血管紧张素的敏感性增强;醛固酮瘤患者在此条件下,血浆醛固酮不上升,反而下降,因为患者肾素-血管紧张素系统（RAS）受抑制更重,立位后也不能升高。肾素反应性腺瘤,由于站立位所引起的血浆肾素变化使血醛固酮明显升高。

[检测方法]

平卧过夜,清晨卧位采血测肾素、血管紧张素、醛固酮。保持立位走动4h,再次采血测肾素、血管紧张素、醛固酮。

[结果判断]

肾上腺皮质醛固酮分泌腺瘤者,卧位醛固酮水平明显高于正常,肾素-

血管紧张素水平明显低于正常，立位4h后醛固酮较前降低，肾素－血管紧张素较前无明显改变。肾素反应性腺瘤者，立位后肾素、血管紧张素、醛固酮较前升高（表8－11）。

表8－11　卧立位试验结果判断

| | 肾素活性［μg/（L·h）］ | 血管紧张素Ⅱ（ng/L） | 醛固酮（pmol/L） |
|---|---|---|---|
| 卧位时 | 0 | 48.7 | 773.1 |
| 立位后 | 0 | 73.0 | 685.9 |

［临床意义］

患者基础血醛固酮水平明显升高，肾素－血管紧张素被抑制，立位4h后血醛固酮降低，与ACTH节律一致，肾素－血管紧张素仍被抑制，提示醛固酮分泌异常增高，结合肾上腺CT结果，支持肾上腺皮质醛固酮分泌腺瘤诊断。

### 8.9.7　盐水输注试验

［基本原理］

正常情况下，盐水输注后，血钠及血容量的增加，大量钠盐进入肾单位远曲小管，可抑制肾小球旁细胞肾素的分泌，从而抑制血管紧张素－醛固酮的分泌，使血中肾素、血管紧张素、醛固酮水平降低。

［检测方法］

受试者摄入120mEq钠饮食至少3天。卧床过夜。次晨8:00采血测肾素活性（PRA）、醛固酮（Aldo）和皮质醇作为对照。从8:00～12:00均匀滴注生理盐水1250ml。输注结束时，再次采血测PRA、Aldo和皮质醇。

［结果判断］

见表8－12。

表8－12　盐水输注试验结果判断

| | 肾素活性［μg/（L·h）］ | 血管紧张素Ⅱ（ng/L） | 醛固酮（pmol/L） | 皮质醇（nmol/L） |
|---|---|---|---|---|
| 输注前 | 0 | 27.4 | 1167.8 | 180.9 |
| 输注后 | 0 | 30.9 | 1186.8 | 202.8 |

[临床意义]

正常人血中肾素、血管紧张素、醛固酮水平降低。原发性醛固酮增多症患者，特别是肾上腺皮质醛固酮分泌瘤患者，高钠对醛固酮分泌无抑制效应，血浆醛固酮水平不被抑制。特发性醛固酮增多症患者，可出现假阴性反应，即醛固酮分泌受到抑制。患者基础醛固酮水平较正常增高，肾素、血管紧张素受抑制，盐水输注后、醛固酮水平仍较高，未被抑制，故支持原发性醛固酮增多症诊断。

## 8.9.8 地塞米松抑制醛固酮试验

[基本原理]

在原发性醛固酮增多症中，有一种特殊类型称为糖皮质激素可抑制性醛固酮增多症。具有下列特点：①临床表现与经典的原发性醛固酮增多症相同。②患者的年龄轻，大多数在 20 岁以前发病。③有家族性罹患的倾向。④病理基础为双侧肾上腺皮质增生。⑤ACTH 依赖。诊断的主要依据是地塞米松抑制试验，地塞米松可使本病患者的肾素 - 血管紧张素 - 醛固酮系统恢复正常，临床症状消失。

[检测方法]

午夜口服地塞米松 1mg，次日 6：00 再口服 0.5mg，立位走动 2h，采血测醛固酮 <138.5pmol/L 可诊断。

[结果判断]

醛固酮 457.7pmol/L。

[临床意义]

患者服用地塞米松后血醛固酮未被抑制到 138.5pmol/L 以下，故可排除糖皮质激素可抑制性醛固酮增多症。

## 8.9.9 卡托普利试验

[基本原理]

卡托普利（开博通）是一种抗慢性心功能不全药；血管紧张素转化酶抑制剂，可抑制血管紧张素 I 向 II 转化，从而减少醛固酮的分泌，降低血压。

[检测方法]

于普食卧位过夜，次日 8：00 空腹卧位取血并测血压，取血后立即口服卡托普利 25mg，继续卧位 2h，于上午 10：00 卧位取血测血浆醛固酮、肾素活性及血管紧张素 II 浓度并测血压。

[结果判断]

在正常人或原发性高血压患者，服卡托普利后血浆醛固酮水平被抑制到 416pmol/L （15mg/dl） 以下，而原发性醛固醇增多症患者的血浆醛固酮则不被抑制（表 8 - 13）。

表 8 - 13　卡托普利试验结果判断

| 时间 | 醛固酮（pmol/L） | 血压（kPa） |
|------|------|------|
| 试验前 | 2248.0 | 23.0/12.0 |
| 试验后 | 1904.1 | 21.0/12.5 |

[临床意义]

患者服用卡托普利后，血醛固酮未被抑制到 416pmol/L 以下，提示醛固酮的分泌不受肾素 - 血管紧张素的调节，因此支持原发性醛固酮的诊断。

### 8.9.10　螺内酯试验（spironolactone test）

[基本原理]

螺内酯（安体舒通）有对抗醛固酮在远端肾小管保钠、排钾的作用，如果剂量充足，可使醛固酮增多症患者的尿钾排量减少，低血钾得到纠正，接近或达到正常血钾水平；并可降低其升高的血压，甚至降至正常水平。

[检测方法]

固定饮食（钠 160mEq/d，钾 60mEq/d） 7 ~ 14 天。吃固定饮食的第三天留取 24h 尿，查钾、钠、氯，第四天采血查钾、钠、氯及二氧化碳结合力（或血气分析）为对照。

从第四天起，每日口服螺内酯 60 ~ 80mg，6 小时 1 次（亦可于 7:00、12:00、17:00、22:00 分 4 次服）。隔 3 ~ 4 天测定 24h 尿钾、钠、氯和血查钾、钠、氯及二氧化碳结合力（或血气分析） 1 次。对照期及实验期每日早、晚各测血压 1 次。

[结果判断]

见表 8 - 14。

表 8 – 14　螺内酯试验结果判断

| 时间 | 血压（mmHg） | 血钾（mmol/L） | 24h尿钾（mmol） | CO₂ – CP（mmol/L）血 | pH |
|------|------|------|------|------|------|
| 试验前 | 172.5/90 | 2.16 | 42.7 | 29.0 | 7.446 |
| 试验后 | 150/82.5 | 2.58 | 35 | 37.0 | 7.446 |

[临床意义]

醛固酮增多症患者服用螺内酯后，血钾显著上升，接近或达到正常水平，24h 尿钾排量减少。部分原有高血钠及碱中毒的患者，高血钠和碱中毒恢复正常。血压下降满意者，提示术后容易恢复正常，血压下降不满意者，往往提示术后不易恢复正常。本试验有助于证明是否存在醛固酮增多症，但不能鉴别是原发性或继发性醛固酮增多症。

患者进行螺内酯试验后，血压轻度下降；血钾轻度升高；24h 尿钾轻度降低；但是血 $CO_2$ – CP 反而轻度增高，血 pH 值无变化。以上提示患者对螺内酯有一定的反应，可继续治疗，并适当增大剂量。

## 8.9.11　高钠试验（high natrium test）

[基本原理]

大量钠盐进入远曲小管，促进钠、钾交换，使尿钾排除增加，血钾可随之降低。正常人可通过抑制醛固酮的分泌使血钾改变不大，而原发性醛固酮增多症患者，高钠对醛固酮分泌无抑制效应，反促使肾小管钠钾交换，使尿钾排除进一步增加，血钾因而降低。本试验适用于病情轻、血钾降低不明显的疑似醛固酮分泌过多的患者，作为激发试验。已有明显低钾血症者禁用。

[检测方法]

高钠固定饮食（钠 240mEq/d）6 天。吃固定饮食前留 24h 尿查钾、钠、氯以作为对照，次日晨查血钾、钠、氯以作为对照。于开始固定饮食的第三天和第六天留取 24h 尿查钾、钠、氯，并于第四天和第七天晨抽血查钾、钠、氯。如血钾在第四天已降至 3.5mEq/L 以下，可根据患者的情况考虑是否终止试验。每天监测血压 1 次。

[临床意义]

大量钠盐进入远曲小管，促进钠、钾交换，使尿钾排除增加，血钾可随之降低。正常人可通过抑制醛固酮的分泌使血钾改变不大，而原发性醛固酮增多症患者，高钠对醛固酮分泌无抑制效应，反促使肾小管钠钾交换，使尿钾排除进一步增加，血钾因而降低。本试验适用于病情轻，血钾降低不明显的疑似醛固酮分泌过多的患者，作为激发试验。已有明显低钾血症者禁用。

# 8.10 肾上腺髓质功能试验（tests of adrenal medullary function）

## 8.10.1 冷压试验

［检测方法］

（1）静卧休息 30min 后，每 15min 测右臂血压 1 次，待血压稳定后再做冷压试验。

（2）将左手浸于 0 ~ 4℃冰水中（浸至腕关节），60s 后取出。

（3）自浸水开始，第 15s、30s、60s、2min、5min、20min 各测右臂血压 1 次。

［参考区间］

正常人收缩压升高不超过 2.6kPa（20mmHg），舒张压升高不超过 1.9kPa（15mmHg）。

［临床意义］

本试验主要用于高血压早期或可疑患者，血压过高者应予免试。原发性高血压，血压波动甚大者，在作冷压试验时，血压可从较低水平升至平时最高水平。

## 8.10.2 组胺激发试验

［检测方法］

（1）试验前停用镇静剂 2 天，停用降压药 2 周。若血压 > 21.3/14.6kPa（160/110mmHg），不宜做此试验。有哮喘者不可做此试验。

（2）患者平卧休息至血压稳定，或在冷压试验后血压恢复至原来水平。

（3）用结核菌素注射器抽取组胺基质 0.025 ~ 0.05mg（相当于磷酸组胺 0.07 ~ 0.14mg），加生理盐水至 0.5ml，静脉注入。为避免静脉穿刺对血压的影响，也可先缓慢静脉注射生理盐水，待血压降至原来水平后，再改为组胺注入。

（4）注入组胺后，测血压 1 次/30s，连测 2 ~ 3min。以后每 0.5 ~ 1min 测血压 1 次，直至 15min。同时，记录脉搏，观察患者反应。

［参考区间］

正常人注射组胺后，血压上升 < 2.6kPa（20mmHg），不如冷压试验

显著。

[临床意义]

组胺可通过交感神经反射刺激肾上腺髓质分泌儿茶酚胺，可使嗜铬细胞瘤患者血压明显升高。临床上对疑有嗜铬细胞瘤的患者，尤其是对那些阵发性高血压发作稀少或发作时间短暂，尿中儿茶酚胺含量正常或在临界范围，难于肯定诊断者可考虑做本试验。嗜铬细胞瘤患者注入组胺后30s，血压稍下降，随即迅速上升，一般于2min达最高峰，血压上升 > 6. 0/3. 3kPa（45/25mmHg），或较冷压试验最高值再增加2. 6/1. 3kPa（20/10mmHg）。此时，应立即静脉注射酚妥拉明3 ~ 5mg，以免过度反应。

### 8. 10. 3  酚妥拉明试验（phentolamine blockage test）

[检查方法]

（1）试验前停用镇静剂至少2天，降压药至少3天，利舍平至少14天。

（2）试验前患者平卧休息，周围环境应安静。

（3）建立静脉通道，缓慢滴注生理盐水。

（4）每分钟测量血压1次，直至血压平稳，持续在22. 7/14. 7kPa（170/110mmHg）以上，方可进行试验。

（5）在患者不察觉的情况下，从输液管中缓慢注射（在1min内）酚妥拉明5mg（儿童1mg）。

（6）注射完毕后，每30s测量血压1次，共3min，以后每分钟测量1次，共7min，或直至血压恢复至试验前水平。

[结果判断]

正常人在注射酚妥拉明后2min血压有下降，但下降幅度不超过4. 67/3. 33kPa（35/25mmHg）。嗜铬细胞瘤患者在注射2min后，血压明显下降，下降幅度大于4. 67/3. 33kPa（35/25mmHg）并持续3 ~ 5min，或更长时间。注射后即170/110mmHg；30s 160/108mmHg；60s 160/104 mmHg；90s 154/100mmHg；120s 160/100mmHg；150s 170/104mmHg；180s 180/104mmHg；4min 180/98mmHg；5min 164/98mmHg；6min 164/100mmHg；7min 160/96mmHg。

[临床意义]

酚妥拉明（即苄胺唑啉）是一种α-肾上腺素能受体阻滞剂，可阻滞儿茶酚胺的α受体效应，使因儿茶酚胺水平增高引起的持续性或阵发性高血压迅速下降。因此通过对酚妥拉明的反应，可以判断高血压与嗜铬细胞瘤的关系，使持续性高血压型嗜铬细胞瘤患者的血压迅速下降。嗜铬细胞瘤患者注射酚妥拉明后，血压较注射前下降 4.7/3.4kPa（35/25mmHg），且能维持 3min 以上。但是，如果事先曾用肼屈嗪治疗或肾脏有继发性血管病变使血压固定升高，则本试验可呈假阴性反应。

阳性试验与嗜铬细胞瘤印证的准确率为 75%～100%。假阴性反应少见。出现假阴性的原因可能与继发性小动脉病变有关。酚妥拉明用肌内注射法进行试验，亦易出现假阴性反应。

患者注射酚妥拉明后 2min 血压无明显下降，直至 7min 后血压仍无明显下降，故试验结果为阴性，结合患者临床表现嗜铬细胞瘤可能性不大。

### 8.10.4　间碘苄胍 γ - 闪烁照相（$^{131}$I - mIBGγ - scintigraphy）

[基本原理]

间碘苄胍是一种抗肾上腺素能神经元剂，摄取胺的底物，注射入体内后，浓聚于肾上腺髓质和嗜铬细胞瘤体内，通过 γ - 闪烁照相显像，因而对体内的单发或多发嗜铬细胞瘤可作出定位诊断。

[检查方法]

患者从检查前 3 天开始口服卢戈液，每次 10 滴，每日 1 次，直至检查开始后第七天，以封闭甲状腺。间碘苄胍生理盐水溶液按 0.5/1.7 体表面积计算出所需剂量，缓慢静脉注射。注药后 24、48、72h 进行 γ - 闪烁照相，患者首先俯卧位检查肾上腺，然后仰卧位从头到膀胱进行全身 γ - 闪烁照相。

[结果判断]

正常人在注药后 24h、48h 唾液腺、肝脏、脾脏和膀胱显影，少数人心脏和结肠亦有间碘苄胍浓聚，80% 肾上腺不显影。间碘苄胍在肾上腺的放射密度可分为 3 种类型。Ⅰ 型肾上腺放射密度 < 肝脏；Ⅱ 型肾上腺与肝脏相当。Ⅲ 型肾上腺 > 肝脏。Ⅰ 型和 Ⅱ 型属于正常肾上腺显像。Ⅲ 型为异常显像。

[临床意义]

患者在静脉注射药物后 24、72h 行胸腹前后位显像：可见双肺部、心脏、肝脏有不同程度的放射性摄取，并随时间逐渐减低；胸腹其余部位均未见明显异常放射性摄取。

根据患者间碘苄胍 γ - 闪烁照相结果分析，可排除嗜铬细胞瘤的可能。正常肾上腺显像可报告：未见明显嗜铬细胞瘤征象。

# 8.11 性腺功能试验 (tests of gonads function)

## 8.11.1 人绒毛膜促性腺激素 (HCG) 兴奋试验

[检测方法]

(1) 第一天，测定血中睾酮和其他雄激素的基础值。怀疑 5′-还原酶缺乏时应同时检测硫酸脱氢表雄酮 (DHEAS)、雄烯二酮和双氢睾酮，血促黄体激素 (LH)、促卵泡激素 (FSH) 及染色体核型。

(2) 每日肌内注射 HCG，连续 3 天，每 24h 1 次。HCG 剂量：<1 岁 500IU，1~10 岁 1000IU，>10 岁 1500IU。

(3) 于试验第四天，在注射最后一次 HCG 的 24h 后，再次取血测定睾酮及其他雄激素水平。

[参考区间]

正常人注射 HCG 后血浆睾酮含量较基础值增加 50%~200%。

[临床意义]

正常人和体质性青春发育延迟男孩在 HCG 注射后血睾酮浓度上升 2~3 倍，青春期前儿童睾酮的增加幅度稍低。

本试验应用于评价睾丸间质细胞分泌睾酮的功能状况，在怀疑无睾症、睾丸间质细胞发育不良、睾酮生物活性不足、隐睾症、两性畸形和小阴茎及青春延迟等疾病时做此试验。隐睾儿童，睾酮对 HCG 有良好反应者，提示睾丸存在，行睾丸固定术。睾丸功能性组织缺乏时，睾酮浓度不增加，若同时伴有 LH、FSH 增加提示原发性睾丸发育不良。

在正常成人，睾酮/双氢睾酮 (T/DHT) 的基础比值为 8~17，青春期前，T/DHT 的基础比值为 2~3，HCG 兴奋后 T/DHT 的比值可达 3~26。

本试验对鉴别原发性及继发性性腺功能低下有重要意义。原发性者对 HCG 无反应或反应低下，继发性者对 HCG 的反应接近于正常人。

## 8.11.2 促性腺激素释放激素 (GnRH) 试验

[术前准备]

不需要禁食，试验可在任何时间进行，事先安置好留置针头。

[检测方法]

促性腺激素释放激素 (GnRH) 类药戈那瑞林 (Gonadorelin) 2.5~3μg/kg，

最大量 100μg，加 2ml 生理盐水，静脉注射。分别于 0、30、60、90min 取血 2~3ml，分离血清测定促黄体素（LH）、卵泡刺激素（FSH）。

[结果判断]

正常青春期个体，GnRH 刺激后 LH、FSH 值在 20min 时升高，60min 时降低。促性腺激素依赖性性早熟时，反应达到青春期水平。原发性性腺功能障碍者，基础 LH、FSH 值增高，对 GnRH 反应增强。青春期延迟和低促性腺激素性性激素减低者对 GnRH 反应不良或无反应。有作者建议，可采用 GnRH 和 HCG 联合试验，或在脉冲式输注 GnRH 试验可能有助这 2 种情况的鉴别。

[临床意义]

用于诊断促性腺激素依赖性性早熟（中枢性性早熟），与非促性腺激素依赖性性早熟、乳房发育相鉴别，对青春期延迟与促性腺激素减低所引起的性发育延迟的鉴别。

对中枢性性早熟与非促性腺激素依赖性性早熟、乳房发育的鉴别，一般 LH、FSH 峰值和 LH/FSH 峰值的比值进行分析判断。若女孩 LH 峰值 >12~15IU/L，男孩 >26IU/L 提示下丘脑－垂体－性腺轴功能成熟。若 LH 峰值/FSH 峰值 >0.7 或 0.6，提示中枢性性早熟的可能。若以 FSH 反应为主，LH 峰值/FSH 峰值 <0.6，考虑非促性腺激素依赖性性早熟可能性大，但需动态观察。有中枢性性早熟典型临床表现者，即使 FSH 增高，仍考虑为中枢性性早熟的诊断。

### 8.11.3 生长激素药物刺激试验

为生长激素（GH）缺乏症的确诊试验，需做 2 种不同的药物刺激试验，以避免假阳性。临床一般采用胰岛素低血糖试验和左旋多巴或可乐定试验。

[术前准备]

（1）受试者从午夜起禁食、禁水。幼童在试验前一天睡前应加餐 1 次。

（2）记录受试者的身高、体重。

（3）提前安置静脉留置针针头，静脉穿刺后，应在床上休息 30~60min，试验在 9:00 开始，儿童需在临床监护条件下进行试验。

[检测方法]

见表 8-15。

表 8 – 15　生长激素药物刺激试验的检测方法

| 药物 | 剂量与方法 | 取血时间（min） | 副作用 |
|------|-----------|----------------|--------|
| 常规胰岛素 | 0.05 ~ 0.1U/kg 用 2ml NS 稀释，IV | 0，30，60，90 | 发生低血糖反应 |
| 左旋多巴 | 10mg/kg，口服最大量 500mg | 同上 | 轻度恶心，呕吐及嗜睡 |
| 可乐定 | 4μg/kg，口服最大量 150μg | 同上 | 嗜睡、恶心、呕吐及轻度血压下降 |
| 精氨酸 | 0.5g/kg，最大量 30g 溶于 NS 中，溶度 10%，于 30min 内滴入 | 同上 | 静脉滴注液漏出时可引起局部红肿 |

[临床意义]

根据 GH 峰值进行判断，GH 峰值 > 10μg/L 者为正常，GH 峰值 7 ~ 10μg/L 为 GH 不完全性缺乏，GH 峰值 < 7μg/L 为完全性缺乏。

# *9* 临床微循环检查

微循环是指直接参与组织、细胞的物质交换和信息、能量传递的血液、淋巴液及组织液流动的体液循环。

微循环的研究，1628 年 Harvey 首次发表了关于最小血管的一些认识，但这只是一个初步概念。1661 年 Malpigh 应用放大镜观察到血液是通过"小管"从动脉流到静脉的。1665 年 Boree 在人的甲床观察到微血管。19 世纪初叶，Leeuwenhoek 证明两栖类的动脉和静脉之间是连续的。1823 年 Von Purkinjc 试用显微镜研究人的甲床微血管。1852 年 Jones 发表了关于蝙蝠翼血管显微镜观察的论文。

"微循环"（microcirculation）一词是 1954 年在美国召开的第一届微循环生理学和病理学国际会议上正式命名的。1975 年 6 月，在加拿大多伦多召开的第一届世界微循环学术会议上，著名的微循环研究者 Zweifach 教授在开幕词中指出：以往所称的"毛细血管床""终末血管床"等名词已经过时，目前应以"微循环"这个通用名词来替代，而且应从形态－功能相联系的角度来理解"微循环"的正确含义。

从广义来说，它还包括淋巴微循环、组织导管（超微循环），目前临床应用的是血液微循环（简称微循环）。

## 9.1 活体生物显微镜观察法（vital biomicroscopy observation）

这是微循环研究中的一种基本方法。目前国内对人体微循环作活体观察的主要部位有手指（或足趾）甲襞、眼球结膜、舌、唇、皮肤、牙龈、阴茎头、子宫颈，此外尚有眼底、鼓膜、小儿耳郭、女婴外阴、肛门等 13 个部位。本法是一种无创伤性检查，能直接看到体内微循环中的血流变化，在临床上可在短时间内对患者作连续多次、多部位的动态随访观察，由于操作简单，在临床上已广泛应用。

由体表深入到脏器，这是临床微循环进入系统、规范的重要发展，给临床提供了更多的信息。微循环的基本特点有其两重性：它既属于循环系统，受全身的影响，反映全身的改变；它又从属于脏器，受脏器的影响，反映脏器的局部变化。血液微循环，它不单纯是血管通路，在属性上，它既是循环系统最末梢的部位，又是脏器的重要组成部分；在形态上，它既具有脉管的共性，又有脏器的特性；在功能上，它既是循环通路，又是物质交换的场所；在调节上，它既受全身性神经、体液的调节，又受局部的调节。但无论在哪个部位观察，所得的资料都必须结合临床加以分析，并配合生化检查、血液流变学检查及其他辅助检查，才能对疾病的诊断作出判断，为治疗学提供依据。

**1. 观察部位与全身和局部病变的关系**

局部微循环观测的部位，可反映全身微循环的变化，必然受到脏器组织的影响（表9-1）。①主要反映全身微循环变化的部位有：甲襞、球结膜、小儿耳郭及眼底的微循环（手指、球结膜及耳病变者除外）。②唇、舌、鼓膜、肢体、躯干皮肤、齿龈微循环的变化，以反映全身微循环变化者居多，但口腔及皮肤局部病变的影响亦十分明显。③主要反映局部微循环变化的部位有：子宫颈、女外阴、阴茎头及肛痔等的微循环，但全身性病变如失血、休克、严重糖尿病等亦可引起上述部位微循环的变化。④炎症、溃疡、出血、坏死部位的微循环变化，主要来自局部的影响，但亦受全身的影响。⑤主要反映局部微循环变化的部位，其微循环变化对脏器疾病的特异性亦大，对诊断有重要参考意义。⑥甲襞、球结膜、唇、舌是内科疾病常用的观测部位。

**表9-1　人体微循环障碍观察部位的选择**

| | 皮肤 | 眼球结膜 | 眼底 | 甲襞 | | 唇 | 舌 | 齿龈 | 鼓膜 | 小儿耳郭 | 子宫颈 | 阴茎龟头 | 女婴外阴 | 肛门 |
| | | | | 手指 | 足趾 | | | | | | | | | |
|---|---|---|---|---|---|---|---|---|---|---|---|---|---|---|
| 脑神经系统疾病 | | ▲ | △ | △ | | △ | △ | | △ | ▲ | | | | |
| 心血管系统疾病 | | ▲ | △ | △ | | ▲ | ▲ | | | ▲ | | | | |
| 呼吸系统疾病 | △ | ▲ | △ | △ | | ▲ | ▲ | | | ▲ | | | | |
| 消化系统疾病 | | △ | △ | △ | | ▲ | ▲ | ▲ | | △ | | | | |
| 泌尿系统疾病 | | ▲ | △ | ▲ | | △ | △ | | | △ | | | | |

续表

| | 皮肤 | 眼球结膜 | 眼底 | 甲襞 | | 唇 | 舌 | 齿龈 | 鼓膜 | 小儿耳郭 | 子宫颈 | 阴茎龟头 | 女婴外阴 | 肛门 |
| --- | --- | --- | --- | --- | --- | --- | --- | --- | --- | --- | --- | --- | --- | --- |
| | | | | 手指 | 足趾 | | | | | | | | | |
| 血液病 | | ▲ | | ▲ | | △ | △ | △ | | △ | | | | |
| 代谢病 | | ▲ | | ▲ | | △ | △ | | | △ | | | | |
| 四肢血管疾病 | △ | | △ | △ | | | | | | | | | | |
| 口腔疾病 | | △ | | △ | | ▲ | ▲ | ▲ | | | | | | |
| 儿科疾病 | △ | ▲ | △ | △ | | | △ | | | △ | | | △ | |
| 外周皮肤病 | ▲ | △ | | △ | | | △ | | | △ | | | | |
| 结缔组织病 | ▲ | △ | | ▲ | | | △ | | | | | | | |
| 妇科疾病 | | △ | | △ | | | | | | | ▲ | | △ | △ |
| 男性性功能障碍 | | △ | | △ | | | | | | | | ▲ | | |
| 断肢再植烧伤紫癜 | | | | | ▲ | ▲ | | | | | | | | |

注：▲重点观测部位；△一般观测部位。

## 2. 观察部位的选择

人体体表可供观察微循环的部位很多，临床上只有采用多部位观察才能对疾病有比较全面的认识。应根据疾病的发生与血管分布的关系以及血管与脏器的关系来选择观察部位。①脑部疾病时，球结膜和小儿耳郭出现微循环变化者更多。②心血管疾病时，唇、舌、小儿耳郭特别是唇微循环早期即可出现改变。③肺、支气管疾病时，球结膜、小儿耳郭、舌、唇微循环均有改变，唇微循环是首选部位。④胃、肠、肝疾病时，唇、舌及齿龈微循环可出现较特殊的改变。⑤肾脏病、血液病及代谢病均是涉及全身的病变，甲襞、球结膜是观测微循环的首选部位，舌、唇微循环亦常有改变，可根据条件选择部位进行观察。⑥结缔组织病侵犯范围比较广泛，为了认识其病变范围，可以多部位观察，皮肤微循环观测能提供有意义的信息。⑦皮肤病，如银屑病、硬皮病、皮肤毛细血管扩张症时，肢体、躯干患病部位皮肤的微循环多出现特殊的变化。⑧口腔疾病时，舌、唇、齿龈微循环的观测有重要意义。⑨妇科疾病时，子宫颈微循环观测有特殊意义。⑩男性性功能障碍时，阴茎头的微循环观测，对其诊断、治疗有明显的参考价值。⑪儿科疾病时，除甲襞、球结膜、唇、舌之外，耳郭是很好的观测部位。⑫断肢再植、冻伤、烧伤、紫癜等，可观察指（趾）甲襞或皮肤微循环的改变。⑬一种疾病进行多部位微循环的观测，可以互相对比、综合分析，这对于发现微循环的特殊改变，认识微循环改变的范围和深度，分析病情，选择治疗原则，观察疗效，估计预后，认识发病机制等均有十分重要的意义。

**3. 临床报告**

（1）从临床诊断出发，提示或符合某种疾病的微循环障碍，如微动脉瘤、压迹、粗细不均，则提示为微动脉硬化。

（2）从形态、流态和祥周状态三方面报告，可指导治疗方法，如渗出、出血，则提示可应用止血剂等。

（3）从微循环障碍的程度报告，分为轻度、中度、重度异常，可提示病情预后和转归，对治疗前后观察对照或危重病监护有重要的临床意义。

**4. 人体多部位微循环观察的临床价值**

（1）为临床提供诊断线索。有学者认为，微循环变化是一个病理过程，无特异性，诊断价值不大。但实际上微循环的变化有 2 种：①一种为非特异性反应，如出血、水肿、红细胞聚集、白色微血栓等，可出现在任何疾病中，特异性不强，但微循环障碍的严重程度指示着病情的严重程度，对同一疾病的不同阶段仍有其临床诊断价值。②另一种为特异性反应，主要表现在微血管的形态方面。即微血管损害部分是扩张还是收缩等，不同疾病有其不同表现。例如，慢性阻塞性肺病、高血压病和肾炎三者就有明显区别。慢性阻塞性肺病因肺动脉高压、静脉回流受阻，故以静脉部分受损为早期表现，可观察到甲襞微循环输出支扩张、扭曲、祥顶膨大瘀血、乳头下静脉丛扩张；高血压病以动脉部分受损为早期表现，可观察到输入支收缩变细和畸形、出现微血管瘤或乳头下动脉丛、血压增高时管祥可以变长；肾炎患者由于肾素的作用，微血管收缩纤细变短，毛细血管减少，这些均可为临床提供诊断线索。

（2）判断病情，预示转归。临床及实验室资料证实，外周微血管与大血管在结构上是连续的，在组织化学上是相似的，在某些病理情况下儿茶酚胺类物质所引起的机体反应，不仅大血管有改变，微循环亦有改变，在镜下观察甲襞可见到动脉端及静脉端口径均缩小、血流通过缓慢、组织灌注不良等改变。①高血压患者，若微循环表现为微血管收缩，甲襞镜下可见管祥模糊，数目减少，则预后较差。冠心病患者，甲襞微血管的异常形态发生率与心绞痛的发生频率一致，心绞痛缓解后，微血管迂曲、扭绞的发生率亦减少，冠心病患者伴有高血脂时，常见微血管过度迂曲，管壁不整齐，血管中血流如泥流状；血脂下降后微血管则恢复常态。②糖尿病患者，甲襞镜下可见微血管粗大，内膜如鼠啮状，血流同高脂血症一样呈泥流状，多半能通过血液脂质检查证实为内源性脂肪代谢障碍，有类似粥样硬化的血管改变。③长期低热患者，若微循环改变伴有底色模糊，管襟周围出血，则常提示有炎症存在，应积极寻找病因，进行治疗。④针刺麻醉镇痛效果良好者，其血管排列规则，血流正常；反之，则微血管数目突然减少，血流加快。因此，国内有些医疗单位应用甲襞微循环作为镇痛效果观察指标之一。⑤青年人冠心病临床上常无典型的血压和血脂改变，且常见心肌突然缺氧及猝死，现在认为与微循环障碍有关，早期观察外周微循环，能提供早期诊断的线索及提高医务人员的警惕性。

（3）为某些疑难病提供新疗法。近年来国内有许多报道，如结缔组织疾病、类风湿性关节炎、暴发性肝炎、中心性视网膜脉络膜炎、梅尼埃病等目前临床上难治的疾病。均可用改善微循环的办法——应用莨菪类药物治疗，因为这些疾病均有共同的病理基础——微循环障碍，发生在微循环水平上的血管和血流的形态异常和功能紊乱称为微循环障碍。微循环障碍可导致组织的血液营养性灌流明显减少，引起一系列缺血、缺氧性病变，严重时甚至造成脏器功能不全或衰竭。微循环障碍时体内微循环中可出现微血管功能障碍；微血流紊乱；微血管管壁损害，微血管压力异常；微血管周围的改变等一系列病理现象。有些报道通过对人体多部位外周微循环的观察，发现外周微血管变异及微循环障碍均符合微循环障碍学说，采取改善微循环的治疗措施，可为难治性疾病的治疗开辟了一个途径。①类风湿性关节炎患者的甲襞微循环，血流瘀滞，乳头下静脉弛张，给患者口服莨菪浸膏片后，临床症状可较快缓解，使多年活动受限的患者恢复工作。②急性出血性坏死性肠炎的病死率高达21.2%，传统的治疗方法为采用激素及抗生素，但出血、坏死、穿孔仍屡见不鲜，基于微循环障碍的观点，肠坏死系因肠管上的微血管痉挛引起缺血和缺氧所致，使用山莨菪碱治疗可使血管弛张，血流通畅，从而使急性出血性坏死性肠炎的病死率下降至4.2%。③哮喘持续状态或癫痫持续状态，可用肺或脑微循环障碍的观点解释，采用东莨菪碱治疗后，症状可很快得到控制。

（4）作为急性微循环障碍性疾病的监测手段之一。在抢救各类休克、弥散性血管内凝血、呼吸窘迫综合征时，通过观察微循环的灌流状态可指导抢救时的用药及估计病情的好转或恶化。

微循环监测在临床上的应用，已报道的病种有急性病毒性肝炎、急性肾小球性肾炎、冠心病、慢性肾小球性肾炎。有报告认为甲襞镜检查可作为抢救休克及弥散性血管内凝血的监测手段。

长期以来一直把血压降低作为休克发生的决定性指标，随着微循环发病学说的建立，已认识到休克的发生是由于组织和器官的营养性血液灌流不足所致。与此同时，在治疗上也着眼于提高心排血量，改善微循环灌流。因此，在抢救休克病人时，除测血压及中心静脉压外，还需观察外周微循环。一般休克早期血压还没有下降之前，甲襞微循环即可能有下列改变：血流速度显著缓慢，通过一条毛细血管需要 7s 以上（正常人为 1s 内）；血细胞聚集；底色淡或青紫；管襞痉挛，呈纤细、雨点状、模糊或隐没；管襞周围渗出。抢救休克的关键在于早期诊断，甲襞微血管的改变可以反映毛细血管前或毛细血管后的功能状态，用来判断外周阻力的大小，以便选择应用血管扩张药或血管收缩药，根据血液的流态可以分析血液的黏稠度及血细胞的凝聚状态，高凝状态时从甲襞微循环可观察到血细胞聚集，血流停滞呈分节状，开放血管襞减少到每毫米 1~2 条，甚至完全隐没，结合临床的出血倾向及筛选试验（血小板数目减少，凝血时间延长，纤维蛋白原减少）可作为肝素应用的指征。肝素适用于 DIC 的早期，若已进入纤溶亢进阶段或广泛出现微血栓的阶段，单独应用肝素就不利于病情的改善。根据甲襞镜的直观资料，配合其他指标，可作出判断，以制定合理的治疗方案，提高治愈率。

发生肾源性水肿时，观察手指的甲襞微循环，可见管襞襞顶周围有大量淡黄色的血浆渗出，同时尚可见红细胞渗出，治疗后复查，如果用药正确，无其他并发症，则管襞周围图像清晰、无渗出现象，原来渗出的红细胞逐步向前移动，颜色由鲜红转为陈旧。

判断断肢再植后肢体是否存活，通常是观察游离残肢再植后的温度、颜色及功能恢复情况，而这些变化过程需要一定的时间。如果应用监测手指或足趾甲襞微循环的方法，则可在术后数小时内作出判断。观察内容主要是甲襞微循环的管襞数及血液流态。若管襞数目 > 每毫米 4 条，血流正常，连续观察 24~48h 管襞数稳定或增加，则提示肢体存活的可能性很大；若管襞数目 < 每毫米 4 条，血流不稳，瘀血严重，则提示血液供应不良；若经 24h 无管襞出现，则肢体存活的可能性不大。

湖北某医院应用眼球结膜微循环的观察监护心脏复苏的体会是：微动脉无血流，复苏未成功；血流呈粒摆状，则复苏尚需努力；大部分微动、静脉的血流呈粒流，则复苏成功，他们在作体外循环心内直视手术时，应用外周微循环直观检查法（即通过观察球结膜微血流和微血管口径的变化）协助判断体外循环下的组织灌流情况，据此调整人工心肺机的灌流量，认为这种监测方法具有无损伤、简便、有效等优点。他们还发现大面积烧伤休克患者的外周微循环有明显变化，如出现微动脉比值小（<1:1:1.5），微血流中有白细胞聚集等，认为可应用外周微循环观察协助监测病情的演变和判断治疗效果。

天津某研究所报告应用甲襞微循环监测激光针灸治疗阑尾炎包块50例的疗效，并以甲襞微循环的微血管管襻增加和血流速度增快作为疾病好转的指标，认为这是一项判断病情和疗效有实用价值的客观指标。

还有许多疾病有微循环的改变，如高血压病患者甲襞微循环可出现管襻痉挛及眼底动静脉比例失调，动脉粥样硬化患者的眼底可出现动静脉压迹等。

微循环的监测对疾病的诊治、病程及预后的判断有实用意义，球结膜微循环为常用的监测部位。而甲襞微循环虽影响因素较多，监测指标不易统一，但方法简便易行，基层医疗单位仍可采用，值得推广。

（5）为中西医结合研究提供客观指标。①应用微循环学说深入研究祖国医学有关活血化瘀等治则，已被广大医务工作者所重视，祖国医学中的血瘀是一种证，活血化瘀是相应的治疗方法，如冠心病应用活血化瘀药冠心Ⅱ号、健心汤等治疗，通过祛瘀治则，证实中药的作用是改善微循环的血液聚集状态，促进毛细血管内血流加快，目前已把甲襞微循环观察作为冠心病治疗的观察指标。②对进行性全身性硬化症、银屑病等难治性皮肤病变，天津开展的活血化瘀疗法及皮肤微循环观察表明，治疗前微循环管襻呈刚直及迂曲、短粗、血流灌注差且伴有代谢障碍，用红花、三棱、莪术等中药治疗6个月痊愈。微循环亦获得改善，这为中西医结合治疗皮肤病提供了理论根据。③首都医院在研究新生儿溶血病的防治方法时，给患婴的母亲口服活血化瘀药（川芎、赤芍等），通过乳汁解除患婴因免疫反应引起的血细胞聚集，并改善微循环障碍，微循环观察证实了上述药物的解聚作用，为新生儿溶血病的防治提供了一种新疗法。④用磁性物质治疗扭伤，其消肿止痛效果较快，在治疗前、中、后用甲襞微循环镜观察，证实磁性物质有改善血液瘀滞、促进微循环血流速度的作用。⑤应用降栓酶治疗缺血性脑卒中（中风）所致微循环障碍，一疗程后，53例中有51例转为正常或改善，甲襞管襻血流加速，红细胞聚集减轻，襻顶瘀血消失及管襻周围渗出减少。⑥目前对慢性肝病、慢性肾炎有的采用活血化瘀药物治疗；对脉管炎、急腹症、慢性支气管炎、神经系统功能性疾患（如健忘、失眠、癔症）、慢性顽固性消化功能疾患（如腹胀、腹痛、腹泻、肠鸣），多按气滞血瘀辨证论治。开展外周微循环检查，对发掘祖国医学宝库，探讨近代科学理论，促进中西医结合，均有较大的意义。

微循环观察方法与其他研究方法一样，有其优点，也有其局限性和不足之处，为提高微循环观察方法的客观性和科学性，应强调以下两点：一是人体各部位的功能特点决定了不同部位的微血管有其独特的构型，如甲襞微血管的构型呈成排状发夹形；球结膜微血管成网状线条形；舌尖微血管成丛状树枝形；口唇微血管呈成排状发夹形，故不应简单地将外周微循环推论到脏器的微循环。二是在作各部位微循环观察时，应注意个体的差异性，外界的影响和记录误差，不言而喻，各种疾病出现的多部位的微循环变化，大多数缺乏特异性。

**5. 注意事项**

微循环活体观察与其他研究方法一样，有其优点，也有其局限性，观察结果常受很多因素的影响，因此具体应用时必须扬长避短，现提出以下几个值得注意的问题：

（1）人体微循环活体观察的各项指标有个体差异，且易受外界因素的影响而出现假阳性，因此在严格控制观察条件的情况下，固定视野的自身动态观察以及多部位联合检查十分重要，有助于取得比较可靠的资料并进行综合分析。

（2）各种疾病的微循环变化大多缺乏特异性，因此，人体微循环观察除对少数疾病（如硬皮病、皮肌炎等）具有辅助诊断价值外，对大多数疾病而言，仅对研究局部血流动态、发病机制、估计病情和预后、选择治疗措施、考核疗效等有参考意义。此外，还应该提倡将微循环观察与血液流变学、生化、电镜、特别是细胞代谢障碍的研究相结合。

（3）微循环的变化有时比较敏感，因此判断阳性结果应以多部位微循环共同具有的、并持续存在的变化作为根据。例如眼球结膜微血管中经常发生红细胞聚集，甚至睡眠不足时也会出现轻度异常。因此，必须在两根以上的球结膜微血管中均出现红细胞聚集，同时在球结膜以外组织的微循环也出现红细胞聚集，且能持续存在时，这种变化才有临床意义。

（4）由于外周组织（如甲襞、皮肤等）与内脏器官（如肾、心脏等）的微循环构型、微血管受体分布和功能等均不相同，而同一刺激引起的外周微循环与内脏微循环的反应规律是一个比较复杂并正在探讨中的问题。因此，从人体甲襞和眼球结膜等外周观察到的变化不宜简单地推论到内脏。

（5）目前临床应用的常规微循环观察法，大多以形态观察及定性测定为主，这与比较精确的定量方法相比是粗略些，但是由于比较精确的定量方法尚未推广，常规微循环观察法又具备前述的各种优点，且临床工作者乐于采用，故我们认为目前可将人体多部位微循环观察法作为研究微循环障碍的一种临床筛选检查方法。

（6）在活体观察血流速度时，可不用特殊仪器，由田牛创导的血液流速分级测定，经编者等临床实践，证实具有实用性、科学性及可操作性，可用于指导临床医疗实践。他将流速分为7级。①线流：血流快，呈光滑的索条状，毫无颗粒感，形如塑料带。②线粒流：血流快，呈光滑的索条状，稍有颗粒感，形如绸带。③粒线流：血流较快，连续成线，有明显颗粒感，形如布带。④粒流：血流较慢，有轴流、缘流现象，如泥沙流，形如麻带。⑤粒缓流：血流呈泥沙状，连续缓慢流动。⑥粒摆流：血流呈泥沙状，前后摆动，仍能向前流动。⑦停滞：血流停滞不动。

# 9.2　微循环观测方法

加权积分法就是依其病理生理的意义及其影响因素的大小，给每个测定的项目一定的权值，以积分值来分辨微循环的异常程度，便于临床医师阅读微循环检测的报告，作为临床诊治病症的参考，本书采用田牛的方法。

## 9.2.1　甲襞微循环观测

参考区间：见表9-2。

表9-2　甲襞微循环参考区间

| 项目 | 序号 | 指标 | 儿童 | 成人 | 注释 |
|------|------|------|------|------|------|
| 形态 | 1 | 清晰度 | 清晰 | 清晰 | ≤10%正常人管襻不清晰 |
|  | 2 | 管襻数（条/毫米） | 7.0±1.0 | 8.0±1.0 |  |
|  | 3 | 管径（μm） |  |  |  |
|  |  | 输入枝 | 11±2 | 11±2 |  |
|  |  | 输出枝 | 14±3 | 14±3 |  |
|  |  | 襻顶直径 | 15±3 | 15±3 |  |
|  |  | 宽度 | 31 | 40 |  |
|  | 4 | 管襻长（μm） | 200±50 | 200±50 |  |
|  | 5 | 管襻形态（%） |  |  |  |
|  |  | 发夹型 | 60 | 60 |  |

| 项目 | 序号 | 指标 | 儿童 | 成人 | 注释 |
|------|------|------|------|------|------|
| | | 交叉型 | ≤10 | ≤30 | |
| | | 畸形型 | ≤3 | ≤10 | |
| 形态 | 6 | 流速 | 0.5mm/s（线流或线粒流） | | |
| | 7 | 血管运动性（次/分） | 0~1 | | 30%正常人可见血管运动性 |
| | 8 | 红细胞聚集 | 无至轻度 | | ≤20%正常人出现轻度聚集 |
| | 9 | 白细胞数（个/15s） | 1~30 | | |
| | 10 | 白色微血栓 | 无 | | |
| | 11 | 血色 | 淡红 | | |
| 袢周状态 | 12 | 渗出 | 无 | | |
| | 13 | 出血 | 无 | | ≤10%女性经期可见出血 |
| | 14 | 乳头下静脉丛 | ≤30%可见，不充盈，不扩大 | | |
| | 15 | 乳头 | 波纹状 | | |
| | 16 | 汗腺导管 | 0~2个/一指甲襞 | | |

正常人甲襞微循环综合积分值：见表9-3。

**表9-3　正常人甲襞微循环综合积分值**

| 年龄（岁） | 甲襞微循环综合积分值 |
|------------|----------------------|
| 3~20 | 0.4~1.1 |
| 21~50 | 0.8~1.4 |
| 51~60 | 1.1~2.0 |
| >60 | 1.8~2.8 |

**甲襞微循环异常分度诊断标准：**

（1）重度异常：管袢数减少至每毫米3条以下，或减少80%以上；红细胞重度聚集，血细胞与血浆分离且多数管袢血流呈粒缓流甚至全停；血流中出现非局部因素引起的多数白色微血栓；管袢出血大于或等于7条/一指甲襞。

具备以上1项变化者，综合积分值≥8。

（2）中度异常：管襻数减少40%～60%；输入枝管径缩小20%～60%或增宽100%，或管襻缩短80%或增长50%以上，或输出枝管径增宽100%或以上；明显的渗出；红细胞中度聚集，多数管襻血流为粒流；管襻出血达3～6条/一指甲襞；血色暗红；管襻形态短时间内变化，畸形加交叉型达40%～100%；乳头平坦。

具备以上2项变化者，综合积分值≥4。

（3）轻度异常：输入枝、输出枝或管襻顶径增宽或缩窄达20%，管襻增长20%～50%或缩短20%，管襻畸形加交叉达40%；血流呈粒线流；有轻度渗出或出血1～2条/一指甲襞；乳头下静脉丛明显且扩张变粗；管襻模糊；血流中白细胞全无或增多大于30个/15s；汗腺导管3～4个/一指甲襞。

具备以上3项变化者，综合积分值>2。

（4）大致正常：综合积分值≤2。

（5）正常：综合积分值<1。

[临床意义]

（1）短期内管襻数急剧减少，提示患者可能存在明显的血压降低、循环血量不足、感染性休克或末梢血管特别是微动脉收缩等。应结合临床判断并提出治疗方面的相应建议。急剧减少的管襻又重新出现，表明病情可能有好转。

（2）管襻管径显著增宽，形态特殊，血流减慢，提示患者可能有结缔组织疾病、巨球蛋白血症、慢性缺氧等。

（3）多数管襻血流停滞或呈粒摆流，管襻增宽，乳头下静脉丛明显可见，并扩张，提示患者可能有心力衰竭、严重感染或处于各种伤病（血容量不减少）的危重时期。停滞或严重减慢的血流重新逐渐增快，预示病情可望好转。

（4）严重的红细胞聚集，提示患者可能存在血浆成分的异常，如巨球蛋白血症、高脂血症、抗原－抗体复合物增多、血黏度增加或红细胞增多症。亦常见于慢性心、脑血管疾病、糖尿病、结缔组织疾病等。慢性进行性红细胞聚集是发生心、脑血管意外的危险因子，治疗上应考虑相应的对症措施，如活血化瘀等。

（5）双手多数管襻及乳头下静脉丛内出现多数白色微血栓，提示患者可能存在DIC，常是心、脑血管意外的"先兆"，或由白血病、巨球蛋白血症、结缔组织疾病、妊娠期高血压疾病等所致。应建议临床医生作相应检查和采取适当的防治措施。

（6）多数管袢连续或进行性出血，提示患者体内存在引起出血的因素或病理改变，应作进一步检查，用抗凝剂者则应停药。

（7）短期内管袢周围明显渗出，提示患者可能存在严重感染、中毒、过敏、血管通透性亢进等。

（8）疾病的积分值统计，高血压为 2.3～8.4，冠心病为 3.2～6.9，动脉硬化为 4.4±1.3，急性心肌梗死为 6.6±0.8，儿童先天性心脏病为 2.1±0.02。

### 9.2.2　球结膜微循环观测

参考区间：见表 9-4、表 9-5。

**表 9-4　正常人球结膜微血管参数**

| 年龄组<br>（岁） | 微血管数<br>（条/毫米） | 血管直径（μm）<br>微 A　微 V | A/V | 总积分值 |
|---|---|---|---|---|
| 3～20 | 4±0.5 | 12±2 | 28±1 | 1.5～3 |
| 21～50 | 4±0 | 11±1 | 29±1 | 1.5～2.5 |
| >50 | 4±0 | 10±1 | 30±1 | 3～4 |

**表 9-5　正常人球结膜微循环评价标准**

| 项目 | 序号 | 指标 | 项目 | 序号 | 指标 |
|---|---|---|---|---|---|
| 形态 | 1 | 清晰度　清晰 | 流态 | 9 | 血色　红 |
| | 2 | 缺血区　无 | | 10 | 流速　线流、线粒流(0.1mm/s) |
| | 3 | 粗细不均　无 | | 11 | 血管运动性　偶见、不见 |
| | 4 | 边缘不齐　无 | | 12 | 红细胞聚集　无 |
| | 5 | 走形异常　柔和 | | 13 | 白细胞　可见 |
| | 6 | 网状结构　无 | | 14 | 白色微血栓　无 |
| | 7 | 囊状扩张　无、偶有 | | 15 | A-V 短路支　无、偶见 |
| | 8 | 微血管瘤　无 | 周围状态 | 16 | 渗出或水肿　无 |
| | | | | 17 | 出血　无 |
| | | | | 18 | 含铁血黄素沉着　无或少量 |

正常人眼结膜微循环综合积分值：见表9-6。

表9-6　正常人眼球结膜微循环综合积分值

| 年龄（岁） | 积分值 |
| --- | --- |
| 3~20 | 1.1~5.4 |
| 21~40 | 1.7~7.9 |
| 41~50 | 5.6~7.2 |
| 51~60 | 2.3~10.1 |
| >60 | 9.7~13.2 |

**球结膜微循环异常分度诊断标准**

（1）重度异常：微血管数减少80%以上，或大面积缺血区或灶性缺血区4灶以上；微动脉消失；微动脉中度红细胞聚集，血流呈粒缓流者；微静脉重度红细胞聚集，血细胞、血浆分离，呈粒缓流至全停；多数毛细血管中出现多数白色微血栓或静脉中出现多数白色微血栓；微动脉中出现白色微血栓。

具备以上1项变化或具备中度异常3项以上者，加权积分值≥25。

（2）中度异常：微血管数减少40%~60%，或出现缺血区2~3灶；管径改变达80%，A/V>1:11；微动脉或微静脉广泛粗细不等或边缘不齐；微动、静脉或集合毛细血管囊状扩张多于10个或微血管瘤多于6个；血色苍白或暗紫；微静脉内红细胞中度聚集，多数微静脉血液呈粒流；毛细血管中可见白色微血栓或微静脉中偶见白色微血栓；非眼疾病引起的广泛水肿或广范围出血。

具备以上3项变化或具备轻度异常中4项以上，或不足4项但有中度异常中的1项，加权积分值≥15。

（3）轻度异常：微血管数减少20%以上，或出现缺血区1灶；管径改变40%~60%，A/V>1:5；微动脉或微静脉粗细不等或边缘不齐>4条血管；微动、静脉或集合毛细血管囊状扩张<10个，微血管瘤<6个；血管广泛密网格结构；血管走行异常呈多旋环状或丝球状；微静脉内红细胞轻度聚集。

具备以上3项变化或具备中度异常变化中2、3、4、5、7中的任何1项，加权积分值≥10。

（4）大致正常：具备轻度异常中任何1项，加权积分值≥6。

（5）正常：加权积分值<6（60岁以下）。

[临床意义]

（1）广泛毛细血管扩张，提示可能是遗传性出血性毛细血管扩张症的早期征象。

（2）微动脉和毛细血管管径明显细小，微静脉显著舒张迂曲，提示有小动脉硬化。

（3）微血管瘤特别是多发性微血管瘤，除局部致病因素外，表示患者存在微血管退行性病变。若患者同时存在缺血区、微血管数明显减少、微动脉明显变细或严重红细胞聚集，则应预防心、脑血管意外，积极予以治疗。

（4）多数微动脉或微静脉出现较多的白色微血栓，血流减慢，红细胞明显聚集，则是血小板聚集的征象，提示有 DIC 或结缔组织疾病、巨球蛋白血症。

（5）从疾病的积分值统计，高血压为 10 ~ 20，脑中风后遗症为 21.8 ± 15，肝硬化为 8.5，慢性肝炎为 5.2 ~ 6.3，妊娠期高血压疾病为 24.0 ± 13.2，红斑狼疮为 36.5 ± 7.4。

### 9.2.3 舌微循环观测

[参考区间]

舌尖黏膜微循环观测指标共分 4 类。

上皮层 [（1）~（4）项]：

（1）乳头数：正常为 2.1 ~ 2.7 个/mm²，每个乳头直径平均为 0.5mm。

（2）各种乳头出现率：观察三个部位，每个部位计数 10 个乳头中出现菌状乳头、丝状乳头、过渡型乳头的数目。正常人菌状乳头为 50.1% ± 2.8%（43% ~ 57%）；丝状乳头为 46.6% ± 2.9%（46% ~ 64%）；过渡型乳头为 1.0% ± 0.8%（<3%）。

（3）菌状乳头直径：测量 3 个最大横径，正常人的平均值为（669 ± 20）μm（620 ~ 730μm）。

（4）上皮层厚度：测量 3 个菌状乳头的厚度，正常人平均值为（350 ± 17）μm（200 ~ 500μm）。

（5）丝状乳头角化层：有三种形式，棉桃形（91.9%）、佛手形（6.8%）和鸡冠状（1.4%）。记录角化层形状。

微血管形态 [（6）~（16）项]：

（6）清晰度：正常人舌尖乳头微血管景象，清晰占 93.2%，较清晰占 5.5%，模糊占 1.3%。

（7）微血管构型：正常人袢丛型占43.8%，树网型占20.5%，丝网型占17.8%，菜花型占8.2%，莲蓬型占9.6%。

（8）微血管数：取3个菌状乳头毛细血管袢的平均值，正常为9.2±0.4（8~1.1）条/乳头。树枝网状或丝网状结构型的乳头内常可见汇合枝及微静脉，少数可见微动脉。

（9）管径：正常人菌状乳头微血管分项测量：输入枝管径为（11.5±0.4）μm；输出枝管径为（18.5±0.7）μm；微静脉为（27.5±2.2）μm；微动脉为微静脉的1/5~1/3。丝状乳头内血管不测管径，只记录异常扩张者（管径>21μm），或异常粗大者（管径>21μm，且管袢增长）。

（10）走行：正常人菌状乳头内微血管走行直者79.5%；走行弯曲者占19.2%；走行迂曲者占1.8%；未见螺旋状乳头（0%）。（10）~（16）项指标均需观察10个菌状乳头，取其均值。

（11）粗细不均：正常人菌状乳头内微血管管径均一者占89.0%，粗细不均者占11.0%。

（12）边缘不齐：乳头内微血管边缘不齐属病理性改变，正常人中仅占4%，故必须与粗细不均相鉴别。

（13）断续：乳头内血管失去连续性，沿走行断续可见微血管节段，称之为断续。断续为病理性改变。健康人无断续现象。

（14）囊状扩张：乳头内微血管囊状扩张。健康人<3%。

（15）微血管瘤：为病理性改变，健康人无此变化。

（16）缺血区：若有1/3~4/5区域不见毛细血管，称为缺血区。但需与分叶乳头、角化层遮盖现象相鉴别。健康人仅见1.4%。

血流动态〔（17）~（21）项均观察3个菌状乳头〕：

（17）血色：正常人乳头微血管内呈红色者占97%，呈淡红色者占14%。血色暗红（健康人仅为1.4%）或苍白（健康人为0%）均属不正常现象。

（18）流速：正常人乳头微血管的血流速度几乎均为线流、线粒流，占94.5%，粒线流仅占5.5%。

（19）白细胞数：正常人乳头微血管内可见到白细胞者占54.8%，白细胞数量较多占4.1%。

（20）白色微血栓：正常人中不见白色微血栓。若能见到，则有重要意义。

（21）红细胞聚集：正常人中不见红细胞聚集，若能见到，则有重要意义。

血管周围改变 [（22）~（26）项]

（22）渗出：因乳头微血管根部有黄色或黄红色液体浸润微血管，使乳头中央深部微血管隐现、模糊，称之为渗出。

（23）出血：乳头微血管出血，初始仅1至数根管裸呈红色片状，严重出血者可遍及多个乳头，镜下可见数个甚至10余个乳头出血。正常人98.6%未见出血，仅1.4%有片状出血。

（24）含铁血黄素：乳头内若有褐色斑片，表明既往曾有过出血。正常人不见含铁血黄素沉着者占92.3%，可见者仅占6.8%。

（25）紫褐色素：乳头内因有深紫褐色色素或黑褐色色素沉着层，紧贴于上皮层之下，覆盖固有膜，以致不能透视乳头微血管。其产生机制可能为酶或细菌作用于血管外的血红蛋白所致。正常人中不见，冠心病患者出现紫褐色色素沉着者占1.7%。

（26）分隔：由于乳头固有膜结缔组织增生，将交织连续的微血管丛分割成相对独立的区或束，称之为分隔，需用高倍镜（60~80×）才能观察到，正常人仅5%可见到分隔现象。

急诊时仅观察（1）、（2）、（3）、（6）、（7）、（8）、（14）、（16）、（18）、（20）、（21）、（23）等12项指标。

[临床意义]

（1）舌微循环观测既可直接了解舌局部微循环和上皮层的变化，又可反映全身的微循环状态。

（2）舌微循环观测可获得在甲襞、球结膜不能发现的重要信息，如舌黏膜上皮的改变；菌状乳头中3种微血管构型在病理和生理（老化）过程中的相互转变；菌状乳头中的分隔现象；紫褐色色素沉着。

（3）乳头内微血管景象模糊、渗出、出血等变化在某些疾病（如溃疡病、冠心病、心力衰竭、血液病）出现的时机和概率比甲襞、球结膜微循环早且多。舌微循环的血液动态改变、囊状扩张、微血管瘤、缺血区等变化比甲襞的同类改变有更重要的临床意义。

（4）消化系统疾病和口腔疾病同舌微循环的关系十分密切，肝硬化时舌乳头内结缔组织增生，可出现微血管被分隔的改变。

（5）舌动脉硬化的发生和发展同冠状动脉硬化常常并行；心脏病、呼吸系统疾病的循环动力学改变，很容易反映在舌微循环的变化上。

（6）中医舌诊的理论和实践均可通过舌微循环观测进行研究和证实。菌状乳头、丝状乳头的相互转化，角分层多少、形式、上皮层的厚薄、乳头内微血管的多少、3 种微血管构形的相互转变等都是认识舌质、舌苔、舌态本质的现代科学根据。舌微循环观测和中医舌诊相结合，具有深远和广阔的前景。

### 9.2.4　唇微循环观测

[参考区间]

唇微循环观察有 21 项指标，包括微血管形态 11 项，血流动态 5 项，管周现象 5 项，可全面反映唇微循环的状态。

微血管形态：[（1）~（11）项]

（1）清晰度：微血管的分布、走行、边缘及血流清晰可见者，称之为清晰。正常人清晰占 91.4%；较清晰占 17.3%；模糊者占 1.3%。

（2）血管数：观察 1mm 范围内的管襻数，共测 3 个部位，取其平均值。正常成人管襻数为（11.4±0.7）条/mm²。

（3）形态：正常人发夹型占 70%；迂曲型占 25%；螺旋状占 5%。

（4）排列：正常人唇管襻排列整齐、长短一致，占 89.4%；排列不规律占 8%；管襻长短不一占 2.6%。

（5）管径：每 1mm² 选 3 根管襻，共测 3 个部位，取其平均值。正常人输入枝管径为（9.0±0.3）μm；输出枝管径为（12.3±0.5）μm；襻顶管径基本上与输出枝相似。

（6）管襻长：每 1mm² 选 3 根管襻，共测 3 个部位，取其平均值。正常人管襻长为（219.2±6.11）μm。

（7）粗细不均：正常人管襻粗细不均者占 18.6%。

（8）边缘不齐：多属病理性改变，正常人占 5.3%。

（9）缺血区：在 5 个管襻所占区域见不到血管，称为缺血区。正常人不见。

（10）囊状扩张：并不少见，正常人约占 16.0%。

（11）微血管瘤：属病理性改变，正常人不见。

血流动态 [（12）~（16）项]：

（12）血色：正常人血色红者占 92.0%；淡红者为 2.7%；暗红者为 5.3%。

（13）血流速度：正常人为线流或线粒流者占 98.7%，个别为粒线流，占 1.3%。

（14）白细胞：正常人唇微循环中可见白细胞者占 64.0%；数量较多者

占 1.3%。高倍镜下易辨认。

（15）红细胞聚集：正常人不见。

（16）白色微血栓：正常人不见。

管周现象［（17）～（21）项］：

（17）渗出：正常人可有 5.4% 渗出。

（18）出血：正常人唇微循环有点状或片状出血者约占 5%，包括陈旧性出血和新鲜出血。

（19）含铁血黄素：正常人管襻周围、黏膜下可见黄色或黄褐色含铁血黄素者占 4%。

（20）乳头下静脉丛：正常人在管襻下可见乳头下静脉丛者占 5.3%。

（21）乳头：正常人可见乳头者占 79%，其中乳头明显者占 13%。

［临床意义］

（1）唇微循环与甲襞、球结膜、舌微循环相比较，受外界温度、湿度、风沙等影响较小，能较为真实地反映全身的微循环状态。

（2）唇黏膜上皮层薄，透光性能优于甲襞皮肤和黏膜，其毛细血管管襻基本上与黏膜表面平行，能为临床提供有关血管形态、血流动态及管周现象的信息。

（3）唇黏膜毛细血管内皮细胞较脆弱，易受口腔吸吮、吞咽等负压作用的影响，故更易观察到渗出、出血、含铁血黄素沉着等变化。

（4）唇静脉无瓣膜，微血管内皮细胞可突向腔内，在病变时较易观察到管襻迂曲、微血管扩张及乳头下静脉丛。在心肺疾病、脑血管疾病、胃肠疾病及口腔疾病时，唇微循环的改变具有较为直接的重要意义。

（5）烧伤、创伤、失血及感染性休克、糖尿病、结缔组织病、肾病等疾患时，唇微循环观测能更真实地反映全身的微循环改变，可为分析病情、估计预后提供有用的信息。

### 9.2.5 牙龈微循环观测

［观测项目］

目前，对此观测研究甚少，无参考区间的资料，观测项目如下。

（1）牙龈上皮层：注意观察增生、角化、萎缩等改变。

（2）微血管形态（计 8 项）：清晰度；管襻排列是否整齐，从游离缘至牙槽黏膜可见几排发夹样管襻；管襻数、交叉、畸形管襻数；在游离缘是否有乳头下静脉丛，是否扩张；管襻长度（μm），管径（μm），襻顶、输入枝，输出枝；牙槽黏膜部的微静脉走行，管径是否缩小、扩张；边缘不齐；囊状扩张；微血管瘤。

（3）血液流态：流速（分别观察游离缘及牙槽黏膜的毛细血管、微静脉）；红细胞聚集；白细胞；白色微血栓（在牙槽黏膜处观察）。

（4）血管周围状态：出血；渗出（粉红色、浅黄褐色）；水肿（局灶性、大面积）。

[临床意义]

牙龈微循环是维持牙龈的正常功能、结构和代谢的必要条件。牙龈微循环障碍是牙周炎、牙龈炎的主要发病因素之一。牙龈微循环改变与全身疾病亦有关。糖尿病患者的牙龈炎与糖尿病病情的轻重有相应关系。

### 9.2.6　皮肤微循环观测

[参考区间]

（1）皮肤温度测量，健侧与患侧皮温相差 <2℃，同一部位观察 3 次温差 <0.6℃。

（2）显微镜观测清晰度：正常人清晰。

形态 [（3）~（6）项]：

（3）正常人常见鱼钩状、哑铃状、点状、蝌蚪状 4 种形态管袢，外有晕状乳头圈。正常人前胸及上腹部多呈网状。

（4）管袢数（条/mm²）：前额为 25 ~ 128；后枕为 94 ~ 117；面颊为 100 ~ 147；上肩为 27；肘为 35 ~ 51；手腕为 15 ~ 70；大腿为 29；小腿为 41；足为 41。

（5）管径（μm）：输入枝（动脉臂）平均为 10μm；输出枝（静脉丛）：额部为 63μm，耳为 37μm，前臂为 17μm，膝为 32μm，手掌、脚掌、鼻为 20 ~ 40μm。

（6）管袢长：皮肤乳头的微血管袢长为 0.2 ~ 0.4mm（输入枝约为 0.2mm；输出枝约为 0.4mm）。

流态 [（7）~（9）项]

（7）流速：微动脉血流速度为 3.2mm/s，毛细血管和微静脉为 0.7mm/s。流速较慢者，可见线流、粒流和粒缓流。

（8）血管运动性（次/分）：<6。

（9）红细胞聚集：严重的细胞聚集则叠在一起呈缗钱状。

袢顶周围改变 [（10）~（11）项]：

（10）出血：正常人不见。

（11）渗出：正常人不见。

**［临床意义］**

（1）皮肤微循环构型：鱼钩状系因管祥输入枝收缩、输出枝扩张所致；哑铃状系因输入枝极短、输出枝迂曲扩张所致，塔尖状或点状系因皮肤受压，输入枝与输出枝成锐角所致；空泡系因供血不足所致；蝌蚪状系因血液回流受阻，祥顶扩张瘀血所致。

（2）输入枝受损时，出现乳头空泡或小点状，如见于 Buerger 病，动脉痉挛症。

（3）输出枝受损可造成轻重不等的网状，如急、慢性静脉炎、下肢静脉曲张。

（4）全管祥受损见于雷诺现象。

（5）丝球状管祥是炎症的标志：早期为乳头充满渗出物呈血色；盛期为乳头不规则扩大，有血色样渗出物填充；恢复期呈丝球状，其丝网中有散在的深褐色小点。

（6）蜂窝状管祥是由于皮肤较长时间缺乏血液供应，营养缺乏所形成，如硬皮病，皮肤受压部位。

（7）皮肤水肿表现为皮肤乳头呈水泡样突出，其中心祥顶被淹没，模糊不清，状如去皮石榴样，可见于淋巴性水肿、心源性或营养性水肿皮肤硬性肿胀时，如丝虫病、表现为皮肤乳头扩大，略下凹。

（8）健侧与患侧相应部位皮温相差 >2℃，或 3 次观察同一部位温度相差 >0.6℃，均具有临床诊断价值。

### 9.2.7 耳郭微循环观测

观测对象为新生儿及 0 ~ 3 岁婴幼儿，亦适用于学龄儿童；观测部位为相当于耳穴神门处。观测时先低倍（20 ×）后高倍（80 ~ 100 ×）。

**［观察项目］**

（1）微血管形态：清晰度、色泽、微血管构型、微血管排列、毛细血管数、微血管管径、粗细不均、边缘不齐、断续、囊状扩张、缺血区等11项。

（2）微血管流态：血色、流速、红细胞聚集、白细胞贴壁、白色微血栓等5项。

（3）微血管周围情况：渗出、出血等2项。

如足月新生儿耳郭微循环观测，微血管畸形发生率为15%；微静脉中红细胞聚集率为 20%；微静脉流速为（0.50±0.05）mm/s。

[临床意义]

新生儿耳郭微静脉流速随年龄增加而逐渐加快。轻度窒息的新生儿血流速度较慢。重症新生儿肺炎时，耳郭微循环的微静脉血液流态可观察到红细胞聚集现象，其可见率明显高于甲襞。脑性瘫痪、新生儿硬肿症、婴幼儿哮喘、结核性脑膜炎等病儿的耳郭微循环均有明显改变。

### 9.2.8　子宫颈微循环观测

[参考区间]

宫颈上皮〔（1）～（4）项〕：

（1）鳞状上皮，宫颈的阴道部由非角化的鳞状上皮覆盖。在妇女的整个生育期，宫颈上皮不断地发生增生→成熟→脱落的变化，约 4～5 天更新一次。肉眼和镜下观察，鳞状上皮呈粉红色，光滑，且反光较强，其常见的变化是白斑，表示上皮的增生、苔藓样变及细胞的糖原脱失等改变。

（2）柱状上皮：位于子宫颈管内，一般无法观察。

（3）原始的鳞柱状上皮交界：鳞状上皮与柱状上皮相遇处形成一条分明的交界线，且此鳞柱状上皮的排列在胚胎发育的最后 1 周即已固定，一直延续至成年，故称为"原始的鳞柱状上皮交界"。若此交界线接近宫颈外口，则可以看到；若位于宫口内，则观察不到。

（4）转化区（transformation zone）：生育期的妇女，分泌黏液的腺管上皮可以延伸至宫颈外口以外，与鳞状上皮形成新的分界，在原始鳞柱状上皮交界线和新的分界之间的区域，称为转化区。转化区的柱状上皮在观察时呈红色柔软的绒毛状，或葡萄粒状，两种上皮交界处呈现不规则的锯齿状，有时可见鳞状上皮呈舌状突起或在鳞化了的上皮区内见到残留的红色柱状上皮岛。

血管分布形态〔（5）～（8）项〕：

（5）正常鳞状上皮血管多呈树枝网状，与黏膜表面平行，毛细血管管径较细，排列比较稀疏，亦可见短小纤细的发夹状和小点状毛细血管。微静脉管径稍粗，容易辨认，有时可见到深层的小静脉，均与表面平行排列。

（6）柱状上皮区，于乳头的中心可见到管袢血管。

（7）转化区鳞状上皮交界处的血管多为树枝状，比较粗大。

（8）常见微循环形态的改变，有血管管径的舒张、迂曲、密度增加及出现异型血管。异型血管的表现有几种形态：不规则的发夹状和点状；不规则的树枝状；致密的网状；粗大的点状和镶嵌状，甚至可见非常粗大，走行不规则的血管。

血液循环的动态［第(9)项］：

(9) 宫颈微血管的血流速度一般都很快，呈线流，无细胞聚集。当血管舒张，血流速度减慢时，镜下可见到红细胞聚集，甚至白色微血栓。

微血管周围现象［第(10)项］：

(10) 注意有无出血、渗出和色素沉着现象。

**［临床意义］**

(1) 宫颈微循环观察可发现阴道镜所不能见到的微循环改变，如毛细血管血流速度、白色微血栓、红细胞聚集等。

(2) 宫颈微循环改变可作为临床诊断妇产科疾病的重要指标之一。如慢性宫颈炎时，血管数量增多，密集，在新的鳞柱状上皮交界处常形成纳博特（Naboth）囊肿，表现为上皮隆起，呈淡黄色，表面有清晰的树枝状血管。老年性阴道炎，常见宫颈和阴道黏膜有点状出血。宫颈上皮轻度不典型增生，有纤细的点状和镶嵌状血管出现；重度不典型增生和原位癌时，可见粗大的血管，可呈点状及镶嵌状；浸润癌时，可见非常粗大的血管。

(3) 将宫颈微循环与其他部位的微循环变化结合起来，可更全面地反映全身微循环变化的状态，如一些全身性疾病像糖尿病、高血压，宫颈微循环亦可出现相应的改变。

### 9.2.9 阴茎头微循环观测

**［参考区间］**

形态［(1)~(4)项］：

(1) 清晰度：血管的显现程度受局部组织和血管本身充盈状态的影响。①角化层的厚度，新生儿、青少年、包皮过长的成年男子和老年人角化层较薄，血管清晰度较高，包皮较短的成年男子角化层相对厚些，血管清晰度较低。②局部血管的充盈状态，血管充盈好，如阴茎勃起时，则清晰度高。③阴茎头表面的色素沉着，如老年人阴茎头常有色素沉着，对血管清晰度有影响。

(2) 微血管数：正常人为 $(49.4 \pm 5.6)$ 条/mm$^2$。影响因素有：血管充盈状态，如阴茎勃起时，血管充盈良好，微血管开放的数目增多；非勃起时，血管数就减少。生理性功能失用（如老年人）及病理性功能障碍（如阳痿）时，因局部组织萎缩，血管密度相应降低。

(3) 管径：受血管充盈状态、静脉回流状态等影响。

（4）血管形态：多数情况下为点状、半环状、钩状和环状，分布均匀。异常形态时可出现血管迂曲、粗细不等、血管网、静脉丛等形态改变。

流态［(5)~(7)项］：

（5）血流速度：正常人为线流、线粒流。

（6）红细胞聚集：正常人不见。

（7）白细胞：因可见的血管长度很短，不易观测血流速度、红细胞聚集、白细胞、白色微血栓；当局部有炎症时，因血管扩张，血流变慢，可见血流、白细胞、红细胞等。

管周状态［(8)~(10)项］：

（8）渗出：正常人不见渗出。在病理情况下，由于血管通透性升高，血浆渗至血管外，导致局部组织水肿，观察部位图像模糊，见于阴茎包皮嵌顿等。

（9）出血：正常时不见出血改变。在病理情况下，由于微血管功能或微血管形态改变，血细胞出现在血管外，可见于严重嵌顿性包茎所致坏死性改变时。

（10）色素沉着：老年人阴茎头表面有褐色斑块形成。

［临床意义］

阳痿患者阴茎头微循环观测，微血管模糊占20%，不清晰者占25%，微血管密度为（23.4±6.3）条/mm$^2$，明显低于正常人，但其微血管形态仍以点状、钩状、环状、半环状为主。

# 9.3 微循环流体力学定量测试

从流体力学角度，微循环又可分解为：压、流、管道等单项指标，逐项定量测试，以便深入分析，但每项指标均有一定的局限性，应进行综合分析。

## 9.3.1 指动脉压测量

［测量方法］

镜下观察法；光电透射法。

［参考区间］

（7.345±0.429）kPa［(56.5±3.3) mmHg］。

［临床意义］

测量获得的压力是手指小动脉的压力。实际测量时先测量臂动脉压，再测指动脉压，两者之压差相当此段动脉血管的阻力和泄漏所引起的压力下降。一般状态下指动脉压随舒张压的高低平行变动。高血压病时收缩压与舒张压升高，指动脉压有降低趋势。脑血栓患者指动脉压趋向升高。

### 9.3.2 甲襞毛细血管压的无损伤测量

[测量方法]

测压仪法。

[参考区间]

$(3.328 \pm 0.65)$ kPa $[(25.6 \pm 5.0)$ mmHg$]$。

[临床意义]

这是一种无损伤的甲襞毛细血管测量方法，仪器设备、操作使用均不复杂，便于推广应用，毛细血管压、指动脉压测量和收缩压、舒张压及静脉压的测量相配合，可了解体循环系统各区段血管的血压，对认识冠心病、心力衰竭、肝硬化、糖尿病时心血管系统的变化以及休克的机制和治疗可提供十分重要的信息。冠心病、高血压病、脑血栓病的毛细血管压均较正常人为高。

### 9.3.3 甲襞微血管通透性测量

[测量方法]

荧光显微镜观察法。

[参考区间]

（1）循环时间（$T_0$）：指从注射荧光素开始到观察部位出现荧光素的时间。正常人为 $(22.20 \pm 7.69)$ s。

（2）最大灰度时间（$T_{max}$）：指在观察部位开始出现示踪物到示踪物达最大灰度的时间。正常人为 $(3.40 \pm 0.98)$ min。

（3）最大灰度强度（$I_{max}$）：指示踪物最大灰度值与自身起始灰度的比值。正常人为 $1.15 \pm 0.06$。

[临床意义]

（1）$T_0$ 在一定程度上可以反映心功能的状态，糖尿病、冠心病、脑血栓病患者的 $T_0$ 均有不同程度的延长，提示心功能有一定程度的损害。

（2）$T_{max}$ 与 $I_{max}$ 能在一定程度上反映微血管的通透性。$T_{max}$ 依次明显缩短的疾病为糖尿病、冠心病、血管性头痛、脑血栓病；$I_{max}$ 明显增大见于冠心病、脑血栓病、结缔组织病，提示这些疾病均有不同程度的血管通透性升高。

[评价]

毛细血管通透性直接反映毛细血管壁对某一测试物质通透性的大小，它直接影响毛细血管的物质交换功能。据初步应用，同是毛细血管通透性增高，由于毛细血管及其周围组织的病变不同，最高浓度和达到最高浓度所需时间亦不同，这对于认识病变机制、选择治疗措施都有裨益。这种测试方法尚无临床实际应用的报道。使用荧光素钠测量甲襞毛细血管通透性尚存在一些局限性：可用于临床的不同分子量的荧光标记物质不多；需要特殊仪器，目前尚不能普遍推广应用。

### 9.3.4　激光多普勒微区血流量测量

[应用范围]

可用于皮肤、皮瓣、断指（肢）再植、胃黏膜、食管、牙龈、舌、唇、阴茎头、子宫颈等血流量的测量，可获得局部血管灌注量及其改变的相对定量数据。

[测量方法]

应用激光多普勒微区血流量计，使其探头垂直于被测部位进行测量。

[优点]

无损伤；仪器在调试好、操作正确的前提下重复性好；可测量多种部位。

[局限性]

测得的数据是相对量；红细胞过多或过少均影响测量结果；微血管走行方向对测量结果亦有影响。

[评价]

这种方法虽有局限性，但仍不失为测量微区（微动脉、毛细血管、微静脉）相对血流量的一种实用方法。调快记录纸的速度可以测量局部组织随心动周期的动脉灌注量，调慢记录纸的速度可描记血管的运动性。激光多普勒微区血流量测量和毛细血管压，光电反射式容积脉波、局部温度测量配合，可以更好地了解局部微循环的状态，若只要测定流速，则建议采用目前各医疗光学仪器厂出品的光点相对测速的办法，既经济，又实用。

#### 9.3.4.1　胃黏膜微区血流量测量

[适用部位]

十二指肠球部前壁，幽门小弯侧，胃窦部，胃角；胃体的小弯、大弯、前壁和后壁，病变部位及正常对照部位等。

[禁忌证]

严重的心脏病、心力衰竭、心律失常者；严重的食管静脉曲张者；主动脉瘤患者。

[术前准备]

消除患者紧张情绪，积极配合检查。检查前 12h 禁食、禁水、禁烟、禁药。丁溴东莨菪碱（解痉灵）20mg，术前 0.5h 静脉注射，青光眼患者禁用。室温保持在 20 ~ 24℃。

[检测方法]

胃镜及激光多普勒血流量测量法。

[临床意义]

（1）激光多普勒微区血流量测量结果，以电压值代表血流量。

（2）正常组的平均值明显高于各疾病组。

（3）在胃溃疡和胃癌（中晚期）患者，病变部位的平均值明显低于其他部位。

（4）胃溃疡愈合期的平均值高于活动期。

（5）在胃癌早期，肿瘤部位的平均值高于中晚期。

（6）在活动期溃疡，如果溃疡周围的血流量减少，则提示患者为难治性溃疡，较难愈合。

（7）在慢性胃炎患者，胃黏膜的血流量明显低于正常人。其中，萎缩性胃炎的血流量比慢性浅表性胃炎减少更明显。

### 9.3.4.2 舌尖微区血流量测量

[检测方法]

舌尖伸出 1cm，上、下唇轻轻固定舌体；舌尖覆盖一层食品保鲜膜（减少血流量 15% ~ 30%）；舌尖轻微接触光纤探头，作激光多普勒微区血流量测定。

[临床意义]

可测定血管的运动性及微区血流量。为临床诊断与探讨疾病机制提供数据。

### 9.3.4.3 子宫颈微区血流量测量

[检测方法]

取膀胱截石位，选适当的阴道窥器撑开阴道，暴露子宫颈，擦净分泌物。于转化区和鳞状上皮黏膜区，分别测量 12 点、3 点、6 点和 9 点四个部位。将激光多普勒微区血流量计的探头与被测部位轻轻接触，当红色信号灯变为绿色时，记下表头（V）读数，同时打开记录仪，进行描记。

[临测意义]

子宫颈微区血流量可反映正常状态下子宫颈黏膜血流量的变化，也可测试妇科疾病时子宫颈血流量的变化，为临床诊断、治疗提供信息。

#### 9.3.4.4 阴茎头微区血流量测量

[检查方法]

坐位测尿道口背侧面皮肤。将激光多普勒光纤探头放于欲测部位，并尽量与之保持垂直，描记波形约30s。

[临床意义]

正常人阴茎头微区血流量为（0.53±0.06）V。阳痿患者阴茎头局部组织平均相对血流量约为（0.277±0.065）V，明显低于正常人。

### 9.3.5 光电反射式容积脉波描记

[检测方法]

应用光电反射式容积脉波仪可描记多处体表部位，如手指、舌、口唇及皮肤等。

[临床意义]

光电反射式容积脉波描记是一种无创伤性的微循环检测方法，它能够反映表浅部位的血液灌流情况及动脉血管的功能状态，对了解局部微循环状态有十分重要的意义。脉波图形因测量部位不同而有差别（图9-1）。①波高：取决于局部组织的灌流量，参考区间为2.9±0.2，升降比为0.5，反映心脏及局部动脉血管的功能状态。②主波峰值明显降低，升降比接近1，表明局部微动脉（小动脉）收缩，局部灌流量减少。③主波明显升高，C波切迹明显，重复波位置下降，升降比减少，表明局部微动脉（小动脉）舒张，局部灌流量增加。

光电反射式容积脉波在心脑血管疾病、肺源性心脏病、糖尿病、雷诺病、硬皮病等均有改变，对了解组织供血、微血管功能状态及判断治疗效果均有重要参考意义。

[评价]

在体表或黏膜上放置探头，均可描记到随心动周期的微血管充盈灌流状态。其优点是：①无损伤；②可反映局部相对灌流量；③可反映局部动脉微血管（主要是微动脉）的功能状态。但其局限性：①描记灌流量是相对量；②描记结果受组织的透光性能和红细胞数量的影响；③目前尚无可靠的校正方法。

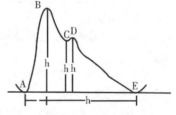

AB:上升支；BE:下降支；D:重复液

图9-1 肢体容积脉波图

### 9.3.6 阻抗式局部容积脉波描记

[检测方法]

应用阻抗式容积脉波仪（XLS - 8 型血流图仪）的电极，描记指、趾容积脉波或皮肤、黏膜的局部容积脉波。

[临床意义]

阻抗式局部容积脉波是反映动脉性血管（如微动脉、小动脉及毛细血管）随心动周期发生的容积脉波波形。利用本方法可反映局部组织的血液流量和血管的功能状态，如血管的舒缩状态、血管弹性等；可反映某些疾病时血管功能的变化及药物治疗前后局部微循环状态的变化，为临床疾病的诊断、治疗和预防提供信息。

[评价]

局部阻抗式容积脉波是利用体积小、两极间距近、外形合适的探头描记体表及脏器随心动周期发生的局部血液容积的变化。其波形和临床意义同光电反射式容积脉波基本相似，对两极间的动脉血管如微动脉、小动脉的容积脉动均可反映，突出的优点是只要探头合适可描记有腔脏器的容积脉动，同时可以显示静脉回流的受阻情况（出现舒张期高波）。在临床上，对局部阻抗式容积脉波和光电反射式容积脉波可根据情况选用一种即可，配合毛细血管压、微区血流量可以从不同侧面了解微循环的改变。

**子宫颈阻抗式容积脉波描记**

[检测方法]

应用配有点状白金电极的阻抗式容积脉波仪描记子宫颈容积脉波。

[临床意义]

正常子宫颈的阻抗式容积脉波图为一丘形波，波形比较平缓，下降支可见一小的 C 切迹及随后的重复波。子宫颈癌时，峰值变大，C 切迹不易见到。不孕症时，峰值较大，但 C 切迹多见。其他妇科疾病，如慢性宫颈炎、子宫肌瘤、卵巢囊肿、功能性子宫出血等，峰值均明显降低，波形变得非常平缓。

### 9.3.7 指容积测量

[检测方法]

应用肢体容积，测量手的无名指容积。

[参考区间]

正常人手的无名指末端容积为（3.1±0.21）ml。

[临床意义]

经反复测量、其值相当稳定，说明指容积测量可以反映组织容积及血管功能。手抬高、下垂、甩手以及冷、热刺激时指容积均有改变，脑血管患者对上述负荷的反应较明显，糖尿病患者对上述负荷的反应则不明显。尿毒症患者透析前及脑血管病患者指容积有升高趋势。

[评价]

这是田牛等开发的一种无损伤测量指末端容积的方法，它能综合显示血管内容积、结缔组织、组织液、骨及皮肤等的共同容积。给予负荷（高位、低位、运动、温度等）前后、给药前后、疾病过程中指容积的变动，则主要显示血管内容积及组织液增减的改变，可为了解病情、评价疗效提供客观依据。这种方法的局限性是：①测量的指容积包括多种因素，属于综合性指标；②目前使用的仪器较复杂，简化后才能推广应用。

### 9.3.8 多点温度测量

[检测方法]

应用多路温度测量仪反复多次测量多点皮肤的温度，最后取其均值。

[临床意义]

正常人穴位点的温度：选合谷穴和印堂穴作为对照，沿心包经、三焦经、肾经各取两穴，测量其温度。合谷穴为（29.42±1.40）℃；印堂穴为（32.38±1.00）℃；大陵穴为（31.08±1.22）℃；曲泽穴为（31.47±1.13）℃；中渚穴为（28.53±1.31）℃；天井穴为（30.50±1.36）℃；太溪穴为（28.68±1.03）℃；阴容穴为（29.62±0.70）℃。

不同疾病时有关穴位的温度：在与疾病对应的经络上取2个穴位点，经合谷穴和印堂穴作为对照穴，测量其温度。脑血管病、肾病、血液病时阴谷穴的温度以及对照组印堂穴和合谷穴的温度，均有高于正常组相同穴位温度的趋势。因此，体表穴位的温度在一定程度上可反映正常与疾病间的差异。

[评价]

多点温度测量时局部点的温度主要反映微动脉的灌注量、灌注速度和微静脉的流出量，曾有报道证明局部点的温度和微循环的关系较为密切。根据中医经络理论，除直接测量部位外，沿脏腑本经或有关（相克）经络选一些穴位，并进行多点（8~16点）温度测量，可获得十分有益的数据。温度配合毛细血管压、微区血流量及容积脉波的测试可为临床提供非常有用的信息。使用这种方法需要注意周围温度的影响及仪器的校正。

**子宫颈温度测量**

[检测方法]

（1）取膀胱截石位，放入阴道窥器，充分暴露子宫颈。

（2）应用多路温度测量仪的测温探头（点状温度传感器），在子宫颈转化区与鳞状上皮黏膜间按顺时针方向逐点测量。

[参考区间]

子宫颈温度变化随血液循环而改变，正常人子宫颈四个点的温度在 34～36℃，不同部位的温度有所差别，一般 3 点、9 点处的温度高于 12 点和 6 点处的温度。

[临床意义]

（1）卵巢疾病时，子宫颈 12、3、6 和 9 点处的温度偏低，为 33～35℃。

（2）子宫颈癌患者，子宫颈四个点的温度偏高，为 35～36℃。

### 9.3.9　皮肤血流阻断后反应性充血测量

[检测方法]

（1）仰卧位，暴露右上肢。

（2）将激光多普勒血流计（LDF）的光纤探头，固定于右手食指指垫正中心。

（3）在肘关节近侧套上一标准袖带，充气加压至收缩压以上 3.9kPa（30mmHg），维持 3min，然后突然放气。

（4）连续记录描记曲线直至稳定于静息值。

（5）再先后分别用袖带和橡皮条于腕关节近侧及食指根部阻断皮肤血流，重复上述过程。

[参考区间]

正常成年组：(1.41±1.01)mV（图 9-2）。

[临床意义]

利用 LDF 作皮肤血流阻断后反应性充血的测试，高血压组其静息值为 (2.41±0.92)mV，高于正常组（$P<0.05$）。而反应性充血的峰值及各项时间参数在两组间均无显著差异。

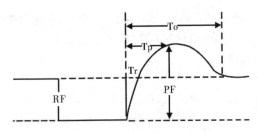

图 9-2　皮肤血流阻断后反应性充血测量图

RF：阻断前的静息值；PF：反应性充血的峰值

PF：峰值与静息值的百分比；Tr：从开始放气至升到静息值的时间

Tp：从开始放气至升到峰值的时间；To：从开始放气到恢复到静息值的时间

### 9.3.10　经皮氧分压（TCPO$_2$）测量

[检测方法]

测试部位应选择皮肤血管丰富、角质层薄、皮下脂肪少和较平坦的部位，如前臂内侧、右上胸部锁骨下区。安放经皮氧监测仪电极，皮肤未充血时，氧分压（PO$_2$）读数迅速下降，甚至可达 0mmHg。皮肤被加热充血，数值逐渐上升，趋于稳定，此时即为 TCPO$_2$ 的读数，这一过程需 15~30min。

[参考区间]

正常青年组（23~39 岁）为（10.96±1.61）kPa［（82.2±12.1）mmHg］；正常中年组（40~51 岁）为（9.64±1.21）kPa［（72.3±9.04）mmHg］。

[临床意义]

采用 TCPO$_2$，可无创伤地系统监测患者，临床可广泛应用于呼吸、心血管、血液病患者的 PO$_2$ 监测。特别是新生儿和危重病患者的临床监护。

经实际测量，正常青年组比中年组的 PO$_2$ 值为高（$P<0.01$）。正常中年组比高血压病组的（7.57±1.19）kPa［（56.8±8.9）mmHg］PO$_2$ 值亦高（$P<0.02$）。PO$_2$ 随年龄增长逐渐下降，当有病理改变时，可使 PO$_2$ 值明显下降。

# 10 医学影像检查

医学影像学（medical imaging）是最为广泛使用的诊断方法之一，也是一门临床学科。医学影像设备迅速发展，由起初的普通透视、摄片、体层摄影及造影检查，到目前广泛应用的计算机 X 线成像（computed radiography，CR）、数字 X 线成像（digital radiography，DR）、数字减影血管造影（DSA）、X 线计算机体层摄影（X－ray computed tomography、X－Ray CT、CT）、磁共振成像（magnetic resonance imaging，MRI）、超声成像（ultrasonography，USG）、核素 γ 闪烁成像（γ－scintigraphy）、发射体层成像［单光子发射体层成像（SPECT）、正电子发射断层成像系统（PET）］、PET/CT 等。目前影像诊断已从单一依靠形态学变化进行诊断发展成为集形态、功能和代谢改变为一体的综合诊断体系。分子影像学（molecular imaging）是新兴的医学影像学分支，其研究和开发使得医学影像诊断扩展至微观领域。

X 线诊断学是利用 X 线来检查人体疾病的一门临床科学，放射检查是最为广泛使用的诊断方法之一。传统 X 线检查包括透视、普通摄片、断层摄影及造影检查。由于影像增强、电视、电影、磁带录像等技术应用到 X 线诊断机上，提高了图像质量，更加方便了动态观察与分析。消化道双重造影是 20世纪 60 年代发展起来的一项新技术，能显示出黏膜浅表细小的病灶，对肿瘤及溃疡的早期诊断大有帮助。数字减影血管造影（DSA）是继穿透型计算机断层（transmission computed tomography，TCT）之后的一项新技术，从静脉注射较少的造影剂，通过计算机处理，就可以使动脉显影，而且可以抹去重叠的其他结构，使血管图像更清楚。介入放射学是放射诊断与临床治疗相结合的产物，包括治疗性血管造影、经皮针刺抽吸活检、经皮穿刺引流和结石处理等。CT 的临床应用，使医学影像诊断有了重大突破。CT 检查简便、迅速、安全、无痛苦，使常规 X 线检查所不易分辨的、密度差别较小的组织与器官得以显影，对病变的检出率和诊断的准确率均较高。因此，CT 在临床上得到越来越广泛的应用。磁共振成像提供的信息量不仅大于其他许多成像术，而且它所提供的信息亦不同于现有的成像术。因此，用 MRI 诊断疾病具有很大的优越性，特别是对颅脑和脊髓疾病的诊断，MRI 在一定程度上已超过 CT，成为神经系统影像学检查的首选方法。正电子发射断层成像系统（PET）是组织或器官的新陈代谢成像，可获得人体的三维断层图像。

# 10.1　X 线检查（X‐rayexamination）

## 10.1.1　透视（fluoroscopy）检查

［适应证］

胸部各种疾病，胃肠道穿孔，肠梗阻，骨折与脱臼以及手法复位，软组织金属异物定位，检查金属节育环等。

［禁忌证］

重度心力衰竭、休克等危重患者应先行抢救，待病情稳定后再作检查。

［临床意义］

透视检查可观察器官的解剖形态和生理功能，可通过转动患者在各个方向和位置上进行检查；透视下可进行骨折和脱位的整复，异物的摘除等；钡剂胃肠道检查、各种导管检查、特殊造影以及介入放射检查等均需在透视下进行。透视清晰度较低，不能发现微小病变。

## 10.1.2　摄片（radiography）检查

［适应证］

适用于全身各部位的检查，如胸部、腹部、骨骼、头颅等部位及各种造影检查。

［禁忌证］

同 10.1.1 透视检查。

［临床意义］

凡具有天然对比或可造成人工对比的组织和器官均可进行摄片检查。摄片检查可使受检部位的影像永久保留在胶片上，供以后检查对照。胶片可显示细微结构，较透视清晰可靠并能检查人体较厚部位，如脊柱、头颅等。

## 10.1.3　体层摄影（tomography）

［适应证］

（1）胸部：确定肺部有无空洞，显示空洞壁的厚度、形态、大小及空洞周围肺结构；确定病变区内有无钙化及局部支气管扩张；显示肿块的形态、边缘、密度及其与邻近组织的关系；显示气管、支气管病变，有无狭窄、阻塞、移位、肿块以及管壁情况；显示肺门及纵隔淋巴结增大情况以及肺门结构形态变化等；显示纵隔病变，如主动脉瘤、肿瘤及囊肿等；了解心脏瓣膜有无钙化；肺动、静脉畸形或其他血管异常。

（2）腹部：配合静脉肾盂造影检查肾肿瘤或肾外肿瘤，显示肾脏的位置、外形的改变，有无先天性畸形，肾盂肾盏有无结石；与腹膜后充气造影配合，可检查肾上腺的形态、大小和肿瘤；口服或静脉注射造影剂后配合胆道系体层摄影，可更清楚地确定胆囊形态、位置、囊壁及功能，并可显示一般检查方法不能见到的胆囊结石。对显示肝管和胆总管内的结石与其他占位性病变以及胆总管下端的阻塞、狭窄等情况具有特殊的效用。

（3）骨骼：检查平片所不能显示的细小骨质破坏、小空腔及细小死骨，骨关节早期炎症及肿瘤破坏；观察骨折断端愈合情况；发现疲劳骨折。

（4）头颅、五官：观察鞍区及蝶窦区病变；观察鼻窦癌及鼻窦息肉、囊肿、异物等；观察眼眶肿瘤、骨折及骨髓炎侵及骨质情况；观察中耳炎、胆脂瘤、听神经瘤、外耳道畸形及中、内耳骨质结构等；了解颞颌关节骨折、脱位、骨质破坏、关节强直、观察口腔内牙槽骨、牙及牙周有无病变等；观察鼻咽癌及其侵犯范围；了解喉部肿瘤情况以及声带麻痹、肥厚、囊肿和息肉等。

［禁忌证］

同 10.1.2 摄片检查。

［临床意义］

一般 X 线摄片，前后各层组织均显影并重叠在一起，不易分辨，影响诊断，对人体深部病变影响更大。体层摄影可使事先选择的层次清楚显影，而使其他前后各层结构显影模糊或不显影像，具有特殊的诊断效应。目前已由 CT 等影像学所替代。

# 10.2 造影检查（contrast study）

## 10.2.1 X 线钡剂造影检查（X‑ray barium contrast study）

### 10.2.1.1 X 线钡餐检查（X‑ray barium meal examination）

［适应证］

食管、胃及小肠病变，如炎症、肿瘤、憩室、异物、畸形、静脉曲张等；食管邻近器官病变（心脏、主动脉、纵隔等）引起的食管变化。

［禁忌证］

食管静脉曲张大出血、急性胃肠道大出血、肠梗阻、胃肠道穿孔、食管气管瘘均不宜采用钡剂造影，可用40%碘化油20~40ml做造影检查。

[检查前准备]

食管检查无须特殊准备，有食管梗阻、贲门痉挛致严重梗阻或需同时检查胃底者应禁食；胃肠道钡餐检查者：①检查前2~3天禁服重金属性药物，如铋、铁、钙、碘等。②检查前夕，晚饭后不进任何食物及饮料。

[临床意义]

X线钡餐检查是一种安全、有效的检查方法，凡有吞咽困难或上腹部症状而诊断尚未明确者均可进行，可诊断食管与胃肠本身的疾病以及了解食管邻近器官的病变。

### 10.2.1.2 钡灌肠检查（barium enema examination）

[适应证]

结肠肿瘤、息肉、慢性结肠炎、局限性肠炎、巨结肠、不明原因的结肠出血等。

[禁忌证]

急性肠炎、结肠穿孔或坏死、急性阑尾炎。

[检查前准备]

检查前24h内禁服任何影响肠道功能及X线显影的药物。检查前晚进流质饮食，晚饭后服泻药如开水冲服番泻叶10g。检查当日禁食，造影前1h清洁灌肠，排净粪块，按预约时间来放射科检查。

[临床意义]

钡灌肠是了解结肠器质性病变较好的方法之一，能显示回盲部病变、结肠肿瘤、先天性异常、炎症、息肉等，亦有助于了解腹部包块与结肠的关系，故有广泛的适应证。

### 10.2.1.3 小肠钡灌肠检查（examination of small intestine）

[适应证]

小肠炎症、结核、肿瘤、小肠功能紊乱。

[禁忌证]

完全性肠梗阻、消化道急性大出血、急性胃肠穿孔、十二指肠活动性溃疡。

[检查前准备]

同10.2.1.1 X线钡餐检查。

[临床意义]

小肠钡灌肠检查能在较短的时间内完成整个小肠的检查，可明确病变的范围、肠壁的情况以及病变与周围组织的关系，尤其是对肿瘤的诊断具有很大价值。

### 10.2.1.4 食管低张双重造影检查

［适应证］

食管早期炎症、憩室、肿瘤等病变应用常规食管钡餐检查显示不清者。

［禁忌证］

食管静脉曲张出血。

［检查前准备］

同 10.2.1.1 X 线钡餐检查。

［临床意义］

食管低张双重造影检查能将黏膜的微细而表浅的变化显示出来，从而提高肿瘤早期诊断的阳性率。

### 10.2.1.5 胃低张双重造影检查

［适应证］

检查胃内壁浅表细小病灶，如早期癌肿、胃黏膜糜烂、浅小溃疡、小溃疡、瘢痕、线形溃疡。

［禁忌证］

胃穿孔或消化道大出血。

［检查前准备］

同 10.2.1.1 X 线钡餐检查。

［临床意义］

双重造影对显示早期癌肿的阳性率高于常规钡餐检查。对直径＜4mm，深度不超过黏膜层的溃疡，较常规钡餐检查的发现率高。对于多发小溃疡、线形溃疡、小溃疡瘢痕、黏膜糜烂亦能显示。

### 10.2.1.6 小肠低张双重造影检查

［适应证］

同 10.2.1.3 小肠钡灌肠检查。

［禁忌证］

同 10.2.1.3 小肠钡灌肠检查。

［检查前准备］

检查前一天用番泻叶 3～6g 加水 1000～1500ml 冲服，中、晚餐吃少渣食物，晚饭后除饮料外禁食；检查当日空腹。

[临床意义]

小肠低张双重造影检查可观察细小表浅的病灶，对发现早期癌肿及细小溃疡有一定价值。

### 10.2.1.7 小肠钡餐、双向充气双对比造影检查

[适应证]

小肠炎症、结核、溃疡、息肉、恶性肿瘤。

[禁忌证]

完全性肠梗阻、消化道急性大出血、急性胃肠穿孔、十二指肠活动性溃疡。

[检查前准备]

检查前一日：午餐、晚餐进无渣软食，20:00 以后除饮料外不再进食；番泻叶 9g 用开水冲泡代茶，分别于 14:00、16:00、20:00 饮服，每次约 500ml。

检查当天：禁早餐及含重金属类药物；早晨用开塞露 1 支，解尽大便。

[临床意义]

本检查克服了口服钡餐跟踪观察法（传统法）和小肠插管钡剂灌注双对比造影法的某些弊端，能良好地显示全部小肠的形态、轮廓线、肠壁（肠间隙）、黏膜等结构，即使直径仅 1~2mm 的隆起性病变如淋巴滤泡增生等，亦能良好地显示，甚至能显示小肠绒毛。与其他检查法相比，这是突出的优点。其不足之处是对小肠功能性疾病的诊断有一定限制，可借助于"传统法"辅佐。

### 10.2.1.8 结肠低张双重造影检查

[适应证]

早期肿瘤、结肠息肉、溃疡性结肠炎的早期病变。

[禁忌证]

溃疡性结肠炎急性发作疑有肠坏死者。

[检查前准备]

检查前一日服少渣饮食，下午作生理盐水灌肠，随后口服 30ml 蓖麻油，检查当日上午再做 1~2 次生理盐水灌肠，1h 后再作检查。

[临床意义]

对显示结肠细微病变如息肉等，双重造影的价值较大。

## 10. 2. 2　胆道造影检查（cholangiography）

### 10. 2. 2. 1　口服胆囊造影（oral cholecystography）

[适应证]

疑有胆囊疾患，如胆囊结石、慢性胆囊炎等。

[禁忌证]

凡影响造影剂吸收的胃肠病变如幽门梗阻、急性胃肠炎、严重的肠结核等；肝肾功能受损；急性胆囊炎；严重甲状腺功能亢进。

[检查前准备]

检查前一日晚餐照常，以无油、高糖饮食为宜。晚餐后（19:00）开始，碘番酸（Iopanoic acid）片，每5min 1片，0.5h服完，共6片，服药后禁任何饮食。检查日禁早餐。携带油煎鸡蛋两个，服造影剂14h后，摄第一张胆囊片，如胆囊已显影，可进脂肪餐（油煎鸡蛋2个），餐后30min再摄片。

[临床意义]

口服胆囊造影检查用于观察胆囊的形态和功能，亦可用于观察胆管的病变。

### 10. 2. 2. 2　静脉胆道造影（intravenous cholangiography）

[适应证]

胆管肿瘤、结石、炎症、畸形等疾病；口服胆囊造影失败者；胆囊已切除者；患有胃肠道疾患不宜口服法检查者。

[禁忌证]

严重心、肝、肾疾患；甲状腺功能亢进；黄疸；碘过敏。

[检查前准备]

检查前一日晚饭进脂肪餐，检查前一日晚服番泻叶（9g，泡水）。检查当日免早餐，备油煎鸡蛋2只。检查前作碘过敏试验。

[临床意义]

可同时观察胆囊和胆道的形态及排空功能。用于检查胆管及胆囊的疾病。

### 10. 2. 2. 3　术中、术后胆道造影（operation、T–tube cholangiography）

[适应证]

术中胆道造影可明确胆道的病变情况，胆石的分布、数量、形态和大小，胆石残留情况及胆道畸形，避免不必要的胆道探查或再次手术；术后T形管造影适用于胆道系统术后疑有胆管残余结石、蛔虫及胆管狭窄者，通常手术后 1~2 周内进行。

[禁忌证]

凡严重黄疸、化脓性胆管炎及病情危急者不宜造影。

[临床意义]

胆道造影对手术方法的选择及术后的处理具有重要意义。可了解胆道与十二指肠是否通畅，胆道有无阻塞、狭窄、结石及有无炎症、扩张、变形，并可了解胆道的排空功能。

### 10.2.2.4 内镜逆行胰胆管造影（endoscopic retrograde cholangio - pancreatography，ERCP）

[适应证]

用一般检查方法不能确诊的胰腺及胆道疾病，如黄疸、肿瘤、慢性胰腺炎、胰腺癌、不明原因的腹痛。

[禁忌证]

对纤维胃镜有禁忌者；青光眼及对碘过敏者；急性胰腺炎；急性胆道感染（需在感染控制 2 周后再检查）。

[检查前准备]

造影前作碘过敏试验及测定血清淀粉酶，并禁食 6~8h。检查前 10min，山莨菪碱 10mg，肌内注射，口服去泡剂。

[临床意义]

本检查可用于鉴别梗阻性黄疸与非梗阻性黄疸；通过内窥镜的直视、活检及脱落细胞检查，还可诊断十二指肠及十二指肠乳头的疾病。

### 10.2.2.5 经皮肝穿胆道造影（percutaneous transhepatic cholangiography，PTC）

[适应证]

原因不明的阻塞性黄疸，疑有胆管狭窄、结石或残余结石、畸形、肿瘤或胆道口壶腹周围癌。

[禁忌证]

碘过敏者；凝血时间过长治疗后不能纠正者；血小板计数值低于 $40 \times 10^9/L$ 者；胆道急性细菌性感染，大量腹水或肝、肾衰竭者。

[检查前准备]

做碘过敏试验，检查出血时间、凝血时间、血小板计数，维生素 $K_3$ 4mg，肌内注射，每天 1 次连续 3 天；造影前晚清洁灌肠，并给镇静剂；术前禁食、禁饮 4h，术前 30min 地西泮 10mg，哌替啶 50mg，肌内注射。

［临床意义］

可用于鉴别梗阻性和非梗阻性黄疸，确定胆管内结石或肿瘤的部位以及引起胆总管梗阻的外在性肿瘤的位置与性质，尚可确定胆管损伤后梗阻的形态。当其他检查方法失败或不宜采用时，可用此法检查。

### 10.2.3 泌尿生殖系统造影检查

#### 10.2.3.1 静脉肾盂造影（intravenous pyelography，IVP）

［适应证］

肾、输尿管及膀胱畸形；泌尿系结石、结核、肿瘤；慢性肾盂肾炎；肾盂、输尿管积水；不明原因的血尿、脓尿等。

［禁忌证］

碘过敏；严重肝、肾功能损害；严重心血管疾患；甲状腺功能亢进；急性肾盂肾炎。

［检查前准备］

检查前摄腹部平片（或 T 型片）以资参考，并测定肾功能；检查前一天做碘过敏试验，服缓泻剂或清洁灌肠，备76% 或 60% 泛影葡胺20～40ml。③造影前 12h 禁饮水，前一日食少渣饮食，禁服不透 X 线药物，翌晨禁食，排净小便，带病历、原 X 线片、造影剂去放射科检查。

［临床意义］

用于检查泌尿道器质性病变，亦可了解肾脏和输尿管的功能，对不便作膀胱镜检查的患者更为适用。

#### 10.2.3.2 逆行肾盂造影（retrograde pyelography）

［适应证］

一般与静脉肾盂造影相同，特别适用于静脉肾盂造影不能明确诊断者；检查肾、输尿管的形态改变及其与相邻器官间的关系；证实尿路结石的部位。

［禁忌证］

尿路狭窄或感染；严重膀胱疾患；严重血尿；急性泌尿系感染；严重的全身衰竭。

［检查前准备］

同 10.2.3.1 静脉肾盂造影，但不禁饮水。

［临床意义］

由于本检查患者所受痛苦较大，且易发生逆行感染，故宜选择性采用，一般适用于肾脏已无功能、不宜作静脉法或该法效果不满意者。

### 10.2.3.3　膀胱造影（cystography）

[适应证]

膀胱肿瘤、结石、炎症、憩室、息肉、异物、先天性畸形等；前列腺肿瘤；盆腔内某些肿瘤；疑有前置胎盘者。

[禁忌证]

尿道炎症、狭窄、出血；急性膀胱炎。

[检查前准备]

检查前清洁灌肠，排尿或导尿。

[临床意义]

可用于观察膀胱的大小、形态、位置以及了解膀胱与其相邻器官间的关系，适用于诊断各种膀胱病变及前列腺病变。

### 10.2.3.4　尿道造影（urethrography）

[适应证]

尿道外伤；淋病所引起的尿道狭窄；尿道结石、憩室、肿瘤、瘘管；尿道先天畸形；尿道周围脓肿；前列腺肥大、肿瘤、炎症等。

[禁忌证]

尿道出血、急性尿道炎、碘过敏。

[临床意义]

尿道造影是检查尿道疾患的主要方法，用于诊断男性尿道狭窄、结石、肿瘤、憩室等。

### 10.2.3.5　精囊及输精管造影（vesiculography）

[适应证]

适用于精囊及输精管炎症、肿瘤、阻塞性病变、先天性异常、损伤以及不育症等。

[禁忌证]

精囊及输精管急性炎症。

[检查前准备]

检查前清洁灌肠，排空膀胱。

[临床意义]

可观察精囊与输精管的本身病变以及前列腺、膀胱等病变所致的继发性变化，探查男性不育症的原因。

### 10.2.3.6　子宫及输卵管造影（hysterosalpingography）

［适应证］

不孕症；子宫腔或输卵管病变，如发育畸形、炎症、肿瘤及内膜病变。

［禁忌证］

子宫及附件急性炎症；子宫出血（包括经期）；淋病；阴道滴虫病；妊娠；严重的全身疾病及高热患者；碘过敏者。

［检查前准备］

造影时间以月经后7天最佳，先行阴道检查和涂片，排除盆腔炎和其他特殊感染。

碘过敏试验：备皮，清洁外阴，排空大小便，清洁灌肠。

准备40%碘化油10ml。带塞子的子宫导管，宫颈钳，子宫探针，无菌巾等用品，摄片前用消毒液将阴道冲洗干净。

［临床意义］

子宫、输卵管造影可显示子宫腔与输卵管的位置、大小、形状及子宫的内膜情况，特别是对于明确输卵管有无阻塞，以及阻塞的原因和部位，有其特殊的价值。

### 10.2.3.7　腹膜后充气造影（retroperitoneal pneumography）

［适应证］

腹膜后肿块（炎症、结核、肿瘤）；疑有肾上腺增生或肿瘤；肾脏肿瘤的位置、范围不能确定时；库欣综合征；嗜铬细胞瘤。

［禁忌证］

严重心、肝、肾疾病及甲状腺功能亢进。

［检查前准备］

检查前应有腹部平片，包括两侧肾区，以备参考；服镇静剂，前晚餐少量进食。检查前作清洁灌肠，骶尾部及肛周备皮。注气由临床医生进行，骶前穿刺注入氧气，每侧750ml，两侧最多1500ml，注完后俯卧位送放射科摄片。

［临床意义］

可显示腹膜后肿块位置、大小、形态。可区别腹腔内或腹膜后的肿块，可定位在肾脏或肾上腺，大致区别良性或恶性肿瘤，原发性或是继发。对制订治疗方案有指导意义，对手术方案的制订有实用价值。

### 10.2.4　支气管造影检查（bronchography）

［适应证］

支气管扩张，支气管和肺部肿瘤，肺不张，肺空洞，肺囊性病变，机化性肺炎，慢性肺脓肿以及原因不明的多次咯血，持续性咳嗽，反复发作的同一部位肺炎等。

[禁忌证]

急性肺炎、近期大咯血、活动性肺结核、哮喘、心肺功能不全、全身严重衰弱和碘过敏者。

[检查前准备]

造影前摄胸平片，做碘过敏试验，麻醉剂过敏试验，造影前 4h 禁饮食。痰多患者应做顺位排痰，咳嗽、炎症较重者应给予治疗。造影前 2h 口服苯巴比妥 0.06g；造影前 0.5h 皮下注射阿托品 0.5mg。用 40% 碘化油 20ml 透视下注入，采取不同体位使各支气管充盈。术后需顺位卧床，尽量咳出造影剂，待吞咽动作恢复后才可进食。

[临床意义]

支气管造影用于诊断某些先天性或后天性的支气管和肺部疾患，可明确病变的部位和范围，亦用于了解支气管和肺、纵隔、胸膜病变的相互关系。

### 10.2.5  中枢神经系统造影检查

#### 10.2.5.1  脑室造影（ventriculography）

[适应证]

颅中线和后颅窝占位病变；阻塞性脑积水；颅内占位病变脑血管造影不能确诊者；颅内压明显增高者。

[禁忌证]

弥漫性脑肿胀，估计脑室不扩大者；颅内炎性病变未控制者；体温 37.5℃ 以上者；视力严重减退者。

[临床意义]

脑室造影是用造影剂使脑室显影而诊断颅内病变的方法，自 CT 检查开展以来，已较少使用。但因本检查设备简单，显影清晰，故仍是一种重要的检查方法。

#### 10.2.5.2  脊髓造影（myelography）

[适应证]

椎管内占位病变、蛛网膜粘连、椎间盘突出症和黄韧带肥厚等。

[禁忌证]

急性蛛网膜下隙出血、穿刺部位感染。

[检查前准备]

碘过敏试验；备有脊柱正侧位片；下行法由小脑延髓池穿刺，穿刺前应作好手术野准备。

[临床意义]

脊髓造影可观察髓腔通畅情况及形态变化，明确有无压迫及阻塞，并可推断压迫及阻塞的性质，是脊髓手术前常用的检查方法。

### 10.2.6 骨骼系统造影检查（contrast study of bones and joints）

#### 10.2.6.1 瘘管造影（fistulagraphy）

[适应证]

慢性骨髓炎、结核或其他疾病所引起的瘘管或窦道。

[禁忌证]

瘘管部位有急性炎症、碘过敏者。

[检查前准备]

先摄平片，了解有无骨髓炎、骨结核或胸腹部疾患等；腹部窦道造影，应清洁灌肠；碘剂造影者应做碘过敏试验。

[临床意义]

瘘管或窦道造影可确定瘘管或窦道的位置、方向、深度及形态等，以供手术治疗前参考。

#### 10.2.6.2 下颌关节造影（arthrography of the temporomandibularis）

[适应证]

下颌关节病变。

[禁忌证]

下颌关节及邻近有炎症；造影剂过敏。

[检查前准备]

造影前先摄正侧位平片；碘剂造影者应做碘过敏试验。

[临床意义]

主要用于观察关节盘的形态以及确定关节腔有无粘连等。

#### 10.2.6.3 膝半月板造影

[适应证]

疑及关节内有损伤性病变，如半月板及十字韧带撕裂、膝关节内游离体等；已知有关节内病变，尚需确定病变性质及部位者。

[禁忌证]

各种感染性关节炎、关节内损伤合并骨折及关节出血。

[检查前准备]

造影前先摄关节正侧位平片，做碘过敏试验。

**[临床意义]**

用于观察关节囊、韧带、关节软骨、半月板等病变以及了解关节结构的变化；对半月板撕裂的诊断有决定性作用。

### 10.2.7　五官造影检查

#### 10.2.7.1　上颌窦造影

**[适应证]**

上颌窦占位性病变。

**[禁忌证]**

上颌窦穿刺找不到窦腔或自然孔道已闭塞者。

**[检查前准备]**

术前摄平片；做碘过敏试验。

**[临床意义]**

主要用于显示起源于上颌窦的囊肿及其大小与范围，并与息肉、肿瘤等鉴别，对手术颇有帮助。

#### 10.2.7.2　唾液腺体造影

**[适应证]**

慢性唾液腺炎、肿瘤、Mikulicz 病（淋巴细胞慢性泪腺涎腺性肿大）等。

**[禁忌证]**

急性唾液腺炎、流行性腮腺炎。

**[检查前准备]**

检查前漱口。造影前用手按摩受检部位，或进少许酸性食物，使唾液自然排出。造影前摄取平片，排出阳性结石，或明确结石部位。造影用 40% 碘化油，用前稍加温，便于注射。

**[临床意义]**

用于观察唾液腺导管有无狭窄，有无结石及唾液腺瘘，对唾液腺肿瘤提供诊断帮助。

#### 10.2.7.3　泪道造影（dacryocystography）

**[适应证]**

慢性炎症所致的泪囊或鼻泪管狭窄、闭塞或扩张；了解泪囊系统发育情况，有无畸形；鼻泪道吻合术和泪囊摘除术的术前检查。

**[禁忌证]**

泪囊急性炎症、泪囊萎缩灌注困难者。

[临床意义]

用于观察泪囊、泪道的解剖形态、大小及有无梗阻，为鼻泪道吻合术或泪囊摘除术提供资料；对泪囊瘘、泪囊、泪道先天发育异常及泪囊肿瘤的诊断亦有帮助。

### 10.2.7.4 眶静脉造影 （orbital phlebography）

[适应证]

眶内肿瘤；眶内血管性病变，如眶内静脉曲张、海绵窦动静脉瘘和眶内静脉闭塞等。

[禁忌证]

急性眶内炎症。

[检查前准备]

碘过敏试验。

[临床意义]

主要用于诊断眶内血管性疾病以及确定眶内占位病变的位置，对单眼突出的鉴别诊断亦有一定帮助。

### 10.2.7.5 球后充气造影 （orbitography）

[适应证]

单侧眼球突出、疑有眶内肿瘤者。

[禁忌证]

眶内急性炎症、疑有眼球穿孔、眶内血管瘤者。

[临床意义]

球后充气造影是向肌锥内注入气体，使肌锥显影，用于单眼突出的鉴别诊断及眶内肿瘤的诊断。由于 CT 的应用，目前已很少采用。

### 10.2.7.6 咽鼓管造影

[适应证]

准备行中耳鼓室成形术或咽鼓管通畅不佳者。

[禁忌证]

急性中耳炎、慢性中耳炎急性发作、严重的粘连性中耳炎。

[临床意义]

用于了解咽鼓管的形态改变和引流排空功能，多用于中耳传导结构重建手术前。

### 10.2.7.7 喉造影 （laryngography）

[适应证]

喉咽部、喉部和喉气管部占位性病变。

［禁忌证］

碘过敏者、有明显呼吸困难者。

［临床意义］

用于显示喉及喉咽部的形态和功能变化，在喉部平片及体层平片未能满足诊断要求时，本造影是检查喉气管和喉咽部肿瘤最佳的 X 线检查方法。

### 10.2.7.8　眼底血管荧光素造影

［适应证］

视乳头、视网膜、视网膜血管、脉络膜等眼底疾病。

［禁忌证］

肾功能不全、药物过敏者。

［检查前准备］

对患者作眼部及必要的全身检查，10% 去氧肾上腺素（新福林）充分散瞳，服抗过敏药物及镇静剂，用稀释的荧光素液静脉注射作过敏试验。

［临床意义］

眼底荧光素血管造影可观察视网膜和脉络膜血管内的血流情况以及血管的渗透性改变，尚可发现眼底镜检查发现不了的情况，从而为临床诊断、治疗选择、疗效观察、预后评价以及探明发病机制等提供依据。

### 10.2.8　乳腺导管造影检查

［适应证］

乳头溢液，疑有导管内肿瘤或导管扩张症者。

［禁忌证］

急性乳腺炎。

［临床意义］

对局限于导管内的病变，平片不易显示，本造影则可显示病变的部位及性质。

### 10.2.9　淋巴系统造影（lymphography）检查

［适应证］

淋巴系统阻塞性病变、先天性畸形、原发或继发性肿瘤；原因不明的肢体水肿；乳糜胸腹水、乳糜尿。

［禁忌证］

碘过敏或染料过敏；肺与纵隔行放射治疗者；急性淋巴系炎症。

［临床意义］

用于了解淋巴系统的解剖、生理和病理改变，供临床诊断淋巴系统阻塞性病变、淋巴结肿瘤和淋巴结癌肿转移等。

# 10.3 血管造影（angiography）检查

## 10.3.1 选择性心血管造影（angiocardiography）

［适应证］

（1）选择性右心造影：右心及肺血管异常、紫绀型先天性心脏病等。

（2）选择性左心造影：二尖瓣关闭不全、主动脉瓣口狭窄、室间隔缺损、房室通道及大血管转位等。

（3）逆行主动脉造影：主动脉瓣关闭不全、动脉导管未闭、主－肺动脉隔缺损、主动脉窦动脉瘤穿破等。

（4）肺动脉造影：肺动脉狭窄，肺动、静脉瘘，肺栓塞、中心型肺癌所致肺门血管改变等。

［禁忌证］

严重心、肝、肾疾患，严重发绀、甲状腺功能亢进，过敏性疾患，孕妇和妇女行经期，身体极度衰弱、插管部位皮肤急性感染和碘过敏者。

［检查前准备］

向患者讲清造影过程，以取得合作。术前 3～4h 禁食，并测定出凝血时间。造影前肌内注射地西泮 5mg。造影前摄胸部平片，并作碘过敏试验。做好心电监护及抢救准备。

［临床意义］

选择性心血管造影是一种较危险的检查方法，必须严格掌握指征，以免发生不良后果。本法可显示心脏、大血管的解剖结构情况，观察心脏运动及血流动力学情况，主要用于诊断某些先天性心血管畸形，对某些后天性心血管病变亦有诊断价值。

## 10.3.2 选择性冠状动脉造影

［适应证］

缺血性心脏病，各型心绞痛、冠状动脉先天性畸形、冠状动脉搭桥术前后等。

［禁忌证］

急性心肌梗死急性期、心力衰竭，严重心律失常，肝肾功能损害，严重肺部疾病、急性感染，碘过敏。

［检查前准备］

术前，患者应作胸部 X 线、心电图、肝肾功能、出凝血时间、血小板计数、血型、血液电解质、血气分析等检查；检查前一日洗澡、备皮、前一日晚服镇静剂；术前作造影剂过敏试验；检查当日禁食；事先将造影过程向患者解释清楚，以取得其合作；造影前 1h 肌内注射地西泮 10mg。

［临床意义］

本检查可客观地显示冠状动脉及其分支的病变部位、范围、程度及侧支循环形成情况，主要用于冠状动脉疾病及畸形的诊断，尚可用于冠状动脉搭桥术适应证的选择及术后疗效的观察。

### 10.3.3　选择性腹腔动脉造影

［适应证］

胃肠道、胰腺、肝、脾的炎症、外伤及肿瘤；内脏血管性病变，如血管畸形、血管瘤、血管栓塞、动静脉瘘、静脉曲张等。

［禁忌证］

心力衰竭，碘过敏，肝、肾功能不良，出血性疾病，严重主动脉硬化，动脉闭塞，急性感染及败血症。

［检查前准备］

（1）检查前几日先将申请单送放射科，预约造影时间，商讨造影目的、要求。

（2）测定出血时间、凝血时间、血小板计数、凝血酶原时间。

（3）检查前一日做碘过敏试验，普鲁卡因过敏试验，腹股沟区备皮。

（4）检查前一日写手术通知单，通知手术室准备造影用品。

（5）准备 76% 泛影葡胺 40~100ml，生理盐水 500ml，肝素 1 支，供造影用。

（6）检查前一日少渣饮食，服缓泻剂，术前 2h 清洁灌肠，术前 4h 禁食，带病历卡去放射科。

［临床意义］

选择性腹腔动脉造影除用于诊断胃肠道、胰腺、肝、脾疾病外，尚可通过导管注入药物或栓塞物以达到止血的目的。此外，对不明原因的上消化道出血和胃肠道外的小肿瘤有较大的诊断和鉴别诊断价值。

### 10.3.4　选择性肠系膜上（下）动脉造影

［适应证］

小肠或右半结肠病变可作选择性肠系膜上动脉造影；左半结肠或直肠病变可作选择性肠系膜下动脉造影。

［禁忌证］

同 10.3.3 选择性腹腔动脉造影。

［检查前准备］

同 10.3.3 选择性腹腔动脉造影。

［临床意义］

选择性肠系膜上（下）动脉造影，对小肠、结肠及直肠的出血及肿瘤有较大的诊断和鉴别诊断价值。

### 10.3.5　肾动脉造影（renal arteriography）

［适应证］

肾血管病变，如肾动脉瘤、肾动脉狭窄、肾动脉或静脉栓塞、血管畸形；不明原因的血尿；肾脏病变，如肾肿瘤、肾囊肿、肾结核、肾损伤及肾先天性异常等。

［禁忌证］

碘过敏，严重心、肝、肾功能损害，严重凝血功能障碍，急性全身感染，全身极度衰弱等。

［检查前准备］

同 10.3.3 选择性腹腔动脉造影。

［临床意义］

用于检查肾血管及肾实质的病变，对了解肾动脉主干及肾内分支有无病变以及肾动脉有无狭窄或阻塞颇有价值。此外，亦有助于肾癌及肾囊肿的鉴别。

### 10.3.6　脾门静脉造影（spleno portography）

［适应证］

门静脉高压，肝脏、胆囊、胰腺、脾脏等器官的肿瘤。一般均在腹部手术开始前进行。

［禁忌证］

出血时间延长，碘过敏，全身极度衰弱等。

［检查前准备］

测定出血、凝血时间，做碘过敏试验，检查前 2h 作清洁灌肠，检查前 0.5h 皮下注射吗啡 10mg、阿托品 0.5mg。

［临床意义］

用于鉴别肝内与肝外病变造成的门静脉高压，观察肝内占位病变，观察脾门静脉及其分支的充盈和排空情况。此外，本造影对确定手术方式有较大帮助。

### 10.3.7　下腔静脉造影（inferior venacavography）

[适应证]

下腔静脉阻塞综合征，下腔静脉血栓形成，肿瘤压迫或侵犯下腔静脉。

[禁忌证]

同 10.3.1 选择性心血管造影。

[检查前准备]

同 10.3.1 选择性心血管造影。

[临床意义]

本造影能确定下腔静脉阻塞的平面与范围以及侧支循环的情况，有时尚有助于判别病因。此外，尚可观察有无肿瘤压迫或侵犯下腔静脉。

### 10.3.8　盆腔静脉造影（pelvic venography）

[适应证]

诊断各种疾病引起的盆腔瘀血。

[禁忌证]

同 10.2.3.6 子宫及输卵管造影。

[检查前准备]

术前排空小便，术前 2h 清洁灌肠，测定出血、凝血时间，做碘过敏试验，月经干净后 4~6 天检查。

[临床意义]

盆腔静脉造影与子宫输卵管造影、盆腔充气造影相比，方法繁琐，且诊断价值较小，目前除某些恶性肿瘤病例尚应用外，已很少采用。

### 10.3.9　四肢动脉造影（upper and lower limb arteriography）

[适应证]

血管性疾病，如动脉瘤、动静脉瘘、血管先天异常、各种血管闭塞性疾患等；骨与软组织肿瘤。

[禁忌证]

碘过敏、肝肾衰竭、穿刺部位感染。

[检查前准备]

碘过敏试验及皮肤准备。

[临床意义]

用于骨与软组织肿瘤及各种血管性疾病的诊断，尚可用于研究各种疾病，如关节炎、麻风等的血管变化，以阐明其发病机制。此外对血管栓塞性疾病，可了解其栓塞部位、范围及侧支循环的情况。

## 10.3.10　四肢静脉造影（upper and lower limb venography）

[适应证]

深静脉血栓形成、静脉曲张、小腿溃疡不愈。

[禁忌证]

急性栓塞性静脉炎、碘过敏、穿刺部位感染。

[检查前准备]

碘过敏试验及皮肤准备。

[临床意义]

用于检查肢体肿胀的原因，有无深静脉血栓，血液回流是否通畅，血管有无异常。此外，尚可用于观察手术后疗效，静脉瓣及交通支功能。

## 10.3.11　脑血管造影（cerebral angiography）

[适应证]

脑血管病变、颅内肿瘤的定位与定性、颅内血肿的定位。

[禁忌证]

碘过敏者，严重心、肺、肾功能损害，严重出血倾向者。

[检查前准备]

摄头颅平片，碘过敏试验，准备颈部皮肤；检查前4h禁食，检查前1h口服戊巴比妥0.1g。

[临床意义]

用于诊断脑血管病变，如动脉瘤、血管畸形和血管闭塞等；根据脑血管的位置和形态改变以及血循环情况，可作肿瘤的定位、定性诊断和颅内血肿的定位诊断。

## 10.3.12　选择性脊髓动脉造影

[适应证]

脊髓血管性病变，如血管畸形、血管闭塞、血管肿瘤；椎体或脊髓肿瘤；脊髓外伤或椎间盘突出所致的脊髓缺血。

[禁忌证]

同10.3.11脑血管造影。

[检查前准备]

出血、凝血时间测定，碘过敏试验，检查前4h禁食，术前0.5h肌内注射苯巴比妥钠 0.1~0.2g。

[临床意义]

本造影对脊髓血管性疾病的诊断较脊髓造影和 CT 脊髓扫描为优。对富含血管的肿瘤，如血管瘤、脊膜瘤等具有诊断价值，且可显示肿瘤的病理循环、供血动脉和引流静脉，对鉴别诊断和选择手术方案均颇有帮助。此外，脊髓血管造影可与栓塞疗法同步进行，以治疗脊髓血管畸形。

### 10.3.13　非选择性脊髓动脉造影

[适应证]

仅适应于小儿或无条件作选择性脊髓动脉造影的患者。

[禁忌证]

同 10.3.12 选择性脊髓动脉造影。

[检查前准备]

同 10.3.12 选择性脊髓动脉造影。

[临床意义]

非选择性脊髓动脉造影（主动脉造影），较选择性脊髓动脉造影简单、省时，但其影像远不如选择性造影法清晰、可靠，并发症亦较多且严重。

### 10.3.14　脊髓静脉造影

[适应证]

同 10.3.12 选择性脊髓动脉造影。

[禁忌证]

同 10.3.12 选择性脊髓动脉造影。

[检查前准备]

同 10.3.12 选择性脊髓动脉造影。

[临床意义]

脊髓静脉造影对脊髓血管瘤、脊膜瘤等富含血管的肿瘤具有诊断价值。

# 10.4　数字减影血管造影（digital subtraction angiography，DSA）

[适应证]

颅内动脉狭窄、阻塞、动脉瘤、动静脉畸形等；主动脉狭窄、闭塞、动脉瘤；肾动脉硬化、狭窄和纤维性发育不良；肺动脉及主要分支病变，如血栓栓塞等；某些心脏病，如先天性房间隔缺损、先天性室间隔缺损、法洛四联症、肥厚型心肌病等。

[禁忌证]

同 10.3.1 选择性心血管造影及 10.3.3 选择性腹腔动脉造影。

[检查前准备]

术前 3 ~ 4h 禁食，腹部 DSA 需清洁肠道，碘过敏试验，作循环时间测定。

[临床意义]

数字减影血管造影是一项新技术，其有高度的分辨力。从周围静脉注入造影剂，进行非损伤性血管造影检查，以代替危险性较大的动脉造影。不仅用于诊断血管性疾病，亦可用于观察主动脉－冠状动脉旁路移植术、主动脉及主支血运重建术、某些先天性心脏病矫治术和肾移植术后的情况。

# 10.5　电子计算机体层扫描（computed tomography，CT）

CT 自 20 世纪 70 年代问世来，不断获得改进，从第一代到第五代，不断缩短扫描时间和提高图像质量。1987 年，西门子推出了世界第一台螺旋 CT，开启了螺旋扫描时代，把 CT 技术推上了一个新的水平。螺旋 CT 的功能增加了，如组织容积与分段显示技术、实时成像技术、三维重建图像、仿真内窥镜技术及心脏功能评估等。故螺旋 CT 被称为 CT 的"新生"。

## 10.5.1　扫描方法的选择

分类：单层、双层、多层。

（1）平扫：急性颅脑外伤、急性脑血管病、脑积水、脑萎缩、颅脑外伤术后血肿、陈旧性脑梗死等。

（2）增强：脑瘤术后复查或只有增强检查才能显示病变的复查病例。

（3）平扫加增强：脑瘤、脑血管疾病、颅内感染性疾病，先天性异常以及颅脑外伤患者平扫表现正常时均需作增强扫描，五官、颈部、胸部、腹部、盆腔、四肢和脊柱应根据情况作平扫加增强扫描。

各种组织的 CT 值见表 10－1。

表 10 –1　　各种组织的 CT 值（X 线吸收值）

| | EMI 值 | Hounsfield 值 |
|---|---|---|
| 软化/骨化 | 40 ~ 500 | 80 ~ 100 |
| 凝血块 | 28 ~ 38 | 56 ~ 76 |
| 肾脏 | 20 ~ 25 | 40 ~ 50 |
| 肝脏 | 19 ~ 35 | 38 ~ 70 |
| 脾脏 | 19 ~ 31 | 38 ~ 62 |
| 腹主动脉 | 14 ~ 27 | 28 ~ 54 |
| 灰质 | 18 ~ 23 | 36 ~ 45 |
| 白质 | 11 ~ 16 | 22 ~ 32 |
| 血液 | 6 | 12 |
| 水 | 0 | 0 |
| 脂肪 | – 50 | – 100 |
| 空气 | – 500 | – 1000 |

## 10.5.2　各部位 CT 扫描的适应证及禁忌证

检查的部位：包括颅脑、颈部、胸部（肺、纵隔、胸壁及大血管、心包）、上腹部（肝、胆、胰、脾），后腹腔、肾上腺及肾。五官（眼、耳——颞骨、喉咽、鼻与鼻窦及颞颌关节），食管、胃肠道，盆腔（膀胱、子宫、输卵管、卵巢、直肠、乙状结肠及前列腺），脊椎、脊髓、四肢及软组织等。

（1）颅脑

适用于：临床表现提示有颅脑病变；X 线检查或其他检查提示有颅脑病变；颅脑外伤；颅脑病变治疗后随访。

（2）鼻咽部

适用于：鼻咽部肿瘤的定位、分期与治疗后观察。

（3）喉部

适用于：喉部肿瘤的定位、分期与治疗后观察。

（4）颌面部

适用于：颌面部肿瘤的定位、分期与治疗后观察，颌骨骨折定位，牙列缺损或牙列缺失种植牙定位等。

（5）胸部

适用于：胸壁、胸膜病变；肺实质病变，肺部及肺门肿块；纵隔肿块、血管病变；膈上或膈下脓肿、膈疝；CT引导活检及各种治疗后随访。

禁忌：心肾功能严重受损，碘过敏。

（6）腹部

适用于：腹腔脏器的炎症、肿瘤、外伤结石、局限性与弥漫性病变；黄疸的鉴别诊断，梗阻性黄疸的定位与定性诊断；腹部肿瘤的分期与复发评价，栓塞治疗后随访观察；CT引导活检。

禁忌：同胸部。

（7）腹膜后

适用于：腹膜后原发或转移性肿瘤；腹膜后血肿或脓肿；腹膜后纤维化；CT引导活检；治疗后随访观察。

（8）肾上腺

适用于：肾上腺原发或继发性肿瘤；肾上腺实质性肿块与囊性肿块的鉴别；对放射治疗反应作出评价；CT引导活检。

（9）肾脏

适用于：临床上疑有肾、肾旁或肾周病变；肾外伤；无功能肾；肾脏微结石；肾肿块；评价移植肾情况；CT引导活检。

（10）盆腔

适用于：盆腔肿块；盆腔新生物分期；盆腔外伤及异物定位；盆腔侧壁软组织及骨质病变；直肠癌术后复发；对疾病治疗反应作出评价；病变定位，以利于制定手术及放疗计划。

（11）脊柱与脊髓

适用于：脊柱外伤、肿瘤、炎症、畸形；椎管狭窄；椎间盘变性及椎间盘突出症；估计脊柱旁肿瘤的性质和范围；估计脊柱裂、脊膜膨出、脊髓脊膜膨出、脊髓纵裂等异常情况；估计脊髓及神经根肿块的性质及范围；因碘过敏禁忌作脊髓造影或脊髓造影未确诊者；CT引导下活检。

（12）骨与关节

适用于：骨与关节外伤、肿瘤、炎症、畸形；四肢软组织肿块的定位与定性；CT引导下活检。

### 10.5.3 多层螺旋CT（MSCT）

1998年在单螺旋、双螺旋的基础上，医学工程技术人员又推出了多层螺旋CT（MSCT, Multi - slice CT），使CT的发展又上了一层楼。多层螺旋CT与单层螺旋CT机比较，有很大的改进。尽管一些技术在单层螺旋CT上已经能够完成，但是多层螺旋 CT 无疑扫描速度增快，使图像质量更高。如三维重建，没有了阶梯状伪影，图像更接近于立体解剖图像，仿真内窥镜不仅更"真"，而且更细小的病变及黏膜的病变发现率增高。当然，多层螺旋 CT 还增加了很多新的功能。

[优点]

（1）整个器官或一个部位一次屏息下的容积扫描，不会产生病灶的遗漏。单位时间内扫描速度的提高，减少了运动伪影，使造影剂的利用率提高。

（2）节省造影剂用量，有报道可节省约50%。

（3）可任意地、回顾性重建，无层间隔大小的约束和重建次数的限制。

（4）积扫描，提高了多方位和三维重建图像的质量。

[适应证]

（1）神经系统病变：颅脑外伤、脑梗死、脑肿瘤、炎症、变性病、先天畸形等，为应用最早的人体系统，尤其是创伤性颅脑急症诊断中属于常规和首选检查方法，可清楚显示脑挫裂伤、急性脑内血肿、硬膜外及硬膜下血肿、颅面骨骨折、颅内金属异物等，而且比其他任何方法都要敏感。CT 诊断急性脑血管疾病如高血压脑出血、蛛网膜下隙出血、脑动脉瘤及动静脉畸形破裂出血、脑梗死等有很高价值，急性出血可考虑作为首选检查，急性脑梗死特别是发病 6h 内者，CT 不如 MRI 敏感。

（2）心血管系统：可用于心包肿瘤、心包积液等的诊断，急性主动脉夹层动脉瘤 CT 有肯定的诊断意义，特别是增强扫描具有特征性表现，并可做定性诊断。

（3）胸部病变：对于显示肺部病变有非常满意的效果，对肺部创伤、感染性病变、肿瘤等均匀有很高的诊断价值。对于纵隔内的肿物、淋巴结以及胸膜病变等的显示也令人满意，可以显示肺内团块与纵隔关系等。

（4）腹部器官：对于实质性器官肝脏、胆囊、脾脏、胰腺、肾脏、肾上腺等器官显示清晰，对于肿瘤、感染及创伤能清晰地显示解剖的准确部位病变程度，对病变分期等有较高价值，有助于临床制定治疗方案，尤其对于手术科室的手术定位有重要意义，对腹内肿块的诊断与鉴别诊断价值较大。

（5）盆腔脏器：盆腔器官之间有丰富的脂肪间隔，能准确地显示肿瘤对邻近组织的侵犯，因此 CT 已成为卵巢、宫颈和子宫、膀胱、精囊、前列腺和直肠肿瘤的诊断，临床分期和放射治疗设计的重要手段。

（6）骨与关节：①骨、肌肉内细小病变，X 线平片常被骨皮质遮盖不能显示。②结构复杂的骨、关节，如脊椎、胸锁关节等。③X线可疑病变，如关节面细小骨折、软组织脓肿、髓内骨肿瘤造成的骨皮质破坏，观察肿瘤向软组织浸润的情况等。④对骨破坏区内部及周围结构的显示：如破坏区内的死骨、钙化、骨化以及破坏区周围骨质增生、软组织脓肿、肿物显示明显优于常规X线平片。⑤对于关节软骨、韧带、半月板、滑膜等则以行MRI检查为宜。

（7）脊柱及脊髓病变：①脊柱外伤、肿瘤、炎症、畸形。②椎管狭窄。③椎间盘变性及椎间盘突出症。④估计脊柱旁肿瘤的性质和范围。⑤估计脊柱裂、脊膜膨出、脊髓脊膜膨出、脊髓纵裂等异常情况。⑥估计脊髓及神经根肿块的性质及范围。⑦因碘过敏禁忌作脊髓造影或脊髓造影未确诊者。⑧CT引导下活检。

（8）五官病变：眼、耳、鼻、咽部炎症、肿瘤、畸形；鼻咽部、喉部肿瘤的定位、分期及治疗后随访。

[注意事项]

为了增加病变组织与正常组织显示密度的差别，明确诊断，在CT检查中常使用造影剂作增强扫描，但以下为禁忌证及高危因素：

[禁忌证]

碘造影剂过敏；严重肝、肾功能损害；重症甲状腺疾患（甲状腺功能亢进）。

高危因素：①肾功能不全。②糖尿病、多发性骨髓瘤、失水状态、重度脑动脉硬化及脑血管痉挛、急性胰腺炎、急性血栓性静脉炎、严重的恶病质以及其他严重病变。③哮喘、花粉症、荨麻疹、湿疹及其他过敏性病变。④心脏病变：如充血性心力衰竭、冠心病、心律失常等。⑤既往有造影剂过敏及其他药物过敏的患者。⑥1岁以下的小儿及60岁以上老人。

### 10.5.4 CT引导下活检

[适应证]

（1）胸部：胸壁肿块，胸膜病变，近胸壁的纵隔肿瘤，周围型肺癌，肺内弥漫性病变。

（2）腹部：肝脏、肾脏、胰腺组织活检，盆腔肿瘤及腹膜后淋巴结等。

（3）骨骼：肿瘤、炎症及椎间盘病变，椎管内病变。

[禁忌证]

（1）胸部：血小板 $<100 \times 10^9/L$ 及凝血酶原时间延长者；疑有血管病变

者；严重肺气肿、肺动脉高压、肺功能低下者；咳嗽不能控制者；肺包虫病。

（2）腹部：出血素质，大量腹水，腹腔内急性感染，嗜铬细胞瘤。

[操作方法]

患者仰卧，在 CT 图像中找出体表到病灶的最短距离，以确定进针方向、深度及穿刺点，注意避开血管及脏器。常规皮肤消毒，以 1% 普鲁卡因局部浸润麻醉。接上穿刺针，在 CT 图像引导下按预定方向及深度进针。刺入脏器表面时，嘱患者屏气（刺入后可恢复平静呼吸），确认针尖已抵达病灶内后，用 20ml 注射器抽吸，并稍作前后移动 2~3 次（移动范围 <1cm），完成后迅速拔针，按压穿刺点片刻后覆以消毒敷料。

[注意事项]

（1）检查前处理：患者应随身携带病历、X 线片及前次超声检查资料。取下头部及身上带的发卡、耳环、义齿等异物，以免混淆影像。

（2）稳定情绪：很有必要消除患者紧张和顾虑情绪，特别是常规扫描后需进一步用造影剂做增强 CT 检查时，最好有家属全程陪护患者，在整个检查过程中，应保持安静。

（3）正确吸气、呼气：一般受呼吸运动影响的部位需屏气检查。检查头部应在平静呼吸下屏气，肺部应在深吸气后屏气，腹部应在深呼气后屏气，患者可在医生的指令下配合完成。

（4）检查部位的准备：腹部 CT 扫描要求 72h 内无 X 线钡餐检查，24h 内禁服药物，前一日饮食清淡易消化，检查当天清晨空腹，目的是勾画出肝、胰、脾等脏器的轮廓，避免肠道与腹部包块、淋巴结相混淆。盆腔 CT 检查，患者需大量饮水，待膀胱感到胀满时再扫描。已婚妇女检查前还需将消毒纱布放入阴道内，以便更好地显示阴道宫颈的解剖关系。

[备注]

关于造影剂的选择问题，除应用硫酸钡作为胃肠道造影剂外，大多为含碘的药物，如胆影葡胺、泛影葡胺、碘奥酮、碘化钠、碘化油、碘番酸等。近年来，非离子型水溶性造影剂因优点突出，临床上使用日益增多，不仅用于 X 线造影，亦用于 CT 检查，如碘普胺，溶液呈中性，不干扰体内电解质平衡，用于血管造影、尿路造影及其他造影，亦用于 CT 检查，但不用于蛛网膜下腔造影，严重甲状腺功能亢进、碘过敏、严重肝肾功能不全者慎用。碘海醇（欧乃派克），其渗透压与血浆接近，不易形成血栓，因对肥大细胞刺激弱，组胺释放少，不易引起过敏反应，用于脊髓造影、心血管造影、尿路造影及 CT 检查。癫痫患者不宜椎管内注射。碘帕醇（碘必乐）本品经肾脏排泄，对血管壁及神经毒性低，用于腰、胸及颈段脊髓造影，亦用于各种造影和 CT 检查，甲状腺功能亢进、心脏功能不全和癫痫患者忌用，疑有嗜铬细胞瘤，应用本品时，应监视血压。

### 10.5.5　双源 CT（dual source CT，DSCT）

双源 CT 是一种通过两套 X 射线球管系统和两套探测器系统同时采集人体图像的 CT 装置。双源 CT 系统同时使用了 2 个射线源和 2 个探测器系统，能够以 83ms 的时间分辨率采集与心电图同步的心脏和冠状动脉图像。该系统能够在不需要控制心率的情况下，对高心率、心率不规则甚至心律不齐患者进行心脏成像。同时，2 个射线源能够输出不同能量的 X 射线。利用双能曝光技术明显改善 CT 的组织分辨力。尽管双源 CT 系统使用 2 套 X 线球管系统和 2 套探测器组，但其在心脏扫描中的射线剂量都只有常规 CT 的 50%。另外，双源 CT 采用了依据心电图的适应性剂量控制，最大限度地降低了心脏快速运动阶段的放射剂量。

### 10.5.6　64 排螺旋 CT

64 排螺旋 CT 采用新一代大功率高毫安输出球管，探测器排数达到 64 排，螺旋扫描速度更快（≤0.35 秒/转），时间分辨率显著提高（<50ms），心脏亚毫米层厚的 CT 扫描时间仅需 5～9s，能获得优良的冠状动脉 CT 图像。64 排螺旋 CT 扫描最薄层可达 0.64mm，为目前世界上能达到的最薄层厚，从而提高了图像的分辨率。

［适用范围］

64 排螺旋 CT 以其无创、高效、精确、立体的医学影像技术适用于循环系统、骨关节、疼痛康复科畸形纠正评估及内固定支架透视技术、呼吸系统、消化系统以及人体各个部位疾病的诊断。

［优点］

与 16 排、32 排 CT 相比，64 排 CT 可以让临床医生看到更多更为精确的细节，层厚更薄，辐射计量减少，可以将病变的血管"拉"出来观察，还可以"剥皮、去骨"，小到直径 0.5mm 的病变都能让医生一目了然。

64 排螺旋 CT 还是目前世界上诊断心脑血管疾病较为先进的仪器，其独具的无创、高效、精确、立体的医学影像技术，在检查冠状动脉有无狭窄、搭桥、支架的形态学以及心功能分析上有极大的优越性。它实现了冠状动脉的无创检查，为冠心病的筛选普查及诊断提供了一种安全、迅速、费用低廉的检查方法。另外 64 排螺旋 CT 不但可以进行形态学的诊断，还可以用于功能成像诊断，如脑灌注成像的应用，可以早期显示脑缺血灶。尤需扫描速度快，64 排螺旋 CT 在急诊医学及早期肺栓塞得诊断上有独特优势，还可用于筛选冠心病、肺癌、肝硬化，并进行良性与恶性肿瘤的分析。

### 10.5.7　256 层极速 CT

256 层极速 CT 因其 X 线剂量更低、旋转速度更快、智能化程度更高、而又称为 256 层极速 CT。其最高时间分辨率达 34ms，一般心脏检查只需 2 个心跳即可搞定，因 X 线剂量较既往 CT 设备降低 60%～80%，被称为绿色影像检查设备，又因其可在心电门控下完成躯干等大范围 CTA 检查，故可广泛用于健康体检、复合伤、胸痛三联症等。全身大范围快速，低 X 线剂量检查诊断。

[应用范围]

它可以轻松完成包括冠心病、瓣膜病、心肌病、先天性心脏病、风湿性心脏病、心脏肿瘤、血管变异、动脉瘤等心脏性疾病在内的各种疾病。256 层极速 CT 还可以进行任何部位及全身的常规亚毫米精细容积扫描，影像的质量有了空前的提高。它还有安全无创的优点。以前，常规插管冠状动脉造影是诊断冠心病的主要手段，但它是一项有创检查，需要住院、麻醉、插管、开口等复杂的过程，给患者带来一定的痛苦，可能导致严重的并发症。而 256 层极速 CT 检查无须麻醉、无创伤、不住院、时间短、无绝对禁忌和并发症，因此在心脑血管疾病的诊断上具有绝对优势。256 层极速 CT 配有全自动分析软件，能够自动提取冠脉、心肌、心房、心室等结构信息，还能自动测量，并且可在很短时间内完成全面心脏分析，对诊断的准确性有进一步的提高。

[注意事项]

（1）安全问题，包括 CT 增强检查要告知医生有无过敏史、心肝肾等重要脏器的功能等；检查前 4h 要禁食，停止服用一些相关的药品等；检查过程中一定有家属陪伴等。

（2）为了获得高质量的图像，完成必要的检查前，诸多的准备工作，包括检查前的清洁洗肠，饮用一定量的水或低浓度造影剂等；检查过程中要避免不必要的运动伪影，诸如咳嗽、大幅度深呼吸、不必要的肢体活动、吞咽运动；增强检查后留观一段时间，以防止药物反应等。

# 10.6 磁共振成像术 (magnetic resonance imaging, MRI)

## 10.6.1 磁共振成像术基本原理

构成原子核的质子与中子统称为核子。核子有其自旋特性，偶数核子自旋作用互相抵消，而奇数带电核子在自旋中产生磁效应，称为磁矩。在无外加磁场时，每一单数核子的自旋方向是任意的，因而不存在静磁场。然而当有一个外加磁场存在时，则会按顺磁场或反磁场方向排列，并且以一种特定方式绕磁场方向旋转，这种旋转动作称为进动。进动频率取决于外加磁场强度、特定原子核的性质和磁旋比。

用一个频率与进动频率相同的射频脉冲激发所检查的原子核，将引起共振，即磁共振。结果使一些质子吸收能量跃迁到较高能态。当射频脉冲停止后，处于高能状态的质子会释放能量并恢复到原来的能态，这一过程称为弛豫。弛豫时间有 2 种：$T_1$ 和 $T_2$。$T_1$ 弛豫时间又称纵向弛豫时间或自旋－晶格弛豫时间，$T_1$ 为高能态质子将能量传递到其周围分子上所需的时间。$T_2$ 弛豫时间又称横向弛豫时间或自旋－自旋弛豫时间，$T_2$ 为高能态质子将能量传递到其相邻的同类质子所需的时间。$T_1$ 与 $T_2$ 的关系与物质所处的状态有关。物质愈近似水，两者愈接近；物质愈不均一，两者差值愈大，故可反映物质的结构。在弛豫过程中向外辐射的能量足以产生信号时，可被接收器接收；信号强度与共振质子的密度成正比，故可反映质子的分布。$T_1$、$T_2$ 及质子密度构成了磁共振成像的基本参数。

如果在外加均强磁场上叠加一个能够转动的线性梯度磁场，可使受检查的各个相邻体层平面的磁场强度略有不同，从而使共振进动频率略有高低。当射频脉冲强度和持续时间一定时，只有处在某一薄层平面上的质子受感应而共振，故可获得该体层图像。变换体层平面也只需通过变换脉冲频率即可实现。由于线性梯度磁场可以转动，因此在获得各个取向的断层图像时不需要转动患者的体位。

[设备简介]

MRI 是一种生物磁自旋成像技术，它是利用原子核自旋运动的特点，在外加磁场内，经射频脉冲激后产生信号，用探测器检测并输入计算机，经过计算机处理转换后在屏幕上显示图像。MR 扫描设备：根据磁体的形成可分为永磁型（天然磁石构成）、电磁型及超导型三种，根据磁场的强度可分为高场、中场及低场，高场是指 1.0T（Tesla，1T = 10000 高斯）以上的，低场是指 0.3T 以下的，其余为中场的。目前高场和低场的使用最为普遍。低场主要用天然磁石（钕铁硼）做成，而高场则用铌钛线圈浸在密闭的液氮中做成，由于液氮的消耗要定期补充，所以成本和维持费用皆较高。设备基本要素如下。①磁体：除上述几种分型，尚有桶状闭合型及开放型，后者可行介入治疗。②梯度磁场：为空间编码而设计的，软件功能取决于它的强度和变化速率。③射频线圈：多种类型，发射和接收射频脉冲。④采集系统：程序和成像。⑤计算机：要求容量大、运算快、功能齐全，易操作。

## 10.6.2 磁共振成像术的适应证及禁忌证

[检查目的]

颅脑及脊柱、脊髓病变，五官科疾病，心脏疾病，纵隔肿块，骨关节和肌肉病变，子宫、卵巢、膀胱、前列腺、肝、肾、胰等部位的病变。

[适应证]

（1）神经系统病变：脑梗死、脑肿瘤、炎症、变性病、先天畸形、外伤等，为应用最早的人体系统，目前积累了丰富的经验，对病变的定位、定性诊断较为准确、及时，可发现早期病变。

（2）心血管系统：可用于心脏病、心肌病、心包肿瘤、心包积液以及附壁血栓、内膜片的剥离等的诊断。

（3）胸部病变：纵隔内的肿物、淋巴结以及胸膜病变等，可以显示肺内团块与较大气管和血管的关系等。

（4）腹部器官：肝癌、肝血管瘤及肝囊肿的诊断与鉴别诊断，腹内肿块的诊断与鉴别诊断，尤其是腹膜后的病变。

（5）盆腔脏器：子宫肌瘤、子宫其他肿瘤、卵巢肿瘤，盆腔内包块的定性定位，直肠、前列腺和膀胱的肿物等。

（6）骨与关节：骨内感染、肿瘤、外伤的诊断与病变范围，尤其对一些细微的改变如骨挫伤等有较大价值，关节内软骨、韧带、半月板、滑膜、滑液囊等病变及骨髓病变有较高诊断价值。

（7）全身软组织病变：无论来源于神经、血管、淋巴管、肌肉、结缔组织的肿瘤、感染、变性病变等，皆可做出较为准确的定位、定性的诊断。

[禁忌证]

安装心脏起搏器者；体内有铁磁性金属植入物者；动脉瘤用银夹结扎术后患者，有生命危险的急、危重患者；早孕者；幽闭恐怖症患者。

### 10.6.3 磁共振成像检查的注意事项

磁共振成像是一种使用磁场及射频脉冲进行的特殊检查，安全、准确无创伤、对人体无害。由于磁共振使用的是强磁场进行检查，请务必注意。

（1）安装有心脏起搏器、人工心脏瓣膜、人工角膜、血管术后金属夹、气管插管、避孕环、金属异物及人工关节等体内有金属异物者不能进行此项检查。请向医生申明，以确认能否进行此项检查。否则可能会因磁体的吸引力而使金属异物的位置移动，造成危害。

（2）心电监护仪、人工呼吸机和氧气瓶等急救设备不能进入 MRI 室。

（3）进入扫描室前将随身携带的金属物品，如手机、手表、发夹、首饰、小刀、磁性记录卡、信用卡、金属饰品、腰带、活动义齿、假肢、金属纽扣、助听器等留在候诊室。

（4）危重患者请临床医生陪同；躁动、不能配合的患者请临床科室处理后再做检查。

（5）检查前准备：①做颅脑神经系统检查无须特殊准备。②做腹部肝脏、胆囊、胰腺、脾脏检查时，请于检查前 6h 禁食。

（6）完成一次磁共振检查需要约 25min，检查过程中病人会听到机器发出的嗡嗡声，此时请尽量静卧、平稳呼吸，身体勿做任何移动，以免影响图像质量。由于 MRI 检查时间较长，对重症外伤、极度衰弱及不合作的患者均不宜首选此项检查。

（7）在平扫结束后可能需要增强扫描以便进一步明确诊断费用另记。

（8）检查当天请携带相关的医学资料如：CT 片、X 线片、血管造影片、放射性核素检查，内窥镜及 B 超检查的报告单等，以便诊断医生做综合分析。

（9）MRI 对急性脑出血、蛛网膜下隙出血、头部外伤、小型脑膜瘤、结节性硬化、脑囊虫病等的敏感性及特异性均较低，故遇上述情况应首选 CT 检查。

（10）MRI 在鉴别肿瘤与水肿方面以及在探测残余或复发肿瘤方面均不如 CT 增强检查有效。

# 10.7 热扫描成像系统（热 CT）

### 10.7.1 热扫描成像系统的基本原理

热扫描成像系统（thereto - scanner imaging system, TSI）又称 thermal

texture maps（TTM），热扫描是利用红外线热辐射扫描器，通过接收人体细胞新陈代谢过程中产生的红外线热辐射信号，运用计算机分析系统处理，以不同的色彩显示人体热辐射的状况。通过测量受检部位的热辐射变化程度，即人体组织细胞功能强弱的变化，实时捕捉信息，并根据人体正常细胞与异常细胞代谢的热辐射差予以成像，以达到临床诊断的目的。现已形成一门全新的临床诊断学科——热扫描诊断学。

### 10.7.2 热扫描成像系统的适应证及禁忌证

[适应证]

肿瘤的诊断和鉴别诊断，恶性肿瘤的早期诊断，肿瘤治疗疗效的观察，肿瘤的普查；心、脑血管疾病的诊断；呼吸系统、消化系统疾病的诊断和鉴别诊断；骨骼疾病的诊断；五官和口腔疾病的诊断；妇科疾病的诊断；皮肤疾病的诊断；人体健康状况综合检查和评估；中医实、虚症的鉴别诊断，中医诊断疾病数据的定量研究；医学、生物医学工程、生命科学的基础研究。

[禁忌证]

无禁忌证，是目前世界上最先进、无公害的高科技医疗设备。

### 10.7.3 热扫描成像系统的特点

扫描过程中只接收人体细胞代谢中产生的热辐射，对人体无介入、无损伤，对环境无污染、无干扰，无须特殊工作环境，仅需一间 $45m^2$ 的工作室。对人体全身各部位快速断层扫描，彩色成像，一个部位仅需 3～5min，全身 10～15min。

该系统具有多点、区域、断层扫描等多种检测功能，直方图分析，立体显示，可多幅图像同时显示、比较分析。能显示器官代谢功能异常而产生的热辐射微量变化。消耗品为液氮（5升/周）。连续观察人体器官由病变、药物、心理各种改变而产生的功能变化，提示最佳治疗方案和用药后疗效观察。以独特的多途径方式和多种并行处理方法，可同时进行图像处理、扫描、重建、检索、显示及高效率数据传送，从而大大提高了检查效率。

# 10.8 正电子发射断层成像系统（positron emission tomography system，PET）

### 10.8.1 PET 成像的基本原理

通过将可发射正电子 $\beta^+$ 的核素标记药物［通常用 $^{18}F - FDG$（$^{18}$氟 - 脱氧

葡萄糖)〕，从静脉注入人体内后，药物即随血流分布至全身，参加组织细胞的新陈代谢，并产生能穿透人体的正电子，PET 的探测器可探测到这种正电子的位置和强弱的信息（即组织细胞对药物吸收代谢率的高低），通过处理器进行图像重建处理，即获得人体的三维断层图像。医师通过组织细胞对药物代谢率高、低、正常情况的图像显示，达到诊断疾病的目的（如直径小于1cm 的微小癌肿）。

### 10.8.2　PET 与现有其他成像设备的原理的不同点及其意义

PET 的断层成像原理完全不同于 X 线透视、CT（电子计算机体层扫描）、MRI（磁共振成像）、DSA（数字减影血管造影）、B 型超声等现有的任何成像设备。若用一句话来表达，那就是：PET 是组织或器官的新陈代谢成像，而 X 线、CT、MRI、DSA、B 超则是组织或器官的形态结构的影像，不能反映组织器官的生命（新陈代谢）状态。

［设备简介］

PET/CT 是指将高性能的 PET 与 CT 有机地结合在同一设备上，同时提供受检者在同一条件下的解剖结构与功能代谢相融合的图像的一种先进性的医学影像技术。对临床诊断具有重要的意义：①提高对病灶定位的准确性。②大大缩短显像检查的时间。③提高对肿瘤定性的可能性。④促进肿瘤放射治疗的发展。

PET 不仅可以反映组织或器官的形态，而且可以反映组织或器官的生命（新陈代谢）状态。例如：心肌梗死时，心肌梗死的范围可丧失收缩功能，但不能确定这部分心肌究竟是"死亡"还是处于"休眠状态"，这将直接影响对患者的救治方案的制订，若梗死范围的心肌还存在代谢活动，则提示部分心肌仍然存活，可抓紧时机进行搭桥手术；如果梗死范围的心肌已无代谢活动，则表明这部分心肌已经死亡，从而可避免搭桥手术的盲目性。又如：体内肿瘤究竟是属于良性还是恶性，可根据肿瘤本身的代谢率来作出判断。再如：器官移植术后，跟踪移植器官的代谢状况，对于判断移植效果更具实际的临床意义。

PET 在国际上誉称"21 世纪核医学技术"，它能早期、准确、无创伤地发现肿瘤、并能鉴别良性肿瘤与恶性肿瘤；并能提示细胞或组织器官的生命状态，在心肌梗死时可判定心肌是否死亡，在生命科学研究方面，均有其独到的意义，这是其他成像技术所不可替代的，所以，PET 不仅是在临床诊断疾病方面是一个质的飞跃，而且使人类对于生命科学的研究开辟了广阔的前景。

### 10.8.3　PET 的适应证及禁忌证

由于 PET 是新陈代谢成像，所以，它普遍适用于临床各科，如内科、外科、肿瘤科等以及生命科学的基础研究。PET 适用于全身性扫描检查，疾病可以是器质性的，如各种占位、心脑梗死所致的组织坏死；亦可以是代谢性的，如区分肿瘤的良性或恶性、癫痫、帕金森病、阿尔茨海默病等。但实际应用最多的是全身各部位的肿瘤、心脏和颅脑。

[适应证]

PET/CT 在临床诊断治疗中，适用于全身性扫描检查。

（1）PET 的肿瘤显像诊断价值：①诊断肿瘤。尤其是早期肿瘤的检出与诊断。②鉴别肿瘤的良性与恶性以及估计恶性程度。③肿瘤治疗后残留或存活的肿瘤组织与局部纤维化或坏死组织的区分。④跟踪与评价肿瘤的治疗效果及研究肿瘤的耐药性。⑤评价肿瘤的分期，特别对淋巴结转移灶的定位有重要意义。

（2）PET 的心脏显像适应证：①心肌梗死时心肌死亡或缺血性心肌存活的评价。②心肌缺血的早期诊断。③急性心肌梗死与不稳定型心绞痛的鉴别诊断。④心肌病的诊断等。

（3）PET 的脑显像适应证：①短暂性脑缺血与急性脑梗死的早期定位诊断。②癫痫的病灶定位与疗效判断。PET 以其细胞代谢率测定技术可确定癫痫病灶的位置，这对手术治疗和疗效判断均具有指导价值。而脑电图、脑地形图、CT、MRI 及其他成像技术均不能解决癫痫病灶的定位问题。③脑肿瘤的良性与恶性、临床分级、疗效评估、肿瘤复发与残留纤维化的诊断。④帕金森病、阿尔茨海默病的早期诊断。

（4）PET 在全身其他部位的应用：胸部、腹部的器官或组织（如肺脏、肝脏等）的肿瘤、代谢状态、疗效跟踪等疾病的诊断与评估。常规诊断方式发现的可疑转移性病灶可通过 PET 加以确证；PET 检查还可发现常规诊断方式所遗漏的转移性病灶，因此，可推荐 PET 检查作为对结直肠癌肝转移患者手术前的常规评估。

（5）PET 对器官移植效果的评价。

（6）PET 在科学研究方面的应用：①临床科研。②基础医学科研。③新创药物、药理科研。

[禁忌证]

心肾功能严重受损，碘过敏者。

# 10.9 正电子发射断层成像系统（positron emission tomography system），PET－MR

PET－MR,正电子发射计算机断层显像仪 PET 和磁共振成像术 MR 两强结合一体化组合成的大型功能代谢与分子影像诊断设备，同时具有 PET 和 MR 的检查功能，达到最大意义上的优势互补。

## 10.9.1 PET－MR 的优势

PET－MR 检查大幅度减低了放射对人体的损伤，因为 MR 对人体无任何放射损伤。因此，PET－MR 是最佳的体检和诊断设备。

PET－MR 一次检查便可发现全身是否存在危险的微小病灶。早期诊断可以使患者能真正地得到早期治疗并为彻底治愈创造了条件。在国外，PET 被视为健康体检的最佳手段受到质疑，而定期的 PET－MR 健康检查可发现一些无症状的早期患者。一般每年做一次 PET－MR 检查比较合适。PET－MR 检查与目前其他手段相比，它的灵敏度高、准确性好，对许多疾病尤其是肿瘤和心脑疾病具有早期发现、早期诊断和准确评估的价值。

PET－MR 技术检查的优势：①没有放射学相关检查 X 线平片、CT 等带来的 X 线辐射伤害。②在肿瘤、神经系统、心血管系统三大领域做到了真正意义上的强强联合、优势互补。③可以完全放心应用于健康人群体检，使检查真正做到了健康安全无创。④心血管疾病，早老性痴呆、癫痫、帕金森氏病等本身没有明显结构改变的神经系统疾病，也可借助它提前得到诊治。

［诊疗项目］

（1）肿瘤疾病：①肿瘤的早期诊断、良恶性的鉴别和全身转移灶的探查，包括肺癌、淋巴瘤、头颈部肿瘤、消化道肿瘤食管、胃、胰腺、结直肠、转移性肝癌、乳腺癌、卵巢癌、黑色素瘤、肾上腺肿瘤和转移性甲状腺癌等。②肿瘤的分期和再分期。③肿瘤术后复发和瘢痕的鉴别。④放疗后复发和照射性坏死的鉴别。⑤肿瘤治疗放疗、化疗等疗效监测。⑥肿瘤原发和转移灶的寻找，血液肿瘤标志物，如 CEA、AFP、CA 类等持续增高。

（2）脑部疾病：脑瘤良恶性鉴别、恶性胶质瘤边界的确定、肿瘤治疗后放射性坏死与复发的鉴别、肿瘤活检部位的选择等。癫痫灶的定位精神分裂、抑郁症、强迫性神经失调、成瘾药物或酒精依赖、帕金森病、注意儿童缺陷障碍（多动症）、阿尔茨海默病等的诊断。

（3）心脏疾病：①冠心病及心肌梗死诊断、心肌活力评估。②冠心病介入治疗疗效监测。

（4）全身健康体检。

### 10.9.2　PET-MR 的适应人群

PET-MR 检查是目前影像诊断技术中最为理想的结合，特别是在肿瘤的诊断、分期、疗效评估等方面发挥重要的作用，属于高端体检项目的一种。那么，PET-MR 检查适合哪些人群做呢？

（1）健康体检：高层公务员、企业高管、演艺明星等身体长期处于透支状态，有些疾病已处于潜伏期，等出现症状再做检查，为时已晚。定期做PET-MR 检查，排除重大隐疾，保持健康。

（2）长期疾病史者：如罹患乙肝、慢性萎缩性胃炎等，平日大多以药物控制，这类人尤其需要注意 PET-MR 检查，排除一些病情加重及并发症，做得早期发现，避免更大的损失。

（3）有肿瘤病史、肿瘤家族史人群：癌症具有一定的遗传性，尤其是食管癌、肺癌、乳腺癌、胃癌、肠癌等常见恶性肿瘤，建议这类人群保持健康的生活方式和定期进行 PET-MR 防癌筛查的优良习惯。

（4）不良生活习性者，疑似肿瘤患者：长期作息无常、暴饮暴食、中老年女性下体不规则的流血等，没有良好的卫生习惯等；平日经常咳嗽、痰中带血、呼吸困难等症状；进行性消瘦，体重下降明显等等，这些情况均需引起人们的注意，通过 PET-MR 检查诊断，可降低肿瘤的发生概率，或早期发现，早期治疗。

（5）心血管疾病患者：PET-MR 能鉴别心肌是否存活，为是否需要手术提供客观依据。PET-MR 心肌显像是公认的估价心肌活力的"金标准"，是心肌梗死再血管化血运重建等治疗前的必要检查，并为放疗评价提供依据。PET-MR 对早期冠心病的诊断也有重要价值。

（6）脑神经疾病患者：PET-MR 能对癫痫灶准确定位，也是诊断抑郁症、老年性痴呆、帕金森病等疾病的独特检查方法。

### 10.9.3　PET-MR 的检查流程

**[检查前准备]**

（1）检查前一天不要激烈运动，晚餐为清淡食物，不要过饱。晚餐后禁止任何食物，包括含糖饮料、高糖分水果，检查当天不用早餐，不做强烈活动。

（2）候诊登记后，测量血糖。然后，当班医师询问记录病史、身体精神状态，有无怀孕，是否在月经期、哺乳期，体内植入金属物和其他特殊情况及简要体检。如血糖增高 >11.1mmol/L 时，需要皮下注射 4~5 单位短效胰岛素。

（3）注射前，如感饥饿和胃肠蠕动增加时，需要口服溴丙胺太林 15~30mg。在候诊室平静地、舒适地休息至少 20min 使身体完全放松，不要走动、不阅读、不咀嚼、不做吞咽、不交谈。

（4）在患侧对侧建立静脉三通管道，成人注射 8~10mCi18F - FDG，防止显像剂外漏。

（5）注射后在安静、避光的室内卧位或半卧位休息，同样不要走动、不阅读、不咀嚼、不做吞咽、不交谈，保持全身放松状态很重要。注射后 45~60min 开始图像采集，显像前必须排尿，并且不要让尿液污染皮肤及衣裤。显像前取走各种身体金属佩戴物。

[操作方法]

任何疾病检查，在临床上都有标准的流程，只有严格按照科学的检查流程操作，才能检查出最精准的检查结果。而 PET - MR 检查的流程主要分为以下几个方面。

（1）预约登记：预约很重要，请通过电话或者网络在线方式进行预约。

（2）病史采集：请受检者出示近期所有检查报告、X 线片、CT、MRI 或超声等。

（3）测量体重、血糖：以保证检查能够得到最好的效果。

（4）注射：静脉注射显像剂，根据检查目的的不同，选用不同显像剂。

（5）检前休息：目的是让显影剂分布到全身。

（6）上机扫描：PET - MR 检查前排空小便；轻装上阵，不带任何饰品。

（7）图像采集：计算机进行 PET 和 MR 图像的融合与比较。

（8）专家阅片：为了对患者的检查结果负责，应在第 2 天晨会专家开会讨论阅片。

（9）报告发放：一般情况下 3 个工作日取报告，如有特殊情况请跟主任详细说明。

[注意事项]

检查时注意事项：①仰卧位，头平放，双膝下面置软垫，使双腿保持微屈，全身处于放松，双手保持放松地上举状态。②显像全过程要求全身处于放松，保持身体不动特别重要。③检查全过程听从医师和护士安排。

检查后注意事项：检查后，受检者不要马上离开候诊室，等候图像处理结果，如图像处理有意外发现时，需及时询问和检查患者，并决定是否重做显像或做延迟显像。

# 10.10 分子影像学（molecular imaging，MI）

分子影像学是用影像技术在活体内进行细胞和分子水平的生物过程的描述和测量。与经典影像诊断学不同，分子影像学是一个正在发展中的研究领域，远未达到成熟，现阶段主要研究内容是发展和测试新的工具，试剂在活体中进行特殊分子路径的成像方法。

## 10.10.1 分子影像学成像原理

分子影像学（molecular imaging）是运用影像学手段显示组织水平、细胞和亚细胞水平的特定分子，反映活体状态下分子水平变化，对其生物学行为在影像方面进行定性和定量研究的科学。因此，分子影像学是将分子生物学技术和现代医学影像学相结合的产物，而经典的影像诊断（X线、CT、MR、超声等）主要显示的是一些分子改变的终效应，具有解剖学改变的疾病；而分子影像学通过发展新的工具、试剂及方法，探查疾病过程中细胞和分子水平的异常，在尚无解剖改变的疾病前检出异常，为探索疾病的发生、发展和转归，评价药物的疗效中，起到连接分子生物学与临床医学之间的桥梁作用。

[基本原理]

分子影像学融合了分子生物化学、数据处理、纳米技术、图像处理等技术，因其具有高特异性、高灵敏度和图像的高分辨率，因此今后能够真正为临床诊断提供定性、定位、定量的资料。由此可见，分子影像学不再是一个单一的技术变革，而是各种技术的一次整合。分子影像技术有三个关键因素，第一是高特异性分子探针，第二是合适的信号放大技术，第三是能灵敏地获得高分辨率图像的探测系统。它将遗传基因信息、生物化学与新的成像探针综合输入到人体内，用它标记所研究的"靶子"（另一分子），通过分子影像技术，把"靶子"放大，由精密的成像技术来检测，再通过一系列的图像后处理技术，达到显示活体组织分子和细胞水平上的生物学过程的目的，从而对疾病进行亚临床期诊断和治疗。

## 10.10.2 国内外分子影像产品的比较

分子影像产品的研究与发展，是伴随着分子影像成像理论和成像算法的发展而逐步发展的。在荧光标记的分子成像方面，目前世界上仅有少数实验室研制成功可以对小动物进行跟踪性在体荧光断层分子影像的系统，并接连在 Nature/Science 上发表一系列突破性研究进展。

近年来，国外某些公司改进了现有的体外荧光成像技术，发展出适用于动物体内的成像系统。荧光发光是通过激发光激发荧光基团到达高能量状态，而后产生发射光。常用的有绿色荧光蛋白（GFP）、红色荧光蛋白（DsRed）及其他荧光报告基团，标记方法与体外荧光成像相似。荧光成像具有费用低廉和操作简单等优点。同生物发光在动物体内的穿透性相似，红光的穿透性在体内比蓝绿光的穿透性要好得多，近红外荧光为观测生理指标的最佳选择。现有技术采用不同的原理，尽量降低背景信号，获取机体中荧光的准确信息。目前以精诺真公司采用的光谱分离技术和 GE－ART 公司的时域（time－domain，TD）光学分子成像技术为荧光成像为主要代表，此外，KODAK 公司的光学分子影像设备也占有一定的市场份额。

Xenogen 的 IVIS 系统可检测波长范围 $400 \sim 950nm$ 的荧光，通过六块不同的激发光滤镜获得所需的特定激发光波长。光线通过第二块蓝色漂移背景光滤镜（blue－shifted background filters），使得初始的激发光产生轻微的蓝色漂移。以不同波长的激发光，在不激发荧光报告基团时激发组织的自发荧光，从而将靶信号与背景光区分开，消除自发荧光。分子成像过程中，光子在组织中有很强的散射性。通过观测发射光子从散射介质中通过的时间而将靶点信号与背景信号区分开，获得满意的效果，这就是时域光学分子成像技术（time domain optical imaging，TDOI）。以 GE 公司的时域光学分子成像为例，是用直径 1mm 的细束状脉冲激光逐点扫描被检动物。用光电倍增管记录荧光强度，最后用电脑将数据复原得到图像。依据荧光发光点在生物体内深度的不同，从而到达光电倍增管时间的不同来测定荧光点的深度。深度辨别在评定肿瘤生长、分布及转移等方面具有重要的作用。组织的散射也可能提示疾病或生理过程的其他信息，例如癌细胞及周围组织在散射性质方面表现出不同的差异。利用时域光学分子成像时，由于激光直径仅为 1mm，扫描的速度受到影响。对于大面积被检物或整体动物而言，则需要相当长的检测时间。所以文献报道这种技术一般只用于动物的局部成像。而且由于激光成像的单波段特性，不同的荧光物质需要不同的激发光源，仪器操作及信号分析也相当复杂。下面就以 Xenogen、KODAK 和 GE－ART 三家公司的代表性产品为例，具体分析各种仪器的优缺点。

**1. 国外光学分子影像设备调研分析**

（1）精诺真体内可见光成像系统——Xenogen：以 Xenogen 公司的 IVIS

Imaging System 200 系列体内可见光成像系统为例，其特点是：IVIS Imaging System 200 系列可以做激发荧光和自发荧光断层成像，可实现三维荧光光源的重建。它的探测深度为：颅内可达 3~4cm，分辨率为 1~3mm。缺陷：若体内有两个光源信号，体外探测器探测到的将是两个光源信号的叠加，从而导致重建光源位置与实际光源位置偏差较大；随着体内光源位置深度的增加，重建光源误差将随之增大；光源重建过程中假定整个生物组织内部是均匀介质，不能很好地对光源进行成像，光源的位置以及大小误差较大。

（2）KODAK 高性能数码成像系统——KODAK：以 KODAK 公司的 Image Station in - Vivo FX 成像系统为例，其特点是：仅能进行二维成像，分辨率仅为 cm 级。缺陷：不能进行三维成像，故不能精确显示体内荧光光源的深度，这是该系统的致命缺陷；系统分辨率较低。

（3）小动物光学分子成像系统——GE：以 GE Healthcare 通用电气医疗集团的 explore Optix 小动物光学分子成像系统为例，其特点是：该设备是激发荧光成像设备，光源重建过程是时域重建与动物轮廓像的后期融合。它的探测深度：灵敏度高的时候，为 1.5~2cm；灵敏度低的时候，为 3~4cm。分辨率为 0.5~3mm。在体模表面下方 5~9mm 处，explore Optix 可探测 1nm 的荧光信号（670nm 激发信号，700nm 发射信号），并能对浓度和深度进行精确恢复。此外，该设备还能进行荧光寿命的探测。缺陷：该设备仅能实现激发荧光断层成像，重建方法是采用的时域重建而非连续波方法，故不能实现自发荧光断层成像；光源的 2D 深度和浓度重建，而不是 3D。

综上所述，虽然国外已经做出了光学分子成像设备，但在不同程度上还是有着一定的缺陷，这为我们研制开发拥有自主知识产权的光学分子成像设备或原型系统带来了契机。

**2. 国内光学分子成像设备的研制**　国内，清华大学、天津大学等科研单位正在研制激发荧光断层成像原型系统。截止到目前，国内还没有拥有自主知识产权的光学分子成像设备。在综合上述 3 种国外光学分子成像设备的优点并对缺陷进行了改进之后，我们构建了 BLT 原型系统。该系统包括荧光信号采集装置、图像信号预处理模块以及计算机系统，可以完成自发荧光断层成像。我们搭建的 BLT 原型系统与国外的光学分子成像设备相比，主要优势将体现在：该系统能进行自发荧光断层成像，可以对体内荧光光源进行精确的定位并能准确探测荧光强度，同时还可以完成生物组织光学特性的在体测量；该系统的性能指标达到国际水平，部分超过国际水平。本系统重点解决的是非均匀介质生物组织体内的荧光光源重建问题，故能精确地对荧光光源进行成像，与真实光源相比较，重建光源的位置以及大小误差不大。

### 10.10.3 分子影像学对影像医学的影响

影像医学发展逐渐形成了 3 个主要的阵营。①经典医学影像学：以 X 线、CT、MR、超声成像等为主，显示人体解剖结构和生理功能；②以介入放射学为主体的治疗学阵营；③分子影像学：以 MR、PET、光学成像及小动物成像设备等为主，可用于分子水平成像。三者是紧密联系的一个整体，相互印证，相互协作，以介入放射学为依托，使目的基因能更准确到达靶位，通过分子成像设备又可直接显示治疗效果和基因表达。

分子影像学对影像医学的发展有很大的推动作用，也与传统的医学影像学紧密相连。一些医疗器械制造商因此开发出了相应的产品，如西门子的 Biograph 16 TruePoint（正电子发射及计算机断层扫描系统），融合影像系统以及前沿的应用软件，使研究人员能够识别特定的生物学过程、监测化合物的效用、实时测量疾病进展，促进了基础研究和药物研发工作，使影像医学从对传统的解剖、生理功能的研究，深入到分子水平的成像，去探索疾病的分子水平的变化，将对新的医疗模式的形成和人类健康有着深远的影响。

分子影像学概念分子影像学与传统影像学的对比，自从 X 射线发明以来，医学影像技术的发展大概经历了三个阶段：结构成像、功能成像和分子影像。医学影像技术（包括结构成像和功能成像）和现代医学影像设备（如：计算机断层成像 CT、磁共振成像 MRI、计算机 X 线成像 PET、B 超）的出现，使得传统的医学诊断方式发生了革命性变化。但是随着人类基因组测序的完成和后基因组时代的到来，人们迫切需要从细胞、分子、基因水平探讨疾病（尤其是恶性疾病）发生发展的机制，在临床症状出现之前就监测到病变的产生，从而实现疾病的早期预警和治疗，提高疾病的治疗效果。因此，1999 年美国哈佛大学 Weissleder 等提出了分子影像学（molecular imaging）的概念：应用影像学方法，对活体状态下的生物过程进行细胞和分子水平的定性和定量研究。它是以体内特定分子作为成像对比度的医学影像技术，能在真实、完整的人或动物体内，通过图像直接显示细胞或分子水平的生理和病理过程。它在分子生物学与临床医学之间架起了相互连接的桥梁，被美国医学会评为未来最具有发展潜力的十个医学科学前沿领域之一，是 21 世纪的医学影像学。

传统影像学主要依赖非特异性的成像手段进行疾病的检查，如不同组织的物理学特性（如组织的吸收、散射、质子密度等）的不同，或者从生理学角度（如血流速度的变化）来鉴定疾病，显示的是分子改变的终效应，不能显示分子改变和疾病的关系。因此，只有当机体发生明显的病理或解剖结构的改变时才能发现异常。虽然图像分辨率不断提高，但是若此时发现疾病，已然错过了治疗的最佳时机。然而，在特异性分子探针的帮助下，分子影像偏重于疾病的基础变化、基因分子水平的异常，而不是基因分子改变的最终效应，不仅可以提高临床诊治疾病的水平，更重要的是有望在分子水平发现疾病，真正达到早期诊断。分子影像学不再是一个单一的技术变革，而是各种技术的一次整合，它对现代和未来医学模式可能会产生革命性的影响。

分子影像学的优势，可以概括为三点：其一，分子影像技术可将基因表达、生物信号传递等复杂的过程变成直观的图像，使人们能更好地在分子细胞水平上了解疾病的发生机制及特征；其二，能够发现疾病早期的分子细胞变异及病理改变过程；其三，可在活体上连续观察药物或基因治疗的机制和效果。通常，探测人体分子细胞的方法有离体和在体两种，分子影像技术作为一种在体探测方法，其优势在于可以连续、快速、远距离、无损伤地获得人体分子细胞的三维图像。它可以揭示病变的早期分子生物学特征，推动了疾病的早期诊断和治疗，也为临床诊断引入了新的概念。

# 10.11　骨密度测定（bone mineral density，BMD）

### ［基本原理］

鉴于目前有很多检测骨密度的设备，不能准确地反应全身骨质情况，世界卫生组织（WHO）承认美国 GE 双能窄角骨密度诊断仪是目前诊断骨质疏松的金标准。其原理是以其 X 线管为放射源，用滤光板将 X 线分为两种能量，消除肌肉软组织的影响。它测量时间短、准确度高、放射剂量低、费用低。可用于脊柱、髋关节和全身扫描。测量骨钙盐的密度和骨骼的强度指数（stiffness index，SI），再应用 WHO 的量化诊断标准得出明确的诊断。

### ［应用范围］

骨密度测定临床应用有 3 个方面：①早期诊断骨质疏松和骨折危险度的预测；②对内分泌及代谢性骨病的骨量测量，从而制定安全的、最佳的治疗方案，防止骨折的发生；③病情随访及疗效评价。骨质疏松症通常以腰椎 $L_1 \sim L_4$ 的测定结果及近端股骨的股骨颈（neck）、大转子（trochanter）、股骨体（shaft）及 wards 三角区的测定结果作为诊断依据。全身扫描图像则可以得到几组骨骼的骨密度数据，如颅骨、脊椎，左、右上肢，左、右肋骨，左、右下肢，胸腰椎、骨盆等。

骨密度仪还可以用于骨折风险的评估，治疗效果的随访监测及肌肉、脂肪的成分测定、代谢性骨病的评估，以满足骨科、儿科、妇产科、老年病科、放射科、运动医学、核医学科等多学科的临床和科研的需要。在国内外保健方面，常被健康俱乐部用于指导减肥瘦身和形体重塑。

[结果判断]

骨密度仪会根据患者的资料自动计算出 T 值和 Z 值数据。T 值与 Z 值均为相对的数值。

T 值是将检查所得到的骨密度（BMD）与 30~35 岁健康年轻人的骨峰值作比较，以得出高出（+）或低于（-）年轻人的标准差（SD）数。T 值是诊断骨质疏松症最有意义的数值。依据 WHO 制定的骨质疏松诊断标准。参考区间：T 值 > -1；骨量减少：-1 < T 值 < -2.5。

Z 值是将检查所测得的 BMD 与你同龄人群的 BMD 作比较。虽然 Z 值对诊断骨质疏松症的意义不大，但可反映骨质疏松的严重程度。

[临床意义]

骨质疏松症是一种全身性的骨骼疾病，其特点是骨质减少，骨组织的细微结构被破坏，结果使骨的脆性增加，骨折的危险性增加。骨质疏松症以低骨量和骨组织细微结构破坏为特征，导致骨脆性增加和容易发生骨折的全身性疾病。一般我们所说的骨质疏松症多指原发性骨质疏松症，即在衰老过程中，随着年龄的增加，骨组织发生退行性改变，骨质中的钙逐渐流失，骨量减少，骨组织的细微结构被破坏，结果使骨的脆性增加。发生疏松的骨质就好比一根完整的木材，被白蚁蛀得到处都是洞一样，只要稍加压力，便会发生断裂。

据公布的数据显示，我国目前骨质疏松患者已超过 8000 万，随着人口老龄化，骨质疏松症发生人数逐年上升，且发生率也逐年呈上升趋势。到 2050 年将增加 1 倍以上，达 2 亿多人，女性较男性更为明显，患病人数男女比为 1:6，女性患骨质疏松骨折的终身危险性是男性的 3 倍。骨质疏松症的发病率随着人口的老龄化而逐渐增高，依照 WHO 的资料说明，全世界绝经后的妇女有近 30% 的人患有骨质疏松症，世界范围内妇女由于患有骨质疏松而有骨折危险的高达 40%。欧洲的研究表明，股骨颈骨折后第 1 年内死亡率约为 20%。骨折后 3 年内死亡率达 40%。最新的流行病学研究显示，骨质疏松症比人类两大杀手——癌症和心脑血管疾病更可怕，因为后者只发生在少数人群，而前者将潜在于全人类、将潜在于人的一生的各个年龄段，将影响人类的寿命、健康和生命质量。要战胜这一隐性杀手，最关键的在于能够早期诊断、早期防治。而定期进行全身骨密度测定是目前早期诊断骨质疏松症防患于未然的最重要、最准确、最直接也是最有价值的环节。不幸的是，大多数人对骨质疏松症还存在着误解，认为人年纪大了，驼背、弯腰甚至跌跤后骨折都是不可抗拒的正常生理表现，这也是骨质疏松症被称为"隐性杀手"的原因。而实际上，现代医学认为骨质疏松症是一种病，是一种完全可以避免发生或是发生后完全可以得到控制的疾病。

现代医学的发展为骨质疏松症提供了一整套科学的检查、预防和治疗方法，特别是骨密度仪的广泛应用，为骨质疏松症的早期诊断、早期治疗提供了必要的保证，骨质疏松症是可以避免的。只要公众把骨质疏松症当作一种与心脏病、癌症、脑血管病同等严重的疾病看待，定期进行骨密度测定，一旦发现骨质疏松就及时地进行治疗，那么，人们即使到了老年期，也一样能腰板笔挺，健步如飞。

**[注意事项]**

（1）检查前请患者穿不带金属物的衣裤，如纽扣、硬币、女性内衣的挂钩、拉锁等；并取下所佩戴的首饰，如项链、耳环等，关掉手机，保管好各自的财物。患者在检查前 2~6 天内口服影响图像显影的药物，如钡剂、钙剂、锥管造影剂等，应酌情延后检查。

（2）女性怀孕期间不宜做此项检查。

（3）患者近期进行了放射性核素显像检查，应延后 3 天进行。

（4）患者不能平卧与检查床上，或不能坚持平卧 5min 者，不宜进行检查。

# 10.12　体内诊断核医学——肾图

脏器功能核素检查有两个方面：①测定某脏器所分泌的"产物"在血液循环中的浓度，从而评价该器官的功能；②根据示踪原理，将极少量的放射性核素或其标记化合物引入体内，用探测仪器追踪其踪迹，测量它在有关脏器的浓聚、更新或排泄的速度和数量，以研究人体某些脏器的生理功能或病理过程。近几年来超声诊断及 CT 等影像诊断学发展迅猛，核素脏器显像已被淘汰，但肾图尚有医疗单位作为肾功能检查，予以保留。

肾图（renogram）是通过把放射性示踪剂从肘静脉注入后利用肾功能仪

测定肾区放射性变化而得出的曲线图形。本法于 1960 年由 Tubis 首先介绍。

[检查方法]

从肘静脉较快注入示踪剂 $^{131}$I - 邻碘马尿酸钠，成人剂量：0.1~0.2 微居里/千克体重（注射总量不超过 1ml）。自动描记 15min，必要时可延长描记时间。

[正常肾图]

示踪剂经静脉注入后随血流入肾脏，由肾小管上皮细胞吸收并分泌到肾小管内，随尿液流到肾盂，再排至膀胱。从肾区测量放射性强度变化的升降曲线，可了解 $^{131}$I - 邻碘马尿酸钠在肾内聚集和排出的情况。

曲线上升的高度和斜率，主要反映肾脏有效血浆流量（不包括肾髓质和组织间隙的血浆流量）和肾小管细胞功能；曲线下降的速率，主要反映尿流量的多少及肾小管、尿集合系统的通畅情况。

正常肾图包括示踪剂出现段、聚集段和排泄段（图 10-1）

（1）示踪剂出现段：静脉注入 $^{131}$I - 邻碘马尿酸钠后 40s 内出现放射性急剧上升曲线。在此段中，肾内血管的放射性占 10%，肾外血管放射性占 60%，肾小管早期摄取占 30%。

（2）聚集段：继示踪剂出现段之后，曲线缓慢斜行上升，直至曲线出现高峰（正常约 2~4.5min），主要表示肾有效血浆流量以及肾小管的吸收与分泌功能，并与尿流量有关。

（3）排泄段：继聚集段高峰后，呈近似指数规律下降，用排泄段下降一半的时间 $C_{1/2}$ 来表示，正常 $C_{1/2} < 8min$。主要表示示踪剂随尿从肾脏排出，通过输尿管流向膀胱。此段的斜率与尿泌量、尿流量和上尿路通畅程度有关，同时亦受示踪剂清除率的影响，故在尿液通畅时 $C_{1/2}$ 值亦可反映肾功能情况。

上述三段是一个连续的动态过程。对肾图作定性和定量分析时，必需结合临床其他检查，才能得出正确结论。两侧正常肾图基本相同。

[异常肾图]

肾功能异常时，示踪剂出现段一般偏低，聚集段上升缓慢，曲线幅度低。峰时 >4.5min，排泄段下降延缓，$C_{1/2} > 8min$，15min 残留率 >50%，曲线形态可呈抛物线形。受损严重时，示踪迹出现段明显下降，聚集、排泄两段分界不清，形成一条低水平延长线图形。

亦可根据肾脏指数（renal index, RI）值变化的大小，将肾功能受损程度分为三度（在无尿路梗阻的前提下）：RI 值为 30%~45% 为肾功能轻度受损；20%~30%为中度受损；＜20%为严重受损。有尿路梗阻时，可选用分浓缩率判断肾功能。

任何原因引起肾功能受损或尿路梗阻合并肾功能受损者。均可呈现类似型肾图。肾功能丧失时可出现无功能肾图。

此类图形的特点：示踪剂出现段较健侧曲线低30%以上，无聚集段，只见放射性递降。且比健侧同时期的幅度低，常见于严重肾结核、肾肿瘤所致的无功能肾或独肾。应特别注意的是肾下垂或异位肾者，因探头对位不准，亦可出现此类肾图。

（1）梗阻型肾图：示踪剂出现段基本正常，聚集段持续上升15min甚至更长时间，不见下降的排泄段，聚集段呈急剧上升型曲线。单侧出现者，常见于急性上尿路梗阻。双侧出现者，则见于急性肾衰竭的少尿期，或继发于下尿路梗阻的双侧上尿路引流不畅。如梗阻伴有轻、中度积水时，聚集段正常或延长，排泄段下降缓慢，半排时间明显延长，峰形圆钝，呈不对称的抛物线形。

（2）两侧肾图对比异常：只要两侧图形差别明显，或分析指标两侧差值超过正常，即为两侧对比异常。它表明两侧肾功能或尿路通畅情况有明显差异，其中最典型的是小肾图，其特点是一侧肾图幅度明显低于对侧；峰值差＞30%，但图形正常，峰时及肾脏指数均正常。这种小肾图可见于单侧肾源性高血压患者。可用B超、肾血管造影等加以证实。

综上所述，同种病的不同阶段，可产生不同类型的异常肾图；异种病又可产生近似的异常肾图。肾图本身还受某些技术因素影响。因此，肾图不是一种精确的定量曲线，没有特异性，在分析时应结合临床症状、体征及有关检查综合分析，才能作出正确判断。

[临床意义]

（1）尿路梗阻的判断：根据肾图曲线排泄段来判断尿路梗阻的程度，若排泄段斜率下降延缓，$C_{1/2} > 8min$，则提示存在尿路梗阻。上尿路梗阻表现为单侧梗阻型肾图，常见的疾病有肾及输尿管结石；下尿路梗阻常为双侧梗阻型肾图，常见的疾病有前列腺肥大、膀胱肿瘤等。本检查亦可作为尿路梗阻手术前后疗效的观察。

（2）肾源性高血压的筛选：单侧肾动脉狭窄引起的肾脏供血不足时，肾脏缩小，肾图表现为小肾图或功能受损型肾图，定量分析两侧对比有明显差异，其诊断符合率可达85%，但双侧肾动脉狭窄时，则易漏诊。

（3）可测定分侧肾功能：为手术提供参考。

（4）检查肾实质性病变：对肾实质病变诊断、病情变化、疗效和预后估计均有一定意义。

（5）肾移植监护：如肾图正常，则表明移植成功；如肾图呈无功能型曲线，则表明有血栓形成或超急性排斥反应等。

（6）对鉴别腹部肿块与肾脏的关系有一定参考价值。

## 10.13　γ照相机

γ相机是一种可一次显示放射性核素在人体内分布情况的仪器。该仪器以一次成像照相代替逐点扫描成像。1958年美国研制出第一台可供临床应用的γ闪烁照相机；现有更先进的单光子发射式CT（single photoh emission computed tomtgraphy，SPECT）。

[基本原理与基本结构]

放射性核素引入人体、进入靶器官后放出的γ射线，通过准直孔投射到探头的闪烁晶体上，产生闪光点，经光导传输到光电倍加管，再以脉冲讯号输出，这些信号经电子线路装置处理后，在示波器显示屏中心的相应位置出现一个光亮点。经过一定的时间，显示出许多亮点，即形成一个闪烁像，用照相机进行摄影记录，从而得到放射性核素在人体内的分布图像。

γ相机的主要部件有：①探测器：由准直器、碘化钠（铊活化）晶体、光导及光电倍加管组成。②电子线路：由光电倍加管高压电源、线性放大器、模拟计算机线路、脉冲高度分析器、程序控制电路组成。③显示装置：由贮存示波器、普通显像示波器组成。④附属装置：如功能测定装置、双放射性核素附加器及数据处理系统等。

[临床意义]

γ相机在计算机的帮助下，其显像能力显著提高，由静态显像发展为动态显像，并由形态显像向功能或生理图像学发展，其应用范围亦不断扩大。

（1）心血管系统：可动态地测定心脏收缩期及舒张期的放射性，经数字处理后可绘制成时间放射性浓度曲线，求出左、右心室射血分数、心脏收缩末期容量、舒张末期容量及每搏输出量等，用于协助评估左、右心室功能状态。此外，尚可对左、右分流进行定量分析。

放射性核素铊$^{201}$（$^{201}$TI）在心肌内的分布主要取决于冠脉的血流量、心肌细胞的数目及其摄取和清除$^{201}$TI的能力。在运动试验前后通过γ相机心肌静态显像，可评估冠脉的功能状态，以协助诊断冠心病，并能判定冠脉受损部位和范围，以估价预后。此外，可作为冠脉搭桥术成功程度的客观指标。

（2）中枢神经系统：可协助诊断颅内占位性病变。此外，放射性核素脑血管造影是颅内血管病变及血管畸形的诊断手段。

大脑的血流量与功能是两个不同的概念，但彼此密切相关，可用大脑的血流量间接表示其功能。经颈内动脉注入氙133（$^{133}$Xe）10mCi后，将大脑半球分成64×64个小区进行图像数据采集，把每个小区当作一个绘素，然后作出各个小区的时间放射性浓度曲线，即可求出每个小区脑的血流量，从而间接了解大脑局部的功能状态。

（3）肝胆系统：采用静脉弹丸式注入放射性核素锝99m（$^{99m}$Tc），然后连续动态地收集100帧照片（帧/秒），通过计算机光笔技术，绘出时间放射性浓度曲线，即可求出肝动脉和门静脉血流量。此方法可用于评估门静脉高压分流术的疗效及预后，并可用于随访。

（4）泌尿系统：核素$^{99m}$Tc - DMSA 静态显像，对于分别了解双肾位置、大小形态及有无占位性病变，具有独特的优点。$^{131}$I - 邻碘马尿酸钠肾动态显像，能了解分肾功能、尿流通畅情况等。

（5）骨骼系统：将亲骨性的放射性核素或核素标记化合物（如$^{99m}$Tc - MDP）引入体内，可使骨骼显影。当骨骼某一部位的代谢或血液供应有轻度异常时，该部位即可呈现异常放射性浓集，故可较早地发现骨骼疾病，特别是转移性骨癌。静脉注射核素示踪进行骨动态显像，可获得骨灌注像、血池像和代谢像等。

（6）呼吸系统：肺内有很多管径在7 ~10μm的毛细血管，当静脉注入直径20~70μm的放射性颗粒物质后，可随血流到达肺部微血管，并滞留在那里。其分布与肺内血流分布相一致。据此，有助于了解肺内的血供情况。肺内占位性病变对邻近小血管的挤压可导致显像图上受损部位的放射性缺损或稀疏。据此，可协助诊断肺内占位性病变及肺血管栓塞。

将放射性胶体雾化成气溶胶后吸入呼吸道，在正常情况下，两肺野的放射性将均匀分布。若某处气道被阻塞，则雾粒不能通过，可导致阻塞远端的气道区域出现放射性缺损。据此，可了解气道的通畅性。放射性惰性气体氙127（$^{127}$Xe）吸入及氙133（$^{133}$Xe）肺血流灌注的双项核素法是当前分析肺功能最佳的方法之一。

应用发射式计算机断层摄影术可为临床多脏器功能研究和疾病诊断提供重要的（甚至是决定性的）指标。

# 11 超声医学

　　研究超声波在医学领域的应用即超声医学。包括检测和处理两大类，前者如超声诊断、超声显微镜、超声导盲等；后者如超声美容保健、低强度超声治疗、超声节育、超声碎石、超声减肥以及高强度聚焦疗法（超声手术刀）等。超声诊断学（diagnostic ultrasonography）是一门年轻的学科，也是医学影像学的一个重要组成部分。

　　1942 年，K. Dussik 利用连续波超声技术探测颅脑未获成功，直到 1952 年 J. Wild 用脉冲式超声反射法诊断颅内疾病获得成功，为现代超声在临床医学上的应用奠定了基础。

　　1954 年，Edler 等用 M 型超声显示法检查心脏的活动状态，即超声心动图。1957 年里村应用超声多普勒技术诊断心脏瓣膜疾病。20 世纪 60 年代后，电子学及计算机技术引入超声诊断领域，促进了这一诊断技术的迅速发展，随后又出现了实时成像（B 型超声）技术。20 世纪 70 年代初期灰阶技术的出现，使图像更加清晰，导致了超声诊断技术的新飞跃。20 世纪 80 年代发展起来的彩色多普勒超声诊断技术，在心脏、腹部及外周血管疾病的诊断中得到广泛应用，并获得了巨大的成功，近来，三维（立体）超声成像技术的研究亦取得不少成绩。目前，超声诊断与 CT、放射性核素扫描、磁共振成为现代医学的四大影像诊断技术，是现代医院中不可缺少的诊断工具。

　　我国于 1958 年首先在上海市第六人民医院应用 A 型示波法诊断疾病，以后在全国各地逐步推广使用。1960 年在上海研制成 601 - ABP 型超声显像仪，并应用于临床。20 世纪 70 年代中期始逐渐采用手动接触式 B 型超声诊断仪和实时灰阶超声成像仪。80 年代以来，我国的超声诊断技术发展更为迅速，B 型实时超声显像已在城乡各基层医院广泛应用，彩色多普勒超声也已在各级医院中推广使用。随着超声技术的不断发展，超声诊断水平必将达到新的高度。

　　超声治疗的兴起早于超声诊断，从 1915 年法国科学家 Langevin 首先在水中发射了超声波之后，20 世纪 20 年代即有超声生物学效应的论文发表，并开始了超声治病的试验。40 年代末期，超声治疗在欧美兴起，近年来开展大剂量即损伤性剂量的治疗方法，取得了显著进展。

超声波（ultrasound）是一种超过人耳听觉上限的声波。人耳所能听到的声波频率范围为 16～20 000Hz，超过 20 000Hz 的声波称为超声波。医用超声的频率，诊断和治疗亦有差别，超声治疗有的仅用数千赫兹，一般疗法多用 0.8MHz；而超声诊断常用 2.5～7.5MHz，浅表器官用 10MHz 或以上。超声显微镜已用至 40～100MHz。

超声波是一种机械波，其传播具有以下特性：①反射和折射；②衍射和散射；③衰减；④惠更斯原理；⑤回波测距原理；⑥多普勒效应。

超声诊断的类型和诊断仪器：超声诊断方法的类型，按照超声的传播方式，分为透过法和反射法；按照利用的超声物理参数不同，分为幅度法和频移法；按照显示空间的不同，分为一维、二维、三维；按照声束的扫查技术，分为手动、机械和电子扫查法等。其中常用的有：M 型超声（深度方向组织界面的时间位移曲线）、B 型超声（与声束方向一致的切面）、3D（立体图）、CDFI（滤去低速的组织活动信息，在二维图上以彩色显示血流二维信息）、CDTI（滤去高速的血流运动信息，在二维图上以彩色显示组织的运动信息）、CDE（利用多普勒信号幅度，显示低速的血流但没有方向性）。超声诊断仪由主体部分和探头组成。主体部分具有发生电信号、回收放大、运算处理和显示等功能。探头亦称换能器，能将一定频率的电脉冲转换成声脉冲并向体内发射，还能将反射及散射回来的声波接收过来并转换成电信号。

超声诊断仪按超声诊断的种类不同可分为 A 型、B 型、M 型、D 型及多功能型。

# 11.1 B 型超声检查

## 11.1.1 颅脑检查

[适应证]

颅内出血，如室管膜下出血、脑室内出血、脑实质内出血；头部血肿，如新生儿头部骨膜下血肿；脑积水（脑室扩张）；颅内囊性肿物，如脑穿通性囊肿、水脑症、表皮样囊肿及皮样囊肿；脑脓肿；脑肿瘤；术中超声检查。

[参考区间]

（1）侧脑室宽度：正常婴幼儿宽度为 1～3mm，成人为 1～4mm。

（2）侧脑室外侧壁至中线距离：7～11mm，平均 8mm，超过 11mm 为异常。

（3）第三脑室宽度：正常婴幼儿约为 1～2mm，成人为 1～4mm。

[脑室扩张程度判断]

轻度扩张：侧脑室宽度为 4～6mm。中度扩张：侧脑室宽度为 7～10mm。重度扩张：侧脑室宽度大于 10mm。

[临床意义]

超声显像检查对新生儿及婴幼儿脑出血的诊断极有价值，检出率高，并可确定出血部位。对脑积水及其积水程度的诊断敏感、准确、简便，可用于随访复查，并可协助临床作定位穿刺治疗及观察治疗效果。对儿童脑脓肿，尤其是大脑半球脓肿的检出效果佳，在超声定位下穿刺抽脓，效果良好。对脑肿瘤，可判断肿瘤的位置、大小、形态及物理性质，从而有助于临床医师对肿瘤性质作出判断。

[注意事项]

由于颅骨对超声衰减大，目前超声对颅脑的探测主要限于两岁以内囟门尚未闭合的婴儿，特别是新生儿。成年人超声探测的局限性则较大。检查前，需将局部头发剃净，以便检查时使探头与头皮接触良好。

### 11.1.2　眼球及眼眶检查

[适应证]

眼内膜性病变的诊断和鉴别诊断，如视网膜脱离、脉络膜脱离、机化膜等；眼内肿瘤的诊断和鉴别诊断，如视网膜母细胞瘤，脉络膜良恶性肿瘤，包括脉络膜黑色素瘤、脉络膜血管瘤、脉络膜骨瘤、脉络膜结核瘤、虹膜囊肿等；巩膜外伤后有无断裂，后巩膜葡萄肿的确定；眼内白瞳孔的诊断和鉴别诊断，特别是先天第一玻璃体永存与视网膜脱落、晶体后纤维增生等的鉴别；突眼的诊断和鉴别诊断，血管畸形、颈动脉海绵窦瘘和 Graves 综合征等彩色多普勒检查有特殊价值；眼内肿瘤的诊断与定位。

[参考区间]

双眼球及球后组织为对称性。成人眼球二维超声正常测值如下。①轴长：23～24mm。角膜厚度：0.5～1 mm。②前房深度：2.0～3.0mm。③晶体厚度：3.5～5mm。④玻璃体长度：16～17mm。⑤球壁厚度：2.0～2.2mm。

[临床意义]

B 型超声能显示角膜、前房、晶体、玻璃体及球壁回声，可以观察眼球转动情况，眼球与周围组织的关系以及眼内异物或网膜活动情况。但在正常时不能区分视网膜、脉络膜及巩膜。如果显示病变回声，则根据其形态、部位及与周围组织的关系，即可作出诊断。特别是当球内屈光质不透明，常用的眼科光学仪器不能检查时，可借助于超声进行诊断。

[注意事项]

由于眼球和眼眶位置表浅，应根据检查部位的不同选择 5—7.5—10mHz 的高分辨探头不同频率的高频探头。检查时被检者眼球不能转动（除了需观察某些物体与运动的关系外）。幼儿检查如不合作，可口服 10% 水合氯醛，待安静入睡后再行检查。

### 11.1.3　甲状腺检查

[适应证]

甲状腺肿，如弥漫性甲状腺肿、单纯性甲状腺肿、结节性甲状腺肿；甲状腺功能减低；亚临床甲状腺功能低下；甲状腺炎，如急性甲状腺炎、亚急性甲状腺炎、桥本甲状腺炎、侵袭性甲状腺炎；甲状腺肿瘤，如甲状腺腺瘤、甲状腺囊肿、甲状腺癌等。

[参考区间]

侧叶上下径：40～50mm。侧叶左右径、前后径：均约 20mm。峡部前后径：小于 5mm。

[临床意义]

甲状腺位置表浅，甲状腺肿大或出现肿块时易被发现，但单纯依靠触诊一般较难判断肿块的大小及性质，而超声检查既可确定肿块的大小和物理性质，又能结合二维、彩色多普勒、弹性成像、造影检查对大多数甲状腺肿瘤作出良性或恶性的判定，故超声检查对甲状腺占位性病变的诊断和鉴别诊断被认为是首选的影像检查方法。目前，高频超声检查可以发现甲状腺 2mm 的病变，并且可以在超声引导下对其穿刺活检，以判断其病理性质。

[注意事项]

甲状腺超声检查一般不需特殊准备。检查时取仰卧位，颈后和肩部用枕头垫高，头后仰，使颈前部伸展。幼儿检查如不合作，可于检查前适当应用镇静剂。

### 11.1.4　甲状旁腺检查

[适应证]

临床上常用于甲状旁腺功能亢进和高血钙的病因检查。如甲状旁腺功能亢进症、甲状旁腺腺瘤等。

[参考区间]

大小约 6～8mm。

[临床意义]

甲状旁腺超声诊断的重要性是它能够发现小的甲状旁腺新生物，提供术前定位诊断。

[注意事项]

甲状旁腺超声检查不需特殊准备，体位与甲状腺检查相同。正常甲状旁腺数目、位置、形态均有变异，应根据解剖部位多切面连续扫查以免遗漏。

### 11.1.5　乳腺检查

[适应证]

乳腺炎、乳腺增生症、乳腺囊肿、乳腺导管扩张症、乳腺纤维腺瘤、叶状囊肉瘤、乳腺异物、乳腺结核、乳腺乳头状瘤、乳腺畸形、乳腺癌等。

[临床意义]

乳腺肿块的诊断，关键是早期检出小病灶，并鉴别其是良性还是恶性。乳腺肿块由于位置浅表，临床诊断准确性较高。

[注意事项]

乳腺超声检查无须特殊准备。探头频率宜采用 7～10MHz，或更高频率。为防止乳腺浅部肿块的漏诊，必要时可在乳房上置水囊。超声检查应在针吸活检及乳腺导管造影前进行，以免影响检查。

### 11.1.6　胸腔、肺、纵隔检查

[适应证]

胸膜腔积液；胸膜肿瘤；外周型肺肿瘤；肺脓肿；肺不张；胸内甲状腺肿瘤；前纵隔的肿瘤，如胸内甲状腺肿瘤、胸腺瘤、畸胎类肿瘤、精原细胞瘤、脂肪瘤；纵隔内囊性肿瘤，如胸内甲状腺囊肿、胸腺囊肿、囊性淋巴管瘤、心包囊肿、支气管囊肿；中纵隔的肿瘤，如恶性淋巴瘤；后纵隔的神经源性肿瘤。

[临床意义]

超声检查对胸腔积液的诊断灵敏而准确。少量胸腔积液，很少有体征，X 线常不易查出，有时仅可见横膈影稍有升高、增厚，呼吸运动稍受限，肋膈角变钝或模糊时，也难以确诊。超声则能显示小的无回声区，而获得诊断，可以测出低于 100ml 甚至 50ml 的少量积液。大量胸腔积液，当 X 线检查不能鉴别是积液还是实质性病变时，超声检查可以作出鉴别。包裹性胸腔积

液常与胸膜增厚同时存在，当 X 线不能确定有无积液时，超声检查可不受胸膜增厚的影响，判定有无积液，尚可判断积液有无分隔。胸膜腔有癌肿转移时，通过超声显像可以观察到转移癌肿生长的部位、大小、形态和数量，有助于鉴别诊断。应用超声定位，确定最佳穿刺点和穿刺方向，具有很大的临床应用价值。在实时超声引导下，通过穿刺探头定位，对胸腔内少量积液和局限性包裹性积液的穿刺和抽吸，更具有良好的效果。

超声检查肺部疾患时，无法与 X 线及 CT 检查的效果相比。目前，主要用于检查近胸壁的肿块，区分其为囊性或实质性。在超声引导下细针穿刺细胞学检查，诊断准确性高，方法简便，是确诊肺部肿块性质的可靠方法。

超声检查纵隔疾病时，能显示前纵隔多数肿块及中纵隔部分肿块，但病灶小于胸骨宽度者，则超声显示比较困难。对后纵隔较大的肿瘤，有时可在脊柱旁得到显示，但因受肺内气体及胸骨、脊椎的影响，大多显示不清。近来，采用经食管的超声内窥镜检查，对纵隔肿块的诊断及鉴别诊断效果较好。

[注意事项]

胸腔、肺、纵隔超声检查一般无须特殊准备。超声检查前宜先作 X 线检查，然后根据 X 线检查报告或 X 线片的提示，选择适宜的检查体位，并确定检查范围。此外，为观察纵隔病变，宜在患者呼气后的屏气状态下扫查，以减少肺内气体的干扰。

## 11.1.7　肝脏检查

[适应证]

肝脏大小、形态、位置的改变；肝弥漫性病变，如肝炎、肝硬化、血吸虫病肝脏、华支睾吸虫病肝脏、脂肪肝、肝淤血；肝脏含液性病变，如肝囊肿、多囊肝、肝脓肿、肝脏皮样囊肿、肝内胆管局限性扩张、肝内静脉窦扩张、肝动脉瘤、肝蛔虫病；肝包虫病；肝脏非肿瘤性局灶性实质性病变，如肝脏局限性炎症及坏死、非均匀性脂肪肝、再生肝、尾状叶代偿性增大、肝内局灶性钙化病变、肝局灶性结节性增生、肝结节病、炎性假瘤、肝结核、肝内异物；肝良性实质性肿瘤，如肝血管瘤、肝腺瘤；肝原发性恶性肿瘤，如原发性肝癌、肝胆管细胞癌、混合性肝癌、肝母细胞瘤；肝继发性恶性肿瘤等。

[参考区间]

肝右叶最大径≤14cm；肝右叶前后径≤11cm；肝右叶横径≤10cm；肝左

叶厚度≤6cm；肝左叶长度≤9cm；肝右锁骨中线肋下长度平稳呼吸时测不到，深呼吸达0.5~1.5cm，甚至与平稳呼吸相差5~6cm。

[临床意义]

超声检查对肝囊肿、肝脓肿、肝周围脓肿、肝创伤、肝血吸虫病及肝淤血等疾病可作出明确诊断，以达及时治疗的目的。对肝脓肿及肝周围脓肿可在超声引导下作穿刺置管引流，以免除手术引流的痛苦。对肝硬化可提供诊断依据，估价肝硬化及门静脉高压的程度（门静脉主干内径 > 1.5cm，左支 > 1.3cm，右支 > 1.3cm即提示门静脉高压）。确定有无腹水，估计腹水量及观察疗效。对小结节性肝硬化与弥漫性肝癌的鉴别有一定困难，必要时，应定期超声复查，并结合AFP、CT等检查结果作出综合判断。超声对肝占位性病变的诊断直观性强，对大部分肝脏良性肿瘤及肝癌能明确诊断。对中、晚期肝癌，超声诊断和术后诊断的符合率为85%~96%。超声检查可发现直径 < 3cm甚至1cm左右的小肝癌，以达到早期诊断、早期治疗的目的。通过超声确切定位，可为手术、放疗、化疗提供依据，并可检查门静脉内及下腔静脉内有无癌栓存在，为治疗方案的选择提供参考。

正常肝脏形状不规则，个体差异较大，随时受呼吸运动影响而改变其位置，准确的超声测量比较困难。因此，有关肝脏的正常超声测定值仅有参考意义，超声对肝脏疾病的诊断主要有赖于其他声像图的改变。

[注意事项]

肝脏超声检查无须特殊准备。对腹部胀气及便秘者可于检查前晚服用缓泻剂，以减少腹腔气体对肝脏检查的影响。探测时，探头应连续滑动进行观察，避免点状跳跃探测。在每一探测区，应将探头作最大范围的弧形转动。在肋间斜切探测时应让患者作缓慢深呼吸运动，以便观察到极大部分肝脏，减少盲区。

### 11.1.8 胆道系统检查

[适应证]

胆系炎症，如急性胆囊炎，慢性胆囊炎、急性化脓性胆管炎；胆系结石，如胆囊结石、肝内胆管结石、胆总管结石；胆系肿瘤，如胆囊良性腺瘤和息肉、胆囊癌、肝外胆管癌；胆囊增生性疾病，如胆囊胆固醇沉积症、胆囊腺肌增生症；胆道蛔虫病，如胆管蛔虫、胆囊蛔虫；胆囊及胆道先天性畸形，如先天性胆囊畸形，先天性胆总管囊肿；阻塞性黄疸的鉴别诊断。

[参考区间]

胆囊长径≤9cm，前后径≤3cm，胆囊壁厚度≤3mm，胆总管内径一般不超过 8mm。

[临床意义]

胆道系统疾病是常见的多发病，超声对胆系疾病的检出率高，且能作出正确诊断，目前已成为临床上检查胆系疾病的首选方法。超声对胆囊结石和胆管结石，不但能确定结石的有无且能明确结石的部位，诊断效果明显优于X线平片及口服胆囊造影。对良性胆囊肿瘤、胆囊癌及胆管癌，超声大多能明确诊断，作出鉴别。超声显像能清晰地显示肝内外胆管扩张的情况，因而在阻塞性黄疸的鉴别诊断方面起着十分重要的作用，一般能明确有无梗阻、梗阻部位和梗阻病因，但有时因病灶较深、气体干扰以及与周围组织声阻抗相近等因素影响，少数阻塞性黄疸患者，不易明确梗阻病因。

[注意事项]

检查前患者应禁食 8h 以上，以保证胆囊胆管内充盈胆汁，检查前一日不进脂肪食物以及易产气的食物。对腹部胀气明显者，可嘱其服用排气药物后再行检查。对部分难以确定胆道系统是否存在梗阻的患者，作空腹和脂餐后的超声检测对比，有助于解决这一难题。X线胃肠造影的钡剂是超声的强反射和吸收剂，会影响超声检查，故一般应先行超声检查，或在 X 线胃肠造影3 日后，胆系造影 2 日后再做超声检查。

### 11.1.9　胰腺检查

[适应证]

胰腺炎，如急性胰腺炎、慢性胰腺炎；胰腺囊肿，如真性囊肿、假性囊肿；胰腺脓肿；胰腺导管内结石；胰腺肿瘤，如胰腺癌、胆道口壶腹部肿瘤、囊腺瘤、囊腺癌、转移癌、胰岛细胞瘤。

[参考区间]

超声测量胰腺一般测其各部的厚度，即前后径。由于胰头及胰尾不在一个水平面上，并呈一定的屈曲度，故测量时，应以切线的厚度为准。

正常：胰头 < 2.0cm，胰体、尾 < 1.5cm；可疑：胰头 2.1 ~ 2.5cm，胰体、尾 1.6 ~ 2.0cm；增大：胰头 > 2.6cm，胰体、尾 > 2.1cm。

[临床意义]

对急性胰腺炎，超声检查迅速方便，不仅能证实诊断，且可估计胰腺肿胀的程度及液体渗出量，及时发现出血、坏死征象，为临床正确选择治疗方法提供重要依据。慢性胰腺炎的典型声像图易与胰腺其他疾病进行鉴别，不典型的声像图与胰腺癌的鉴别尚有一定困难，需反复、仔细检查，必要时应随访复查，以便作出正确的诊断。对胰腺囊肿、胰腺脓肿及胰腺肿瘤，超声检查能迅速作出实质性或液性占位性病变的鉴别，可根据病变所处的部位、形态、大小及其与周围组织的关系等，作出正确判断。超声诊断胰腺癌的准确率较高，但对直径小于2cm者，其检出和诊断尚有一定困难，应结合其他诊断方法作出综合判断。

[注意事项]

胰腺检查宜在上午空腹8～12h进行，前一天晚吃清淡饮食。对因腹部胀气而影响超声检测者，可改日再行检测，于检查前3天禁吃易产气食物，检查前晚服用缓泻剂，检查当天排便后再进行检查。另外，检查时嘱患者饮水500～800ml，使其胃内充满液体，作为透声窗，以利于显示胰腺。

### 11.1.10 脾脏检查

[适应证]

脾脏大小和位置异常，如脾大、游走脾（异位脾）、脾下垂、脾萎缩；脾创伤。如脾包膜下血肿、脾实质内血肿、脾破裂；脾囊肿，如先天性囊肿、寄生虫（包虫）性囊肿、假性囊肿；脾肿瘤，如原发性（良性、恶性）脾肿瘤、转移性脾肿瘤；脾脓肿和脾周围脓肿；脾动脉梗死；脾结核。

[参考区间]

脾脏长度8～12cm，脾脏厚度3～4cm（男<4cm，女<3.5cm），个别可稍厚，但不超过4.5cm。

[临床意义]

超声对于确定有无弥漫性脾大是容易的，并可根据脾肿大的程度、形态、内部回声，结合病史、临床表现及其他检查结果，判定脾肿大的可能原因，尤其对门静脉高压性脾大的诊断有较大的价值。对脾创伤超声检查可迅速确定有无脾破裂，为选择治疗方案提供依据。对接受保守治疗的脾创伤患者可进行超声监护和随诊检查。对脾脏占位性病变，超声检查可明确病变的范围，区分实质性或液性病变，并可对实质性肿瘤的诊断提供依据。超声检查尚可对脾区梗死作出诊断，并可结合临床推断其病因。

[注意事项]

脾脏检查前无须特殊准备，但不宜在饱餐后进行，以免影响脾脏位置。必要时，可饮水500～800ml使胃充盈，以利于脾脏与其周围组织肿块或左上腹肿块的鉴别诊断。

### 11.1.11　胃肠系统检查

[适应证]

胃肠道肿瘤，如胃肿瘤、十二指肠肿瘤、结肠肿瘤；胃肠道梗阻，如幽门梗阻、肠梗阻、肠套叠；急性胃扩张；胃内异物；胃肠创伤。

[临床意义]

胃肠道疾病的常规影像学检查方法是 X 线钡剂造影，它能显示病变部位、整体形态、胃壁张力及动力学改变，但对浅表及较小病灶的检出率较低。内窥镜检查可直接观察胃肠黏膜表面的改变，并可进行细胞学检查及组织活检，对胃肠肿瘤的诊断准确率较高，可达到发现早期病变的目的，但对于向胃肠壁内浸润及向腔外生长的肿瘤内窥镜检查结果往往不满意。超声检查的优点在于可以显示肿瘤对胃肠道壁的侵犯程度，肿瘤与周围脏器的关系以及发现腹腔淋巴结和远部脏器的转移性病变。超声检查的局限性在于图像干扰较多，对较小病变不易显示。因此，对胃肠道疾病的检查，超声、X 线和内窥镜各有所长，亦各有所短，必须互相结合，相互补充。

[注意事项]

检查胃：检查前一日晚餐后禁食、禁水，检查前 3 天内不作上消化道钡餐造影，检查前准备 500 ~ 1000ml 温开水，检查时嘱患者饮水使胃腔充盈，于饮水过程中及饮水后分别检查。可于水中加入超声造影剂，如声诺维进行消化道超声造影协助判断。

检查肠道：检查前一日晚餐后禁食、禁水，检查当天排便，必要时于检查前晚服用缓泻剂。检查前 3 天内不作消化道钡剂造影及钡剂灌肠。

检查结肠肿块：检查前一日服用缓泻剂，检查前 1 ~ 2h 清洁灌肠 1 次。检查时，可用温开水 1000 ~ 2000ml 灌肠后再进行扫查。

### 11.1.12　肾脏检查

[适应证]

肾脏先天性畸形，如重复肾、肾发育不全、孤立肾、融合肾（蹄铁形肾、S 形肾、团块肾）、异位肾；肾积水；肾囊肿；肾结石；肾肿瘤；肾感染（肾脓肿、肾结核）；肾损伤，如肾裂伤、肾挫伤；肾周围脓肿；弥漫性肾脏病变；无功能肾；移植肾及其并发症；肾下垂；无痛性镜下或肉眼血尿、腰腹部疼痛、左上腹部或右上腹部肿块、肾内囊性与实性占位病变的诊断与鉴别诊断、肾及输尿管结石。

[参考区间]

长径：10 ~ 12cm，宽径：5 ~ 6cm，厚径：3 ~ 4cm。

肾集合管为强回声光条，其内无回声区，肾边缘光滑，肾皮质为均匀的低回声区。

[临床意义]

超声诊断肾积水的敏感性较高，可估计积水的程度，观察肾实质是否变薄。确定梗阻部位及梗阻原因。对先天性肾脏畸形、肾囊肿及多囊肾，超声诊断正确、方便，对临床手术前选择合适的病例和判断手术效果均有很大帮助。超声对肾肿瘤的诊断正确性较高，直径1cm的肾血管平滑肌脂肪瘤，即可发现，直径2 ~ 3cm以上的肾癌一般亦可检出。并可发现肾静脉和下腔静脉内的瘤栓，这对于肾肿瘤的鉴别甚为有用。对肾结石，超声检查可确定结石的部位、大小和数目，并可同时显示积水、畸形和其他病变。对X线阴性结石超声检查同样可以显示。因此，超声是诊断肾结石的首选方法。对肾脏损伤超声检查可估计损伤程度及是否有合并症，这对于选择治疗方案有重要意义。对移植肾的观察，超声可估计是否有排异及肾盂积水、尿瘘、肾周围淋巴囊肿、血肿等并发症。

尚可用于引导穿刺抽吸治疗。超声对弥漫性肾脏病变的诊断虽然特异性较差，但可判断是皮质疾病还是髓质疾病，是肿胀还是萎缩，对鉴别诊断有较大价值。对超声显示无明显变化的肾脏疾病，可作超声引导下肾穿刺活检，明确诊断。

[注意事项]

肾脏检查前无须特殊准备。已作肾脏X线检查者检查时应携带X线片以供参考。

## 11.1.13　肾上腺检查

[适应证]

肾上腺肿瘤，如肾上腺皮质腺瘤或腺癌、嗜铬细胞瘤、神经母细胞瘤、肾上腺髓样脂肪瘤；肾上腺囊肿；肾上腺血肿；库欣综合征、原发性醛固酮增多症、儿茶酚胺症、无功能性肾上腺肿瘤、肾上腺转移癌、肾上腺囊肿等。

[临床意义]

目前，超声能检出直径1cm左右的肾上腺肿瘤，并能了解内部回声、邻近脏器血管受压、移位或侵犯情况。对嗜铬细胞瘤，结合典型的临床表现，超声检查一般能确诊。超声现象对肾上腺皮质增生的诊断较有价值。但对肾上腺轮廓无明显增大的患者，超声诊断敏感性较差。

[注意事项]

肾上腺检查前无须特殊准备，但空腹检查对左侧肾上腺有较好的显示效果。

### 11.1.14 输尿管及膀胱检查

[适应证]

输尿管结石；输尿管肿瘤；输尿管囊肿；膀胱结石；膀胱肿瘤；膀胱憩室；膀胱异物和血块；膀胱容积及残余尿测定。

[膀胱容积及残余尿量测定]

通过测定膀胱容积及残余尿量，为膀胱疾病的诊断提供依据。常用的计算方式如下：

（1） $V = 0.523 \times d_1 \times d_2 \times d_3$

即：容积 = 常数 × 膀胱上下径 × 左右径 × 前后径。

（2） $V = 5 \times p \times H$

即：容积 = 5 × 最大横断面面积 × 膀胱颈部至膀胱顶部的距离。

[临床意义]

对输尿管结石、膀胱结石、膀胱异物与血块、膀胱憩室及输尿管囊肿超声易于显示和辨认，明确诊断不难。对膀胱肿瘤，超声可显示病变部位、范围、数目及形态，安全无痛，简便易行，并可估计肿瘤的分期；对伴有大量血尿、膀胱炎症或尿道狭窄者。膀胱镜检查有困难或禁忌时，超声检查仍能顺利进行。但对于直径 < 0.5cm 的膀胱肿瘤，超声容易漏诊，故超声检查不能替代膀胱镜检查。

[注意事项]

（1）经腹壁检查时，需在检查前 40 ~ 60min 饮水 500 ~ 1000ml，待膀胱充盈有尿意时再行检查。

（2）经直肠检查时，需在检查前排便或清洁灌肠，并保持膀胱中等充盈。

（3）经尿道检查时，需按膀胱镜检查要求，进行常规的局部消毒与麻醉。检查后应给予尿路消炎药物以防感染。对尿潴留者，采用此法检查应慎重。

### 11.1.15 前列腺和精囊检查

[适应证]

前列腺肥大；前列腺炎；前列腺肿瘤；前列腺囊肿和脓肿；前列腺结

石；精囊囊肿；精囊肿瘤。

[临床意义]

超声检查能较好地显示前列腺的形态、大小、包膜等，而各种前列腺病变均有一定的影像学特征，故有助于鉴别诊断。对前列腺肥大，超声检查不仅在测量大小方面，比肛门指诊准确，而且可以确定中叶向膀胱凸出的程度。对前列腺肿瘤，超声显示其早期病变比较困难，特别是前列腺癌合并前列腺肥大时，常难以确定诊断。但对晚期前列腺肿瘤，则超声诊断比较容易，并能了解肿瘤侵犯邻近组织的情况。慢性前列腺炎的诊断主要依靠症状、体征和前列腺液的实验室检查，超声检查一般没有必要，只是对前列腺疾病的鉴别诊断有一定意义。对前列腺囊肿与精囊囊肿，超声检查效果较好。超声对慢性精囊炎与正常精囊不易区别，但超声对慢性精囊炎与肿瘤的鉴别诊断具有一定的实用价值。

[注意事项]

经腹壁检查时，膀胱需适度充盈，可予检查前 30～40min 嘱患者饮水 500ml。

经直肠检查时，检查前需排便或作清洁灌肠，膀胱只需有少量尿液。

## 11.1.16　妇科检查

[适应证]

生殖器官发育异常，幼稚子宫和先天性无子宫、双子宫、双角子宫、单角子宫、纵隔子宫、处女膜闭锁；性发育异常；宫内节育环的存在及位置确定；子宫平滑肌瘤；子宫体癌（子宫内膜癌）；子宫绒毛膜上皮癌；子宫内膜异位；卵巢良性肿物，如卵巢单纯性囊肿、卵巢黄体囊肿、卵巢巧克力样囊肿、输卵管囊肿；卵巢肿瘤，如囊性肿瘤、实质性肿瘤；盆腔炎性肿块；盆腔有无异常液体；卵巢肿瘤的良、恶性鉴别；卵泡发育和排卵的监测；妇科急腹症；输卵管炎性病变、输卵管肿瘤。

[参考区间]

成年女性的子宫重约 50g，正常值：长约 7～8cm，宽约 4～5cm，厚约2～3cm。

卵巢正常超声测量值：成年女子的卵巢约 4cm×3cm×1cm，重约 5～6g，绝经期后卵巢萎缩变小、变硬。

[临床意义]

超声显像技术由于能清晰显示女性内生殖器官的切面图像，现已成为妇科疾病的重要诊断技术之一。对肥胖、腹壁紧张及未婚女性等难以查清盆腔内情况的患者，超声提供了一个无痛苦、可反复检查的手段。利用超声显像可检查有无子宫、卵巢，并可进一步明确其位置、形态、大小是否正常；可确定宫内节育器位置及有无脱落，操作简便、准确，明显优于 X 线检查。对 X 线不能显示的塑料节育器，超声亦可清晰显示。对来源于子宫、卵巢的肿块，超声能区分该肿块是肿瘤、内膜异位，还是炎性包块。超声对子宫肌瘤及子宫内膜异位的诊断符合率较高。超声对子宫内膜癌的早期诊断较为困难，但可观察子宫大小、内部回声以及子宫直肠窝与盆侧壁有无浸润性病变，这对临床分期有一定参考价值。对卵巢肿瘤，超声显像不仅可判断肿瘤是囊性还是实质性，一般还可确定肿瘤是良性还是恶性，可在手术前使大部分患者获得正确的诊断。此外，应用超声监测卵泡发育过程和排卵情况，对不孕症的治疗具有重要价值。

[注意事项]

妇科超声检查前 1h 饮水 500～700ml，使膀胱中度充盈，推移肠管，避免肠腔气体阻挡声束穿透。膀胱充盈不佳和充盈过度，均可影响显像效果。位于子宫前方的囊性肿块有时与膀胱容易混淆，应在排尿前、后进行对比检查，以资鉴别。

### 11.1.17　产科检查

[适应证]

正常妊娠的诊断，如早期妊娠、中晚期妊娠；确定胎位；预测胎龄；检查胎儿生长异常，如宫内发育迟缓、巨大胎儿；多胎妊娠；异位妊娠；葡萄胎；胚胎停止发育和死胎；子宫畸形合并妊娠；盆腔肿块合并妊娠；胎盘定位和前置胎盘；胎盘早期剥离；羊水过少和羊水过多；胎儿先天性畸形或异常；脐带绕颈；监护子宫复旧；羊膜腔穿刺的定位。

[参考区间]

早期妊娠诊断：子宫增大，宫腔内可见胎囊、胎血管搏动及胎动。

[临床意义]

超声诊断在产科中的应用，在停经 28 天后直至分娩，均可有效地进行。超声最早于停经 4～5 周即可确定妊娠。对早期妊娠有阴道流血者，可用超声诊断胎儿是否存活，以便确定保胎或中止妊娠。超声用于观察胎儿发育，可对胎儿各部分进行准确测量，从而预测胎龄，判断胎儿宫内发育是否迟缓以及是否巨大胎儿，超声可观察胎盘在整个孕期的变化，确定胎盘位置、胎盘成熟度以及有无胎盘前置及早期剥离。通过观察羊水性状及数量，可诊断羊水过多或过少。超声显像可较早确定胎儿数量，观察胎位及胎动情况，并可对胎儿的某些先天性畸形作出早期诊断，根据超声显示的脐带部位，在多数情况下可对脐带绕颈作出正确判断。超声显像尚可较早发现葡萄胎，其诊断符合率高，可使患者能及早治疗。在异位妊娠发生急腹症时，在通常情况下，超声可迅速作出诊断，并可估计腹腔内出血量，以利于急诊手术处理；对保守治疗者，可用超声动态观察病情变化。

[**注意事项**]

在检查孕 12 周以前的早期妊娠、异位妊娠及中、晚期妊娠胎盘前置程度时，需在检查前 0.5 ~ 1h 饮水 500 ~ 700ml，使膀胱充盈。检查孕 12 周以后的胎儿无须充盈膀胱。异位妊娠发生破裂出现急腹症时，若需超声探测，可通过导尿管向膀胱内注入 200 ~ 300ml 无菌生理盐水。

### 11.1.18 腹部肿块检查

[**适应证**]

腹壁肿块，如腹壁脂肪瘤，腹壁纤维瘤、腹壁纤维肉瘤、腹壁转移性肿瘤；腹腔肿块，如腹腔内脏器病变、肠系膜囊肿、腹腔实质性肿瘤；腹膜后肿块，如腹膜后肿瘤（原发性肿瘤、转移性淋巴结肿大）、腹膜后液性肿块（腹膜后脓肿、腹膜后血肿）、腹主动脉瘤。

[**临床意义**]

对可疑腹部肿块进行超声探测，可确定有无肿块。若有肿块，可测定肿块大小，了解肿块的来源及部位，对腹壁、腹腔及腹膜后肿块作出鉴别；可判断肿块物理性质，即液性、实质性和气性；可提示肿块与周围组织、大血管、器官的关系。对腹腔内肿块，超声检查大致可排除其与周围实质性脏器的关系，但对其与空腔脏器的关系常不易排除。对腹膜后肿块，根据其与腹膜后大血管及脏器的关系以及肿块的物理性质与声像图表现，大部分可得到正确定位，并可推测其良性或恶性。总之，超声显像是目前诊断和鉴别诊断腹部肿块首选的影像诊断方法。

[**注意事项**]

腹壁肿块检查无须特殊准备，腹腔及腹膜后肿块超声检测前，患者最好空腹，并在检查前排除大便。对腹部胀气明显的患者，可先作肠道准备，再行检查。对靠近盆腔的腹膜后肿块，应在膀胱充盈情况下探测。对于较大的腹部肿块，一般无须特殊准备。

### 11.1.19 肌肉、骨骼、关节检查

[适应证]

骨折；骨、关节、软组织化脓性炎症，如化脓性骨髓炎、化脓性关节炎、软组织脓肿；骨关节结核；关节腔积液；肌肉损伤血肿；肌腱、韧带损伤；滑囊、腱鞘疾病，如滑囊积液、滑液囊肿、腘窝囊肿、腱鞘囊肿；软组织异物、肿瘤等。

[临床意义]

超声检查对肌肉骨骼系统疾病可提供很多有价值的诊断信息，是一种有效地诊断方法。不受患者状态及其他因素限制，方法简便快捷，只需移动探头即可进行双侧对比及多方位探测，配合肢体活动，易于发现只有在运动时才出现的异常和病变。

[注意事项]

无须特殊准备。超声对正常骨骼的显像，由于其物理性质得不到完整的图像，但在病理情况下，骨质破坏形成声窗，声像图能显示处骨的病变。

# 11.2 超声心动图检查

[适应证]

（1）风湿性心脏瓣膜疾病：二尖瓣狭窄、二尖瓣关闭不全、二尖瓣狭窄并关闭不全、主动脉瓣狭窄、主动脉瓣关闭不全、主动脉瓣狭窄并关闭不全、三尖瓣狭窄、三尖瓣关闭不全、三尖瓣狭窄并关闭不全和联合瓣膜病。

（2）非风湿性心脏瓣膜疾病：二尖瓣脱垂综合征、二尖瓣腱索断裂和三尖瓣脱垂。

（3）二尖瓣环钙化；感染性心内膜炎。

（4）心包疾病：心包积液，缩窄性心包炎。

（5）原发性心肌病：扩张型心肌病，肥厚型心肌病，限制型或闭塞型心肌病。

（6）非紫绀型先天性心脏病：房间隔缺损、室间隔缺损、心内膜垫缺损（部分型、完全型）、动脉导管未闭、主动脉窦动脉瘤破裂、肺动脉口狭窄、主动脉口狭窄、主动脉缩窄、三房心、马方综合征和部分型肺静脉异位引流。

（7）紫绀型先天性心脏病：法洛四联症、法洛三联症、永存动脉干、三

尖瓣闭锁、三尖瓣下移畸形、完全型肺静脉异位引流、右室双出口、单心室和大动脉错位。

（8）冠状动脉粥样硬化性心脏病：节段性室壁运动异常、心肌梗死、心肌梗死的并发症（室间隔穿孔、乳头肌功能不全、乳头肌断裂、室壁瘤、假性室壁瘤，附壁血栓）。

（9）慢性肺源性心脏病；高血压性心脏病。

（10）心脏肿瘤：心腔黏液瘤、室壁肌瘤、室壁血管瘤、转移性肿瘤。

（11）动脉疾病：老年钙化性主动脉瓣狭窄或关闭不全、主动脉瘤、夹层主动脉瘤。

（12）左心功能测定。

[检测方法]

M 型超声心动图（M – mode echocardiogram，ME）检查；二维超声心动图（two – dimensional echocardiogram，2DE）检查；多普勒超声心动图检查。

自从二维实时超声显像诊断仪应用于临床以来，超声诊断仪可同时显示 M 型和二维超声图像，检查时一般均以二维超声图像为基础，通过调节取样线选取所需要的 M 型超声图像，使两者结合使用。一般认为，二维超声心动图除径线测量及运动曲线检测外，在其他方面均优于 M 型超声心动图。

[参考区间]

成人心血管各结构超声测量参考区间：

主动脉内径：男性 <35mm，女性 <32mm。

主动脉瓣开放幅度：16 ~ 19mm。

主动脉壁运动幅度：5 ~ 16mm。

左房内径：男性 <35mm，女性 <32mm，于收缩末期测量。

左室舒张末期内径：男性为 45 ~ 55mm，女性为 35 ~ 50mm。

左室收缩末期内径：男性为 25 ~ 37mm；女性为 20 ~ 35mm。

左室后壁舒张末期厚度：8 ~ 11mm。

左室后壁运动幅度：6 ~ 18mm。

室间隔舒张末期厚度：8 ~ 11mm。

室间隔运动幅度：3 ~ 8mm。

右室内径：10 ~ 20mm，于舒张末期测量。

右室壁厚度：3 ~ 5mm。

右房内径：16 ~ 28mm，于收缩末期测量。

左室流出道：20 ~ 35mm。

右室流出道：21～33mm，于舒张末期测量。

左心功能测定参考区间：

每搏量（SV）：35～90ml。

每分输出量（CO）：3～6L/min。

射血分数（EF）：50%～75%。

左室周围纤维平均缩短速度（mVcf）：平均1.3周径/s，下限1周径/秒。

短轴缩短率（ΔD%）：25%～35%。

室壁收缩期增厚率（ΔT%）：35%以上。

室壁收缩幅度（PWE）：8～13mm。

室壁收缩速度（PWV$_s$）：＞3cm/s，最大PWVs正常值＞4.5cm/s。

快速充盈分数（FRF）：0.65±0.07。

二尖瓣CE幅：20～30mm。

二尖瓣前叶舒张早期后退速度（EF斜度）：80～150mm/s。

二尖瓣前叶E峰与室间隔左室面的距离（EPSS）：0～5mm。

[临床意义]

超声心动图是心脏血管疾病的重要诊断方法，无创伤，无痛苦，安全方便，直观性强。对瓣膜病包括瓣膜狭窄、关闭不全、畸形、脱垂、钙化和赘生物等，诊断准确率较高，并可提示瓣膜病变的程度；对心脏肿瘤、附壁血栓和心包积液比较敏感，并能估计心包积液量；对心肌病、冠心病、心肌梗死并发症和肺心病有较大的诊断价值。超声心动图可根据心脏结构的改变，结合声学造影、彩色多普勒等诊断各种类型的先天性心脏病；通过测量心脏腔径与心壁厚度，观察运动规律，检测心脏功能，用于临床诊断及观察治疗效果。

附：[经食管超声心动图]

经食管超声心动图是将特殊的食管探头置于食管或胃底，从心脏后方向前扫查心脏。不仅克服了经胸壁超声图像受肺气肿、肥胖、胸廓畸形等因素影响的局限性，而且由于探头紧邻左心房，能清晰显示心脏后部的细微结构，大大提高了对某些心脏疾患诊断的敏感性和特异性。

# 11.3　心脏声学造影

[应用范围]

右心系统造影：检查心内分流，瓣膜关闭不全反流，异常结构识别，右室流出道或肺动脉瓣狭窄，测定循环时间及滞留时间，负造影。

左心系统造影：检查心内左向右分流，观察瓣口反流，心肌声学造影。

[检测方法]

常用造影剂：①双氧水造影剂：每千克体重3%双氧水0.01ml，紫绀型先天性心脏病者每千克体重0.005ml。一次注射量0.3~0.5ml。②碳酸氢钠与维生素C混合剂：5%碳酸氢钠10ml与维生素C 5ml混合后，稍待有气泡后，立即静脉推注，于10min内注完。③碳酸氢钠与乙酸混合剂：5%碳酸氢钠5ml与5%乙酸1ml混合后，稍待有气泡后，于10min内静脉推注完毕。

方法：经外周静脉注入造影剂；经心导管注入造影剂。

[临床意义]

心脏声学造影可使M型或二维超声心动图上无回声的血流产生对比效应，追踪其流程、显影部位、范围等，可获得血流动力学的信息。虽然目前彩色多普勒已广泛应用于临床，但显示心内右向左分流的敏感性不及右心声学造影。左心声学造影由于需行插管，对患者损害较大，且有一定危险性，将逐步被多普勒技术所替代。临床上右心声学造影主要应用与评估分流，增强心内膜缘的显示，还可应用于确诊永存左上腔静脉。

[注意事项]

检查前要明确检查目的，掌握患者已有的临床资料，尽量用少量的造影剂明确诊断。注射技术要熟练，确保造影剂快速注入静脉内。如某些造影部位显示不满意需重复注射者，须待心腔内造影剂基本清除后再行注射，以免造影剂在心腔内蓄积而产生不良反应。检查中应密切观察患者反应，以防发生意外。采用录像记录，保证回放条件，以免漏诊、误诊。

附：[负荷超声心动图]

负荷超声心动图指应用超声心动图对比观察负荷状态与静息状态超声所见，以了解受检者心血管系统对负荷的反应状况。近年来在无创伤性诊断心肌缺血、存活心肌的判定级评价心脏功能方面起着越来越重要的作用。

# 11.4 彩色多普勒超声（color doppler flow Imaging，CDFI）检查

[基本原理]

通过多普勒技术得到的物体运动速度在某一平面内的分布以灰度或彩色

方式形成的图像，在二维超声图的基础上，用彩色图像实时显示血流的方向和相对速度的超声诊断技术。

[适应证]

检测心腔及血管内血流状态；先天性心脏病（左向右分流）；瓣膜关闭不全的反流血流；瓣膜口狭窄程度；腹部血管疾病；门静脉系统疾病；腹部肿瘤；器官移植；泌尿、生殖系疾病；颈部动脉；下肢血管等。

[临床意义]

彩色多普勒超声检查可显示心腔和血管内血流的状态、方向、速度和流量，对心脏疾病，尤其是分流性先天性心脏病、心脏瓣膜疾病的诊断具有极其重要的价值。目前，还广泛应用于腹部和外周血管的检查，通过实时、动态显示血流，判断血流方向，鉴别血流类型以及测定血流速度等，对某些二维图像难以明确诊断的疾病，彩色多普勒超声检查具有独到之处。如应用于腹部检查，不但能获得形态学的信息，并能获得血管和供血的信息，从而为肿瘤的诊断及鉴别诊断提供了重要的检测手段。

[注意事项]

腹部大血管位置较深，为避免胃肠道气体干扰，需空腹检查。腹部胀气患者应于排气排便后检查。此外，心动过速者，应待心率平稳后再行检查。

# 11.5 脉冲多普勒（pulsed wave doppler，PWD）检查

[基本原理]

用一定宽度的调制脉冲获得某一取样容积内运动物体的多普勒信号，经处理后得到物体运动速度和速度分布等信息的技术。

[适应证]

检测心腔及血管内血流频谱分析及定量计算。

[临床意义]

具有深度分辨能力，可以定位。

[注意事项]

脉冲多普勒检测的缺点是所测流速的大小受到脉冲重复频率（PRF）的限制。

# 11.6 连续波多普勒 (continuous wave doppler，CWD) 检查

[基本原理]

连续波多普勒是连续地发射和接收超声信号，因沿超声束内所有的回声信号都被接收，即红细胞的运动信号都被接收，缺乏距离选通定位能力，可测高速血流。

[适应证]

先天性心脏病、心脏瓣膜疾病、心肌病等。

[临床意义]

连续波多普勒可以测量高速血流，对心血管疾病的定量诊断是一大优点。尤其是对狭窄部位的高速血流的检测。评价通过狭窄瓣口，先天性缺损口及瓣膜口反流的压力阶差。

[注意事项]

由于连续波多普勒连续的发射和接收脉冲波，血流的组织运动多普勒全部沿声束出现而被接收，所以它没有距离选通分辨能力，无法判断回声的确切部位。与脉冲多普勒结合使用，不仅可以获得高速血流，而且可以确定异常血流的来源，从而达到定位和定量诊断的目的。

# 11.7 多普勒能量显像 (color doppler energy，CDE)

[基本原理]

多普勒能量显像是利用血流中红细胞的密度散射强度或能量分布，亦即单位面积下红细胞通过的数量以及信号振幅大小进行成像，其彩色信号的色彩和亮度代表多普勒能量的大小。

[适应证]

肝、肾、腹部脏器肿瘤血管的探测；颅脑、小器官、妇产科病变的血流显示；移植肾、血管三维成像方面等。

[临床意义]

能显示极低流速的血流状态。显示的信号相对不受探测角度的影响。可以显示平均血流速度为零的灌注区。

[注意事项]

不能直接显示血流方向。易产生来自组织运动的闪烁影响，尤其是病灶位于肝左叶时受心脏搏动的影响，以及靠近膈顶部肺气的影响，闪烁干扰更明显。

# 11.8 彩色多普勒速度能量图（convergent color doppler，CCD）

[基本原理]

彩色多普勒能量图的临床应用其多普勒的能量信号被探测并替代平均流速，对低速血流及微弱多普勒信号敏感度的优势超过了彩色多普勒。

[适应证]

正常脏器血流灌注；外周血管，如肢体血管血栓、动脉狭窄与闭塞；深部血管；小器官，如乳腺肿块、睾丸炎、附睾炎、睾丸扭转等血流显示；器官移植的血管辨认，手术前后血流动力学评估；妇科；产科等。

[临床意义]

对探测低速血流，低振幅的多普勒信号有意义。

[注意事项]

彩色多普勒能量速度图的敏感度增加是在丢失全部速度信息的代价上获得的，并且不具有方向性信息，是作为彩色多普勒的一种补充形式应用于临床。

# 11.9 多普勒组织成像技术（doppler tissue imaging，DTI）

[基本原理]

在传统彩色多普勒基础上，通过改变多普勒滤波系统，除去心腔血流产生的频移信号，只提取来自心肌运动的多普勒频移信号。

[适应证]

评价心功能、缺血性心脏病、高血压、心肌病、心脏电生理及心肌对比造影等项研究。

[临床意义]

判断心肌收缩与舒张功能、心肌灌注、室壁运动、组织活性以及负荷超声心动图的研究，可确认有无心肌缺血以及对显像困难患者心脏轮廓的显示。

[注意事项]

由于心肌运动速度未超过脉冲重复频率可决定的尼奎斯特速度极限，因而不会出现色彩倒错现象。

## 11.10 二次谐波成像技术（second harmonic imaging，SHI）

[基本原理]

在组织谐波成像技术中，探头只接受组织振动所产生的二次谐波信号，并对其放大成像。降低噪声伪像，提高对比度，可明显增强图像分辨力和显示力，从而提高诊断率。

[适应证]

高血压心脏病、冠心病、心肌梗死、心肌病变、心脏声学造影、肝脏肿瘤、胆道及胰腺病变等。

[临床意义]

提高了对细小病变的分辨力与对比度，明显提高心肌与心内膜的显示。

[注意事项]

部分患者（约10%）图像仍不理想。可能由于二次谐波显像探头发射频率低，接受频率较高，受超声物理学特性影响、声波发射及接收以及其声能衰减与国际标准声能存在安全范围，且不可随意增加。

## 11.11 全景超声成像技术（panoramic ultrasound image，PUI）

[基本原理]

对一系列移动实时图像所重叠部分，通过计算机高度重建程序形成超宽视野图像。

[适应证]

躯干、四肢组织的正常结构和病变；小器官，如甲状腺、乳腺、阴囊及阴茎等器官的现象；腹部及妇产科疾病，如多囊肝、多囊肾、胰腺癌、腹膜后肿瘤、巨大多发子宫肌瘤、卵巢良恶性肿瘤、巧克力囊肿等病变。

[临床意义]

可以方便快捷的获得不易失真的宽视野超声图像，得到传统细微分辨力和对比分辨力，减少了噪声和伪像，使诊断困难患者都能获得优异的图像质量。

[注意事项]

受到运动组织或器官的影响，如心脏跳动的干扰会使图像模糊。探测者需把探测的主要部分放在平行线之间才能获得准确、清晰的图像，并可重复测量。

# 11.12  颈部血管检查

[适应证]

颈动脉硬化闭塞症；多发性大动脉炎；颈动脉扭曲；颈动脉瘤；颈动脉体瘤；椎动脉闭塞性疾病；颈部静脉血栓；颈部动、静脉变异等疾病。

[临床意义]

颈部血管疾病常导致脑部供血异常，严重者可引起脑卒中。彩色多普勒超声不仅能够较为准确地判断颈部动脉狭窄的程度和范围，还可以判断斑块的形态和性质，已成为诊断颈部动脉疾病和选择治疗方案的重要手段。

什么是颈动脉粥样硬化斑块？动脉粥样硬化是动脉血管某些部位的内膜下有脂肪沉积，使动脉壁增厚、变硬、斑块内部坏死，管腔狭窄。动脉粥样硬化的危险性在于动脉失去弹性、变硬、变脆、管腔狭窄，导致组织器官供血、供氧减少，而发生缺血或出血性疾病。颈动脉是早期动脉粥样硬化多发部位之一。

颈动脉粥样硬化斑块的类型有：①颈动脉内中膜厚度（IMT）＞1.2mm视为斑块形成。②扁平斑：早期少量类脂质积聚，局部隆起或弥漫增厚，显示动脉管壁偏心性增厚，内膜不光滑或呈较均匀的低回声。③软斑：随病程进展纤维组织及钙盐沉积，斑块内出血，局部显示不同程度的混合性回声或均匀的弱回声，表面有连续的回声轮廓及光滑的纤维帽。④硬斑：由于斑块内钙化或纤维化，局部回声增强，后方伴有声影或较明显的声衰减。来自斑块内的纤维组织及钙化灶。⑤溃疡斑：斑块表面不平，有时可显示壁龛，溃疡边缘回声较低，溃疡型斑块在组织学上呈现"火山口"状的形成是斑块内出血钙化结晶增加，斑块表面组织崩裂所致。斑：随病程纤维组织及钙盐沉积，斑块内出血，局部显示不同程度的混合性回声或均匀的弱回声，表面有连续的回声轮廓及光滑的纤维帽。

[注意事项]

无须特殊准备，仰卧位，充分暴露颈前部，颈后垫枕，头后仰，偏向检查侧的对侧。

## 11.13　四肢血管检查

**[适应证]**

四肢静脉血栓、下肢深静脉瓣功能不全、锁骨下动脉窃血综合征、四肢动脉硬化闭塞症、多发性大动脉炎、急性动脉栓塞、肢体动脉瘤、肢体动静脉联合病等。

**[临床意义]**

彩色多普勒超声能够提供四肢动脉、静脉的解剖和血流动力学信息，可以观察血管管壁、管腔、血管内彩色血流充填和反流情况。

**[注意事项]**

四肢血管变异较多，检查时需扫查全面以免遗漏。对不同部位检查时体位不同，必要时结合呼吸动作配合。

## 11.14　介入性超声

**[适应证]**

超声引导下穿刺活检、超声引导下穿刺抽液、超声引导下穿刺置管引流等。

**[临床意义]**

介入性超声是现代超声医学的一个分支，是在实时超声的监视或引导下，完成各种穿刺活检、造影以及抽吸、插管、注药或其他治疗等操作，可以避免某些外科手术而能达到与手术相媲美的效果。具有实时显示、灵敏性高、引导准确、无 X 线损伤、操作简便、费用低廉等优点。结合彩色多普勒不仅使穿刺针入路避开大血管，降低了出血、动静脉瘘等并发症的发生，而且使取材的代表性更强，提高了诊断的准确性。

**[注意事项]**

术前完善各项常规检查，了解不同部位穿刺的适应证及禁忌证，熟悉影响穿刺准确性的因素，选择合适的穿刺路径。

## 11.15　三维超声成像

**[适应证]**

消化系统疾病、泌尿生殖系统疾病、浅表器官疾病等及妇科、产科检查。

［临床意义］

三维超声检查比二维图像显示更直观，信息更丰富、病灶的空间定位和容积测量更准确。

［注意事项］

两个重要环节为三维数据的采集和三维图像的重建显示。

## 11.16　超声弹性成像

利用超声对组织进行激励，提取与组织弹性有关的参数并通过图像反映出来的成像方法，称为超声弹性成像，是一种对组织力学特征成像的新技术。

［适应证］

可以用于任何可用超声探测成像、可以接受静态或动态压力的组织系统。目前可以用于检测肿瘤（如乳腺癌、前列腺癌等）、血管内动脉粥样斑块性质的判定等方面，甚至应用在热治疗时的检测。

［临床意义］

由于弹性成像能提供与目前其他超声成像不同的、有助于临床诊断的新信息，随着技术的进步与完善，今后会有很好的发展前景。

## 11.17　高强度聚焦超声

［适应证］

高强度聚焦超声（high‐intensity focused ultrasound，HIFU）是将体外低能量密度的超声波聚焦于生物体内，在生物体内形成高能量密度的焦域，焦域处的高强度超声波将对生物组织产生热效应、空化效应以及其他的一些物理效应，从而达到瞬间破坏和杀灭病变组织的目的。高强度聚焦超声仪的超声频率通常在 $0.2\sim5MHz$。

［临床意义］

肝脏良恶性肿瘤；乳腺良恶性肿瘤；胰腺癌；肾脏肿瘤；子宫肌瘤，子宫腺肌症；良性前列腺增生和前列腺癌；具有良好超声通道的腹膜后或腹盆腔实体肿瘤。

［注意事项］

要有良好的聚焦区，并在聚焦区中有足够高的声强，以便使聚焦区的组织瞬间温度可达80℃以上。定位要精确，保证聚焦区落在病变组织区，这是获取治疗效果的关键。

# 11.18 超声造影

[适应证]

肝脏、肾脏、乳腺、前列腺等部位肿瘤的检测和定性诊断；血管方面的应用，如清晰显示动脉硬化斑块、准确计算动脉狭窄率等；组织器官关注方面的应用，如慢性肾病、慢性肝病和肝硬化等；肿瘤消融的疗效评估。

[分类]

用于诊断的超声造影有两类，一类是血管内造影，即经周围静脉或心导管注射微泡造影剂后，在一定时间段内提高病变组织的显现力和某些组织边界的显示，如肝脾肾等脏器的肿瘤、心腔、心室壁的显示等。另一类是非血管造影，即把液体造影剂通过口服、灌肠或其他途径进入人体的管道、体腔，利用液体的无回声或悬浮于液体中的微小粒子的散射回声作对比造影诊断，如胃肠造影、宫腔造影、尿道造影等。

[临床意义]

超声增强造影可提高反射信号的强度，将模棱两可的图像转化为可帮助明确诊断的影响信息。超声造影成像技术的出现使超声与其他影响如X – ray、MRI 一样实现了超声增强显像，是超声医学发展中的又一篇章。超声造影在肿瘤的检出率及其良恶性鉴别方面有很大的价值，并且可以作为指导肿瘤消融即可疗效评估的主要方法。

# 12 心血管检查

心血管检查技术近几十年来得到了飞速的发展，检测方法已达数十种之多，大致可归纳为有创伤性和无创伤性两大类。有创伤性检查包括左、右心导管检查技术及以此为基础展开的心腔心电图和心音图、心脏电生理、选择性心脏血管造影、指示剂稀释曲线等技术，临床上主要用来观察心脏结构异常和畸形，测定心脏及大血管压力，各心腔血氧含量及饱和度，心排血量和血流阻力等。目前，有创伤性检查技术更普遍地应用于临床治疗中，以人工心脏起搏术开展得最为广泛，心导管介入治疗在冠心病、瓣膜病、先天性心脏病、心律失常的治疗方面取得了显著的成绩。因其创伤轻微，治疗可靠，故很快取代了部分传统的治疗方法。无创伤性检查技术以心电及心泵活动为基础，前者为监测心率、识别心律失常、确定心肌梗死部位和范围等提供了可靠而简便的手段；后者主要用于检测心脏收缩力，评价瓣膜病损和其他结构异常的程度以及心脏负荷状态等。无创伤性检查技术主要包括心电图、心电向量图、心音图、颈动脉和心尖冲动图以及超声心动图等。心电监护已从室内扩展到室外，即电话传送心电图（TTC），是一项心电监护的发展和补充。

本章主要介绍目前临床已普遍使用的心血管检查技术的适应证、禁忌证、检查方法、评定标准等，有关超声检查的内容可参阅有关章节。

## 12.1 心电图（electrocardiography, ECG）检查

### 1. 常用心电图导联

（1）标准导联：是一种双极肢体导联，可反映相关两个肢体之间的电位差变化。把三个电极板各安放在左上肢、右上肢及左下肢，分别联成导联，称 Ⅰ、Ⅱ、Ⅲ 标准导联。

Ⅰ：左上肢（＋）～右上肢（－）。

Ⅱ：左下肢（＋）～右上肢（－）。

Ⅲ：左下肢（＋）～左上肢（－）。

（2）加压单极肢体导联：将心电图机的无关电极与中心电端连接，探查电极放在右上肢（R）、左上肢（L）、左下肢（F）上，分别用VR、VL、VF来代表，它们反映出各肢体的电位变化。因肢导联探查电极离心脏较远，电位较低，心电图波幅较小，不便于观测，戈氏（Goldberger）改进了中心电端的组成，使电压增高50％，称加压单极肢体导联，以aVR、aVL、aVF表示。

aVR：右上肢（＋）～中心电端（－）。

aVL：左上肢（＋）～中心电端（－）。

aVF：左下肢（＋）～中心电端（－）。

（3）胸导联：将心电图机的无关电极与中心电端相连接，把探查电极置于胸前的一定部位，这就是单极胸导联。探查电极位置如下：$V_1$，胸骨右缘第四肋间；$V_2$，胸骨左缘第四肋间；$V_3$，$V_2$与$V_4$连线的中点；$V_4$，左锁骨中线第五肋间；$V_5$，左腋前线与$V_4$同一水平；$V_6$，左腋中线与$V_4$同一水平。

在常规心电图检查时上述导联足以满足需要，个别情况下如疑有右室肥大、右位心、心肌梗死而上述导联无法满足时可加用右胸导联$V_3R$～$V_6R$，其探查电极位于$V_3$～$V_6$相对应的部位；$V_7$导联，其探查电极位于左腋后线与$V_1$同一水平，$V_8$导联，其探查电极位于左肩胛线与$V_4$同一水平。

**2. 心电图测量方法**

（1）心电图的时间和定准电压：目前，心电图多描记在有纵横线组成的方格纸上，每小方格间距1mm，每大方格间距5mm。横向代表时间，图纸走速为25mm/s，则每小格为0.04s，每大方格为0.2s。纵向代表电压，大多数情况下，把定准电压调节为1mV≈10mm（10小格），故1小格等于0.1mV，每大格为0.5mV。

（2）心率的测量：选一恰在一竖直线上的QRS波或P波，由此向右数15cm（6s）以内所有的P波或QRS波数目，再乘以10，即得出每分钟的心房率或心室率。

若心律规则，只需测定一次心动周期的时间（P－P或R－R），以秒表示，再以此除60，即为每分钟的心率。若心律不规则，则以若干个（5个以上）P－P或R－R间隔的平均数来计算。以P－P或R－R间隔时间（或其平均值）查表（表12－1），得出心率。

心房颤动时，应连续测量 10 个 P - P 和 R - R，取其平均值，分别计算心房和心室率。遇有室性期前收缩形成二联律、三联律时，计算方法同上，但应包括被干扰未能下传的 P 波数。

表 12 - 1　自 P - P 或 R - R 间期折算心率

| 1 | 2 | 1 | 2 | 1 | 2 | 1 | 2 | 1 | 2 | 1 | 2 |
|---|---|---|---|---|---|---|---|---|---|---|---|
| 78 | 77 | 67 | 90 | 56 | 107 | 45 | 133 | 34 | 176 | 23 | 261 |
| 77 | 78 | 66 | 91 | 55 | 109 | 44 | 136 | 33 | 182 | 22 | 273 |
| 76 | 79 | 65 | 92 | 54 | 111 | 43 | 139 | 32 | 187 | 21 | 286 |
| 75 | 80 | 64 | 94 | 53 | 113 | 42 | 143 | 31 | 193 | 20 | 300 |
| 74 | 81 | 63 | 95 | 52 | 115 | 41 | 146 | 30 | 200 | 19 | 316 |
| 73 | 82 | 62 | 97 | 51 | 118 | 40 | 150 | 29 | 207 | 18 | 333 |
| 72 | 83 | 61 | 98 | 50 | 120 | 39 | 154 | 28 | 214 | 17 | 353 |
| 71 | 84 | 60 | 100 | 49 | 122 | 38 | 158 | 27 | 222 | 16 | 375 |
| 70 | 86 | 59 | 102 | 48 | 124 | 37 | 162 | 26 | 230 | 15 | 400 |
| 69 | 87 | 58 | 103 | 47 | 128 | 36 | 167 | 25 | 240 | 14 | 428 |
| 68 | 88 | 57 | 105 | 46 | 130 | 35 | 171 | 24 | 250 | 13 | 461 |

（3）各波段振幅和时间的测量：测量波形向上的高度应自基线（等电位线）上缘垂直地测量到波形的顶点，测量波形向下的深度应自基线的下缘垂直地测量到波的底端，如系双相波，则以正负相加的代数和计算。测定值以 mV 表示。时间的测量应选择波形比较清晰的导联，从波形起始部的内缘测量至波形终末部的内缘，以"s"表示。

（4）心电轴的测量：临床心电图所指的心电轴是额面 QRS 向量的平均综合向量。实际应用中一般仅指肢体导联 QRS 电轴与导联 I 正侧段所构成的角度。①目测法：根据 I、Ⅲ 导联 QRS 波的主波方向粗略估计电轴是否偏移。②查表法：先测量 I 导联和Ⅲ导联 QRS 波群各波幅，算出其代数和，然后查表即可得出电轴度数（表 12 - 2）。

表12-2　自Ⅰ、Ⅲ导联QRS测定心电轴表

|  | −10 | −9 | −8 | −7 | −6 | −5 | −4 | −3 | −2 | −1 | 0 | +1 | +2 | +3 | +4 | +5 | +6 | +7 | +8 | +9 | +10 |
|---|---|---|---|---|---|---|---|---|---|---|---|---|---|---|---|---|---|---|---|---|---|
| **−10** | +150° | +155° | +161° | +167° | +173° | +180° | +187° | +193° | +199° | +205° | +210° | +215° | +219° | +223° | +226° | +229° | +232° | +234° | +236° | +238° | +240° |
| **−9** | +145° | +150° | +156° | +162° | +169° | +176° | +184° | +191° | +198° | +204° | +210° | +215° | +220° | +224° | +227° | +231° | +233° | +236° | +238° | +240° | +242° |
| **−8** | +139° | +144° | +150° | +157° | +164° | +172° | +180° | +188° | +196° | +203° | +210° | +216° | +221° | +225° | +229° | +232° | +235° | +238° | +240° | +242° | +244° |
| **−7** | +133° | +138° | +143° | +150° | +158° | +166° | +175° | +185° | +194° | +202° | +210° | +217° | +222° | +227° | +231° | +234° | +237° | +240° | +242° | +244° | +246° |
| **−6** | +127° | +131° | +136° | +142° | +150° | +159° | +169° | +180° | +191° | +201° | +210° | +218° | +224° | +229° | +233° | +237° | +240° | +243° | +245° | +247° | +248° |
| **−5** | +120° | +124° | +128° | +134° | +141° | +150° | +161° | +173° | +187° | +199° | +210° | +219° | +226° | +232° | +236° | +240° | +243° | +245° | +248° | +249° | +251° |
| **−4** | +113° | +116° | +120° | +125° | +131° | +139° | +150° | +164° | +180° | +196° | +210° | +221° | +229° | +235° | +240° | +244° | +247° | +249° | +251° | +253° | +254° |
| **−3** | +107° | +109° | +112° | +115° | +120° | +127° | +136° | +150° | +169° | +191° | +210° | +224° | +233° | +240° | +245° | +248° | +251° | +253° | +255° | +256° | +257° |
| **−2** | +101° | +102° | +104° | +106° | +109° | +113° | +120° | +131° | +150° | +180° | +210° | +229° | +240° | +247° | +251° | +254° | +256° | +258° | +259° | +260° | +261° |
| **−1** | +95° | +96° | +97° | +98° | +99° | +101° | +104° | +109° | +120° | +150° | +210° | +240° | +251° | +256° | +259° | +261° | +262° | +263° | +264° | +265° | +265° |
| **0** | +90° | +90° | +90° | +90° | +90° | +90° | +90° | +90° | +90° | +90° |  | −90° | −90° | −90° | −90° | −90° | −90° | −90° | −90° | −90° | −90° |
| **+1** | +85° | +85° | +84° | +83° | +82° | +81° | +79° | +76° | +71° | +60° | +30° | −30° | −60° | −71° | −76° | −79° | −81° | −82° | −83° | −84° | −85° |
| **+2** | +81° | +80° | +79° | +78° | +76° | +74° | +71° | +67° | +60° | +49° | +30° | 0° | −30° | −49° | −60° | −67° | −71° | −74° | −76° | −78° | −79° |
| **+3** | +77° | +76° | +75° | +73° | +71° | +68° | +65° | +60° | +53° | +44° | +30° | +11° | −11° | −30° | −44° | −53° | −60° | −65° | −68° | −71° | −73° |
| **+4** | +74° | +73° | +71° | +69° | +67° | +64° | +60° | +55° | +49° | +41° | +30° | +16° | 0° | −16° | −30° | −41° | −49° | −55° | −60° | −64° | −67° |
| **+5** | +71° | +69° | +68° | +65° | +63° | +60° | +56° | +52° | +46° | +39° | +30° | +19° | +7° | −7° | −19° | −30° | −39° | −46° | −52° | −56° | −60° |
| **+6** | +68° | +67° | +65° | +63° | +60° | +57° | +53° | +49° | +44° | +38° | +30° | +21° | +11° | 0° | −11° | −21° | −30° | −38° | −44° | −49° | −53° |
| **+7** | +66° | +64° | +62° | +60° | +57° | +55° | +51° | +47° | +42° | +37° | +30° | +22° | +14° | +5° | −5° | −14° | −22° | −30° | −37° | −42° | −47° |
| **+8** | +64° | +62° | +60° | +58° | +55° | +52° | +49° | +45° | +41° | +36° | +30° | +23° | +16° | +8° | 0° | −8° | −16° | −23° | −30° | −36° | −41° |
| **+9** | +62° | +60° | +58° | +56° | +53° | +51° | +47° | +44° | +40° | +35° | +30° | +24° | +18° | +11° | +4° | −4° | −11° | −18° | −24° | −30° | −35° |
| **+10** | +60° | +58° | +56° | +54° | +52° | +49° | +46° | +43° | +39° | +35° | +30° | +25° | +19° | +13° | +7° | 0° | −7° | −13° | −19° | −25° | −30° |

当Ⅰ、Ⅲ导联数据很大时，可按同等比例缩小后再查表。

正常 QRS 的平均电轴为 0° ~ +90°。+30° ~ -90°为电轴左偏，+30° ~ 0°属轻度左偏，0° ~ -30°为中度左偏，-30° ~ -90°属显著左偏。+30° ~ +90°为电轴不偏。+90° ~ +120°属轻度与中度右偏，+120° ~ +180°属显著右偏；+180° ~ -90°属重度右偏。实际上，正常心电轴的变异范围可以在 -30° ~ +120°之（图 12-1）。

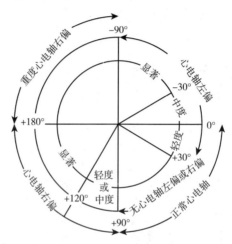

图 12-1　心电轴偏移的分类

在正常情况下，每个心动周期即可在心电图上记录到一组波形，每一组典型的心电图波形具有以下各波、波段及间期（图 12-2）。

①P 波：正常起搏点窦房结的兴奋冲动首先传至心房，使心房激动而产生 P 波，故 P 波是心电图中最先出现的波。其前半部分主要由右心房产生，后半部分主要由左心房产生，中间部分有重叠。

②P-R 间期：自心房除极开始至心室开始除极的时间。自 P 波开始至 QRS 波群的起始点。如果 QRS 波群不是以 R 波开始，而是以 Q 波（或q 波）开始，则 P-R 间期实际上是 P-Q 间期。而传统习惯仍称 P-R 间期。测量时应选择 P 波宽大显著，且有明显 Q 波的导联，作为测量 P-R 间期的标准。

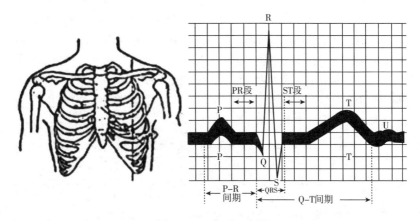

图 12 - 2　典型心电图

③PR 段：自 P 波终点到 QRS 起点的一段。

④QRS 波群：代表全部心室肌兴奋传布过程的电位变化。一般 QRS 波群由 Q、R、S 三个波中的 1 至 3 个所组成，第一个向下的波称为 Q 波，第一个向上的波称 R 波，R 波之后向下的波称为 S 波，S 波之后向上的波为 R′波，R′波后第二个向下的波为 S′波。如果只有一个向下的波称为 QS 波。QRS 波群可呈现各种形态，用英文字母大写表示主波，小写表示较小的波。

⑤J 点：S 波终点与 ST 段的连接点。

⑥S - T 段：代表心室肌早期复极过程中的电位与时间变化。自 QRS 终了至 T 波开始的一段。

⑦Q - T 间期：代表心室肌除极和复极全过程所需的时间。从 QRS 波群开始至 T 波终了的时间。测量 Q - T 间期可选择一个 T 波较高而 QRS 波群起始点又比较明确的导联，或自多数导联测出一个平均数来代表。

⑧T 波：代表心室晚期复极过程的电位与时间变化。

⑨U 波：是在 T 波后 0.02 ~ 0.04s 出现的一个小波，可能为心室肌激动的激后电位。

正常心电图图形及参考区间：

①P 波：正常心电图中，PaVR 绝对倒置，$P_I$、$P_{II}$、aVF 直立，PaVL 直立或倒置，$P_{III}$大多数直立，少数低平、双向或倒置，$P_{V_1}$、$P_{V_2}$、$V_3R$ 直立或

倒置，$P_{V_4}$、$P_{V_5}$、$P_{V_6}$ 均应直立。直立 P 波一般波顶圆凸，在肢导联中 P 波电压应 < 0. 25mV，时间在 （0. 06 ~ 0. 08） s < 0. 11s 胸导联中 < 0. 2mV。P 波宽度小于 0. 11s。P 波低平一般无临床意义。

②P - R 间期：正常心率范围时，成年人 P - R 间期在 0. 12 ~ 0. 20s。P - R 间期与心率快慢及年龄有关。心率愈快，P - R 间期愈短；同样心率时，年龄愈大，P - R 间期愈长 （表 12 - 3）。

表 12 - 3    P - R 间期正常最高值 （S）

|  | 0 ~ 1. 5 岁 | 1. 5 ~ 6 岁 | 7 ~ 13 岁 | 14 ~ 17 岁 | 成人 |
| --- | --- | --- | --- | --- | --- |
| < 70 | 0. 16 | 0. 17 | 0. 18 | 0. 19 | 0. 20 |
| 71 ~ 90 | 0. 15 | 0. 165 | 0. 17 | 0. 18 | 0. 19 |
| 91 ~ 110 | 0. 145 | 0. 155 | 0. 16 | 0. 17 | 0. 18 |
| 111 ~ 130 | 0. 135 | 0. 145 | 0. 15 | 0. 16 | 0. 17 |
| 130 以上 | 0. 125 | 0. 135 | 0. 14 | 0. 15 | 0. 16 |

③QRS 波群：QRS 波群时间：正常成人为 ≤ 0. 11s，大部分在 0. 06 ~ 0. 08s。在主波向上时，若有 Q 波，应 < 0. 04s。

室壁激动时间 （VAT）：是指从 QRS 波群的起点到 R 波波峰的时间。若 R 波有切迹或 R′波，则以最后的 R 波为准。正常在 $V_1$、$V_2$ 导联的右心室壁激动时间 < 0. 03s，在 $V_5$、$V_6$ 的左心室壁激动时间 < 0. 05s。

QRS 波群波形和振幅：在肢导联中，aVR 导联 QRS 波群基本向下，呈现 QS、RS、RSR′、QR 型。aVL、aVF 导联的 QRS 波群的形状可呈 QR 或 Rs 型，也可呈 RS 型。在标准导联中，垂位心时，Ⅰ、Ⅱ、Ⅲ 导联均以 R 波为主；在横位心时，Ⅰ 导联 R 波较高，Ⅱ 导联 R 波较小，Ⅲ 导联 R 波更小，S 波较深。在心前导联中，$V_1$、$V_2$ 导联呈 RS 型，$V_5$、$V_6$ 导联可呈 QR、QRs、RS 或 R 型，$V_3$、$V_4$ 导联 R 波和 S 波基本相等，故从 $V_1$ 至 $V_6$ 导联 R 波逐渐增高，S 波逐渐减小或消失。若 $V_3$ 导联的图形出现在 $V_1$ （或 $V_2$）导联，提示心脏沿长轴发生逆钟向转位，若 $V_3$ 导联的图形出现在 $V_5$ （或 $V_6$）导联，提示为顺钟向转位。QRS 波的振幅 （电压）在各导联中不同。在正常心电图中，$R_I < 1.5mV$，$R_{II} < 2.5mV$，$R_{III} < 2.0mV$，$R_{aVR} < 0.5mV$，$R_{aVL} < 1.2mV$，$R_{aVF} < 2.0mV$，$R_{V_1} < 1.0mV$，$R_{V_5} < 2.5mV$，$R_{II} + R_{III} < 4.0mV$，$S_{V_1} < 2.0mV$，$S_{V_5} < 0.7mV$（非顺钟向转位），$R_{V_1} + S_{V_5} < 1.2mV$，$V_1$ 导联 $R/S < 1.0$，$V_5$ 导联 $R/S > 1.0$，$R_{V_5} < 2.5mV$，$R_{V_5} + S_{V_1} < 4.0$（女 < 3.5）$mV$。

若肢体导联的每个 QRS 波群（R + S 或 Q + R）电压的绝对值均 < 0.5mV，或每个胸导联 QRS 波群电压绝对值均不超过 0.8mV，称为低电压，可见于极少的正常人。

如 QRS 波群中出现 Q 波，则其时间不应超过 0.04s，深度不超过同导联 R 波的 1/4。在正常情况下，$V_1$（$V_2$）导联不应有 Q 波，$V_3$ 导联亦极少有 Q 波，$V_5$（$V_6$）导联可见正常范围的 q 波。

④J 点：ST 段开始之处称为 ST 交接点（简称 J 点）。通常 J 点上下偏移不超过 1mm，大多在等电位线上，J 点常随 ST 偏移而发生偏移。

⑤ST 段：正常情况下，ST 段可较等电位线略高或略低。在任何情况下，无论哪一导联 ST 段向下压低不应超过 0.05mV；ST 段向上抬高时，肢体导联及 $V_5$（$V_6$）导联不超过 0.1mV，$V_1 \sim V_3$ 导联不超过 0.3mV。

⑥T 波：形态：不同导联，T 波可呈直立、倒置、双相、低平等多种形态。在正常情况下，I、II 导联及胸导联 $V_3$ 以左的导联中 T 波均为直立，$T_{aVR}$ 必须倒置，如 $T_{V_3}$ 倒置则 $T_{V_1}$、$T_{V_2}$ 不应直立，如 $T_{V_2}$ 倒置则 $T_{V_1}$ 不应直立，否则视为不正常。

电压：在 R 波为主的导联中，T 波不应低于同导联 R 波的 1/10。高耸的 T 波一般无重要意义，但 $T_{V_1}$ 应 < 0.4mV。

⑦Q - T 间期：Q - T 间期与心率有关，心率愈快，Q - T 间期愈短（表 12 - 4）。正常 Q - T 间期以公式表示如下：$Q - T = K \sqrt{R - R}$（K = 0.4）。当心率在 60 ~ 100 次/分时，Q - T 间期值为：0.32 ~ 0.44s。为了消除心率对 Q - T 间期的影响，常使用校正的 Q - T 间期（Q - Tc），$Q - Tc = \dfrac{Q - T}{\sqrt{R - R}}$，其正常值上限为 0.44s。

⑧U 波：U 波在 II 导联及 $V_3$ 导联中最清晰，可达 0.20 ~ 0.30mV，但 U 波不应高于同导联的 T 波。U 波增高及倒置均具临床意义。

表12-4　Q-T间期参考值及最高值

| R-R间期（S） | 心率（次/分） | 正常值 | | 最高值 | |
|---|---|---|---|---|---|
| | | 男子及儿童 | 女子 | 男子及儿童 | 女子 |
| 1.50 | 40 | 0.449 | 0.461 | 0.491 | 0.503 |
| 1.40 | 43 | 0.438 | 0.450 | 0.479 | 0.491 |
| 1.30 | 46 | 0.426 | 0.438 | 0.466 | 0.478 |
| 1.25 | 48 | 0.420 | 0.432 | 0.460 | 0.471 |
| 1.20 | 50 | 0.414 | 0.425 | 0.453 | 0.464 |
| 1.15 | 52 | 0.407 | 0.418 | 0.445 | 0.456 |
| 1.10 | 55 | 0.400 | 0.411 | 0.438 | 0.449 |
| 1.05 | 57 | 0.393 | 0.404 | 0.430 | 0.441 |
| 1.00 | 60 | 0.386 | 0.396 | 0.422 | 0.432 |
| 0.95 | 63 | 0.378 | 0.388 | 0.413 | 0.423 |
| 0.90 | 67 | 0.370 | 0.380 | 0.404 | 0.414 |
| 0.85 | 71 | 0.361 | 0.371 | 0.395 | 0.405 |
| 0.80 | 75 | 0.352 | 0.362 | 0.384 | 0.394 |
| 0.75 | 80 | 0.342 | 0.352 | 0.374 | 0.384 |
| 0.70 | 86 | 0.332 | 0.341 | 0.363 | 0.372 |
| 0.65 | 92 | 0.321 | 0.330 | 0.351 | 0.360 |
| 0.60 | 100 | 0.310 | 0.318 | 0.338 | 0.347 |
| 0.55 | 109 | 0.297 | 0.305 | 0.325 | 0.333 |
| 0.50 | 120 | 0.283 | 0.291 | 0.310 | 0.317 |
| 0.45 | 133 | 0.268 | 0.276 | 0.294 | 0.301 |
| 0.40 | 150 | 0.252 | 0.258 | 0.275 | 0.282 |
| 0.35 | 171 | 0.234 | 0.240 | 0.255 | 0.262 |

## 12.1.1　心房肥大（atrial hypertrophy）

心房肥大包括心房肥厚和扩张，大多是心房压力增高，血容量增加和异常的血液分流等原因造成的。心房肥大时，心房除极向量增大与心房传导延迟，表现为P波电压增高及时间延长。

**1. 左心房肥大**　心电图表现为：P波增宽超过0.11s，P波顶端常呈双峰型后峰高于前峰，峰距≥0.04s，以Ⅰ、Ⅱ、aVL导联较为明显。PV$_1$电压可达0.2mV，并常呈双向改变，先正后负，负向波称为终末电势（Ptf$_{V_1}$）。Ptf$_{V_1}$ = P$_{V_1}$后段负向波深度（mm）、宽度（S），左房肥大时≤-0.04mm·S。

左心房肥大常见于二尖瓣狭窄，故有时称为"二尖瓣型P波"。事实上这种P波也可见于冠心病、主动脉瓣病变、急性左心衰竭等，此时表明存在左室舒张末压增高或房间束传导功能减低致心房传导时间延长。

**2. 右心房肥大** 心电图表现为：P 波高尖，电压≥0.25mV，时间正常，以 Ⅱ、Ⅲ、aVF 导联最为明显。$P_{V_1}$ 呈双向时，常先正后负，正向波 >0.15mV。肺气肿致电压降低时，只要 P 波呈尖峰型，其电压达同导联 R 波的 1/2 或 >0.22mV 时，即应考虑为右心房肥大。右心房肥大常见于慢性肺源性心脏病，故亦称为"肺型 P 波"。此外，尚可见于各种先天性心脏病。

**3. 双侧心房肥大** 心电图改变为：P 波异常增高且宽（时间大于 0.11s 电压大于 0.25mV），呈双峰型。$P_{V_1}$ 呈双向，正向波高尖，负向波宽而有切迹。双侧心房肥大在风湿性心脏病和某些先天性心脏病时常可见到。

### 12.1.2 心室肥大 （ventricular hypertrophy）

心室肥大包括心室扩张和肥厚。前者常为心室舒张期负荷过重所致，后者为收缩期负荷过重所致。心电图主要表现为 QRS 波群电压增高，时间轻度延长，心电轴偏移和 ST–T 改变。

**1. 左心室肥大**

（1）QRS 波群电压增高

$R_I > 1.5mV$，$R_I + S_{III} > 2.5mV$。

$R_{II} + R_{III} > 4.0mV$。

$R_{aVL} + > 1.2mV$，$R_{aVF} > 2.0mV$。

$R_{V_5} + S_{V_1} > 4.0mV$（男）；$R_{V_5} + S_{V_1} > 3.5mV$（女）。

$R_{V_5} > 2.5mV$。

（2）心电轴左偏 < -30°。

（3）QRS 波群时间延长为 0.10 ~ 0.11s，左室壁激动时间（$VAT_{V_5}$）>0.05s。

（4）以 R 波为主的导联中，ST 降低 0.05mV 以上，T 波低平，双向或倒置，并常见 $T_{V_5}$、$T_{V6} < 1/10R$。

凡增加左室负荷的疾病均可导致左室肥大，左室收缩期负荷加重，易出现 S–T 段下移及 T 波倒置，即"收缩期负荷过重"的左心室肥厚图形。而舒张期容量增加时多表现为 QRS 电压增高，时间增宽，ST–T 变化较小的"舒张期负荷过重"图形。另外，应与正常体瘦的青年人的左室高电压相鉴别。

附：左心室肥大的 Romhilt 标准

（1）QRS 波电压达到下列任何一项者计 3 分：①肢体导联最大 R 或 S 波

≥2.0mV；②$V_1$ 或 $V_2$ 最深 S 波≥2.2mV；③$V_5$ 或 $V_6$ 的 R 波≥2.5mV。

（2）劳损型 ST－T 改变：①未用洋地黄者计 3 分；②服用洋地黄者计 1 分。

（3）$P_{tfV1}$≤－0.04mm.s（无二尖瓣狭窄者）计 3 分。

（4）QRS 波电轴左偏－15°以上，计 1 分。

（5）QRS 波时间＞0.09s 计 1 分。

（6）$V_5$ 或 $V_6$ 的 VAT＞0.04s 计 1 分。

总分达到 5 分者肯定为左心室肥大，4 分者为可疑左心室肥大。

临床意义：①原发性和继发性高血压。②冠心病所致乳头肌功能不全、断裂。③各种原因所致主动脉瓣狭窄及关闭不全。④肥厚型心肌病。⑤先天性心脏病如室间隔缺损伴有主动脉瓣关闭不全、动脉导管未闭、房间隔缺损伴二尖瓣裂等。

**2. 右心室肥大**

（1）QRS 波群电压改变：

$R_{V_1}$＞1.0mV，$V_1$R/S＞1。

$R_{V_1}$＋$S_{V_5}$＞1.2mV，$S_{V_5}$＞0.7mV，$V_5$R/S＜1。

$V_1$ 或 $V_3$R 呈 qR、R、$R_s$型或$_{rs}$R′型。

$R_{aVR}$＞0.5mV，R/Q＞1。

（2）$VAT_{V_1}$＞0.03s，而 QRS 时间正常。

（3）ST－T 改变 S－$T_{V_1}$降低 0.05mV 以上，T 波双向或倒置。

（4）QRS 波群电轴右偏＞＋110°。

（5）常同时出现"肺型 P 波"。

一般来说，右心室肥大的心电图诊断不如左心室肥大灵敏，但一旦出现典型图形，表明右心室肥大已相当明显。$V_1$ 呈$_{rs}$R′型，QRS＜0.11s 为右室舒张期负荷过重，常见于房间隔缺损；$V_1$ 呈 QR 或 R 型的右心室肥大为右室收缩期负荷重，常见于肺动脉瓣狭窄或重度肺动脉高压。

**3. 双侧心室肥大** 其心电图改变有以下几种：

（1）具有显著左心室肥大的心电图特征，同时伴有：QRS 电轴显著右偏；显著的顺钟向转位；$V_1$R＞S，$V_5$R＜S；aVRR＞Q；$VAT_{V_1}$＞0.03s；同时见右房肥大改变。

（2）具有显著右心室肥大的心电图特征，同时伴有：QRS 电轴左偏；$R_{V_5}$异常增高；$R_{V_5}$＋$S_{V_1}$≥4.0mV（男），$R_{V_5}$＋$S_{V_1}$≥3.5mV（女）；Ⅰ、Ⅱ、

Ⅲ、aVF、$V_4 \sim V_6$ 有深 Q 波。

（3）具有双侧心室肥大特征。

（4）大致正常心电图，仅见代表左、右心室导联的 ST - T 改变。这是由于两侧心室的电压同时增高，互相抵消所致。

临床意义：临床上常见于风湿性心脏病二尖瓣狭窄伴关闭不全、冠心病伴乳头肌功能不全、扩张型心肌病。少见于贫血性心脏病、心内膜弹力纤维增生症。

### 12.1.3 冠状动脉供血不足 (coronary insufficiency)

可引起冠状动脉供血不足的原因很多，但绝大多数为冠状动脉粥样硬化，其次为冠状动脉痉挛。

**1. 急性冠状动脉供血不足** 常因冠状动脉的某一支发生严重痉挛所造成，临床上可表现为心绞痛，其心电图改变为一过性表现：①缺血型 ST 段压低：常见于左室外侧壁导联，ST 段呈水平或下垂型压低大于 0.05mV，延续时间在 0.08s 以上。②可出现两肢对称的倒置 T 波（冠状 T）有时亦可见巨大高耸的 T 波。③少数情况下可见一过性心肌梗死图形，左胸导联出现 Q 波甚至 QS 波，经及时有效治疗可迅速恢复。④可出现 U 波倒置，Q - T 间期延长。⑤可出现一过性期前收缩、阵发性心动过速、心房颤动、传导阻滞等心律失常。⑥S - T 段抬高：常见于变异型心绞痛，多伴有高耸或终末倒置的 T 波，ST 段升高凹面向上，或呈上斜型。

**2. 慢性冠状动脉供血不足** 由于冠状动脉供血不足引起慢性心肌缺血或心脏传导系统发生退行性变化，可出现下列心电图改变：①缺血型 ST 段压低，其 R 波和 ST 夹角 >90°。②T 波降低、双向或倒置。③出现各种传导阻滞、期前收缩、心房颤动等心律失常改变。④可出现左心室肥大图形，电轴左偏，Q - T 间期延长、左胸导联 U 波等 U 波常倒置。上述改变缺乏临床特异性，必须与心肌病、电解质紊乱等相鉴别。经系统观察，前后对比方具诊断意义。

### 12.1.4 心肌梗死 (myocardial infarction)

**1. 急性心肌梗死心电图的基本变化**

（1）异常 Q 波或 QS 波：Q 波时间超过 0.04s，深度超过同导联 R 波的 1/4。它的产生是由于坏死心肌不能除极，使综合心电向量背离心肌坏死区所致。

（2）ST 段改变：在异常 Q 波的导联上，ST 段呈弓背向上的单向曲线抬高，称为损伤型 ST 改变，极具诊断价值。

（3）T 波改变：在异常 Q 波的导联上，出现"冠状 T"波，是由于梗死周围心肌严重缺血所致。

**2. 心肌梗死心电图的演变及分期**　急性心肌梗死后心电图发生一系列改变，最初为暂时性缺血型 T 波改变，T 波异常增高，但时间极其短暂，难以描记到。进而由于心肌缺血加重，便出现损伤型 ST 段单向曲线抬高的改变，持续数小时至几天后，ST 段逐渐回到等电位线，同时 T 波倒置，加深 3~6 周发展到最深限度，以后又渐变浅，恢复到直立往往需要数月，其中部分倒置 T 波可能长期存在。异常 Q 波或 QS 波表示心肌坏死，一般说来，这种改变一经产生，便不会改变，只有极少病例 Q 波逐渐变小甚至消失。

根据上述演变过程，心肌梗死可分为下列四期。

（1）超急性期：①表现为梗死部位 T 波高尖、增宽。②损伤型 ST 段抬高、ST 段垂直、斜坡向上型或弓背向上型抬高，与 T 波可融合成单向曲线。③急性损伤性阻滞改变。梗死部位 R 波上升速度减慢，VAT > 0.04s，QRS 波时限增宽，常伴有 R 波电压增高。

（2）急性期：①病理性 Q 波在发病后 6~10h 出现。Q 波电压大于随后 R 波的 1/4，Q 波时间大于 0.04s，Q 波可出现切迹或顿挫。②损伤型 ST 段抬高，弓背向上，肢体导联与左胸导联大于 0.1mV，右胸导联大于 0.3mV。③早期 T 波高大而宽，通常与 ST 段融合成为单向曲线，后期 T 波倒置，呈冠状 T 波（T 波倒置宽而深，两肢对称）。

（3）亚急性期：梗死后数天至数周，少数达数月，ST 段恢复到等电位线；倒置 T 波恢复直立，部分患者不再直立，呈恒定倒置；坏死型 Q 波仍存在。

（4）陈旧期：梗死后数月或数年，心电图仅表现为残留异常 Q 波或 QS 波；ST 段可正常或下移；T 波已恢复正常，或长期呈缺血型 T 波。

**［心肌梗死的定位诊断］**

心肌梗死心电图的定位诊断是依据异常 Q 波、ST 段抬高与 T 波倒置所在导联来决定的，其中以异常 Q 波为主要依据。

前间壁：$V_1$、$V_2$、（$V_3$）。

前壁：$V_3$、$V_4$、（$V_5$）。

前侧壁：Ⅰ、aVL、$V_4$、$V_5$、$V_6$。

下壁：Ⅱ、Ⅲ、aVF。

侧壁：Ⅰ、aVL、$V_5$、（$V_6$）。

高侧壁：Ⅰ、aVL、$V_5$ 和 $V_6$ 的上一肋间。

正后壁：$RV_1$、$V_2$ 明显增高、增宽，$V_7$、$V_8$ 导联见异常 Q 波伴 ST 演变。

### 12.1.5　急性心肌炎（acute myocarditis）

急性心肌炎病因复杂，但其心电图改变类似，主要表现为：

（1）ST - T 段改变，ST 段压低，T 波降低、平坦、双向或倒置，随病情消长而变化。

（2）心律失常，可见窦性心动过速、窦性心动过缓、各种类型期前收缩与心动过速、心房扑动、心房颤动以及不同部位不同程度的传导阻滞、随病情消长而变化。

（3）Q - T 间期延长及低电压。

急性心肌炎的心电图变化对诊断无特异性，必须密切结合临床资料加以综合分析。

### 12.1.6　原发性心肌病（primary cardiomyopathy）

原发性心肌病是指一类原因不明的以心肌病变为主的心肌病，分为扩张型、肥厚型、限制型三种。其心电图改变可归纳为：①心腔肥大：多数为左室肥大和左房肥大，少数在疾病晚期同时有右室肥大。②ST - T 改变：常见为 ST 段下移，T 波低平或倒置。③QRS 波群电压降低，少数病例可出现异常 Q 波，甚至酷似心肌梗死图形。④各种类型的异位心律和传导障碍。

### 12.1.7　心包炎（pericarditis）

各种原因的心包炎，其心电图改变基本相似。

**1. 急性心包炎**

（1）ST 段变化：在多数导联上 ST 段呈上斜型或凹面向上抬高，在Ⅰ、Ⅱ、$V_5 \sim V_6$ 导联最明显，aVR、$V_1$、$V_2$ 导联 ST 段压低，持续 2 天至 2 周。

（2）T 波改变：除 aVR、$V_1$、$V_2$ 导联外，其他导联的 T 波最初保持直立，当 S - T 段回到基线时，T 波变成低平及倒置，数月（一般 3 个月）内恢复直立。P - R 段压低Ⅱ、aVF 及胸前导联 P - R 段可压低，aVR 导联则抬高。偶尔 $V_1$ 导联 P - R 段可抬高，但在 $V_2 \sim V_6$ 导联压低。

（3）QRS 波群低电压。

（4）窦性心动过速多见。

（5）电交替现象。

**2. 缩窄性心包炎**

（1）ST - T 改变：除 aVR、$V_1$、$V_2$ 导联外，其他导联的 T 波平坦或倒置，少数可有 S - T 段下降。

（2）QRS 波群低电压。

（3）窦性心动过速。后期，心房受累时可出现心房增大或房内阻滞，P 波高而宽或呈双峰，可出现心房颤动。

### 12.1.8 药物及电解质紊乱对心电图的影响

临床上某些药物和电解质紊乱可影响心肌的除极与复极及激动的传导，从而造成一系列心电图改变，认识这些改变，可为临床诊断和治疗提供有价值的资料。

**1. 强心苷的影响**

（1）治疗剂量心电图变化：①T 波变化：T 波低平、双向或倒置，双向 T 波往往是初始部分倒置，终末部分直立变窄。②ST 段变化：ST 段先下斜，然后与倒置 T 波部分相连，几乎成直角，近似鱼钩状。③Q - T 间期缩短。

以上改变提示强心苷作用，并非强心苷中毒。

（2）强心苷中毒的心电图变化：诊断意义较大者有：频发性（二联律或三联律）及多源性室性期前收缩呈二联律，尤其是发生在心房颤动（房颤）基础上者。①房颤伴完全性房室传导阻滞与房室交界性心律。②房颤伴非阵发性交界性心动过速呈干扰性房室分离。③房颤并频发交界性逸搏或短阵交界性心律。④非阵发性房性心动过速伴不同程度的房室传导阻滞。

另外，强心苷中毒尚可出现各种传导阻滞，但一般不引起室内传导阻滞。

**2. 奎尼丁的影响**

（1）早期改变：U 波增高，并与 T 波融合或重叠而使 T 波产生切迹，Q - T 间期延长，继而 T 波降低或倒置，ST 段压低，P 波增宽可有切迹，P - R 间期稍延长。

（2）晚期改变：QRS 波群进行性增宽，呈室内阻滞图形。QRS 波群宽度达 0.16 ~ 0.20s，或超过用药前的 25%，为停药指征。Q - T 间期显著延长，> 0.50s 为停药指征。严重时可出现高度房室传导阻滞、室性、室性心动过速（特别是扭转型室速），甚至心室颤动。

**3. 电解质紊乱的影响**

（1）血钾过高的心电图改变：先为 T 波高尖，基底变窄，称为"帐篷状" T 波。随后 R 波逐渐降低，QRS 波群时间增宽，S 波增宽加深，S - T 段下移。继而 P 波电压降低，增宽，P - R 间期延长。如进一步加重则 P 波增宽，振幅减低，甚至消失，QRS 波群显著畸形，室率缓慢，称为窦室传导。可见各种心律失常，以室性期前收缩为常见，亦可见心动过缓，心动过速、房内阻滞、房室阻滞、心室内阻滞，最后可见心室扑动和心室颤动。

（2）血钾过低的心电图改变：首先为 T 波电压降低甚至倒置，U 波增高往往超过 T 波，U 波 >0.1mV。ST 段压低，Q - T 间期一般正常或轻度延长，表现为 Q - T 间期延长。严重时可出现各种心律失常，以窦性心动过速、期前收缩、阵发性心动过速常见，甚至心室扑动和心室颤动。

（3）血钙过高的心电图改变：ST 段缩短或消失。Q - T 间期缩短。少数可见 U 波，T 波可倒置。QRS 波群增宽，P - R 间期延长。偶可见室早和高度房室传导阻滞。

（4）血钙过低的心电图改变：ST 段平坦及延长，致使 Q - T 间期延长，补钙后图形可迅速恢复。

### 12.1.9 常见心律失常

心脏激动在起源、节律以及传递顺序、途径、速度的任一环节发生异常，即为心律失常。心律失常分为激动起源异常和激动传导异常两大类。

**1. 正常窦性心律和窦性心律失常**

（1）正常窦性心律：窦房结是心脏的正常起搏点，凡由其产生激动并控制心脏节律性活动的心律统称为窦性心律。其心电图表现为：①P 波为窦性，规律地出现，频率 60 ~ 100 次/分。②$P_{II}$ 直立，$P_{aVR}$ 倒置。③P - P 间期之差 <0.16s。④P - R 间期≥0.12s。

（2）窦性心动过速：P 波为窦性。心率 >100 次/分，一般 <160 次/分。P - R 间期及 Q - T 间期相应缩短。运动、兴奋、发热、贫血、疼痛、休克、缺氧、甲状腺功能亢进、心力衰竭、心脏本身疾病以及引起心脏兴奋的药物均可使心率增快。

（3）窦性心动过缓：P 波为窦性。心率 <60 次/分，一般不低于 40 次/分。常合并窦性心律不齐。

运动员、老年人、阻塞性黄疸、颅内压增高、甲状腺功能减退、冠心病累及窦房结以及强心苷、利血平等抑制窦房结功能的药物过量。

（4）窦性心律不齐：具备正常窦性心律特点。同一导联 P - P（或 R - R）间距不等 >0.16s。常伴窦性心动过缓。

临床上常见于呼吸性窦性心律不齐（呼气时稍慢，吸气时稍快）；另外亦见于自主神经功能紊乱时。一般无重要临床意义。

（5）窦性停搏：在窦性心律心电图上出现一长间歇，其间无 P – QRS – T 波群。这个长间歇与正常 P – P 间期不成倍数关系。窦性停搏后常出现逸搏或逸搏心律。

生理情况可见于迷走神经反射亢进时，病理情况可见于窦房结器质性病变、强心苷、奎尼丁等药物过量时。

（6）游走性心律：是指窦房结的节律不固定，游走于窦房结内或窦房结与房室结之间的心律。

窦房结内游走性心律：在同一导联上，尤以Ⅱ导联上 P 波形态从凸起变为低平，但无倒置 P 波。在同一导联上 P – R 间期略不等，但均 >0.12s。上述改变呈周期性。

窦房结至房室结之间的游走心律：同一导联上 P 波形态、大小及方向逐渐地发生规律性改变。P – R 间期不一致，从 >0.12s 逐渐变短，直至 <0.12s。常伴有心律不齐。QRS 波群形态一致。

生理情况与迷走神经张力有关，病理情况与风湿活动、窦房阻滞有关。

**2. 逸搏和逸搏心律**　任何原因使窦房结未能及时发出激动或激动未能下传，而由潜在的低位起搏点发出激动，并暂时控制部分或全部心脏的活动，称为逸搏。连续三次或三次以上的逸搏为逸搏心律。其实质是一种生理性的保护机制。临床上应针对引起逸搏的病因和基本心律失常进行治疗。

（1）房性逸搏与房性逸搏心律：常在窦房阻滞或房性期前收缩后的长间歇后出现，心电图表现为：在长的心房间歇后出现一个与窦性 P 波形态有差异的 P′波。P′– R 间期正常或略短于窦性 P – R 间期，但 >0.12s。QRS 波群形态正常。P′与 P 可形成房性融合波。

连续 3 次以上的房性逸搏即为房性逸搏心律。异位的房率在50~60 次/分。

（2）交界性逸搏与交界性逸搏心律：常发生在窦性静止或明显心动过缓、窦房或房室阻滞时，心电图表现为：在一个较长的心室间歇后出现形态与窦性心律相同的 QRS – T 波群。无 P 波或为逆行 P′波，P′波在逸搏的 QRS 波群前时，P′– R <0.12s，P′波在 QRS 波群之后时，R – P′<0.20s，P′可隐埋在 QRS 波群中。

连续出现 3 次以上为交界性逸搏心律，一般频率在 40~60 次/分。该种心律失常短暂发生与迷走神经张力增加有关，意义不大。但持续存在提示器质性心脏病以及药物引起的窦房结功能低下或窦房阻滞，房室阻滞等病理状况。

（3）室性逸搏与室性逸搏心律：当窦房结、心房与交界区处于高度抑制状态时，就可能发生室性逸搏或室性逸搏心律，心电图表现为：在较长的心室间歇后出现宽大畸形的 QRS 波群，发生在束支近端者畸形可不明显。畸形的 QRS 波群前无与其相关的 P 波。逆行 P′波可能位于 QRS 波群之后，R－P′＞0.20s。可见到室性融合波。

连续 3 次以上的室性逸搏称为室性逸搏心律，其室率为 40 次/分以下。室性逸搏心律又称室性自主心律，临床上多见于临终前心电图。窦房结、心房、房室交界处严重抑制以及严重血钾过高、强心苷与奎尼丁等药物中毒时亦可出现。

**3. 期前收缩（早搏）** 心脏某一异位起搏点发出的冲动，产生一次提早的搏动，称为过早搏动，亦称期前收缩或期外收缩，简称早搏。根据其发生的部位可分为房性、交界性、室性 3 种。

（1）房性期前收缩：提早出现 P′－QRS－T 波群，其 P′波形态与窦性 P 波略有差异。P′－R 间期＞0.12s。提前的 QRS 波群形态同正常 QRS 波群形态一致。大多为不完全性代偿间期，即期前收缩前后两个窦性 P 波间距小于正常 PP 间距 2 倍。

P′后无 QRS 波（称为未下传的房性期前收缩）或 P′－R 间期明显延长均为房室干扰所致。

有时 P′下传心室引起 QRS 波群增宽变形，多呈右束支阻滞图形，称房性期前收缩伴室内差异性传导。

（2）交界性期前收缩：提早出现的 QRS－T 波群和正常 QRS 波群形态一致，可因伴室内差异传导而在 $V_1$ 导联呈三相波。交界性期前收缩的 QRS 波群前或后可有倒置 P′波，如在 QRS 波群前 P′－R＜0.12s，如在后 R－P′＜0.20s，有时 P′波埋在 QRS 波群中。有完全代偿间歇（期前收缩前后两个窦性搏动相隔的间期等于两个正常周期）。

（3）室性期前收缩：提早出现的 QRS 波群宽大畸形，其前无与其相关的 P 波。畸形的 QRS 波＞0.12s。T 波与 QRS 波群方向相反。有完全代偿间歇。插入性期前收缩可无代偿间歇。如室性搏动和窦性搏动相间出现称为室性期前收缩二联律。

该期前收缩大多为功能性，在安静、休息状态时发生者，多数为迷走神经张力增加所致，烟、酒、茶、咖啡等亦可引发。器质性心脏病时，常可见到各种类型期前收缩。此外，一些药物如强心苷、奎尼丁等过量中毒时以及麻醉、手术、心导管检查时等均可见到期前收缩。胸前导联的室性期前收缩若有异常 Q 波或同时伴有 ST – T 改变，应考虑有心肌梗死存在。若室性期前收缩的 R 波落在前一窦性激动的 T 波上，即"R – on – T"常可诱发室性心动过速或心室颤动。

**4. 阵发性心动过速** 当心脏某一异位起搏点自律性增高，产生过早搏动，如连续发生 3 次或 3 次以上，即称为阵发性心动过速，可分为房性、交界性、室性 3 种。由于房性和交界性阵发性心动过速时，P 波不易分辨而难于判断其起源，故统称为阵发性室上性心动过速。

（1）阵发性室上性心动过速：凡心率超过 160 次/分，心律整齐，QRS 波群时间 <0.10s，即可诊断。

阵发性房性心动过速：可辨别出 P 波，且 P′ – R 间期 >0.12s。

阵发性交界性心动过速：无 P 波或有逆行 P 波，且 P′ – R 间期 <0.12s，R – P′间期 <0.20s。

如异位 P 波重叠于前面的 T 波中，无法辨认其形态与方向，而无法测定 P – R 间期，则统称阵发性室上性心动过速。

阵发性室上性心动过速常见于情绪激动、疲劳、体位改变、吞咽等，大多原因不明，预后一般良好。亦可见于器质性心脏病、预激综合征、甲状腺功能亢进、强心苷毒性反应等。如频繁发生常为心房颤动的前奏。

（2）阵发性室性心动过速：快速、畸形的 QRS 波群频率在 140 ~ 200 次/分，时间 ≥0.12s，T 波方向和 QRS 波群主波方向相反。心室律常不规则。如见 P 波，P 波频率较 QRS 波群缓慢，两者无固定关系。P 波偶可传入心室，出现心室夺获（QRS 波群形态、时间同窦性）或室性融合波（QRS 波群形态介于窦性与室性心动过速之间），则诊断更为明确。

阵发性室性心动过速，多见于器质性心脏病，如冠心病、急性心肌梗死及心肌病等；可因某些药物（抗心律失常药、三环类抗抑郁药、氯喹等）、低血钾或低血镁等引起 Q – T 间期延长而诱发；强心苷中毒时亦可发生。少数可见于无器质性心脏病及各种诱因者，但多为短阵发生，预后良好。

（3）阵发性室性心动过速的特殊类型：尖端扭转型室性心动过速（亦称多形性室性心动过速）：此类心动过速是一种严重的室性心律失常，心动过速发作为数秒至 10s 可自行终止，易反复发作，频率为 160 ~ 280 次/分，QRS 波群形态多变，每隔 3 ~ 10 个搏动 QRS 波群主波方向即发生转变，时而向上，时而向下，发作时第一个 QRS 波群一般均起自前一搏动的 T 波或 U 波上。临床上表现为反复发作心源性晕厥或称为阿 – 斯综合征。常见于原发性或继发性 Q – T 间期延长综合征，后者多见于奎尼丁、胺碘酮（乙胺碘呋酮）、丙吡胺（双异丙吡胺）、氯喹、三环类抗抑郁药等。另外可见于低血钾及严重心动过缓时。

双向性室性心动过速：QRS波群主波方向上下交替，时间可以正常或轻度增宽。目前，一般认为其发生原因是心脏内某一异位起搏点（以交界性为常见）的激动在心室内发生交替性左、右束支阻滞的结果，常见于严重洋地黄中毒。

**5. 非阵发性心动过速**　非阵发性心动过速是异位起搏点自律性增高所致，亦称加速的异位自主心律或加速的逸搏心律。按其发生部位可分为房性、交界性、室性三类，房性者十分少见。

（1）非阵发性交界性心动过速：室率为70~130次/分。QRS波群前后有逆行P波，P'-R<0.12s或R-P'<0.20s。QRS波群的形态与时间正常。与窦性心律可形成干扰性房室分离。常可见到心室夺获。发作前后无交界性期前收缩。非阵发性交界性心动过速常见于强心苷中毒，亦可见于急性心肌炎、急性心肌梗死等。

（2）非阵发性室性心动过速：室率在60~100次/分。QRS波群宽大畸形。窦性冲动传入可出现心室夺获或室性融合波。

非阵发性室性心动过速多见于急性心肌梗死、高血钾及强心苷中毒时。

**6. 扑动与颤动**　扑动与颤动是一种频率比阵发性心动过速更快的异位心律，发生于心房时，称为心房扑动和心房颤动，发生在心室时，称为心室扑动和心室颤动。其心电图表现为：

（1）心房扑动：P波消失，代之以240~350次/分的F波，F波绝对均齐，呈锯齿状，以Ⅱ、Ⅲ、aVF、V₁导联最为明显。F波和QRS波通常呈（2:1）~（4:1）传导，有时呈不规则传导。1:1传导罕见。如传导比例恒定则心室律规则，反之则不规则。QRS波群形态，时间正常。

不纯性心房扑动（房扑）：F波的形态、振幅、间隔可略有差异，频率在>350次/分。

（2）心房颤动（房颤）：P波消失，代之以大小不等、形状各异的颤动波（f波），房颤波的频率为350~600次/分，以Ⅱ、Ⅲ、aVF、V₁导联最为明显。QRS波群间期绝对不规则。QRS波群和窦性心律相同。形态、振幅常有轻度变异。室率在160~200次/分以下，如超过100次/分，称快速房颤，低于60次/分，称缓慢房颤。房颤常合并下列情况。

①房颤合并室内差异传导：常见于心室率较快时。多发生在长的R-R

间期之后，紧接着出现 QRS 波时，无固定联律间期和代偿间歇。$V_1$ 导联 QRS 波群呈 rSR'形，$V_6$ 导联有小 Q 波。房颤合并室内差异传导常见于强心苷不足时，区分差异传导和室性期前收缩（可见于强心苷过量时）对强心苷的使用具有指导意义。

②房颤合并房室传导阻滞：ⓐ合并高度房室传导阻滞。出现交界性逸搏或室性逸搏，心室律有时规则，有时不规则，由心房下传的 QRS 波群的心律不规则，而交界性或室性逸搏与前面的 QRS 波群的距离却十分固定，它常是图中最长的 R - R 间距。ⓑ合并完全性房室传导阻滞：QRS 波群心室律在 40~60 次/分，缓慢而匀齐。ⓒ房颤的发生远比房扑常见，两者均可短暂或持久发生。正常人偶可见到一过性房颤发生。心房扑动和心房颤动绝大多数发生在有器质性心脏病者，以风湿性心脏病、二尖瓣病变、冠心病和高血压性心脏病最常见，亦可见于心肌病、缩窄性心包炎、预激综合征、甲状腺功能亢进、强心苷中毒等。

(3) 心室扑动：规则、匀齐、连续的大幅度波浪样搏动，无法区别 QRS - T 波群，频率为 200~250 次/分。

(4) 心室颤动：QRS - T 波群完全消失，代之以形态、大小不同，且极不规则的波动，频率约 200~500 次/分。

单纯的心室扑动很少见，一般常为心室颤动的前奏，心室颤动常为临终前的状态，亦是猝死的基本原因之一。心室颤动常见于不稳定型心绞痛、急性心肌梗死、心肌病、原发性和继发性 Q - T 间期延长综合征、电击、溺水、肾上腺素类药物过量及强心苷中毒等。

**7. 传导阻滞**　心肌任何一部分由于不应期病理性延长，使激动的传导延迟或阻断，称为心脏传导阻滞。传导阻滞可以为暂时性或永久性，后者多为器质性心脏病所致。

(1) 窦房传导阻滞：阻滞发生在窦房结及其周围心肌之间，根据阻滞程度可分为Ⅰ、Ⅱ、Ⅲ度。对单纯Ⅰ度窦房传导阻滞心电图一般无法诊断。Ⅱ度窦房传导阻滞和窦性停搏难以从心电图上区别，故心电图主要对Ⅱ度窦房阻滞有意义。Ⅱ度窦房传导阻滞又分Ⅰ型和Ⅱ型。

Ⅰ型（文氏型）：P - P 间期逐渐缩短，直至发生一次 P - QRS - T 漏搏，出现一长的 P - P 间期，长 P - P 间期小于最短的 P - P 间期的 2 倍。上述改变呈周期性变化。

Ⅱ型（莫氏型）：在窦性心律中，突然 P 波脱落出现一长间歇，长的 P - P间期为正常 P - P 间期的整数倍。

短暂发生的窦房传导阻滞可为迷走神经张力增加所致，但严重、持久的阻滞常表示心脏有器质性损害，如急性心肌炎、心肌梗死以及强心苷、奎尼丁中毒等。

（2）房内传导阻滞：阻滞发生在结间束和房间束，分为不完全性和完全性房内阻滞两类。

不完全性房内传导阻滞：P波时间>0.12s，振幅可增高，波峰有切迹或双峰，双峰间距>0.04s，PV$_1$往往先正后负呈双向。

完全性房内传导阻滞：窦房结和心房的另一起搏点各自控制着部分心房，窦性激动同时控制心室。心电图表现为：同时出现两个心房波（P及P′），窦性P波之后跟有QRS波。P和P′各自有固有频率。P′波小而尖，频率较慢（30~50次/分），P′-P′间期不固定。

房内传导阻滞多见于心肌炎、心肌病、先天性心脏病、手术修补房间隔缺损后、风湿性心脏病二尖瓣病变等。

（3）房室传导阻滞：是激动在房室交界区发生传导障碍，根据其阻滞程度可分为不完全性房室传导阻滞（一度和二度）和完全性房室传导阻滞（三度）。部分为暂时性，部分可为永久性。

①一度房室传导阻滞：P波规律出现，P-R间期延长，按年龄及心率P-R间期超过正常最高限度或儿童超过0.18s，成人超过0.20s，老年人超过0.22s。P-R间期虽<0.20s，但和以前的心电图相比P-R间期延长0.04s。

②二度房室传导阻滞：分为Ⅰ型（文氏型）和Ⅱ型（莫氏型）。心电图改变为：ⓐⅠ型：P-R间期逐跳延长，直至P波后发生心室漏搏（无QRS波群）；随后，P-R间期缩短至正常，以后又逐渐延长至漏搏，呈周期性改变。QRS波群脱落时的长R-R间期不足任何短R-R间期的2倍。ⓑⅡ型：P-R间期固定，发生单个QRS波群漏搏。漏搏的R-R间期为正常R-R间期的2倍。ⓒ高度房室传导阻滞：在二度Ⅱ型房室传导阻滞中，房室传导比呈3:1或3:1以上者，即每3个或3个以上P波才下传出现一个QRS波群者为高度房室传导阻滞。下传的P-R间期常恒定。可连续出现交界性逸搏而发生不完全性房室分离及心室夺获。

③三度房室传导阻滞：P波与QRS波群无关，P-P和R-R间期规则。房率多于室率，室率慢而规则。QRS波群的速率、形态、时间取决于阻滞发生的部位。如QRS波群形态、时间正常，则表示阻滞发生在房室束（希氏束）分叉以上；如QRS波群宽大畸形，则表示阻滞发生在房室束分叉以下。

一度和二度Ⅰ型房室传导阻滞可见于健康人，少数与迷走神经张力增加有关，但多数是器质性心脏病或电解质紊乱所致，常见于各种原因的心肌炎、强心苷中毒、下壁心肌梗死，亦可见于先天性心脏病、冠心病、高血钾、奎尼丁中毒等，大多为可逆性，少数可进一步恶化。二度Ⅱ型以上的房室传导阻滞，多为心肌器质性损害所致，常常持久存在，可见于慢性心肌病、慢性冠状动脉供血不足致心肌退行性变以及风湿性心脏病、尿毒症、先天性心脏畸形等。

（4）室内传导阻滞：是指发生在希氏束以下的传导阻滞，即房室束支传导阻滞，包括右束支阻滞、左束支阻滞、左束支分支阻滞。

①完全性右束支传导阻滞：QRS 波群时间 >0.12s，$VAT_{V_1} \geqslant 0.06s$。$V_1$、$V_2$ 导联为 RSR′或呈宽大并有切迹的 R 波呈 M 形；$V_5$、$V_6$ 导联为 QRS 型或 RS 型Ⅰ、$V_5$、$V_6$ 导联 S 波增宽有切迹，其时限 $\geqslant 0.04s$。Ⅰ、Ⅱ、aVL 导联常见粗钝 S 波，Ⅲ、aVR 导联常有终末粗钝 R 波。

②继发性 ST-T 改变：$V_1$、$V_2$ 导联 ST 段降低，T 波倒置，$V_5$、$V_6$ 导联 ST 段抬高，T 波直立。

③完全性左束支传导阻滞：QRS 时间 >0.12s，$VAT_{V_5}$、$VAT_{V_6} > 0.06s$。$V_1$、$V_2$ 导联呈 RS 或 QS 型，R 波很小，S 波或 QS 波宽大粗钝，$V_5$、$V_6$ 导联呈宽大、顶峰粗钝或有切迹的 R 波，无 q 波或 S 波。Ⅰ、aVL 导联图形同 $V_5$、$V_6$ 导联类似，Ⅲ、aVF 则同 $V_1$、$V_2$ 导联相似。继发性 ST-T 改变：$V_1$、$V_2$ 导联 ST 段抬高，T 波直立，$V_5$、$V_6$ 导联 ST 段压低，T 波倒置。

④不完全性左、右束支传导阻滞：QRS 波群形态类似于完全性左或右束支传导阻滞。QRS 波群时间 <0.12s。常无继发性 ST-T 改变。

⑤左前分支传导阻滞：QRS 波群电轴左偏，$-45° \sim -90°$。

Ⅰ、aVL 导联呈 qR 型，Ⅱ、Ⅲ、aVF 呈 RS 型，$S_Ⅲ > S_Ⅱ$，$R_{aVL} > R_Ⅰ$。QRS 波群时间正常或轻度增宽，<0.11s。

⑥左后分支传导阻滞：Q 波群电轴偏右，$+90° \sim +110°$。Ⅰ、aVL 导联呈 RS 型，Ⅱ、Ⅲ、aVF 导联呈 QR 型。QRS 波群时间正常或轻度增宽，<0.11s。

临床上右束支传导阻滞最常见，如无明显器质性心脏病者多为暂时性，预后较好。室内传导阻滞常见于冠心病、各种病因的心肌炎、心肌病、高血压。风湿性心脏病、先天性心脏病、肺源性心脏病等引起心室扩大时，亦常引起室内传导阻滞。

**8. 预激综合征**　预激综合征是心室部分心肌在正常房室传导路径下传的激动尚未到达前被通过旁路的房室途径预先激动所致的一种综合征。已知的旁路有三种，产生的心电图改变亦不尽相同。

（1）W－P－W 综合征：由 Kent 束引起，此型最常见，心电图改变为：P－R 间期＜0.12s。QRS 波群起始部见 δ 波（预激波）。QRS 波群时间≥0.12s，P－J 间期（P 波开始 QRS 波群结束）正常。S－T 段和 T 波方向与 QRS 波群主波方向相反。分三型：①A 型：$V_1 \sim V_6$ 导联 QRS 波群主波全部向上，预激波向上。②B 型：右心导联 QRS 主波向下呈 QS、QR、QS 型，预激波向下。左心导联 QRS 主波向上，呈 R 型或 RS 型。③C 型：右心导联 QRS 主波向上，左心导联 QRS 主波向下，预激波向下。此型少见。

（2）L－G－L 综合征：由 James 通道引起。P－R 间期＜0.12s。QRS 波群正常，无预激波，故又称为短 P－R、正常 QRS 综合征或 L－G－L 综合征。

（3）Mahaim 型预激综合征：由 Mahaim 纤维引起，罕见。心电图表现为 P－R 间期正常，QRS 波群增宽，有预激波。

预激波综合征常可引起各种异位心律失常，其中以顺向折返性心动过速（窄 QRS 波的室上性心动过速）最常见。

## 12.2 心电图运动负荷试验

在休息状态时，许多冠心病患者的心电图是正常的，心电图运动试验旨在通过某种规定的运动方式，增加心肌耗氧量，当耗氧量超过冠状动脉的供给能力时，即可出现心电图的 ST－T 改变，以此来估计受检者是否存在冠心病。目前常用的有双倍二级梯、活动平板、踏车运动试验 3 种。

［适应证］

凡临床疑为冠心病，病史和体格检查不能确定诊断，常规心电图可疑或正常者。

［禁忌证］

慢性心肺功能不全；严重高血压；严重心律失常；严重贫血；服用洋地黄或有电解质紊乱；稳定型心绞痛或心绞痛频繁发作，特别在两周内有发作史者；急性心肌梗死急性期；充血性心力衰竭；安装固定频率心脏起搏器术后；已知左冠状动脉主干病变。

**1. 双倍二级梯运动试验**

（1）准备：禁食 2h，避免酒、茶、咖啡等食物以及某些可影响结果的药物。试验前休息 10min，同时作常规十二导联心电图并记录血压。向受检者说明试验的注意事项，登梯时应避免向同一方向转身。

（2）试验方法：用节拍器控制登梯速度，在规定时间内完成登梯次数后立即平卧记录心电图，描记即刻、2、4、6min 的心电图，每次分别作 $V_3$、$V_4$、$V_5$、$V_6$、Ⅰ、Ⅱ、aVF、aVL 导联各一次。ST－T 有异常者应继续按 2min 一次描记，直至恢复到运动前水平。

（3）运动负荷：按性别、年龄、体重而制定登梯次数，在每级 9 英寸（23cm）高的二级梯上往返运动，时间 3min，受检者运动量参见表 12－5。

（4）判定标准：运动中出现典型心绞痛或运动后心电图改变符合下列条件之一者为阳性。①在 R 波占优势的导联上，运动后出现水平型或下垂型 ST 段压低（ST 段与 R 波顶点垂线的交角 ＞90°），超过 0.05mV，持续 2min 者。如原有 ST 段压低者，运动后在原有基础上再压低超过 0.05mV 持续 2min 者。②在 R 波占优势的导联上，运动后出现 ST 段抬高（弓背向上型）超过 2mm 者。

### 表 12－5　双倍二级梯运动试验登梯次数表（男、女）

| 年龄<br>体重 | 20 ~ | 25 ~ | 30 ~ | 35 ~ | 40 ~ | 45 ~ | 50 ~ | 55 ~ | 60 ~ | 65 ~ |
|---|---|---|---|---|---|---|---|---|---|---|
| 40 ~ | 58(56) | 58(56) | 56(54) | 54(52) | 54(58) | 52(46) | 50(44) | 50(42) | 48(42) | 46(40) |
| 45 ~ | 56(54) | 56(52) | 54(50) | 52(48) | 52(46) | 50(44) | 50(44) | 48(42) | 46(40) | 44(38) |
| 50 ~ | 56(52) | 54(52) | 54(50) | 52(48) | 50(46) | 50(44) | 48(42) | 46(40) | 44(38) | 44(36) |
| 55 ~ | 54(50) | 54(50) | 52(48) | 50(46) | 50(44) | 48(42) | 46(40) | 46(38) | 44(36) | 42(36) |
| 60 ~ | 52(48) | 54(50) | 52(46) | 50(44) | 48(42) | 46(40) | 46(38) | 44(38) | 42(36) | 40(34) |
| 65 ~ | 50(46) | 52(46) | 50(44) | 48(42) | 46(40) | 46(38) | 44(38) | 42(36) | 40(34) | 40(32) |
| 70 ~ | 48(44) | 50(44) | 48(42) | 48(40) | 46(38) | 44(38) | 42(36) | 40(34) | 40(32) | 38(32) |
| 75 ~ | 48(42) | 50(40) | 48(40) | 46(38) | 44(38) | 42(36) | 40(34) | 40(32) | 38(32) | 36(30) |
| 80 ~ | 46(40) | 48(36) | 46(38) | 44(36) | 44(36) | 42(34) | 40(32) | 38(32) | 36(30) | 36(28) |
| 85 ~ | 44(38) | 46(36) | 46(36) | 44(34) | 42(34) | 40(32) | 38(32) | 36(30) | 36(28) | 34(26) |
| 90 ~ | 42(36) | 46(34) | 44(34) | 42(34) | 40(32) | 38(32) | 38(30) | 36(28) | 34(28) | 32(26) |
| 95 ~ | 40(36) | 44(32) | 44(32) | 42(32) | 40(30) | 38(30) | 34(26) | 34(26) | 32(26) | 30(24) |
| 100 ~ | 38(32) | 42(30) | 42(30) | 40(30) | 38(28) | 36(28) | 34(26) | 32(26) | 32(24) | 30(22) |

运动后心电图改变符合下列条件之一者为可疑阳性。①在 R 波占优势的导联上，运动后出现水平型或下垂型 ST 段压低 0.05mV 或接近 0.05mV 及

QX/QT 比例≥50%，持续 2min 者。②在 R 波占优势的导联上，运动后 T 波由直立变为倒置，持续 2min 者。③U 波倒置者。

运动后出现下列任何一种心律失常者：多源性室性期前收缩、阵发性室性心动过速、心房颤动或扑动、窦房传导阻滞、房室传导阻滞（Ⅰ、Ⅱ、Ⅲ度）、左束支传导阻滞或左束支分支阻滞、完全性右束支传导阻滞或室内传导阻滞。

**2. 平板和踏车运动试验**

（1）准备：一般准备同双倍二级梯运动试验。

先描记常规 12 个导联的心电图及 CM5 导联（阳极同 $V_5$，阴极胸骨柄），$CC_5$ 导联（阳极同 $V_5$，阴极 $V_5R$ 处）并作立位或坐位 $CM_5$，$CC_5$ 导联描记。记录立、卧位心率及血压。

（2）试验方法

①活动平板运动试验：受检者在转动的平板上作原地踏步运动，通过平板的转速和坡度调节运动量。运动量共分 7 级，时速分别为 1.7、2.5、3.4、4.2、5.0、5.5、6.0 英里/h（1 英里 = 1.61km）。坡度第一级为 10%，以后每级增加 2%，每级运动 3min，直至出现亚极量心率（表 12 – 6）或出现停止指征为止。

表 12 – 6　极量与亚极量心率　　　　单位：次/分

| 年龄 | 20 ~ | 25 ~ | 30 ~ | 35 ~ | 40 ~ | 45 ~ | 50 ~ | 55 ~ | 60 ~ | 65 ~ |
|---|---|---|---|---|---|---|---|---|---|---|
| 极量 | 197 | 195 | 193 | 191 | 189 | 187 | 184 | 182 | 180 | 178 |
| 亚极量 | 167 | 166 | 164 | 162 | 161 | 159 | 156 | 155 | 153 | 151 |

注：亚极量心率为极量心率的 85%。

②踏车运动试验：受检者在可以调节和显示功量的自行车上踏车。功量分 1 ~ 7 级，男性由 300（kg·m）/min 开始，逐渐增加，每级增加 300（kg·m）/min，每级运动 3min；女性由 200（kg·m）/min 开始，每级增加 200（kg·m）/min，每级运动 3min，直至亚极量心率出现或出现终止指征为止。

（3）试验记录：试验中至少需要监护 $CC_5$、$CM_5$ 导联，并每 1 ~ 3min 记录一次，直至试验结束。试验结束后立即描记心电图，方法同双倍二级梯运动试验。同时，于试验开始后每 3min 测量一次血压，结束后每 2min 测量一次血压，直至恢复到运动前水平。

（4）阳性标准：①运动中出现典型心绞痛。②运动中及运动后呈水平型或下垂型 ST 段压低≥0.1mV。如原有 ST 段压低者，运动后应在原基础上再压低 0.1mV。

**3. 试验终止指标**　试验达到亚极量心率持续 2min 后可停止运动，试验完成。如虽未达到预期心率但出现下列情况需终止试验。终止指标为：①出现严重的胸痛，尤其是典型的心绞痛。②出现阳性心电图改变。③严重的室性心律失常、室上性心动过速、心房扑动、心房颤动等。④收缩压较试验前下降 10mmHg（1.3kPa）；或收缩压 >210mmHg（28kPa），舒张压 >110mmHg（14.7kPa）。⑤出现极度乏力、步态不稳、呼吸困难、眩晕、发绀或苍白。

# 12.3　动态心电图（dynamic electrocardiogram）

[适应证]

鉴别心悸、胸痛、气促、头晕、黑蒙、昏厥是否为心源性；心律失常的定性、定量诊断；冠心病的辅助诊断；评价抗心律失常药物和抗心肌缺血药物的治疗效果；了解心脏病患者及心肌梗死后、心脏手术后患者的心脏储备功能；选择安置适当的起搏器及作安置后的评价；了解某些特定情况（特定环境下或药物）对心脏的影响。

[检测方法]

（1）检查前一天晚上洗澡或用水将胸前皮肤擦洗干净。

（2）检查前 24h 停用抗心律失常药物。

（3）根据需要将电极安置在胸前适当的位置，通过导联线与携带的记录仪相连接，依据各种型号（有磁带记录和电脑储存两类），可记录 24h 全部心电活动、记录部分有效心电活动或定时、间断记录心电活动等。再通过回放分析系统或直接在心电图仪（或心电示波器）上回放心电图形，最后分析及打印报告。由于各种回放系统存在着某些局限性，因此必须加以修改和校正，并结合生活日志写出内容全面的报告。

[结果判断]

（1）正常人群的心率见表 12 - 7。

（2）心律失常：正常人动态心电图心律失常检出率见表 12 - 8。不同年龄正常人心律失常可能出现率参见表 12 - 9。

早搏频率：①房性早搏：24h 早搏数少于总心搏数的 1‰，或室上性早搏（房性和交界性早搏电脑分析时常难于区别） <1000 次/24h。②室性早搏：

24h 早搏数少于总心搏数的 1‰，1‰~9‰ 为可疑，大于 10‰ 属病理现象。

（3）ST－T 改变：下斜型或水平型 ST 段压低至少 >0.1mV，持续 1min 以上，可考虑为心肌缺血。T 波形态和电压有明显差异，以睡眠和体位明显改变时为甚，只有结合生活日志记录，在症状出现的同时有明显 T 波改变者，才考虑此种 T 波改变可能是缺血的表现。

**表 12－7　不同年龄的正常心率**　　　　　　　单位：次/分

| 年龄 | 24h 总心搏次数 | 24h 平均心率 | 醒时最高心率 | 醒时最低心率 | 睡时最高心率 | 睡时最低心率 |
|---|---|---|---|---|---|---|
| 1~3 天 | | | 173±19 | | | 93±12 |
| 4~10 天 | | | 179±16 | | | 94±13 |
| 10~13 岁 | | | 100~200 | 40~80 | 60~110 | 30~70 |
| 23~27 岁 | | 73±7 | 141±17 | 53±6 | 89±9 | 43±5 平均 |
| 44.2 岁 | | 75.9±0.6 | 132.7±1.5 | 64.2±0.7 | 90.9±0.9 | 55.3±0.6 |
| 45~59 岁 | | | | | | |
| 　男 | 107573±13548 | 77.4±82 | 132.3±14.8 | 61.4±7.6 | 73.9±10.9 | 52.9±6.4 |
| 　女 | 109822±11474 | 79.3±7.0 | 138.4±14.2 | 61.4±6.9 | 77.0±8.7 | 55.0±5.9 |
| ≥60 岁 | | 72±9.1 | 112±18 | | | 52.6±7.4 |
| 运动员 | | | 124.5±17.3 | | | 37.7±4.3 |

**表 12－8　正常人动态心电圈心律失常检出率**

| 心律失常型 | 检出率（%） |
|---|---|
| 窦性心动过缓 | 60~80 |
| 窦性停搏或窦房阻滞 | 0~4 |
| 房性期前收缩 | 40~88 |
| 房性心动过速 | 2~13 |
| 心房扑动 | 0~1 |
| 交界性期前收缩 | 1~10 |
| 交界性逸搏 | 0~22 |
| 室性期前收缩 | 30~80 |

| 心律失常型 | 检出率（%） |
|---|---|
| 室性心动过速 | 0 ~ 4 |
| 成对室性期前收缩 | 0 ~ 3 |
| R - on - T | 0 ~ 1 |
| 一度房室传导阻滞 | 0 ~ 5 |
| 二度房室传导阻滞 | 0 ~ 2 |

表 12 - 9　不同年龄组正常人心律失常可能出现率（%）

| | 1 ~ 10 天 | 10 ~ 13 岁 | 23 ~ 27 岁 | 平均年龄（44.2 岁） | 45 ~ 59 岁 | ≥60 岁 |
|---|---|---|---|---|---|---|
| 窦性心律不齐 | 100 | 100 | 64.8 | 15 | 14 | |
| 窦性心动过缓 | 81.3 | | 100 | 96.8 | 16 | 89 |
| 窦性心动过速 | | | 100 | | 100 | 77 |
| 窦性暂停或窦房阻滞 | 50 | 12.9 | 68 | | | 19 |
| 房性期前收缩 | 14 | 7.6 | 56 | 41.6 | 64 | 88 |
| 室性期前收缩 | | 26 | 50 | 3.2 | 43 | 78 |

# 12.4　血流动力学监护

血流动力学监护的内容包括外周动脉压、中心静脉压、肺动脉压、肺毛细血管楔嵌压和心排血量，后三项需采用带球囊漂浮导管检查。

[适应证]

（1）有创动脉压监测：用于心脏外科手术时和术后以及复杂大手术时的血压监护；严重休克和危重患者的血压监护。

（2）中心静脉压监测：对急性循环衰竭原因不明者，用于判断有效循环血量不足或心功能不全；危重患者在大量输液、输血时，通过监测，以防循环负荷过重。

（3）带球囊漂浮导管检查：除可测量肺动脉压和肺毛细血管楔嵌压外，如配有热敏电阻时还可作热稀释法心排血量测定。其适应证参见 12.12。

[禁忌证]

伴有严重出血性疾病时。

**[监测方法]**

(1) 有创动脉压监测：在休克状况下，特别是当外周动脉剧烈收缩时，采用袖带血压计测定的血压往往低于血管内的真正压力，此时可作动脉压直接测量监护。用套管针穿刺外周动脉（通常采用桡动脉），进入动脉后拔出针芯，连接三通开关和充有肝素液体的测压导管，胶带固定。再经三通开关与换能器相连，并使换能器和心脏保持同一水平。经零点校正后即可在压力计示波仪上显示动脉压波形及收缩压和舒张压数值。

(2) 中心静脉压监测：将塑料导管经周围静脉送达腔静脉，连接注满生理盐水的标有厘米刻度的透明玻璃管或塑料管，其零点应位于心脏同一水平。采用连接三通开关的输液装置进行输液，测压时只需旋转三通开关即可。

(3) 带球囊漂浮导管检查：参见 12.12。

评定标准：①中心静脉压 0.8~1.6kPa。②平均右心房压 0~0.7kPa。③肺动脉收缩压 2.0~4.0kPa。④肺动脉舒张压 0.8~1.6kPa。⑤肺动脉楔嵌压 0.8~1.6kPa。⑥周围动脉压 12.0~18.7/8.0~12kPa；心脏指数2.7~4.5L/（min·m$^2$）。

# 12.5 心电向量图（vectorcardiogram）

**[适应证]**

对心室肥大、心房肥大、双侧心室肥大、心肌梗死、慢性冠状动脉供血不足、束支传导阻滞、分支阻滞、预激综合征和心肌梗死合并传导阻滞有较大的价值。对心肌梗死的诊断比心电图敏感，对心室内传导情况、T 向量改变、心房与心室肥大的诊断优于心电图。

**1. 正常心向量图** 心电向量图参考区间见表 12-10。

表 12-10　心电向量图参考区间

| | 项目 | 额面（F） | 横面（H） | 右侧面（RS） |
|---|---|---|---|---|
| | 形状 | 梨形或狭长形 | 狭长形或梨形 | 长圆形或8字形 |
| P环 | 运行方向 | 逆时针 | 逆时针或8字 | 顺时针 |
| | 最大向量角度 | 60°±15° | -15°±10° | 80°±10° |
| | 最大向量振幅 | 0.2mV | 0.1mV | 0.18mV |

| 项目 | | 额面（F） | 横面（H） | 右侧面（RS） |
|---|---|---|---|---|
| QRS 环 | 形状 | 狭长形，8 字形 | 椭圆，扁，三角形 | 椭圆，扇形或 8 字形 |
| | 运行方向 | 顺时针或逆时针 | 逆时针 | 顺时针 |
| | 最大向量方向 | 左下 | 左后 | 后卜或卜 |
| | 最大向量振幅 | <1.5mV | <1.5mV | <1.5mV |
| | 时限 | 100ms | 100ms | 100ms |
| T 环 | 形状运行方向 | 狭长，扁圆或 8 字形 | RS 顺，IS 逆 | 逆 |
| | 最大向量方向 | 左下 | 左前 | 右下 |
| | 最大向量角度 | 40°±30° | 50°±40° | 25°±30° |
| | 最大向量振幅 | 0.2~0.75mV | 0.2~0.75mV | 0.2~0.75mV |
| | 长/宽 | >2.5 | >2.5 | >2.5 |
| | QRS - T 夹角 | <40° | <60° | <120° |
| | T/QRS 最大向量比 | ≥1/4 | ≥1/4 | ≥1/4 |

### 2. 常见异常心向量图

（1）右心房肥大：任何面上 P 环的运行时间不应超过 100ms。

在额面上 P 环的方位比正常者更为垂直向下，呈逆钟向运行。最大 P 向量位于 50°~120°。最大向量振幅≥0.2mV。通常可以见到指向上和右的 Ta（E-0）向量。

在右侧面上 P 环更多指向前下方，仍呈顺钟向运行或呈"8"字形。最大 P 向量位于 10°~80°，最大向量振幅可超过 0.18mV，出现向上和向后的 Ta 向量。

在横面上 P 环多指向前或左前，呈逆钟向运行或呈"8"字形。最大 P 向量位于 6°~90°；向前的 P 向量大于向后的 P 向量，故最大向后 P 向量/最大向前 P 向量的比值小于 1。

（2）左心房肥大：在额面上 P 向量向左，P 环多不规则，终末部向上，呈逆钟向运行。最大 P 向量位于 -10°~60°。Ta 向量指向右上。

在右侧面上 P 环更向后位于 60°~140°，常呈顺针向运行。最大 P 向量振幅可超过 0.18mV。Ta 向量指向上方。

在横面上 P 环指向左后方，最大 P 向量位于 $-10° \sim -90°$，最大 P 向量振幅可超过 0.1mV。最大向后 P 向量/最大向前 P 向量的比值多数大于 2。

三个面上 P 环的运行时间均大于 100ms。

（3）左心室肥大：①额面 QRS 环最大向量振幅≥1.25mV。②右侧面 QRS 环最大向量振幅≥1.2mV。③横面 QRS 环最大向量振幅≥1.5mV。④横面 QRS 环最大向量角偏后超过 $-20°$。⑤右侧面 QRS 环最大向量角偏后超过 $+140°$。

（4）右心室肥大：①向右最大电压≥1.0mV。②向左/向右电压比值 < 1.0。③横面 QRS 环右后象限的面积 > 整个环面积的 20%。④横面 QRS 环向右、前的面积 > 整个环面积的 70%。⑤额面 QRS 环在右下象限的面积 > 整个环面积的 20%。

（5）双侧心室肥大：①横面 QRS 环向前并向后扩大，呈不典型左心室肥大图像，环呈逆钟向运行，QRS 最大向量 > 1.5mV，向前向量 > 0.6mV。②横面 QRS 环向后偏移，QRS 最大向量 > 1.5mV，同时 S 向量增大，右后象限面积占 20% 以上。③横面 QRS 环向前偏移，并向左伸展，呈逆钟或顺钟向运行，而额面 QRS 环呈逆钟向运行。

（6）完全性右束支传导阻滞：①QRS 环运行时间≥120ms。②QRS 环可分为主环和运行迟缓的附加环。

横面附加环在右前方，呈逆钟向运行（ⅠA 型）；呈顺钟向运行构成小"8"字（ⅠB 型）；QRS 环回心支向前移位，与离心支相交构成大"8"字（ⅠC 型）；QRS 环大部回心支明显前移至离心支前，致 QRS 环前半部呈顺钟向运行，后半部又逆钟呈"8"字（Ⅱ型）；回心支明显右前移位，致整个 QRS 环呈顺时针方向运行（Ⅲ型）。额面 QRS 环初始向量正常，附加环在右侧偏上或偏下。右侧面 QRS 环初始正常，附加环在前偏上或偏下。ST 向量和 T 环与附加环方向相反。

（7）不完全性右束支传导阻滞：①各面上 QRS 环和 T 环的表现与完全性右束支传导阻滞相似。②QRS 环运行总时限小于 120ms。

（8）完全性左束支传导阻滞：①QRS 环运行时间≥120ms。②QRS 环运行迟缓的特征自中部开始持续到终末。③横面向右前的初始 QRS 向量减少，且常指向左前，很快转向左后方，形成"8"字或双"8"字形；QRS 最大向量在 $-45° \sim -80°$，电压增大，达 1.5mV 以上。④额面 QRS 环几乎均在左侧，形态多变。最大 QRS 向量在 $-20° \sim +55°$，QRS 最大向量增大。⑤ST 和 T 向量的方向与 QRS 环方向相反。

（9）不完全性左束支传导阻滞：①各面上 QRS 和 T 环的表现与完全左束支传导阻滞相似。②QRS 环总时限小于 120ms。

（10）心肌损伤和缺血

①心肌损伤：可出现较明显的 ST 向量，其方向指向损伤区。若前壁心内膜下心肌损伤，ST 向量指向后方，前壁外膜下心肌损伤则指向前方；若下壁心内膜下心肌损伤，ST 向量指向上方，下壁心外膜下心肌损伤则指向下方；若侧壁心内膜下心肌损伤，ST 向量从左至右，侧壁心外膜下心肌损伤则从右至左。急性穿壁性心肌梗死，心肌损伤至外膜下，ST 向量指向外膜。

②心肌缺血：以下 5 项有诊断意义。ⓐT/QRS < 1/4；ⓑQRS/T 夹角增大（额面 >40°，左侧面 > 120°，横面 >60°）；ⓒT 环转向异常（横面的意义更大，可作为两项阳性征计）；ⓓT 环长/宽比值 < 2.5；ⓔT 环方位异常。在 T 环方位正常时，出现前 4 项异常征的 1 项为"大致正常"。

2 项为"提示心肌缺血"，3 项及 3 项以上为"心肌缺血"。若伴有 T 环方位异常，并出现前 4 项异常征的数目愈多，则提示心肌病变或缺血愈严重。若 5 项阳性征均出现，则很可能左冠状动脉均有严重病变。

（11）心肌梗死：①局限性前壁心肌梗死：横面 QRS 环起始 10ms 向量指向右前方；20ms 以后 QRS 向量指向左后；无左心室肥大的电压增高现象。②广泛前壁心肌梗死：初始向前的向量消失；横面 QRS 环一开始即指向后及右，为顺钟向运行。③前间壁心肌梗死：初始向前向量消失；20ms 以后 QRS 向量指向后方。④侧壁心肌梗死：初始向右向量运行时间 ≥20ms；初始右向力增大 ≥0.18mV。⑤前侧壁心肌梗死：初始向前的间隔向量存在；初始向右运行时间 ≥20ms；横面 QRS 环离心支呈顺钟向运行；初始右向力增大，≥0.18mV；额面 QRS 最大向量 >40°，QRS 环仍呈逆时针向运行。⑥高侧壁心肌梗死：额面 QRS 最大向量 > +40°，QRS 环呈逆钟向运行；横面 QRS 环无特殊改变。⑦室间隔心肌梗死：初始 10ms 向右前的向量消失。⑧后壁心肌梗死：QRS 环面积 70% 以上位于前方；QRS 最大向量向前移位，达 +20° 以上；QRS 环向前运行时间超过 50ms；QRS 半面积向量向前移位至 10° 以上，最大前向力 >0.6mV；最大前向力 > 最大后向力，−45° 向量 $\overline{ab}$ < 0.25，T 最大向量 >20°。⑨下壁心肌梗死：初始向量向上运行时间在 25ms 以上；额面 QRS 最大向量 <10°，QRS 环呈顺时针方向运行；最大上向力 >0.2mV，其与最大下向力的比值 >0.2。最大左向力 ≥0.3mV。

（12）预激综合征：预激综合征所呈现的主要改变是 QRS 环的初始部分运行缓慢，称为预激向量，持续时间约 20～70ms。全 QRS 环运行时间延长，多超过 120ms。由于心室肌复极顺序改变，出现 T 环异常及异常 S－T 向量。

①A 型预激综合征：横面和侧面特征性强，额面的特征性小。额面：QRS 环多指向左侧，偏上或偏下，QRS 环的运行方向不定。T 环变化不定，多指向下方，可呈顺钟向或逆钟向运行。右侧面：QRS 环大部位于前方，多呈顺钟向运行。T 环指向下方，呈逆钟向运行。横面：初始 20～70ms 的预激向量指向前方，可偏左或稍偏右，运行延缓，QRS 环其余部分亦向前移位，甚至全环均在 X 轴之前，多呈逆钟向运行，小部分呈"8"字形运行。T 环的方向、大小变化不定，多呈顺时针向运行。

②B 型预激综合征：其特征亦主要反映在横面上。额面：预激向量和 QRS 环的其余部分均指向左方，偏上或偏下，呈逆钟向运行或呈"8"字形，T 环方向不定，多呈逆钟向运行。右侧面：预激向量的方向不定，但多指向后方，QRS 环多呈逆钟向运行或呈"8"字形，T 环变化不定，常与 QRS 环方向相反，呈顺钟向运行，QRS－T 角多在 80°以上。横面：预激向量的方向指向左方，常偏后，偶可轻度偏前，QRS 环运行方向不定，大部分在左侧 QRS 最大向量常与预激向量的方向一致。T 环多与 QRS 环方向相反，QRS－T 角多在 80°以上，T 环常呈逆钟向运行。

③"A＋B"型预激综合征（中间型预激综合征）：QRS 环既不居前，亦不居后，而呈现中间图形，横面 QRS 环最大向量常为 0°。特点是具有预激向量，同时心室间隔的向量消失。在横面上除预激向量运行迟缓外，还形成波状弯曲。

# 12.6　心音图（phonocardiogram，PCG）检查

**1. 正常心音**　见图 12－3。

（1）第一心音（$S_1$）：$S_1$ 产生于房室瓣接近关闭时，为心室收缩期开始的标志，约位于心电图的 QRS 波开始后 20～40ms，心尖部 $S_1$ 的时限为 0.10～0.12s，$S_1$ 形态上可分为 4 部分。

第一部分：系心室收缩早期的室壁振动及血流冲击房室瓣所产生，是与心电图的 R 波顶峰同时出现的低频低幅振动。

第二部分：系二尖瓣关闭和左侧房间的血流突然中止所产生，幅度较高，频率较快，在 R 波顶峰稍后出现，同步记录时，心电图 Q 波至心音图 $S_1$ 第二部分的时距称为 Q－$S_1$ 间期，正常为 60ms。Q－$S_1$ 间期延长可见于二尖瓣狭窄，狭窄程度和 Q－$S_1$ 间距延长程度成正比。

第三部分：系三尖瓣关闭（亦有认为半月瓣开放）所致，频率较高，幅度亦较大。第二、第三部分为 $S_1$ 的主要成分，其峰顶间距平均为 30 ~ 40ms。

第四部分：系心室收缩血流冲击大血管所引起，是低频、低幅的振动。

（2）第二心音（$S_2$）：$S_2$ 为心脏舒张期开始的标志，位于心电图的 T 波末了或稍后处，时限 80 ~ 110ms，形态上亦分 4 部分。

第一部分：系心室等长舒张时室壁振动所致，为低频、低幅振动。

第二部分：系半月瓣关闭所引起，是 $S_2$ 的主要部分，由主动脉瓣（$A_2$）和肺动脉瓣（$P_2$）两个成分。$A_2$ 频率较高，见于心电图 T 波终止后 30 ~ 40ms，$P_2$ 振幅稍低于 $A_2$ 或与之相等，在 $A_2$ 开始后 26 ~ 30ms 出现。

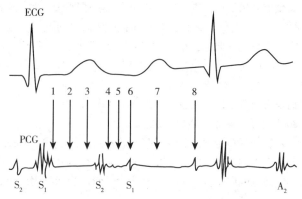

图 12 - 3　正常心音及额外心音发生时期示意图

ECG：心电图；PCG：心音图；$S_1$：第一心音；$S_2$：第二心音；

$S_3$：第三心音；$S_4$：第四心音；$A_2$：第二心音主动脉瓣成分；

1. 收缩早期喷射音；2. 收缩中期喀喇音；3. 收缩晚期喀喇音；

4. 开瓣音；5. 心包叩击音；6. 舒张早期奔马律；

7. 舒张中期奔马律；8. 舒张晚期奔马律

第三部分：系大血管壁或血流的振动所产生，为低频、低幅振动。

第四部分：系房室瓣开放所产生的低频、低幅振动。

（3）第三心音：（$S_3$）：系快速充盈时血流冲击室壁所引起，为低频、低幅振动，出现于 $S_2$ 开始后 120 ~ 160ms，幅度为 $S_2$ 的 1/3 ~ 1/4，时间 30 ~ 80ms。$S_3$ 在 25 岁后出现机会减少，40 岁后不应出现。

（4）第四心音（$S_4$）：系心房收缩，血流进入心室所引起，为低频、低幅的振动。幅度不超过 $S_1$ 的 1/3 ~ 1/4，时限 50ms，出现于心电图 P 波稍后，

如幅度 $>S_1$ 的 1/2 者为异常。

**2. 异常心音** 见表 12 - 11。

（1）心音增强和减弱：正常时心尖部 $S_1$ 最高振幅为 $S_2$ 的 0.5 ~ 2.0 倍，$>2.0$ 倍为高幅心音（亢进），$<0.5$ 倍为低幅心音（减弱）。心底部 $S_2$ 幅度 $>S_1$ 幅度的 2.0 倍时为高幅心音，$<0.5$ 倍时为低幅心音。

（2）心音分裂：①$S_1$ 异常分裂：$S_1$ 第二和第三部分距离 $>40ms$。②$S_2$ 异常分裂：$A_2 - P_2$ 间距 $>40ms$。③呼气性 $S_2$ 分裂：呼气时已有分裂，吸气时更加明显。④固定性 $S_2$ 分裂：呼气时 $S_2$ 已有明显分裂，吸气时增宽不超过 15 ~ 20ms。⑤逆分裂（反常分裂）：$S_2$ 的 $P_2$ 在前，$A_2$ 在后，呼气时更为明显。⑥单一的 $S_2$：呼吸周期中，$S_2$ 的 $A_2$ 与 $P_2$ 距离 $<20ms$。

（3）额外心音：①收缩期额外心音。②收缩早期喷射音：发生在 $S_1$ 第二部分开始后 50ms 或更晚处或心电图 QRS 波后 140ms 处，为高调、高幅额外音，是病理条件下出现的半月瓣开瓣音。③收缩中晚期喀喇音：发生在 $S_1$ 后 80ms 或更晚处，振幅大，频率高，时间短。④舒张期额外心音。⑤奔马律：舒张早期奔马律：出现时间与生理性 $S_3$ 一致，故又称为病理性 $S_3$。同时有 $S_1$ 减弱，心率 $>100$ 次/分，振幅较大，$S_2$ ~ $S_3$ 时期较大。⑥舒张末期奔马律：与 $S_4$ 出现时间一致，又称病理性 $S_4$。其幅度 $>S_1$ 的 1/2。⑦二尖瓣拍击音：于心尖内侧较易录到，其幅度高，频率为 100 ~ 200Hz，出现在 $S_2$ 后 40 ~ 120ms，持续时间 20 ~ 50ms。⑧心包叩击音：出现在 $S_2$ 后 90 ~ 130ms，中等频率，历时短促，在整个心前区均可录到，以心尖区和胸骨下段左缘处更明显，对诊断缩窄性心包炎有较大价值。

**表 12 - 11　心音异常及临床意义**

| 异常心音 | 临床意义 |
| --- | --- |
| $S_1$ 亢进 | 二尖瓣狭窄、先天性心脏病（左向右分流）、二尖瓣脱垂综合征、左房黏液瘤、特发性肥厚性主动脉瓣下狭窄、心动过速、甲状腺功能亢进等 |
| $S_2$ 亢进 | 二尖瓣关闭不全、重症主动脉瓣狭窄、心肌炎或心肌病、左心衰竭、P - R 间期延长等 |
| $S_1$ 异常分裂 | 束支传导阻滞、二尖瓣狭窄、房间隔缺损、心肌炎或心肌病、左心衰竭、P - R 间期延长等 |

| 异常心音 | | 临床意义 |
|---|---|---|
| S$_2$ 异常分裂 | 呼气性 S$_2$ 分裂 | 完全性右束支持导阻滞、肺动脉瓣狭窄、房间隔缺损、室间隔缺损、右心衰竭、急性大块肺梗死、原发性肺动脉高压、重症二尖瓣闭合不全、左房黏液瘤等 |
| | 固定性 S$_2$ 分裂 | 右心衰竭、房间隔缺损、缩窄性心包炎、室间隔缺损、肺动脉瓣狭窄等 |
| | S$_2$ 逆分裂 | 完全性左束支传导阻滞、左室流出道阻塞、高血压、心左功能不全、动脉导管未闭、右房黏液瘤、B 型预激综合征、主动脉瓣关闭不全等 |
| 单一的 S$_2$ | | 法洛四联症、肺动脉瓣闭锁、主动脉口狭窄、艾森门格综合征、三尖瓣闭锁不全、二尖瓣关闭不全、室间隔缺损、重度主动脉瓣、肺动脉瓣狭窄等 |
| 收缩期额外心音 | 收缩早期喷射音 | 主动脉瓣狭窄（轻、中度）、主动脉瓣关闭不肺动脉瓣狭窄、肺动脉高压、特发性肺动脉扩张等 |
| | 收缩中晚期咯喇音 | 二尖瓣脱垂、乳头肌功能失调、室壁瘤、主动脉瓣关闭不全等 |
| 舒张期额外心音 | 奔马律 舒张早期 | 二尖瓣关闭不全、室间隔缺损、动脉导管未闭、心室舒张期负荷过重等 |
| | 奔马律 舒张末期 | 心室肥厚、心肌硬化、心肌缺血至心肌顺应性下降 |
| | 二尖瓣拍击音 | 二尖瓣狭窄、左房黏液瘤、室间隔缺损、动脉导管未闭、房间隔缺损、三尖瓣狭窄、Ebstein 异常 |
| | 心包叩击音 | 缩窄性心包炎 |

**3. 杂音** 杂音形态可表现为递增、递减、一贯、菱形、连续、不定型 6 种。

（1）收缩期杂音：出现于 S$_1$ 和 S$_2$ 之间，器质性者可分两大类。

反流性收缩期杂音：杂音出现早，接近或遮盖 S$_1$，占据整个收缩期，形态为递减型或一贯型，偶有菱形者，位于二尖瓣区者，病因多为二尖瓣关闭不全、乳头肌功能不全、二尖瓣脱垂综合征、三尖瓣关闭不全；位于心前区者为室间隔缺损（VSD）。

喷射性收缩期杂音：出现时间晚于反流性杂音，在 S$_1$ 之后，多数与 S$_1$ 间有一短暂间歇，形态常为菱形。位于心前区者常为特发性肥厚性主动脉瓣下狭窄、右室漏斗部狭窄。位于肺动脉瓣听诊区者可为肺动脉瓣狭窄、法洛四联症、房间隔缺损、肺动脉高压、原发性肺动脉扩张。位于主动脉瓣区者可为主动脉瓣狭窄、主动脉扩张等。

（2）舒张期杂音：出现于 $S_2$ 后至下一心搏周期 $S_1$ 之前，绝大多数为器质性，分为两大类。

反流性舒张期杂音：杂音紧随于 $S_2$ 之后，有时遮盖 $S_2$，持续至舒张早期、中期，甚至全舒张期，频率较高，呈递减型。位于主动脉瓣区者于 $A_2$ 后立即出现。病因主要为各种原因所致的主动脉瓣关闭不全。位于肺动脉瓣听诊区者于 $P_2$ 后立即出现，主要由相对性肺动脉瓣关闭不全所致。杂音持续时间短，传导较局限。

充盈性舒张期杂音：出现时间晚于反流性杂音，出现于 $S_2$ 之后，频率较低，呈递减型或递减、递增型。位于二尖瓣者常见于风湿性二尖瓣狭窄、左房黏液瘤、急性风湿性二尖瓣炎、VSD、主动脉导管未闭、Austin–Flint 杂音等。位于三尖瓣区者常为相对性，器质性者较少。

（3）连续性杂音：杂音在收缩期及舒张期之间持续存在，呈长菱形，以 $S_2$ 处振幅最高。可见于动脉导管未闭等。

# 12.7 希氏束电图检查（His bundle electrogram）

[适应证]

房室传导阻滞定位；室性和室上性心律失常的鉴别；显示隐匿性交界性期前激动；预激综合征的分型；提示房室间传导是否存在异常电生理现象；疑有病窦综合征；阐明折返机制。

[禁忌证]

感染性心内膜炎、风湿热活动期及全身感染；穿刺局部炎症或血栓性静脉炎；有右心插管检查禁忌证。

[检查方法]

一般从右侧股静脉穿刺，送入多极电极导管（6F 或 7F），导管头部保持适当弧度，插入右心房，在 X 线透视下，到达第 9 胸椎水平脊椎左缘处（三尖瓣口）。根据 A 波（心房除极波）和 V 波（心室除极波）的形态调节导管顶端位置，当 A 波与 V 波振幅几乎相等时，在其间可见于一双相或三相 H 波（希氏束波），即固定导管位置，同步记录心电图和希氏束电图，纸速 100mm/s。

[命名及参考区间]

A 波：心房除极波，位于 P 波中部，波幅大，主波向上或双向。

H 波：希氏束除极波，振幅小，位于 A 波和 V 波之间，呈双向或三向尖峰波，持续 15~25ms。

V 波：是心室除极波，波幅大，持续时间长，形态不定。

RB 波：右束支除极波，位于 H 波之后，V 波之前，振幅较 H 波更小，时间更短，形态更陡。

P－A 间期：是指从体表心电图 P 波开始至心房除极波（A 波）开始的时间。代表窦房结至房室结的传导时间，参考区间为 25~45ms。

A－H 间期：自 A 波开始至 H 波开始的时距，代表房室结的传导时间，参考为 50~140ms。

H－V 间期：自 H 波开始至 V 波开始的时距，代表希氏束、左右束支和心肌传导纤维的传导时间，参考区间为 35~55ms。

RB－V 间期：自 RA 波开始至 V 波开始的时间，代表从右束支到心室肌的传导时间，参考区间为 20~27ms。

[临床意义]

（1）确定传导系统病变部位及程度。P－A、A－H、H 宽度及 H－V 间期的测值，如超过参考区间，则提示相应部位有病变，并可根据测值的异常程度判断预后及指导是否需要装人工起搏器。

（2）有利于提高疑难心律失常的诊断能力。临床上体表心电图常难于区别室性期前收缩和室上性期前收缩伴室内差异传导，以及室性心动过速和室上性心动过速伴室内差异传导或束支传导阻滞，对此，希氏束电图常可做出明确的诊断。

（3）可对预激综合征进行精确分型，有利于外科手术治疗。

（4）对于由希氏束过早搏动引起的隐匿性传导和二度房室传导阻滞，希氏束电图能明确诊断，而心电图则不能。

（5）研究抗心律失常药物对房室传导的影响。

# 12.8　心室晚电位(ventricular late potential)检查

[适应证]

预测急性心肌梗死后恶性心律失常的发生；鉴别晕厥原因；外科手术，导管消蚀术治疗室性心动过速时，作为心室内折返的定位依据；作为某些抗心律失常措施疗效的观察指标。

[检查方法]

被检者仰卧，在心前区及后背放置 3 对电极，构成 3 个正交双极导联。X 导联：正负极分别置于第 Ⅵ 肋间左、右腋中线处；Y 导联：正极位于 V₃

处，负极位于左第一肋间处；Z 导联：负极在 $V_2$ 处，正极在 $V_2$ 后背对应部位。先记录正交心电图，再将信号进行前置放大、滤波、再放大，将放大信息数字化叠加平均，由微机对 X、Y、Z 导联信息平均综合向量进行自动定量分析，其结果打印复出。

[评定标准]

评定标准为：①QRS 终末 40ms 的均方根电压（$RMS_{40}$）。②QRS 终末 < $40\mu V$ 的低幅信号的持续时间（$LAS_{40}$）。③叠加后的总 QRS 间期（TARS）。目前心室晚电位阳性评判标准尚未统一，以下数据可供参考：$RMS_{40} < 25\mu V$（25Hz）、$< 20\mu V$（40Hz）；$LAS_{40} > 40ms$，$TQRS > 110 \sim 119ms$。严格者认为必须具备以上 3 项才能评判为心室晚电位阳性，亦有认为只需任何 2 项或 $RMS_{40}$ 及其他 1 项达到阳性标准即可定为心室晚电位阳性。

# 12.9　心尖搏动图(apex cardiogram,ACG)检查

[适应证]

观察左心室收缩功能；作为某些心脏疾病的辅助诊断方法；与心电图、心音图同步记录，用于某些附加心音的定性。

[检查方法]

被检查者取左侧卧位，左臂抬举过头，将脉搏压力传感器置于心尖搏动最强处，使接触面与心尖搏动方向垂直，用手或弹性带固定。嘱受检者在呼吸末屏气，同时记录图形。振幅以 $30 \sim 40mm$ 为佳，纸速应分别采用 50mm/s 和 100mm/s，前者观察波形，后者计算时相关系，记录 $6 \sim 10$ 个心动周期即可，一般应与心电图、心音图同步记录。

[正常心尖搏动图波形的命名]

正常心尖搏动图波形的命名见图 12 - 4。①a 波：心房收缩波，代表心室舒张末期心房收缩、心室充盈的情况。②C 点：代表心室收缩的开始。③E 波：心室收缩波，代表心室射血的开始。④E - P 间期：心室快速射血期。⑤O 点：心室舒张开始。⑥O-F 间期：心室快速充盈期。⑦F - a 间期：心室慢速充盈期。⑧F 点：快速充盈转入慢速充盈的开始。

[临床意义]

（1）a 波改变：a 波过高主要反映左心房负荷过重，a/E - O（心尖搏动最大振幅）正常为 $6\% \sim 15\%$。高血压、冠心病、主动脉狭窄、心肌病等，其 a/E - O > 15%；a 波增宽 > 100ms（正常 $40 \sim 60ms$）见于冠心病、充血性

心肌病、主动脉瓣关闭不全；a 波消失或低平见于二尖瓣狭窄、心房颤动、房室分离；a 波双峰提示左室功能重度损害。

（2）收缩波改变：收缩期高圆顶或平顶波形见于高血压（左心功能代偿期）及左室肥大；收缩中晚期反向膨隆（E 波之后又一波峰可超过 E 波）提示心室肌顺应性下降或运动失调，如收缩晚期显著膨隆提示有室壁瘤存在的可能；收缩期回缩波提示二尖瓣脱垂。

（3）舒张波改变：高快速充盈波表示二尖瓣反流或室间隔水平大量左向右分流，此外可见于甲亢；低快速充盈波见于二尖瓣狭窄以及左室顺应性减退时。

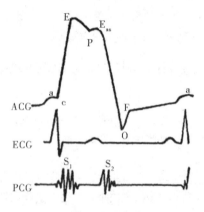

图 12 - 4　心尖搏动图

a：心房波；c：心室收缩始点；E：慢速射血波；F：左室快速充盈止点；

P：快速射血转向慢速射血转折点；S₁ 第一心音；S₂ 第二心音；Eas：射血始点；

O：与二尖瓣开放至最大点相应；PCG：心音图；ECG：心电图；

ACG：心尖搏动图

此外，心尖搏动图可配合心电图与心音图进行附加心音定性。

# 12. 10　颈动脉搏动图（carotid artery pulse tracing，CAP）检查

[适应证]

主动脉及主动脉瓣病变的辅助诊断；配进行无创心功能检测。

[检查方法]

被检者仰卧头略向左转，将脉波传感器直接放在右侧颈中部颈动脉搏动最明显处，如图形显示满意，将其固定于颈部。记录时将波幅调节至50mm左右，嘱被检者于呼气末屏气，即刻记录5~10次心动周期，纸速50mm/s。同步记录心电图及心音图。

[正常颈动脉搏动图（CAP）波形的命名]

每一个CAP都包括有升支、顶峰及降支3部分。升支的起始点称U点。升支的上升多数陡峭，在上升开始后6~11ms处出现一向下切迹，即升支切迹。其后为一圆钝的顶峰，在切迹前的波峰称为血流波或叩击波（PW），是在心室快速射血期由动脉管壁被动扩张所引起。切迹后的波峰称为压力波或潮波（TW）。叩击波的顶点（即降支的起点）至切迹为缓慢射血期，其切迹称为重搏切迹（DN），是主动脉瓣关闭的标志。在DN后再回升的小波峰称为重搏波（DW），系主动脉瓣关闭后主动脉壁弹性回缩引起。DN后降支的下降速度较慢，坡度较小见（图12-5）。

[临床意义]

（1）主动脉瓣狭窄：升支上升缓慢，波幅较低；U点至DN之间的时距即左室射血时间（LVET）延长。

（2）主动脉瓣关闭不全：表现为波幅增加呈速升速降型，叩击波高于或等于潮波，两波之间出现明显切迹。

（3）特发性肥厚性主动脉瓣下狭窄：上升支快，叩击波高尖，明显高潮波，DN后移，LVET延长，形成双相形。

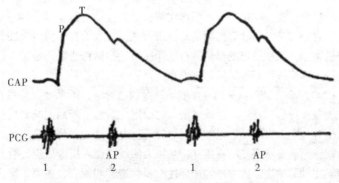

图12-5　正常人颈动脉搏动图的形态及其命名

## 12.11　心导管检查

**[适应证]**

（1）右心导管术：大多数需要手术治疗的各种先天性心脏血管病，目的是提供诊断及决定手术指征。

（2）左心导管术：协助诊断以右心导管检查未能确诊的先天性心脏血管病和决定手术治疗的指征。

**[禁忌证]**

（1）右心导管术：其禁忌证如下。①急性感染期。②细菌性心内膜炎或动脉内膜炎。③活动性风湿热、心肌炎。④急性心肌梗死。⑤严重心律失常。⑥完全性左束支传导阻滞。⑦强心苷中毒，电解质紊乱。⑧显著心力衰竭、显著肺动脉高压。⑨其他加杂病。

（2）左心导管术：同右心导管术基本相同。右束支完全性传导阻滞应列为禁忌证。必要时，应在准备临时起搏的条件下施行。

**[检查方法]**

（1）右心导管术：股静脉穿刺插管的方法最为常用。在穿刺口皮肤上作一小切口，以带芯的穿刺针穿刺股静脉，拔出针芯，插入导引钢丝，再拔出穿刺针，将钢丝留在静脉内，用一质较硬而短的指引导管套在钢丝上，沿钢丝送入股静脉，在股静脉上形成一个合适的小开口，撤除指引导管，换上心导管，插入股静脉，最后拔出钢丝，将心导管向前推送，经髂静脉、下腔静而进入右心房，进一步可插入右心室、肺动脉及肺动脉末梢处。然后逐步将心导管抽出，在抽出过程中依顺序在肺微血管左或右肺动脉、肺总动脉、右心室、右心房及腔静脉等处测量与记录血压，抽取血样。同时试图将导管送入异常途径，或在适当的部位进行选择性指示剂稀释曲线测定或选择性心血管造影。术毕拔出心导管局部压迫止血。

（2）左心导管术：常用经皮股动脉穿刺插管法，手术过程与右心导管检查相类似，导管一旦进入主动脉后，立即用注射器不断地向导管内推注含肝素的生理盐水，以防导管阻塞。当导管送至左心室后，将导管末端和三通开关衔接，示波显示出左心室压并记录压力曲线，而后缓慢后退导管并记录左心室至主动脉的连续压力。同选择性心血管造影相配合，还可了解主动脉及主动脉瓣病变，诊断二尖瓣关闭不全和室间隔缺损等，并可作选择性冠状动脉造影。

[**术后处理**]

右心导管术后，穿刺部位酒精消毒，局部用无菌纱布敷盖，宽胶布加压包扎，静卧 2 ~ 4h 即可。左心导管术后，穿刺部位重压 15 ~ 20min，确定无出血后局部酒精消毒，无菌纱布敷盖，用宽胶布或绷带加压包扎固定，回病房后局部沙袋压迫 4 ~ 6h，12h 后可下床活动，同时注意血压及远端动脉的搏动情况。每日肌内注射普鲁卡因青霉素 40 万单位，每日 2 次，共 3 天。

[**并发症及其处理**]

（1）心律失常：主要由导管刺激心房和心室引起，一般导管顶端脱离心壁后即可消失。如持续存在，应积极处理，必要时终止检查，严重的心律失常必须立即抢救。

（2）急性肺水肿：如术中发现急性肺水肿的征兆如咳嗽、气短、心率加快、两肺哮鸣音等时，应立即终止检查，进行抢救。

（3）静脉撕裂：撕裂后近侧静脉将上缩，应沿导管寻找上缩之静脉，必要时可延长皮肤切口，找到后用蚊式小钳固定。方可继续进行检查。

（4）导管在心腔内打结：在作心导管检查过程中，应避免未看清心导管位置就盲目推送。如已打结，则轻送轻抽，可望将结松开，无效时只能将导管抽出，抽至无法再通过的静脉处，将静脉切开，松开死结，抽出导管。

（5）动脉血栓形成：一旦发现肢凉、动脉搏动不清、患肢麻木或疼痛等动脉血栓形成的迹象时，应立即应用血管扩张剂和溶栓治疗。如无效需外科手术处理。

（6）假性动脉瘤：均局限在穿刺部位，如直径 < 2.5cm，则局部加压包扎，限制活动，1 周内可消失，直径较大者需外科处理。

[**各心腔压力及血氧含量参考区间**]

见表 12 - 12。

表 12 - 12　各心腔压力血氧含量参考区间

| | 参考区间（kPa） | 血氧饱和度（%） |
| --- | --- | --- |
| 右心房 | 平均压 0 ~ 0.7 | 72 ~ 86 |
| 右心室 | 收缩压/舒张压 2.4 ~ 4.0/0 ~ 0.7 | 64 ~ 84 |
| 肺动脉 | 收缩压/舒张压 2.4 ~ 4.0/0.8 ~ 1.6 | 73 ~ 85 |
| 肺微血管 | 平均压（肺楔嵌压）0.8 ~ 1.6 | 96 ~ 99 |
| 左心房 | 平均压 0.5 ~ 1.1 | 90 ~ 100 |

续表

| | 参考区间（kPa） | 血氧饱和度（%） |
|---|---|---|
| 左心室 | 收缩压/舒张压 12.0~18.7/0~1.3 | |
| 主动脉 | 收缩压/舒张压 12.0~18.7/8.0~12.0 | 94~100 |
| 上腔静脉 | 平均压 0.4~0.8 | 76~88 |
| 下腔静脉 | 平均压 0.7~0.9 | 66~84 |

# 12.12 带球囊漂浮导管检查

[适应证]

严重急性心肌梗死，需连续作血流动力学监测，以决定诊疗方案；非心源性休克或肺水肿时有关体液平衡的处理；泵衰竭患者需要联合应用多种血管活性药物；复杂心脏外科手术。

[禁忌证]

有严重出血性疾病。

[检查方法]

插管的基本方法与一般心导管检查相似。可选用颈内静脉、锁骨下静脉、贵要静脉、肱静脉或大隐静脉。当导管插入后，估计已达右心房时，即连接测压器，观察压力变化。若示波器上所示波形随呼吸而发生明显的周期波动时，则提示已达右心房，此时可向气囊内注入空气 1~1.5ml，随后缓慢将导管送入。在血流的帮助下，漂浮导管能依次进入右心室、肺动脉及肺小动脉嵌楔位。同时，示波器上出现一系列相应部位的波形和压力值。如将气囊复位后又呈现肺动脉压力波形，而充气后再现肺楔嵌压波形提示导管部位合适，可进行血流动力学监测。

[并发症及其处理]

（1）气囊破裂：重复使用可能发生破裂，注射时阻力消失。如伴有右向左分流者，可能发生体循环气栓，可改用二氧化碳充气。

（2）肺梗死：与导管插入过深、嵌顿过久有关。因此，每次测定嵌顿后，应抽出气体，使气囊复位。

（3）肺小动脉破裂：系球囊充气后损伤动脉壁，故充气要缓慢，测压要间断进行。如发现肺动脉→嵌顿压的压力波形改变时，应立即停止继续插管或充气。

（4）导管打圈或打结：一旦怀疑导管打圈或打结时，应将气囊复位后使导管适当退出，再重新充气插入。必要时在 X 线透视下撤出导管。

（5）心律失常：在导管进入右室前，先将气囊充气，以免尖端刺激室壁。插管时须有心电监护及除颤设备。

（6）静脉血栓形成：多见于经外周静脉置管的患者。留管时间越长，发生的机会越多，一般不会造成严重后果。如患者处于高凝状态时，或需进行较长时间的监测时，应考虑用抗凝治疗。

（7）感染：注意无菌插管，导管停留肺动脉中不能超过 1 周，必须长期监测者，应适时更换导管并应用抗生素。

[临床意义]

（1）低血容量的观察：如补充血容量后，肺嵌顿压（$P_{CWP}$）回升至正常范围，心脏指数（CI）亦明显上升，说明心功能正常而有效循环血量不足；反之，虽然肺嵌顿压增高至 2.0～2.4kPa，但心脏指数仍无明显升高或反而下降，提示系心脏本身的改变或/及后负荷增高所致。

（2）肺充血：在一般情况下，嵌顿压在 2.0～2.4kPa 时，左室功能状况最佳。在血浆蛋白正常时，嵌顿压 >3.3kPa 可能发生肺水肿。>4.0kPa 即可出现肺水肿。

（3）心力衰竭：Forrester 将心力衰竭患者的血流动力学改变分成 4 型。①Ⅰ型：无肺充血亦无外周灌流不足，$P_{cwp}$ < 2.4kPa，CI < 2.2L/（min·$m^2$），该型心功能正常，CI 下降系有效循环血量不足所致；②Ⅱ型：有肺充血而无外周灌流不足，$P_{cwp}$ > 2.4kPa，CI 正常；③Ⅲ型：有外周灌流不足，而无肺充血表现，$P_{cwp}$ < 2.4kPa，CI < 2.2L/（min·$m^2$）；④Ⅳ型：肺充血及周围循环不足兼有，$P_{cwp}$ > 2.7kPa，CI < 1.8L/（min·$m^2$）。

（4）急性心肌梗死：①估测梗死范围，如梗死范围大于心室肌总面积 15% 时，左室舒张末压升高；大于 23% 时可出现心力衰竭；大于 40% 时出现心源性休克。②鉴别休克是有效循环血量不足所致，还是属心源性，以指导临床治疗。③早期发现肺水肿。④右房平均压明显升高而 $P_{cwp}$ 轻度升高提示右室梗死。⑤心肌梗死后心前区收缩期杂音的鉴别，最常见原因为乳头肌断裂和室间隔穿孔。前者右房与右室血氧含量无明显差别，而 $P_{cwp}$ 明显增高并可见高大的 V 波，后者右房与右室血氧含量差明显（右室血氧含量大于右房容积%，则心室水平左向右分流可确定）。

## 12.13　食管调搏术

[适应证]

窦房结功能测定；房室传导功能测定；各种折返现象及心动过速的电生理检查；旁道电生理检查；裂隙、多径、拖带、蝉联等特殊传导现象的检测；室上性心动过速的诱发与终止；心脏负荷试验及食管心室起搏等。

[检查方法]

术前停用可能影响检查结果的药物 48h 以上。术时，用液状石腊油润滑电极导管，经鼻插入食管约 35cm，连接 $V_1$ 导联线，经心电图仪显示 P 波形态。当 P 波电压最高和双向时，提示为最适位置，连接刺激仪，测试起搏阈值，以高于起搏阈值 5V 作调搏刺激电压。调搏方法：①非程控刺激法：预置 $S_1S_1$ 间期，单纯用 $S_1$ 脉冲作连续或短阵刺激，称 $S_1S_1$ 刺激法；②程控刺激法：在窦性或起搏心律的基础上，发放期前刺激 $S_2$，$S_1S_2$ 间距作 10ms 递增或递减，直至心房不应期。

[评定标准]

（1）窦房结功能检测。

（2）窦房结恢复时间（SNRT）：正常 <1450ms，异常 >2000ms。

（3）矫正窦房结恢复时间（CSNRT）：正常 <500ms，异常 >600ms。

（4）窦房传导时间（SACT）：$SACT_1 = (A_2A_3 - A_1A_1) \div 2$，正常 180ms，异常 >200ms；$SACT_2 = (A_2A_3 - A_3A_4) \div 2$，正常 130ms，异常 >150ms。式中 $A_1A_1$ 为基础窦性平均周期，$A_1A_2$ 为房性期前搏动的联律间期，$A_2A_3$ 为恢复周期。

（5）窦房结有效不应期（SNERT）：正常（325±39）ms，异常 >（522±20）ms。

（6）心房、房室结和心肌传导纤维的不应期：见表 12-13。

表 12-13　心房、房室结和心肌传导纤维不应期的参考区间（ms）

| 部位 | 有效不应期 | 相对不应期 | 功能不应期 |
|---|---|---|---|
| 心房 | 230~390 | 240~370 | 240~270 |
| 房室结 | 230~430 | 400~630 | 370~500 |
| 希浦系 | 330~430 | 430~480 | 330~450 |

# 12.14  电话传送心电图

电话传送心电图（TTC）是近20余年才采用于临床的先进的心电监护装置，它使心电监护从室内（CCU）扩展到院外、市外、省外，甚至国外，只要有电话的地方均可运用，患者只需携带 TTC 记录盒，无论在家里、办公室、公共场所，一旦发生心脏事件，即可与医师取得联系，及时进行指导处理，可及时为患者排忧解难，并为临床解决许多疑难问题，是常规心电图和24h 动态心电图（Holter）的发展和补充。

[适应证]

检测短暂的症状性心律失常；需 24h 动态心电图监测者；有提示心律失常症状，包括心悸、晕厥、头晕的患者；有不稳定性心绞痛的患者；心肌梗死后随访；有急性缺血危险的患者，包括"突然死亡"的生还者；在抗心律失常治疗中进行监测；在心脏疾病康复中，包括患者已安装心脏起搏器，要知晓起搏器功能是否良好时。

[检查方法]

（1）仪器体积小、重量轻，可以由盒背面 4 个电极紧贴胸壁直接记录心电图（ECG），也可通过导线连接胸壁电极纪录，其性能更稳定，抗干扰性能强。每次可记录 2min，可记录 4 段，可及时传送，也可储存后传递。

（2）患者可用普通电话或移动电话将心电图传送到监护中心站，中心站是由电脑、彩色显示器、激光打印机组成，即刻显示。医师可根据显示的心电图图形，即时了解病情，作出判断，指示患者进行合理处置或用药。

[注意事项]

必须小心使用与安置 Holter。不要将 Holter 跌落在地；不要将 Holter 摇晃以免破坏与导线的连接；不得将 Holter 放入液体或清洁液中；不要在携带 Holter 时洗浴或淋浴。Holter 不宜暴露于过多光源、过冷或过热。在连接插头插入 Holter 时，不要将其弯曲。如需要 Holter 操作帮助时，可请教医师。更换电池时，请按下"心电活动"（EVENT）键，Holter 的记忆将重新复位，而且在记忆中储存的以往心电图将被擦去。经常携带两节 AA 电池备用。

[评价]

根据 1996 年苏州市市立医院（北区）电话传输心电监护中心在 6 个月内 201 例 378 次检查结果显示：男性 129 例，女性 72 例，年龄 14～91 岁，60岁以上者 129 例（64.85%）。

（1）协助诊断：对一过性发作的心悸、胸闷、头晕等患者，因数天或更长时间发作 1 次，普通心电图或动态心电图（Holter）常无法捕捉到发作时的 EKG，常误诊为神经衰弱或神经官能症。TTC 常获满意效果。如一 38 岁女性患者，因发作性心悸、胸闷、头晕不适，多个医院多次检查 ECG 及 Holter，均未见异常，诊断为神经衰弱、脑贫血，治而无效。TTC 监测结果，发作时检查为心房颤动，诊断明确，经治疗好转。

（2）对心绞痛、冠心病患者出院后，心肌出血是否再发或心律失常是否加重，可应用 TTC 作院外监护。如 42 岁男性心肌缺血患者，出院后 TTC 及时发现变异型心绞痛，再次住院好转。

（3）帮助基层医院对严重心律失常患者及时会诊，明确诊断，指导及时抢救和治疗，避免医师或患者往返，贻误病情。

（4）对安装心脏起搏器的患者进行家庭监护，经常了解起搏器的功能状态，免于患者经常往返医院。

（5）应用 12 导联连续纪录，可作为心肌梗死、心肌缺血的定位诊断及家庭随访监测，患者可随时得到心脏专科医师对治疗方面的指导，患者不必经常到门诊就诊。

# 13 内镜检查

内镜已有近200年历史，但直到50年前纤维内镜的问世才使医用内镜进入了一个崭新的时代。50年来，随着内镜结构的不断改进及其附件的逐渐完善，使内镜的临床应用范围不断扩大。目前，内镜已广泛地应用于消化道、呼吸道、泌尿生殖道、胸腔、腹腔、耳鼻咽喉腔、关节腔甚至脑室等部位疾病的诊断。近20年来，随着电子内镜和超声内镜的应用，内镜诊断技术有了新的飞跃。电子内镜不仅使图像质量有了进一步的提高，而且，通过采用多媒体技术，可使内镜图像在显示器上冻结而保持质量不变。超声内镜充分发挥了内镜技术和超声技术各自的优势，使既往内镜看不见的部位能清晰地显现，从而，拓展了内镜的诊断功能。近几年发明的胶囊内镜、双气囊小肠镜对提高消化道疾病的诊断水平起到了重要的作用。

目前，内镜的功能已从单一的诊断功能发展成诊断、治疗、功能检查等多种功能。由于科学技术的发展及相互渗透，高频电、激光、微波等技术的引入以及材料科学的配合使内镜治疗在临床上得到了广泛的开展，并显示出很大的优越性。此外，在微创外科领域，内镜不仅可用于腹腔或盆腔手术，而且在心胸外科、妇产科、小儿外科、泌尿外科等均得到了广泛的应用。

诊断内镜技术革新主要表现在发现病变组织（如息肉）、病变组织定性（病变的良恶性）及病变组织分期（范围及深度）等方面。对于诊断内镜技术而言，发现病变组织是最主要的目的，病变组织定性主要依靠活检。当然，靶向活检也是诊断内镜的次要目的之一。病变组织分期主要依靠超声内镜技术（EUS）及手术等。

国外对诊断内镜的进展除鼻胃镜占上消化道操作13%外。食管胶囊内镜存在两大问题：不能活检，敏感性不高；磁力导向胶囊内镜的诊断率类似普通胃镜；自我推进的一次性结肠镜等各型结肠胶囊内镜，大多数新技术已被废弃。上消化道内镜新技术仍以鼻胃镜为代表；在结肠内镜技术中只有胶囊内镜在临床应用中得到肯定。

诊断内镜在发现病变组织方面的另一个主要进展：虚拟色素内镜、自发荧光、视野扩大与分子显像。虚拟色素内镜中的内镜窄带成像术（NBI）可以区分肠化黏膜、上皮内瘤变及早期癌症，可以更好地指导活检。NBI 在诊断胃黏膜肠化的敏感性和特异性分别达到 89% 和 93%，而诊断癌性病变的敏感性和特异性经多项研究中都在 90% 以上，显著高于普通白光内镜 40% ~ 60% 的水平。以自发荧光技术为基础的自发荧光内镜系统，可提供消化道黏膜直观的自发荧光图像，从而发现普通内镜下无法显示的病灶，更精确地引导活检，提高异型增生和癌变组织的检出率，但目前临床应用情况并不理想。广角内镜从标准 140° 增加到 210°，更新的有 360° 观察的 FUSE 系统。三只眼逆行性内镜（TER）是一种一次性装置。当肠镜到达回盲部后 TER 便可通过活检孔道到达肠镜的顶端，然后自动翻转 180° 形成"J"字形。这样便会在退镜阶段和观察褶皱近端时形成肠镜的逆向图像，并且正向图像和逆向图像会同时出现在显示器中，起到相互补充的作用。与标准结肠镜相比，TER 检查时间仅需增加 1min。而腺瘤发现率可提高 23.2%。透明帽辅助内镜可以在压平肠道皱襞的同时，防止视野丢失，并便于观察隐藏于黏膜褶皱处的病变，目前又出现了一些改进的"帽子"，如球囊等。

分子显像主要有荧光光谱、拉曼光谱、荧光共振显像、荧光分子断层显像、生物发光技术等。

在提高内镜图像质量方面，虚拟色素内镜和视野扩大技术取得了一定的进步。虚拟活检可以在第一时间确定病变部位，而不会发生活检部位错误，节约时间，节省医疗费用，降低出血、感染等并发症发生率，提高了阳性检出率但要避免切除所有的病变。包括虚拟色素内镜、共聚焦显微内镜和光学相干断层显像技术已用于临床。共聚焦显微内镜对于某些胃肠道常见疾病，尤其是较小病灶以及早期胃肠道肿瘤的诊断具有快速、准确的优势。2011 年之前的文献多肯定共聚焦显微内镜技术，但 2012 年之后又有很多令人失望的评价。光学相干断层显像技术的应用仅有几项临床报道，其效果尚需进一步评估。从目前证据判断：虚拟色素内镜在病变组织定性方面临床价值最高，其他几项技术尚无明确结论。

本章简要介绍目前常用的内镜检查项目的适应证、禁忌证、并发症、术前准备、操作要点及术后处理等。

# 13.1 食管内镜（esophagoscopy）检查

[适应证]

有饮食梗噎感或吞咽困难、胸骨后疼痛原因不明、X 线检查发现可疑病灶或需活检决定其性质者；术前检查，为手术的范围及方式提供依据；术后了解手术效果或作内镜随访；内镜下作异物取出、息肉摘除、食管静脉曲张的治疗、管腔狭窄扩张、肿瘤姑息治疗等。

[禁忌证]

同13.2上消化道内镜检查。

[并发症]

同13.2上消化道内镜检查。

[术前准备]

同13.2上消化道内镜检查。

[操作要点]

插镜方法同上消化道内镜检查。内镜下主要观察黏膜色泽、血管形态、光滑程度及蠕动等。遇有异常改变如炎症、糜烂、溃疡、肿瘤、狭窄等改变时，应确定部位、范围，并钳取活组织及作细胞刷检。

[术后处理]

同13.2上消化道内镜检查。

# 13.2 上消化道内镜（upper gastrointestinal endoscopy）检查

[适应证]

有上消化道症状而食管、胃、十二指肠 X 线钡餐检查未能发现病变或确定其性质者；诊断明确的各种食管、胃、十二指肠疾病需临床随访者；上消化道出血原因不明需明确诊断或大出血需立即确定出血部位、性质以决定治疗方案者。胃大部切除术后并发症的检查；通过内镜进行上消化道异物取出、息肉摘除、出血灶止血、肿瘤治疗等。

[禁忌证]

严重心肺疾患、血压过高或全身衰弱不能耐受检查者；严重脊柱畸形、降主动脉瘤、疑有食管或胃穿孔者；急性上呼吸道感染，如急性咽炎、喉炎、扁桃体炎；精神障碍不合作者。

[并发症]

（1）插镜或治疗过程损伤：咽后壁蜂窝织炎或脓肿、食管或胃穿孔、出血。

（2）注气过多：假急腹症。

（3）循环及呼吸系统并发症：吸入性肺炎、心绞痛、心律失常、心搏骤停、心肌梗死。

（4）其他：腮腺肿胀、下颌关节脱臼等。

［术前准备］

（1）判断患者是否存在检查禁忌证，作血压测量、心脏听诊等必要的体格检查。

（2）术前禁食6h以上，上消化道钡餐检查后进行本检查须间隔3天以上，胃潴留患者先经洗胃后再作检查。

（3）术前1%～2%利多卡因咽部喷雾间隔3～5min一次，共3次，或缓慢咽服麻醉糊剂10ml。

［操作要点］

患者松裤带、衣领，左侧卧位，口咬垫圈。经垫圈中央插镜，镜前端微弯，沿舌根弧度轻轻插入。至咽下部，嘱患者吞咽，顺势将内镜插入食管，边推进，边观察直至十二指肠。随后退镜，依次观察十二指肠、胃窦部、胃角和胃体部、胃底部和贲门及食管。观察内容主要包括黏膜色泽、光滑度、黏液、皱襞、血管、蠕动、胃腔形态等。依据临床申请及检查需要进行黏膜或病灶活检、摄像、幽门螺杆菌检查及止血、息肉摘除、异物取出和其他治疗等。

［术后处理］

常规检查后间隔1～2h，待咽部麻醉作用消失后再进餐。活检后当天以温软饮食为宜。术后如出现持续胸痛、腹痛、黑便、呕血等应立即就诊。

# 13.3 小肠内镜检查

［适应证］

不明原因的腹痛，经X线钡餐检查未发现病因或病变可疑者；不明原因的消化道出血；小肠良恶性肿瘤；吸收不良综合征；手术过程中协助外科医师进行小肠检查；肠结核和Crohn病的鉴别。

［禁忌证］

具有上消化道内镜检查禁忌证者；急性胰腺炎或急性胆道感染；腹腔粘连。

［并发症］

小肠内镜检查并发症很少，主要为穿孔和出血。

［操作要点］

小肠内镜检查依据不同的方法而各具操作特点。

（1）推进法：实质是上消化道内镜检查的延伸，术前准备相同，但禁食时间不少于 12h。通常能进入空肠约 25cm。

（2）探条法：必须在 X 线透视下进行，患者吞下镜头送入内镜至十二指肠，用水或水银充盈头端胶囊，在肠蠕动的推动下，通过变换体位，使内镜不断深入，直达空肠下部。

（3）肠带诱导法：患者先吞服聚乙烯塑料管（长 7m，外径 1.9mm，其前端连一胶囊，可注水或水银），24h 后可自肛门排出。将管的另一端自内镜活检孔逆行插入至阀门伸出。按插镜法将内镜插入，并牵引肛端塑料管，内镜可达末端回肠。取出塑料管，退镜检查全部小肠。

（4）结肠镜逆行插入法：长型结肠镜可经回盲瓣逆行插入末端回肠40～50cm。

（5）术中小肠镜插入法：术中经切口插入小肠镜或经肛门插入长型结肠镜，由外科医师协助进镜检查。

［术后处理］

同 13.2 及 13.6 的术后处理。

# 13.4 胶囊内镜（capsule endoscopy）检查

2001 年，以色列 Given 公司发明，临床应用已达 25 万例次。

［适应证］

不明原因的消化道出血；对可疑的 NSAID 类药所致肠道损害；家族性肠道息肉；小肠外的应用，如对 Barrett 食管（BE）的诊断不如普通内镜。

［禁忌证］

通过影像学检查证实或怀疑胃肠道梗阻、狭窄或瘘道；安装了心脏起搏器或其他体内置入性电子医疗装置；吞咽困难者；妊娠者。

［并发症］

胶囊内镜嵌顿（处理：可通过内镜或外科手术方式取出）。

［操作要点］

胶囊内镜依靠小肠蠕动推进胶囊前进，以数字信号传输图像进行存储记录。层出不穷的辅助软件和自动化辅助诊断系统也备受瞩目。

［术后处理］

同 13.2 及 13.6 的术后处理。

［优缺点］

（1）优点：具有良好的安全性，患者对其检查的耐受性也很好。

（2）缺点：在定位、定向方面不够准确，也不能对肠腔内充气，也不能进行活检和治疗，其临床价值局限于诊断性应用，尚有个别胶囊内镜嵌顿，需手术取出。

注：Barrett 食管（BE）：系指食管下段复层鳞状上皮被单层柱状上皮替代的一种病理现象，系食管腺癌的癌前病变之一。BE 本身不产生任何症状，长期反流而产生伴随症状，如食管炎、溃疡或穿孔、狭窄、出血、腺癌。初期饭后反酸或胸骨后烧痛，伴随食管狭窄，出现吞咽困难，呛咳。内窥镜可见正常食管末端的鳞状上皮黏膜与胃贲门端的柱状上皮黏膜之分界线移至食管中段且柱状上皮黏膜区充血水肿，斑块状突起，有时出现糜烂溃疡。

# 13.5 双气囊小肠镜（double ballonet enteroscopy）检查

［适应证］

同 13.3。

［禁忌证］

同 13.3。

［并发症］

双气囊小肠镜目前未发现有并发症，可能会有出血和穿孔。

［操作要点］

（1）同小肠内镜检查。

（2）双气囊小肠镜通过其外套管气囊与内镜头端气囊的交替膨胀和收缩来固定小肠管壁。

（3）通过外套管和内镜的交替插入及将充气气囊外套管的收拉等操作，将小肠远侧肠段牵拉到近侧。

（4）双气囊小肠镜可根据病变在小肠中的部位不同，选择从口腔或肛门进镜，通常情况下，经口进镜可达回肠中下段或末端回肠；经肛门进镜可上达空肠中上段，这样的交叉进镜可使操作者对整个小肠进行完全、彻底、无盲区的检查。

（5）通过双气囊电子小肠镜可进行内镜下注射止血、氩离子凝固术（APC）和息肉切除术等。目前已有进行镜下气囊扩张术和自动释放金属支架的技术。还有大孔道小肠镜结合超声小探头技术进行腔内超声检查的报道。

[术后处理]

同 13.2 及 13.6 的术后处理。

# 13.6 结肠内镜检查（colonoscopy）

[适应证]

下消化道出血原因不明、慢性腹泻原因不明、慢性腹痛怀疑结肠病变、腹部肿块需要除外来源于结肠或回盲部、钡灌肠疑有病变或需要确定性质、炎症性肠病需作进一步全面了解或治疗后随访者；结肠癌术后随访；大肠息肉的内镜治疗和随访。

[禁忌证]

严重心肺疾患或极度衰弱者；急性腹膜炎，疑有肠道穿孔者，或腹腔有广泛粘连者；近期肠道手术后和腹腔、盆腔放疗后；检查不配合者或有精神障碍者；大肠急性炎症性疾病，如确需检查，应慎重进行。

[并发症]

肠壁穿孔；肠道出血；浆膜撕裂；肠绞痛；心律失常、心肌梗死、心搏骤停。

[术前准备]

（1）术前应详细了解病史，查阅有关检查报告及 X 线片，判断有无检查禁忌证。

（2）患者术前 3 天进少渣饮食，当日禁食或流质饮食。术前一日晚上服蓖麻油 30ml 或硫酸镁 20g，亦可以番泻叶代茶。术前 3h 用生理盐水或肥皂水清洁灌肠；亦可采用术前 3h 口服 20% 甘露醇 250ml，继而服 5% 葡萄糖盐水 500 ~ 1000ml，利用其高渗作用导泻，本法禁用于需采用高频电凝术者；亦可采用电解质液（每 1000ml 开水中加氯化钠 6.14g，碳酸氢钠 2.94g、氯化钾 0.75g）2000ml，40min 内饮完，此法导泻效果佳。

（3）术前 10min 酌情肌内注射解痉剂阿托品 0.5 ~ 1mg 或山莨菪碱 10 ~ 20mg（青光眼及前列腺肥大者禁用），地西泮 10mg 或哌替啶（度冷丁）50mg 肌内注射（亦可两者联用）。

[操作要点]

患者更换清洁开裆长裤，左侧屈髋屈膝卧位，采用双人或单人插镜法，自肛门插入，插镜过程中始终注意循腔渐进，不可盲目滑行，镜身尽量拉直，少注气，采用拉钩、旋转手法结合变换体位等可使内镜顺利通过直肠、乙状结肠、降结肠、脾曲、横结肠、肝曲、升结肠抵达盲肠，经回盲瓣可深入回肠末端。进镜时如发现病灶应立即摄像、活检，如发现小息肉即可摘除。进镜、退镜均应认真观察，退镜时应注意抽吸肠腔积气。操作时切忌动作粗暴及盲目进镜。

[术后处理]

常规检查后如无腹部不适，即可进普通饮食；活检后应少活动，以进无渣半流质饮食 1 ~ 2 天为宜；如出现严重腹痛或便血应立即就诊，积极处理。

# 13.7 胆道镜检查

## 13.7.1 术中胆道镜检查

[适应证]

胆道探查术时。

[操作要点]

由胆总管探查切口置入胆道镜（以胆囊管开口处稍下方为宜）。观察前先用生理盐水冲洗胆道，或边冲洗边检查。先作肝管方向检查，并深入左、右肝管，继后再作壶腹部方向窥查。检查中如发现结石，可先退出内镜，用传统方法取石，如失败可改用内镜下取石网取石。除结石外，还要注意有无胆道扩张、狭窄、局限性隆起、弥漫性增厚、蛔虫虫体等。对可疑病灶可取活检。

## 13.7.2 术后胆道镜检查

[适应证]

主要对胆道术后残留结石进行诊断和处理。

[并发症]

可有腹痛、发热、呕吐、瘘道穿孔、胆道损伤及出血、急性胰腺炎等。然而，只要按操作规程操作，术后胆道镜检查相当安全，并发症发生率低。

[术前准备]

T 管引流 3 ~ 4 周后窦道比较牢固，为理想的检查时间。术前先作 T 管造影，了解结石部位及数量。如估计拔除 T 管后瘘道太细，应先作扩张。术前应禁食，可适量使用解痉剂及镇静剂。

[操作要点]

患者仰卧位，略向右倾斜，先拔除 T 管，常规消毒瘘道周围皮肤并铺洞巾。自瘘道口内注入局麻药，数分钟后将胆道镜插入瘘道直至胆总管，操作程序同术中胆道镜检查，先向肝管方向检查，然后退出内镜向壶腹部方向检查，发现结石后通过取石网将结石和内镜一同退出。如有数块结石，取石过程可重复多次进行。操作必须在直视下进行，以免损伤胆道。

[术后处理]

操作完毕后瘘道口用凡士林纱布填塞，亦可将与瘘道大小相适应的引流导管插入瘘道内继续引流 1～2 天，如有发热等情况可适当延长引流时间。结石未取尽者间隔 5～7 天后可再次检查及取石。有发热或重症及老年患者可酌情使用抗生素。

# 13.8　腹腔镜检查（peritoneoscopy）

[适应证]

腹部肿块、腹水原因不明、肝胆系疾病常规检查不能确诊、黄疸的鉴别诊断、确定慢性腹膜炎的性质、盆腔脏器疾病、胰腺和肾脏疾病的诊断、适合于腹腔镜下施行的手术。

[禁忌证]

严重心肺疾患或全身衰弱不能耐受、腹部曾作过大手术有较广泛粘连、有明显出血倾向、急性腹膜炎或内脏炎症未控制、胃肠道积气明显、大量腹水者；孕妇。

[并发症]

胃肠道穿孔；内脏出血；纵隔气肿，穿刺部位皮下气肿及网膜气肿；空气栓塞；腹痛。

[术前准备]

（1）测定出血时间、凝血时间、血小板计数、凝血酶原时间，必要时可口服或肌内注射维生素 K。

（2）中等量以上腹水者，术前先放出部分腹水。

（3）术前限制饮食或禁食，腹部剃毛、消毒，排空膀胱。

（4）术前 0.5h 肌内注射苯巴比妥 0.1g 或地西泮 10mg 及哌替啶 50mg。

[操作要点]

患者仰卧于手术台上，暴露腹部。按腹部手术常规进行皮肤消毒，铺无菌巾单。切口通常选择脐左旁 2cm 或脐上或脐下 2cm 处，用 1%～2% 普鲁卡因 20～30ml 作局部浸润麻醉，亦可采用硬膜外或全身麻醉。先向腹腔注气体（可先用

$CO_2$、$N_2O$ 或 $O_2$）2000~3000ml，然后将腹腔镜穿刺套管针经皮肤小切口处插入，拔出针芯，插入腹腔镜，顺序观察肝、胆、脾、腹膜、腹腔及盆腔内脏器。可在直视下活检，病灶摄影及录像。术毕将腹腔镜拔出，放出气体，再将内套针芯放入外套管，并一起拔出。最后缝合皮肤切口，覆盖无菌纱布。

[术后处理]

（1）术后卧床休息 24h，术后 4h 可进餐。

（2）术后 6h 内严格观察血压、脉搏。

（3）术后常规使用抗生素 3 天。

（4）术后 5~7 天拆线。

# 13.9　纤维喉镜检查（fiberoptic laryngoscopy）

[适应证]

间接喉镜窥视困难时；病灶位于前联合、喉室、声门下腔时；进行活检或摘除声带小息肉及结节；术后了解手术预后。

[禁忌证]

上呼吸道急性炎症期；严重心肺疾患。

[术前准备]

分泌物多者术前可肌内注射阿托品 0.5mg。选择较宽一侧鼻腔，用 1% 麻黄碱收缩鼻黏膜，用含 2% 利多卡因的卷棉或喷雾方法对下鼻道及中鼻道黏膜进行 1~2 次表面麻醉，咽喉部用喷雾方法麻醉。

[操作要点]

患者取坐位或仰卧，头稍后仰，术者右手持镜，拇指控制方向扭，左手拇指与食指挟持镜体前端，直视下经口腔或鼻腔插镜，抵达鼻咽部后，镜头向下弯曲即可见会厌或声门，继续进镜越过会厌达喉前庭，再越过声门可见声门下腔。主要观察喉部结构是否对称，黏膜表面性状，有无新生物以及声带活动等情况。

[术后处理]

术后禁食 2h，以防误吸及呛咳。

# 13.10　支气管内镜检查（bronchoscopy）

[适应证]

不明原因的咯血、长期咳嗽；各种原因引起的支气管的阻塞性病变；胸部 X 线或 CT 检查疑及肿瘤；痰中找到癌细胞而胸片或 CT 不能确定时；作选择性支气管造影检查；经支气管作肺穿刺检查；收集下呼吸道分泌物作细菌学检查；进行支气管内镜治疗术。

[禁忌证]

急性上呼吸道或肺部炎症；喉结核或晚期肺结核；支气管哮喘发作；大咯血；严重衰弱；严重高血压、心或肺功能不全、主动脉瘤；凝血功能障碍。

[并发症]

喉、气管、支气管痉挛；缺氧；呼吸道出血；气胸；心律失常、心脏骤停；呼吸道感染、菌血症。

[术前准备]

（1）术前作出血时间、凝血时间、血小板计数、肺功能、心电图及血气分析等检查。

（2）术者应详细了解病史，复阅胸片，进行必要的体格检查。

（3）检查前 4h 禁食、禁水，检查前 0.5h 肌内注射阿托品 0.5mg，情绪紧张者可给适量镇静剂。

（4）检查室内应备有氧气及必要的急救用品。

[操作要点]

插镜前用 2% 利多卡因喷雾鼻腔、咽部及声门。患者通常取仰卧位，一般经鼻孔插入。气管切开者可经气管造口或大号气管导管的套管插入。当内镜插入气管及主支气管时通过内镜滴入 2% 利多卡因，总量宜少于 400mg。边插入边观察，检查各肺叶、段的支气管及其分支。先查健侧，后查患侧，否则先右侧，后左侧。通过内镜可作病灶活检、肺活检及止血、肺灌洗、选择性支气管造影等多种检查及治疗。

[术后处理]

（1）嘱患者咳出气管内分泌物。

（2）术后禁食 2h，然后饮水少量，无呛咳即可进食。

（3）术后有声嘶及咽喉部疼痛者可作雾化吸入。

（4）术后不必常规使用抗生素，必要时，可酌情使用。

（5）应注意观察有无气胸及出血。

# 13.11  胸腔镜检查（thoracoscopy）

[适应证]

胸腔积液经常规检查原因不明者；肺表面病灶和弥散性肺部疾病的诊

断；肺癌合并胸腔积液需确定有无胸膜转移者；肺表浅部位良性肿瘤、胸内纵隔囊肿、食管平滑肌瘤等需行内镜下手术者。

[禁忌证]

严重心肺疾患或全身衰弱不能耐受者；胸膜广泛粘连者；有出血倾向者。

[并发症]

主要为血胸、皮下气肿、胸腔感染。

[术前准备]

术前数天先向患侧胸腔内注入 600～1000ml 气体。术前 0.5h 可肌内注射适量镇静剂。

[操作要点]

常规消毒皮肤铺巾单，局部麻醉下在腋前线第三或第四肋间隙处作 1.0cm 大小的切口，将套管针插入胸腔，退出针芯，再将胸腔镜送入胸腔进行观察。如需作活检或治疗，可选另一肋间作切口后插入套管针，退出针芯，送入活检钳或电烙等器械，在胸腔镜观察下进行操作。最后将气体或渗出液抽出，确定有无活动性出血后即可拔出胸腔镜，缝合切口。

[术后处理]

术后观察 24h，注意体温、脉搏、呼吸、血压及皮下气肿。术后常规应用抗生素 3 天。

# 13.12　纵隔镜检查

[适应证]

确定肺癌有无纵隔淋巴结转移；确定纵隔病灶的性质；纵隔囊肿摘除或脓肿切开引流。

[禁忌证]

严重心肺疾患或全身衰弱者；纵隔慢性炎症有粘连者；主动脉瘤或上腔静脉压迫综合征；有出血倾向者。

[并发症]

血管神经损伤（尤其是喉返神经损伤）；出血、气胸、感染等。

[操作要点]

患者平卧，头略后仰使颈前部稍突出。常规消毒后铺巾单，局部麻醉后在胸骨切迹上方 2cm 处作 3～4cm 长的横切口，在正中用手指钝性分离肌肉，暴露气管，切开气管前筋膜，用食指先在气管前沿气管作钝性分离直至分叉处，再分离气管两侧。形成一通道后，将纵隔镜插入，在直视下用剥离钳仔细作钝性分离，将通道向前扩展，使气管、支气管旁的淋巴结显露，进行淋巴结活检或摘除。检查结束后，确认无出血，取出纵隔镜，缝合切口。

[术后处理]

术后观察有无出血、气胸等；术后常规使用抗生素3天。

# 13.13 阴道镜检查（colposcopy）

[适应证]

宫颈癌普查有异常发现者；宫颈疾病治疗期观察和治疗后随访；具有恶变倾向的外阴、阴道疾病需排除恶变者；患者母亲在孕期使用过雌激素而怀疑其有阴道腺病者。

[禁忌证]

外阴、阴道有严重感染者；阴道有创口出血时。

[术前准备]

检查前24h避免任何阴道接触。

[操作要点]

患者取膀胱截石位，将阴道窥器放入阴道，暴露子宫颈，接通光源后先用肉眼观察宫颈形态及宫口分泌物。用生理盐水棉球擦净宫颈及弯窿部黏液，将镜体对准宫颈，调好焦距，由低倍至高倍进行初步观察，应特别注意血管的分布和形态。然后用3%乙酸溶液涂抹宫颈，鉴别柱状上皮和鳞状上皮；用去甲肾上腺素涂抹宫颈，在分化良好的区域微血管收缩佳，癌性血管则反应差而显露；用3%~5%的硝酸银涂抹，可使肉芽组织的溃疡面形成白膜，而癌性组织则无此变化；用复方碘溶液涂抹，鳞状上皮呈深棕色，癌组织或异位柱状上皮则色淡或不着色。

# 13.14 宫腔镜检查（hysteroscopy）

[适应证]

原因不明的不规则子宫出血；查找不孕症原因；子宫内膜的良、恶性病变；子宫畸形；子宫镜下绝育术；宫腔粘连松懈术；内膜息肉或内膜下小型肌瘤摘除；宫腔异物的寻找与取出。

[禁忌证]

急性生殖器炎症；活动性子宫大量出血；宫颈过度狭窄或宫腔过于狭小；宫颈癌；近期子宫穿孔；需保留的正常妊娠。

[并发症]

主要有感染、损伤、出血、气栓等。

[术前准备]

检查以月经净后 3～5 天为宜。术前肌内注射地西泮 10mg 或哌替啶 50mg。

[操作要点]

患者取膀胱截石位，常规冲洗、消毒外阴、阴道，铺洞巾。先用探针了解宫腔深度和曲度，根据宫腔大小调整镜体限位器，扩张宫颈至可通过 6.5～7 号宫颈扩张器，随后将宫腔镜轻轻插至宫颈内口水平，用生理盐水冲洗宫腔，直至排出液澄清为止。宫腔冲洗完毕后，向宫腔加压注射膨宫液，插入宫腔镜，使之越过宫颈内口，观察宫腔各部位。镜检完毕后，根据需要可在宫腔镜直视下作相应手术。

[术后处理]

术后需观察患者有无腹痛、发热、出血。术后休息 1 周，禁止性生活及盆浴 2 周。

# 13.15　羊膜镜检查（amnioscopy）

[适应证]

妊娠 37 周以上，疑有胎儿宫内窘迫时；过期妊娠，了解胎盘功能；临产时胎心监护出现异常，需决定是否手术干预。

[禁忌证]

宫颈极度后移，羊膜镜无法插入；前置胎盘、臀位、羊膜已破；羊水过少，羊膜与胎头紧贴者；胎儿尚未成熟（<37 孕周），以免导致早产。

[并发症]

胎膜早破，出血、感染等。

[术前准备]

如有胎儿宫内窘迫现象，需积极处理，使胎心频率及强度恢复正常后再作检查。

［操作要点］

孕妇取膀胱截石位，常规消毒外阴。阴道检查确定先露部位及位置，注意宫颈的软硬度及宫口开张情况，如未开大，可用手指轻轻扩张宫口，将羊膜镜电源打开后轻轻插入宫颈管内约 3~4cm，紧贴羊膜表面进行观察，注意羊水颜色、混浊度、前羊水量，胎脂片的颜色及胎儿肤色。正常羊水清澈，无色透明，胎脂白色发光。宫内窘迫时，羊水被胎粪污染呈黄绿色，胎脂黄染。Rh 血型不合者，因溶血使羊水呈淡黄色。胎盘早期剥离者羊水呈血色。

# 13.16　上颌窦镜检查

［适应证］

上颌窦疑有占位性病变，而 X 线检查不能确定者；反复鼻出血而未能确定部位者；亚急性鼻窦炎及疑有窦口堵塞病变者。

［禁忌证］

上呼吸道急性炎症期；上颌窦太小、发育不良者。

［操作要点］

（1）前壁法（犬齿窝法）：卧位，常规消毒，铺巾后用 1% 普鲁卡因（加肾上腺素）作眶下神经、局部黏膜和犬齿窝骨膜下的浸润麻醉，用穿刺法在犬齿根尖处（方向指向后上方，眶下孔之下）刺破黏膜达骨壁，转动针尖，钻破骨质，进入上颌窦后，即可取出针芯，送入窥镜，进行检查。此法损伤小，观察充分，术后几无出血。

（2）下鼻道径路法：操作方式同上颌窦穿刺法，进入窦腔后即取出针芯，插入窥镜进行检查。

［术后处理］

术后 48h 禁止擤鼻。

# 13.17　超声内镜检查（endoscopic ultrasonography，EUS）

［适应证］

胰胆管疾病，尤其是胰腺及胆总管末端病变；消化道壁厚度的测定，特别是确定癌肿浸润深度；肝门及胆道口壶腹及胆道口括约肌疾患诊断困难者；疑有纵隔及肺部疾患，经体表超声检查不能获得超声图像者；超声腹腔镜对肝脏疾病可提供更可靠的诊断依据。

[禁忌证]

与内镜检查相同。

[并发症]

与内镜检查相同。

[术前准备]

与内镜检查相同。

**[操作要点及临床意义]**

普通超声内镜，其内镜装置和超声装置集于一体，而新型超声内镜，其超声波探头从内镜钳道中插入后可进行超声检查。操作时，克服胃肠气体干扰的方法有两种：①水囊法。在镜端安装一囊袋，将去气液体 5 ~ 10ml 注入囊内，排出空气，使囊内充满液体，贴着消化道壁进行扫描；②胃内充水法。将约 500ml 的去气液体经内镜注入胃内后进行扫描。

各部位超声内镜（EUS）检查的临床意义如下：

（1）食管 EUS 检查采用水囊法，正常食管壁显示 5 层结构。EUS 检查主要用于判断食管癌的浸润深度，为手术治疗提供依据。另外，尚可用于诊断黏膜下肿瘤及纵隔内肿物等。

（2）胃 EUS 检查采用水囊法或充水法，两者亦可结合使用。正常胃壁显示 5 层结构。EUS 检查主要用于判断胃癌浸润深度，可为选择治疗方案提供依据。另外，尚可对良性溃疡的深度作出正确的判断以及诊断黏膜下肿瘤等。

（3）大肠 EUS 检查采用水囊法，正常大肠壁结构亦为 5 层，EUS 检查主要用于判断结肠与直肠肿瘤的浸润深度以及诊断黏膜下肿瘤等。另外，尚可用于诊断直肠周围脓肿。

（4）胰腺 EUS 检查可在十二指肠乳头部及下方、十二指肠球部及胃腔内进行。EUS 检查可提高对胰腺病变的分辨力，甚至可检出直径仅为 10mm 的癌肿病灶。另外，对慢性胰腺炎亦有较高的诊断价值。

（5）胆道口壶腹和胆道口括约肌的 EUS 检查，通常采用水囊法，亦可合并应用充水法。EUS 检查除可确定病灶大小外，尚可确定浸润肠壁的深度及显示周围肿大的淋巴结。

（6）胆囊 EUS 检查，内镜位于十二指肠球部或胃窦部。EUS 检查对胆囊癌的早期诊断有较大价值，对进展期胆囊癌可了解其浸润程度以及有无累及肝脏等。对于胆管检查，EUS 特别适合于胰腺内的胆总管检查。

（7）腹腔超声内镜和普通腹腔内镜相仿，在腹腔内镜直视下找到脏器或病灶后，通过超声系统显示出该部位的超声断层图像。腹腔 EUS 检查可提高对肝脏、胆囊、胆管、胰腺、脾脏及腹膜肿瘤等病变的诊断能力。

[术后处理]

与内镜检查相同。

# 13.18　胎儿镜检查

[适应证]

窥视胎儿体表异常，因视野小，窥视范围有限；胎儿皮肤组织活检，以诊断先天性层形鱼鳞癣、大疱松懈症；胎血检查，以诊断胎儿血液病，如血友病、血红蛋白病及代谢性疾病（半乳糖血症、黏多糖累积症），尚可鉴定胎儿血型及作染色体核型分析等；胎儿宫内治疗，如对某些溶血性贫血患儿进行输血，对先天性脑积水、尿道梗阻等进行手术。

[禁忌证]

孕妇曾有流产征兆者；体温超过 37.5℃ 以上时。

[并发症]

可能出现的并发症为胎儿及胎盘损伤、流产、胎儿宫内死亡、羊膜炎、腹壁或子宫体血管损伤出血、膀胱及肠管损伤等，但发生率均较低。

[术前准备]

根据检查目的，选择不同孕周进行检查。胎儿体表畸形观察以孕 15～18 周最佳，此时羊水清晰，透明度佳；胎儿血标本采集以 18～21 周最佳。B 超作胎盘定位，确定胎位，选择胎儿四肢部位的空隙处作为胎儿镜的插入位置。术前用地西泮 10mg 静脉注射，使孕妇镇静胎动减少。术前孕妇排空膀胱。

[操作要点]

常规消毒铺巾，在拟定进镜处局部麻醉后作一小切口，将套管针经切口刺入羊膜腔，拔出套针，抽取羊水，再经套管插入胎儿镜，通过变动孕妇体位或用手法在腹部推移胎儿，使需检查的部位充分暴露于镜下。在取胎血时，可将胎儿镜对准胎盘脐带附着处边缘的较大血管，用 26～27 号针抽取 1～3ml 血液于置有抗凝剂的注射器。如需作皮肤活检，可选胎儿的背、臀、肩及头皮等部位，经胎儿镜确定后，取出窥镜，插入活检钳，在实时超声引导下作组织活检。术毕，退出所有器械，切口用纱布加压 2min。

[术后处理]

术后严格观察孕妇血压、心率、体温及腹部症状，常规使用抗生素，以预防感染，并可用子宫松弛剂抑制宫缩。常规胎心监护 4~8h。孕妇若为 Rh（-），而胎儿为 Rh（+）者，需防止母体抗 D 抗体进入胎儿。

# 13.19 膀胱尿道镜检查

**［适应证］**

经过无创伤检查仍不能明确尿道、膀胱及以上尿路疾病；明确外科血尿的出血部位及原因；诊断膀胱、尿道肿瘤的数目、部位、大小、外观并取活检；需行输尿管逆行插管检查和治疗；诊断尿道及膀胱异物、结石、畸形及尿道狭窄膀胱瘘等；了解泌尿系统以外器官疾病对尿路的影响和关系；膀胱尿道移行上皮肿瘤保留膀胱手术后定期复查。

**［禁忌证］**

尿道狭窄无法插入尿道膀胱镜者；泌尿生殖系有感染者；膀胱容量 < 50ml 者；严重膀胱内出血，因血块影响观察者；严重髋关节畸形、体位异常者（纤维膀胱尿道镜检查除外）；有严重的全身性疾病，年老体弱者；女性月经期。

**［并发症］**

主要有血尿、尿道损伤、膀胱损伤、感染、腰痛。

**［术前准备］**

（1）了解病史和检查目的：膀胱尿道镜检查必须详细了解病史及辅助检查情况，明确检查目的，不可盲目地进行检查，若术前不了解情况，检查时可能造成漏诊或误诊。同时，明确了解检查目的，有利于器械准备。

（2）患者准备：患者精神上准备十分重要，使患者认识到检查的必要性，说明检查中可能造成的不适或痛苦，消除患者的恐惧心理，取得患者配合。检查前排空膀胱。

（3）器械准备：检查前器械准备很重要，除一般消毒和无菌巾外，还需要一些特殊的准备。

（4）有膀胱、尿道感染及带导尿管者，检查前口服抗生素 2~3 天。

（5）签署检查知情同意书。

**［麻醉］**

男性用 1% 丁卡因（Tetracaine）5~10ml 注入尿道，保留 10min；女性用棉签蘸 1% 丁卡因留置尿道内 10min，即达到麻醉目的。必要时可用鞍麻或骶管阻滞麻醉。

[操作要点]

（1）器械准备取出消毒好的窥镜和各种器械，用无菌盐水洗净窥镜上的消毒溶液。检查窥镜目镜和物镜是否清晰，调节镜灯高度，在镜鞘外面涂以灭菌甘油以利滑润。液状石蜡在盐水中会形成油珠，使视野不清，影响检查，不可使用，预先将输尿管导管插入输尿管插管窥镜备用。

（2）膀胱截石位，插入膀胱镜男性患者在插膀胱镜前，探查尿道是否正常或有无狭窄，然后换用窥镜慢慢沿尿道前壁推至尿道膜部，遇有阻力时，可稍待片刻，等尿道括约肌松弛即能顺利进入膀胱。插入时切忌使用暴力，以免损伤尿道，形成假道。女性患者容易插入，但应注意窥镜不得插入过深，以免损伤膀胱。如所有为凹型镜鞘，需将膀胱镜旋转180°。

（3）检查膀胱、输尿管插管窥镜插入膀胱后，将镜芯抽出，测定残余尿量。如尿液混浊（严重血尿、脓尿或乳糜尿），应反复冲洗至回液清晰后，换入检查窥镜。将生理盐水灌入膀胱，使其逐渐充盈，以不引起患者有膀胱胀感为度（一般约为300ml）。将窥镜缓慢向外抽出，看到膀胱颈缘为止。在膀胱颈缘的两下角处将窥镜推入2~3cm，即可看到输尿管间嵴。在时针5点到7点的方位、输尿管间嵴的两端，可找到两侧输尿管口，如细心观察，可见管口有蠕动排尿、排血或排乳糜现象。最后，应系统、全面、由深至浅地检查全部膀胱，以免遗漏。

如需作输尿管插管，应调换输尿管插管窥镜，将4~6号输尿管导管插入输尿管口，直至肾盂，一般深达25~27cm，输尿管后端应做记号，以辨别左、右。如输尿管口有炎症充血不能辨清时，可静脉注入靛胭脂溶液，利用输尿管口排蓝引导插管。

膀胱镜检查以及输尿管导管插完以后，将输尿管导管再插入膀胱一段，然后退出膀胱镜，用胶布将输尿管导管固定于外阴，以免脱出。膀胱内操作动作必须轻柔，检查时间不应超过30min。

（4）尿液检查收集输尿管导管导出的尿作常规检查，必要时还可作细菌检查和培养。当由导管持续滴尿较快，如用注射器自导管吸尿，一次可吸出10~20ml以上时，应怀疑有肾盂积水。

（5）肾功能检查如在膀胱镜检查中未作靛胭脂试验而又需作分侧肾功能检查时，应按规定剂量静脉注射酚红或靛胭脂，分别观察两侧肾盂导出的尿内出现颜色时间和浓缩时间。

（6）逆行肾盂造影将输尿管导管连接注射器，注入造影剂进行肾盂造影，常用造影为12.5%碘化钠溶液，每侧注入5~10ml，注入应缓慢而不可用力，患者有腰痛时应立即停止并维持压力。

**[术后处理]**

嘱患者多饮水。一般无须特殊处理，可酌情应用抗生素 2~3 天。对部分兼行治疗的患者，可留置导尿管数天，并按特殊要求做相应处理。

**附：膀胱镜医学影像工作站**

膀胱镜医学影像工作站又叫"膀胱镜医学影像管理与传输系统"，它由计算机、打印机、图像采集卡和软件组成，主要对膀胱镜检查的影像进行数字化采集、打印、报告书写、存档、统计和患者资料的管理。主要功能如下。

（1）数字化采集，确保图像清晰、逼真，支持双屏显示。

（2）具有多种图像采集方法，脚踏开关采集、鼠标采集。

（3）可测量长度、周长、面积等，测量值自动置入。

（4）任意位置加以标注，方法多种，如文字、箭头、方框、直线图。

（5）编辑报告快速、方便，拥有大容量专家诊断词库、模板，自由编辑存入，得心应手。

（6）编辑报告和采集图像可同步进行，互不影响。

（7）报告单格式可自由设定。

（8）高品质大容量动态录像存储系统。

（9）采用高速照片质量打印，速度快，图像清晰；可自由制作幻灯片。

（10）完善的档案管理、统计系统。

（11）报告自动生成 JPG 格式存储，存储病历量 >300 万例。

（12）多种查询方式，可通过姓名、年龄、部位、检查号、科别等几十种方式查询。

（13）送诊医师统计、收费统计、诊断医师、工作量统计等。

（14）可多台影像工作站相连接，组成网络系统。

（15）可选配"倍宁示教、转播系统"，方便教学。

# 13.20 输尿管镜检查

**[适应证]**

（1）用于诊断目的：①静脉尿路造影或拟行造影发现肾盂、输尿管充盈缺损，需明确病变性质者。②影像学检查正常，但尿细胞学有阳性发现，需明确病变部位者。③不明原因的输尿管狭窄或梗阻。④不明原因的输尿管口喷血，需明确出血部位及原因者。⑤上尿路肿瘤局部切除后的随访观察。

（2）用于治疗目的：①上尿路结石尤其是输尿管中、下段结石。也可通过输尿管镜来完成尿路结石的碎石治疗。体外冲击波碎石后的治疗。②肾盂、输尿管内体积较小、分化较好的乳头状移行上皮细胞肿瘤可经输尿管镜行活检、电灼或电切。③肾盂、输尿管异物取出。④输尿管狭窄扩张。⑤上尿路出血电灼出血。

[禁忌证] 有全身出血性疾病者；泌尿系感染急性期者；尿道狭窄或有膀胱挛缩者；前列腺增生症或膀胱颈过于抬高者，影响进镜者；有盆腔外伤、手术、放射治疗史，输尿管扭曲、固定和纤维化者；病变在输尿管狭窄以上者；严重髋关节畸形者。

[并发症]

主要有血尿、发热、输尿管损伤、输尿管口狭窄或反流。

[术前准备]

（1）熟悉病情：术者在操作前要详细询问病史，查体，查阅影像学检查资料，明确检查的目的和作用。尤其要仔细分析影像学检查资料，以全面了解输尿管的走行方向，屈曲和狭窄的部位。

（2）患者准备：①术前全面检查心、肝、肺、肾等功能异常，若有异常应作相应的处理。②尿常规检验，若白细胞增高，应作尿培养。检查前给以抗菌药物，控制尿路感染。术前灌肠，给予镇静剂。③向患者家属全面介绍操作目的、过程，可能出现的问题及处理方法等，争取患者的密切配合，提高效率。

（3）器械准备：①检查输尿管镜部件是否齐全，功能状况良好。尤其要检查输尿管镜的视野清晰度情况。发现问题及时纠正。②检查所配件是否齐全。备好各种型号的输尿管扩张导管、活检钳等配件。③其他如灌水装置等亦应在术前做好准备。

（4）签署检查知情同意书。

[麻醉]

腰部麻醉或硬膜外阻滞麻醉。

[操作要点]

（1）检查膀胱、输尿管镜：从尿道口进入，边冲水边观察，了解膀胱内尤其是两侧输尿管口情况。

（2）扩张输尿管口：经输尿管镜向检查侧输尿管口内插入 0.96mm 导丝或 F$_4$ 号输尿管导管至肾盂，利用液压灌注泵扩张法扩张输尿管口是重要和基本的方法，除扩张作用外还可保持视野清晰。注意液压泵压力不要过高。

（3）输尿管镜插入方法：输尿管镜在导丝或输尿管导管引导下进入输尿管口。沿导丝进镜（套入法）；沿导丝外进镜（侧入法）。

（4）观察方法：镜前端穿过输尿管壁段后有突破感，随之看见黏膜光滑、管腔宽敞的输尿管，在跨越髂总动脉时，可以见到搏动，并应抬高镜端方可看清管腔，小心勿穿破损伤。输尿管镜进入输尿管上段时，可以见到当患者吸气时出现一定角度，需在呼气时推进镜体，到达肾盂输尿管连接部时，可见该处黏膜呈环状隆起。

（5）病变处理：术中如确定为结石可行套石、气压弹道或者激光、超声碎石；如见到肿瘤可行活检并行电灼、激光治疗。

（6）术毕留置输尿管导管或双J管，并固定导尿。

**[注意事项]**

（1）操作要轻柔，绝不可用暴力，保持视野清晰，在插入输尿管的过程中，以导丝作引导，保持导丝在视野内，看到管腔后再向前推进。

（2）保持低压向输尿管内灌注，不宜压力过高及冲入太多，这样易造成肾内反流而引起患者不适及发热等并发症。根据视野的清晰情况决定注入水量，必要时放出部分水后再灌注。

（3）输尿管镜插入受阻多因梗阻性病变或输尿管扭曲成角所致。若因输尿管狭窄所致，用扩张器扩张后再通过该处。输尿管扭曲引起者，通过旋转输尿管镜、调整检查台使之头低臀高体位来克服，必要时术中输尿管造影，查明原因后再检查。

（4）检查过程中视野不清，满视野一片红时，可能为黏膜出血或镜面紧贴黏膜上所致，试行冲水及稍后退镜体，看清管腔后再推进。

（5）软性输尿管镜的检查方法同硬性输尿管镜，但视野小定向困难，操作上较复杂。

# 13.21 经皮肾镜检查

**[适应证]**

（1）肾、输尿管上段结石，均可通过经皮肾镜碎石、取石。其成功率高达90%以上，痛苦小，恢复快，并发症少。

（2）肾盂及输尿管上段异物的检查和取出。

（3）肾盂及肾盏内占位性病变的诊断和鉴别诊断。

（4）肾脏上皮肿瘤的检查、活检及电灼、切除等。

（5）肾盂输尿管交界处狭窄的治疗。

（6）非反流性慢性输尿管扩张，采用经皮肾镜检查了解上尿路解剖和功能，结合尿路动力学检查确定治疗措施。

［禁忌证］

全身出血性疾患；严重的心肺疾患，不能耐受俯卧位者；未纠正的高血压患者及尿路急性感染时，不宜经皮肾操作；肾内型肾盂、多支型肾盂、肾旋转不良、马蹄肾及孤立肾取石应慎重。

［并发症］

主要有血尿、感染、腹膜后血肿或尿囊肿，周围器官损伤以及水、电解质平衡失调。

［术前准备］

经皮肾镜检查前的准备和泌尿外科其他内镜检查相同。术者必须全面了解病情，明确检查目的。患者的准备按肾手术进行，除术前检查各重要脏器功能外，还需做泌尿系的影像学检查，以帮助术者了解肾盂、肾盏的解剖结构，确定经皮穿刺肾盏的路径。术前检查血型，准备一定数量的全血。术前有尿路感染者，应在感染控制后再作检查。留置导尿管。应仔细检查器械是否齐全、完好。灌注液可用生理盐水，若电切，可用 1.5% 甘氨酸冲洗液等。

［操作要点］

（1）体位：一般采用俯卧位或者俯卧位患侧垫高 30° 体位。

（2）麻醉：硬膜外麻醉或全身麻醉。

（3）穿刺肾下盏及中盏：一般选择十二肋下缘与腋后线交叉处，可借助超声设备及 X 线荧光显像引导下进行，肾积水严重者可直接穿刺。

（4）扩张皮肤肾盂通道：应在透视下进行，密切观察导丝的位置、形状，防止导丝拖出扭曲。

（5）插放肾镜。

（6）肾镜观察：调整后焦距，通过镜体转动及调节才能窥视肾盂全貌，但注意不要进到肾皮质和肾外。

（7）取出肾镜：沿肾镜通道置肾造瘘管，保留 1 周左右。

［术后处理］

按肾手术常规处理，注意保护造瘘管并保持其通畅。应用抗生素防治感染。肠道功能恢复后鼓励多饮水。

# 14 生物电检查

众所周知，活体组织细胞在生命活动过程中存在着生物电活动。在组织器官发生病变时，其生物电活动会随之发生相应的变化。采用特制的电子仪器可将组织器官的生物电活动记录下来，通过分析，可对组织器官的生理功能或病理变化作出判断。从而，为临床诊断疾病提供依据。这就是生物电检查技术。

与活体组织检查不同，生物电检查是无创性的或基本上是无创性的。因此，已广泛应用于基础医学及临床医学，甚至军事医学及航天医学。

本章主要介绍脑电图、脑血流图、肌电图、神经传导及诱发电位等检查。其他生物电检查（如心电图检查等）在有关章节中介绍。

## 14.1 脑电图（electroencephalography，EEG）检查

[适应证]

颅内疾病，如癫痫、颅内占位性病变、颅内感染、脑血管病变、脑外伤等；各种脑病，如肺性脑病、肝性脑病、代谢中毒性脑病等；其他：如用于麻醉深度监护、ICU 病室重危患者监护以及鉴别功能性与器质性精神病等。

[注意事项]

（1）检查前 24h，患者应停服镇静剂、兴奋剂及其他对中枢神经系统有影响的药物。对半衰期长的药物，停药时间应酌情提前。若因治疗需要，不宜停药，则应注明用药名称及剂量。

（2）为了减小皮肤电阻，患者应在检查前一日洗净头皮，忌用头油。

（3）为了防止低血糖影响检查结果，应在饭后 3h 内检查。若患者不能进食，可静脉注射 50% 葡萄糖溶液 40ml。

（4）对婴幼儿及其他不能配合检查者，可用 10% 水合氯醛 10 ~ 15ml（婴幼儿 1 毫升/岁）稀释后口服或灌肠。

[临床意义]

（1）脑波的命名

以频率命名：0.5~3.5Hz 者为 δ 波；4~7.5Hz 者为 θ 波；8~13.5Hz 者为 α 波；14~30Hz 者为 β 波；大于 31Hz 者为 γ 波。δ 波及 θ 波统称为慢活动。

以振幅命名：10~25 为低幅波；25~50 为中幅波；50~100 为高幅波。

以形态命名：可有正弦形波、"V"字形波、"M"字形波、类尖波、棘波、尖波、棘-慢波、多棘波和多棘-慢波等。

（2）正常脑电图：①正常成人清醒脑电图在无任何外界刺激或药物影响下，即在生理条件下（如血糖、体温等），清醒、安静闭眼的脑电图是由两半球后部的 α 节律和前部的 β 节律所组成，两额、颞有少量的低幅 θ 波存在。基本没有 δ 波。②α 波主要分布于顶枕区，β 波主要分布于额颞区及中央区，δ 波少量出现于额颞区或顶区。左、右对称部位的频率差小于 10%，波幅差小于 20%。③给予各种感觉刺激及进行精神活动时，α 波受抑制。④过度换气后频率及波幅无明显变化。⑤睡眠时出现的 K-综合波、顶尖波和纺锤波等左右对称。⑥无棘波、尖波及 δ 波。

正常儿童脑电图：①清醒时不出现广泛性的高波幅 δ 波。②自然睡眠时不出现广泛性的大于 50μV 的 β 波。③睡眠时顶尖波和纺锤波等左、右对称。④不出现恒定的局限性慢波。⑤不出现棘波及暴发性异常脑波。

（3）异常脑电图

①癫痫的脑电图：约 80% 的癫痫患者在发作时有阵发性高波幅电活动，如棘波、尖波、棘-慢波、尖-慢波等。由于在描记脑电图时患者的情况不明，应包括癫痫发作时的脑电图和发作期的脑电图。为提高癫痫在间歇期的脑电图阳性率，常需反复多查几次，或者通过各种诱发试验，如过度呼吸、睡眠诱发、药物诱发、闪光刺激。

②颅内占位性病变的脑电图：颅内占位性病变可引起不同程度的脑电图变化，尤其是大脑半球的占位性病变，大多有一侧性或局灶性 δ 波，也可出现 θ 波。

③颅内感染的脑电图：在各种脑炎和脑膜炎中，绝大多数表现出弥漫性或局限性高电位慢活动，可有不同程度的 α 节律变慢甚至消失，并可出现 θ 波或 δ 波。脑电图变化的程度常与感染的严重性有关。在起病的 1 周内脑电图可以正常，而在 1 周后复查可表现为异常。脑电图的好转和临床改善大体平行，亦可稍慢于临床。

④脑血管病变的脑电图：在内囊出血急性期，脑电图变化主要表现为两侧弥漫性 δ 波。受损侧半球有多形性 δ 波；随着病情的好转，脑电图的异常

变化在数周或数月后可完全消失。颈内动脉狭窄可有一过性慢活动，以颞部为主。脑干血管性损害可出现不同程度的弥漫性慢波，慢波的多少与昏迷程度有一定关系。

⑤脑外伤的脑电图：脑外伤的脑电图变化有助于为预后提供依据。在急性期脑电图变化不大者，大多预后良好；若出现广泛和持久的电活动减少，则预后不良。

⑥代谢中毒性脑病的脑电图：除甲状腺功能亢进时 α 节律有增快趋势外，大多表现为 α 节律受抑制，出现阵发性 θ 波、阵发性 δ 波、弥漫性 δ 波或 δ 波与低平记录交替，使整个记录趋向低平。本组疾病描记脑电图主要用于监护病程的发展和观察治疗的效果。

# 14.2  脑血流图检查（rheoencephalography）

[基本原理]

当头部通过微弱的高频交流电流时，观察头部阻抗的变化。心室收缩时，心排血量增多，头部血管扩张，血流量增多，电阻变小而导电度升高；心室舒张时，心排血量减少，头部血管收缩，血流量减少，电阻变大而导电度降低。头部导电度的这种规律性变化，使射入头部的微弱的高频交流电流也随之发生阻抗强弱的改变，通过记录和放大，即为脑血流图，又名脑电阻图。它可反映脑血管弹性状况和充盈程度。

[适应证]

脑动脉硬化、脑动脉狭窄或闭塞、血管性头痛、颅内占位性病变等。

[注意事项]

（1）检查前 1~2 天应停服血管舒缩药物。

（2）头部不洁者，应洗净、擦干，忌用头油。

（3）检查时，患者可取坐位或卧位，应消除顾虑，以免因情绪紧张而影响血流图的稳定性。

（4）不同体位对头部血流的变化有明显影响，分析波形时应予考虑。

[临床意义]

（1）脑血流图分析（图 14-1）：脑血流图由上升支及下降支组成，下降支上有 1~2 个重搏波，两支连接处为波峰，两支的夹角为主峰角。重搏波与主峰间有一切迹（峰谷）。上升支与基线之间的夹角为上升角。

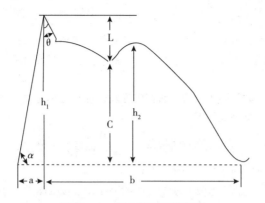

图 14 - 1　脑血流图正常图形

h₁ 主峰波波幅；h₂ 重搏波波幅；a 流入时间；b 流出时间；

α 上升角；θ 主峰角；L 重搏波深度；C 重搏波切迹高度

波形：主要反映脑血管弹性状态，常见的有 5 种类型。①陡直型：是一种典型的正常波型，上升支陡直，下降支倾斜，主峰角尖锐，重搏波明显，提示血管弹性良好，多见于正常年轻人。②三峰型：上升支陡直，至第一峰顶时转平或稍下降，随后又上升呈第二峰，在其下降过程中又出现第三峰。本型提示血管紧张度增高，弹性较好，常见于正常儿童及青年，亦可见于高血压患者。③转折型：上升支缓慢上升到峰顶，途中有转折，重搏波可见。本型提示血管弹性减弱，可见于正常的中年人。④倾斜型：上升支倾斜，重搏波隐约可见或消失。本型提示血管弹性显著减弱，多见于老年人。⑤平顶型：上升支陡直，在主峰上出现平顶，重搏波存在。本型提示血管紧张度增高，血管弹性减弱，属不正常。

波幅：波峰至基线的垂直距离，称为波幅，以欧姆（Ω）表示，是反映脑血管充盈度的主要指标，其计算公式如下：

$$波幅（Ω）=\frac{波幅高度（小格数学）}{标准讯号欧姆数}×标准讯号高度（小格数）$$

波幅参考区间：男性 0.06 ~ 0.24Ω，女性 0.06 ~ 0.35Ω。

波幅增高，提示脑供血增加；波幅降低，提示脑供血减少。

两侧波幅差：主要反映脑部两侧的供血情况，以两侧波幅差的相对百分比表示，其计算公式如下：

$$两侧波幅差（\%）=\frac{高侧波幅（Ω）-低侧波幅（Ω）}{高侧波幅（Ω）}×100\%$$

两侧波幅差的参考区间：男性 <25%，女性 <20%。

上升时间：即流入时间，是指上升支起始点到第一峰顶垂线与基线的交点所需的时间，经秒（s）为单位，主要反映血管充盈速度，亦能反映血管弹性。

正常上升时间随年龄增长而相应延长，且与心率有关，故需计算上升时间指数，其计算公式如下：

$$上升时间指数 = \frac{上升时间}{心动周期时间} = 100$$

正常上升时间指数为 8%～15%。

上升角：是指上升支与基线之间的夹角，以度为单位，主要反映脑血管的弹性。

正常上升角随年龄增长而相应变小，一般低年龄组应大于 75°，高年龄组应大于 65°。

主峰角：是指上升支与下降支之间的夹角，以度为单位。若为三峰型，则以较高的一峰为准；若三峰等高，则以第一峰为准；若为平顶型，则测定上升支与平顶的夹角。主峰角主要反映血管弹性，也能反映供血状况。

正常主峰角随年龄增长而相应增大，其参考区间如下。30 岁以下年龄组：男 <75°，女 <70°；30～44 岁年龄组：男 <85°，女 <80°；45 岁以上年龄组：男 <95°，女 <90°。

重搏波：又称弹性波，主要反映脑血管弹性。一般用目测法将重搏波分为明显、存在、隐约和消失。波峰高于 1～2 小格为明显；波峰高度在 1 小格以内为存在；波峰似有，但不清晰为隐约；无重搏波即为消失。

（2）脑血流图的临床应用

①脑动脉硬化：波形呈转折型、倾斜型或平顶型，波幅降低，上升时间延长，上升时间指数增大，上升角变小，主峰角增大，重搏波变小或消失。

②脑动脉狭窄或闭塞：较大的动脉闭塞可见不对称血流图，患侧上升时间延长，波幅低。侧支循环建立后，脑血流图可恢复正常。

③血管性头痛：痉挛型的脑血流图表现同脑动脉硬化；扩张型则表现为波幅增高，下降支迅速下降，重搏波靠近基线。血管性头痛常可见不对称血流图。

④颅内占位性病变：对血管丰富的肿瘤或血管瘤，脑血流图检查有助于定位。颅内血肿时，脑血流图可有一侧血流受阻的表现。

# 14.3 肌电图检查（electromyography）

[基本原理]

采用专门设计的记录电极，插入所需检查的肌肉，将肌肉在活动过程中产生的生物电，通过放大器放大后显示于显像管上，同时转换成声音通过扬声器监听，也可摄片或用磁带作永久记录，还可用电子计算装置做定量分析。从而，对肌肉及肌肉神经接头的功能状态作出判断，以协助临床诊断。目前，较常用的有针极肌电图及单纤维肌电图。

## 14.3.1 针极肌电图检查

[适应证]

各种肌病：如进行性肌营养不良、多发性肌炎、肌强直症等；神经－肌肉接头疾病：如重症肌无力、肌无力综合征等；周围神经疾病：如周围神经损伤、神经根压迫、急性感染性多发性神经根炎、面神经麻痹等；脊髓前角细胞疾病：如脊髓灰质炎、脊髓肿瘤、脊髓空洞症、脊髓血管畸形、脊髓脱髓鞘疾病等；上运动神经原及锥体外系疾病：如脑血管病、帕金森综合征、舞蹈病等。

[禁忌证]

有出血倾向者；局部有感染者；晕针者。

[肌电图分析]

（1）插入电位：正常肌肉，当针电极插入时，由于机械性刺激，产生短暂的电活动，称为插入电位。时限在100ms以内，振幅1～3mV。插入电位减少或消失，可见肌肉纤维化、肌肉严重萎缩、家族性周期性麻痹等；插入电位增加，可见肌肉去神经病变、肌强直综合征、多发性肌炎等。

（2）肌强直电活动：在肌肉收缩或移动针电极后出现高频、猝发的电位，其振幅与频率先逐渐递增，继而逐渐递减，出现类似俯冲轰炸机发出的声响。肌强直电活动见于先天性肌强直、营养不良性肌强直等。

（3）肌强直放电：在移动针电极后出现，在肌肉收缩后一般不出现，系一种高频电位，波形奇异，波幅及频率恒定。多见于肌炎、运动神经元病等。

（4）自发电位

纤颤电位：肌肉松弛时出现的自发电位，时限0.2～3.0ms，振幅5～500μV，波形呈单相、双相或三相，出现滴水样声音。可见于下运动神经元病、进行性肌营养不良、多发性肌炎等。偶见于正常人。一般认为，至少在两个不同的肌肉区域发现纤颤电位才有病理意义。

正相电位：又称正锐波，时限 5 ~ 100ms，振幅 50 ~ 4000μV，波形呈"V"形或锯齿状，出现"砰砰"声。正相电位的临床意义与纤颤电位相同。

束颤电位：为一个运动单位或一束肌纤维的自发电位，时限 2 ~ 20ms，振幅 100 ~ 4000μV。多见于运动神经元病、神经根及周围神经疾患，亦可见于肌炎及正常人。束颤电位与纤颤电位并存时才有病理意义。

（5）随意收缩电活动

运动单位电位：为一个运动单位或一束肌纤维在轻微收缩时产生的电位，时限 2.0 ~ 12.0ms，振幅 100 ~ 2000μV，多为双相或三相。多于五相者为多相电位。正常肌肉的多相电位在 10% 以内，若超过此值，称为多相电位增多。由短时限、低振幅的棘波组成的多相电位，称为短棘波多相电位。若运动单位时限超过 15ms，振幅超过 5000μV，称为巨大电位。运动单位电位时限、振幅和多相电位比率的改变可反映运动单位肌纤维的变化，是鉴别神经源性和肌源性病变的重要指标。

重收缩时运动单位电位的变化：肌肉重收缩时，运动单位电位的数量减少，相互分离，称为单纯期；或相互重叠，不能分离，称为干扰相；或介于单纯相与干扰相之间，称为混合相。在神经源性病变，肌肉重收缩时，单个或几个运动单位高频发放组成的波型，称为高频单纯相。在肌原性病变，肌肉重收缩时，出现密集的高频干扰相，伴有爆裂声响，称为病理干扰相。

［临床意义］

（1）区别神经源性肌萎缩、肌原性肌萎缩及其他原因引起的肌萎缩。

（2）观察神经再生进程；推测神经吻合或移植术后的预后。

（3）研究肌肉的运动功能。

### 14.3.2 单纤维肌电图检查

［适应证］

神经 - 肌肉接头疾病，如重症肌无力、肌无力综合征等；周围神经重建术前后。

［禁忌证］

同针极肌电图检查。

［肌电图分析］

（1）单纤维动作电位：时限小于 1ms，振幅 5 ~ 10μV，波形呈双相。

（2）相邻电位间隔差：用 Jitter 表示，是一种评定神经 - 肌肉传导的灵敏方法，尚能观察有无冲动传导阻滞。正常肌肉 Jitter 小于 $50\mu s$，无冲动传导阻滞。重症肌无力，Jitter 值增加，并有冲动传导阻滞，其诊断阳性率高达 94% ~96%，但上述表现并非重症肌无力独有。

（3）肌纤维密度：正常肌纤维密度小于 1.6。在神经再生后，由于侧支生长，一个电极位置记录到的肌纤维动作电位增多，可达 10 个以上。

[临床意义]

（1）判定神经 - 肌肉接头功能，对重症肌无力和肌无力综合征有较高的诊断价值。

（2）根据肌纤维密度可判定神经有无侧支再生。

## 14.4 神经传导检查（nerve conduction studies）

[基本原理]

神经传导检查是一项用于评定周围运动神经和感觉神经传导功能的诊断技术。临床常用的测定方法有以下几种。

（1）运动神经传导速度测定：用短时程脉冲电流，在运动神经干的近端点及远端点，分别进行超强刺激，并于该神经支配的远端肌肉上记录肌电位。根据下列公式可算出运动神经的传导速度。

$$传导速度（m/s） = \frac{神经两点间距离（mm）}{近端潜伏期 - 远端潜伏期（ms）}$$

（2）感觉神经传导速度测定：用环状刺激电极置于指或趾上，用表面电极置于相应感觉神经近端的皮肤上（如腕或踝部），经刺激后记录其诱发电位。亦可在神经近端给刺激，于远端（指或趾）作记录。前者为顺向记录法，后者为逆向记录法。根据下列公式可算出感觉神经的传导速度。

$$传导速度（m/s） = \frac{刺激点至记录点的距离（mm）}{潜伏期（ms）}$$

（3）F 波传导速度测定：记录电极置于小鱼际肌腹（尺神经）、外展拇短肌（正中神经）或外展小趾肌（腓神经），刺激电极分别在近心端神经干走行的浅表部位行超强刺激，冲动从刺激点沿周围神经向远端传导，经神经 - 肌肉接头处传递，激发运动单位放电，产生多相性动作电位，即 M 波。再加大超强刺激后，在 M 波后出现 F 波。F 波是运动神经纤维受刺激后，冲动向脊髓方向逆行传导，使前角细胞兴奋后再顺行传导至肌肉而产生的反应电位。F 波潜伏期与 M 波潜伏期之差，即为刺激点至脊髓的往返传导时间。从人体表面可测出刺激点至脊髓的距离，下肢为刺激点与腰 1 棘突间的距离，上肢为刺激点与颈 7 棘突间的距离。根据下列公式可算出 F 波传导速度。

$$F 波传导速度（m/s）= \frac{刺激点至颈 7 或腰 1 距离（mm）}{F 波传导时间（ms）}$$

$$波传导时间（ms）= \frac{F 潜伏期 - M 波潜伏期 - 1}{2}$$

**［适应证］**
各类周围神经疾病。

**［参考区间］**

（1）运动神经传导速度：①正中神经：肘 - 腕部 43 ~ 70m/s。②尺神经：肘 - 腕部 45 ~ 74m/s。③腓总神经：膝 - 踝部 42 ~ 63m/s。④胫后神经：腘 - 踝部 39 ~ 60m/s。

（2）感觉神经传导速度：①正中神经：指 - 腕部 36 ~ 72m/s。②尺神经：指 - 腕部 3972m/s。③腓总神经：踝 - 膝部 42 ~ 59m/s。④胫后神经：踝 - 腘部 45 ~ 55rn/s。

（3）F 波传导速度：尺神经腕部刺激时为 54 ~ 67m/s，肘部刺激时为 52 ~ 72m/s。

**［临床意义］**

（1）鉴别前角细胞病变、周围神经病变及肌原性疾病。前角细胞病变及肌原性疾病，运动及感觉神经传导速度正常。周围神经病变，运动及感觉神经传导速度减慢。

（2）评价周围神经损伤的程度。Ⅰ度损伤时，神经传导速度正常；Ⅱ度损伤时，神经传导速度减慢；Ⅲ度损伤时，神经传导检查的反应电位消失。

（3）早期定位诊断各种神经根性病变。神经根性病变时，F 波传导速度减慢。

（4）协助诊断周围神经病变性质，是脱髓鞘损害还是轴突变性。神经传导速度显著减慢和（或）潜伏期显著延长，提示有脱髓鞘损害。诱发电位振幅明显降低，提示有轴突变性。

# 14.5 诱发电位（evoked potentials，EPs）检查

## 14.5.1 视觉诱发电位（visual evoked potentials，VEPs）

**［基本原理］**
将记录电极置于枕骨粗隆上 2 ~ 3cm 处，参考电极置于前额，接地电极

置于耳垂部。采用闪光刺激器或棋盘格子刺激器分别刺激左、右眼（或半侧视野）。通常在200ms时程内可记录到3个波，分别称为 $N_{75}$、$P_{100}$ 和 $N_{145}$，这就是视觉诱发电位。其中，$P_{100}$ 的电位比较稳定，常以其潜伏期及振幅作为诊断指标。

［适应证］

视觉传导通路的各种疾病，如视神经炎、交叉部压迫性病变，脱髓鞘病变等；鉴别功能性视力障碍和诈盲。

［参考区间］

$P_{100}$ 的潜伏期（100±4.4）ms，振幅（9.7±4.4）μV；双眼 $P_{100}$ 振幅比为 1.03±0.15，双眼 $P_{100}$ 潜伏期差≤8ms。

［注意事项］

（1）进行单眼或半视野检查时，非受检眼（或视野）应进行严格的遮光处理。

（2）检查时应嘱患者注视光球中央或屏幕中心，尽量避免眼球运动和眨眼。

（3）各实验室应有本室的参考区间。

### 14.5.2 脑干听觉诱发电位（brainstem auditory evoked potentials，BAEPs）

［基本原理］

将记录电极（银盘电极）置于颅顶部，参考电极置于刺激侧耳垂或乳突处，接地电极置于前额中央。采用声刺激器发出短声，通过电磁屏蔽耳机送入外耳道，刺激耳蜗神经末梢感受器。在声刺激10ms内，从颅顶可记录到5~7个波，按出现的顺序分别称为Ⅰ、Ⅱ、Ⅲ、Ⅳ、Ⅴ、Ⅵ、Ⅶ波，这就是脑干听觉诱发电位。据实验研究，各波起源如下。Ⅰ波：听神经；Ⅱ波：听神经颅内段和耳蜗核；Ⅲ波：上橄榄核；Ⅳ波：外侧丘系腹核；Ⅴ波：下丘；Ⅵ波：内侧膝状体；Ⅶ波：听辐射和颞叶皮层。其中，有临床实用价值的是Ⅰ波至Ⅴ波，Ⅵ波与Ⅶ波并非所有正常人都能出现。

［适应证］

鉴别内耳疾病及听神经疾病引起的听力障碍；早期诊断听神经瘤；脑干疾病的定位诊断；鉴别功能性和器质性听力丧失；鉴定残余听力；判断脑死亡。

［参考区间］

（1）潜伏期：Ⅰ波＜1.6ms，Ⅱ波＜2.8ms，Ⅲ波＜3.8ms，Ⅳ波＜

4.8ms，Ⅴ波 < 5.5ms。

（2）波峰间期：Ⅰ~Ⅲ波 < 2.6ms，Ⅰ~Ⅴ波 < 4.7ms，Ⅲ~Ⅴ波 < 2.4ms。

（3）两耳波峰间期差 < 0.4ms。

（4）Ⅴ波与Ⅰ波振幅比：Ⅴ/Ⅰ > 1。

[注意事项]

（1）操作必须在隔音屏蔽室内进行。

（2）BAEPs 的检查结果易受多种因素影响，如年龄、性别、刺激强度等，在分析时应加注意。

各实验室应测定本室的参考区间。

### 14.5.3 躯体觉诱发电位（somatosensory evoked potentials，SEPs）

[基本原理]

将刺激电极置于外周神经走行部位的皮肤表面，接地电极置于刺激电极的近心端。记录电极一般可置于刺激部位对侧的皮层感觉区上，如刺激左手，则记录电极置于颅顶后 2cm 右外侧 7cm 处；如刺激右足，则记录电极置于颅顶后 2cm 左外侧 2cm 处。参考电极置于耳垂、前额等处。此外，记录电极亦可置于脊柱的某些部位，如颈 6、颈 7、胸 11 至骶 1 等。记录电极在头部记录到的电位，称皮层躯体觉诱发电位；在脊柱部记录到的电位，称脊髓躯体觉诱发电位。刺激电极可在腕部刺激正中神经，在内踝后刺激胫神经，在踝部背侧刺激腓神经。刺激的最适宜强度是刺激阈值的 2~3 倍。

在腕部刺激正中神经时，对侧皮层感觉区可记录到 $P_9$、$P_{11}$、$P_{13}$、$P_{14}$、$N_{18}$、$N_{20}$ 等电位。在踝部刺激胫神经或腓神经时，对侧位皮层感觉区可记录到 $P_{17}$、$P_{24}$、$P_{27}$、$P_{31}$、$N_{35}$、$N_{37}$ 等电位。其中，P 代表正波，N 代表负波，其后数字代表平均潜伏期。

[适应证]

各种躯体感觉传导通路损害的疾病；鉴别功能性和器质性感觉障碍；评价昏迷患者的脑干功能。

[参考区间]

正中神经传导速度（71.7 ± 0.5）m/s；信号由外周进入脊髓的时间（3.4 ± 0.6）m/s；中枢传导时间（5.9 ± 0.6）m/s。

[**注意事项**]

（1）检查过程中，应使室温维持在 20～25℃，并注意受检者皮肤温度，以免因皮肤温度过低影响检查结果。

（2）各实验室应有本室的参考区间。

（3）分析检查结果时应密切结合临床。

# 15　细胞病理学检查

脱落细胞涂片检查是早期诊断恶性肿瘤的一种可靠检查方法。临床上经常采集的脱落细胞有：痰液脱落细胞、胸腹水脱落细胞、食管脱落细胞、胃脱落细胞、女性生殖道脱落细胞、尿液脱落细胞等。本章主要介绍食管拉网细胞检查、胃黏膜脱落细胞检查及阴道脱落细胞检查。

活体组织检查是一种从病变处采取活体组织行病理组织学诊断的检查方法。常用的活体组织检查种类有以下几种。①针吸活检：这种活检采用针吸方法采取活体组织，通常应用于皮下软组织及某些内脏的实质性肿块，如乳房、肝脏肿块等。②钳取活检：这种活检多应用于体表或腔道黏膜的表浅肿瘤，如皮肤、口腔黏膜、鼻咽黏膜、胃黏膜。支气管黏膜、子宫颈黏膜等处的表浅肿瘤。③切取活检：这种活检适用于病变体积较大、部位较深的肿瘤；亦适用于胸、腹部手术探查时，以确定病变性质。④切除活检：这种活检适用于较小或位置较浅的肿瘤，亦常用于恶性淋巴瘤的诊断。本章主要介绍几种特殊的活体组织检查，如心内膜心肌、肺、胸膜、肝脏、胰腺、肾脏、前列腺、脑、周围神经、骨髓、淋巴结等处的活检。

## 15.1　食管拉网细胞检查

[适应证]

疑为食管癌或贲门癌者。

[禁忌证]

急性上消化道出血；食管静脉曲张、食管溃疡；急性咽喉炎；妊娠后期；严重心肺疾患等全身情况不能支持者。

[术前准备]

向患者作必要的解释，以取得配合。患者于检查日晨禁食。

[操作方法]

（1）患者取坐位。术者先将网囊内空气抽尽，用生理盐水将网囊浸湿。然后，把网囊送至患者舌根部，嘱其徐徐吞下。

（2）当拉网管进至距切齿 50cm 处时，表明气囊已通过贲门进入胃内。此时，用注射器向管内注入适量空气或生理盐水，并逐渐抽出拉网管。在抽出拉网管过程中，用注射器调节气囊内空气或生理盐水的容量，使气囊既能抽动，又能与黏膜摩擦。

（3）当拉网管退至距切齿 20～15cm 处时，用注射器将气囊内空气或生理盐水抽尽，迅速将拉网管抽出。

（4）将拉网上的黏液涂片 4～5 张，涂片要均匀，不宜太薄。用乙醚乙醇固定液固定 10～15min，晾干后用苏木紫伊红染色或巴氏染色。

[注意事项]

检查前，应作食管钡餐检查，根据具体情况选用大、中、小号食管拉网管。并应检查拉网管是否通畅，气囊是否漏气。食管拉网管不易通过食管时，可嘱患者反复做吞咽动作，若仍无法通过，应更换小号拉网管。制片时。对有血迹处应作重点涂片。用过的食管拉网管，应先用肥皂水清洗，再用 0.2% 过氧乙酸或 75% 酒精浸泡 1h，最后用清水冲洗后晾干备用。

## 15.2 胃黏膜脱落细胞检查

[适应证]

疑为胃癌或胃溃疡恶变者。

[禁忌证]

急性上消化道出血者；疑有胃穿孔者；近 2 天内作过 X 线钡餐检查者。

[术前准备]

向患者作必要的解释，以取得配合。检查前晚 20:00 后禁食，但可饮水。幽门梗阻者需禁食 2～3 天，检查日充分洗胃。

[操作方法]

（1）经口或鼻腔插入胃管，至距切齿约 70cm 处，用注射器抽尽空腹胃液。空腹胃液供测定 pH 值或胃液分析用。

（2）用含有 10～20mg α－糜蛋白酶的温开水 300～400ml 或生理盐水 400～500ml 冲洗胃腔数次，将吸出胃液弃去。

（3）再用乙酸缓冲液冲洗胃腔 3～5 次，冲洗时不断改变患者体位，将最后吸出的胃液迅速保存在冰箱或冰瓶中。

（4）将冷藏的胃液分置于 4 支离心管中，以 3000r/min 离心沉淀 5min，弃去上清液，吸取沉渣涂片 4～5 张，在低温电扇下迅速吹干，用乙醚乙醇溶液固定 10~15min，晾干后用苏木紫伊红染色或巴氏染色。

[注意事项]

冲洗胃腔时，有条件者可用胃腔冲洗器。若无此设备，可用大号注射器进行手工冲洗。所用冲洗液应新鲜配制。为防止细胞变性或破坏，操作要迅速，最后吸出的胃液应冷藏，或在吸出的胃液内加入 2:1 的福尔马林－冰醋酸固定液（每 100ml 中加 5ml）。

# 15.3　阴道脱落细胞检查

[适应证]

早期发现宫颈、宫体、输卵管等癌症；观察雌激素水平，了解卵巢功能。

[禁忌证]

急性阴道炎症。

[术前准备]

采集标本前 24h 禁止性交、盆浴、阴道灌洗及涂药。

[操作方法]

（1）找癌细胞：以窥阴器暴露宫颈，用干棉球轻轻拭去表面分泌物，用刮板在宫颈外口处刮一圈，刮取的分泌物顺一方向涂在玻片上。用吸管在颈管内及后穹窿处吸取分泌物，分别滴在玻片上，顺一方向涂开。

（2）观察雌激素水平：以窥阴器扩大阴道，用刮板在阴道侧壁上 1/3 处轻轻刮取少量分泌物，置玻片上顺一方向涂开。

（3）涂片制成后应注明号码，立即放入固定液中固定，固定时间至少 15~20min，取出待染、镜检。

[注意事项]

（1）生育年龄妇女，阴道上皮细胞的演变是一个动态过程，应定期作连续观察，以便作出比较准确的判断。一般每周至少观察 2 次。

（2）制片时，应避免来回涂抹，以防止破坏细胞。

（3）观察雌激素水平，涂片需用巴氏染色法。

[结果判断]

（1）找癌细胞涂片一般采用五级分类法：Ⅰ级：正常上皮细胞；Ⅱ级：炎症细胞；Ⅲ级：底层细胞核有异常染色质，恶性证据不足；Ⅳ级：高度可疑癌，但恶性细胞过少或有退化改变，不能肯定为癌；Ⅴ级：典型多量癌细胞。

（2）观察雌激素水平涂片的分类法

①角化细胞指数。轻度雌激素影响：角化细胞 < 20%；中度雌激素影响：角化细胞占 20% ~ 60%；高度雌激素影响：角化细胞 > 60%。

②成熟指数：一般以底层细胞为依据。雌激素水平轻度低落：底层细胞 < 20%；雌激素水平中度低落：底层细胞占 < 20% ~ 40%；雌激素水平高度低落：底层细胞 > 40%。

③致密核细胞指数：细胞核直径 ≤ 6μm 细胞的百分数。

④嗜伊红细胞指数：嗜伊红染色细胞的百分数。

（3）妊娠细胞：妊娠 14 周后，涂片中出现成群的舟状细胞，胞核大而扁，胞浆内有空泡，称为妊娠细胞。

[临床意义]

正常生育年龄妇女，月经前后雌激素水平多为轻度影响；排卵前后雌激素水平为中、高度影响。

雌激素水平过高，角化细胞持续 > 60% ~ 70%，多见于子宫肌瘤、子宫内膜增生过长、卵巢女性化肿瘤等。

雌激素水平高度低落，见于哺乳期、闭经、绝经后、双侧卵巢切除、盆腔放疗后、原发性或继发性卵巢功能减退等。

先兆流产时，若嗜伊红细胞指数增加，提示有流产可能。

过期妊娠时，若涂片中出现大量妊娠细胞，嗜伊红细胞指数 < 10%，提示胎盘功能良好。若妊娠细胞减少或消失，出现表层细胞，嗜伊红细胞指数 > 10%，致密核细胞指数 > 20%，提示胎盘功能减退。

# 15.4 心内膜心肌活体组织检查（endomyocardial biopsy）

[适应证]

心肌炎、心肌病、心内膜心肌纤维化、心内膜弹力纤维增生症等疾病的诊断；心脏移植后观察有无排异反应；观察风湿性心脏病患者有无活动性病变；观察药物对心脏的毒性。

[禁忌证]

各种原因引起的发热；感染性心内膜炎治愈未满 3 个月；心力衰竭；近期有心肌梗死、肺栓塞或动脉栓塞；有比较严重的心律失常。

**[术前准备]**

（1）应有完整的临床资料，包括病史、体检、实验室检查、X 线检查、心电图、超声心动图等。

（2）检查前应征得家属同意，并对患者作必要的说明，以便取得合作。

（3）对选定的静脉如颈静脉、股静脉或右大隐静脉部位进行皮肤准备。

（4）做青霉素皮肤敏感试验，于术前 0.5h 肌内注射青霉素 80 万 U，术前 1h 口服苯巴比妥 0.1g。

**[操作方法]**

（1）以经右颈内静脉插管作右心室心内膜心肌活检为常用。患者仰卧于透视及摄影两用的 X 线检查台上，头低 20°~30°，并转向左侧。连接监护仪。

（2）找出胸锁乳突肌的锁骨头（外支）与胸骨头（内支）和锁骨所形成的三角区，该区顶部即为穿刺点。若解剖标记不清，可取锁骨上 3cm 与正中线旁开 3cm 的交叉点作为穿刺点。

（3）按常规消毒穿刺部位皮肤，铺无菌单，以 1% 普鲁卡因作局部浸润麻醉。

（4）局部麻醉后，用穿刺法将 8 号或 9 号带止血阀的套管插入右颈内静脉并送达右心室。

（5）经套管插入心内膜活检钳，经荧光透视及心腔心电图证实其顶端紧贴心壁时，操纵钳尾把手张开钳口，迅速接触心内壁钳夹心内膜及心肌组织，然后慢慢地撤出活检钳。

（6）每例于右室心尖及室间隔中、下部取材 2~3 块，所取组织直径约 2~3mm。

（7）将钳取的活检标本置于固定液中后送检。

**[注意事项]**

（1）需严格执行无菌操作规程。

（2）手法应轻柔，尽量避免导管过度刺激插入的静脉。导管进入心腔时应严密监护。如发生心律失常，应立即改变导管顶端方向或轻轻退出导管，如心律失常继续存在应予处理。

（3）X 线定位时，除后前位外，还应配合左前斜位以确定导管的前后位置，钳头应向前方，以避免误入冠状静脉。

（4）心腔心电图出现 PQ 段或 ST 段明显抬高是活检钳紧贴心壁的标志，此时取材容易成功。

（5）钳夹组织后绝不可松钳，以免组织块脱落，并发肺栓塞。

（6）术后 1 ~ 2 天内应注意观察血压、脉搏、呼吸及体温。如有异常，应及时处理。

# 15.5 肺活休组织检查（lung biopsy）

[适应证]

肺内结节、肿块或弥漫性病变，经临床、实验室及其他非侵入性检查未能明确诊断者；长期不吸收的肺内炎性病变；需要获得细胞学诊断以指导放疗或化疗的肺部恶性病变。

[禁忌证]

有出血倾向者；病变附近有肺大疱或肺囊肿者；高度肺气肿者；肺动脉高压者；肺部肿块疑有动静脉瘘可能者；肺功能不全者；严重心脏病及主动脉瘤者；肺包虫病者；活动性气管、支气管疾病如支气管哮喘发作和支气管炎者；不能合作者。

[术前准备]

（1）详细询问病史，仔细体格检查，阅读胸部 X 线片或 CT 片，作血常规、血小板计数、出凝血时间及心电图等检查。

（2）经胸壁肺活检，宜在透视下确定穿刺部位，并测量穿刺深度。经纤维支气管镜肺活检，检查前 4 ~ 6h 应禁食，检查前 0.5h 肌内注射阿托品 0.5mg，地西泮 5 ~ 10mg。

（3）向患者嘱咐注意事项，以取得合作。

[操作方法]

（1）经胸壁肺活组织检查术：穿刺部位应选择最靠近肺内病变的体表处，但应注意避开重要器官。

常规消毒穿刺部位，麻醉局部皮肤及胸壁组织，直至胸膜。用肺活检穿刺针沿肋骨上缘刺入胸壁 0.5 ~ 1.0cm 后，将注射器内的生理盐水推出 0.5 ~ 1.0ml，使穿刺针内可能存留的组织冲出。

嘱患者在呼气末屏住呼吸，在注射器造成负压的情况下快速进针至病灶内，迅速旋转穿刺针 180° 后立即拔出。用无菌纱布紧压穿刺部位将吸取物涂片、固定、送检。消毒穿刺部位，盖以无菌纱布。

（2）经纤维支气管镜肺活组织检查术：患者仰卧于 X 线机床上，经鼻腔进镜。常规检查各部位支气管黏膜。从纤维支气管镜的活检孔插入活检钳，按 X 线所示的阴影部位，或参照 X 线胸片的病灶位置，选择相应的支气管开口，待活检钳进入视野后，继续向前，直到有轻度阻力感。

将活检钳稍后退，在吸气状态下张开活检钳，再嘱患者呼气，在呼气终末时迅速推进活检钳，直到有阻力感时立即紧闭活检钳。然后，将钳慢慢退出。一般取 2～3 块组织。活组织检查完毕，拔出纤维支气管镜。活检组织以 10% 福尔马林固定后送检。

**[注意事项]**

（1）肺活组织检查可发生比较严重的并发症，如气胸、胸腔出血、胸腔继发感染、咯血等，甚至可发生空气栓塞。因此，必须严格掌握适应证。

（2）术中、术后必须严密观察，一旦发生并发症，应及时处理。

# 15.6　胸膜活体组织检查（pleura biopsy）

**[适应证]**

疑为肿瘤性或结核性胸腔积液，经临床及实验室检查未能明确诊断，须经活检证实者。

**[禁忌证]**

有出血倾向者；胸膜粘连或胸膜腔消失者；无胸腔积液者；心肺功能不全者。

**[术前准备]**

（1）详细询问病史，仔细体格检查，阅读胸部 X 线片或 CT 片，作血常规、血小板计数、出凝血时间等实验室检查。

（2）对包裹性积液，术前应作 X 线透视或超声检查，以便确定活检部位。

**[操作方法]**

（1）穿刺部位一般选在肩胛角下第 7～8 肋间实音处。包裹性积液者，由 X 线或超声定位。

（2）术者戴口罩及无菌手套，常规消毒穿刺部位后，局部浸润麻醉皮肤及胸壁组织，直至进入胸膜腔为止。

（3）将穿刺针插入套管针内，沿肋骨上缘进针，缓缓刺入胸膜腔。

（4）一手固定套管针，另一手拔出穿刺针，用 50ml 注射器连接套管针抽吸胸腔积液。一边抽吸，一边缓缓退出套管针，抽不到胸腔积液即停止退针。此刻，套管针头端刚好位于壁层胸膜外。用止血钳紧贴皮肤固定套管针。

（5）将钝头钩针从套管中插入胸膜腔，然后，将钩针缓缓向外钩拉，待钩住胸膜后，将钩针拉回套管中。

（6）拔出套管针及钩针。将取出的胸膜组织固定后送检。

（7）消毒穿刺部位，盖以无菌纱布。

[注意事项]

（1）术中，若有剧咳或胸膜休克反应，应立即停止操作。必要时，可皮下注射肾上腺素 0.3 ~ 0.5mg。

（2）术后，应密切注意患者有无出血现象，并作相应处理。

# 15.7　肝脏活体组织检查（liver biopsy）

[适应证]

原因不明的黄疸、肝大、肝功能异常；疑有肝癌、肝结核或肝肉芽肿性病变；病毒性肝炎的分期；全身性疾病疑有肝脏受累，如肝结核、系统性红斑狼疮等。

[禁忌证]

重度黄疸、大量腹水及凝血功能障碍者；充血性肝大；右侧胸腔及膈下有急性炎症者；疑有肝包虫病、肝海绵状血管瘤或肝动脉瘤者；患者一般情况差或不能合作者。

[术前准备]

测定出血时间、凝血时间、凝血酶原时间及作血小板计数。检查血型，必要时备血。术前 3 天，肌内注射维生素 $K_3$ 4 ~ 8mg/d。嘱患者练习吸气后立即屏气的动作，以配合操作。穿刺前 1h 口服镇静剂，如苯巴比妥（鲁米那）30 ~ 60mg，或地西泮 2.5mg。准备好组织固定液（如 4% 甲醛、组织化学液等）。

[操作方法]

（1）患者仰卧，稍向左倾，可在背部垫一枕头，右臂上举置于头后。

（2）一般取腋前线第 8 ~ 9 肋间或腋中线第 9 ~ 10 肋间为穿刺点。肝大超出肋缘下 5cm 以上者，亦可在肋缘下穿刺。

（3）局部常规消毒，铺无菌巾，用 2% 普鲁卡因局部浸润麻醉至肝包膜。

（4）用特制肝穿活检针（内有活塞样梅花头针芯），通过橡皮管和金属接头与注射器（内有 3 ~ 5ml 无菌生理盐水）连接，将注射器内的生理盐水注出适量，使其充满橡皮管及活检针。

（5）术者站在患者右侧，左手指固定穿刺点，右手持穿刺针，将针沿肋骨上缘垂直刺入 0.5～1.0cm。助手站在术者右侧，手持注射器，将其中的生理盐水注出 0.5～1.0ml，以便将穿刺针内可能存留的皮肤及皮下组织冲去。

（6）助手抽吸注射器造成负压。嘱患者先深吸气，再呼气，并于呼气末屏气片刻。在患者屏气开始时，术者立即将肝活检针快速直线刺入肝脏，并立刻拔出。活检针进、出肝脏的动作一般在 1s 内完成，穿刺针绝对不能在肝脏内搅动，穿刺深度不得超过 6cm。

（7）将针头内的肝组织注入福尔马林液内。穿刺部位盖无菌纱布，胶布固定，压上小沙袋，再以多头腹带围扎。

**［注意事项］**

（1）术后患者应卧床 24h。

（2）术后最初 2h，每 0.5h 测血压、脉搏 1 次；若无异常，改为每小时 1 次，共 6 次。

（3）若有出血征象，应考虑输血，必要时请外科会诊。

（4）局部疼痛者，可适当给予匹米诺定（去痛定）50mg 或磷酸可待因 0.03g，一次口服。

（5）穿刺当日进流质饮食。

# 15.8　胰腺穿刺活体组织检查（needle biopsy of pancreas）

**［适应证］**

疑诊胰腺癌者；鉴别胰腺癌与慢性胰腺炎。

**［禁忌证］**

急性胰腺炎；慢性胰腺炎活动期；急性胆道系统炎症；有出血倾向者；重要器官功能不全者。

**［术前准备］**

（1）测定出血时间、凝血时间、凝血酶原时间及尿淀粉酶。

（2）术前 1 天开始给予广谱抗生素。

（3）术前 6h 禁食。

（4）术前 2h 清洁灌肠。

（5）向患者及家属作必要的说服，以取得合作。

**［操作方法］**

（1）患者仰卧，用 B 型超声确定胰腺肿块的部位，并测量病变处至皮肤的距离，在体表相应部位作出标记。

（2）按常规消毒皮肤，作局部麻醉直至腹膜。

（3）用 7 ~ 9 号腰椎穿刺针（长 15 ~ 20cm，外径 0.6 ~ 0.9mm）经皮肤垂直刺入病灶区。

（4）拔出针芯，接上针筒，抽针筒活塞至 10 ~ 20ml 使成负压。维持此负压在病灶内快速前进、后退数次，针的活动范围限于 1 ~ 2cm 内。

（5）解除针筒负压，拔出针头。

（6）抽出物应立即涂片，并置于 95% 酒精中固定，送检。

[注意事项]

术后患者须平卧 3 ~ 4h，注意观察脉搏、血压及腹部情况。继续使用抗生素 2 天。

# 15.9 肾脏穿刺活体组织检查（needle biopsy of kidney）

[适应证]

原因不明的蛋白尿或血尿，疑及肾小球病变，如肾小球肾炎、原发性肾病、淀粉肾、肾硬化等；原因不明的肾功能减退；肾移植排异反应；肾间质疾病；其他如结缔组织病、结节性多动脉炎、糖尿病肾病、痛风肾、多发性骨髓瘤等。

[禁忌证]

绝对禁忌证：严重出血性疾病、孤立肾、肾动脉瘤及全身衰竭。相对禁忌证：肾肿瘤、肾囊肿、肾脓肿、肾结核、肾周围脓肿、严重高血压、大量腹水、过度肥胖、尿毒症。

[术前准备]

（1）术前向患者及家属说明肾穿刺活组织检查的目的、安全性及可能发生的并发症，以取得充分合作。

（2）检查出血时间、凝血时间、血小板计数、凝血酶原时间及血型。对疑有泌尿道感染者需做清洁中段尿培养。

（3）训练患者俯卧位吸气后憋气。

（4）术前 3 天起，肌内注射维生素 $K_3$ 4 ~ 8mg/d。术前日晚记录血压、脉搏。术前做普鲁卡因过敏试验，给少量镇静剂，配同型血以备急用。

[操作方法]

（1）患者排尿后取俯卧位，腹部垫硬枕或沙袋使肾脏紧贴后腹壁，事先放好腹带。

（2）采用 B 型超声定位，确定右肾下极位置，测定皮肤至肾表面的距离。一般取下肾盏与肾下极边缘的中点为穿刺点。

（3）按常规消毒皮肤、铺巾。先用 6 号针头以 0.5% ~ 1.0% 普鲁卡因麻醉穿刺点皮肤。然后，改用腰椎穿刺针逐层麻醉，针尖进入肾囊时有突然落空感，松手后针尾随呼吸呈纵向摆动。充分麻醉肾囊，拔出腰椎穿刺针。

（4）用手术刀在穿刺点作一小切口。将穿刺针（Tru – Cut 活检针）针芯放入套管内，从切口中垂直刺入，穿刺深度应较超声测得深度深 2 ~ 2.5cm，固定套管，嘱患者吸气后屏息，速将针芯再刺入 2cm，使肾组织嵌入针芯的凹槽中。随后，固定针芯，迅速推进套管至针尖位置，使切下的肾组织留置于针芯的凹槽内，立即拔出穿刺针。

（5）伤口略作压迫止血，盖以消毒纱布，胶布固定束好腹带，用沙袋压迫穿刺点。

（6）用刀片将肾组织纵行切开，一块置于 3% 戊二醛溶液中供电镜观察用，一块置于 10% 福尔马林溶液中供光镜观察及免疫酶标检查用，另一块置于生理盐水中供免疫荧光检查用。

[注意事项]

术后，患者俯卧 4h 后仰卧，严格卧床至少 24h。密切观察血压、脉搏，作尿常规观察血尿情况。若发生明显出血（肾周围血肿、腹膜后血肿或持续重度血尿），一般可行保守治疗，必要时输血，严重者请泌尿外科协助处理。

# 15.10　前列腺穿刺活体组织检查（needle biopsy of prostate）

[适应证]

性质未能明确的前列腺肿物；确定前列腺肿瘤的组织学类型。

[禁忌证]

前列腺急性炎症。

[术前准备]

向患者作必要的解释，以取得配合。清洗会阴、肛门部位皮肤，或用 1 : 5000 高锰酸钾溶液坐浴。用 0.02% 氯己定（洗必泰）液作低位清洁灌肠。

[操作方法]

（1）经直肠穿刺活检术：患者取胸膝位或侧卧位。按常规消毒肛周皮肤，铺洞巾。术者左手戴双层手套，食指进入肛门，按准活检部位。右手持穿刺针，刺破外层手套进入双层手套之间，紧贴左手食指进入肛门，尖端对准穿刺部位。先进针 0.5 ~ 1.0cm，拔出针芯，将双翼或三翼活检针插入针管，刺入穿刺部位。固定活检针，将针管向前推进 1 ~ 2cm，使活检针旋转180°。然后，边旋边退针。取材后，穿刺部位应压迫止血。

（2）经会阴穿刺活检术：患者取截石位。按常规消毒皮肤，铺巾。沿会阴正中部作局部浸润麻醉。术者戴手套后以左手食指插入肛门，按准活检部位。右手持穿刺针经皮刺向活检部位，在左手食指引导下直达前列腺，用经直肠穿刺活检术相同的方法采取前列腺组织。穿刺部位覆盖无菌纱布，胶布固定。

[注意事项]

穿刺不宜过深，以防穿透前列腺，误伤其他组织器官。穿刺后注意观察有无出血。标本用 10% 福尔马林固定后送检。

# 15.11　脑活体组织检查（brain biopsy）

[适应证]

造影或 CT 检查示有脑定位性病变，需定性检查，以明确病变性质及指导治疗（含手术治疗）者；原因不明的脑炎需明确病因或需作病毒学检查者（如单纯疱疹性脑炎等）；慢性进行性弥漫性轴周性脑炎伴或不伴进行性痴呆且病因不明者。

[禁忌证]

有出血倾向者；病灶位于脑的重要功能区；细菌性或真菌性脑膜炎者；活检部位有较多血管者；脑危象未获得纠正者。

[术前准备]

作 CT 或造影检查以明确病变定位。术前作出、凝血时间检查。局部皮肤准备。

[操作方法]

（1）操作应在无菌手术室内进行。常规消毒，头皮局部浸润麻醉、钻孔、切开硬脑膜。

（2）取脑组织有 3 种方法：①锥形切取脑组织，直径 3 ~ 4mm，包括灰白质。②用金属管套取脑组织。③应用脑活检钳取深部病变脑组织。

（3）脑组织的灰白质应分开固定。固定液的选择：石蜡切片用福尔马林，电镜检查用戊二醛，酶组织化学检查、定量化学分析、组织培养、组织荧光免疫学检查、病毒培养均不需用固定液。

（4）病变的定位一般可采用 CT 技术。穿刺时，将穿刺点、另一头皮点及病变点置于同一扫描平面上，将穿刺针固定于附在钻孔的定位装置上，进行穿刺。对比较复杂的病变部位，应在头部安装柜形定位仪，一同扫描定位。采用 CT 辅以脑血管造影指导穿刺活检，可避免损伤血管。

［注意事项］

（1）临床常见的并发症为出血及局限性抽搐，为此，编者认为，对拟有占位性病变者，在造影与 CT 检查后，宜开颅探查，术中若不能定性，宜做快速病理切片。

（2）穿刺遇阻力时，不得盲目强行进入，动作宜轻柔，以避免不必要的血管损伤，引起脑出血。

（3）术后应密切观察血压、脉搏、双侧瞳孔大小与肢体活动等生命体征及定位体征。必要时可应用少量脱水剂及镇静剂以减轻术后脑水肿及防止发生局限性抽搐。

# 15.12 周围神经活体组织检查（peripheral nerve biopsy）

［适应证］

周围神经系统疾病；鉴别神经源性和肌源性瘫痪。

［禁忌证］

各种出血性疾病；局部或全身感染。

［术前准备］

选择活检神经，目前多选用足外侧皮神经，其他可供活检者有枕大神经、前臂外侧皮神经、耳大神经等。向患者及家属作必要的说明，以取得合作。

［操作方法］

（1）操作应在无菌手术室内进行。按常规消毒皮肤，铺巾，局部麻醉至神经干周围。

（2）沿神经走行方向切开皮肤，长度为 6～10cm。皮肤及皮下组织应彻底止血。仔细分离神经周围的疏松结缔组织，暴露神经干。

（3）封闭神经干上端，剪取 3～4cm 长的神经，立即置于固定液中为避免离断神经皱缩，可设法使标本悬垂于固定液中。

（4）缝合皮肤，盖以消毒纱布，胶布固定。

[注意事项]

（1）拟作光镜检查的神经用 10% 福尔马林液固定，作电镜检查者用 2%～4% 戊二醛溶液固定，作神经纤维直径测定、神经纤维密度检查及神经纤维髓鞘检查者亦用 2%～4% 戊二醛溶液固定。若作组织化学检查则不需固定。

（2）整段神经切取后会出现局部皮肤感觉障碍或肌肉萎缩。

# 15.13 骨髓活体组织检查（bone marrow biopsy）

[适应证] 骨髓穿刺涂片检查不能明确诊断者；骨髓穿刺呈"干抽"现象者。

[禁忌证]

血友病等出血倾向严重者。

[术前准备]

向患者作必要的解释工作，以消除顾虑。

[操作方法]

（1）患者侧卧，侧卧侧下肢伸直，另一侧下肢向胸部弯曲。

（2）一般取髂后上棘为取材部位，常规消毒皮肤，铺无菌洞巾，局部麻醉直达骨膜。

（3）术者左手拇指及食指固定穿刺部位皮肤，右手持活检针向髂前上棘方向旋转进针，有落空感时表明已达骨髓腔。

（4）拔出针芯，接上接柱，将针芯插入针管内，以顺时针方向旋转再进针 1cm。然后，仍以顺时针方向旋转退出活检针。

（5）取出针管内的骨髓组织，置入 10% 甲醛溶液（即福尔马林）中送检。

（6）穿刺部位用碘酒棉球涂布，再用干棉球压迫数分钟，盖以消毒纱布，并以胶布固定。

[注意事项]

活检针达骨膜后，应与骨面垂直，缓慢旋转进针，切忌用力过猛。进入骨髓腔的深度不能太深，否则不易取出骨髓组织。遇有出血倾向者，取出骨髓组织后，穿刺部位应加压止血。

# 15.14　淋巴结穿刺活体组织检查（needle biopsy of lymph – node）

[适应证]

淋巴瘤；恶性肿瘤转移；淋巴结结核；黑热病；真菌病。

[禁忌证]

淋巴结局部有明显炎性反应者；肿大的淋巴结紧靠大动脉者。

[术前准备]

术前应向患者说明穿刺的目的，以取得配合。

[操作方法]

（1）按常规消毒穿刺部位。

（2）术前以左手拇指、食指与中指固定淋巴结。右手持注射器，将针头以垂直方向或45°方向刺入淋巴结中心。左手固定针筒和针头，右手抽活塞至5ml左右，并反复2~3次，然后放松活塞，拔出针头。

（3）局部涂1%碘酊，盖以无菌纱布，并以胶布固定。

（4）若抽吸液少，可先将注射器与针头分离，抽吸空气后再套上针头，将针头内抽吸液射在玻片上作涂片染色。若抽吸液多，亦可射入10%福尔马林液内作浓缩切片病理检查。

（5）送检。

[注意事项]

淋巴结局部有轻度炎症而必须穿刺者，可通过健康皮肤由侧面穿刺，以防形成瘘管。穿刺不宜过深，以免穿通淋巴结及损害邻近组织。本检查不宜选腹股沟淋巴结。

# 15.15　诊断性电子显微镜技术

自16世纪发明光学显微镜（light microscope，LM）以来，医学科学获得了巨大的进步。LM利用"放大"的办法来提高人眼的分辨能力，但过分增加放大倍数，图像细节就会模糊。

绝大多数病毒粒子、细胞亚微结构和生物大分子，LM无法分辨。这是因为光镜的分辨率（resolution）与倍率（magnification）受到一定的限制。

分辨率是指区分相邻两点间最小距离的能力，即能够区分细节的能力；倍率是指放大倍数。评判一台显微镜优劣的主要指标是分辨率而不是倍率。

光的传播是一种波动现象，Abbe 公式：D（分辨率）= $K\lambda/A$，其中，K 是常数为 $0.6 \sim 0.8$，$\lambda$ 是波长，A 是物体的数值孔径（A = $n_0\sin\theta_0$，其中，$n_0$ 是样品和物镜之间介质的折射率，$\theta_0$ 是物镜在样品上所张的半角）。

从上述公式可见，要提高 D，可增大 $\theta_0$，但 $\theta_0$ 等于 90°时已不能再改变，故唯一的办法是缩短光源的波长（$\lambda$）。由于光线有衍射作用，采用缩短 $\lambda$ 的方法即使提高了放大倍数，影像亦模糊不清。

电子性质的两大重要发现：①1924 年 Broglie 提出电子与光子一样，具有波动性。②1926 年 Busch 发表了关于带电粒子在轴对称的电场和磁场中有聚焦作用。用电子取代光源，大大提高了显微镜的分辨率，为电子显微镜（electron microscope，EM）的诞生奠定了坚实的理论基础。

1931 年 Knoll 和 Ruska 在柏林制造了第一台透射式电子显微镜（transmission electron microscope，TEM）。1939 年德国 Siemens 公司以商品投放市场。我国于 1959 年研制成功第一台 TEM。

诊断性电子显微镜（diagnostic electron microscopy，DEM）技术又称超微结构诊断技术，是指用 EM 及有关技术研究人体疾病的方法。EM 通过形态学研究帮助临床诊断，从亚微结构水平探求疾病发生的机制。

EM 耗费大，花时长，程序较复杂，但用快速制样技术仍可在 $8 \sim 24h$ 发出诊断报告。

EM 的应用范围已涉及临床各科，如肿瘤的诊断与鉴别，肝肾疾病、某些病毒感染性疾病、代谢障碍性疾病、神经内分泌性疾病、血液病以及心脑脏器 EM 活检已逐步开展。

### 15.15.1　电镜的基本工作原理及类型

**1. 电镜的结构**　以 TEM 为例，有电子光学系统、真空系统和电源系统三部分构成。

电子光学系统是 EM 的主体，包括电子枪，电磁透镜（包括聚光镜、物镜、投射镜）和观察室等部件。

成像原理：电子枪可发射电子束（相当 LM 的光源）。聚光镜可集扰电子束和调节电子束的强度。物镜可获得被检物（标本）的准确放大像，它是显微镜的心脏。投射镜（包括中间镜和投影镜）可把物镜放大的像进行再次放大。由物镜所形成的最终像显示于观察室的荧光屏上，以便观察或拍照保存。

**2. 电镜的类型**　见表 15 – 1。

表 15 – 1　各型电镜的特征和主要用途

| 电镜类型 | 特性 | 医学上的主要用途 |
| --- | --- | --- |
| 透射式电子显微镜 | 电子可穿透样品 | 细胞超微结构，生物大分子，微生物等研究及超微病理诊断 |
| 扫描式电子显微镜 | 由二次电子和背散射电子成像 | 样品表面结构，如昆虫、寄生虫、细胞膜等的观察 |
| 扫描透视电镜 | 具有扫描与透射电镜两者的功能 | 具有上述两型电镜的双重用途 |
| 光学电子显微镜 | 具有光镜和电镜的功能 | 活检组织的临床病理诊断 |
| 超高压电子显微镜 | 加速电压在 100 万伏以上 | 观察"活"的生命体及生物大分子活动情况 |
| 电子探针 | 通过特征性 X 射线测定各种元素 | 细胞内微量元素的定量分析 |

### 15. 15. 2　标本送检要求

超薄切片技术（ultramicrotome）是 TEM 在医学生物学中最基本、最常用的样品制备技术，亦是细胞化学技术、免疫电镜技术及电镜放射自显影技术所不可缺少的技术。超薄切片制备要经过取材、固定、脱水、包埋、切片及染色等程序，但比石蜡切片要求更为严格，操作更为精细复杂。

### 15. 15. 3　诊断性电镜的临床应用

电镜能揭示疾病时细胞内各种成分的形态、代谢以及它们之间的关系，因此，是现代医学中人体疾病诊断不可缺少的重要武器之一。现把有关疾病的电镜特征分述如下。

**1. 病毒性疾病**　病毒颗粒微小，除痘类病毒在光镜下勉强可见外，绝大多数病毒颗粒直径 <150nm。电镜可直接观察和测量病毒的形态和大小，常应用的快速诊断技术是负染色方法。

可快速诊断的疾病有：胃肠炎、天花、牛痘、水痘、带状疱疹、单纯疱疹、病毒性肝炎、接触性脓疱皮炎、传染性软疣、疣及先天性巨细胞病毒等。

应用电镜能在脑炎患者的脑活检标本中发现疱疹病毒。在固体活组织的匀浆中可见人乳头瘤病毒、口疮病毒及传染性软疣病毒。

**2. 代谢性疾病**　某些代谢性疾病在电镜下通常有超微结构的变化，如各型糖原沉着症，其糖原沉着部位有不同的特点（表 15 – 2）。除表中所述 6 种类型外，还可因缺乏另一些酶而出现糖原沉着症。就糖原结构而言，除Ⅲ、Ⅳ型异常外，其他均属正常。电镜下有时可见Ⅳ、Ⅴ、Ⅶ型糖原呈原纤维状。

表 15 – 2　各型糖原沉着症特点及临床表现

| 分型 | 酶缺乏 | 侵犯的组织 | 糖原沉着部位 | 临床表现 |
|---|---|---|---|---|
| Ⅰ | 葡萄糖 – 6 – 磷酸酶 | 肝、肾、肠 | 细胞浆 | 肝大、低血糖、酮症、酸中毒 |
| Ⅱ | 酸性麦芽糖酶 | 普遍、特别是心、舌、脑 | 溶酶体 | 心力衰竭、心大、舌大、肌无力、死于幼年 |
| Ⅲ | 脱支酶 | 肝、心、肌肉红细胞、白细胞 | 细胞浆 | 肝大、空腹低血糖，肌无力和消瘦 |
| Ⅳ | 分支酶 | 肝、脾、心肌、红细胞 | 细胞浆 | 肝硬化、肝衰竭 |
| Ⅴ | 肌磷酸化酶 | 仅骨骼肌 | 肌细胞浆 | 活动时肌强直、疼痛，偶有肌红蛋白尿 |
| Ⅵ | 肝磷酸化酶 | 肝、白细胞 | 细胞浆 | 肝大、轻度消瘦、空腹血糖轻度降低 |

在糖脂和鞘脂类溶酶体降解作用受累的患者，其溶酶体内有不同结构的物质沉着。在神经节苷脂病，其沉着物呈同心圆或平行排列的板层。在异染色性脑白质营养不良症，其沉着物呈"人"字形结构。Krabbe 综合征和 Gaucher 病的沉着物则均呈管状。

还有些代谢性疾病的沉着物是脂褐素、蜡样质或酸性黏多糖；或是铁沉着在溶酶体和线粒体中，或是铜沉着在溶酶体内等。

**3. 肿瘤诊断**　肿瘤的诊断主要靠 LM，EM 仅有助于 LM 鉴别疑难病例。

（1）分化差的癌与肉瘤的鉴别：少数分化差的癌，如小细胞癌（或未分化癌）与淋巴肉瘤需用 EM 才能鉴别。因为恶性肿瘤细胞一般均具有其母组织的超微结构特点。来自上皮组织的癌细胞有成巢的趋势，而来自间叶组织的肉瘤则无成巢的倾向；癌细胞间可见发育差的细胞连接（桥粒、中间连接或紧密连接），肉瘤细胞间则大多无细胞连接，但亦有少数肉瘤可见连接，如滑膜肉瘤、脑膜瘤和间皮瘤等。在未分化癌细胞间连接亦可很少，发育亦差，因此，还应注意其他细胞结构的差别，如分泌颗粒、张力原纤维、微绒毛和微腺腔等。

（2）低分化鳞癌与低分化腺癌的鉴别：尽管分化程度很低，但鳞癌细胞内总有多少不等的张力原纤维，细胞间可见桥粒；而腺癌细胞内粗面内质网及高尔基复合体发达，有时可见分泌颗粒，细胞间可见连接复合体，有时还可见原始的腺腔或细胞内微腔，近腔的表面可有微绒毛。

有些癌细胞本身具有双向分化，如肺癌和鼻咽癌的超微结构中可有双向分化的腺鳞癌，这就要求多做些包埋块，通过仔细观察不同部位的细胞结构才能加以鉴别。

（3）对细胞器具有某些共同特点的肿瘤的鉴别：APUD 瘤（胺前体摄取和脱羟细胞瘤）的瘤细胞系的共同特点是在胞浆内均有一种 APUD 颗粒，但颗粒大小、形状及电子密度尚有不同之处。

①类癌：95% 发生在消化系统，5% 见于支气管、胸腺、甲状腺等部位。类癌颗粒直径（D）为 120~250nm，圆形或卵圆形，内部为均匀的电子致密基质，外包绕单位膜。

②胰岛细胞瘤：多以 β 细胞为主，β 细胞的颗粒内可见结晶样芯。

③嗜铬细胞瘤：多发生在肾上腺，瘤细胞内有两种颗粒，一种颗粒大，圆形或卵圆形，有中等致密的核心，周围有很窄的亮晕，外包单位膜；另一种颗粒呈空泡状，并有一个致密、偏位的核心。此外，胞浆内的线粒体嵴呈管状，滑面内质网丰富，含脂滴。

④垂体腺瘤、甲状腺髓样癌和甲状旁腺瘤中，均可见小圆形电子致密的颗粒。

（4）对具有特征性细胞器肿瘤的鉴别：无色素的黑色素瘤与其他低分化癌的区别：无色素黑色素瘤细胞胞浆内可见典型的黑色素小体和前黑色素小体。在其他低分化癌中，有时虽亦可见黑色素小体，但多为成熟型，且无膜状结构；此外，胞浆内还含有张力原纤维及细胞间桥粒，并有原始腺腔等。

多形性横纹肌肉瘤、多形性脂肪肉瘤与恶性纤维组织细胞瘤的区别：这三种肿瘤均发生在间叶组织，其低分化的瘤细胞常很相似。但在 EM 下各有特点，如多形性横纹肌肉瘤的瘤细胞胞浆内可查见带有横纹的肌原纤维；多形性脂肪肉瘤的瘤细胞胞浆内含有多少不等分散的脂滴；恶性纤维组织细胞瘤常由成纤维细胞样瘤细胞和组织细胞样瘤细胞所构成，前者胞浆内含有丰富的粗面内质网，后者胞浆内含有多量核糖体和溶酶体，其细胞表面有微绒毛状突起。

由于 EM 有局限性，所以，诊断时必需先做半薄切片定位，否则容易遗漏。

**4. 肝脏疾病**

（1）发现感染性病因：在肝细胞核内（偶尔在胞浆内）若见到直径为 20nm 的球形颗粒，或同时见到直径为 34～45nm 的 Dance 颗粒，或在肝细胞的内质网池内见到直径为 20～35nn 的球形、管状或丝状结构，可确诊为乙型病毒性肝炎。并可排除酒精中毒性或药物所致的肝脏损害。

在患者粪便中若找到直径为 27nm 的病毒颗粒，可作出甲型病毒性肝炎的诊断。

在传染性单核细胞增多症患者的肝细胞内，EM 可发现直径为 110～150nm 有膜包裹的成熟的病毒颗粒。

EM 下在 Kupffer 细胞内见到利什曼原虫或疟原虫，有助于该寄生虫病的确诊。

（2）先天性非溶血性黄疸：系指因肝细胞对胆红素的摄取、结合及排泄有先天性缺陷所致的黄疸。临床少见，多发于小儿和青年期，有家族史。表现为持续性黄疸但无胆道阻塞，肝功能试验基本正常，消化道症状不明显。肝 EM 活检可与各类肝炎区别。

①在 Gilbert 病，Disse 间隙面的肝细胞变得平坦，微绒毛缩短变形，滑面内质网增多且形成空泡，脂褐素颗粒增多，且多位于毛细胆管周围。

②在 Dubin－Johnson 病，肝组织肉眼观察呈黑色；超微结构改变有毛细胆管轻度扩张，其微绒毛变短或消失，有大量电子致密颗粒分布在毛细胆管周围。

③在 Gilbert 病，肝细胞内颗粒的脂类成分多，故电子透亮部分多；在 Dubin－Johnson 病，肝细胞内颗粒的蛋白质成分多，故电子致密度大；在 Rotor 综合征，肝细胞内颗粒的电子透亮部分与致密部分往往各居一半。

（3）代谢性疾病的诊断：血色病有大量铁质沉积在肝、胰、心、肾等脏器，用 EM 观察在肝细胞内可见直径为约 7nm 的致密颗粒，用 X 线能谱仪可证实这些颗粒中含有大量铁质。

（4）肝炎的鉴别诊断：在病毒性肝炎，内质网常易受损伤；在酒精中毒性肝炎，线粒体改变比较明显，内质网则变化轻微、有时尚可见酒精性玻璃样小体等。EM 有助于两类肝炎的鉴别。氟烷所致的肝炎其线粒体改变具有特殊性。

（5）细胞来源和细胞类型的识别：EM 能确定肿瘤细胞的类型和原发灶。如原发性癌肿可见细胞连接或胞浆内有特异性成分（如张力原纤维）等，而来自间叶组织的恶性肿瘤通常无此类结构。但应注意 EM 下肝癌细胞与正常肝细胞有相似之处，且许多恶性肿瘤细胞有 EM 下缺乏特异性诊断结构，故在诊断时需参考 LM 检查结果，以免误诊。

在急性或慢性病毒性肝炎、汇管区常可见到淋巴细胞、吞噬细胞及单核细胞浸润。经 EM 证实尚有一种"卵圆形细胞"，系来自胆管上皮细胞。在 LM 下无法将其与浸润的炎性细胞相区别。

**5. 内分泌疾病**  内分泌学是一门很有研究前景的新兴分支学科，EM 对该学科所做的贡献令世人瞩目。

（1）纠正了某些传统的错误观念：EM 应用于脑垂体前叶的研究，发现前叶内绝不是三种细胞（即嗜酸性细胞、嗜碱性细胞、嫌色性细胞），而是三大类至少有十几种细胞。①单激素分泌细胞：目前较为肯定的有生长激素细胞、催乳素细胞、促甲状腺素细胞、促肾上腺皮质激素细胞、尿促卵泡素和黄体生成素细胞。②多激素分泌细胞：如催乳促生长素细胞、促性腺激素细胞。③无激素分泌细胞：有滤泡性细胞、未分化细胞和"甲状腺大嗜酸粒细胞瘤的瘤细胞"。

这些发现动摇了经典的垂体腺瘤光镜病理分类理论。EM 分类把功能与形态结合起来，据报道，47 例垂体嫌色性腺瘤的 EM 类型共有 6 种，其中以稀疏颗粒型催乳素腺瘤和未分化细胞性腺瘤居多。在 LM 下无分泌颗粒的所谓嫌色性肿瘤细胞，EM 下证实全部有分泌颗粒，只因颗粒 D < 150nm，而且分布稀疏，故 LM 难以分辨。

此外，人们一直认为，内分泌系统是由内分泌腺和内分泌细胞构成的，内分泌细胞在形态上有其自身特点。现在人们发现，前列腺素是人体许多组织细胞均能分泌的一族新的激素，在 EM 下这些细胞并不具有任何腺细胞的形态，这是一个值得关注的课题。

（2）内分泌肿瘤的病理分类：EM 对内分泌肿瘤的分类亦有很大作用，如对两大类松果体瘤（松果体生殖细胞瘤和松果体实质细胞瘤）LM 鉴别困难，EM 则比较容易。EM 还可进一步将松果体实质细胞瘤分为松果体母细胞瘤与松果体细胞瘤，前者见于年轻人，进展快，病程短，有浸润性，常见脑脊液播散，胞突极少，可见到 Horner – Wright 花环；后者见于成年人，进展慢，病程长，可有压迫症状，脑脊液播散罕见，胞突多，可见到松果体细胞瘤花环。

**6. 血液病**  EM 可用于血液病的诊断和发病机制的探讨。标本收集：抽取静脉血 3~5ml（骨髓液则需 1ml），注入小口径（D < 10ml）的塑料管中，

用两级速度连续离心各15min，即可分层沉积形成白色细胞层，弃去上清液，沿试管壁慢慢加入2.5%戊二醛固定液（pH 7.2）1ml，2h后可取出白色细胞层制备TEM样品。各类血液病细胞的超微结构特征如下：

（1）急性粒细胞白血病（acute granulocytic leukaemia，AGL）：AGL细胞与正常原粒细胞的形态基本相似，但AGL细胞的大小差异较大，核大小不等，且有较深凹陷，核内常见核泡和假包涵体，有时可见核内小体，核周胞质中常见数量不等的微丝束，胞质中有时可见Auer小体和Phi小体。

（2）急性淋巴细胞白血病（acute eymphocytic leukaemia，ALL）：ALL患者外周血中的白血病性原始淋巴细胞的核大，且常有凹陷，核内以常染色质为主，核仁大而明显，有时可见核泡，胞浆内游离核糖体丰富，粗面内质网和线粒体数量不多，高尔基体和胞浆颗粒均很少见。

（3）多毛细胞白血病（rairy cell leukaemia，HCL）：HCL细胞表面有许多毛状突起，基部较粗，末端尖细，且有分支或有互相并合的现象。部分病例的HCL细胞胞质内常出现膜板－核糖体复合结构（lamellar－rilbsome Complexes）。

（4）单克隆免疫球蛋白血症［含多发性骨髓瘤（MM）、浆细胞性白血病（PCL）和巨球蛋白血症（MG）］：EM下瘤细胞具有明显的多形性，共同特征是核浆分化程度不同步，以细胞分化程度可分为三类细胞。

分化较好的瘤细胞：与正常浆细胞的形态结构基本相似，但核发育较差，核内以常染色质为主，少见异染色质块的"车轮状"结构像，常见核仁。

分化差的瘤细胞：细胞大小形状极不规则，核浆比例显著增大，核有凹陷或分叶，核仁明显，细胞质内粗面内质网多少不等，其排列方式多样，游离核糖体丰富，线粒体数量不等，形状异常，大多没有明显的高尔基复合体区，部分细胞的核周胞质中可见微丝束。

透明度较高的瘤细胞：胞质中充满扩张程度不同的内质网池，而其他细胞器数量极少，偶尔可见Russell小体。

（5）急性单核细胞白血病（acute monocytic leukaemia，AMoL）：AMoL细胞与正常原始单核细胞形态相似，但核的形状不规则，核内常见核泡和假包涵体，核周胞质内可见数量不等的微丝束，这些形态结构在正常的原始单核细胞中极少见到。

# 16 细胞遗传学检验

遗传病是指由于遗传物质改变所致的疾病，具有先天性、终生性和家族性的特点。病种繁多，发病率高，目前已发现的遗传病超过3000种，估计每100个新生儿中约有3~10个患有各种程度不同的遗传病。遗传病大致可分为三大类。

（1）单基因遗传病：其特点是一种病由一对基因决定，约有3360多种，如家族性多发性结肠息肉症、成骨不全症、银屑病、高胆固醇血症、多囊肾、神经纤维瘤、视网膜母细胞瘤、腓肠肌萎缩症、软骨发育不全、多指、并指、上睑下垂、先天性聋哑、全身白化、血友病、着色性干皮病、苯丙酮尿症、鱼鳞病、眼球震颤、视网膜色素变性、抗维生素D佝偻病等，人群中受累人数约占10%。

（2）多基因遗传病：其特点是每种疾病由多对基因和环境因素共同作用所致，病种虽不多，但发病率高，常见的有原发性高血压、支气管哮喘、冠心病、糖尿病、类风湿性关节炎、精神分裂症、癫痫、先天性心脏病、消化性溃疡、下肢静脉曲张、青光眼、肾结石、无脑儿、唇裂等，人群中受累人数约占20%。

（3）染色体病：是由染色体异常所致的疾病，约有500种，如先天愚型、先天性睾丸发育不全症、先天性卵巢发育不全症、两性畸形等，人群中受累人数约占1%。

目前，遗传病仍为不治之症，通过治疗，虽能改善其症状，但无法改变其生殖细胞中的致病基因。患者结婚生育，致病基因就会传给子孙后代。因此，预防遗传病的关键措施是开展婚前检查，禁止近亲结婚，及时终止妊娠。对于已出生的遗传病患者可采用对症治疗，如蚕豆病者不吃蚕豆，结肠息肉和赘指可予手术切除，血友病患者可补充抗血友病球蛋白等。

细胞是生物体形态结构和生命活动的基本单位。细胞核内的染色体是遗传信息的载体，它在生物进化、发育、遗传和变异中起着重要作用。目前的细胞遗传学检查（本质上就是染色体检查）为研究某些遗传性疾病的病因、病理、诊断、预防和预后等提供了科学依据，并形成了近代医学中一个新的领域——临床细胞遗传学。

# 16.1  人类染色体的形态特征与数目

**1. 细胞周期与染色体**  细胞是靠分裂而增殖的，在分裂型细胞中，细胞从前一次分裂结束开始到下一次分裂结束为止的增殖周期可分为间期和分裂期（M 期），间期又包括 $G_1$ 期、S 期和 $G_2$ 期。从 S 期（DNA 合成期）向 M 期延续的过程中，脱氧核糖核酸（DNA）有规律地进行多级螺旋化，从而形成在 M 期能通过光学显微镜（LM）清楚地辨认的染色体达 300 余种。据调查，在新生活婴中染色体异常占 0.5% ~1%，在自然流产婴儿中占 20%，在一般人群中占 0.5%。

**2. 染色体的概念**  每一物种均有特定的染色体数目和形态结构，并保持相对稳定。每一生物个体的染色体是成对的，称为二倍体（diploid）。人类体细胞（somatic cell）染色体是二倍体，共 23 对 46 条，以 2n 表示，即 2n = 46。同对的两条染色体中，一条来源于父方，一条来源于母方，其大小、形态、功能等均相同，故称为同源染色体。在精子和卵子的发生过程中，由于减数分裂，精、卵细胞都只能得到同源染色体中一条染色体，染色体的数目就减少一半，成为单倍体（haploid），n = 23。受精后，精、卵细胞形成合子，这样又恢复了原来的二倍体。使一个物种的染色体数目和形态始终保持相对稳定。

**3. 染色体的形态**  在细胞增殖周期的间期，染色体结构疏松而分散，在 LM 下呈颗粒状，不均匀地分布于细胞核中，比较集中于核膜的表面，称为染色质。只有在 M 期才能在 LM 下观察到染色体。染色质与染色体主要成分均为 DNA 和蛋白质，两者之间的不同，只是同一物质在间期和分裂期不同的表现形态而已。染色体出现在 M 期中，呈较粗的柱状、杆状等形态，并有基本恒定的数目（因生物的种属而异）。染色体是由染色质浓集而成的，内部为紧密的、并呈高度螺旋卷曲的丝状结构。

每个中期染色体均由两个染色单体（chromatid）组成。两个染色单体并列，并在一缩窄处相互连接，这一连接点称为着丝粒（centromere）或初缢痕（primary constriction）。着丝粒在染色体上的位置是固定的，由着丝粒向两端伸展的是染色体臂（arm），较长的称为长臂（q），较短的称为短臂（p）。短臂末端往往连着一个小球，叫随体（satellite）。有些染色体的臂上可出现缢痕区，称为次缢痕（secondary constriction），其位置与范围比较恒定，可用于识别某些染色体。

**4. 人类染色体的数目**　人类每个体细胞的 23 对染色体中有 22 对男女相同，其编号为 1～22，称为常染色体；而另一对男女有别，称为性染色体。女性为一对 X 染色体（XX）；男性的一对性染色体，大小形态不同，其中一个是 X 染色体，另一个是 Y 染色体（XY）。卵子只含一种性染色体（X 染色体）；精子的性染色体可以是 X，亦可以是 Y。把一个体细胞中的全部染色体（23 对）按国际会议规定的方式系统地排列起来进行分析，即核型分析。正常男性核型记作 46XY；正常女性核型记作 46XX。

# 16.2　临床细胞遗传学研究技术

细胞遗传学研究技术临床细胞遗传学检查中应用最广泛的是染色体检查和性染色质检查。

**1. 染色体检查**

（1）研究材料：任何组织，只要其细胞处于增殖状态或经过各种处理后能进行分裂的，就可用于染色体检查。在人类，常采用外周血淋巴细胞作染色体检查，亦可采用骨髓、皮肤、性腺细胞。产前诊断则采用羊水细胞或绒毛细胞作检查。

（2）常规技术：标本直接用 Giemse 染色，通过显微镜摄影或在 LM 下直接识别各号染色体。但 LM 对各号染色体的细微变化不能识别，定位描述亦不准确，对染色体病的确诊有一定困难。

（3）显带技术：20 世纪 70 年代后建立起来的染色体显带技术，是对染色体进行一定处理后再进行染色，它能准确地鉴别人的每一号染色体，还能识别同一染色体上的不同片段。染色体带（chromosome band）是指染色体经过处理染色后，使染色体呈现明暗相间的带型。每对染色体各具特有的恒定带型，可作为各号染色体以及染色体片段识别和定位的标志。常用的显带技术有两类：第一类染色带分布在整个染色体的长度上，如 G 带、Q 带和 R 带。另一类只能使少数特定的带或结构染色，如 C 带、T 带。最常用的显带方法，如 Q 显带法、G 显带法、R 显带法、T 显带法、N 显带法等。

（4）高分辨技术：一般的显带技术，在单组染色体上可以观察到 320 条带。1975 年 Yunis 创立的高分辨技术，使人类单组染色体长度增加一倍以上，染色体的带纹增加到 850 条。采用甲氨蝶呤、放线菌素 D 等综合处理体外培养的细胞，使单组染色体上的带纹达到2000条左右。这样，应用普通光镜可观察染色体细微的缺陷，可对结构重排的断裂点进行准确定位。高分辨技术对临床诊断、病因探讨等均有重要意义。

**2. 性染色质检查** 性染色质是指女性性染色质（X染色质，X小体，Barr小体）和男性性染色质（Y染色质，Y小体）。检查方法较简单，对诊断两性畸形和鉴定男女性别有一定意义。

（1）X染色质检查：女性的两条染色体中有一条在细胞分裂间期不参与或很少参与代谢活动，在间期核中呈异固缩状态，形成一个浓染小体，称为X染色质（X chromatin），即X小体。如口腔黏膜细胞经特殊处理和染色后，在部分细胞核膜的内缘，可看到一个染色较深、大小约1μm的半月形小体，即为X染色质。正常女性细胞中，X染色质的阳性率约为12%~51%，平均为26%；而正常男性细胞中则<1%~2%；当一个细胞内的X染色体数目增加到3、4、5条时，只有一条X染色体保持代谢活性，而其他X染色体仍呈异固缩状态，分别形成2、3、4个X染色质。这种染色质在阴道黏膜、尿道黏膜、羊水细胞和绒毛细胞中均可检出。

（2）Y染色质检查：男性细胞中的Y染色体经荧光染料染色后，可见到直径约为0.3μm的强荧光小体，这就是Y染色质，即Y小体。Y染色质是Y染色体长臂的一部分。在口腔黏膜细胞中Y染色质的阳性率约为70%。通过检查Y染色质，即可判断某个体中是否有Y染色体和有几条Y染色体。可供检查的材料尚有外周血白细胞、羊水细胞、绒毛细胞等。白细胞不适合于X染色质的检查。

性染色体疾病的性染色质改变见表16-1。

表16-1 性染色体病所见性染色质的改变

| 性染色体疾病 | X染色质数目 | Y染色质数目 |
|---|---|---|
| 正常男性（XY） | 0 | 1 |
| 正常女性（XX） | 1 | 0 |
| Turner综合征（XO） | 0 | 0 |
| Ullrich-Noonan综合征（XX） | 1 | 0 |
| Ullrich-Noonan综合征（XY） | 0 | 1 |
| Klinefelter综合征（XXY） | 1 | 0 |
| XXY综合征 | 0 | 2 |

| 性染色体疾病 | X染色质数目 | Y染色质数目 |
| --- | --- | --- |
| XXYY综合征 | 1 | 2 |
| XXX综合征（超雌） | 2 | 0 |
| XXXXY综合征 | 3 | 1 |
| XXXXX综合征 | 4 | 0 |

# 16.3 遗传性疾病检验

## 16.3.1 标本采集

### 16.3.1.1 一般标本采集

（1）外周血标本采集

准备：肝素溶液（500U/ml），用无菌生理盐水配制。

部位：成人肘部前静脉；幼儿颈外静脉或股静脉。

消毒：用75%酒精从内而外擦拭消毒采血部位皮肤2~3次及肝素溶液的瓶盖。

采血：在酒精灯下，用无菌的5ml注射器吸取肝素液湿润内壁至3ml刻度处，然后将多余的肝素推弃，抽静脉血3~5ml，盖上无菌盖，转动针筒抗凝，标本送实验室。

（2）羊水细胞标本采集

[基本步骤]

准备：①核对适应证、妊娠周数、子宫大小，防止禁忌证；②孕妇签署知情同意书；③术前检查，血常规应正常，血型和Rh因子，如Rh（−），查间接Coombs试验，告知输血风险，建议准备抗D球蛋白；④术前检查HIV抗体、HBsAg、梅毒抗体；⑤B超检查：了解胎儿大小、胎盘附着情况；⑥术前测体温，腋下体温低于37.2℃方可手术。

消毒：常规消毒铺巾。

穿刺：用20~21号腰穿针，一手固定穿刺部位皮肤，另一手将针垂直刺入宫腔（可有二次落空感），拔出针芯，见有淡黄色清亮羊水溢出，接注射器抽取2ml后，更换大号注射器抽取20ml羊水。然后插入针芯，拔出穿刺针。

[送检]

穿刺成功后，羊水立即注入无菌试管、羊水采集瓶或培养瓶，贴上标签，确认标本编号、姓名、年龄、采集日期等信息，立即送实验室。

[注意事项]

超声定位胎盘位置，穿刺时尽量避开胎盘附着部位；开始抽出的 2ml 羊水只能做 AFP 等检测，不能送细胞培养，因其中可能混入母体组织；羊水抽吸穿刺次数不宜超过 3 次，以免引起流产及损伤；如羊水中有血混入，应在羊水标本中加入肝素，防止血凝。

（3）绒毛组织标本采集

[基本步骤]

准备：参见 16.3.1.1（2）。

消毒：常规消毒铺巾。

取材：红腹途径（双针套管法）。

选择穿刺点及角度并固定，换取 B 超消毒穿刺激探头；在超声引导下，将引导套针经腹壁及子宫穿刺入胎盘绒毛边缘部分；拔出针芯，将活检针芯经引导套针内送入胎盘绒毛组织；连接 20ml 注射器（内装 2～4ml 生理盐水），以 5～10ml 的负压上下移动活检针以吸取绒毛组织；确认绒毛采集成功，且采集量一次不超过 20mg；拔出活检针及引导套针，立即观察胎盘部位有无出血及胎心情况。

送检：活检成功后，绒毛组织注入绒毛采集瓶或培养瓶，贴上标签，确认标本编号、姓名、年龄、采集日期等信息，立即送实验室。

[注意事项]

经腹途径引导套针穿刺不得多于两次，以免引起流产等并发症；如引导套针两次穿刺均未穿入胎盘绒毛组织则为穿刺失败，1 周后才可重新行绒毛取材术；若经宫颈采取绒毛组织，则需掌握包括活动性或阴道病变，如疱疹、衣原体感染或淋病，或母亲血型致敏等绝对禁忌证；采集术后，应保持敷料干燥 3 天。并向孕妇交代可能发生的并发症，做好随诊准备。

（4）胸、腹水标本采集

[基本步骤]

部位：①胸膜腔穿刺，应在胸部叩诊实音最明显的部位，一般常选肩胛下角线第 7～9 肋间，也可选腋中线第 6～7 肋间或腋前线第 5 肋间为穿刺点。②腹腔穿刺，可选择左下腹部脐与髂前上棘连线的中 1/3 与外 1/3 的相交点为穿刺点。侧卧位可在脐的水平线与腋前线或腋中线交叉处为穿刺点。

消毒：常规消毒穿刺部位，铺无菌洞巾，用 1% 普鲁卡因自皮肤至胸（腹）壁作局部麻醉。

穿刺：用左手固定穿刺部位的皮肤，右手持穿刺针（针座后连胶皮管，事先用血管钳夹住）经麻醉处垂直穿入胸（腹）壁，当针感觉阻力消失时，表示已穿过胸（腹）壁层。此时，接上注射器，松开血管钳进行抽液 30～50ml，注入含肝素容器中。

#### 16.3.1.2　特殊采集技术

（1）皮肤标本采集

[基本步骤]

部位：一般选择上臂中部的内侧活检，深度 1mm 即可；

消毒：以 75% 酒精清洁皮肤；

活检：用一把无菌镊子平夹皮肤皱褶，使皮肤在镊子上缘露出长 6～8mm、宽 1～2mm、高 1mm 的皮峰，如此紧紧地夹住皮肤约 30s，直至皮肤呈现白色缺血状态，用无菌解剖刀沿着镊子迅速切下这块皮肤。将切下的皮肤放入含有 5ml 生长培养液中。

[注意事项]

（1）皮瓣质量：因皮肤培养最终生长的细胞都是真皮的成纤维细胞，所以活检物应为皮肤真皮组织上部。若活检物包括了皮下组织，或只用皮下组织进行培养，尽管也可以生长，但由于这种培养物会因过多脂肪组织细胞，会影响以后各代细胞成分的均一性。

（2）适应证：皮肤是成纤维细胞的主要来源，当遇到以下几种情况时，才考虑做皮肤活检培养：为了确诊嵌合体，需要对两种或两种以上组织进行分析；为了验证淋巴细胞核型分析时所发现新的或未曾预料到的核型；外周血或骨髓细胞学检查中看到的异常染色体，需要对这种核型进行复核；如果患者（通常指畸形婴儿）已经死亡，无法再取血培养，这时取皮肤还可以培养；正常或核型异常细胞的试验性研究；将特定遗传缺陷的细胞保存下来，以备将来研究等。

（3）活检时，一定要等到酒精挥发后才能进行，且一定要取带有生发层细胞的部位。整个活检过程中严格无菌操作，以防各类微生物污染。

（2）胎儿脐血采集（脐带穿刺术）

[基本步骤]

准备：孕妇排空膀胱，并取仰卧位；B 超观察并定位胎盘及脐带入胎盘处，测量脐带直径。

消毒：常规消毒腹部，无须麻醉，换取消毒穿刺探头。

部位：穿刺点尽可能选在脐带入胎盘根部约 2cm 处，也可在游离段穿刺。

穿刺：用肝素湿润的 22 号穿刺针经穿刺引导器快速进入腹壁及宫腔后，当针尖触及脐带时，常能感到一点阻力，此时需采取"冲出式"穿刺法刺入脐带。拔出针芯，连接注射器，根据需要抽取脐血约 5ml。

送检：穿刺成功后，立即注入脐血采集瓶或培养瓶，贴上标签，确认标本编号、姓名、年龄、采集日期等信息，立即送实验室。

（3）骨髓穿刺术

一般取髂后上棘、髂前上棘、胸骨、胫骨等部位。3 岁以内小儿多采用胫骨穿刺，穿刺部位不同，骨髓象可能有明显差异，故必要时需进行多部位取材，以便获得病变髓液，有利于诊断。

骨髓穿刺注意事项：严格遵守无菌操作规程，抽吸骨髓液动作要缓慢，当注射器针头见血后即停止抽吸；需作骨髓培养者，应先抽取骨髓液 0.2 ~ 0.3ml 涂片，再抽骨髓液培养；穿刺时切勿将针芯反复抽出和推进；多部位骨髓穿刺结果均为"干抽"，血稀者，应做骨髓活检。

抽取的骨髓液滴在脱脂或去铁玻片上，用推片一端蘸少许未抗凝骨髓液，以 30° ~ 45° 并稍为拉锯使骨髓液往涂片两侧均匀散去后，力稳而均匀地推片。一般疾病涂片 8 张，初诊疑似急性白血病涂片 12 张。理想的涂片应有头、体、尾可分的区域，髓膜或血膜长宽范围以（2 ~ 2.5）cm ×（3 ~ 4）cm 为宜。因骨髓液容易凝固，故涂片过程不能缓慢，否则会影响检验质量。

EDTA - $K_2$ 抗凝剂对骨髓细胞和染色基本不产生影响，故可提倡用干燥 EDTA - $K_2$ 抗凝管将骨髓液抗凝后再定量（5μl/张）推片，可同时进行有核细胞直接定量计数等检查。

骨髓涂片制成后，应自然干燥或风干。

### 16.3.2 细胞培养

#### 16.3.2.1 外周血淋巴细胞培养和染色体标本制备

[试剂准备]

（1）抗凝剂：将肝素注射液用无菌生理盐水配成浓度为 500U/ml 肝素溶液，置 4℃冰箱备用。

（2）5% $NaHCO_3$ 溶液：取 $NaHCO_3$ 5g，三重蒸馏水加至 100ml，高压灭菌或抽滤灭菌，置 4℃冰箱保存备用。

（3）0.075mol/L KCl 溶液：KCl 15.59g；双蒸馏水加至 1000ml。

（4）秋水仙碱（10μg/ml）：秋水仙碱 10mg，溶于 10ml 无菌生理盐水中，混匀抽取 1ml，加无菌生理盐水至 100ml，置 4℃冰箱保存备用。

（5）双抗溶液（青霉素 100U/ml，链霉素 100μg/ml）：取青霉素 60 万 U 溶于 6ml 三重蒸馏水中，弃去 1ml，剩余 5ml，取链霉素 0.5g，溶于上述剩余的 5ml 中，加无菌三重蒸馏水至 25ml，分装无菌瓶内，置 4℃冰箱保存。使用时培养液每 100ml 加 0.5ml，即每 ml 培养液含青霉素 100U，链霉素 100μg。

（6）培养液（RPMI 1640）均按说明用三重蒸馏水进行配制，用微孔滤膜（孔径 <0.45μm）或 $G_5$、$G_6$ 型玻璃除菌器进行除菌，无菌分装于瓶内，置 4℃冰箱保存。

**[培养基配制]**

每个培养瓶（容积 30ml）加入 5ml 培养液。①在无菌超净工作台内取（RPMI 1640）培养液 4ml，小牛血清 1ml，再加双抗溶液 25μl（青霉素 100U/ml，链霉素 100μg/ml），反复吹打使其混匀，用 5% $NaHCO_3$ 调整培养液的 pH 值至 7.2 ~ 7.4。②每瓶内再加入浓度为 1g/dl 的植物血凝素（PHA）0.2ml。

**[淋巴细胞培养]**

采血：用肝素溶液湿润的注射器抽静脉血 1.0 ~ 1.5ml，转动针筒以混匀肝素。

接种：在超净工作台内，用 75% 酒精消毒 RPMI 1640 培养基瓶塞，在火焰旁将轻轻转动混匀的全血滴入 2 ~ 3 个盛有 5ml 培养液的培养瓶内，每瓶 0.2 ~ 0.3ml（6 号针头 45°倾斜，约 20 滴），轻轻转动以混匀。

培养：培养瓶贴好标签，放 37℃恒温箱或 $CO_2$ 培养箱内培养 72h。

**[染色体标本制备]**

（1）终止培养：细胞终止培养前 2 ~ 4h，加秋水仙碱（10μg/ml），最终浓度为 0.08μg/ml，摇匀，使细胞停止在中期。①研究辐射损伤后的染色体畸变，在培养后 44 ~ 54h 加秋水仙碱，使最终浓度为 0.2 ~ 0.5μg/ml。②用于染色体疾病的诊断，则在培养后 66 ~ 70h 加秋水仙碱，使最终浓度为 0.1 ~ 0.4μg/ml。混匀后，置 37℃温箱中继续培养 4 ~ 6h。

以上步骤均须在无菌条件下进行。下述各步骤则不必在无菌条件下进行。

（2）收集细胞：将培养物混匀移至锥形刻度离心管内，1200r/min 离心 8 ~ 10min，此时可见白细胞与红细胞沉降在管下层，弃去上清液。

（3）低渗处理：加入预温 37℃的 0.075mol/L KCl 溶液 8ml，用吸管吹打混匀，置37℃温箱中，低渗处理15~25min。

（4）预固定：沿管壁加入新鲜配制固定液（甲醇：冰乙酸 = 3∶1） 1ml，轻轻混匀，静置片刻再离心1200r/min，8~10min，吸弃上清液。

（5）固定：沿管壁加入固定液6~8ml，用吸管吹打均匀，置37℃温箱中20min，离心10min，吸弃上清液。如此连续固定3次，最后一次弃去上清液，留0.5ml固定液，冲打制成细胞悬液。

（6）制片：将上述细胞悬液1~3滴，以20cm的高度滴到预先经冰水浸泡处理的载玻片上，随接用口吹散，以帮助细胞及染色体更好的分散，在酒精灯火焰上过2~3次。将制好的染色体标本玻片置玻片架上，放37℃ 72h或60℃过夜或78℃ 2h，自行冷却，即可进行染色或显带。

### 16. 3. 2. 2 羊水细胞培养和染色体标本制备

[试剂准备]

（1）F-10或F-12培养液（如用RPMI 1640，99ml加1mmol/L谷氨酰胺）pH 6.5~6.8。

（2）小牛血清。

（3）Hanks平衡盐溶液（10倍浓缩）。甲液，NaCl 80g，KCl 4g，$MgSO_4 \cdot 7H_2O$ 1g，$MgCl_2 \cdot 6H_2O$ 1g，$CaCl_2 \cdot 6H_2O$ 1.4g。将$CaCl_2$溶于50ml三重蒸馏水中，其他依次溶于400ml三重蒸馏水中，两液混合，加三重蒸馏水至500ml，加三氯甲烷1ml混匀保存于4℃冰箱中。乙液：$Na_2HPO_4 \cdot 12H_2O$ 1.5g，$KH_2PO_4$ 0.6g，葡萄糖10.0g，0.4g/dl酚磺酞液50.0ml。依次溶于三重蒸馏水400ml，加三重蒸馏水至500ml，加入三氯甲烷1ml混匀，保存于4℃冰箱。Hanks平衡工作液：甲液1份，乙液1份，双蒸馏水18份。混合后高压灭菌，置4℃冰箱保存。使用前以5g/dl $NaHCO_3$溶液调至适当pH值。

（4）0.4g/dl酚磺酞液：酚磺酞0.4g置研钵中研碎，逐渐加入0.05mol/L NaOH 22ml。直到所有颗粒几乎完全溶解，加入三重蒸馏水至100ml，置棕色瓶中保存。

（5）0.25g/dl胰蛋白酶溶液：称取胰蛋白酶250mg，溶于100ml Hanks溶液中，过滤除菌，或用无钙、镁离子溶液配制。

（6）无钙、镁离子溶液：NaCl 8.0g，KCl 0.2g，枸橼酸钠1.0g，$Na_2HPO_4 \cdot H_2O$ 0.05g，$NaHCO_3$ 1.0g，葡萄糖1.0g。依次溶于三重蒸馏水中，最后加三重蒸馏水至1000ml，过滤除菌，贮存于4℃冰箱中备用。

（7）EDTA胰蛋白酶溶液：①存液：NaCl 80g，KCl 4g，葡萄糖10g，

NaHCO$_3$ 5.8g，胰蛋白酶 5.0g，EDTA 2.0g。依次溶于 900ml 三重蒸馏水中，并加入 0.4g/dl 酚磺酞 5ml，加三重蒸馏水至 1000ml，抽滤除菌，分装，冻存备用。②工作液：取贮存液 1ml，加三重蒸馏水 9ml（无菌）即可。

（8）双抗溶液。

（9）秋水仙碱（10μg/ml）。

**[培养基配制]**

在超净工作台内，按 F-10 或 F-12 培养液 85%，小牛血清 15%，双抗 100U/ml 配制混合，调 pH 值为 7.0~7.2，小瓶分装贮存于 4~8℃。

**[羊水细胞培养]**

（1）取孕期 12~30 周羊水 5~20ml，1000r/min，离心 10min。

（2）弃去多余上清液，留 1ml 羊水和沉淀细胞，轻轻打散成细胞悬液。

（3）移入 50ml 或 100ml 的细胞培养瓶中，加 pH 7.0~7.2（含青霉素 100U/ml，链霉素 100μg/ml）的混合培养基 5~10ml，置 37℃温箱中培养。

（4）常规培养：静置培养 48h 后倒置显微镜下观察细胞贴壁及生长情况，如有活力的细胞贴壁并开始生长，可换液。在无菌条件下吸出 2/3 的培养液，补充新鲜培养液继续培养。1~2 天观察 1 次，若贴壁细胞生长缓慢，可弃去培养瓶中液体，加入新的培养液继续培养，直到贴壁细胞生长良好。

（5）终止培养：培养 5~10 天后可见瓶底面有大量羊水细胞生长，小堆细胞已长成大的克隆，其中有许多透亮的圆形分裂细胞，此时即可进行细胞收获。收获前 24h 换液，以除去漂浮细胞及胎脂。终止前小时加入秋水仙碱，使最终浓度为 0.1~0.3μg/ml（上述过程均在无菌条件下进行）。

**[染色体标本制备]**

将培养液移至刻度离心管中，EDTA-胰蛋白酶液 1ml 加入培养瓶内，置 37℃温箱中 5min，然后用弯头吸管冲洗贴壁细胞（也可用 0.25g/dl 胰蛋白酶溶液消化）。将脱离瓶壁的细胞倒入离心管中，与原培养液相混合，并用少量温热生理盐水冲洗培养瓶，洗下的细胞也一并倒入该离心管，以 1000 r/min，离心 10min。

低渗：吸弃上清液，加入预温 37℃的 0.075mol/L KCl 低渗溶液 3~5ml，置 37℃ 10~15min。

预固定、固定及制片均与外周血淋巴细胞染色体标本的制备相同。

### 16.3.2.3 绒毛细胞培养和染色体标本制备

**[细胞培养]**

绒毛组织消化：取绒毛组织 10mg 放入 15ml 离心管，加 1ml 0.25% 胰蛋白酶解液，置37℃水浴15min。

细胞准备：消化后低速离心10min，弃小清液，加入4ml双抗培养液（如16.3.2.2羊水细胞液），吹打均匀。

细胞培养：混匀后的细胞分别加入2个50ml细胞培养瓶中，于37℃培养箱中培养48h，置倒置显微镜下观察如有克隆形成即可换液，并继续培养过夜后便可细胞收获。

[染色体标本制备]

细胞收获：与16.3.2.2.羊水细胞收获。固定与制片：与16.3.2.1外周血淋巴细胞染色体标本的制备。

### 16.3.2.4 胸腹水细胞培养与染色体标本制备

[试剂准备]

0.85g/dl氯化钠溶液（需高压灭菌后使用）。磷酸缓冲液（pH 7.4）：甲液为0.066mol/L $KH_2PO_4$ 溶液，称取 $KH_2PO_4$ 9.07g，加蒸馏水至1000即可；乙液0.066mol/L，$Na_2HPO_4 \cdot 2H_2O$ 溶液，称取 $Na_2HPO_4 \cdot 2H_2O$ 11.87g，加蒸馏水至1000ml即可。取甲液18.2ml，乙液81.8ml，混合即为pH 7.4的磷酸缓冲液。100μg/ml秋水仙碱。

[细胞培养]

取新鲜胸腹水10~20ml。1000r/min，离心10min，弃上清液，将细胞混匀。加入5ml上述试剂氯化钠溶液或磷酸缓冲液的任何一种溶液于细胞悬液中，每毫升溶液加100μg/ml秋水仙碱0.1ml。放置37℃培养70~90min。

[染色体标本制备]

收集细胞：将培养液移入离心管，以1000r/min离心10min，弃上清液。低渗、固定、制片均同外周血淋巴细胞染色体标本的制备方法。

### 16.3.2.5 皮肤成纤维细胞培养和染色体标本制备

[组织块准备]

在无菌超净台内，将皮肤放入平皿中，加15ml PBS溶液（含双抗400U/ml）冲洗2次。用眼科剪剔去结缔组织及相关组织后，再用含双抗100U/ml的PBS冲洗1次。将皮肤剪成1~2mm小块，移入25ml培养瓶，并用牙科探针将组织块均匀分散于培养瓶底部，组织块间距为0.5~1cm。翻瓶，于对侧瓶壁加入含20%小牛血清的RPMI 1640培养液，37℃培养2~3h，待组织块贴壁牢固后，再翻瓶，使组织块浸在培养液中。

[细胞培养]

置37℃ 5% $CO_2$ 条件下培养3~7天，每天观察，镜下可见成纤维细胞呈梭形生长。根据生长情况每隔5~7天换液1次。一般培养6~15天，待细胞生长旺盛时，加秋水仙碱：0.08μg/ml后，再继续培养4~6天。

[染色体标本制备]

细胞收获：将培养液倒入离心管，再用2ml PBS或生理盐水冲洗培养瓶残留细胞，并将液体合并至离心管中。培养瓶中加入0.25% EDTA胰蛋白酶2ml，消化3~5min，加入含血小牛血清的培养液终止消化。移入离心管，以1000r/min离心8~10min，弃上清液。

低渗、固定、制片均同外周血淋巴细胞染色体标本的制备方法。

### 16.3.2.6 胎儿脐血培养和染色体标本制备

[细胞培养]

在无菌条件下按每瓶0.2~0.3ml脐血量接种于RPMI 1640培养液中，再加入1% PHA 0.2ml混匀，置37℃培养箱培养48~72h。终止培养前加5μg/ml秋水仙碱，使终浓度为0.04~0.08μg/ml，混匀。继续培养3h。

[染色体标本制备]

（1）细胞终止培养后，将培养物移入离心管，以1000r/min离心8~10min，弃上清液。

（2）低渗、固定、制片均同外周血淋巴细胞染色体标本的制备方法。

### 16.3.2.7 骨髓染色体标本直接制备

[细胞培养]

将骨髓0.2~0.5ml直接注入6ml低渗0.075mol/L KCl溶液中，轻轻混匀。再加入秋水仙碱，使终浓度为0.08μg/ml。置37℃培养箱孵育40min。

[染色体标本制备]

（1）预固定：孵育完毕，加新鲜配制的固定液（甲醇：冰乙酸=3:1）1ml，用吸管混匀。以1000r/min离心8~10min，弃上清液。

（2）固定：沿管壁加入新鲜配制的固定液6ml，室温固定20min。重复固定1次。

（3）制片：离心弃上清液后，根据沉淀细胞多少，加适量的新鲜固定液制成细胞悬液，用吸管将细胞滴于冰水玻片上，每片2~3滴，用口吹散，使细胞铺展均匀，过火焰使之干燥。

（4）显带、染色同外周血淋巴细胞染色体标本的制备方法。

#### 16. 3. 2. 8 实体瘤细胞培养和染色体标本制备

[细胞培养]

(1) 直接法：将瘤组织置于培养皿中，分离出结缔组织和坏死组织，用生理盐水洗去血液。用眼科小剪子剪碎瘤组织加入37℃预温的内含秋水仙碱（0.04μg）3ml培养液的离心管中，37℃培养1h。

(2) 培养法：在无菌超净台内，将瘤细胞放入平皿中，用生理盐水溶液（含双抗400U/ml）冲洗2~3次。用眼科小刀将瘤组织剪成1~2mm$^2$小块，放入装有10ml胰蛋白酶消化液的15ml离心管中，37℃温箱（摇床）30min。以1000r/min离心8min，弃上清液，加10ml PBS，混匀，重复离心1次。细胞计数后以$10^6/25cm^2$接种于RPMI 1640培养液中，置37℃若罔闻$CO_2$培养箱中培养，3天观察肿瘤细胞生长情况。根据生长情况，每隔3天换液1次，一般培养6天。终止培养前加秋水仙碱（0.08μg/ml），继续培养4~6h。

[染色体标本制备]

(1) 离心：以1000r/min离心，去上清液，留0.5ml左右的沉淀物，并以手指轻弹管底，使细胞散开呈均匀悬液。

(2) 低渗、固定、制片均同外周血淋巴细胞染色体标本的制备方法。

### 16. 3. 3 染色体检验

染色体检验亦称核型分析（karyotyping analysis），是确诊染色体病的主要方法。1个体细胞中的全部染色体，按其大小、形态特征顺序排列所构成的图像称为核型。对细胞的核型进行染色体数目、形态特征的分析，确定是否与正常细胞核型完全一致，称为核型分析。

#### 16. 3. 3. 1 非显带染色体检验

非显带染色体核型是指按常规染色方法所得到的染色体标本，用Giemsa染色，除着丝粒和次级缢痕外，整条染色体均匀着色。非显带染色体核型分析技术相对简单，主要用于初步分析染色体数量变异等。

[染色]

染色体标本的染色常采用常规的Giemsa染色法。一般以染液1份，磷酸盐缓冲液9份的比例混匀后滴于玻片上，室温条件下染色15~30min，自来水冲洗，干燥后显微镜下观察。

[核型分析]

采用人类细胞遗传学国际命名制（ISCN 2009）或人类细胞遗传学国际命名体制（ISCN 1995）对染色体进行统一的分组和编号。

人类体细胞共有46条染色体，称2倍体（以2n表示），将所有染色体配对编号，1～22对为常染色体，另一对为性染色体，女性为XX，男性为XY。根据染色体的大小、着丝粒位置的不同，可将23对染色体分为7组（图16-1、图16-2和图16-3）。

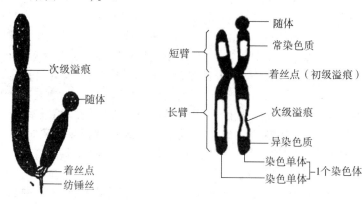

图16-1　染色体形态结构示意图　　　图16-2　中期染色体模式图

A组染色体（第1～3号）：第1号最大，中央着丝点，长臂近侧有次缢痕。第2号较大，近中着丝点。第3号较大，中央着丝点。

B组染色体（第4～5号）：体积较大，亚中央着丝点，三者不易区分。

C组染色体（第6～12号与X染色体）：中等大小，均有亚中央着丝点，彼此难于区分。第6、7、8.11号染色体的着丝点略近中央，第9、10、12号染色体的着丝点偏离中央。此外，第9号染色体长臂上有次缢痕。X染色体的大小介于第7和第8号之间。

D组染色体（第13～15号）：为近端着丝点，有随体，彼此不易区分。

E组染色体（第16～18号）：第16号为中央着丝点，长臂上有次缢痕。第17号为亚中央着丝点。第18号为近端着丝点，但短臂较第17号短。

F组染色体（第19、20号）：

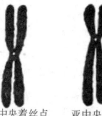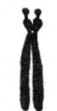

中央着丝点　　亚中央着丝　　近期着丝点
型染色体　　点型染色体　　型染色体

图16-3　人类染色体的几种形状

体积较小，中央着丝点，彼此不易区分。

G 组染色体（第 21、22 号及 Y 染色体）：第 21、22 号体积最小，近端着丝点，有随体，长臂常呈分叉状，彼此不易区分。Y 染色体体积略大，长臂常平行相并，短臂末端无随体。

#### 16.3.3.2 显带染色体检验

染色体经过特殊处理和染色之后，可显出深浅不同的条纹，称为带。每对染色体均有其特殊的带型，通过显带之后，可准确地区分每对染色体。目前，临床常用的显带技术可分为两类。第一类染色带遍及于整个染色体长度上，如 Q 带、G 带和 R 带。另一类只能使少数特定的带或结构着色，如 C 带、T 带及 N 带（图 16 - 4）。

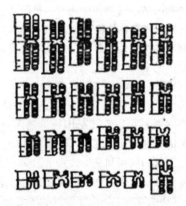

图 16 - 4　正常人体细胞的染色体带型

黑白部分：Q 带的暗节，G 带的浅染带；黑色部分：Q 带的亮节，G 带的深染带；

斜纹部分：着色不定区

1971 年巴黎会议确定的四种常用显带技术如下。

（1）胰酶法（G 显带）：用胰蛋白酶处理染色体标本，使染色体蛋白质变性，然后用 Giemsa 染色，染色体吸收染料，各条染色体上显示深色和浅色相间的带型 G 带。

（2）氮芥喹吖因荧光法（Q 显带）：用荧光染料氮芥喹吖因处理染色体标本后，在荧光显微镜下可观察到染色体沿其长轴显示一条条宽窄和亮度不同的横纹，即染色体的带。所显示的带纹称 Q 带。

（3）逆向 Giemsa 法（R 显带），又称反带或逆转显带。因其产生的带型在染色强度上与 Q 带和 G 带相反。

（4）着丝粒区异染色质法（C显带）：用 NaOH 或 Ba（OH）₂ 处理标本后，再用 Giemsa 染色，可使着丝粒和次级缢痕的结构异染色质部分深染，如 1、9、16 号染色体的次级缢痕以及 Y 染色体长臂远端的 2/3 区段，所显示的带纹称 C 带。

染色体显带技术是在非显带染色体的基础上发展起来的，它能显示染色体本身更细微的结构，有助于准确识别每一条染色体及诊断染色体异常疾病。G 显带法由于简便易行且标本可长期保存，已成为当今细胞遗传学领域内染色体分析的主要常规方法之一。R 显带可作为 G 带的互补带，有助于确定恶性血液病 G 带阴性区的染色体重排断裂点，并对揭示涉及染色体末端的缺失和易位特别有值。C 带使每一号染色体的着丝粒特异性地着色，对分析着丝粒区、副缢痕区和随体区的结构变化有明显的帮助。

### 16.3.3.3 高分辨显带染色体检验

在染色体标本制备的细胞培养阶段，应用甲氨蝶呤、过量的胸腺嘧啶丁等暂时阻断或延缓细胞内的 DNA 合成，当解除阻断后，细胞迅速恢复 DNA 合成，进入分裂期，形成分裂高峰，可获得较多的早期分裂细胞。这种让培养的细胞同时分裂，即称为细胞同步化。随后在细胞培养过程中，加入 5 - 溴化脱氧尿苷（BrdU）或放线菌素 D（AMD）等渗入 DNA 分子中，干扰 DNA 分子的四级结构，降低其螺旋化程度，产生染色体伸长的效果。

由于细胞同步化方法的应用和显带技术的改进，人们已能得到更长而带纹更加丰富的染色体，一套单倍体染色体带纹数可显示 550~850 条，甚至在晚前期细胞可显示 1000 条带以上。由于带纹的丰富细致而大大提高了染色体的分辨率，这种染色体称为高分辨率显带染色体。

高分辨染色体技术的应用对染色体微小片段异常的检出有重要意义。可以发现新的染色体综合征或异常，对已知染色体病进行准确的定位，以及在染色体上的定位表型和基因，纠正一般显带的错误和补充等研究中均具有重要价值。

### 16.3.3.4 脆性 X 染色体检验

脆性 X 染色体即脆性 X 综合征（fragile X syndrome，FXS）是一种不完全外显的 X 染色体连锁显性遗传性疾病，因患者 X 染色体的短臂 Xq27.3 带有一脆性断裂点而得名。

脆性部位：是指在缺叶酸或低叶酸等某些特定的培养条件下，在染色体臂上特定部位恒定地出现裂隙或断裂（其断裂处仍有细丝相连）并导致缺失、无着丝粒或辐射图像，称为脆性部位。

脆性 X 染色体：在特定的培养条件下，Xq27 - Xq28 之间呈细丝样结构，使连接的长臂末端像随体一样。

目前认为脆性部位的产生与 DNA 合成代谢过程有关。在缺乏叶酸或用较大剂量的 5 - 氟尿嘧啶（5 - FU）等条件下处理，可致使胸腺核苷合成部分受到抑制，染色体结构就可能在某些特定的部位上产生裂隙或断裂。为了研究脆性位点，必须使用低叶酸的培养基，并用 5 - 氟尿嘧啶诱导才能进行核型分析。

### 16. 3. 3. 5　姐妹染色单体互换检验

姐妹染色单体互换（sister chromatid exchange，SCE）是指一条染色体的两条单体之间的同一位置发生同源片段对称性相互交换。显示 SCE 的染色体技术亦称为姐妹染色单体分化技术。

SCE 检验是在细胞培养过程中，用 BrdU 作为胸腺嘧啶的类似物在 DNA 链的复制过程中取代胸腺嘧啶。由于 DNA 复制是半保留机制，在第 1 细胞周期时，两条单体的 DNA 双链中各有一条 DNA 单链被取代，因而两条单体没有什么不同，用 Giemsa 染色均为深色。但到了第 2 细胞周期（复制）后，两条单体就有了差别。因为此时染色体的一条单体的双链中仍有一条未被取代的链，而另一条单体的两条链却已被 BrdU 取代，使 DNA 链的螺旋化降低，对 Giemsa 着色的亲和力差，着色很浅，呈现两条染色单体一深一浅的特征。如果此时两条单体之间若有互换，就可以很清楚显示出来。计数染色体分散良好，长度适宜、染色单体差别染色鲜明，染色体为 46 条的中期相进行 SCE 计数。凡在染色体臂上每一深浅染色计数为 1 个 SCE，若在着丝粒区域进行交换者计数为 1 个 SCE。通过计数 30 个中期细胞 SCE，即可计算该个体 SCE 频率（SCE 数/细胞数）。

SCE 检验它不仅能从细胞水平上研究染色体的结构变化和增殖周期动力学，而且能从分子水平上为 DNA 的损伤、修复、复制和细胞突变、癌变和畸变等，提供一个简便而准确的方法。可以用来研究诱变的各种因素，如环境诱变剂、抗肿瘤药物、病毒、放射线、微机操作等职业有害因素。

### 16. 3. 3. 6　荧光原位杂交（fluorescence in situ hybridization，FISH）检验

FISH 检验是根据碱基互补配对的原理，用特殊的荧光素（或生物素、地高辛等）标记的 DNA 探针，与染色体、间期细胞核或组织切片标本中的靶核酸序列进行杂交，从而检测细胞内 DNA 或 RNA 特定序列是否存在，可进行定性、定位及相对的定量分析。

FISH 检验对于临床细胞遗传学、癌细胞遗传学研究有重要作用。各种临床样本如新鲜、冷冻或者甲醛固定、石蜡包埋的组织，离心细胞涂片和培养细胞均可使用。特定的 FISH 探针及其诊断方法已广泛应用于产前诊断、畸形学研究以及作为肿瘤特异性标记物。

### 16.3.3.7　比较基因组杂交检验

比较基因组杂交（comparative genomic hybridization，CGH）检验是 FISH 技术的进一步延伸。根据碱基互补配对原则，将待测基因组 DNA 和参照基因组 DNA 分别进行绿色异硫氰酸荧光素（FITC - dUTP）和红色得克萨斯红（Texas Red - dUTP）荧光标记，同时与正常人中期染色体进行杂交，通过荧光显微镜拍照，利用分析软件计算两种荧光信号强度之比，进一步获取待测与参照猫画虎 DNA 序列的拷贝数之比，从而间接判断待测 DNA 拷贝数是否增多或缺失。

CGH 技术在肿瘤遗传学中，用于研究染色体或染色体片段的缺失与重复，特别是肿瘤细胞的基因组改变，是一个重要的手段。

### 16.3.4　染色质检验

### 16.3.4.1　X 染色质检验

X 染色质又称 X 小体或 Barr 小体，是女性细胞分裂间期核内的一种特有染色质。X 染色质位于核膜边缘，一般呈三角形、半圆形或扁平形等，为异固缩小体。

一个个体无论其细胞中有几条 X 染色体，均只有一条具有转录活性，其余的 X 染色体均失活而形成异固缩的 X 染色质。因此，X 染色质的数目为 X 染色体的数目减 1。

X 染色质可被多种染料显示。据此，X 染色质检验临床上广泛用于性别的快速鉴定和作为性染色体数目异常的一种辅助诊断方法。在优生学中，对于鉴别性别和预防性连锁疾病的发生也有重要作用。

### 16.3.4.2　Y 染色质检验

Y 染色质又称 Y 小体或 F 小体，是男性细胞间期核内的一种特有染色质。用喹吖因类荧光染料染色后，可在荧光显微镜下见到 1 个发强荧光的小体，这个小体就是 Y 染色质，它是由 Y 染色体长臂远端的异染色质部分所形成。Y 染色质的数目和大小分别与 Y 染色体的数目和 Y 染色体长臂末端能被荧光染料着色的异染色质的大小相一致。

Y 染色质检验可用于性别鉴定和性发育异常的诊断。临床上，对两性畸形的鉴别也有帮助。男性假两性畸形的 Y 小体阳性；XYY 综合征的 Y 小体为双阳性；先天性睾丸发育不全的 Y 小体阳性；女性假两性畸形的 Y 小体为阴性。

### 16.3.5 分子遗传学检验

#### 16.3.5.1 DNA 异常检验

（1）聚合酶链式反应－限制性片段长度多态性分析

限制性片段长度多态性（restriction fragment lengfth polymorphism，RFLP）分析是利用限制性内切酶识别 DNA 分子特异序列，并在特定序列处切开 DNA 分子，即产生限制性片段的特性，对于不同种群的生物个体而言，他们的 DNA 序列存在差异。如果这种差异刚好发生在内切酶的酶切位点，并使内切酶识别序列变成了不能识别序列或本来不是内切酶识别位点的 DNA 序列变成了内切酶识别位点，这样就导致了限制性内切酶酶切该 DNA 序列时出现少数 1 个或多 1 个酶切位点，结果产生少 1 个或多 1 个的酶切片段。由此形成了用同一种限制性内切酶切割不同个体 DNA 序列时，产生不同长度、不同数量的酶切片段。随后将这些片段电泳、转膜、变性，与标记的探针杂交，洗膜后即可进行多态性分析。

[试剂准备]

模板 DNA（50ng/ml）、引物 I 和引物 II（20μM）、TaqDNA 聚合酶（5U/μl）、10×PCR 反应缓冲液、dNTP（2.5mM）、限制性内切酶 Msp I（20U/μl）、10×酶切缓冲液等。

2%琼脂糖凝胶、5×TAE 缓冲液、6×上样缓冲液、DNA Marker、溴化乙啶贮存液（10mg/ml）。

[操作步骤]

PCR 扩增：20μl 扩增反应体系，成分如下：10×PCR 反应缓冲液 2μl、4 种 dNTP 混合物各 200μmol/L、引物 I（10μM）0.2μl、引物 II（10μM）0.2μl、TaqDNA 聚合酶（5U/μl）0.15μl、模板 DNA 0.1~2μg、加双或三重蒸馏水至 20μl。将上述各成分加入 0.5ml 离心管中，轻轻混匀、离心 5s，加一滴液状石蜡于反应混合物表面，然后放入 PCR 仪中进行循环反应。

PCR 反应条件：94℃预变性 3min，94℃变性 30s，退火 30s，（退火温度根据不同引物调整），72℃延伸 45s，然后循环 30 次。最后经 72℃再充分延伸 5min。反应结束 PCR 产物置 4℃冰箱保存。

PCR 产物的酶切：根据突变位点选择合适的限制性内切酶。20μl 酶切反应体系的成分如下：10×酶切缓冲液2μl、内切酶10U、PCR产物6μl、补加无菌水至20μl。置37℃水浴消化1h，4℃保存。

琼脂糖凝胶电泳：取1g琼脂糖置于锥形瓶中，加入50ml 1×TAE，用保鲜膜封瓶口，置微波炉内加热至琼脂糖完全溶解，得到2%琼脂糖液，待液体冷却至65℃左右，加入2.5μl溴化乙锭贮存液（10mg/ml），使溴化乙锭终浓度为0.5μg/ml。小心混匀并缓慢浇板，避免产生气泡。室温静置约1h，待胶凝固完全后，轻轻拔出梳子，在胶板上即形成相互隔开的样品槽。凝胶置电泳槽中，加入恰好没过胶面1mm深的电泳缓冲液，预电泳10min。每份限制性内切酶产物取10μl，加2μl 6×上样缓冲液，混匀后加入样品孔中，以100V电泳50min。断电后取出凝胶，置紫外透射仪中观察并记录PCR-RFLP结果。

[临床意义]

PCR-RFLP通过检测遗传性疾病的等位片段的长度，进行遗传标记的连锁分析，判断家系成员的基因型，以此对遗传病患者进行诊断，并能够检出携带者。还可以判断胎儿是否得到了带有缺陷基因的染色体，从而作出间接基因诊断。

（2）聚合酶链式反应-单链构象多态性分析

DNA聚合酶链式反应-单链构象多态性（PCR-SSCP）是指等长的DNA因核苷酸序列的差别而产生构象差异（单链DNA分子中当有1个碱基发生改变时，可引起内部碱基配对等分子内相互作用力的变化，从而或多或少地影响其空间构象）。这种构象的改变，在非变性的聚丙烯酰胺凝胶中表现为电泳迁移率的差别。若单链DNA带迁移率与正常对照相比发生改变，就可以判定该构象发生改变，进而推断该DNA片段中有碱基突变。将突变所在区域的DNA片段PCR扩增后进行电泳，最后通过放射自显影、银染或溴化乙锭显色等方法分析结果。

[试剂准备]

变性剂：95%甲酰胺，10mmol/L EDTA，0.02%溴酚蓝。银染色法试剂：10%乙醇，0.5%冰醋酸，0.2% AgNO₃溶液中，1.5% NaOH，0.4%甲醛溶液，0.75% NaCO₃。非变性聚丙烯酰胺凝胶配制：丙烯酰胺30%为29：1（质量比，丙烯酰胺：双甲叉丙烯酰胺）。

[操作步骤]

制备聚丙烯酰胺凝胶（pAG）：按要求装配好垂直电泳板，两块玻璃板的两侧及底部用1%的琼脂糖封边，防止封闭不严而使聚丙烯酰胺液漏出。

将装好的玻璃电泳板倾斜成 $45° \sim 60°$ 角，从梳子一端加入胶液。立即插入适当的梳子，密切注意防止梳齿下产生气泡。室温聚合 1h 后，将玻璃板插入电泳槽中，上紧，倒入 $0.1 \times$ TBE 缓冲液。小心拔掉梳子，加样。

电泳：取 $10\mu l$ PCR 产物，加入 $10\mu l$ 变性剂，$30\mu l$ 液状石蜡，煮沸 5min，取出立刻放入水浴中 2min 以上，然后将水相全部上样，$10 \sim 15℃$ 下电泳。开始以 300V 电压电泳 5min，然后在 120V 电泳 8h，取下凝胶，将其浸在含 $0.5\mu g/ml$ 溴化乙啶的 $1 \times$ TBE 缓冲液中染色 $30 \sim 45min$，在紫外线灯下观察，或进行银染。

银染法：将 pAG 板用去离子水洗 2 次，浸入 10% 乙醇和 0.5% 冰醋酸溶液固定 6min。用去离子水洗 2 次，再浸入 0.2% $AgNO_3$ 溶液中 10min。用去离子水洗 $3 \sim 5$ 次，然后浸入 1.5% NaOH 和 0.4% 甲醛溶液中显色 7min。最后，用 0.75% $Na_2CO_3$ 终止显色。

[临床意义]

PCR – SSCP 分析法是一种快速、简便、灵敏的突变检测方法。它可以检测各种点突变，短核苷酸序列的缺失或插入。可用于多基因遗传病的 DAN 多态性分析，检测与肿瘤发生有关的基因突变以及人类遗传性疾病的致病基因突变。

### 16.3.5.2 RNA 异常检验

人类某些遗传性疾病，如 Duchenne 型肌营养不良症（DMD）基因突变可导致骨骼肌无力和小腿腓肠肌假性肥大，而 DMD 基因是迄今为止发现的人类最大基因，长达 2500kb，从 DNA 水平上检测需要对每个外显子进行测序，即使这样仍然有一些病例无法检测到 DMD 基因的改变。而对只有基因长度 0.5% 的大约 14kb 的 cDNA 进行分析，不仅可以检测到点突变、缺失、插入，还可以直接检测到 RNA 加工的异常。此外，有些遗传病基因突变并非发生在编码区，引起的是基因转录异常。如脆性 X 综合征患者的 FMRι 基因 $5'$（CGG）n 为动态突变，当 n > 200 时，CpG 岛异常甲基化，使 FMRι 基因无表达，故检测不到 cDNA 产物。

因此，对于这类遗传病的检测往往不适合用检测 DNA 标本的方法，而 RNA 水平的检测更有优势。比较成熟的 RNA 分析技术包括 Northern 印迹、RNase 保护分析、原位杂交和 S1 核酸酶分析等，这些技术存在操作复杂、RNA 容易降解等缺点。而 RT – PCR 是将 RNA 的逆转录（RT）和 cDNA 的聚合酶链式扩增（PCR）相结合的技术。首先经反转录酶的作用从 RNA 合成 cDNA，再以 cDNA 为模板，扩增合成目的基因片段，通过对 PCR 产物测序检测突变。

RT－PCR 具有方法灵敏、操作简便的特点，介绍如下：

[**试剂准备**]

RNA 提取试剂：变性液、水饱和酚、乙酸钠、三氯甲烷、异丙醇、75%酒精、经 DEPC 处理并高压的水。逆转录酶（建议购买 TAKARA 的 AMV）、oligo（dT）、dNTP 等。

RNA 质量检测试剂：上样缓冲液 [50% 甘油，1mmol/L EDTA（pH 8.0），0.25 溴酚蓝，25% 二甲苯氰 FF]；10×TAE Buffer；5×甲醛凝胶电泳缓冲液（0.1mol/L MOPs，pH 7.0，40mmol/L 乙酸钠，5mmol/L EDTA，pH 8.0）；甲醛；甲酰胺。

主要试剂盒：DAN 片段纯化回收试剂盒；琼脂糖凝胶回收 DAN 试剂盒。

[**操作步骤**]

RNA 的提取：TRIzol 法抽提总 RNA。①细胞 $1×10^7$ 或组织 100mg，加 1ml TRIzol，细胞用 1ml 加样器吹至液体澄清且无细胞团块；组织匀浆处理（组织匀浆量 >100mg 时分装 1ml 于 EP 管中）；颠倒混匀 10 下，室温 5min。新鲜血液（抗凝血）标本 0.1ml，加入 1ml TRIzol，充分混匀，室温放置 5min；－80℃保存备用。新鲜抗凝血必须在 2h 内加入到 TRIzol 试剂中混匀。②按总体积的 1/5 加三氯甲烷 0.2ml，颠倒混匀 10 下，室温 5min。4℃离心 12000r/min，离心 15min。③转上层水相（约 400μl）于另一 1.5ml EP 管中。加等体积异丙醇（约 400μl），混匀，室温 10min。4℃离心 12000r/min，离心 10min。弃上清液。④加冰预冷的 75% 乙醇（用 DEPC 水配制）1ml。4℃离心 7500r/min，离心 5min。弃上清，空气干燥 5~10min（注意不能完全干燥）。⑤溶于 DEPC 水中至 20μl（应根据 RNA 沉淀的量加入 DEPC 水）。可置于 55~60℃水中助溶，少于 10min。⑥RNA 质量检测（紫外吸收法测定）：先用稀释用的 DEPC 水将分光光度计调零。然后取少量 RNA 溶液用 DEPC 水稀释（1:100）后，读取其在分光光度计 260mm 和 280mm 处的吸收值，测定 RNA 溶液浓度和纯度。A260 下读值为 1 表示每毫升 40μg RNA。样品 RNA 浓度（μg/ml）计算公式为：A260×稀释倍数×40μg/ml。RNA 溶液的 A260/A280 的比值即为 RNA 纯度，比值范围 1.8~2.1。

RNA 完整性的检测：甲醛变性电泳。①甲醛变性的琼脂糖凝胶的配制：在 250ml 的锥形瓶中准确称量 2g Agarose（Sigama），再加 20ml 10×TAE Buffer，144ml DEPC 处理过的双蒸水，微波炉中化胶，待冷却至 50~60℃加 EB 至终浓度 ≤0.5μg/ml。在通风橱中加入 36ml 甲醛，放置一段时间以减少甲醛蒸汽。②RNA 的甲醛变性电泳：取 RNA 10μg，加入 5×甲醛凝胶电泳缓冲液 4μl 及甲醛 3.5μl，甲酰胺 10μl。加入无菌离心管中混合，95℃水浴变性 2min（或 55℃，15min），取出后放入冰中冷却。加入 2μl 无菌的 DEPC 处理的上样缓冲液。将胶板浸没在 1×甲醛凝胶电泳缓冲液中，点样前 5V/cm 预跑 5min。点样后 3～4V/cm 电泳。电泳结束后（溴苯酚蓝迁移到约 8cm 处），紫外灯下观察，照相。完整的 RNA 的甲醛电泳可明显地观察到 28S 和 18S 两条带，并 28S 大约是 18S 的两倍宽。若两条带不明显，则说明 RNA 部分降解，可能的原因是污染了 RNase 或操作剧烈。

cDNA 的合成：取 RNA 1～2μg 进行逆转录。20μl 逆转录体系的组成：5×AMV buffer 4μl；AMV 2U；10mM dNTPs 2.5μl；Random primers 0.4μl；RNasin 0.5μl；总 RNA 1～2μg；补加 DEPC 处理水至 20μl；室温放置 10min。42℃逆转录 1h。

PCR 扩增：50μlPCR 体系的组成：以 cDNA 为模板，扩增目的基因片段。10×PCR buffer 5μl；Taq 酶 0.8μl（2.4U）；MgCl₂ 3μl（2.0mM）；10mM dNTPs 1μl；Sense primer 1μl（1μmol/L）；Antisense primer 1μl（1μmol/L）；cDNA 1.5μl；补加双蒸水至 50μl。

PCR 反应条件：应做预试验以确定合适的退火温度和循环次数。94℃ 5min；94℃ 1min；退火温度 72℃ 40s；72℃ 50s；29 循环周期；72℃ 7min；4℃保存。

PCR 产物测序：PCR 产物用 DNA 纯化试剂盒纯化后，以相应引物进行 DNA 序列分析。

[临床意义]

RT-PCR 是分析单基因遗传病中点突变和基因剂量的理想方法，它可以使实验更加快速、准确、敏感、廉价。另外，RT-PCR 更适用于 PND 或 PGD 分析前进行双亲样本的基因分型。一旦知道了双亲的突变类型，RT-PCR 就可以对胎儿或胚胎样本进行快速准确的分析。

### 16.3.5.3 基因产物异常检验

在遗传性疾病的分子诊断中，除了利用在 DNA、RNA 核酸水平对患者和胎儿进行诊断外，还可利用基因产物，即在蛋白水平进行诊断。特别是一些生化遗传病，通过检测羊水、羊水细胞、绒毛细胞或血液等标本中的蛋白质、酶和代谢产物，可诊断胎儿神经管缺陷、先天性代谢疾病等。

蛋白质水平的检测手段主要有 ELISA、Western blot 分析、蛋白质组学分析等。ELISA 简便易行，但影响因素多、分析灵敏度欠佳；其他的方法往往存在操作复杂、成本较高，因此临床上应用受限。目前仅有个别遗传病采用 Western blot 分析方法。如 Duchenne 肌营养不良（DMD）患者基因缺陷致使肌细胞增强蛋白（dystrophin）合成异常，即可通过 Western blot 分析法对肌增强蛋白进行检测，进而对 DMD 进行诊断。

[检验原理]

蛋白质经 SDS 聚丙烯酰胺凝胶电泳分离后，通过电泳转移到固相支持物上，如硝酸纤维素膜、聚偏乙烯二氟（PVDF）膜和阳离子尼龙膜等。固相载体以非共价键形式吸附蛋白质，且能保持电泳分离的多肽类型及其生物学活性不变。先把膜上未反应的位点封闭，抑制抗体非特异性吸附。以固相载体上的蛋白质或多肽作为抗原，与特异性的多克隆或单克隆抗体作用。最后用放射性核素标记显影、生色或化学发光的方法进行定位，以检测电泳分离的特异性目的基因表达的蛋白质成分。

[试剂准备]

蛋白质的样品制备试剂。0.05% 胰蛋白、裂解液、Laemmli 样品缓冲液。

（1）裂解液的制备：① NP-40 裂解体系：150mmol/L Nal、1.0% NP-40或 Triton X-100、50mmol/L Tris（pH 8.0）。② 2RIPA 裂解体系：150mmol/L Nal、1.0% NP-40 或 Triton X-100、0.5% 脱氧胆酸钠、0.1% SDS、50mmol/L Tris（pH 8.0）。③ 10ml Laemmli 样品缓冲液配制(5×SDS 样品缓冲液)：0.5ml 1mol/L Tris-HCl（pH 6.8）、1ml 1mol/L DTT、2ml 10% SDS、1ml 1% 溴酚蓝、5ml 50% 甘油、0.5ml 蒸馏水。此液可以配制成不同浓度的储存液，根据蛋白浓度而定，4℃ 长期保存，用时临时与蛋白液按比例混合，其中 DTT 应临时加入，以防降解。

（2）蛋白质定量试剂：Bradford 法浓染液的配制：将 100mg 考马斯亮蓝 G-250 溶于 50ml 95% 乙醇，加入 100ml 浓磷酸。用蒸馏水补充至 200ml。此染液放于 4℃ 中至少 6 个月保持稳定。

（3）标准蛋白质溶液：用 G-球蛋白或牛血清清蛋白（BSA），配制成 1.0mg/ml 和 0.1mg/ml 的标准蛋白质溶液。

SDS-PAGE 试剂：① 30% 丙烯酰胺（丙烯酰胺:$N,N'$-亚甲双丙烯酰胺为 29:1）：可购买市售产品，也可以自行配制。方法如下：将 29g 丙烯酰胺和 1g N，N'-亚甲双丙烯酰胺溶于总体积为 60ml 的水中，加热至 37℃ 溶解，补加水至终体积为 100ml。0.45μm 微孔滤膜过滤除菌，查证该溶液 pH 应不大于 7.0，置棕色瓶中保存。② 4×Tris·Cl/SDS，pH 8.8，在 300ml $H_2O$ 中溶解 91g Tris 碱（1.5mol/L），用 1mol/L HCl 调节 pH 至 8.8，补加 $H_2O$ 至体积 500ml。用 0.45μm 滤膜过滤溶液，再加入 2g SDS［0.4%（W/V）］，于 4℃可保存 1 个月。③4 × Tris·Cl/SDS，pH 6.8，在 40ml $H_2O$ 中溶解 6.05g Tris 碱（0.5mol/L），用 1mol/L HCl 调节 pH 至 6.8，补加 $H_2O$ 至体积 100ml。用 0.45μm 滤膜过滤溶液，再加入 0.4g SDS［0.4%（W/V）］，于 4℃可保存 1 个月。④4 × SDS 电泳缓冲液：Tris 碱 24.2g，Glycerin 115.3g，20% SDS 20ml，加水至总体积 1000ml。应用时稀释 4 倍即为 1 × SDS 电泳缓冲液（Tris 0.05M，Glycerin 0.38M，SDS 0.1%）。⑤TEMED（$N,N,N',N'$ – 四甲基乙二胺）：TEMED 通过催化过硫酸铵形成自由基而加速丙烯酰胺和 N, N′– 亚甲丙烯酰胺的聚合。⑥10% 过硫酸铵：过硫酸铵提供驱动丙烯酰胺和亚甲丙烯酰胺聚合所必需的自由基。可用去离子水配制小量 10%（W/V）的贮存液并保存于 4℃。由于过硫酸铵会缓慢分解，故应隔周新鲜配制。

电泳缓冲液（5 ×）：Tris 15g + 甘氨酸 72g + SDS 5g + $H_2O$ 至 1L，临用时稀释 5 倍至 1 × SDS 电泳缓冲液加入电泳槽中。

免疫印迹试剂：漂洗液（TBS – T）：0.01mmol/L TBS – T 为 Tris 1.21g + NaCl 5.84g + 800ml $H_2O$ 用 HCl 调节 pH 到 7.5，加 0.05% 或者 0.1% Tween – 20 用 $H_2O$ 定溶至 1000ml。

封闭液：5g 的脱脂牛奶或牛血清白蛋白（BSA）+ 100ml 的 TBS – T。

转膜缓冲液：Tris 15g + 甘氨酸，72g 加水定容到 1000ml，加 20% 甲醇，一般不需调节 pH，用时稀释 5 倍到 1 × 转印缓冲液。

1L 考马斯亮蓝染色液配制：考马斯亮蓝 R – 250 1.0g、甲醇 450ml、冰醋酸 100ml、蒸馏水 450ml。

1L 考马斯亮蓝脱色液配制：甲醇 100ml、冰醋酸 100ml、蒸馏水 800ml。

［操作步骤］

蛋白质的样品制备：蛋白质的样品制备是 Western Blotting 的第一步，样品制备是关键步骤，要求尽可能的获得所有蛋白质。培养细胞蛋白质样品的制备：细胞培养至约 80% 密度时，以含 0.05% 胰蛋白酶消化，细胞经预冷的 PBS 漂洗 3 次，离心收集在离心管中，加入 450μl 裂解液反复吹打。或者不经消化，细胞用预冷的 PBS 漂洗 3 次，加入 450μl 裂解液，细胞刮刀收集，用移液器转移至离心管中，反复吹打。若采用超声细胞破碎仪处理，超声时间为 5s，间歇时间为 10s，功率为 100 ~ 120W 至溶液清澈无黏稠为止。离心收集上清液。样品可立即使用也可以分装至 – 80℃ 冻存，存放的样品保持数月。

组织样品的制备：组织块迅速置于预冷的 PBS 中漂洗，去除表面的血迹，将组织称量后剪碎放入组织匀浆器中，加入相应体积的裂解液进行匀浆，按组织净重：裂解液 = 1∶10 的比例，离心收集上清液。或用超声处理，具体方法见细胞培养的蛋白质样品制备。

蛋白质的样品定量：Bradford 法。Bradford 与蛋白质四级结构，特殊氨基酸结合，由棕色变成蓝色，595nm 检测。该方法用于大多数蛋白质的定量是比较精确的，但不适用于小分子碱性多肽的定量，如核糖核酸或溶菌酶，去污剂的浓度超过 0.2% 影响测定结果，如 Triton - 100、SDS、NP - 40 等。①标准曲线蛋白质样本的制备：用 1.0mg/ml 的标准蛋白质溶液给各试管分别加入：0ml、0.01ml、0.02ml、0.04ml、0.06ml、0.08ml、0.1ml，然后用无菌离子水补充到 0.1ml。②将待测样本溶于 $100\mu l$ 缓冲溶液中（最好用 PBS）③按照 1∶5 用水稀释 Bradford 浓染结合溶液，如果出现沉淀，过滤除去。④每个样品加 5ml 稀释的 Bradford 染液，每加完一管，立即在漩涡混合器上混合。作用 5~30min，染料与蛋白结合，将由红色变为蓝色，在 595nm 波长下测定其吸光度，注意显色反应不超过 30min。⑤根据标准曲线计算待测样品的浓度。⑥根据样品浓度计算上样量。蛋白样品加入 Laemmli 样品缓冲液混匀。置 100℃ 的水浴加热 3~5min，10000r/min 离心 10min，取上清液。将上清液转入另一洁净的试管中。至此，电泳样品已准备就绪（也可以分装冻存，- 20℃ 存放的样品可稳定保持数月）。

**SDS - PAGE 电泳**

（1）SDS - PAGE 胶的灌制：根据蛋白质分子量范围选择适宜的凝胶浓度。确定凝胶模具的体积，按体积配制分离胶和浓缩胶。用海绵蘸取少量清洁剂，擦洗干净两块玻璃板，自来水冲洗 3~5 遍后，再用无水乙醇冲洗 2 遍，晾干待用。将已清洗干净的两块玻璃板用封条封严。按垂直电泳说明书组将玻璃板组装在电泳架上，浅玻璃板朝外（靠近操作者），固定结实（注意：清洗玻璃板时动作要轻柔，切勿划破玻璃面；清洗干净之后，不要用手碰玻璃面）。分离胶配好后，立即用 10ml 注射器吸取大约 8ml 混合溶液，沿着玻璃板之间缝隙左上处，缓慢灌胶，一直到距前玻璃板上沿 1.5cm 处为止（注意观察是否漏胶，若漏胶，则立即停止灌胶，重新固定模具之后再继续。灌胶应缓慢进行，避免有气泡产生）。

在分离胶上面小心加入一层蒸馏水或异丙醇，以隔绝空气，促进凝胶聚合。等待约 20~30min，交界面不随之改变，为凝胶凝固良好。倾去顶层的异丙醇，并以水或 1×Tris - Cl/SDS，pH 8.8 缓冲液冲洗凝胶顶部表面，用滤纸小心洗干水分。待分离胶凝固后，再配制浓缩胶。并将新鲜配制的浓缩胶立即混匀，灌胶，直至前玻璃板上沿即可。插上齿梳，确保无气泡。等待凝胶完全聚合，约需 30min。

小心拔出梳子，卸下封条，将玻璃板颠倒放置，使浅玻璃板朝内，固定在电泳架上。将整个电泳架放入电泳槽，在内外槽中倒入电泳缓冲液，内槽液面应在前后玻璃板之间。

（2）上样：将蛋白质的样品定量中得到的全部样品上样，小心不要使样品漂散。对于 0.3cm 宽的加样孔，加样体积以不超过 20μl 为宜。用考马斯亮蓝染色法显迹，成分很复杂的蛋白质混合物需加 25～50μg，而样品中只有一种或不多的几种蛋白的话，只需 1～10μg 蛋白量。采用银染色显迹时，样品用量可减小 10～100 倍（按样品的复杂程度在小于 20μl 的体积溶有 0.01～0.5ng 蛋白样品不等）。如有空置的加样孔，须加等体积的空白 1×SDS 样品缓冲液，以防相邻泳道样品的扩散。

（3）电泳：连接好正负极导线，先在 60V 下电泳至溴酚蓝染料从积层胶进入分离胶，再将电压调至 120V 继续电泳至溴酚蓝到达凝胶底部为止。如果先观察蛋白电泳情况，不做免疫印迹，可直接对凝胶进行考马斯亮蓝染色。进行考马斯亮蓝染色时应小心将凝胶剥下放入考马斯亮蓝染液浸泡，45℃摇床摇 30min。再将凝胶浸泡入考马斯亮蓝脱色液中，45℃摇床摇 4～8h，其间更换脱色液 3～4 次，观察蛋白电泳情况。

（4）转膜：蛋白质从凝胶向膜转移的过程普遍采用电转印法，转移的方向应与蛋白在分离胶中迁移的方向垂直。分为半干式和湿式转印两种模式。湿式转印法是一种可将许多蛋白质转印至膜上非常有效的方法，比半干法稍微费时，也需用较多缓冲液，但它更为简便。

湿式电转印（也称为湿转）：①剪取 1 张硝酸纤维素膜和 4 张吸水纸（Whtaman 3 MM 或替代物），使其大小与凝胶相同。硝酸纤维素膜及吸水纸放入转印缓冲液中浸湿数分钟。操作时注意膜表面保持洁净。②将凝胶和支持垫同时浸入转印缓冲液中并保证其完全浸泡。赶出支持垫中的气泡。③转印夹层组合：将膜覆盖在凝胶上，凝胶与膜的两侧由里至外层均覆盖 4 张滤纸和支持垫。顺序为支持垫→滤纸→膜→凝胶→滤纸→支持垫。所有的部分保持湿润，务必使凝胶和滤纸之间接触良好。④将转印夹层组合放入转移电泳槽中，硝酸纤维素膜一侧紧靠正极（阳极，红色电极）。倒入转膜缓冲液。⑤转膜时间应根据目标蛋白的分子量确定。较厚的凝胶和分子质量较大的蛋白质需要较长的转印时间。一般来说，30～40V 转膜 14～16h。90V 转膜

90min 即可。在转膜过程中，温度会明显升高。因此，需要使用冷却管或在低温室内进行。⑥转膜结束后立即断开电源。小心拆开装置。在膜上做好标记（一般剪去底部一角作为标记）。⑦用考马斯亮蓝对凝胶进行染色，验证是否转膜成功。转好的硝酸纤维素膜经过适当处理后进行染色或封闭。⑧染色：固定于硝酸纤维素膜上的蛋白质进行染色的方法有多种，但仅有丽春红S 染色法可与所有免疫学检测法兼容，不影响随后用于检测抗原的显色反应。丽春红S 染色可以观察蛋白质转移情况。把硝酸纤维素膜转移到含有丽春红S 使用液的托盘中染色5～10min，其间轻轻摇动染液。蛋白带出现后，于室温用去离子水漂洗硝酸纤维素膜，其间换水数次。⑨封闭：将转好蛋白的硝酸纤维素膜浸泡在5%脱脂奶粉或牛血清蛋白中，在平缓摇动的摇床室温作用1h。

（5）免疫反应：①第一抗体和靶蛋白的结合：弃去封闭液，将含有目标蛋白条带的膜剪下，置于合适大小的容器中。立即加入抗靶蛋白抗体溶液与膜一同温育。抗体用封闭液配制，也可用TBST 配制。抗体加入量以正好覆盖膜为准。将膜平放在缓缓摇动的摇床上，于37℃温育1～2h。再将摇床置4℃冰箱摇动过夜。②二级免疫试剂与第一抗体的结合：二级试剂可用放射性物质标记，也可与辣根过氧化物酶或碱性磷酸酶共价偶联。与酶共价偶联的免疫球蛋白和A 蛋白均有商品出售，选择时需注意与一抗的种属来源一直。弃去封闭液和第一抗体，加入PBS 溶液于室温平缓摇动洗涤5min。漂洗3 次。根据厂家说明书加入酶联二级试剂，置于摇床上，于37℃平缓摇动温育1h。进一步洗涤后（洗涤方法同上），通过放射自显影或原位酶反应来确定抗原－抗体复合物在硝酸纤维素滤膜上的位置。

（6）检测：用于标记二级试剂（抗体）的标记物不同，检测杂交结果的方法也不同。较常用的检测系统有HRP 标记的增强化学发光（ECL）和DAB 检测系统。近年来还出现了荧光标记二抗，如Li－Cor Odyssey 系统，不但可以在膜上成像，还可以直接在凝胶上甚至细胞水平成像。

[临床意义]

基因产物异常检验在血红蛋白病，酶蛋白病等涉及蛋白表达改变的遗传病中，蛋白水平的诊断通常是对血液及体液中的蛋白及酶进行分析，主要方法为蛋白质电泳及ELISA 法。分子遗传学技术中，Western blot 作为分析蛋白表达的主要手段，在临床遗传病的诊断应用中尽管还不成熟，但具有很大的应用潜能。特别对于基因组的改变影响了相关蛋白表达水平的遗传病，这一方法能够提供更加直接的证据。而这些疾病往往在基因组水平很难检测。

# 16.4 细胞遗传学检查的临床应用

染色体的完整对于繁殖后代和维持人体正常代谢活动均非常重要。由染色体数目异常和结构畸变所引起的机体结构和功能异常称为染色体病。

1959 年 Lejeune 首先报道先天愚型患者有多条 G 组染色体。同年 Ford 证明 Turner 综合征的核型为 45, X。Jacobs 等确定 Klienefelter 综合征的核型为 47, XXY, 从而形成了染色体病的概念。自应用染色体显带技术以来, 迄今已发现新的染色体异常达 300 余种。据调查, 在新生活婴中染色体异常占 0.5% ~ 1%, 在自然流产婴儿中占 20%, 在一般人群中占 0.5%。

## 16.4.1 外周血淋巴细胞的染色体检查

[**实验方法**]

在细胞处于分裂中期时, 染色体的大小、长短适中, 才可供 LM 分析。首先应用植物血细胞凝集素 (phytohemagglutinin, PHA) 刺激细胞增殖, 细胞经培养、增殖 2 个周期后, 加入秋水仙碱, 以破坏纺锤丝, 阻抑中期分裂, 再行低渗处理, 使细胞体积膨胀, 染色体分散, 最后固定细胞, 去除胞浆, 滴冷载片使染色体平铺分散, 并显带染色, 以便镜检。

[**适应证**]

具有两种或两种以上的先天畸形, 伴随或不伴随智力低下者; 经染色体检查证实为染色体结构畸变患者的血缘亲属; 染色体畸变者的所有子女; 有原因不明的习惯性流产史、死产或新生儿死亡史的夫妇; 所有病因未定的流产儿、畸形死胎和表现型正常的死胎; 病因不明的不孕症患者; 原发性闭经及原因不明的继发性闭经患者; 性腺发育异常的两性畸形患者; 青春期延迟; 先天性智力低下、生长发育迟缓者。

## 16.4.2 人羊水细胞的染色体检查

细胞遗传学技术对于提高人类的遗传素质具有重要意义, 可使有染色体异常的胎儿在出生前就得到诊断而施行人工流产。

[**实验方法**]

羊水细胞的核型分析对几乎所有的染色体异常均可作出诊断, 因而这一方法是安全可靠的。

尚可采用绒毛细胞培养和染色体标本制备法进行产前诊断。在妊娠 6 ~ 10 周采集绒毛, 然后做细胞培养或用直接法进行染色体标本制备。由于采集绒毛的时间比采集羊水的时间要早 10 周, 因而能更早地对胎儿染色体异常作出诊断。

[适应证]

35 岁以上高龄孕妇；已出生一个染色体异常子女，再次怀孕时其发生的机会亦较高，大约是 1%~2%；双亲之一若为平衡易位携带者，尽管他们自身表现型正常（即不发病），但分娩染色体异常胎儿的机会比正常人要大得多，如母亲是 14/21 易位携带者，则所生子女中，14/21 易位先天愚型患儿的概率高达 1/3；妊娠 1~3 个月内有致畸因素接触史的孕妇，如辐射或某些影响染色体畸变的药物、毒物和病毒感染等；母亲疑有严重 X 连锁遗传病携带者，如血友病、进行性肌营养不良（假肥大型）等女性携带者和正常男性婚配后，所生子女中女性表现型均正常，但男性约有 1/2 发病。因此，对这类孕妇的胎儿核型应作出性别诊断，如为男胎则中止妊娠，以达优生目的。

[参考区间]

（1）外周血淋巴细胞、羊水标本状态临床诊断常染色体数目及结构检查正常。

（2）性染色体：女 X 染色质阳性率 12%~51%；男 X 染色质阳性率 <1%~2%，Y 染色质阳性率 70%。

### 16.4.3　染色体异常的临床意义

染色体的完整对于繁殖后代和维持人体正常代谢活动均非常重要。由染色体数目异常和结构畸变所引起的机体结构和功能异常称为染色体病。

1959 年 Lejeune 首先报道先天愚型患者有多条 G 组染色体。同年 Ford 证明 Turner 综合征的核型为 45，X，Jacobs 等确定 Klienefelter 综合征的核型为 47，XXY，从而形成了染色体病的概念。自应用染色体显带技术以来，迄今已发现新的染色体异常达 300 余种。据调查，在新生活婴中染色体异常占 0.5%~1%，在自然流产婴儿中占 20%，在一般人群中占 0.5%。

#### 16.4.3.1　染色体畸变

染色体畸变（chromosome aberration）是指染色体发生数目和结构上的改变。

**1. 染色体数目异常**　人类的正常体细胞中有二倍数的染色体（2n=46）。如果一个体细胞的染色体数目不同于 46，即属于染色体数目异常。

如果染色体数目整组地发生变化，则将形成三倍体或四倍体等，即每对染色体均增加 1 个或 2 个染色体。染色体总数即为 69（3n）或 92（4n）。在自然流产儿中就有一部分是三倍体。在一些恶性肿瘤细胞中，可看到四倍体。

如果染色体的数目只有少数几条增减，则形成非整倍体，包括超二倍体和亚二倍体。在超二倍体中，多出一条染色体就构成某一号染色体的三体型（Trisomy）。三体型染色体又可分为常染色体三体型和性染色体三体型。常染色体以 13、18 和 21 号的三体型多见，除 17 和 19 号染色体的三体型尚未见报道外，其余各对均有报道。

性染色体三体型有 XXX、XXY 和 XYY 3 种。如果某号染色体只增加了一部分，则称为部分三体型。在亚二倍体中，失去的一条染色体就构成某一号染色体的单体型（monosomy），主要见于性染色体，多由于丢失 X 染色体所造成。

以上各种染色体的数目异常还可能以嵌合形式存在，即在一个个体内同时存在两种以上不同核型的细胞系，这种个体称为嵌合体（mosaic）。

**2. 染色体结构畸变**　染色体断裂和变位、重接，可引起染色体的各种结构畸变。

（1）缺失（deletion）：因染色体发生断裂后，断片未能重接所致。可分为末端缺失（terminal deletion）和中间缺失（interstitial deletion）。

（2）倒位（inversion）：在一条染色体上同时发生两处断裂，中间断片作 180° 倒转后又重接，结果形成倒位。如果两个断裂点都在一条臂内，叫臂内倒位（paracentric inversion）；如果两个断裂点分别位于长臂和短臂中，叫臂间倒位（pericentric inversion）。

（3）易位（translocation）：两条或两条以上染色体同时发生断裂，并相互交换断片后重接，结果就形成易位，包括相互易位、整臂易位、罗伯逊易位和复杂易位等。

（4）重复（duplication）：一条染色体内的某一段有两份以上，称为重复。

染色体结构畸变，除上述四种常见类型外，还有环状染色体、等臂染色体、双着丝粒染色体等。

### 16.4.3.2　染色体畸变综合征

每个染色体均可能产生畸变，其表型既有相似之处，又有不同的特点，一般可分为两类。

**1. 独特表型**　某些先天畸形与某个或某几个染色体异常有关。单一染色体异常如第 5 号染色体短臂缺失（5p−）所造成的猫叫综合征与咽喉软化有关；多个染色体异常则与某种发育障碍有关。

**2. 共有表型**　由 1～22 染色体数目异常或结构畸变引起的疾病，称为常染色体病。由 X 或 Y 染色体数目异常或结构畸变引起的疾病称为性染色体病。常染色体病的共同临床特征如下：①智力低下：有些染色体病，如 13、18 和 20 三体型可见大脑体积小、脑组织内细胞数目比正常人少。有些可出现脑水肿及大脑组织结构异常；还有些可发生脑组织退行性病变及皮质萎缩，并伴有胶质增生。②生长迟缓：除三体 8 型与 20p - 外，所有常染色体病均有生长迟缓，原因不明。③多发畸形：几乎所有染色体病均有多种先天畸形，常见者有小头、眼距增宽或变窄、鼻梁低平、唇裂、腭裂、巨舌、小颌、耳郭异常、耳低位以及四肢骨骼的各种畸形。④皮纹改变：指、趾、手掌和脚掌上皮纹的类型、数目受许多基因影响，各人的皮纹各具特色。许多染色体畸变综合征均有皮纹的改变。

性染色体异常的临床特征为性发育不全或两性畸形。有的患者只表现为生殖力下降，原发或继发性闭经，不同程度的智力低下。

### 16.4.3.3　常见的染色体病综合征

（1）13 三体综合征（Patau 综合征）

［发病情况］

新生儿中的发生率为 1/6000，出生后 1 个月内死亡者占 45%，6 个月内死亡者占 70%，只有 5% 可存活 3 年以上，最长 1 例亦未超过 10 年。

［特征］

出生时体重轻，只有单一的脐动脉，常有小头、前额倾斜、矢状缝及囟门加宽、无嗅脑、小眼、虹膜裂隙、眼距宽、畸形耳、手的尺骨侧和足的腓骨侧多指（趾）、手指重叠屈曲、指甲过度外凸并狭窄、先天性心脏病、隐睾、双角子宫、癫痫发作、严重智力低下等。

（2）18 三体综合征（Edward 综合征）

［发病情况］

新生儿中的发生率为 1/（3500～7000）。患儿出生 1 个月内死亡 30%，2 个月内死亡 50%，超过 10 岁者 <10%，少数患者可活到 10 岁以上。

［特征］

生长发育迟缓、肌张力增高、手紧握拳、足呈摇椅样、拇趾大而圆、胸骨短、先天性心脏病、耳位低、枕骨宽大突出、小颌等。

（3）14 三体综合征

［发病情况］

14 号染色体完全三体型仅见于流产儿，若为嵌合体则可以活产，但存活期不长。

［特征］

生长发育迟缓，常有小头、宽鼻、大嘴、小颌、先天性心脏病、智力障碍等。

（4）21 三体综合征（先天愚型，Down 综合征）

［发病情况］

在新生儿中发生率为 1/（500~1000）。因染色体不分离所致者占 95%，因易位所致者占 5%。两者的临床表现不能区分。由原发性染色体不分离所引起的 21 三体综合征与孕妇年龄有关。母龄越大，所生婴儿该病发生率越高。45 岁以上高龄产妇有 1/50 的机会产下 21 三体综合征患婴。

［特征］

患儿如没有严重的心脏畸形，生存期亦可正常，但常有智力低下、特殊面容、颌骨外凸、眼距增宽、睑裂外斜、内眦赘皮、斜视、眼球震颤、鼻骨发育不良、鼻扁平、张口吐舌、流涎、耳畸形、耳郭大、手短掌宽、第五指弯曲等。常见的指纹改变有尺箕多、第四和第五指的挠箕增多、通贯掌、atd 角大、第五指单条指褶纹。40% 的患者有先天性心脏病、腹直肌分离、脐疝、肌张力低等。

#### 16.4.3.4 染色体臂缺失综合征

（1）4P – 综合征（Wolf 综合征）

［发病情况］

本病系由 4 号染色体短臂部分缺失（4p –）所致，患儿多在 2 岁内死亡，偶有活至中年者。

［特征］

生长发育严重障碍、智力明显低下，出生时体重低，小头畸形、颅骨发育不对称、眼距增宽、内眦赘皮、眼睑下垂、斜视、耳位低、外耳道狭窄、鼻梁宽扁、唇裂或腭裂、隐睾和尿道下裂（男）、子宫发育不良（女），有先天性心脏病者占 1/3。

（2）5P – 综合征（Cri – du – Chat 综合征）

［发病情况］

本病系由 5 号染色体短臂部分缺失（5P –）所致。断裂点多在 5p15 带。在活产婴儿中发生率约为 1/5000。患者大多死于童年，仅有少数活到成年。

［特征］

病婴哭声似猫叫，故又称猫叫综合征，这是因咽喉部发育不良、音质单调所致，可随年龄增长而逐渐好转。常伴有多种畸形，如小头、满月脸、睑裂下陷、斜视、下颌小、下颌骨角消失、牙齿错合、肌张力低、脊柱侧弯、多指、先天性心脏病、智力严重低下等。

（3）13q-综合征

[发病情况]

本病系由13号染色体长臂部分缺失（13q-）所致。断裂点可在q14，q22等带。患儿多在半岁内死亡。

[特征]

智力障碍、视网膜母细胞瘤，小头畸形、眼距宽、耳大、先天性心脏病、第四和第五掌骨骨性融合、拇指发育不良等。

### 16.4.3.5　性染色体综合征

新生儿的性染色体异常总发生率为25/1000。最常见的类型为47，XYY、47，XXY和47，XXX，其次为45，X。性染色体异常约占活婴染色体异常的半数。

（1）45，X综合征（Turner综合征）

[发病情况]

本病发生率在活产女婴中为1/2500。患者有正常的寿命。

[特征]

智力常显正常，身材矮小、颈短、颈蹼、肘外翻、内眦赘皮、上睑下垂、大耳、小颌、后发际低、多种骨骼畸形。部分患者有先天性心脏病。大多数患者有原发性闭经、不育、乳房和生殖器官发育不良、条索状性腺。

（2）XXX，XXXX，XXXXX综合征

[发病情况]

X三体型（47，XXX）发生率约为1/1600。

[特征]

智力大多正常，无畸形。部分患者有生育能力，但可有多次自然流产。少数有先天畸形、发育迟缓、智力稍低等。

X四体型（48，XXXX）和X五体型（49，XXXXX）患者智力低下，可有四肢骨骼畸形。

（3）Klinefelter综合征

[发病情况]

Klinefelter综合征（47，XXY）又称先天性睾丸发育不全，发生率为活产男婴的1‰~2‰。

[特征]

患者一般在青春期后才出现症状。睾丸小而硬，男性第二性征发育差、

不长胡须、乳房发育、躯体正常发育、身材较高、智力大多正常。

本综合征除常见的 47，XXY 核型外，尚有 46，XY/47，XXY 嵌合型和 48，XXXY 等。

（4）XYY 综合征

［发病情况］

本病发生率约为活产男婴的 1/1500。

［特征］

一般表型正常，身材高大，肌肉发育不良，特别是胸大肌发育更差，故常有轻度突胸与翼状肩胛。患者性格粗暴，易冲动，常有攻击行为。

（5）脆性 X 染色体综合征

［发病情况］

这是近年发现的一类染色体综合征。据国外资料，男性中发病率为 9.2/10000，在所有智力低下的男性中本综合征约占 10% ~ 20%，发生率仅次于 21 三体综合征。本病呈 X 连锁，患者均为男性。

［特征］

智力低下，青春期后大睾丸。尚有下颌突出、大耳等表现，常有癫痫发作史。少数女性携带者可有轻度临床表现。

［试验方法］

取患者外周血淋巴细胞或皮肤成纤维细胞，采用特殊方法进行培养和染色体标本制备。可发现 X 染色体长臂有一脆性位点，在长臂的 2 区 7 带或 8 带（q27 或 q28）处出现一个缩窄，使长臂末端呈椭体样。

# *17* 分子诊断学

分子生物学是从分子水平研究生命现象、生命的本质、生命活动及其规律的科学。医学分子生物学是分子生物学的一个重要分支，它是一门新兴交叉学科，是从分子水平研究人体和疾病相关生物在正常和疾病状态下生命活动及其规律、从分子水平开展人类疾病的预防、诊断和治疗研究的科学。目前，分子生物学已经成为实验诊断密不可分的一个重要组成部分。

## 17.1　分子生物学与临床医学结合的发展简史

分子生物学与临床医学的广泛交叉和渗透，产生了一个崭新的方向——分子医学；20世纪70年代末，美国科学院院士美籍华裔科学家Kan等应用液相DNA分子杂交成功地进行了镰状细胞贫血的基因诊断，标志着检验诊断进入基因诊断时代，由于基因诊断是从疾病基因或与致病相关的基因及其表达产物的水平上进行检测，因此实现了疾病的早期诊断，但由于基因诊断方法以现代分子生物学技术为基础并有机整合了细胞学、遗传学等技术，使基因诊断更具有先进性、精确性并且快速，因此大大提高了诊断的特异性和灵敏度。

随着基因诊断技术的不断改进和日臻成熟，其涉及领域和应用范围不断扩大，特别是20世纪80年代中期聚合酶链反应（PCR）技术的问世以及20世纪90年代初人类基因组计划的启动，进一步推动了基因诊断技术的发展。1999年11月，美国病理学会和分子病理学协会创刊出版了《The Journal of Molecular Diagnostics》杂志，标志着基因诊断技术已经发展成为一个成熟的学科——分子诊断学。分子诊断学是以分子生物学理论为基础，利用分子生物学的技术和方法研究人体内源性或外源性生物大分子和大分子体系的存在、结构或表达调控的变化，为疾病的预防、预测、诊断、治疗和转归提供信息和决策依据。回顾分子诊断学20余年的发展历史，大致经历了3个阶段：①利用DNA分子杂交技术进行遗传病的基因诊断。②以PCR技术为基础的DNA诊断，特别是定量PCR和实时PCR的应用，不仅可以检测存在于宿主的多种 DNA 和 RNA 病原体载量，还可检测多基因遗传病细胞中 mRNA 的表达量。③以生物芯片（biochip）技术为代表的高通量密集型检测技术，生物芯片技术包括基因芯片，蛋白质芯片，组织芯片等，由于其工作原理和结果处理过程突破了传统的检测方法，不仅具有样品处理能力强、用途广泛、自动化程度高等特点，而且具有广阔的应用前景和商业价值，因此成为分子诊断技术领域的一大热点。

随着基因诊断技术的进展，人们预言后基因时代个体化医学检验诊断不久即将到来，后基因时代个体化医学检验诊断是一个新生词，是基因工作者们了解人的全部基因密码以后推理出来的，是在医学检验诊断领域里的研究和开发的一门新学科。

## 17.2 分子生物技术及特点

### 17.2.1 核酸分子杂交技术

由于核酸分子杂交的高度特异性及检测方法的灵敏性，它已成为分子生物学中最常用的基本技术，被广泛应用于基因克隆的筛选、酶切图谱的制作、基因序列的定量和定性分析及基因突变的检测等。其基本原理是具有一定同源性的两条核酸单链在一定的条件下（适宜的温湿度及离子强度等）可按碱基互补形成双链。杂交的双方是待测核酸序列及探针（probe），待测核酸序列可以是克隆的基因片段，也可以是未克隆化的基因组 DNA 和细胞总 RNA。核酸探针是指用放射性核素、生物素或其他活性物质标记的，能与特定的核酸序列发生特异性互补的已知 DNA 或 RNA 片段。根据其来源和性质可分为 cDNA 探针、基因组探针、寡核苷酸探针、RNA 探针等。

（1）固相分子杂交：固相杂交（solid – phase hybridization）是将变性的 DNA 固定于固体基质（硝酸纤维素膜或尼龙滤膜）上，再与探针进行杂交，故也称为膜上印迹杂交。如 Southern 印迹杂交（Southern blot bridization）、Northern 印迹杂交（Northern blot）、斑点杂交（dot hybridization）、原位杂交（in situ hybridization）等。利用这些方法的各自特点，可进行克隆基因酶切图谱分析、基因组基因的定性及定量分析、基因突变分析及限制性长度多态性分析（RELP）等。

（2）液相分子杂交：液相分子杂交由美国的 Abbott 实验室和芬兰的Orion 公司建立。将放射性核素掺入或生物素标记探针，与待检基因在液相中杂交，然后经过吸附洗脱或过柱洗脱，分离游离和结合探针，测定结合探针部分的放射活性或杂交反应后加酶底物显色，测定吸光度大小。如 HAP（羟基磷石灰）吸附杂交、亲和吸附杂交、磁珠吸附杂交、发光液相杂交、液相夹心杂交、复性速率液相分子杂交等。

### 17.2.2 体外基因扩增技术

（1）聚合酶链反应（PCR）：聚合酶链反应是 1985 年美国 PE – Cetus 公司的人类遗传研究室 Mullis 等人发明的。它是利用 DNA 聚合酶等在体外条件下，催化一对引物间的特异 DNA 片断合成的基因体外扩增技术。由于 PCR 具有敏感性高、特异性强、快速、简便等优点，已在病原微生物领域中显示出巨大的应用价值和广阔的发展前景。

PCR 最大特点就是其并没有一个固定的模式，只要遵循变性→复性→延伸这样一个过程并循环往复从而导致靶核酸扩增这一原则，因此，具体到不同目的可以派生出多种应用模式，目前在实验诊断中常用 PCR 反应相关检测技术的有以下几种（表 17 – 1）。

表 17 – 1 聚合酶链反应的相关技术

| 名称 | 主要用途 |
| --- | --- |
| 简并引物扩增法 | 扩增未知基因片段 |
| 巢居 PCR | 提高 PCR 敏感性、特异性，分析突变 |
| 复合 PCR | 同时检测多个突变或病原 |
| 反向 PCR | 扩增已知序列两侧的未知序列，致产物突变 |
| 单一特异引物 PCR | 扩增未知基因组 DNA |
| 单侧引物 PCR | 通过已知序列扩增未知 cDNA |
| 锚定 PCR | 分析具备不同末梢的序列 |
| 增效 PCR | 减少引物二聚体，提高 PCR 特异性 |
| 固着 PCR | 有利于产物的分离 |
| 膜结合 PCR | 去除污染的杂质或 PCR 产物残留 |
| 表达盒 PCR | 产生合成或突变蛋白质的 DNA 片段 |
| 链接介导 PCR | DNA 甲基化分析、突变和克隆等 |
| PACE – PCR | 扩增 cDNA 末端 |
| 定量 PCR | 定量 mRNA 或染色体基因 |
| 原位 PCR | 研究表达基因的细胞比例等 |

| 名称 | 主要用途 |
| --- | --- |
| 臆断 PCR | 鉴定细胞或遗传作用 |
| 通用引物 PCR | 扩增相关基因或检测相关病原 |
| 信使扩增表型分型 | 同时分析少量细胞的 mRNA |

（2）连接酶链反应（LCR）：逆转录 PCR（reverse transcription - PCR, RT - PCR），RNA 经逆转录后可作为 PCR 的模板。逆转录 PCR（RT - PCR）常用于基因表达研究（定量 PCR）和逆病毒检测，设计 RT - PCR 引物时，应使引物分别位于不同的外显子中，以便区别 cDNA 和 gDNA 扩增产物。临床上常见的 RNA 病毒如丙型肝炎病毒就用此方法进行扩增；现在，有人将 RT - PCR 技术应用到浆膜腔积液中的病原体如结核分枝杆菌、巨细胞病毒、肿瘤标志物等的特异性 DNA 或 mRNA 的检测。

### 17.2.3 生物芯片技术

生物芯片技术是一种崭新的生物学研究手段，是物理学、化学、计算机科学、微机械自动化技术和信息科学等多学科的技术与生物学研究目的的相结合的产物。它采用光导原位合成或微量点样等方法，将大量生物大分子比如核酸片段、多肽分子甚至组织切片、细胞等等生物样品有序地固化于支持物（如玻片、硅片、聚丙烯酰胺凝胶、尼龙膜等载体）的表面，组成密集二维分子排列，然后与已标记的待测生物样品中靶分子杂交，通过特定的仪器比如激光共聚焦扫描或电荷偶联摄影相机（CCD）对杂交信号的强度进行快速、并行、高效地检测分析，从而判断样品有序地固化于支持物（如玻片、硅片、聚丙烯酰胺凝胶、尼龙膜等载体）的表面，组成密集二维分子排列，然后与已标记的待测生物样品中靶分子的数量。由于常用玻片/硅片作为固相支持物，且在制备过程模拟计算机芯片的制备技术，所以称之为生物芯片技术。基因芯片是生物芯片家族的第一个成员，诞生于 20 世纪 90 年代初，由美国 Affymetrix 公司的 Fodor 博士带领的研究小组率先发明。据芯片上的固定的探针不同，生物芯片包括基因芯片、蛋白质芯片、细胞芯片、组织芯片，另外根据原理还有元件型微阵列芯片、通道型微阵列芯片、生物传感芯片等新型生物芯片。由于基因芯片（genechip）这一专有名词已经被业界的领头羊 Affymetrix 公司注册专利，因而其他厂家的同类产品通常称为 DNA 微阵列（DNA microarray）。

（1）基因芯片（gene chip/DNA chip）：基因芯片又称为 DNA 微矩阵，是包被在固相载体上的高密度 DNA 的微阵列。基因芯片的类型：①寡核苷酸芯片；②DNA 微矩阵。

基因芯片技术的应用：①疾病诊断（遗传病、肿瘤和病原体诊断）。②新药筛选和毒理学研究。③突变/多态性检测单核苷酸的多态性（single nucleotide polymorphism，SNP）。④基因表达分析。⑤发现新基因。

利用基因芯片可进行高通量基因表达平行分析，是基因功能研究的重要手段。对来源于不同个体（正常人与患者）、不同组织、不同细胞周期、不同发育和分化阶段、不同病变、不同刺激（包括不同诱导、不同治疗阶段）下的细胞内的 mRNA 或逆转录后产生的 cDNA 与表达谱基因芯片进行杂交，可以对这些基因表达的个体特异性、组织特异性、发育阶段特异性、分化阶段特异性、病变特异性、刺激特异性进行综合的分析和判断，迅速将某个或几个基因与疾病联系起来，极大地加快这些基因功能的确立，同时进一步研究基因与基因间相互作用的关系。

（2）蛋白质芯片：蛋白质芯片与基因芯片的原理相同。它是以蛋白质作为芯片探针的一类生物芯片，在一块微小的固相载体表面上结合抗体或抗原、DNA、酶或受体等蛋白质，以摄取抗原或抗体、DNA 结合蛋白、底物、配体等特异检测目的物质，再加上经化学修饰的二抗作为检测信号或直接检出，信号监测器为激光共聚集扫描仪、荧光透射扫描仪、质谱仪等。Science 杂志报道的酵母蛋白质芯片是第一个包含一种生物全部蛋白质分子的蛋白芯片。相信不久将会有包含更高等生物甚至人类蛋白质组的芯片研究成功，并将应用到生物医学基础研究及临床诊断。

蛋白质芯片包括肽芯片、抗体芯片以及蛋白质芯片技术与其他技术相结合的生物芯片等。

中国科学院力学所国家微重力实验室靳刚课题组成功研制出"蛋白质芯片生物传感器系统"及其实用化样机，日前通过成果鉴定。应用这项新技术，乙肝五项指标检测只需 40min。该装置可应用于蛋白质和蛋白质谱的检测、疾病标志物的识别和药物筛选等领域。目前，已成功实现了乙肝五项指标同时检测、肿瘤标志物检测、微量抗原－抗体检测、SARS 抗体、药物鉴定等多项应用实验，显示出在生物学领域的广泛应用前景。

蛋白芯片的特点：①高通量，蛋白质芯片能在一次实验中提供相当大的信息量。②灵敏度高，它可以检测出蛋白样品中微量蛋白的存在，检测水平已达"ng"级。③高度的准确性。

蛋白芯片的类型：①抗体芯片；②SELDI 蛋白芯片。

SELDI 蛋白芯片是表面增强激光解析及电离飞行时间质谱与蛋白芯片相结合的产物。SELDI 技术是美国 NIH、NCI、FDA 和中国教育部高等学院蛋白质组学研究院的核心技术，也是 2002 年诺贝尔化学奖的应用技术。利用激光脉冲辐射使芯池中的待测分析物解析形成电荷，根据不同质荷比，这些解析的离子在仪器测试场中飞行时间长短不一，分子量大的时间长，分子量小的时间较短，由此绘制出被测物质的质谱图，该图经计算机特殊软件处理还可绘制成模拟图谱，同时显示各种蛋白质的分子量、含量等多种信息。将一个人蛋白质的测定图谱与正常人或某种疾病（如老年性痴呆、肿瘤等）的图谱或基因库中的图谱相对照，就能知道该人的图谱是正常或是患有某种疾病，或是存有某种尚未明了的新的特异蛋白生物标志物。

蛋白质组学（proteomics）是近年来生物学领域中发展起来的一门新兴学科，它是研究蛋白质的起源、特征、表达功能以及它与生命发生、发展关系等的一门学科。在医学领域中，通过对蛋白质组学的研究，对了解人类生命的起源、疾病的发生发展规律、疾病的诊断与治疗以及疾病的预防有着重要的意义。

1994 年，澳大利亚 Macquarie 大学的 Wilkins 和 Williams 首先提出了蛋白质组（proteome）的概念，它源于蛋白质（protein）与基因组（genome）两个词的杂合，意指"一种基因组所表达的全套蛋白质"，即字一种细胞内存在的全部蛋白质。因此，我们可以得知蛋白质有三种含义：一个基因组、一种生物、一种细胞或组织所表达的全部蛋白质成分。

蛋白质组学可以分为三个领域：①蛋白质的大规模的分离与鉴定，以及它们的表达后修饰。②蛋白水平的差异显示在疾病中的运用。③运用当前的一切手段研究蛋白质与蛋白质之间的相互关系。

蛋白芯片技术的出现给蛋白质组学研究带来新思路。蛋白质组学研究中一个主要的内容就是要研究在不同生理状态或病理状态下蛋白质水平的量变、微型化、集成化，高通量化的抗体芯片就是一个非常好的研究工具，比如肿瘤标志物抗体芯片等。而 SELDI 蛋白指纹质谱技术，在吸收传统质谱技术优点的基础上，克服了 MALDI（基质辅助激光解吸附）传统技术中某些缺点，创造性地增加了特异蛋白芯片阅读系统，可称作蛋白质检测技术最新一代或第四代产品。

（3）芯片实验室（lab on a chip）：芯片实验室为高度集成化的集样品制备、基因扩增、核酸标记及检测为一体的便携式生物分析系统，它最终的目的是实现生化分析全过程全部集成在一片芯片上完成，从而使现有的许多烦琐、费时、不连续、不精确和难以重复的生物分析过程自动化、连续化和微缩化，因此，在生物医学领域它可以使珍贵的生物样品和试剂消耗降低到微升甚至纳升级，而且分析速度成倍提高，成本成倍下降；在化学领域它可以使以前需要在一个大实验室花大量样品、试剂和很多时间才能完成的分析和合成，将在一块小的芯片上花很少量样品和试剂以很短的时间同时完成大量实验；在分析化学领域，它可以使以前大的分析仪器变成平方厘米尺寸规模的分析仪，将大大节约资源和能源。芯片实验室由于排污很少，所以也是一种"绿色"技术，属未来生物芯片的发展方向。芯片实验室是未来生物芯片技术发展的最终目标，但现有的芯片实验室的研究水平比理论上所要达到的水平还相差很多。研究工作的难点有几方面，一是微量样品与检测准确度的矛盾，芯片体积小，样品微量，分析速度快，这给检测的准确度带来难度；二是芯片的小尺寸与检测器等相对较大体积的外部世界的连接有难度；三是如何拓宽应用，要寻找最需要的、有应用前景的课题开展深入的研究工作。

# 17.3　基因诊断技术在临床中的应用

基因诊断技术是近年来分子生物学技术和分子遗传学取得巨大进展的结晶，基本原理是运用现代分子生物学和分子遗传学方法检查基因的结构和表达功能是否正常。基因诊断是直接探查基因的存在状态及功能，即基因型的改变，可对疾病做出可靠的诊断，又称 DNA 诊断。基因诊断技术主要包括核酸分子杂交、聚合酶链反应（PCR）、限制酶酶谱分析、单链构象多态性分析以及 DNA 序列测定、差异显示等技术。诊断方法与传统的诊断方法相比，它以基因的结构异常或表达异常为切入点，而不是从疾病的表型开始，因此往往在疾病出现之前就可做出诊断，为疾病的预防和早期及时治疗赢得了时间。另外，遗传病基因变异在全身各处细胞中均能一致体现，诊断取材极为方便，血液细胞及羊水脱落细胞等均可作为诊断材料，而不需要对某一特殊的组织或器官进行检测。

## 17.3.1　基因诊断在感染性疾病及遗传病中的应用

基因诊断具有高度的敏感性和特异性，且简便、快捷，因此在病毒、细菌、支原体、衣原体、立次克体及寄生虫感染诊断中得到了广泛应用。

基因诊断本身是在分子遗传学的基础上发展起来的，对许多已明确致病基因及其突变类型的遗传病诊断效果良好。即使不明确制病基因，也可利用遗传标志进行连锁分析来诊断某些遗传病。基因诊断可分为两类：一类是直接检查致病基因本身的异常。它通常使用基因本身或近邻的 DNA 序列作为探针，或通过 PCR 扩增产物，以探查基因无突变、缺失等异常及其性质，这称为直接基因诊断，它适用已知基因异常的疾病；另一类是基因间接诊断。当致病基因虽然已知，但其异常尚属未知时，或致病基因本身尚属未知时，也可以通过对受检者及其家系进行连锁分析，以推断前者是否获得了带有致病基因的染色体。连锁分析是基于紧密连锁的基因或遗传标记通常一起传给子代，因而考察相邻 DNA 是否传递给了子代，可以间接地判断致病基因是否传递给子代。连锁分析多使用基因组中广泛存在的各种 DNA 多态性位点，特别是基因突变部位或近邻的多态性位点作为标记。限制性片段长度多态性（RFLP）分析、同向重复序列可变数（VNTR）分析、单链构象多态性（SSCP）分析、基因片段长度多态性（AMP－FLP）扩增技术等技术均可用于连锁分析。现在已实现基因诊断的遗传病已不下百种，这里仅举几例加以说明。

如人乳头瘤病毒（human papilloma virus，HPV）的检测，应用荧光定量 PCR 测定；核酸杂交（详见本书 7.2.2）。乳头瘤病毒属于乳多空病毒科的乳头瘤病毒属，它包括多种动物的乳头瘤病毒和人乳头瘤病毒（HPV）。HPV 主要通过直接或间接接触污染物品或性传播感染人类，引起人类皮肤和黏膜的多种良性乳头状瘤或疣。HPV 16、18 型称为"高危"HPV，常可引起子宫发育异常和子宫癌；HPV 6、11 型可引起良性湿疣称为"低危"HPV。肝炎病毒的检测：详见本书 7.1.1、7.1.2、7.1.3 等节。结核杆菌的检测：详见本书 7.3.5 节。幽门螺杆菌的检测：详见本书 7.3.6 节。另外基因诊断技术在 HIV、人类巨细胞病毒（HCMV）、EB 病毒、淋病奈瑟菌、脑膜炎奈瑟菌菌、螺旋体及疟原虫、弓形虫等的检测方面，无不具有灵敏、特异，能反映近期是否感染等优点。

### 17.3.1.1 血红蛋白病的基因诊断

［检测方法］

DNA 限制性内切酶酶谱分析法；PCR；斑点杂交；限制性片段长度多态性分析（RFLP）。

［参考区间］

健康人阴性。

［临床意义］

此类基因诊断方法可对 α－株蛋白基因有无缺失及其 mRNA 的水平高低

作出诊断，以确诊 α-地中海贫血或 Bavts 水肿胎，但不能诊断其他类型的地中海贫血；还可对编码 β-珠蛋白链的第 6 位密码子的突变基因，由 GAG 变为 GTG，使缬氨酸取代了甘氨酸，以确诊镰状细胞贫血。

**17.3.1.2　苯丙酮尿症的诊断**

［检测方法］

PCR 与 RFLP（限制片段长度的多态性分析）联合检测法。

［参考区间］

健康婴儿为阴性。

［临床意义］

苯丙酮尿症是一种常见的常染色体隐性遗传病，患者在肝中因缺失苯丙氨酸羟化酶，苯丙氨酸不能转变成酪氨酸而从另一条代谢途径脱去氨基生成苯丙氨酸。苯丙氨酸的堆积对神经具有毒性作用，所以患儿的智力发展出现障碍。其病因的分子基础是苯丙氨酸羟化酶基因点突变。利用此基因诊断法，可对患儿进行苯丙氨酸尿症进行家系分析及根据家族史对孕妇进行产前诊断。

**17.3.1.3　杜氏肌营养不良症的诊断**

［检测方法］

多种 DNA 探针；内切酶酶谱分析；多重 PCR。

［参考区间］

正常健康人为阴性。

［临床意义］

约 65% 的杜氏肌营养不良症患者有 X 染色体 Xp21.22～21.3 区抗肌萎缩蛋白基因内部 DNA 片段的缺失和重复，由此导致密码突变。以上方法均可诊断出抗肌萎缩蛋白基因的异常。

**17.3.1.4　成年型多囊肾病（adult polycystic kidney disease，APKD）的诊断**

［检测方法］

RELP 连锁分析。

［参考区间］

阴性。

［临床意义］

APKD 是一种常染色体显性遗传病，发病率高，约 1000 人中有 1 名致病基因的携带者，起病较晚，多在 30 岁以后，主要为肾和肝中出现多发性囊肿，临床表现为腰痛、蛋白尿、血尿、高血压、肾盂肾炎、肾结石等，最终可导致肾衰竭和尿毒症。本病基因定位在 16p13，与 α – 珠蛋白基因 3′端相邻，但致病基因尚未克隆，基因产物的生化性质和疾病发病机制也尚未阐明。用连锁分析来进行基因的发病前诊断和产前诊断。由于通过家系分析，已证实 APKD 的致病基因与 α – 珠蛋白基因 3′端附近的一段小卫星 DNA 序列即 3′HVR（3′hyper variable region）紧密连锁，而后者在人群中具有高度多态性。

### 17. 3. 2　基因诊断在肿瘤学中的应用

肿瘤是一类多基因病，其发展过程复杂，临床表现多样，涉及多个基因的变化并与多种因素有关。目前，癌基因、抗癌基因及其产物已经成为肿瘤的基因标志物，因此，基因诊断在肿瘤疾病中已经有了比较广泛的应用。其重要表现有以下几方面。

（1）肿瘤的早期诊断及鉴别诊断：基因诊断技术为肿瘤的早期诊断提供了一种新的方法。以常见的胰腺癌为例：20% ~30% 胰腺癌患者的胰液中含有突变的 K – ras 基因，因此通过测定经逆行胰胆管造影获得的胰液中的 K – ras 基因有助于胰腺癌的诊断。只是此方法的缺点是假阳性率较高，如果辅以测定 p16、p53 或端粒酶活性则可显著提高诊断的敏感性和特异性。

又如：经研究发现，B 细胞中轻链和重链在成熟过程中出现基因重排，在胚胎期的 B 细胞重链中的可变区与恒定区及轻链 λ 或 κ 中的可变区与恒定区相距较远，只有在成熟过程中经过基因重排彼此靠近，这种基因重排所表现的可变区基因与恒定区基因在长度上的差别，就可以用来鉴别 B 细胞是否正常。由此人们可以应用基因分子杂交的方法诊断 B 细胞瘤。

T 细胞受体分子结构与免疫球蛋白结构相似，由 α 链和 β 链组成，两条链中都具有可变区和恒定区，在 T 细胞分化过程中同样出现基因重排现象。故用类似检测 B 细胞恶性肿瘤的基因分子杂交方法，以 β 链或 α 链基因为探针，不仅可以确定 T 细胞受体（TCR）基因有无重排，而且可以对是 B 细胞还是 T 细胞的恶性肿瘤进行鉴别诊断。

（2）对肿瘤进行更准确的分级、分期及预后的判断：1999 年 Gulop 等人用设计出的 DNA 芯片成功地自动分析出 AML 和 ALL 两种急性白血病，为人类的肿瘤疾病分型及早期诊断奠定了基础。他们研制出一个系统的可自动分类的监测技术——DNA 矩阵。应用 Gulop 等人建立的 neighborhood analysis 分析方法分析，发现 6817 个人类基因中有大约 1100 个基因与 AML 及 ALL 相关，测定后得到大量相关检测数据，包括形态学、免疫学、细胞学等各种指标，从而可建立一个 AML 和 ALL 的数据库，通过对数据的分析，可在临床诊断上预先排除相关组织基因表达的干扰。在 1100 个核 AML 和 ALL 相关的基因中，选择 50 个核 AML 及 ALL 相关程度更高的基因，和来源于急性白血病患者的 38 个样本进行杂交反应。在准确率测试中，临床诊断符合率达到 98%，38 个样本中有 36 例被准确归类到 AML 或 ALL，只有两个是不明确的。同时用其中 50 个基因又对 34 例白血病样本进行分型，样本有 24 个来自骨髓，10 个来自血标本，检测结果成功率达到 100%。

（3）微小病灶、转移灶及血中残留癌细胞的识别检测：研究发现，$CD_{44}$ 不仅在肿瘤细胞中表达，而且在转移癌细胞中显著增强，故可作为肿瘤转移的良好指标，对于早期诊断癌的扩散有重要意义。如食管癌中常有 hst – 1 和 int – 2 扩增；胃癌中常有 C – met 和 bcl – 2 过度表达；大肠癌中常有 erbB – 1 过度表达，这些都可以帮助对转移灶的检测。

（4）肿瘤治疗效果的评价：通过对突变基因的检测，基因诊断在肿瘤治疗效果的评价方面同样起着重要作用。

# 17.4　生物芯片在临床中的应用

生物芯片不仅是生物学研究的高效率工具，同时也为临床检验提供了一种高通量的技术，可以在重症传染病、恶性肿瘤、自身免疫性疾病、神经性疾病等方面有广阔的应用和研究价值。目前，肝炎病毒检测芯片、多种恶性肿瘤相关病毒基因芯片等多种芯片已面市，为肿瘤和感染性疾病的诊断提供了新的思路和方法。

## 17.4.1　生物芯片在肿瘤疾病方面的应用

众所周知，肿瘤和遗传疾病发生的根本原因是由于遗传物质发生了改变，检测基因突变对于阐明肿瘤及遗传病的分子机制、疾病的早期诊断具有重要意义。目前，Affymetrix 公司已开发出 p53 基因芯片，是将已知 p53 基因全长序列和已知突变的探针固定在芯片上，这将有助于恶性肿瘤的早期诊断。华盛顿大学的分子生物学系与病理系联合研究了卵巢癌中基因表达谱的变化，他们将 5766 个基因探针固定于芯片上，其中 5376 个分别选自卵巢癌、卵巢表面上皮细胞及正常卵巢的 cDNA 文库，另外还有 342 个来自 EST 克隆，包括一些已知确定的管家基因、细胞因子和因子受体基因、生长因子和受体基因、与细胞分裂相关的基因以及新近确定的肿瘤相关基因，找出在卵巢癌组织中过度表达的 30 个有 GenBank 收录的基因，如高表达的有 $CD_9$（GenBank 录入号：M38690）、Epithelial glycoprotein（GenBank 录入号：M32306）、p27（GenBank 录入号：X67325）等，这证明了利用基因芯片分析复杂生物体系中分子变化的可行性。又如，Hacia 等在 $1.28cm \times 1.28cm$ 的芯片上固定了 $9.66 \times 10^4$ 个长度为 20nt 的寡核苷酸探针，用于检测乳腺癌基因 BRCA1 的 exon11（3.45kb）中所有可能的碱基置换、插入和缺失（1~5bp）突变。据悉，中国科学院生化细胞所研究员胡赓熙利用多方投资合作完成了多种肿瘤标志物蛋白质生物芯片检测系统，这一癌症检测生物芯片可同时对十二种临床常用的肿瘤标志物进行前期辅助检测，准确率达约 80%。

### 17.4.2　生物芯片在遗传病方面的应用

随着人类基因组计划的逐步完成，许多遗传性疾病的相关基因被相继定位，如血友病、苯丙酮尿症、地中海贫血、阿尔茨海默病、亨廷顿舞蹈症等致病基因已定位。因此，用一张小小的芯片同时筛查多种突变可能性变成了现实。在遗传病的基因检测中，张阮章等用基因芯片对 24 例 β - 珠蛋白生成障碍性贫血的标本进行检测的结果表明，基因芯片能同时筛查多种 β - 珠蛋白生成障碍性贫血。

### 17.4.3　生物芯片在感染性疾病方面的应用

用于病毒性疾病的诊断是将病毒的特异性序列制成探针，有序地点阵到芯片上再与处理后的样本进行杂交，一次就可检测出多种病毒并能鉴定出亚型。现在，国外已经有了用于 HIV - 1 的测序分型及多态性分析的试剂盒问世，我国也已研制出了检测丙型肝炎病毒的基因芯片。另外，还有人利用基因芯片成功实现了对结核杆菌的耐药性检测。

# *18* 诊断技术介绍

随着现代科学和工程学新技术、新材料、新工艺的进展，实验诊断仪器如雨后春笋，层出不穷，实验诊断新技术如放射免疫分析技术、人体微量元素检测技术、聚合酶链反应技术等亦应运而生，从而使临床诊断水平有了空前的提高，有力地推动了临床医学的发展，并形成了许多新的学科。

本章主要介绍本书其他章节未系统叙述的诊断新技术及新学科，以飨读者。分子诊断学以期展示临床辅助诊断的将来，有些技术或项目已从研究室逐步走入临床的实验室，为临床诊疗服务已为时不会太久。

## 18.1 检验新仪器

### 18.1.1 临床检验新仪器

采用自动化仪器进行血、尿常规检验既减轻了检验人员的劳动强度，又提高了检验结果的准确性，还大大缩短了检测的时间。

#### 18.1.1.1 血细胞自动分析仪

[适用范围]

最新的血细胞自动分析仪只需采 $40\mu l$ 全血，50s 内即可自动打印出 9 个或更多个参数，如红细胞、白细胞及血小板计数，淋巴细胞计数及百分比数，中性粒细胞计数及百分比数，血红蛋白含量，红细胞比积，红细胞平均体积、平均血红蛋白含量和平均血红蛋白浓度，血小板平均体积和血小板比积（platelet hematocrit，PCT），红细胞体积分布宽度（red cell distribution width，RDW）及血小板分布宽度（platelet distribute width，PDW）等。目前常用的血细胞自动分析仪因对白细胞分析参数的不同，又分三分群和五分类两大类，后者对白细胞的计数和分类更准确和可信。

目前，尚未找到准确、耐用、造价低廉的质控物，故难于开展全面质量控制。对白细胞的分类计数仍需与目检法的检测结果对照，尤其是指三分群的自动分析仪，五分类的分析仪必要时亦然如此。

### 18.1.1.2 凝血机制检测自动分析仪器

［特点］

本仪器具有一个新颖的、由微机控制的全自动凝血/抗凝分析装置系统。该系统的特点是定标、分配标本与试剂、打印结果和质控数据贮存等均为全自动操作；标本、试剂用量少，操作简便，报告结果快，并有荧光屏提示操作步骤。

［适用范围］

（1）凝血检测部分：采用激光（He－Ne Laser）为光源，以光散为分析原理，可测定凝血酶原时间、纤维蛋白原、活化的部分凝血活酶时间、凝血酶时间、内源性途径组合（凝血因子Ⅻ、Ⅺ、Ⅸ、Ⅷ）、外源性途径组合（凝血因子Ⅶ、Ⅹ、Ⅴ、Ⅱ）及个别凝血因子（Ⅻ、Ⅺ、Ⅸ、Ⅷ、Ⅶ、Ⅹ、Ⅴ、Ⅱ）。

（2）抗凝检测部分：采用卤素石英灯为光源，以比色为分析原理，可测定抗凝血酶Ⅲ、肝素、纤维蛋白溶酶原、$\alpha_2$－抗纤维蛋白溶酶。

### 18.1.1.3 "Zetafuge" 离心机

红细胞沉降率（erythrocyte sedimentation rate，ESR）检测已有 80 多年的历史，1972 年美国的 Bull 设计了一种 Zetafuge 仪器，用以测定 ESR，称为 ZSR。

［特点］

ZSR 不受贫血、室温、性别、年龄及时间等因素的影响。

［检测方法］

取末梢或静脉血，抗凝，置于 Zeta 离心管内，在"Zetafuge"离心机内旋转 3min，再置于 4000r/min 的离心机内离心 10min，即可计算报告结果。

［临床意义］

活动期风湿病患者，ZSR 明显增高。

### 18.1.1.4 尿液生化自动分析仪

［检测方法］

先将试纸条浸于尿中，然后，立即取出并放入此仪器内 1min 即可打印出 9 种以上结果。打印报告时尚可指明检测结果是否在正常范围内。

［适用范围］

检测尿液中的蛋白、葡萄糖、pH 值、隐血、酮体、胆红素、尿胆元和亚硝酸盐、白细胞酯酶、比密、维生素 C 等均有试纸条。此外还有一种 L 试纸（Chemstrip－L）可检测尿液、脑脊液及胸腹水中的白细胞。

### 18.1.2 细菌和免疫检验新仪器

由于细菌和免疫检验新仪器的不断问世，微生物和免疫学的检测技术不断革新，不必经过繁琐的分离和培养即可作出细菌的鉴定，从而，大大缩短了细菌鉴定结果的报告时间。

#### 18.1.2.1 气相色谱仪

气相色谱法在化学和药物学中早已得到应用，但直至 1962 年才用于微生物鉴定。

[特点]

不需进行复杂的细菌分离及培养，只要分析细菌的组成物、代谢产物或发酵产物即可对其作出鉴定。可将细菌鉴别至科、属、种、株。不需要活菌，就可直接鉴定尿液、血清、体液和渗出物中的细菌。

由于该仪器价格昂贵，需由受过培训的专人操作，检测方法的标准化有待统一，故目前尚难于普及。

[临床意义]

（1）省时，只需几十分钟即可对传染病作出早期诊断，可及时指导临床治疗。

（2）敏感性高，对某些细菌而言，即使只有相当于一个单细胞所产生的代谢产物，亦可在气相色谱图上表现出来。

#### 18.1.2.2 生物光测量仪器

[特点]

本法敏感性高，能测出 $10^{-14}$ 克分子三磷酸腺苷（ATP），即相当于每毫升不到 10 个细菌的 ATP 量。能快速自动检测，并能自动除去标本中非细菌性 ATP 等物质，以排除干扰。

[临床意义]

利用生物发光法检测菌尿症，通常在 $20 \sim 60min$ 即可得出结果。实验表明，每毫升血液中含 50cfu（菌落形成单位）的革兰阴性细菌，于 6h 内细菌性 ATP 即明显增加。利用本法测定一份标本平均需要 10min。

#### 18.1.2.3 自动微生物鉴定仪

[特点]

不需经过细菌分离培养和纯化过程，能直接从临床标本中检出特殊的细菌或菌群。可连续进行多种试验，完成临床标本中微生物的检查、计数、鉴定和药敏试验。具有高度的准确性和可重复性。

本仪器对同一标本中存在多种细菌的鉴别能力尚有限。

### 18.1.2.4 药敏自动测定仪器

药物敏感试验采用传统常规方法需几天甚至十几天才能出结果,采用药敏自动测定仪器可在数小时内出报告。目前,有些细菌快速检测仪器可同时完成药敏试验,亦有各种专做药敏试验的自动测定仪器。

[检测方法]

(1)将培养出的菌落悬液置于装有抗菌药物圆片的容器中,恒温振荡3~5h,随后将容器内培养物放入光度计内进行读数。

(2)光度计自动记录各容器中培养物的光散射值,从而计算出各种抗菌药物的光散射指数。据此,电子计算机即可自动打印出试验细菌对某种药物的敏感情况。

(3)有些仪器还可通过电子计算机测知细菌药敏定量结果,即算出最低抑菌浓度(minimum inhibitory concentration,MIC)。

[评价]

这些仪器的测试结果与标准的琼脂扩散法(Bauer – Kirby,B – K法)比较,其符合率非常高。

### 18.1.2.5 酶标分光光度计

酶标记免疫技术是在荧光标记和放射性核素标记技术的基础上,于20世纪70年代建立起来的一种新技术。

[适用范围]

它广泛应用于传染性疾病、寄生虫病和非传染性疾病的检查以及某些药物的检测,具有高度的特异性和敏感性。可以准确定量测定,并能自动取样、配料、清洗、计算和报告。

### 18.1.2.6 免疫化学系统

最新的"免疫化学系统"装置系采用速率散射光比浊法,配合微机处理技术,加样后60s即可显示并打印出结果。

[特点]

此仪器具有自己排除故障、鉴别抗原过剩等功能;亦可采用手工操作,可用自备的抗血清代替进口血清自行制作校正曲线。

[临床意义]

仪器附有试剂盒,可以测定 IgG、IgA、IgM、$C_3$、$C_4$、白蛋白、触珠蛋白(亦名结合珠蛋白,Haptoglobin)、铜蓝蛋白、转铁蛋白、$\alpha_2$ – 巨球蛋白、

$\alpha_1$ - 酸性糖蛋白、C - 反应蛋白、灭菌蛋白 B 因子，$\alpha_1$ - 抗胰蛋白酶及类风湿因子等。本系统还可用作脑脊液、滑液、尿、羊水等所含低浓度蛋白质的分析。还可测定由病毒、细菌、寄生虫或真菌抗原产生的特异性抗体。

### 18.1.3　自动生化检验分析仪

近年来，临床化学的分析仪器已发展成多功能、多系统的自动化分析仪器。根据其性能大致可分为分光光度计、离子选择电极分析仪、光密度计、原子吸收分光光度计和色谱仪等。

#### 18.1.3.1　分光光度计类

医院检验科目前常用的 30 多项生化检验，只要是采用比色分析法的，均可应用这类仪器进行检测。其品种、型号繁多，结构和性能各异，目前以分立式，任选式自动化分析仪为发展趋势，成为模块、组合式工作站。组合式仪器还包括离子选择电极模块和免疫分析模块等。本节内容仅介绍几例，现将其结构特点分为：

（1）分立式自动生化分析仪

［检测方法］

按手工操作的方式编排程序，各环节用传送带连接，依次进行加样品与试剂、混匀、保温（孵育）、比色、计算、显示和打印等。检测过的反应杯可自动弃去废液并清洗，如流水线样进行分析工作。

［评价］

该仪器体积较大，样品及试剂用量较多，但检测结果稳定可靠，效率较高。

（2）连续流动式自动生化分析仪

［检测方法］

通过蠕动泵将样品和试剂逐个吸入管道，并使试剂和样品在导管的一定段混合，再经过孵育段、冷却段，然后进入流动比色室。经比色后的试液排至废液瓶内。比色信号经光电管、检测器和计算机即转换成测定结果，显示并打印出来。

样品与样品之间用气泡和无离子水隔开，以防止前样品对后样品的影响。

［评价］

操作简单，效率高，重现性好，样品和试剂用量少。因各种样品均在同一管道运行，应注意前样品对后样品的影响。

（3）离心式自动生化分析仪

[检测方法]

其全部试验过程均在一个类似离心机的转盘上进行。样品和试剂由机械手按顺序加入离心盘的试液槽内，当转盘以一定速度旋转时，样品和试剂都离心至远心部位的反应槽内，并在那里充分混合，经一定时间孵育（靠近反应槽有恒温装置）后，离心盘慢速转动，使透光的反应槽一个个经过比色光路系统，并记录下各试液的吸光度，进而转换成浓度值，并显示和打印出来。

[评价]

本分析仪具有连续流动式自动生化分析仪的优点，且不存在样品间的影响问题。但离心式样品盘不能多次反复使用，故逐渐被淘汰。

上述分析仪，习惯统称为自动生化分析仪，只在品名前冠以型号缩写，其共同优点是高效率，每小时可分析 60～100 个样品，得出数百个甚至上千个检验结果。

吸收光谱分析的自动生化分析仪，包括紫外可见分光光度计（UV - spectrophotometers）、红外分光光度计（infrared spectrophotometers）和荧光分光光度计（fluorescence spectrophotometers）。有些仪器专用于定量分析；有些则定量、定性兼用，它们用电脑接受和贮存程序指令。在作不同波长吸光度分析时，可自动更换灯光源和转换比色波长，自由选择双光束或单光束，可连续对不同波长的吸光度或透光度进行扫描，并自动计算出不同波段的面积数值。操作者只要根据扫描图形和综合各段波长的数据，即可作出鉴别或判断。

### 18.1.3.2 离子选择电极分析仪

[适用范围]

这种仪器多用于电解质分析及有机化合物测定。

[仪器型别]

钠、钾、氯、总二氧化碳分析仪；钠、钾、氯、钙分析仪；钾、钠快速分析仪；血液气体分析仪；有机化合物分析仪（有与酶相结合的酶电极）。

[检测方法]

现代离子选择电极的电解质分析仪均采用自动的流动装置，能使样品在管道内按比例稀释或处理，再进入测定室，依次与电极膜接触后排出机外。测定时样品中电解质的电位信号按能斯特（Nernst）方程换算成离子浓度，并显示和打印出来。一台全自动电解质分析仪可同时测定 4 个项目，如 $K^+$、

$Na^+$、$Cl^-$，$T-CO_2$，1h 可分析 100 多个样品。

酶电极是通过间接方法测定有机化合物的，如利用氧电极测定葡萄糖氧化酶催化葡萄糖氧化反应时氧的消耗量，从而间接测定葡萄糖的浓度；又如利用玻璃铵离子电极测定经尿素酶水解尿素而生成的铵离子，从而间接测定尿素氮的浓度等。

此外，尚有气敏电极与免疫响应电极，可间接测定某些化合物或有机物浓度。

［评价］

本仪器检测的重现性优于火焰光度法。

### 18.1.3.3　电脑光密度计

［适用范围］

自从电泳分带技术发展以来，光密度计的应用越来越广泛。可用于血清蛋白、脂蛋白电泳以及各种同工酶的定量分析。

［检测方法］

将扫描的长度、样品的间隔、吸光敏感度和扫描速度等输入机内，再按顺序将各样品的蛋白质总值输入。开机后，仪器以每个样品 5~7s 的速度进行测定。各电泳带的吸光度信号（包括高度和宽度）经电脑运算，即转换成各分带的百分比（%）、绝对值（g/L）等数值，并与扫描图像一起印制于专用的报告单上。

［评价］

该仪器的优点在于能连续地自动扫描。

### 18.1.3.4　原子吸收分光光度计

［适用范围］

目前，应用原子吸收分光光度计可测定 70 多种元素。临床检验中可用于测定钙、镁、铁、铜、锌、钴等元素。经灰化处理的血或组织，可测定其中的锌、硒、砷、铜、钴、银、镉、锑、铬、钼、锶和铁等元素。

［检测方法］

本仪器通过被测物的原子蒸汽对共振辐射的吸收来测知被测物中某元素的含量。

检测过程中，样品处理、波长选择、数值转换等均由微机自动控制，使复杂的操作程序变得较为简单，从而使效率倍增。

［评价］

本仪器能准确地测定微量元素，弥补离子选择电极和火焰光度法的不足，但不能像离子选择电极电解质分析仪那样迅速分析大量样品。

# 18.2 检验新技术

## 18.2.1 色谱仪

气相色谱仪（gas chromatography，GC）：以气体作为流动相。液相色谱仪（liquid chromatography，LC）：以液体作为流动相。

高效液相色谱仪（high performance liquid chromatography，HPLC）：近 20 年来，由于使用了粒度 < 10μm 的填充物以提高色谱柱的柱效以及采用高压泵来改进流速，从而，使色谱仪的工作效率有了显著提高。

[检测方法]

色谱仪是采用层析法进行分离测定的分析仪器。在分析过程中有一个固定相和一个流动相，被测物在两相间反复进行多次分配，由于被测物中各组分分配系数的差异，因而产生很大的分离效果，分离开的各组分的量，可通过检测器检测出来。

[临床意义]

细菌鉴定应用气相色谱仪较多；生化分析应用液相色谱仪较多；蛋白质分析或植物提取物分析，则应用高效液相色谱仪较普遍。

### 18.2.1.1 高效液相色谱法

溶于流动相（mobile phase）中的各组分经过固定相时，由于与固定相（stationary phase）发生作用（吸附、分配、离子吸引、排阻、亲和）的大小、强弱不同，在固定相中滞留时间不同，从而先后从固定相中流出。又称为色层法、层析法。液相色谱法开始阶段是用大直径的玻璃管柱在室温和常压下用液位差输送流动相，称为经典液相色谱法，此方法柱效低、时间长（常有几个小时）。高效液相色谱法是在经典液相色谱法的基础上，于 20 世纪 60 年代后期引入了气相色谱理论而迅速发展起来的。它与经典液相色谱法的区别是填料颗粒小而均匀，小颗粒具有高柱效，但会引起高阻力，需用高压输送流动相，故又称高压液相色谱法。又因分析速度快而称为高速液相色谱法。也称现代液相色谱。

[分离原理]

高效液相色谱法按分离机制的不同分为液固吸附色谱法、液液分配色谱法（正相与反相）、离子交换色谱法、离子对色谱法及分子排阻色谱法。

（1）液固色谱法：使用固体吸附剂，被分离组分在色谱柱上分离原理是根据固定相对组分吸附力大小不同而分离。分离过程是一个吸附－解吸附的平衡过程。常用的吸附剂为硅胶或氧化铝，粒度 $5 \sim 10 \mu m$。适用于分离分子量 $200 \sim 1000D$ 的组分，大多数用于非离子型化合物，离子型化合物易产生拖尾。常用于分离同分异构体。

（2）液液色谱法：使用将特定的液态物质涂于担体表面，或化学键合于担体表面而形成的固定相，分离原理是根据被分离的组分在流动相和固定相中溶解度不同而分离。分离过程是一个分配平衡过程。

（3）离子交换色谱法：固定相是离子交换树脂，常用苯乙烯与二乙烯交联形成的聚合物骨架，在表面末端芳环上接上羧基、磺酸基（称阳离子交换树脂）或季铵基（阴离子交换树脂）。被分离组分在色谱柱上分离原理是树脂上可电离离子与流动相中具有相同电荷的离子及被测组分的离子进行可逆交换，根据各离子与离子交换基团具有不同的电荷吸引力而分离。主要用于分析有机酸、氨基酸、多肽及核酸。

（4）离子对色谱法：又称偶离子色谱法，是液液色谱法的分支。它是根据被测组分离子与离子对试剂离子形成中性的离子对化合物后，在非极性固定相中溶解度增大，从而使其分离效果改善。主要用于分析离子强度大的酸碱物质。

（5）排阻色谱法：固定相是有一定孔径的多孔性填料，流动相是可以溶解样品的溶剂。小分子量的化合物可以进入孔中，滞留时间长；大分子量的化合物不能进入孔中，直接随流动相流出。它利用分子筛对分子量大小不同的各组分排阻能力的差异而完成分离。常用于分离高分子化合物，如组织提取物、多肽、蛋白质、核酸等。

### 18.2.1.2　气相色谱法

[基本原理]

气相色谱法是利用试样中各组分在气相和固定液相间的分配系数不同，当汽化后的试样被载气带入色谱柱中运行时，组分就在其中的两相间进行反复多次分配，由于固定相对各组分的吸附或溶解能力不同，因此各组分在色谱柱中的运行速度就不同，经过一定的柱长后，便彼此分离，按顺序离开色谱柱进入检测器，产生的离子流讯号经放大后，在记录器上描绘出各组分的色谱峰。

## 18.2.2　胶体金技术

胶体金技术是20世纪70年代推出的一门检测技术，广泛应用于生物学和医学等领域，目前已成为一种最常用的快速的检测技术。

[基本原理]

本技术以微孔膜作为固相，固相膜有很多孔，像滤纸一样，常用的固相膜为硝酸纤维素膜，液体可以穿过流出，也可以通过毛细管作用在膜上向前移动。利用这两种性能建立了两种不同类型的快速检测方法，前者叫免疫渗滤试验，后者叫免疫层析试验，两者统称为"金标"。

胶体金也称金溶胶，是由金盐被还原成原子金后形成的金颗粒悬液。胶体金具有胶体性质、呈色性及光吸收性。因此肉眼观察结果是最简单、方便的检测方法。

[临床意义]

感染性疾病的抗原、抗体的检测：可检测的抗原有 HBsAg、HBeAg、疟原虫抗原、大肠埃希菌抗原等。可检测的抗体有：抗结核杆菌抗体、抗幽门螺杆菌抗体、抗 HBs、抗 HIV 抗体、抗登革热抗体、梅毒抗体等。

各种蛋白质的检测：甲胎蛋白、癌胚抗原、肌红蛋白、肌钙蛋白、尿蛋白、粪便血红蛋白等。

激素的检测：HCG、LH、FSH、TSH，其中尿 HCG 的检测应用最广。

药物检测：主要检测毒品类，如吗啡、可卡因、鸦片等。

### 18.2.3　免疫浊度法

免疫浊度法本质上属于液体内沉淀反应，其特点是将现代光学测量仪器、自动化检测系统和免疫沉淀反应相结合，可进行液体中微量抗原、抗体及小分子半抗原定量检测。

[基本原理]

当可溶性抗原与相应抗体在两者比例合适时，抗原、抗体在特殊缓冲液中快速形成抗原、抗体复合物，使反应液出现浊度，如形成的复合物增加，反应液的浊度随之增加，与一系列的标准品对照，即可计算出受检物的含量。

[临床意义]

（1）免疫功能监测：免疫球蛋白 G、A、M，免疫球蛋白轻链 κ、λ，补体 $C_3$、$C_4$ 测定。

（2）心血管疾病监测：载脂蛋白 A、载脂蛋白 B、脂蛋白（a）和 C - 反应蛋白等。

（3）炎症状况监测：C - 反应蛋白、α - 酸性糖蛋白、触珠蛋白和铜蓝蛋白等。

（4）风湿性疾病检测：ASO、RF、CRP。

（5）肾脏功能检测：尿微量白蛋白、$\alpha$-微球蛋白、$\beta$-微球蛋白、转铁蛋白和免疫球蛋白 G 等。

（6）营养状态监测：白蛋白、前白蛋白和转铁蛋白等。

（7）凝血及出血性疾病的检测：抗凝血酶Ⅲ、转铁蛋白和触珠蛋白等。

（8）血-脑屏障监测：脑脊液白蛋白、免疫球蛋白 G、免疫球蛋白 A、免疫球蛋白和免疫球蛋白 M。

### 18.2.4　流式细胞术

流式细胞术（FCM）是一种在功能水平上对单细胞或其他生物粒子进行定量分析和分选的检测手段，它可以高速分析上万个细胞，并能同时从一个细胞中测得多个参数，与传统的荧光镜检查相比，具有速度快、精度高、准确性好等优点，成为当代最先进的细胞定量分析技术。详见4.1.2.8。

### 18.2.5　液态芯片技术

美国 Luminex 公司开发出的液态芯片技术是一种全新概念的生物芯片，该技术的核心是把微小的乳胶颗粒（5.6μm）用荧光染色的方法进行编码，每种颜色的微粒（或称为荧光编码微粒）代表一种检测标志物。应用时，把针对不同检测物的彩色编码微粒混合后再加入微量患者标本，在悬液中靶分子与微粒进行特异性的结合。最后用激光流式仪判定后由电脑以数据信息的形式记录下来。因为分子杂交或免疫反应是在悬浮液中进行，检测速度极快，而且可以一个微量液态反应体系中同时检测 100 个指标。根据检测机制的不同，可大致分成两大类：

（1）蛋白芯片：基的原理是抗原、抗体的特异性相互作用，它所检测的目标物是蛋白。

（2）基因芯片：基的原理是核酸分子杂交，它所检测的目标物是核酸。

[临床意义]

定量检测细胞因子；检测病原微生物；基因突变以及 HLA；自身免疫病；肿瘤标志物的检测。

### 18.2.6　免疫印迹技术

免疫印迹术是生物大分子印迹术中的一种。免疫印迹术是建立在蛋白质印迹基础之上的。详见4.1.2.7。

### 18.2.7　免疫荧光技术

免疫荧光技术又称荧光抗体法，是利用某些荧光色素能与抗体蛋白的赖氨酸基结合而不影响抗体活性的特点，将抗体球蛋白标记上荧光色素使其成为荧光抗体。将含有相应抗原的细胞或组织切片用荧光抗体染色，所形成的抗原－抗体复合物即固定在细胞上，不易洗脱，置荧光显微镜下可观察到荧光，据此，可以进行诊断或定位。详见4.1.2。

### 18.2.8　化学发光免疫分析

化学发光免疫分析（chemiluminescence immunoassay，CLIA）是将具有高灵敏度的化学发光测定技术与高特异性的免疫反应结合，用于各种抗原、半抗原、抗体、激素、酶、脂肪酸、维生素和药物等的检测分析技术。是继放免分析、酶免分析、荧光免疫分析和时间分辨荧光免疫分析之后发展起来的一项最新免疫测定技术。详见4.1.2.5。

### 18.2.9　微粒体发光免疫分析

微粒体发光免疫分析（microparticle luminescence enzyme immunoassay，MLEIA），该免疫分析术有两种方法：一种是小分子抗原物质的测定采用竞争法，另一种是分子的抗原物质测定采用双抗体夹心法。该仪器所用固相磁粉颗极微小，其直径仅$1.0\mu m$，这样大大增加了包被表面积，增加抗原或抗体的吸附量，使反应速度快，也使清洗和分离更简便，从而减少污染，降低交叉污染概率。反应中使用碱性磷酸酶（ALP）标记抗原或抗体，作用于其底物二氧乙烷磷酸酯，由其在激发态与基态的动力学变化中发生发光反应。

**1. 竞争反应的原理**　用过量包被磁颗粒的抗体，与待测的抗原和定量的标记吖啶酯抗原同时加入反应杯温育，其免疫反应的结合形式有2种：①标记抗原与抗体结合成复合物；②测定抗原与抗体的结合形式。如受检标本中含有待测抗原，则与标记抗原以同样的机会与磁颗粒包被的抗体结合，竞争性地占去了吖啶酯标记抗原与磁颗粒包被的抗体结合的机会，使吖啶酯标记抗原与磁颗粒包被的抗体的结合量减少。由于磁颗粒包被的抗体是过量的，足以与待测抗原结合。

**2. 双抗体夹心法的原理**　标记抗体与被测抗原同时与包被抗体结合成一种反应形式，即包被抗体－测定抗原－发光抗体的复合物。具体讲是以顺磁性微作为载体包被抗体，利用磁性微珠能被磁场吸引，在磁场的作用下发生力学移动的特性，迅速捕捉到被测抗原，当加入标本后，标本中的抗原与磁性抗体形成复合物，在磁力的作用下，协助该复合物快速地与其他非特异性物质分离，使抗原－抗体结合反应的时间缩短，测定时间减少，降低了交叉污染的概率，此时再加入碱性磷酸酶标记的第二抗体，形成磁珠包被抗体－抗原－酶标记抗体复合物，经洗涤去掉未结合的抗体后，加入 ALP 的发光底物环1，2－二氧乙烷衍生 AMPPD。

AMPPD 被复合物上 ALP 催化，迅速地去磷酸基团，生成不稳定的中间体 AMPD。AMPD 的快速分解，从高能激发态回到低能量的稳定态时，持续稳定射出光子（hv），发射光所释放的光子能量被光量子阅读系统记录通过计算机处理系统将光能量强度在标准曲线上转换为待测抗原的浓度，并报告结果。其检测水平可达 pg/ml 水平，重复性好。

## 18.2.10　电化学发光免疫分析

电化学发光免疫分析（electrochemiluminescence immunoassay，ECLIA）ECLIA 是继放射免疫、酶免疫、荧光免疫、化学发光免疫测定以后的新一代标记免疫测定技术，是电化学发光（ECL）和免疫测定相结合的产物。详见 4.1.2.6。

## 18.2.11　干式生化分析仪

生化分析是临床诊断常用的重要手段之一，根据样品与试剂发生化学反应是否为固相化学反应，可以将生化分析分为湿化学式（普通）和干化学式生化分析。随着临床对急诊生化检验结果在报告时间上越来越高的要求以及临床生化检验技术的快速发展，急诊生化检验技术逐渐从传统的湿化学向干式生化发展。

[基本原理]

干式生化分析仪采用多层薄膜的固相试剂技术，只要把液体样品直接加到已固化于特殊结构的试剂载体，即干式化的试剂中，以样品中的水为溶剂，将固化在载体上的试剂溶解后，再与样品中的待测成分进行化学反应，从而进行分析测定。

[评价]

干式生化分析仪使用时不需配制试剂，而是使用厂家已经配制好的干试剂条。由于干式生化分析仪本身不存放试剂、不做管路清洗，因此，在使用中就显得简单快捷的多。只需要将液体样品加到干试剂条上，样品就能够渗透过层层薄膜，经过显色反应后显示出相应的颜色，从而可以计算出样品中待测组分的浓度。干式生化分析仪由于已经抛弃了管路系统，结构较为简单，因此其保养维护工作也简单了很多。一般来说，只需要定期做光路检查，根据需要做机器内部清洁即可。不足之处是检测速度较慢，不适用大批量测试。总之，干化学式生化分析仪操作简便，检验结果准确，适用于小型医院、大、中型医院的门、急诊，是一个灵活的检测系统。

### 18.2.12 超高倍显微镜

超高倍显微镜是目前国内检验科显微镜检查的尖端设备，与传统显微镜相比，在原来显微镜的基础上增加了光电放大器，倍率控制仪设备，能将放大倍数提高到万倍以上且图像清晰，能检测传统显微镜检测的所有。

［评价］

（1）在同一张涂片中可观察到多种病原体，包括快速检测支原体、衣原体、真菌、梅毒螺旋体、阴道滴虫、肺炎链球菌、葡萄球菌、淋球菌等，从而大大提高了多种病原体合并感染的检出率，减少病原体的漏诊率。

（2）快捷、方便、准确，10min 即可出结果。

（3）直接观察活体细胞，无须染色、培养，不会造成信息丢失。

（4）收费低，检查以上所述微生物仅需 60～80 元。

（5）耗材成本低，每人份成本只有几毛钱，可以很快收回设备成本。

（6）把标本超高放大 20000 倍，最高分辨率 $0.2\mu m$，能看到普通显微镜无法观察到的微观图像，发现了平时被遗漏的信息，从而提高诊断的检出率和灵敏性。

（7）中心免调试明暗视场快速转换，提供明视场、暗视场、相差 3 种观察方式。无限远校正光学系统。

（8）一机多用。可检项目：妇科白带、口腔咽拭子、支原体、衣原体、病原微生物、前列腺液、胸腹水等项目，并可根据需要加配病理、骨髓、染色体、精子、液基细胞等分析系统。

### 18.2.13 荧光显微镜

荧光显微镜（fluorescence microscope）：荧光显微镜是以紫外线为光源，用以照射被检物体，使之发出荧光，然后在显微镜下观察物体的形状及其所在位置。荧光显微镜用于研究细胞内物质的吸收、运输、化学物质的分布及定位等。细胞中有些物质，如叶绿素等，受紫外线照射后可发荧光；另有一些物质本身虽不能发荧光，但如果用荧光染料或荧光抗体染色后，经紫外线照射亦可发荧光，荧光显微镜就是对这类物质进行定性和定量研究的工具之一。荧光显微镜是免疫荧光细胞化学的基本工具。它是由光源、滤板系统和光学系统等主要部件组成。是利用一定波长的光激发标本发射荧光，通过物镜和目镜系统放大以观察标本的荧光图像。

### 18.2.14　血栓弹力图

血栓弹力图（TEG）是一种从整个动态过程来监测凝血过程的分析仪。TEG 能从一份血样完整地监测从凝血开始，至血凝块形成及纤维蛋白溶解的全过程。对凝血因子、纤维蛋白原、血小板聚集功能以及纤维蛋白溶解等方面进行凝血全貌的检测和评估。结果不受肝素类物质的影响。15～20min 出结果，带有自动诊断功能。

［临床意义］

我国许多三甲医院的麻醉科、ICU、体外循环、器官移植科等在 2000 年左右率先使用 TEG 指导术中成分血和凝血相关药物的使用，得到了很好的效果，并有大量文献报道。2006 年，检验科开始使用 TEG 作为凝血检测的筛选和补充；同年，一些输血科开始将 TEG 正式纳入临床选择血制品的客观依据，并开始用 TEG 进行血制品使用的管理的主要设备。使临床医生真正做到了在合适的时间，选择和使用正确种类和剂量的成分血制品，从根本上杜绝了我国临床用血的盲目和浪费。2006 年初，TEG 的 Platelet Mapping，即血小板图试验开始在中国上市，从而开创我国心脑血管病抗血小板药物检测的新方法。填补了我国临床使用抗血小板药物缺乏药物疗效监测的空白。为实现个性化的抗血小板治疗和解决 PCI 冠脉搭桥等手术的疑难病例，开创了新的起点。同时它为预防血栓和进行血栓分层等领域提供了快速有效的检测方法。

### 18.2.15　放射免疫分析

放射免疫分析（radioimmunoassay，RIA）的基本原理为：放射性核素标记的抗原（简称"标记抗原"）和非标记抗原（标准抗原或待测抗原）同时与数量有限的特异性抗体之间发生竞争性结合（抗原－抗体反应）。由于标记抗原与待测抗原的免疫活性完全相同，对特异性抗体具有同样的亲和力，当标记抗原和抗体为数量恒定时，待测抗原和标记抗原的总量大于抗体上的有效结合点时，标记抗原－抗体复合物的形成将随着待测抗原量的增加而减少，而非结合的或游离的标记抗原则随着待测抗原数量的增加而增加（也就是所谓的竞争结合反应），因此测定标记抗原－抗体或标记抗原即可推出待测抗原的数量。

［评价］

RIA 技术极其敏感而又极其特异，但它却需要具备尖端复杂的设备，且成本也不低。同时，RIA 还需要特殊的预防措施，因为它要用到放射性物质。因此，如今 RIA 在很大程度上已经被 ELISA 所取代。就 ELISA 而言，抗原 - 抗体反应的测定采用的是颜色变化信号，而不是放射性信号。

### 18.2.16　酶联免疫分析技术

酶联免疫吸附测定（enzyme - linked immunosorbent assay，ELISA）技术自 20 世纪 70 年代初问世以来，发展非常迅速，目前被广泛应用于免疫学、医学、生物学等许多领域。ELISA 是以免疫学反应为基础，将抗原、抗体的特异性反应与酶对底物的高效催化作用相结合起来的一种敏感性很高的试验技术。详见 4.1.2.2。

### 18.2.17　DNA 测序技术

DNA 测序技术，即测定 DNA 序列的技术。在分子生物学研究中，DNA 的序列分析是进一步研究和改造目的基因的基础。目前用于测序的技术主要有 Sanger 等发明的双脱氧链末端终止法和 Maxam 和 Gilbert 发明的化学降解法。这 2 种方法在原理上差异很大，但都是根据核苷酸在某一固定的点开始，随机在某一个特定的碱基处终止，产生 A、T、C、G 四组不同长度的一系列核苷酸，然后在尿素变性的 PAGE 胶上电泳进行检测，从而获得 DNA 序列。目前 Sanger 测序法得到了广泛的应用。Sanger 法测序的原理就是利用一种 DNA 聚合酶来延伸结合在待定序列模板上的引物。直到掺入一种链终止核苷酸为止。每一次序列测定由一套四个单独的反应构成，每个反应含有所有四种脱氧核苷酸三磷酸（dNTP），并混入限量的一种不同的双脱氧核苷三磷酸（ddNTP）。由于 ddNTP 缺乏延伸所需要的 3 - OH 基团，使延长的寡聚核苷酸选择性地在 G、A、T 或 C 处终止。终止点由反应中相应的双脱氧而定。每一种 dNTPs 和 ddNTPs 的相对浓度可以调整，使反应得到一组长几百至几千碱基的链终止产物。它们具有共同的起始点，但终止在不同的核苷酸上，可通过高分辨率变性凝胶电泳分离大小不同的片段，凝胶处理后可用 X 线胶片放射自显影或非放射性核素标记进行检测。

### 18.2.18　单细胞测序技术

单细胞细胞是生物学的基本单位，研究人员正更加努力地尝试将它们进行单个分离、研究和比较。单细胞测序是指 DNA 研究中涉及测序单细胞微生物相对简单的基因组，更大更复杂的人类细胞基因组。随着测序成本的大幅度下降，破译来自单细胞的 30 亿碱基的基因组并逐个细胞比较序列正在变为现实。

单细胞测序技术实例如下。

多重退火和成环循环扩增技术（multiple annealing and looping – based amplification cycles，MALBAC），降低 PCR 扩增偏倚，使得单细胞中 93% 的基因组能够被测序。这种方法使得检测单细胞中较小的 DNA 序列变异变得更容易，因此能够发现个别细胞之间的遗传差异。这样的差异可以帮助解释癌症恶化的机制，生殖细胞形成机制，甚至是个别神经元的差异机制。

基于芯片实验室技术的单细胞测序，用液体载运细胞通过一连串显微管道和微阀门，当细胞挨个进入各自的小空位时，它们的 DNA 就会被提取出来，经过复制用于进一步分析。

基于 MDA 的单细胞测序，将多重置换扩增和测序技术相结合的单细胞测序方法不仅具有更高的分辨率和基因组覆盖度，而且具有更好的敏感性和特异性。该方法从单核苷酸水平上为各种复杂疾病和生物学过程的研究开辟了新思路。

基于 Strand – seq 法的单细胞测序，能捕捉 DNA 一条链上的信息，使得研究人员能对亲本 DNA 模板链进行单细胞测序，避免单细胞 DNA 扩增和测序时丢失定向信息。

DNA 测序可以揭示出往往具有高突变率的癌细胞基因组中的变异和结构改变。可以利用这一信息来阐明克隆结构，追踪疾病的演化和扩散。这些方法也揭示出了诸如大脑等体细胞组织中惊人水平的嵌合现象。细胞之间 RNA 水平上的差异则更大，即便是那些看似相同的细胞群，比如基于细胞表面标志物纯化出来的免疫细胞。单细胞转录组分析可以鉴别出细胞内的生物相关差异，甚至是在根据标记基因或细胞形态有可能无法区分这些细胞之时，并可以一种无偏倚的方式用于细胞分群。单细胞测序的另一个优点是，它使得分析稀有细胞变得更为容易。它还可以在基因组水平上对来自非常特异时空条件下的细胞，包括从环境中取样的微生物细胞进行分析。在临床上，单细胞测序还可以帮助对体外受精胚胎进行植入前筛查；基于少见的循环肿瘤细胞进行癌症诊断。

### 18.2.19　荧光定量 PCR

所谓实时荧光定量 PCR 技术，是指在 PCR 反应体系中加入荧光基团，利用荧光信号积累实时监测整个 PCR 进程，最后通过标准曲线对未知模板进行定量分析的方法。

[基本原理]

将标记有荧光素的 Taqman 探针与模板 DNA 混合后，完成高温变性，低温复性，适温延伸的热循环，并遵守聚合酶链反应规律，与模板 DNA 互补配对的 Taqman 探针被切断，荧光素游离于反应体系中，在特定光激发下发出荧光，随着循环次数的增加，被扩增的目的基因片段呈指数规律增长，通过实时检测与之对应的随扩增而变化荧光信号强度，求得 CT 值，同时利用数个已知模板浓度的标准品作对照，即可得出待测标本目的基因的拷贝数。

[临床意义]

各型肝炎、艾滋病、禽流感、结核、性病等传染病诊断和疗效评价；地中海贫血、血友病、性别发育异常、智力低下综合征、胎儿畸形等优生优育检测；肿瘤标志物及瘤基因检测实现肿瘤病诊断；遗传基因检测实现遗传病诊断。检测种类涉及多种病原体，从细菌、病毒、衣原体、支原体、真菌、立克次体、螺旋体到寄生虫。

## 18.2.20　ELI－SPOT

随着酶联免疫分析技术在医学及生物学领域的广泛应用，使体外检测各种细胞因子及抗体研究有了新的突破。在研究免疫应答机制时以往常用酶联免疫吸附法（ELISA）检测体液中游离的细胞因子（CK）或抗体，但由于游离的循环抗体或 CK 的半衰期不同，使之在体液中不断地被代谢或与靶器官结合，而不能确切的反映体内的抗体及 CK 的水平。20 世纪 80 年代，国外的科研工作者根据 ELISA 技术的基本原理，建立了体外检测特异性抗体分泌细胞和 CK 分泌细胞的固相酶联免疫斑点技术（ELI－SPOT）。

[基本原理]

细胞受到刺激后局部产生细胞因子，此细胞因子被特异单克隆抗体捕获。细胞分解后，被捕获的细胞因子与生物素标记的二抗结合，其后再与碱性磷酸酶标记的亲和素结合。BCIP/NBT 底物孵育后，PVDF 孔板出现"紫色"的斑点表明细胞产生了细胞因子，通过 ELI－SPOT 酶联斑点分析系统对斑点的分析后得出结果。

[临床应用]

移植中排斥反应的预测、疫苗发展、Th1/Th2 分析、自身免疫病研究、肿瘤研究、过敏性疾病研究、感染性疾病研究、抗原决定簇图谱分析、化合物和药物免疫学反应的筛选等。

### 18. 2. 21　T – SPOT

T – SPOT TB 是一种更简单的酶联免疫斑点检测方法。ELI – SPOT 检测是高灵敏度的，在细胞分泌的细胞因子扩散稀释前，其能够立即捕获细胞周围所分泌的细胞因子。这使得 ELISPOT 检测更加的灵敏，超过传统的 ELISA 实验。T – SPOT TB 被设计出来用于检测结核特异抗原刺激活化的效应 T 细胞。T – SPOT TB 记数每个活化的结核特异效应 T 细胞。适用于临床疑似结核病的辅助诊断。

### 18. 2. 22　免疫组织化学

免疫组化是利用抗原与特异性结合的原理，通过化学反应使标记的显色剂（荧光素、酶、金属离子、放射性核素）显色来确定组织细胞内抗原（多肽和蛋白质），对其进行定位、定性及定量的研究，称为免疫组织化学。

免疫组化实验中常用的抗体为单抗体和多抗体。单抗体是一个 B 淋巴细胞分泌的抗体，应用细胞融合杂交瘤技术免疫动物制备。多克隆抗体是将纯化后的抗原直接免疫动物后，从动物血中所获得的免疫血清，是多个 B 淋巴细胞克隆所产生的抗体混合物。

实验所用主要为组织标本和细胞标本两大类，前者包括石蜡切片（病理大片和组织芯片）和冰冻切片，后者包括组织印片、细胞玻片和细胞涂片。其中石蜡切片是制作组织标本最常用、最基本的方法，对于组织形态保存好，且能作连续切片，有利于各种染色对照观察；还能长期存档，供回顾性研究；石蜡切片制作过程对组织内抗原暴露有一定的影响，但可进行抗原修复，是免疫组化中首选的组织标本制作方法。石蜡切片标本均用甲醛固定，使得细胞内抗原形成醛键、羧甲键而被封闭了部分抗原决定簇，同时蛋白之间发生交联而使抗原决定簇隐蔽。所以要求在进行 IHC 染色时，需要先进行抗原修复或暴露，即将固定时分子之间所形成的交联破坏，而恢复抗原的原有空间形态。

常用的抗原修复方法有微波修复法，高压加热法，酶消化法，水煮加热法等，常用的修复液是 pH 6.0 的 0.01mol/L 的柠檬酸盐缓冲液。

免疫组化常用的染色方法，根据标记物的不同分为免疫荧光法，免疫酶标法，亲和组织化学法，后者是以一种物质对某种组织成分具有高度亲和力为基础的检测方法。这种方法敏感性更高，有利于微量抗原（抗体）在细胞或亚细胞水平的定位，其中生物素——抗生物素染色法最常用。

### 18.2.23 液基薄层细胞

TCT 是液基薄层细胞学检测的简称，就是平常说宫颈的刮片，TCT 检查是采用液基薄层细胞检测系统检测宫颈细胞并进行细胞学分类诊断，对宫颈癌细胞的检出率为 100%，同时还能发现部分癌前病变，微生物感染如真菌、滴虫、病毒、衣原体等。所以 TCT 技术是应用于妇女宫颈癌的筛查的最先进的技术。经液基薄层细胞制片技术处理过的涂片均匀一致，背景干净清晰，细胞形态保存完美，有用诊断细胞成分充足。避免了传统涂片存在着大量的红细胞、白细胞、黏液及脱落坏死组织等而影响正确诊断，从而提高涂片阳性检出率。背景清晰、均匀薄层的细胞涂片，使阅片者更容易观察，从而提高诊断的准确性。

### 18.2.24 飞行时间质谱技术

飞行时间质谱技术的发展，给临床肿瘤早期标志物的发现带来了划时代的革命，它将传统的通常一次只能测定一个蛋白标志物革命性地发展到一次可测定数十个，甚至数百个蛋白，同时极大地提高了诊断的灵敏度和特异性。

[基本原理]

质谱仪需要在真空情况下运转，用以保护检测器，同时提高测量精度。在实际使用中，一个微孔需要被使用。仪器中气体样本首先通过微孔取样，然后到达离子源，有脉冲电场送入飞行时间模块。然后使用垂直于送入方向的脉冲电场对离子进行加速。这样做的主要目的是确定所有离子在水平方向没有初速度。在 U 型飞行之后，达到传感器。不同离子到达传感器的时间不同，借此来选择荷质比。通常的假设认为离子只能带一个电荷，如此，得到的信号，直接对应检测到离子的相对原子质量。

[临床意义]

在肿瘤早期诊断中的研究进展——液体芯片 - 飞行时间质谱技术利用磁珠俘获肿瘤患者与健康对照体液中低丰度特异蛋白或多肽，经飞行时间质谱测定和软件分析，建立由两者差异表达蛋白或多肽组成的质谱图模型，可对潜在的生物标记物进行鉴定。

# 附　录

## 附录 1　特殊试剂保管方法

| 保管要求 | | 试剂 |
| --- | --- | --- |
| 需要密塞 | 防止潮解、吸湿 | 氧化铝、氢氧化钠（钾）、碘化钾、三氯化铁、三氯醋酸、浓硫酸 |
| | 防止失水风化 | 结晶硫酸钠、硫酸低铁、含水磷酸氢二钠、硫代磷酸钠 |
| | 防止挥发 | 氨水、三氯甲烷、醚、碘、麝香草酚、甲醛、乙醇、丙酮、乙醚 |
| | 防止吸收二氧化碳 | 氢氧化钠（钾） |
| | 防止氧化 | 硫酸低铁、醚、酚、抗坏血酸和一切还原剂 |
| | 防止变质 | 四苯硼钠、丙酮酸钠 |
| 需要避光 | 防止见光变色 | 硫酸银（还原折出银变照）、酚（变淡红）、邻甲苯胺 |
| | 防止见光分解 | 过氧化氢、三氯甲烷、漂白粉 |
| | 防止见光氧化 | 乙醚、醛类、低铁盐和一切还原剂 |
| 特殊方法保存 | 防震、防爆 | 苦味酸、硝酸盐类、过氯酸、叠氮化钠 |
| | 防剧毒 | 氰化钾（钠）、汞、砷化物、溴 |
| | 防火 | 乙醚、甲醇、乙醇、丙酮、石油醚、汽油、二甲苯 |
| | 防腐蚀 | 强酸、强碱 |
| | 防止高温失效及反复冻融 | 一切生物制品，如免疫血清、菌液、标准参考血清、酶和辅酶等 |

## 附录2 常见血液病的骨髓细胞及血象特征

| 疾病名称 | 增生程度 | 主要细胞 | 白细胞 | 红细胞 | 粒红比 | 其他特点 | 周围血象变化 |
|---|---|---|---|---|---|---|---|
| 正常骨髓象 | 增生活跃 | 粒、红、巨核各系皆可见，各系统均在正常比值范围内 | 粒系统各期均见，形态正常，淋巴细胞为成熟细胞 | 以中晚幼红细胞为多数，成熟红细胞形态正常 | (3～4):1 | | 正常 |
| 粒细胞缺乏症（成熟障碍型） | 增生减低，恢复期可呈活跃 | 淋巴细胞及浆细胞相对增加 | 粒细胞系统明显减少，以缺乏成熟阶段为特征，早幼、中幼粒细胞占多数，杆状核及分叶核细胞减少甚至消失 | 无明显变化 | >正常（发作期可＜正常） | | 白细胞总数减少，分类中性粒细胞减低，淋巴细胞相对增加 |
| 再生障碍性贫血 | 增生减低至重度减低 | 淋巴细胞为主占有核细胞60%～90%，急性型脂肪细胞、浆细胞、存噬细胞和嗜碱性粒细胞也增加，慢性型则无 | 粒细胞减少，以分叶核及晚幼粒细胞为主，中幼粒细胞极少，幼红细胞及巨核细胞再生障碍，粒系统无明显变化 | 成熟红细胞多呈正色素性贫血，幼红细胞减少，以中晚幼红细胞较明显 | >正常 | 各系统均减少 | 全血细胞降低，淋巴细胞相对增加 |

续表

| 疾病名称 | | 增生程度 | 主要细胞 | 白细胞 | 红细胞 | 粒红比 | 其他特点 | 周围血象变化 |
|---|---|---|---|---|---|---|---|---|
| 红白血病 | | 增生明显活跃至极度活跃 | 以幼红细胞为主，呈正常幼红细胞形态 | 有早期粒细胞，单核细胞（与急性白血病相似） | 显著增生，各期幼红细胞以早期占多数 | 比例倒转 | 巨幼红细胞大量出现 | 呈重度或中度贫血，白细胞增多但无幼稚粒细胞，血小板减少，常有核红细胞出现 |
| 溶血性贫血，急性失血性贫血 | | 增生明显活跃 | 以中幼红细胞为主 | 正常或相应减少 | 各期幼红细胞均有，中幼红细胞成堆，丝状分裂细胞较多 | (1~3):1 | 网织红细胞增多 | 可见幼红细胞出现，红细胞形态有时可见异常，并见点彩多嗜性细胞及豪-周小体等 |
| 粒细胞白血病 | 急性 | 增生明显活跃或极度活跃 | 一种或多种原始及幼稚细胞增高，原粒、早幼粒细胞可达90%以上 | 原粒、早幼粒细胞多见并可见丝状分裂，细胞浆有成熟障碍及核浆发育不平衡，浆内可见Auer（奥尔）小体（长包涵体） | 少见幼晚红细胞 | >正常 | 巨核细胞数减少 | 白细胞计数多增多或减少，亦可正常或偏高，出现原始、早幼粒细胞，血小板减少，血红蛋白降低 |
| | 慢性 | 增生极度活跃或显著活跃 | 以粒系细胞为主数，巨核系统增高 | 粒系各期均见增生，以中、晚幼粒细胞为主，嗜酸、嗜碱性粒细胞比例明显高于正常，巨核细胞增多及血小板亦增多，可见核分裂象 | 各期均有，幼红细胞相对减少 | >正常（可增至10:1~20:1） | | 白细胞总数显著增高，嗜酸或嗜碱性粒细胞增多，或两者同时增多，血小板成堆可见 |

续表

| 疾病名称 | | 增生程度 | 主要细胞 | 白细胞 | 红细胞 | 粒红比 | 其他特点 | 周围血象变化 |
|---|---|---|---|---|---|---|---|---|
| 单核细胞白血病（慢性型） | | 多数为明显活跃或极度活跃，也有增生低下者 | 粒细胞和单核细胞增多，红系巨核系减低，三系均有不同程度的病态造血 | 原始粒细胞多＞5%，原幼单核细胞之和＜20%，粒系病态造血表现为颗粒减少，核分叶过少，胞浆中出现空泡等 | 红系的典型表现为巨幼样变、核碎裂、花瓣样核，多核红细胞，成熟红细胞胞浆嗜碱性点彩 | 大致正常 | | 常表现为白细胞增高，主要是巨核细胞和单核细胞增高，可出现幼稚核细胞，未成熟的粒细胞，多数患者血小板，血红蛋白降低 |
| 淋巴细胞白血病 | 急性 | 增生明显活跃至极度活跃 | 原始、幼稚淋巴细胞为主 | 早期淋巴细胞占多数，形态不正常 | 红系生成受抑制，以晚幼红细胞为主 | 大致正常 | | 淋巴细胞增多亦可正常或减少，大部分为原始和幼稚淋巴细胞 |
| | 慢性 | 增生极度活跃 | 成熟淋巴细胞占多数 | 成熟淋巴细胞为主，部分破碎的淋巴细胞多见 | 少量，以中幼、晚幼红细胞为主 | 大致正常 | | 同骨髓 |
| 脾功能亢进 | | 增生明显活跃 | 大致正常 | 粒系统增生，部分病例还可出现成熟障碍 | 增生，部分病例还可出现成熟障碍 | 减低 | 巨核细胞可见成熟障碍 | 早期只有白细胞或血小板减少，晚期病例发生全血细胞减少 |
| 缺铁性贫血 | | 增生活跃或明显活跃 | 中幼、晚幼红细胞明显增生 | 正常或相应减少 | 中幼红细胞浆少，染色偏碱，有丝状或分裂细胞 | 减低或倒转 | | 血红蛋白低，红细胞形态小中央淡染区扩大，可见嗜多色性细胞 |

续表

| 疾病名称 | 增生程度 | 主要细胞 | 白细胞 | 红细胞 | 粒红比 | 其他特点 | 周围血象变化 |
|---|---|---|---|---|---|---|---|
| 巨幼红细胞性贫血 | 增生活跃或明显活跃 | 红系细胞增多，明显增多，各系细胞均有巨变，以红系幼稚细胞最为显著 | 以巨晚幼和巨杆状核粒细胞更为明显，巨分叶核细胞分叶过多（5～20叶），浆细胞可增多 | 幼红细胞巨变，核浆发育不平衡，核疏松色质呈网状，丝状分裂颇多，有染色质颗粒、卡波环，点彩红细胞等 | 减低或倒转 | | 成熟红细胞大，呈高色素性贫血 |
| 原发性血小板减少性紫癜 | 增生活跃 | 正常 | 大致正常 | 正常，任急性出血期增生 | 正常或减低 | 巨核细胞大多增多或正常，其中幼稚巨核细胞明显增多，大小基本正常，颗粒型增多 | 多次化验检查血小板计数减少 |
| 传染性单核细胞增多症 | 增生活跃 | 淋巴细胞增多，可出现异常淋巴细胞 | 各期粒细胞均有，浆细胞增多 | 中幼及晚幼红细胞占多数 | 正常 | 嗜酸性粒细胞见在恢复期常增多 | 白细胞总数增高，淋巴细胞增多，出现异常淋巴细胞占10%以上可作为诊断依据 |
| 多发性骨髓瘤 | 增生活跃 | 浆细胞增多，出现骨髓瘤细胞 | 近乎正常，网状内皮细胞有时增多 | 各期均有，以中晚幼红细胞为多数，成熟红细胞呈缗钱状排列 | 大致正常 | X线检查有骨骼破坏现象 | 可见不成熟型浆细胞，成熟红细胞呈缗钱状排列 |

## 附录3　脑脊液的正常值及临床意义

| 项目 | 压力 | 外观 | 细胞 | 蛋白定性试验 | 蛋白 | 葡萄糖 | 氯化物 | 其他 |
|---|---|---|---|---|---|---|---|---|
| 正常 | 侧卧位：成人0.78~1.76kPa（80~200mmH₂O）新生儿0.098~14kPa（10~14mm$H_2O$）儿童0.39~0.98kPa（40~100mm $H_2O$） | 无色，透明，水样 | 成人正常白细胞计数在$0.01 \times 10^9$/L以下（早产儿及新生儿在$0.03 \times 10^9$/L以内），主要为小、中淋巴细胞 | 阴性 | 蛛网膜下隙为150~400mg/L，新生儿为1g/L，早产儿可高达2g/L | 正常含量为450~750mg/L，约为血糖值的1/2~2/3左右 | 正常含量为72~75g/L，较血液氯化物含量5.7~6.2g/L为高 | |
| 化脓性脑膜炎 | 增高 | 外观混浊呈米汤样，有时脓细胞聚集呈块状物 | 显著增高，WBC计数在（1~10）$\times 10^9$/L，少数病例更高，以中性粒细胞为主，可占白细胞总数的90%以上 | （++）以上 | 蛋白升高，可达1.0g/L以上 | 降低，可低于0.5mmol/L以下 | 稍低 | 涂片培养可见脑膜炎双球菌、肺炎球菌、葡萄球菌、流感杆菌等 |
| 结核性脑膜炎 | 增高 | 毛玻璃样，至数小时以后可有白色纤维薄膜形成 | 白细胞数十个至数百个，以呈混合型，以淋巴细胞占优势者约占85% | （++）以上 | 蛋白含量轻、中度升高 | 明显降低 | 降低 | 以絮状凝块涂片，抗酸染色后可找到结核杆菌 |

续表

| 项目 | 压力 | 外观 | 细胞 | 蛋白定性试验 | 蛋白 | 葡萄糖 | 氯化物 | 其他 |
|---|---|---|---|---|---|---|---|---|
| 霉菌性脑膜炎 | 增高 | 微混 | 数十个至数百，以淋巴细胞为主 | （++）以上 | 增加 | 降低 | 降低 | 涂片、培养可找到新型隐球菌 |
| 病毒性脑膜炎 | 正常或稍高 | 多清晰或微混 | 白细胞轻至中度升高，一般在（25～250）×10$^6$/L，发病后48h内中性多核白细胞为主，迅速转为单核细胞占优势 | （+）～（++） | 轻度增加 | 正常或轻度增加 | 正常或降低 | 涂片和培养无细菌发现 |
| 流行性乙型脑炎 | 稍高 | 多清晰或微混 | 白细胞计数多数轻度增加，多在（50～500）×10$^6$/L之间（约占80%），少数可达1000×10$^6$/L以上，也有极少为正常者 | （+）～（++） | 稍高 | 多数正常，或增加，偶有降低 | 正常 | |
| 脊髓灰白质炎 | 稍高 | 澄清或微混 | 数十个至数百，以淋巴细胞为主 | （+）～（++） | 增加 | 正常或稍增 | 正常 | 病程后期脑脊液细胞数迅速减少蛋白增加 |

续表

| 项目 | 压力 | 外观 | 细胞 | 蛋白定性试验 | 蛋白 | 葡萄糖 | 氯化物 | 其他 |
|---|---|---|---|---|---|---|---|---|
| 脊髓瘤 | 正常 | 无色，澄清 | 轻度增加，以淋巴细胞居多 | (±)~(+) | 0.3~0.6g/L | 正常或减少 | 正常 | 梅毒血清学检验阳性 |
| 脑膜血管梅毒 | 正常或稍增高 | 无色，清 | 淋巴细胞居多60%~75% | (+)~(++) | 0.3~1.5g/L | 正常或减少 | 正常 | 梅毒血清学检验阳性 |
| 麻痹性痴呆 | 正常或稍增高 | 无色，清，常凝成小块 | 淋巴细胞居多，细胞数一般有所增加 | (±)~(+) | 0.5~1.0g/L | 正常或减少 | 正常 | 梅毒血清学检验阳性 |
| 脑肿瘤 | 除少数外均增高 | 无色或黄色，清 | 略增，以淋巴细胞为多 | (±)~(+) | 正常或稍增高 | 2.2~5.5（40~100mg/dl）mmol/L | 正常 | 凡颅内压增高的病例为避免脑疝形成，一般禁做或慎做穿刺，必须做时不可放液过多，以能诊断为度，必须放液时，5~10滴即可，测定压力后勿放脑脊液，仅留脑脊液作常规定性检查等 |
| 脑囊肿（未破者） | 增高 | 透明黄色，清或微混 | 稍增，以中性粒细胞为主 | (+) | 轻度增加 | | 正常 | |
| 脑出血 | 脑出血后由于脑组织水肿，颅内压力一般较高 | 常为血性或黄色 | 有红细胞 | (+)~(++) | 轻度到高度增加 | 正常 | 正常或稍低 | |

续表

| 项目 | 压力 | 外观 | 细胞 | 蛋白定性试验 | 蛋白 | 葡萄糖 | 氯化物 | 其他 |
|---|---|---|---|---|---|---|---|---|
| 脊髓腔肿瘤 | 不定，常较低 | 早期无色后期带黄色，有凝块 | 细胞大多不增高 | (++)~(+++) | 0.6~30g/L以上 | 正常 | 正常或稍高 | |
| 蛛网膜下腔出血 | 绝大多数压力升高，多为200~300mmH$_2$O，个别患者脑脊液压力低 | 血性 | 红细胞在(0.1~3)×10$^{12}$/L | (+)~(+++) | 蛋白质含量增加，可高至1.0g/dl | 大都在正常范围内 | 大都在正常范围内 | 蛛网膜下腔出血者多无局灶体征而头痛剧烈，可借此与脑出血区别，此者随病程恢复，脑脊液中红细胞逐渐减少 |
| 脑血栓形成 | 正常 | 90%患者为无色透明，10%为草黄色 | 正常或轻度增加，早期中性粒细胞为主，晚期淋巴细胞为主，有时见红细胞 | (±)~(+) | 轻度增加 | 正常 | 正常 | |
| 硬膜下血肿 | 常高，有时降低 | 带血色或带黄色 | 有红细胞 | (±)~(+) | 正常至中度增加 | 正常 | 正常 | |
| 硬膜外血肿 | 常增高 | | 不一定有红细胞 | | | 正常 | 正常 | |

# 附录4　常见出血性疾病的实验室检查特点

| 疾病 | 凝血时间 | 出血时间BT | 毛细血管脆性试验 | 血小板计数 | 血块收缩时间测定 | 凝血酶原时间PT | 凝血酶原消耗时间 | 凝血活酶生成试验 | 纤维蛋白原量 | V因子 | VII因子 | VIII因子 | 抗凝血活酶物质 | 抗凝血酶物质 |
|---|---|---|---|---|---|---|---|---|---|---|---|---|---|---|
| 血友病甲（AHG缺乏） | 一般延长 | 一般正常，少数轻度延长 | 阴性 | 正常 | 正常 | 正常 | 不准 | 不良 | 正常 | 正常 | 正常 | 缺乏 | - | - |
| 乙型血友病（PTC缺乏） | 一般延长 | 正常 | 阴性 | 正常 | 正常 | 正常 | 不准 | 不良 | 正常 | 正常 | 正常 | | - | - |
| 丙型血友病（PTC缺乏） | 一般延长 | 正常 | 阴性 | 正常 | 正常 | 正常 | 不准 | 不良 | 正常 | 正常 | 正常 | | - | - |
| 纤维蛋白原缺乏 | 延长正常 | 一般正常 | 阴性 | 正常 | 正常 | 延长 | 正常 | 佳 | 缺少 | 正常 | 正常 | | - | - |
| 凝血酶原缺乏 | 正常或延长 | 常正常 | 阴性 | 正常 | 正常 | 延长 | 正常 | 佳 | 正常 | 正常 | 正常 | | - | - |

续表

| 疾病 | 凝血时间 | 出血时间BT | 毛细血管脆性试验 | 血小板计数 | 血块收缩时间测定 | 凝血酶原时间PT | 凝血酶原消耗时间 | 凝血活酶生成试验 | 纤维蛋白原质量 | V因子 | VII因子 | VIII因子 | 抗凝血酶活酶物质 | 抗凝血酶血酶物质 |
|---|---|---|---|---|---|---|---|---|---|---|---|---|---|---|
| V因子缺乏 | 正常或延长 | 正常 | 阴性 | 正常 | 正常 | 延长 | 严重缺乏时不佳 | 严重缺乏时不佳 | 正常 | 缺少 | 正常 |  | — | — |
| VII因子缺乏 | 正常或延长 | 正常 | 阴性 | 正常 | 正常 | 延长 | 正常 | 佳 | 正常 | 正常 | 缺少 |  | — | — |
| X因子缺乏 | 正常或延长 | 正常 | 阴性 | 正常 | 正常 | 延长 | 不准 | 不良 | 正常 | 正常 | 正常 |  | — | — |
| XII因子缺乏 | 延长 | 正常 | 阴性 | 正常 | 正常 | 正常 | 不准 | 不良 | 正常 | 可有缺少 | 正常 |  | — | — |
| 肝脏疾病 | 可有延长 | 一般正常 | 阴性 | 一般正常 | 正常 | 可延长 | 可不佳 | 可不良 | 正常或降低 | 正常 | 可有缺少 |  | — | — |
| 过敏性紫癜 | 正常 | 正常 | 有时阳性 | 正常 | 正常 | 正常 | 正常 | 佳 | 可有缺少 | 正常 | 正常 |  | — | — |
| 假血友病 | 正常 | 正常 | 阳性或阴性 | 正常 | 正常 | 正常 | 一般正常 | 不良 | 正常 | 正常 | 正常 |  | — | — |
| 出血性毛细血管扩张症 | 正常 | 正常 | 阴性 | 正常 | 正常 | 正常 | 正常 | 佳 | 正常 | 正常 | 正常 |  | — | — |

续表

| 疾病 | 凝血时间 | 出血时间 BT | 毛细血管脆性试验 | 血小板计数 | 血块收缩时间测定 | 凝血酶原时间 PT | 凝血酶原消耗时间 | 凝血活酶生成试验 | 纤维蛋白原量 | V因子 | VII因子 | VIII因子 | 抗凝血活酶物质 | 抗凝血酶物质 |
|---|---|---|---|---|---|---|---|---|---|---|---|---|---|---|
| 血小板减少性紫癜 | 正常 | 延长 | 阳性 | 减少 | 不佳 | 正常 | 可不佳 | 不良 | 正常 | 正常 | 正常 | — | — | — |
| 血小板衰弱症 | 正常 | 延长 | 常为阳性 | 正常 | 不准 | 正常 | 不准 | 可不良 | 正常或降低 | 正常 | 可有缺少 | 血小板因子不正常 | — | — |
| 出血性血小板增多症 | 正常 | 正常或延长 | 阴性 | 增多 | 正常有时不良 | 正常 | 正常 | 佳 | 正常 | 正常 | 正常 | — | — | — |
| 抗凝物质增多 | 延长 | 正常 | 阴性 | 正常 | 正常 | 延长 | 不佳或正常 | 佳 | 正常 | 正常 | 正常 | 正常 | — | — |
| 抗凝血活酶物质 | 延长 | 正常 | 阴性 | 正常 | 正常 | 延长 | 不佳 | 不佳 | 正常 | 正常 | 正常 | 正常 | 增多 | — |
| 肝素辅因子物质 | 延长 | 正常 | 阴性 | 正常 | 正常 | 延长 | 正常 | 佳 | 正常 | 正常 | 正常 | 正常 | — | 增多 |

## 附录5　各型高脂血症的生化特点及主要临床表现

| 类型 | 名称 | 发生率 | 血清外观 | 生化特点 血脂改变 胆固醇 | 生化特点 血脂改变 甘油三酯 | 生化特点 血脂改变 胆/甘 | 脂蛋白电泳 乳糜微粒 | 脂蛋白电泳 β | 脂蛋白电泳 前β | 脂蛋白电泳 α | 其他检查 | 主要临床表现 | 可有类似脂蛋白图像的其他疾病 |
|---|---|---|---|---|---|---|---|---|---|---|---|---|---|
| I | 高乳糜微粒血症 | 极少见 | 上层呈"奶油"样盖，下层澄清 | 正常或轻度增高 | 明显增高 | <0.2 | 深染 | 正常 | 轻染 | 轻染 | ①脂蛋白酶活力下降；②脂肪耐量显著异常；③低脂饮食试验 | ①偶见疹状黄色瘤；②视网膜脂血症；③肝脾常肿大；④常有腹痛发作（急性胰腺炎） | ①脂肪进食过量；②重度未控制糖尿病 |
| Ⅱa | 高β脂蛋白血症 | 常见 | 完全澄清 | 增高 | 正常 | <1.5 | 无 | 深染 | 轻染 | 轻染 | 低密度脂蛋白明显增高 | ①可见睑黄色瘤、肌腱黄色瘤和皮下结节状黄色瘤；②青年角膜弓；③早期动脉粥样硬化 | ①胆固醇进食过量；②黏液性水肿；③肾病综合征；④肝内或胆道梗阻；⑤骨髓瘤 |
| Ⅱb |  |  | 多数澄清少数轻度混浊 | 增高 | 增高 | 比值不定 | 无 | 深染 | 轻染 | 轻染 | 极低密度脂蛋白明显增高 |  |  |

续表

| 类型 | 名称 | 发生率 | 血清外观 | 血脂改变 | | | | 脂蛋白电泳 | | | 其他检查 | 主要临床表现 | 可有类似脂蛋白图象的其他疾病 |
|---|---|---|---|---|---|---|---|---|---|---|---|---|---|
| | | | | 胆固醇 | 甘油三酯 | 胆/甘 | 乳糜微粒 | β | 前β | α | | | |
| III | 宽β高脂血症 | 少见 | 通常混浊，且常有一模糊的"奶油"层 | 增高 | 增高 | ≥1 | 无 | 宽β | | 轻染 | 低密度脂蛋白明显增高 | ①扁平状黄色瘤和皮下结节黄色瘤；②冠状动脉周围动脉粥样硬化症进展迅速；③常伴肥胖；④可有血尿酸增高现象 | ①黏液性水肿；②γ-球蛋白异常；③未控制的糖尿病 |
| IV | 高前β-脂蛋白血症 | 常见 | 轻混 | 正常或轻度增高 | 明显增高 | 比值不定 | 无 | 正常 | 深染 | 轻染 | ①糖耐量试验多异常；②血尿酸显著增高；③低密度脂蛋白明显增高 | ①疹状黄色瘤，肌腱黄色瘤，皮下结状黄色瘤及眼睑黄色瘤；②视网膜脂血症；③进展迅速的动脉粥样硬化 | ①重度糖尿病；②肾病综合征；③糖原累积症；④妊娠 |

续表

| 类型 | 名称 | 发生率 | 生化特点 | | | | | | | | | 其他检查 | 主要临床表现 | 可有类似脂蛋白图象的其他疾病 |
|---|---|---|---|---|---|---|---|---|---|---|---|---|---|---|
| | | | 血清外观 | 血脂改变 | | | 脂蛋白电泳 | | | | | | | |
| | | | | 胆固醇 | 甘油三酯 | 胆/甘 | 乳糜微粒 | β | 前β | α | | | | |
| V | 高前β脂蛋白血症伴高乳糜微粒血症 | 很少见 | 上层呈"奶油"样，下层混浊 | 正增高 | 明显增高 | >0.15 而 <0.6 | 深染 | 中染 | 深染拖尾至原点 | 轻染 | | 低密度脂蛋白明显增高 | ①疹状黄色瘤；②视网膜脂血症；③进展迅速的动脉粥样硬化；④肝脾常肿大；⑤急性腹痛发作；⑥常伴有肥胖和糖尿病 | ①未控制的糖尿病；②骨髓瘤；③肾病综合征；④酒精中毒；⑤胰腺炎 |

## 附录6　电解质的变化与常见疾病

| 电解质的变化 | | | 常见疾病或病情 |
|---|---|---|---|
| K$^+$ | Na$^+$ | Cl$^-$ | |
| ↑ | ↑ | ↑ | 纯性水肿，浓血症，肾小球滤过率减低，出汗过多，饮水前（汗腺衰竭前），肾病利尿期 |
| ↓ | ↓ | ↓ | 水中毒，单纯性缺盐，失盐性肾炎，碳酸酐酶抑制药物应用过多，服用离子交换剂，肾病利尿期 |
| ↑ | 0 | 0 | 无尿或少尿，酸中毒缺氧，进钾过多，肠梗阻 |
| ↓ | 0 | 0 | 周期性麻痹症，脂肪下痢及 Sprunt‑Evans 传染性单核细胞增多症，注入过多无钾盐水 |
| ↓↓ | ↓↓ | ↓↓ | 呕吐，胃引流 |
| ↓↓↓ | ↓↓↓ | ↓↓ | 腹泻，肠引流 |
| 0 | 0 | ↓ | 肺气肿 |
| 0 | 0 | ↑↑ | 换气过度 |
| ↓↓ | ↑↑ | ↑↑ | 肾上腺皮质功能亢进，注射过量肾上腺皮质激素，应激反应例如大手术后 |
| ↑↑ | ↓ | ↓↓ | 肾上腺皮质功能减退，未治疗的糖尿病，酸中毒，烧伤 |
| ↓↓↓ | ↓ | ↓ | 糖尿病，胰岛素注射前 |
| 0 | ↓↓ | ↓↓ | 出汗过多，饮水后 |

注：正常"0"；增高"↑"；高"↑↑"；降低"↓"；低"↓↓"；更低"↓↓↓"。

## 附录 7 弥散性血管内凝血（DIC）与原发性纤维蛋白溶解和不伴有 DIC 肝病的鉴别

| 检查方法 | DIC | 原发性纤溶 | 肝病 |
| --- | --- | --- | --- |
| 血小板计数 | 减少 | 正常 | 正常或减少 |
| 红细胞形态 | 芒刺*、片断、畸形 | 正常 | 正常 |
| 出血时间 | 延长 | 正常 | 正常或延长 |
| 血块退缩 | 不良 | 不良或溶解 | 正常或不良 |
| 凝血酶时间 | 延长 | 轻度延长 | 延长 |
| 部分凝血活酶时间 | 延长 | 延长 | 延长 |
| 纤维蛋白原定量 | 低或正常 | 轻度减低 | 减低 |
| 第Ⅷ因子 | 常低 | 正常 | 减低 |
| 第Ⅴ因子 | 减少 | 减少 | 减少 |
| 优球蛋白溶解时间 | 正常 | 明显缩短 | 缩短或正常 |
| 纤维蛋白溶解原 | 减少 | 减少 | 减少 |
| 三 P 时间 | （＋） | （－） | （－） |

* DIC 患者由于微循环栓塞因而使血管内径狭窄，红细胞不易通过，可出现裂体细胞，包括所谓芒刺细胞、盔形细胞、三角形细胞和红细胞被缩红细胞周围有不对称的小突起，而后者有不对称的小突起。红细胞片断。芒刺细胞和破缩红细胞周围有不对称的、大小不等的突起，前者在红细胞周围有不对称的小突起。

## 附录8　血液流变学指标参考区间

| | | | |
|---|---|---|---|
| 血沉 | (10±8) mm/h | 血小板计数 | (188±4.5) ×10⁹/L |
| 血沉方程 K 值 | 38.4% ±28% | 血小板黏附率 | 35% ±10.50%（玻球法） |
| 红细胞比容 | M 43% ±4%<br>F 40% ±3% | 血栓长度 | 6.85±8.00mm |
| 全血比黏度 | M 3.85±0.5<br>F 3.35±0.4 | 血栓湿重 | (46.20±17.50) mg |
| 全血还原黏度 | (7.00±0.65) mPa·s | 血栓干重 | (23.00±11.00) mg |
| 血浆黏度 | (1.54±0.12) mPa·s | 红细胞刚性指数 | M 3.62±0.36<br>F 3.32±0.42（黏度法） |
| 纤维蛋白原 | (282±61) mg/dl | 红细胞电泳 | (15.40±0.90) s |
| 血小板聚集性实验（EDTA-福尔马林法） | | | 17.4% ±1.5% |

注：表中的结果为平均值（x̄）和一个标准差（SD）。在应用时取 2SD 参加计算，计算出的上限值为血栓病的评定限值。M 为男性，F 为女性。合计 48 例健康人，年龄 40～62 岁，x̄ 为 52 岁。

# 附录9 乙型病毒性肝炎 "2对半" 的临床意义

| | HBsAg | HBsAb | HBeAg | HBeAb | HBcAb | 临床意义 |
|---|---|---|---|---|---|---|
| 1 | + | − | + | − | + | 急性肝炎，慢性肝炎活动期，有传染性 |
| 2 | + | − | − | + | + | 恢复期，弱传染性 |
| 3 | + | − | − | − | + | 急、慢性肝炎 |
| 4 | − | + | − | + | + | 康复期 |
| 5 | − | + | − | − | − | 主动免疫后，康复期 |
| 6 | − | + | − | + | + | 既往感染后，有免疫力 |
| 7 | − | − | − | + | + | 恢复期 |
| 8 | − | − | − | − | + | 窗口期，既往感染后 |
| 9 | − | − | − | − | − | 未传染过乙型病毒性肝炎 |
| 10 | + | − | − | − | − | 急性早期携带者 |
| 11 | + | − | − | + | − | 恢复期，慢性肝炎 |
| 12 | + | − | + | − | − | 活动期，强传染性 |
| 13 | + | − | + | + | + | 急性肝炎趋向，恢复期，慢性肝炎 |
| 14 | + | + | − | − | − | 亚临床感染，不同亚型二次感染 |
| 15 | + | + | − | − | + | 同上 |
| 16 | + | + | − | − | − | 同上 |

续表

| | HBsAg | HBsAb | HBeAg | HBeAb | HBcAb | 临床意义 |
|---|---|---|---|---|---|---|
| 17 | + | + | - | + | + | 同上 |
| 18 | + | + | + | - | + | 亚临床感染早期，非典型性感染早期 |
| 19 | - | - | + | - | - | 非典型性感染，提示 NANB（非甲非乙型肝炎）感染 |
| 20 | - | - | + | - | + | 非典型性感染 |
| 21 | - | + | + | - | - | 同上 |
| 22 | - | + | + | - | + | 同上 |
| 23 | - | - | + | + | + | 急性感染中期 |
| 24 | - | - | + | + | - | HBV 感染恢复期 |
| 25 | - | - | - | + | - | 同上 |
| 26 | - | + | + | + | - | 少见，临床上有少数 HBeAg |
| 27 | - | + | + | + | + | 和抗 – HBe 同时存在的情况， |
| 28 | - | + | + | + | + | 也多和并有抗 – HBc 或 |
| 29 | + | - | + | + | - | HBsAg 阳性 |
| 30 | + | + | + | + | + | |
| 31 | + | + | + | - | - | |

注：1~9 为常见模式；10~25 为少见模式；26~31 为极少见模式或错误的要认真再检测。

# 参考文献

［1］董成，吴蘯荪，陈添池，等. 67 例 $^3$H - 四环素排泄试验结果分析［J］. 中华核医学杂志，1988，8（3）：183.

［2］王洪楼，吴蘯荪，屠振儒，等. 小肠钡餐、双向充气双对比造影的研究［J］. 中国医学影像技术，1992，8（1）：21～22.

［3］王学峰，王鸿树. 血栓与止血的检测及应用［M］. 上海：上海世界图书出版公司，2002.

［4］托马斯（德）. 朱汉民，译. 临床实验诊断学：实验结果的应用和评估［M］. 上海：上海科学技术出版社，2004.

［5］叶应妩，王毓三，申子瑜. 全国临床检验操作规程［M］. 3 版. 南京：东南大学出版社，2006.

［6］周庭银. 临床微生物诊断与图解［M］. 上海：上海科学技术出版社，2007.

［7］国家食品药品监督管理局信息中心. 实用药品正异名词典［M］. 北京：中国医药科技出版社，2008.

［8］吴蘯荪，梁立军. 药品检验操作规范［M］. 北京：人民军医出版社，2012.

［9］丛玉隆. 实用检验医学［M］. 2 版. 北京：人民卫生出版社，2013.

［10］王兰兰. 医学检验项目选择与临床应用. 2 版. 北京：人民卫生出版社，2013.

［11］Laroux FS, Lefer DJ, Kawachis, et al. Role of nitric oxide in the regulation of acute and chronic inflammation［J］. Antioxid Redox Signal, 2003, 2 (3)：391～396.